Zu diesem Buch

In seinem Standardwerk «Die Zweierbeziehung» hat Jürg Willi die Kollusion zweier Partner dargestellt: das unbewußte Zusammenspiel bei der Partnerwahl und in den Konflikten des Paares.

«Therapie der Zweierbeziehung» bildet die praktische Ergänzung dazu. Klassische Aspekte jeder analytisch orientierten Therapie werden hier auf die spezielle Dynamik der Paartherapie übertragen. Jürg Willi erweitert dabei seine Konzeption der Zweierbeziehung zur therapeutischen Dreiecksbeziehung. Er bringt sich in einer so persönlichen Form in die Darstellung ein, daß der Leser sich auch als Laie in die Arbeit eines Psychotherapeuten mit einbezogen fühlt.

Fast die Hälfte des Buches nimmt die Geschichte des Paares Helga und Stani ein, die an Hand der Videoprotokolle aller Behandlungsphasen nachgezeichnet und abschnittweise kommentiert wird. Da liest es sich spannend und wirkt angstvermindernd, wie der Verfasser sich kritisch und selbstkritisch mit seiner grundsätzlichen Haltung und seinem konkreten Handeln als Therapeut auseinandersetzt.

Der Autor
Prof. Dr. med. Jürg Willi wurde 1934 in Zürich geboren. Nach dem medizinischen Staatsexamen Facharztausbildung in Psychiatrie und Psychotherapie. Als Leiter der Psychotherapiestation der Psychiatrischen Universitäts-Poliklinik im Universitätsspital Zürich sammelte er die Erfahrungen, welche er im Buch «Die Zweierbeziehung» niedergelegt hat. Jürg Willi ist seit 1963 verheiratet mit der Malerin Margaretha Dubach. Die beiden Söhne wurden 1965 und 1972 geboren. Er ist heute Direktor der Psychiatrischen Poliklinik am Universitätsspital Zürich und Ordinarius für Ambulante Psychiatrie, Psychotherapie und Psychosomatische Krankheiten.

Außerdem bei Rowohlt lieferbar: «Die Zweierbeziehung» (rosach 8716) und «Ko-Evolution. Die Kunst gemeinsamen Wachsens» (rosach 8536) und «Was hält Paare zusammen? Der Prozeß des Zusammenlebens in psycho-ökologischer Sicht».

Jürg Willi

Therapie der Zweierbeziehung

Analytisch orientierte Paartherapie
Anwendung des Kollusions-Konzeptes
Handhabung der therapeutischen
Dreiecksbeziehung

rororo
Rowohlt

rororo zu zweit
Lektorat Barbara Wenner

16.–18. Tausend Februar 1995

Veröffentlicht im Rowohlt Taschenbuch Verlag GmbH,
Reinbek bei Hamburg, April 1991

Umschlaggestaltung Nina Rothfos / Barbara Hanke
Gesamtherstellung Clausen & Bosse, Leck
Printed in Germany
1490-ISBN 3 499 18886 4

Inhalt

Einleitung

Dieses Buch handelt von Paartherapie und ist somit zunächst mal an Fachleute gerichtet. Soll es auch dem nicht psychotherapeutisch Tätigen empfohlen werden? Besteht nicht die Gefahr, daß der Laie heute durch psychologische Literatur verwirrt und neurotisiert wird und höchstens intellektuell davon profitieren kann? Versperrt ein derartiges Buch nicht sogar den Zugang zur Therapie?

Solche Fragen sind schwer zu beantworten. Ich bin diesbezüglich nicht so pessimistisch wie manche meiner Kollegen. Ich glaube, es lassen sich heute gerade im Bereich der Partnerbeziehungen stark emotionale Prozesse erfassen, denen die Gesellschaft als Ganzes unterworfen ist. Therapie einer Zweierbeziehung ist deshalb nicht nur etwas, das dieses oder jenes Paar in seinen speziellen Schwierigkeiten betrifft, vielmehr finden sich die Partnerprobleme, die unsere Gesellschaft bewegen, in jede Paartherapie hineinverwoben. Jedes Paar steht in Therapie stellvertretend für viele andere mit ähnlichen Problemen. Die Gesellschaft erweist sich nach meiner Überzeugung durchaus als fähig zu einem differenzierten Reifungsprozeß. So bin ich überzeugt, daß das intensive Suchen der heutigen Gesellschaft nach einer besseren Gestaltung von Partnerbeziehungen langfristig von Erfolg gekrönt sein wird. Dieser Prozeß ist aber krisenhaft, beschwerlich und führt über Sackgassen und Irrwege. Wir Psychotherapeuten können auch nichts Genaues sagen, wie sich dieser Prozeß entwickeln wird. Wir können aber unsere Erfahrungen aus der Therapie mitteilen und darauf hinweisen, daß der gesellschaftliche Reifungsprozeß wahrscheinlich in mancher Hinsicht einem ähnlichen Verlauf folgen wird wie der psychotherapeutische Reifungsprozeß. Gerade im Beispiel der sexuellen Liberalisierung der letzten Jahre sehe ich eine gesamthaft gesehen positive Bestätigung für einen derartigen Wandel der Einstellung im Sinne von Freiheit und Selbstverantwortung. Nach einer Phase der revolutionären Befreiung von einschränkenden moralischen Tabus und der Verkehrung von Verboten in Gebote können wir heute eine Phase sich anbahnen sehen, die gegenüber dem, was früher war, ein echter Fortschritt ist. Sex weder als Sünde noch als Pflicht und Leistung, sondern Sex soweit man darin Freude und Beglückung findet, womit der seelische Aspekt und die Partnerbezogenheit der Sexualität wieder mehr betont wird. Sexuelle Beziehungen können denn auch wieder eher verweigert werden, wenn man dazu keine Lust hat oder man für einen Partner nicht ausreichend Sympathien empfindet, ohne sich deswegen sexuell verklemmt vorkommen zu müssen. Dieser von der Gesellschaft vollzogene Prozeß deckt sich bis ins Detail mit dem analytischen Therapieverlauf eines Neurotikers, der unter einem strengen Über-Ich in seiner sexuellen Erlebnisfähigkeit behindert war und der in der Therapie nach einer forcierten Befreiungsphase allmählich lernt, Sexualität nicht zur bloßen Triebbefriedigung oder Selbstbestätigung zu betreiben, sondern als integralen Bestandteil liebevoller Partnerbeziehungen zu erfahren.

Bereits heute zeichnet sich im Suchen der Gesellschaft nach einer Neugestaltung von Partnerbeziehungen ein prozeßhafter Verlauf ab. Es hat sich nicht ereignet, was in der revolutionären Phase befürchtet worden war. Es kam nicht zur generellen Auflösung dauerhafter Paarbildungen, nicht zum Übergang zu Gruppenehen oder zu beziehungslosem und ungebundenem Gruppensex. Vielmehr scheint sich ein subtiler Sinn für Treue im Sinne von Verläßlichkeit herausbilden. Mindestens bei jüngeren und gebildeten Paaren hat sich die Erkenntnis verbreitet, daß man sich in einer Partnerschaft persönlich nicht aufgeben darf, sondern sich selbst bleiben muß. Wieviel Abgrenzung notwendig ist, um sich selbst zu bewahren, andererseits aber nicht in Beziehungslosigkeit zu verfallen, ist heute eines der zentralsten Probleme, die die meisten Paare in der Therapie beschäftigen. Es wird auch das zentrale Problem des in diesem Buch ausführlich beschriebenen Paares sein.

Der Bedarf an Psychotherapie wird mit der rasch zunehmenden Sensibilisierung der Gesellschaft für psychosoziale Probleme flutartig ansteigen. Als Fachleute müssen wir uns um Methoden bemühen, um einerseits breitere Kreise der Gesellschaft therapeutisch zu erreichen und andererseits Laien vermehrt zu motivieren, sich selbst, das heißt ohne direkte Inanspruchnahme von Fachtherapeuten, zu helfen. In diesem Sinne hoffe ich, daß auch Nichtfachleute durch *‹Die Zweierbeziehung›* (1975) und durch *‹Therapie der Zweierbeziehung›* persönlich angesprochen werden und für die Gestaltung ihrer Partnerbeziehung profitieren können.

Wenn man die beiden Bücher nebeneinander stellt, lassen sie sich folgendermaßen charakterisieren: *‹Die Zweierbeziehung›* kann den Dienst einer topographischen Karte übernehmen. Sie vermittelt Übersicht, läßt den eigenen Standort ausmachen, das Ziel, das man erreichen möchte, erkennen und gibt Hinweise auf die Schwierigkeiten, die auf dem Weg zum Ziel zu erwarten sind. Aber die Betrachtung der Karte ersetzt einem nicht den Weg, den man zur Erreichung des Zieles unter die Füße nehmen muß. Die Karte ist wertvoll als Orientierungshilfe. *‹Therapie der Zweierbeziehung›* dagegen ist eher ein Expeditionsbericht. Es finden sich darin praktische Anleitungen für den Expeditionsführer, aber auch ein Erfahrungsbericht über ein Paar, das sich auf den Weg gemacht hat und einigermaßen beglückt, aber mit blauem Auge und vielen Wunden an einem von ihm nicht klar vorausgesehenen Ziel angekommen ist. Das Lesen eines Erfahrungsberichtes kann durch die Identifikation mit den «Helden» ein Stück von deren Erlebnissen mitvollziehen lassen, manchmal so intensiv, daß sich das auf das eigene Leben auswirkt. Das Sich-Vertiefen in das Schicksal dieses Paares ist nicht Therapie, kann aber wohl doch in mancher Hinsicht klärend und hilfreich wirken. Ja, vielleicht finden sich manche, die sich aus der Distanz des Lesens leichter mit ihren Problemen befassen können und vielleicht froh sind, durch das Lesen von Therapieprotokollen sich ein klareres Bild über einen therapeutischen Prozeß machen zu können. Eine höhere Transparenz von dem, was sich in einer Therapie ereignen kann, sollte helfen, Vorurteile abzubauen und therapeutische Heilserwartungen auf ein realistisches Maß zu reduzieren.

1. Der Kampf der Geschlechter als Kollusion

Mein Name ist Jürg Willi, mein Beruf ist Psychiater und Psychotherapeut, mein Geschlecht ist männlich. Obwohl ich annehme, daß Sie aus dieser Ankündigung keine neuen Informationen entnehmen können, möchte ich damit meine Position definieren, das heißt, ich möchte die Begrenztheit meiner Fähigkeit, zu diesem Thema etwas auszusagen, klarstellen. Eine meiner wichtigsten Erfahrungen in der Paartherapie ist, in wie hohem Maße meine therapeutischen Interpretationen eines Paarkonfliktes geschlechtsgebunden sind. Diese Erfahrung, auf die ich im Rahmen meiner Ausbildung kaum hingewiesen worden war, hat mich erschüttert und mich ernsthaft an meiner Befähigung zur Paartherapie zweifeln lassen. Es bedeutet ein schwacher Trost zu sehen, daß auch andere psychotherapeutische Autoren derselben Schwierigkeit unterliegen.

Ich schreibe hier über den Kampf der Geschlechter als *männlicher* Psychotherapeut, der sich zwar ehrlich bemüht, Frauen zu verstehen, der aber diesbezüglich in einem Lernprozeß steht und bekennt, daß ihm die feministische Bewegung in mancher Hinsicht die Augen geöffnet hat für die Hypokrisie der Männer und die uns Männern oft kaum bewußten Benachteiligungen der Frauen. Wenn ich mich nicht eingehend über die gesellschaftlichen Hintergründe des Kampfes der Geschlechter äußere und kaum etwas sage über die für die Zukunft zu empfehlende Funktionsteilung in Haushalt, Kindererziehung und Berufsarbeit, so nicht, weil ich die Bedeutung dieser Probleme mißachte, sondern weil ich mich hier auf *einen* Aspekt des Problems beschränken möchte, nämlich auf die partnerbezogene Dimension.

Ich schreibe als *Psychotherapeut*, das heißt, ich gehe von den

Erfahrungen zum Thema aus, die ich im Rahmen meiner therapeutischen Arbeit, also im Umgang mit Paaren, die für die Behebung ihrer Schwierigkeiten therapeutische Hilfe beanspruchen, gewonnen habe. Dabei beachte ich jetzt weniger – wie es sonst bei der Diskussion dieses Themas üblich ist – die soziologischen und psychologischen Hintergründe, sondern eher die Art, wie dieser Kampf der Geschlechter ausgetragen wird.

Ausgehen möchte ich von der unterschiedlichen Art, wie Frau und Mann sich in der Paartherapie darstellen. Ich versuche dabei den *heutigen Ist-Zustand in der Therapie* zu beschreiben und sage damit nicht, daß dieser Zustand gottgewollt, von der Natur gegeben und für alle Zukunft so festgelegt sei. Als männlicher Therapeut möchte ich lediglich zu beschreiben versuchen, wie Mann und Frau mir in den eigenen Therapien, aber auch in vielen Paartherapien von weiblichen Kollegen, die ich begleiten konnte, erscheinen. Trotz individueller Abweichungen glaube ich, ein typisches Verhalten von Mann und Frau in der Therapie feststellen zu können.

1.1. Das weibliche Verhalten in der Therapie und dessen wertgebundene Interpretation

Meist ist es die Frau, die die Initiative ergreift und sich beim Psychotherapeuten oder Eheberater meldet. Sie ist es auch, die in weit höherem Maße in einer Ehekrise Hilfe außerhalb der Zweierbeziehung sucht, vor allem bei Verwandten und Freunden. In der Paarsitzung ist die Frau in der Regel in der Position der Klägerin. Sie beschuldigt den Mann, er sei an ihr desinteressiert, weiche ihr aus, habe kein Verständnis für sie, unterdrücke sie und sei ihr untreu. Weit mehr als der Mann gibt sie vielerlei körperliche und psychische Symptome an, wie Nervosität, Erschöpfung, Kopfweh, Schwindel, Verstopfung, Schlafstörungen und anderes mehr. Sie äußert auch depressive Verstimmung, Lebensverleider und Suizidgedanken. Sie präsentiert sich kränklich, schwach und hilfebedürftig oder droht mit Scheidung. Sie klagt darüber, mit der Kindererziehung allein gelassen zu werden und keine Möglichkeit zur Selbstentfaltung zu haben. Bezüglich des Leitbildes ihrer Beziehung setzt sie die absoluteren Maßstäbe. Sie sucht intensive Nähe, vorbehaltlose Offenheit, gegenseitige Einfühlung und Anteilnahme, absolute Treue und Gemeinsamkeit. Von diesen Maßstäben abzuweichen würde in ihrer Vorstellung oft die Hinfälligkeit der Beziehung oder das Absterben ihres Liebeslebens bedeuten. Meist ist sie überzeugt, es sei besser, hohe, wenn auch unerfüllbare Ansprüche an eine Beziehung zu stellen, als die Erwartungen auf Machbares zu reduzieren. Sie ist in ihren Ansprüchen aufdringlich und versetzt ihren Erwartungen eher durch Tränen, durch Einbezug von Bundesgenossen (Kinder, Freunde, Verwandte) oder durch Krankheitssymptome Nachdruck. Sie hat Angst, in ihren Forderungen nicht ernst genommen zu werden, und meint, je mehr sie durch emotional betontes Verhalten ihren Wünschen Ausdruck verleihe, desto eher würden diese gehört. Häufiger als der Mann ist sie von der Beziehung enttäuscht, fühlt sich betrogen und hat den Eindruck, weit mehr in die Beziehung investiert zu haben als der Mann. Für ihre persönliche Entfaltung erwartet sie die tatkräftige Unterstützung des Mannes.

Viele dieser Beobachtungen lassen sich auch statistisch belegen (D. BECKMANN 1976, 1977, DUSS 1975, FULLER 1963). Dieses Verhalten kann vom Beobachter sehr unterschiedlich interpretiert werden, auch wenn er sich um eine wertfreie und wissenschaftliche Sicht bemüht. Gemäß *psychiatrischer Nomenklatur* kann das Beobachtete *als hysterisch etikettiert* werden: Die Frau neige in ihrem übersteigerten Gefühlsausdruck zu unechter Theatralik, sie benütze die Beziehungen zu Drittpersonen – auch jene zum Therapeuten –, um ihren Partner zu manipulieren und gegen ihn zu intrigieren, sie versuche, ihn mit ihrem Leiden und Wehklagen zu erpressen und gebrauche ihre Schwäche als Hilfeappell, um die Umgebung zu tyrannisieren. Ihre unangemessenen Klagen seien irrational und realitätsfern, entbehrten jeder Logik und Objektivität und zeigten ein regressives und infantiles Verhalten. In ihrer Unreife erwarte sie alle Hilfe nur immer von der Umgebung ohne Bereitschaft, die Verantwortung für ihr eigenes Versagen zu übernehmen.

Man kann dasselbe Verhalten aber auch durchaus positiv werten: Dank der höheren Gefühlsoffenheit und Leidensfähigkeit (Richter 1974) der Frau sei sie eher motiviert, in einer unbefriedigenden Partnersituation Hilfe aufzusuchen und etwas für die Veränderung des unbefriedigenden Zustandes zu unternehmen. Sie wolle die Beziehung vorantreiben und sich nicht mit Halbheiten abfinden. Sie engagiere sich stärker als der Mann, um die Beziehung lebendig zu erhalten und in der Gemeinsamkeit Erfüllung zu finden. Dank ihrer höheren Gefühlsoffenheit leide sie zwar manifester, bleibe aber objektiv gesunder als der Mann (Richter 1974, Beckmann 1976). Die Fähigkeit, eigene Schwächen einzugestehen und Hilfe zu beanspruchen, erweise sich als ihre Stärke. Durch ihre Fähigkeit, unter Stress regressive Verhaltensmuster zu benutzen, könne sie sich leichter wieder auffangen und sei deshalb eher in der Lage, schwierige Zeiten durchzustehen. Ihre Regression und Somatisierungstendenz stehe somit durchaus im Dienste des Ichs. Beckmann (1976) stellt denn auch die Frage, ob eine Anpassung der Frau an das Männlichkeitsideal überhaupt wünschenswert sei.

Das affektiv oft übersteigerte Anklageverhalten der Frau kann zudem als einzig adäquate Reaktion auf die emotionale Unberührbarkeit des Mannes verstanden werden. Die Frau in ihrer Verzweiflung und in ihrem Gefühl, vom Mann nicht ernst genommen zu werden, habe den Eindruck, seinen Panzer nur durchdringen zu können, wenn sie mit scharfem Geschütz auf ihn losschieße.

Je nach persönlicher Einstellung wird also ein wissenschaftlicher Beobachter dasselbe Verhalten unterschiedlich interpretieren, wobei ihm gerade dann, wenn er sich anmaßt, wertfrei beobachten zu können, die größten Einseitigkeiten unterlaufen werden.

1.2. Das männliche Verhalten in der Therapie und dessen wertgebundene Interpretation

Männer erscheinen in der Regel widerstrebend zur Paartherapie. Sie sind eher der Ansicht, man müßte den Ehekonflikt untereinander austragen und keinen Drittpersonen eröffnen. Sie fühlen sich in der Therapiesituation unwohl. Sie äußern kein Bedürfnis nach einer Therapie, möchten aber einen guten Eindruck erwekken und erklären sich deshalb bereit, einmal mitzukommen, um mit dem Therapeuten zu sprechen, wie man der Frau am besten helfen könne. Sie erwarten vor allem einen kurzen Ratschlag. Wenn sie diesen nicht erhalten, zweifeln sie bald an der Kompetenz des Therapeuten. Sie glauben, durch lautstarke Auseinandersetzungen in der Therapie werde alles nur noch schlimmer. Sie verhalten sich den Anklagen der Frau gegenüber defensiv, versuchen sich zurückzuhalten, die Angriffe zu beschwichtigen, die Vorwürfe zu bagatellisieren und die Streitpunkte auf objektivierbare Sachprobleme zu reduzieren. Trotz der Unzufriedenheit der Frau und den dramatischen häuslichen Szenen sind sie angeblich mit ihrer Ehe recht zufrieden und möchten nichts Grundsätzliches geändert haben. Die scheinbare Maßlosigkeit der Vorwürfe von seiten der Frau gibt ihnen die Möglichkeit, sie dem Therapeuten als Patientin anzubieten: «Nun schauen Sie mal, wie Sie mit einer so unvernünftigen Frau fertig werden. Sie sehen ja, auf derartige Argumente kann ich nicht eintreten.»

Den Männern fällt es schwer, in der Therapie etwas von ihren Gefühlen zu zeigen. Sie befürchten, wenn sie eigene Ängste und Schwächen eingestehen würden, wären sie verkauft, hätten ihre Waffen der Frau übergeben, die jetzt die Möglichkeit hätte, die Geständnisse gegen sie zu verwenden. Sie lassen sich nicht gerne in die Karten gucken und sind überzeugt, als Mann selbst mit ihren Problemen fertig werden zu müssen. Insbesondere glauben sie, als Mann habe man unbegrenzt belastbar zu sein. Über lange Zeit lassen sie sich die Vorwürfe der Frau ohne Wimpernzucken gefallen. Sie glauben, sie müßten in der Lage sein, ihren Kopf einem Punchingball ähnlich hinzuhalten und die Frau darauf eintrommeln zu lassen. Nur selten kommt es im Rahmen der Therapie bei den Männern zu unkontrollierten Reaktionen, zu Wut- oder gar Drohgesten.

Das überkompensierende Bemühen des Mannes, eigene Gefühle von Angst, Schuld und Schwäche zu unterdrücken, behindert ihn auch in der Wahrnehmung und Ansprechbarkeit auf die Gefühle der Frau. Er attestiert sich rollenkonforme Tapferkeit, wenn er die Angriffe der Frau parieren kann, ohne ins Wanken zu geraten. Von der Frau aber wird diese Unberührbarkeit als Arroganz, seelische Grausamkeit und Sadismus erlebt.

Je nach Einstellung wird man auch dieses Verhalten unterschiedlich interpretieren können. In der offiziellen *Psychiatrie* gibt es für dieses typisch männliche Gebaren *keine psychopathologischen Begriffe*. Dieses Verhalten wird kaum als pathologisch diagnostiziert, obwohl die geringere Lebenserwartung der Männer, die höhere Rate von schweren psychosomatischen Organkrankheiten, von Suizid, von Alkoholismus und Kriminalität darauf hinweisen müßten, daß Männer häufiger krank sind als Frauen und somit dieses typisch männliche Verhalten einer pathogenen Abwehrhaltung entspricht. *Männer fallen auf durch die starke Identifikation mit den gesellschaftlichen Normen.* Es wäre für die Psychiatrie ein Widerspruch, wenn sie ein Verhalten, das sich vollends mit den geltenden gesellschaftlichen Werten und Normen deckt, als abnorm bezeichnen müßte. Wo kämen wir hin, wenn wir das Abnorme als normal und das Normentsprechende als abnormal bezeichnen würden? In der Therapie befürchten Männer, durch die behandlungsbedingte persönliche Erschütterung an Effizienz in der Erfüllung ihrer Leistungsnormen einzubüßen oder durch die angestrebte größere Gefühlsoffenheit sich in den Beziehungen am Arbeitsplatz weniger unter Kontrolle halten zu können und sich lächerlich zu machen. Männer haben Mühe zu zeigen, wenn es ihnen schlechtgeht und ihr Zusammenbruch droht. Vielmehr klammern sie sich dann um so krampfhafter an das männliche Rollenbild in der Hoffnung, darin erneuten Halt zu finden. Sie haben Angst, wenn sie sich ihre Belastung anmerken ließen, wären sie endgültig verloren, weil der Partner diese Schwäche ausnutzen würde, um sich über sie zu stürzen und sie zu vernichten. Gewalttätigkeit in der Ehe, über die heute so viel gesprochen wird, konnte ich vor allem bei folgenden Männern beobachten:

- bei Alkoholikern,
- bei Männern mit sexuellen Potenzstörungen, die sich von ihren Frauen lächerlich gemacht fühlen,
- bei alternden Männern, die, beunruhigt durch den spürbaren Kräfteschwund, fürchten, von ihren jüngeren Ehefrauen nicht mehr ernst genommen zu werden,
- und bei Arbeitern, die sich wegen ihrer niedrigen Lohnklasse von ihren Frauen verachtet fühlen.

Straus konnte statistisch nachweisen, daß es bei Ehemännern aus der Arbeiterklasse, die hinsichtlich ihrer «Ressourcen», wie geschätzte Charakterzüge, materielle Waren- und Dienstleistungen, gut dastanden, keine Korrelation zwischen Macht und Gewalttätigkeit gab, daß jedoch bei Ehemännern aus der Arbeiterschaft, deren Ressourcen gering waren, die Korrelation zwischen männlicher Macht und Gewalttätigkeit 0,49 betrug. Gerade auch dieses Phänomen kann unterschiedlich interpretiert werden: Man kann sagen, Männern sei jedes Mittel recht, um ihre überlegene Position aufrechtzuerhalten, selbst physische Gewalt, wenn andere Machtmittel versagen. Man kann aber auch darauf hinweisen, Männer stünden unter einem derartig normierten Rollenzwang, daß sie unter Angst vor Gesichtsverlust zur Gewaltanwendung Zuflucht nehmen.

Das überkompensierende Bemühen der Männer, Haltung und Selbstkontrolle zu wahren und die gesellschaftlichen Leistungsnormen zu erfüllen, treibt viele Männer dazu, ohne zu klagen bis zum Zusammenbruch auszuharren, sich kräftemäßig bis zum äußersten zu verausgaben und sich gesundheitlich zu ruinieren. Die Diskrepanz in der Lebenserwartung von Mann und Frau wird von Jahr zu Jahr größer. Man könnte Mitleid mit den Männern haben wegen ihrer selbst auferlegten Isolation, ihrem Eingeschlossensein in einer normierten Schale von Jovialität, Überlegenheit und flotter Tüchtigkeit, die ihnen so wenig Erlebnisfähigkeit, Lebendigkeit und Kontaktfähigkeit ermöglicht und sie gesundheitlich in so hohem Maße gefährdet. Man kann aber auch die Einstellung haben, sie seien selbst schuld, wenn sie sich in ihrem Herrscherwahn zugrunde richten wollten. Würden sie ihren nichtlegitimierten Anspruch auf Überlegenheit der Frau gegenüber aufgeben, so wären sie weniger dem Stress ausgesetzt und müßten sich nicht überfordern. Männer fühlen sich diesbezüglich allerdings von den Frauen in einer Beziehungsfalle (Double-bind-Situation) gefangen, in der sie, was immer sie tun, bestraft werden: Erfüllen sie die gesellschaftlichen Leistungsnormen, sind tüchtig, machen Karriere und verdienen viel Geld, so erfahren sie von seiten der Frau Neid, Eifersucht und Anschuldigung wegen männlichen Überlegenheitsanspruches. Versuchen sie aber, mehr von ihren Ängsten und Schwächen zu zeigen, Bedürfnisse nach mütterlicher Zuwendung an die Frau zu richten und auf berufliche Karriere zu verzichten, so bekommen sie von Frauen zu hören, sie seien keine Männer, sie seien Muttersöhnchen und seien nicht in der Lage, einer Familie anständige Lebensbedingungen zu verschaffen.

Nach Boszormenyi-Nagy (1977) übernimmt die Frau mit der Fortpflanzung mehr existentielle Verpflichtungen für die Gemeinschaft, als Männer es je können. Männer stellen sich damit schicksalshaft in eine Schuldnerposition, die von Frauen in regressiver Weise ausgebeutet werden kann. Zudem ist die – wie er es nennt – existential-ethische Bedeutung des Mannes wesentlich geringer, besonders heute, wo er nicht mehr als großer Krieger sein Leben riskieren oder durch berufliche Pioniertaten seine besondere Bedeutung legitimieren kann. Männer leiden an dem unbedeutenden Anteil an den lebenswichtigen Funktionen der Fortpflanzung und neigen dazu, ihre Schuld in selbstzerstörerischer Weise abzutragen. Männer sollten deshalb eine verantwortungsvollere Rolle bei der Gestaltung der Fortpflanzung und der Sorge um die neue Generation übernehmen können.

Das Bisherige möchte ich folgendermaßen zusammenfassen:

1. Mann und Frau zeigen in der Therapie typische voneinander

deutlich verschiedene Verhaltensweisen, die sich auch statistisch objektivieren lassen.

2. Die Interpretation dieser unterschiedlichen Verhaltensweisen ist aber in hohem Maße wertabhängig.
3. Sowohl die Verhaltensweisen des Mannes wie diejenigen der Frau können je nach Werthaltung positiv gedeutet oder negativ als unreif, infantil oder neurotisch deklariert werden.
4. Entscheidend wird somit die Werthaltung des Interpreten, in unserem Falle des Therapeuten sein. Seine Sicht wird stark vom eigenen Geschlecht bestimmt. Sich der Geschlechtsgebundenheit seiner Beobachtungen und Interpretationen bewußt zu werden, halte ich für eines der schwierigsten, aber auch wichtigsten Probleme der Paartherapie. Wie komme ich damit zurecht, daß in jeder Paartherapie, die ich durchführe, eine therapeutische Dreiecksbeziehung entsteht, in der doppelt so viel Männer wie Frauen anwesend sind, oder anders ausgedrückt, in der von der Geschlechterverteilung her immer eine 2 : 1-Relation besteht? Wie komme ich aber auch persönlich als Therapeut mit meiner Gegenübertragung zurecht, wenn ich feststelle, daß ich als Therapeut nicht geschlechtsneutral zu reagieren vermag, sondern mich deutlich geschlechtsgebunden von den Partnern ansprechen und in therapeutische Kollusionen verwickeln lasse? Wie sollen wir uns unparteiisch oder allparteiisch (Stierlin) dem Austrag von Partnerkonflikten auszusetzen vermögen, wo wir Psychotherapeuten doch alle in eigenen ungelösten Partnerkonflikten befangen sind?

1.3. Die unterschiedliche Art von Mann und Frau, je nachdem, ob sie partnerschaftlich aufeinander bezogen sind oder nicht

In der Fachliteratur wird meist pauschal von Mann und Frau gesprochen. Eine weitere, für mich wichtige Erfahrung in der Paartherapie und -forschung ist die Feststellung, daß Mann und

Frau unterschiedliche Persönlichkeiten zeigen, je nachdem, ob wir sie in einer Paarsituation oder allein sehen.

C. MANIKA (1978) konnte diese Beobachtung in einer statistischen Untersuchung von 87 Ehepaaren nachweisen, die ich mit dem individuellen und dem Gemeinsamen Rorschach-Versuch in den Jahren 1966 bis 1970 untersucht hatte.

Die wesentlichsten Ergebnisse können folgendermaßen zusammengefaßt werden:

1. Im individuellen Rorschach-Test läßt sich keine typisch männliche oder weibliche Wahrnehmungs- und Deutungsart nachweisen.
2. Im Gemeinsamen Rorschach-Versuch, das heißt, wenn die Partner miteinander den Rorschach-Test absolvieren mit der Auflage, sich bei jeder Tafel auf eine Deutung zu einigen, zeigen sich dagegen wesentliche Unterschiede zwischen männlichem und fraulichem Deutungsverhalten. Männer lassen sich in der Zusammenarbeit mit ihren Frauen stärker zu guter Übersicht stimulieren, während Frauen den Männern diese Funktion eher überlassen. Männer zeigen in der Zusammenarbeit mit ihren Frauen eine stärkere Tendenz zu Affektkontrolle und Realitätsanpassung.

   Vergleichen wir Männer im Einzelversuch und im Gemeinsamen Versuch, so werden sie in Anwesenheit ihrer Frauen zurückhaltender in Merkmalen, die auf innere Bewegtheit, Triebimpulse, innere Spannungen, Empfindsamkeiten und ängstlich-depressive Stimmungsreaktionen hinweisen. Sie werden im Gemeinsamen Rorschach-Versuch großzügiger, konventioneller und zeigen weniger von ihrer Gemütsverfassung.

   Vergleichen wir Frauen im individuellen Versuch mit Frauen im Gemeinsamen Versuch, so fällt auf, daß sie mehr und ausgeprägtere, situationsbedingte Deutungsveränderungen zeigen als Männer. Im Gemeinsamen Versuch nimmt ihre Übersicht über die Gesamtaufgabe ab, sie werden unproduktiver und nehmen sich affektiv stärker zurück.

In der partnerschaftlichen Situation zeigen Männer also mehr Übersicht, mehr Realitätssinn, mehr Selbstbeherrschung und mehr Affektkontrolle, als wenn sie die Aufgabe allein lösen müssen, das heißt, sie scheinen in der Zusammenarbeit mit der Frau ich-stärker zu werden. Frauen dagegen verlieren in der gemeinsamen Aufgabe an Überblick und an Realitätssinn. Sie werden unproduktiver. Sie zeigen also in der gemeinsamen Situation eine Tendenz zur Ich- bzw. Persönlichkeitseinschränkung.

Diese Unterschiede zwischen individuellem Rorschach-Versuch und Gemeinsamem Rorschach-Versuch sind auf dem 1-Prozent- bzw. 5-Prozent-Niveau signifikant.

Der Gemeinsame Rorschach-Versuch gibt aber nicht nur Aufschlüsse über das emotionale Erleben, wie es sich im Deuten der Kleckstafeln zeigt, sondern er zeigt gleichzeitig, wie sich die Partner bei dieser Problemlösungsaufgabe verhalten, wer die Tafeln hält, wer Vorschläge bringt, wie diese Vorschläge beurteilt werden und wer sich schließlich mit seinem Vorschlag durchsetzt. Die Unterschiede zwischen Mann und Frau sind im Gemeinsamen Rorschach-Versuch im sozialen Verhalten viel ausgeprägter als im Wahrnehmen und Deuten der Kleckstafeln. Da zeigen sich Männer hochsignifikant aktiver, entscheidungsfreudiger und durchsetzungswilliger als die Frauen, während die Frauen sich viel stärker zurücknehmen und auf die Bestätigung des Mannes ausrichten. Der Unterschied im sozialen Verhalten ist somit viel größer als im emotionalen Erleben, das heißt, das soziale Rollenverhalten scheint viel bestimmender zu sein, als es vom emotionalen Erleben her zu erwarten und «zu rechtfertigen» wäre.

Vereinfacht können wir schlagwortartig sagen:

1. Frauen werden «fraulicher» und Männer «männlicher», wenn sie in einer Paarsituation aufeinander bezogen sind, wie wenn sie allein sind.
2. Die Unterschiede zwischen Frau und Mann sind im sozialen Verhalten viel ausgeprägter als im emotionalen Erleben.

Die Ergebnisse dieser Untersuchung bestätigen, was wir in

jeder Paartherapie zu hören bekommen. Besonders Frauen betonen immer wieder, sie seien vor der Heirat selbständig und selbstbewußt gewesen und könnten nicht verstehen, weshalb sie jetzt so abhängig und hilflos geworden seien. Auch wenn wir Patienten gleichzeitig in Einzel- und in Paartherapie haben, fällt uns immer wieder auf, wie derselbe Mann, der eben in der Einzeltherapie offen über seine Schwächen gesprochen hat, in der Paartherapie eine viel zurückhaltendere und kontrolliertere Pose annimmt oder dieselbe Frau, die in der Einzeltherapie zu einem konstruktiven Arbeitsbündnis befähigt war, sich in der gemeinsamen Situation viel regressiver und passiver verhält.

Wenn wir von Mann und Frau sprechen, sollten wir also immer den situativen Aspekt beachten. Wir sollten definieren, ob wir sie in einer partnerbezogenen Situation beobachten oder in einer Situation, wo sie stärker auf sich selbst gestellt sind. Ich bezeichne die auf den Partner bezogene Persönlichkeit als Interaktionspersönlichkeit, die, wie oben erwähnt, wesentlich von der auf sich selbst gestellten Persönlichkeit differieren kann. Die Interaktionspersönlichkeiten zweier Partner sind interdependent und sind stark vom unbewußten Zusammenspiel der Partner, von ihrer Kollusion, bestimmt.

Wenn U. Scheu ihrem Buch den Titel gibt, ‹*Wir werden nicht als Mädchen geboren – wir werden dazu gemacht*›, so läßt sich für die Männer dasselbe sagen: Wir werden nicht zu Männern geboren – wir werden dazu gemacht. Wenn Männer aktiver und aggressiver sind, so beruht das wohl nicht nur auf einer entsprechenden biologischen Disposition (Macoby und Jacklin 1974), sondern auch auf einer entsprechenden Sozialisation, die aber nicht nur männlichem Herrschaftsbedürfnis entspricht, sondern auch von Frauen stimuliert oder ausgebeutet werden kann (Beckmann, 1977, spricht von der Prostitution der männlichen Aggressionsbereitschaft).

Eine der Zielsetzungen der Paartherapie sehe ich in der Lockerung und im Abbau von zu starren Interaktionspersönlichkeiten. Die Partner sollten lernen, sich in der Paarsituation nicht so reaktiv durch die Persönlichkeit des Partners bestimmen zu lassen und sich dadurch in Kollusionen zu verwickeln, sondern sollten eine bezogene Individuation (STIERLIN) entfalten, das heißt, sie sollten sich als voneinander getrennt und zugleich aufeinander bezogen erleben können. In jeder Zweierbeziehung, sei diese nun gleichgeschlechtlich oder gegengeschlechtlich, besteht die Tendenz zur Funktionsteilung und damit zur Polarisierung der Verhaltensweisen.

Sowohl in unseren Untersuchungen mit dem Gemeinsamen Rorschach-Versuch wie auch in der Paartherapie läßt sich immer wieder feststellen, daß Frauen die Tendenz haben, unter ihren Möglichkeiten zu leben und Ansprüche zur Entfaltung der eigenen Persönlichkeit in einer Partnerbeziehung aufzugeben. JEAN BAKER MILLER (1973) beschreibt aus ihrer psychotherapeutischen Praxis Frauen, die im Zusammenhang mit der Heirat Phobien entwickelt hatten: Angst vor dem Eingeschlossensein, Gefühl, in einer Falle zu sitzen, Verlust der Kontrolle über die eigene Persönlichkeit, Angst, ohne den Mann auszugehen, allein Auto zu fahren oder irgendeine Entscheidung zu treffen. Diese Frauen waren in der Regel vor der Ehe relativ unabhängig, selbständig und energisch, sie hatten eine gute Berufsausbildung, gaben aber nach der Heirat zum Teil die Berufstätigkeit auf oder schränkten sie ein. Ihre Männer waren angeblich rücksichtsvoll und verständnisvoll, was die Frauen ihre Ängste und Depressionen als Undankbarkeit gegenüber dem Ehemann erleben ließ. BAKER MILLER als weibliche Therapeutin interpretiert diesen Befund als Folge der sanften Unterdrückungsmethoden dieser Ehemänner. Ich selbst habe ebenfalls viele in dieser Weise erkrankte Frauen behandelt, wobei mir als männlichem Therapeut bei diesen Frauen vor allem die regressive Tendenz auffiel, nämlich die Einstellung: «Jetzt habe ich ja einen Mann, der für mich sorgt, jetzt muß ich mich nicht mehr um meine eigene Entfaltung kümmern.»

Die Tatsache, daß Frauen häufig die Tendenz haben, in der Ehe zugunsten ihrer Bezugspersonen die eigene Entwicklung aufzugeben, ist nicht nur für sie selbst unbefriedigend und oft krankheitserzeugend, sondern kann zusätzlich die Umgebung erheblich gefährden. In dem Maße, in dem sich die Frau zurücknimmt und auf die eigene Entfaltung verzichtet, wird sie ein um so höheres Anspruchsniveau ihren Bezugspersonen gegenüber zeigen. Um ihrem Selbstverzicht einen Sinn zu geben, wird sie sich darauf verlegen, nur für und in ihren Bezugspersonen zu leben und sich in diesen verwirklichen zu wollen. Die Bezugspersonen sollen sich stellvertretend nach ihrem Idealbild entfalten und ihr die Befriedigung verschaffen, den tragenden Boden zu bilden, auf dem sie leben und wachsen können. Das kann für die Kinder gefährlich sein, die der Mutter als Substitut für das eigene Selbst oder Idealselbst (RICHTER 1969) dienen müssen. Wenn die Frau auf die Möglichkeit zur Selbstverwirklichung verzichtet, so soll der Sohn sich zu dem Mann entfalten, den sie «geschaffen» hat. Das Gefühl, die Mutter für den Verzicht auf ihre eigenen Möglichkeiten entschädigen zu müssen, kann dem Sohn zwar das Gefühl besonderer Wichtigkeit geben, ihn als Erwachsenen zur Erfüllung ehrgeiziger Ziele antreiben, durch die er der Mutter zeigen will, daß sich ihr Einsatz gelohnt hat. Der Sohn wird aber gerade durch seine Mutter zu jenem Typ Mann forciert, den die Feministen wiederum als Produkt einer patriarchalischen Gesellschaft bekämpfen.

Der Selbstverzicht der Frau ist aber auch gefährlich für den Mann. Zwar wird er zunächst dankbar sein, jemanden zu haben, der nur für ihn dazusein scheint, ihn unterstützt und fördert und ganz zu ihm hält. Sekundär kann das bei den Männern aber schwere Identitätskrisen in den mittleren Jahren begünstigen, wenn sie den Eindruck haben, unter der Förderung der Frau sich in eine Richtung entwickelt zu haben, die gar nicht ihrem eigenen Selbst entspricht. Plötzlich fühlen auch sie sich in einer Weise von sich selbst entfremdet, die dem Selbstverzicht der Frau nicht unähnlich ist, wenn auch der Mann dabei zumindest vordergründig durch seinen beruflichen Erfolg und sein Prestige entschädigt wird. Ausbruchversuche aus der Ehe, sinnlose Geldverschwendung, Trunksucht, aber auch psychosomatische Verschleißkrankheiten sind Ausdruck dieses auch für den Mann ungesunden Verhältnisses zur Frau.

Zusammenfassend läßt sich sagen: Eine langdauernde intensive Zweierbeziehung führt zu einer tiefgehenden Veränderung der Persönlichkeit beider Partner. Es kann zur ausgeprägten Bildung von Interaktionspersönlichkeiten kommen, das heißt zu Persönlichkeiten, die sich in ihrem Erscheinungsbild stark von der auf sich selbst gestellten Persönlichkeit unterscheiden und von den Erfordernissen einer Zweierbeziehung, insbesondere von der Persönlichkeit des Partners, maßgeblich bestimmt sind. Unter dem Einfluß des Partners kann jemand gesunder oder kränker werden. Es kann auch sein, daß sich der eine Partner auf Kosten des anderen gesund erhalten kann. Interaktionspersönlichkeiten sind interdependent, das heißt aufeinander abgestimmt und zeichnen sich durch eine vom Partner bestimmte Strukturierung aus. In diesem Sinne ist es berechtigt, daß die Partner sich gegenseitig vorhalten, durch den anderen «so gemacht» worden zu sein. Ein Ziel der Therapie wird darin liegen, die Interaktionspersönlichkeit mit der auf sich selbst gestellten Persönlichkeit vermehrt in Einklang zu bringen, was sowohl für die Gesundheit der Frau wie derjenigen des Mannes notwendig sein wird.

Geschiedene Männer haben eine dreimal höhere jährliche Sterberate als geschiedene Frauen. Bei Witwern tritt innerhalb der ersten sechs Monate nach dem Tod ihrer Frau der Tod um 40 Prozent häufiger ein, als statistisch zu erwarten wäre, wobei sich vor allem Tod an Koronarkrankheiten («gebrochenes Herz») häuft (Parkes et al. 1969). Nach Scheidung werden Männer um 20 Prozent häufiger psychiatrisch hospitalisiert als Frauen. Nach Scheidung oder Tod der Frau sind Männer besonders stark und deutlich mehr alkoholismusgefährdet als Frauen nach dem Verlust ihrer Männer (Bulletin der Deutschen Hauptstelle gegen die Suchtgefahren 1977). Diese Befunde könnten dafür sprechen, daß der Mann als Persönlichkeit vom Zusammenleben mit der Frau mehr profitiert als diese von ihm. Damit werde offensichtlich, daß er auf ihre Kosten lebe und sie ausbeute. Man kann aber ebensogut sagen, daß der Mann sich unter dem Einfluß der Frau stärker von sich selbst entferne, sich von der Frau abhängig mache und deshalb – wieder allein – mehr Mühe habe, zu sich zurückzufinden. In der Paartherapie ist für manche Frauen eines der erstaunlichsten Erlebnisse, vom Mann erstmals zu hören, wie abhängig er von ihr ist und wie verloren er sich ohne sie fühlen würde. Natürlich spielt dabei auch mit, daß der Mann bei einer Scheidung oft sein Heim und die Kinder verliert. In der Paartherapie wird eines der zentralen Ziele sein, daß Mann und Frau sich aus der beidseitigen «Selbstentfremdung» herausarbeiten und sich zu zwei eigenständigen, aufeinander bezogene, aber nicht voneinander bestimmte Persönlichkeiten entwickeln. Durch die stärkere Tendenz der Frau, sich für den Mann aufzugeben, wird dieser aufgeblasen und lebt quasi über seine persönlichen Verhältnisse, so daß er, plötzlich wieder auf sich selbst gestellt, in sich zusammenfällt. Die Tendenz der Frau, ihre Entwicklung für ihren Mann hintanzustellen, ist nicht nur für sie selbst schädlich, sondern bedeutet auch für den Mann einen fragwürdigen Gewinn.

1.4. Auswirkungen des Kampfes der Geschlechter in der heutigen Gesellschaft

Der Kampf der Geschlechter, wie er heute in gesellschaftlichen Dimensionen geführt wird, nimmt sich wie die Vergrößerung dessen aus, was sich als Kampf zwischen Mann und Frau in der Paartherapie darstellt.

Die Feministen überschütten die Männer mit Vorwürfen und Anklagen. Sie beschimpfen die Männer als Tyrannen, Ausbeuter, Paschas und Popanzen, wobei sie sich in ihren Angriffen zu überbieten suchen gemäß der Devise: Es kann den Männern überhaupt gar nie genug zugesetzt werden, denn das, was wir mit unseren Angriffen an Reaktionen bei ihnen auszulösen vermögen, wird immer zuwenig sein.

Analog zur Paartherapie zeichnet sich die Männerwelt von

außen gesehen durch Reaktionslosigkeit aus. Die Männer verhalten sich rein defensiv, versuchen den Angriffen der Frauen auszuweichen, sie zu beschwichtigen, ihnen mit oft heuchlerischer Aufgeschlossenheit entgegenzukommen, oder es wird versucht, mit wissenschaftlichen Argumenten und sachlichen Problemlösungsvorschlägen die Ansprüche der Frauen auf Machbares zu reduzieren. Im Grunde findet aber die direkte Konfrontation der Geschlechter gar nicht so recht statt, denn die Männer wollen sich offensichtlich nicht zum Kampf provozieren lassen, sondern glauben, der feministische Sturm werde sich am ehesten legen, wenn sie das ganze Getöse ohne Wimpernzucken über sich hereinbrechen und damit leerlaufen lassen. Bei den Männern verdichtet sich der Eindruck, wenn sie auf dieses Geschrei reagierten, würden die Frauen noch maßloser werden. Dabei besteht die Gefahr, daß das, was die Männer zu tapferem Ausharren und standhafter Duldsamkeit emporstilisieren, von den Frauen als blasierte Weigerung interpretiert wird, ernsthaft auf sie einzugehen. Ähnlich wie in der hysterischen Ehe besteht dann die Gefahr, daß die Frauen in ihren Vorwürfen immer maßloser, irrationaler und provokanter werden bis zu dem Punkt, wo die Männer in ihrer «Logik» sagen können, auf derartigen Unsinn zu reagieren, sei ihnen einfach nicht möglich.

Gibt es in diesem Kampf der Geschlechter überhaupt die Möglichkeit einer fairen, konstruktiven Lösung? Ich glaube, daß sich im Feminismus eine Tendenz abzeichnet, die sehr erfolgversprechend sein könnte. Die Frauen haben lange Zeit um die Gleichberechtigung gekämpft, wobei das Maß aller Dinge der Mann blieb. Die Frauen wollten beweisen, daß sie in jeder Hinsicht den Männern ebenbürtig seien, und bestätigten sich gerade in diesem dauernden Gleichseinwollen ihre als minderwertig empfundene Ungleichheit. Bestehende Verschiedenheiten von Mann und Frau wurden reduziert auf den kleinen anatomischen Unterschied, während alle anderen Unterschiede nur auf die repressive Sozialisation der Frau zurückgeführt wurden. Auf die Frage, «was ist die emanzipierte Frau?», ließ sich antworten, «der Mann!» In dieser wohl notwendigen Durchgangsphase konnten die Frauen keine eigene Identität finden.

In neuer Zeit wird eine andere Tendenz spürbar. Frauen wollen nicht mehr gegen Männer kämpfen, sondern sie wollen für sich selbst kämpfen. Sie ziehen sich in eigene Reviere zurück, aus denen sie die Männer ausschließen. Sie versuchen, einander in der Selbsterfahrung als Frau zu fördern, ihren fraulichen Körper zu erforschen und eine Gegenkultur zur einseitig von männlichen Werten bestimmten Welt aufzubauen. Diese neue Frauenbewegung will den Männern ihr Podest nicht mehr streitig machen, sondern stellt dieses Podest als solches in Frage. Sie sucht nach Alternativen, nach einer besseren Zukunft für die Kinder, nach Mütterlichkeit als politischer Faktor. In der von Frauen geschaffenen Gegenkultur soll Konkurrenzstreben, Machthunger, Geniekult und Scheinobjektivität an Bedeutung verlieren, ja, es kommt das Bewußtsein auf, daß nur das Ende der Männer-Herrschaft die Zerstörung der Natur zu verhindern vermöge. «Den Planeten heute der Herrschaft der Männer entreißen – um ihn morgen der Menschheit wiederzugeben» (Francoise d'Eaubonne). Frauen bilden exklusive Gruppen, in denen sie Gemeinschaft und Solidarität pflegen, in einer fröhlichen und spannungsfreien Atmosphäre kreativ sind und dabei eigene Werte entdecken. Nichts dürfte die Männer so sehr verunsichern wie dieser Ausschluß, diese Selbstgenügsamkeit, diese Demonstration, auf die Männer verzichten zu können. Sicher hat diese schroffe Abkehr noch eine provozierende Note, sicher wird die Solidarität dieser Frauen noch stark gefestigt durch das überhöhte Feindbild «Mann». Ich glaube aber, daß in dieser Entwicklung eine Chance liegt, die sich mit dem wesentlichen Anliegen der Paartherapie deckt: Die Befreiung von einem rollenkonformen Geschlechtsverhalten, aber nicht nur im Kampf um Veränderung äußerer Realitäten, sondern auch als ein verinnerlichter Vorgang. Die Partner müssen ihre Interaktionspersönlichkeiten, ihre überstarke Bezogenheit aufeinander abbauen. Die Beziehung soll nicht dazu dienen, sich selbst für den Partner aufzugeben, sondern soll im Gegenteil jedem von beiden die

Möglichkeit geben, sich durch den anderen und mit dem anderen besser zu erfahren und zu verwirklichen. Diese Entwicklung erfordert zunächst eine stärkere Abgrenzung vom Partner, eine Besinnung auf sich selbst, eine innere Scheidung und Trennung. Frauen brauchen für diese Selbstfindung zunächst den Ausschluß der Männer.

Aber auch bei den Männern tut sich was, wenn sich der Wandel auch mehr im stillen vollzieht. BECKMANN et al. (1977) stellten bei der 1975 durchgeführten Neustandardisierung des Gießentests fest, daß die seelische Wandlung der Westdeutschen seit 1968 sehr viel stärker die Männer ergriffen hat als die Frauen. Sowohl Männer wie Frauen beschreiben sich 1975 als liebevoller, kontaktoffener, phantasievoller, abhängiger. Die Männer zeigen einen statistisch gesicherten Zuwachs von Vertrauen zu anderen Menschen, in der Bereitschaft, aus sich herauszugehen und sich mit ihren emotionalen Bedürfnissen offen darzustellen. Überraschenderweise sind es nicht die jüngeren (18- bis 34jährigen), sondern die älteren Männer (35- bis 60jährigen), die am weitesten von den Daten von 1968 abgerückt sind. Wenn man die herkömmlichen Rollenklischees von «männlich» und «weiblich» zum Maßstab nimmt, könnte man sagen, daß der Gesamttrend deutlich in die Richtung von mehr «Weiblichkeit» weist. Im Durchschnitt sind die Frauen nicht kämpferischer und härter, dafür sind die Männer weicher und gefühlsbetonter geworden.

Auch diese Untersuchung von BECKMANN et al. zeigt die Interdependenz der Veränderungen von Mann und Frau. «Was sich die Männer in Hinsicht auf mehr Laxheit und Bequemlichkeit leisten, kompensieren die Frauen, indem sie sich – wie sie selbst sagen – vergleichsweise mehr Mühe schaffen, eher überordentlich und fürsorglicher als die Männer sind.»

In gesellschaftlichen Dimensionen scheint etwas in Bewegung zu geraten, was sich mit dem in der Paartherapie angestrebten Prozeß deckt. Frauen und Männer sind in unterschiedlicher Weise daran, die polar aufeinander bezogenen Rollenklischees zu überwinden und nach einer geschlechtlichen Identität zu suchen, die inneres Erleben und äußeres Verhalten in Einklang bringt. Dieser Prozeß verläuft krisenhaft und ist bei weitem noch nicht abgeschlossen. Ähnlich wie in einer Paartherapie erzeugt jede Veränderung der Gegenseite eine Abwehr, weil sie die eigene Veränderung notwendig macht und das Einspielen eines neuen Gleichgewichtes erfordert. So war und ist die Abwehr der Männer gegen die Frauenemanzipation unter anderem auch ein Widerstandsphänomen, das paardynamischen Gesetzmäßigkeiten entspricht. Schwieriger zu verstehen ist vielleicht, daß manche Frauen gereizt und unglücklich reagieren, wenn Männer sich an Hausarbeiten und Kindererziehung stärker engagieren und damit in einem Bereich, der zuvor ganz ihnen überlassen war, nicht nur mehr mitarbeiten, sondern auch stärker mitbestimmen. Nach Beckmann et al. scheint es die Frauen auch zu verunsichern, die Männer verstärkt «in den eigenen traditionellen Monopolbereich der Gefühlswelt einbrechen zu sehen». Das wirkt zunächst paradox, entsprechen die Männer damit doch eigentlich nur den von den Frauen längst an sie gerichteten Forderungen. Und doch handelt es sich dabei um Reaktionsweisen, die wir in jeder Paartherapie als Widerstandsphänomen beobachten können.

2. Von den Störungen der Zweierbeziehung zur therapeutischen Dreierbeziehung

2.1. Kritik am Kollusionskonzept

Das Kollusionskonzept, wie 1975 dargestellt, befaßt sich mit dem unbewußten Zusammenspiel zweier Partner. Ich glaube, daß dieses Konzept für die Paartherapie bedeutungsvoll ist, daß es aber nicht alle Facetten der therapeutischen Realität abzudekken vermag. Ich möchte deshalb auf einige kritische Einwände Bezug nehmen, die helfen, das Kollusionskonzept in die angemessenen Proportionen für die Paartherapie zu setzen.

In ‹*Die Zweierbeziehung*› habe ich beschrieben, wie die Disposition, sich in Kollusionen zu verwickeln, stark von unbewältigten Beziehungskonflikten mit den Eltern, deren *Wurzeln bis in die frühe Kindheit zurückreichen*, bestimmt ist, oder von der Angst, in die gleichen Beziehungsstörungen zu geraten wie die Eltern in ihrer Ehe. Ergänzend bemerkt Richter (1976) zu Recht, daß Psychoanalytiker Gefahr laufen, die aktuellen Probleme ihrer Patienten immer nur unter dem Gesichtspunkt der Wiederholung früherer Kindheitserfahrungen zu sehen. Der Erwachsene ist aber mit einer Fülle von neuartigen sozialen Bedingungen konfrontiert, die er rein auf Grund seiner kindlichen Erfahrungsmuster weder voll verstehen noch praktisch bewältigen kann. Er muß somit neue Antworten auf Fragestellungen finden, die seine privaten Partnerbeziehungen betreffen. Die Psychoanalyse sollte *nicht nur die unzugänglich gewordenen Erinnerungen an die eigene Lebensgeschichte wieder erfahrbar machen, sondern auch die unbewußten Einwirkungen der momentanen realen Situation.* Dazu gehören die oft zuwenig bewußten aktuellen Zwänge und Ängste um die Erfüllung der geschlechtlichen Rollenanforderungen, aber auch die Verunsicherungen, die heute um das Leitbild einer Ehe bestehen – Institution Ehe, Arbeitsteilung zwischen Mann und Frau, Familiengründung, außereheliche Beziehungen usw. All diese Verunsicherungen verstärken den Zwiespalt zwischen beharrend traditionellen und emanzipatorischen Tendenzen innerhalb eines Paares und begünstigen die Bildung von Kollusionen.

Das Kollusionskonzept birgt ferner die Gefahr in sich, die *Paarbeziehung zu sehr als ein in sich geschlossenes dynamisches System* darzustellen. Man kann der Psychoanalyse nicht vorwerfen, sie beschäftige sich zu stark mit den innerseelischen Strukturen eines hypostasierten Individuums, um dann mit der nächstgrößeren Einheit, der Paarbeziehung, in die gleiche Einseitigkeit zu verfallen. Die «Zweierbeziehung» ist eine sozio-kulturelle Neubildung. In vielen Kulturen gibt es keine exklusive Paarbildung, die losgelöst von der Bezugsgruppe einen Eigenwert und ein Eigenleben hat. Bei der Heirat verbinden sich dort nicht in erster Linie zwei Partner, sondern eher zwei Familien miteinander. Man sieht in seiner Frau nicht so sehr eine Liebespartnerin als die Mutter seiner Kinder. Eine allzu große Intimität zweier Liebespartner wird von der Familiengruppe als störend empfunden und oft bewußt verhindert. Der zentrale familiäre Konflikt besteht dann gar nicht so sehr zwischen Mann und Frau wie zum Beispiel zwischen Schwiegermutter und Schwiegertochter, oder es bilden sich komplexere familiäre Konfliktfelder, aus denen sich die Ehebeziehung nicht isolieren läßt. Aber auch in unserer westlichen Welt ist eine Liebesehe keine allgemeine Gegebenheit. Häufig werden Ehen aus äußeren Erfordernissen geschlossen, etwa wegen eingetretener Schwangerschaft oder unter gesellschaftlichen, wirtschaftlichen und versorgungsmäßigen Erwägungen. Es kommt gar nicht zur eigentlichen Liebeswahl mit all den damit verbundenen tiefen Erwartungen an Glück, Erfüllung und Selbstbestätigung, so daß tiefere unbewußte Strebungen, wie sie bei der Bildung einer Kollusion wirksam sind, weniger aktualisiert werden. *In vielen Ehen lassen die äußeren Bedingungen die Entfaltung einer intimen Paardynamik gar nicht zu*, etwa bei Arbeitern, wo wegen beengenden Wohnverhältnissen und großer Kinderzahl das Paar gar nie allein sein kann. Zudem stehen Schwierigkeiten um die Existenzsicherung oder Konflikte, die sich aus den sozialen Realitäten ergeben, so im Vordergrund, daß die *therapeutische Bearbeitung unbewußter Erwartungen und Phantasien als Luxus* anmuten würde. Die «Paarbeziehung» ist phänomenologisch eine Abstraktion, die je nach kulturellen und sozialen Verhältnissen in sehr unterschiedlichem Maße abgegrenzt werden kann und soll. In der westlichen Industriegesellschaft bildet die dauerhafte Zweierbeziehung trotz Kritik einen für das persönliche Glück und die Erfüllung noch nie so hoch veranschlagten Wert. Das macht die Zweierbeziehung aber auch in einem noch nie dagewesenen Maße krisenanfällig und problematisch. Das Kollusionskonzept bezieht sich auf jene Schwierigkeiten, bei denen die Partner sich gegenseitig in unlösbaren Verstrickungen gefangenhalten und sich das Leben aus irrationalen Motiven schwermachen.

2.2. Die ich-stabilisierende Wirkung der Paarbeziehung

In ‹*Die Zweierbeziehung*› (1975) lag das Hauptgewicht meines Interesses auf den unbewußten Verstrickungen zweier Partner. Zwei Menschen können *durch gemeinsame Grundvorstellungen motiviert sein, sich als Paar zusammenzuschließen, Phantasien, die von tiefen Ängsten und Bedürfnissen bestimmt sind. Solche gemeinsamen Phantasien führen aber nicht zu gleichen Haltungen in der Beziehung, vielmehr kristallisieren sie sich meist in polar aufeinander bezogene Positionen aus:* in eine progressive, besonders «erwachsene», oft überkompensierende Position und eine regressive, oft dekompensierende Position.

An sich bietet eine Ehe Raum für progressive und für regressive Haltungen. Bis zu einem gewissen Grad sollen in einer Ehe Bedürfnisse nach regressiver Umsorgung, nach Schutz und Halt, nach Zärtlichkeit und sexueller Befriedigung, nach projektiver Identifikation mit dem bewunderungswürdigen Partner gestillt werden können. Bis zu einem gewissen Grad soll die Ehe von einem aber auch progressive Möglichkeiten abfordern, nämlich Verantwortungsbewußtsein und Opferbereitschaft für die Partnerschaft, Belastungsfähigkeit, Frustrationstoleranz, Reife und Nachsicht in der Beziehung zum Partner. Sie soll einem aber auch Bestätigungen in sexuellen und persönlichen Belangen vermitteln. In jeder Ehe vollziehen die Partner in vielerlei Hinsicht Funktionsteilungen und spielen sich auf Ergänzungen ein, was die Effizienz der Partnerschaft erhöht und beidseitige Befriedigung durch die Aufgabenteilung vermittelt. Eine Partnerbeziehung kann in hohem Maße zur *Stabilisierung des Ichs durch Aufteilung von Abwehrfunktionen* beitragen. Das Ich kann von Abwehraufgaben entlastet werden, indem es diese dem Partner delegiert zum Preise einer erhöhten Abhängigkeit. Das Ich kann ebenso stabilisiert werden *durch die Identifikation mit einer Rolle im Dienste der Gemeinschaft oder durch die Bildung einer Art Gruppen-Ich*, was ebenfalls die Bindung verstärkt. Die Paarbeziehung kann zur Zufluchtsstätte bei innerer Unsicherheit oder bei äußerer Bedrohung werden und kann in hohem Maße Abwehr- und Adaptationsfunktionen (Anpassungsmechanismen, PARIN 1977) übernehmen. Bei der heutigen immer stärker werdenden Entfremdung bei der Arbeit, der zunehmenden gesellschaftlichen Mobilität und der Flüchtigkeit menschlicher Beziehungen erhält die Zweierbeziehung eine immer zentralere Bedeutung. *Je mehr sie aber Abwehr- und Adaptationsfunktionen übernehmen soll, desto intensiver werden sich die Partner von den Erfordernissen ihrer Gemeinschaft bestimmen lassen.* Aus der Fülle latenter persönlicher Möglichkeiten werden jene zur Manifestation gelangen, die innerhalb der Partnerschaft benötigt und zugelassen werden. Die Partner stimmen sich aufeinander ab und bilden aufeinander bezogene *«Interaktionspersönlichkeiten»* (WILLI 1973, 1975). Dabei nimmt das Individuum eine von den ihm möglichen Gestalten an, büßt aber an freien Entwicklungsmöglichkeiten ein. Es ist *ein kleiner Schritt, ob festgestellt werden kann, jemand habe sich in der Ehe stabilisiert und habe Identität, Struktur und Linie gefunden, oder jemand habe in der Ehe an Flexibilität eingebüßt und sei starr, fad und spießig geworden.* Es ist nicht leicht zu entscheiden, inwiefern die Bildung einer «Interaktionspersönlichkeit» einer Reifung und einem Fortschreiten in der persönlichen Entwicklung entspricht oder einer Stagnation. Sicher wäre falsch, die Ich-Stabilisierung durch die Partnerbeziehung *nur* als Abwehr- oder Anpassungsphänomen zu betrachten. Das Beantwortetwerden durch den Partner ist ein wichtiger Bestandteil der Identitätsfindung (Erikson 1956/57). Die Möglichkeit, in einer dauerhaften Beziehung Befriedigung und eine sinnvolle Aufgabe zu finden, die Forderung, Position zu beziehen, Gestalt anzunehmen und sich brauchen zu lassen, kann der phasengemäßen Reifung des Erwachsenenalters entsprechen. Gesundes und Neurotisches läßt sich da nicht scharf trennen und kann durchaus ineinander übergehen.

2.3. Ich-einschränkende Wirkungen der Partnerschaft

Störungsanfällige Partnerschaften zeichnen sich aus durch ein besonders hohes Maß an Ängsten, die durch die partnerschaftliche, strukturelle Verflechtung abgewehrt werden sollen, und durch ein besonders hohes Maß an anderweitig nicht zu befriedigenden Bedürfnissen, die durch die Partnerschaft gestillt werden sollen. Neurotische Partnerschaften sind aber nicht direkt gleichzusetzen mit Partnerschaften von neurotischen Persönlichkeiten, indem keineswegs alle schweren Neurotiker die Heilung und Linderung ihres Leidens, ihrer Hemmungen und unbewältigten Konflikte durch die Partnerschaft erwarten. Eine Kollusion, das heißt ein im geheimen Einvernehmen inszeniertes *Zusammenspiel von Partnern, ist in dem Maße neurotisch, als sie zu einer zwangsläufigen Bezogenheit der Partner aufeinander führt und keinem die Möglichkeit offenläßt, aus dieser Befangenheit auszusteigen.*

Sosehr auf der einen Seite die Partnerschaft ich-stabilisierend wirken kann und die Abwehr- und Anpassungsfunktionen gegenüber inneren und äußeren Bedrohungen und Belastungen gestärkt werden können, so sehr kann auf der anderen Seite die Partnerschaft als solche zur Bedrohung und Belastung für das Individuum werden und neurotisierend auf eine in den übrigen Lebensbereichen relativ gesunde Persönlichkeit wirken. Eine Ehe ist kein Status, sondern ein *Prozeß, der von den Partnern dauernde Anpassungen an wechselnde innere und äußere Gegebenheiten abfordert.* Dazu ist eine Gemeinschaft, in der die Partner als Interaktionspersönlichkeiten zu stark aufeinander bezogen und voneinander bestimmt sind, nicht in der Lage. Es findet sich zuwenig Spielraum für Entwicklung, für Experimentieren und für Sammeln von neuen Erfahrungen, ohne daß dabei unerträgliche Ängste vor Lockerung des gemeinsam errichteten Abwehrgebäudes oder vor Auflösung der Beziehung auftritt.

Im Laufe des längeren Zusammenlebens erweist sich *partnerschaftliche Durchdringung in vielfältiger Weise als problematisch*, denn alles, was der Partner einem an Ich-, Es- und Über-Ich-Funktionen abnimmt, versetzt einen in Abhängigkeit von der Bereitschaft des Partners, diese Delegationsaufträge zuverlässig und immerwährend zu erfüllen. Sollte er dazu nicht mehr bereit sein, so wird man die eigenständige Bewältigung vorbestehender Schwierigkeiten als frustrierender erleben, wie wenn man sich gar nicht der hoffnungsvollen Erwartung überlassen hätte, die Partnerschaft könnte einem dabei weiterhelfen. Oft geben Patienten in der Therapie glaubwürdig an, vor der Heirat selbständig und lebenstüchtig gewesen zu sein und keine irrealen und unerfüllbaren Erwartungen an ihr Leben gestellt zu haben. Erst nachdem sie sich unter großen Widerständen auf die Partnerschaft eingelassen hätten, seien sie so regressiv, unselbständig und anspruchsvoll geworden. Sie spüren aber auch, daß sie mit ihren Delegationsaufträgen eigenen Tendenzen des Partners entsprechen und daß dieser nicht mehr so leicht bereit ist, auf die Ich-Stabilisierung, die ihm diese Aufträge vermitteln, zu verzichten. Die Übernahme von Delegationsaufträgen kann andererseits nicht nur ich-stabilisierend, sondern auch ich-einschränkend wirken, indem sie einen auf ein definiertes Rollenverhalten festlegt. Wo beispielsweise die Phantasie der Verschmelzung verbindend wirkte, sollte alles vermieden werden, was die Partner auf ihr Getrenntbleiben in der Partnerschaft verweisen könnte. Der progressive Partner wird sich aber auf die Dauer in dem idealisierten Bild, das sich der regressive von ihm gemacht hat, gefangen und zu einem falschen Selbst manipuliert fühlen, wodurch es zu gereizten und verletzenden Reaktionen kommen wird, um den Partner aus sich auszubooten. Aber auch der regressive Partner, der sich für den progressiven aufgegeben hat, kann nicht ungestraft seine eigene Selbstentfaltung vernachlässigen. Er wird diesen in all seinen Phantasien, Gefühlen und Strebungen verfolgen und ihn durch Erzeugung von Schuldgefühlen daran zu hindern suchen, mehr zu sich selbst zu finden und sich von ihm abzugrenzen. Die Partner bleiben in einem Konflikt gefangen, in dem sie sich weder nahekommen noch sich voneinander abgrenzen können.

Gestörte Paare zeichnen sich aus durch das Befangensein in einer quälenden Ambivalenz. Der eine Partner formuliert die Emanzipationsbestrebungen und der andere den beharrenden Aspekt gemäß ursprünglichem Liebesvertrag. Der eine zieht nach vorne, der andere nach hinten, die Entfaltung der Beziehung bleibt blockiert. Manche Therapeuten fordern in der Therapie die Partner auf, klar zu formulieren, was sie wünschen, um so einen Kompromiß in den einander entgegengesetzten Tendenzen zu erwirken. Dabei wird leicht übersehen, daß der eine die Strebung in die eine Richtung nur so lange vertritt, wie der andere die Strebung in die andere Richtung betont, weil beiden Partnern der Zwiespalt in einander widersprechenden Tendenzen gemeinsam ist. Gestörte Paare zeichnen sich ferner aus durch die große Angst vor jeder Veränderung ihrer Beziehung. So lautstark jedes vom Partner eine Änderung fordert, so sehr wird jedes den anderen an einer wirklichen Veränderung hindern, weil damit ja die Notwendigkeit einer eigenen Veränderung verknüpft wäre, was die ursprüngliche Liebesdefinition gefährden könnte. Das erschwert die Therapie von Ehekonflikten enorm. Vordergründig scheint es so einfach, einem gestörten

Paar einen guten Ratschlag zu geben und von den Partnern zu erwarten, sie sollten Vernunft annehmen, etwas toleranter und nachgiebiger sein, sich endlich mal entscheiden, das eine zu tun und das andere zu lassen oder miteinander irgendwelche Kompromisse auszuhandeln. Das geht oft an der tieferen Realität vorbei, weil die Partner das, was sie vordergründig so eindeutig wollen, hintergründig gerade abwehren.

2.4. Die Bildung des therapeutischen Dreiecks als Kompensationsversuch

Jene Partnerbeziehungen erweisen sich als besonders störungsanfällig, die unter den geforderten Anpassungen an immer wechselnde innere und äußere Gegebenheiten unter unerträglichen Stress geraten, weil sie jede Veränderung ängstlich abwehren und sich starr an die ursprünglichen Beziehungsstrukturen klammern. Ob es unter dem Stress ehelicher Spannungen zu Erschöpfung und damit zur eigentlichen Dekompensation kommt, wird von vielerlei Faktoren abhängen. Stabilisierend können insbesondere Faktoren wirken, die von außen her die Partner stützen und entlasten, so der Rückhalt in der Bezugsgruppe, zum Beispiel bei den Kindern, bei den Eltern, Verwandten oder Freunden, der Rückhalt in der Weltanschauung und Religion. Kompensationsmöglichkeiten lassen sich finden in Arbeit, anderen Ersatzbefriedigungen und Ersatzkontakten.

Bateson (1958), M. Bowen (1966), Haley (1977) und andere amerikanische Familienforscher halten die Zweierbeziehung an sich für ein unstabiles System, das dazu neige, sobald es unter Stress gerate, sich in eine Dreiecksbeziehung umzubilden. In diesem Dreieck besteht in der Regel ein Zwei-gegen-eins-System: Zwei Partner polarisieren sich gegen einen Dritten, wobei durch diese Dynamik die ursprüngliche und fortbestehende Zweierbeziehung zwar getrennt, gleichzeitig aber zusammengehalten wird. Diese Drittpartner können Kinder, Eltern und Freunde sein, aber auch ein Therapeut.

Für den Paartherapeuten ist es wichtig zu sehen, daß rein aus den äußeren Rahmenbedingungen er selbst Teil dieser Triangulation, dieser Dreiecksbildung sein wird, ob er das will oder nicht. Es liegt in der dynamischen Eigengesetzlichkeit, daß es für das Patientenpaar zunächst vor allem darum gehen wird, in welchem Sinne sich das 2:1 konstellieren wird. Der Therapeut gerät unter einen gewaltigen Beziehungsdruck. Wird er sich mit der Frau gegen den Mann oder mit dem Mann gegen die Frau zusammenschließen oder polarisieren sich die Ehepartner gemeinsam gegen ihn? Der Therapeut kann versuchen, sich dieser Dynamik zu entziehen, indem er sich um die Position des neutralen, objektiven Beobachters bemüht. Er kann aber auch versuchen, diese unvermeidliche Triangulationsdynamik zu akzeptieren, sich in diese Dynamik einzulassen und zu versuchen, deren Gesetzmäßigkeiten therapeutisch fruchtbar zu machen. Haley (1977, S. 164) sagt: «Welchen Regeln ein Paar auch immer folgt, der Therapeut ist Teil davon ... Die therapeutische Hebelwirkung wird wirksam durch die Art, wie der Therapeut diese Regel verändert, sobald sie auf ihn angewandt wird.»

Paartherapie wird in diesem Buch unter dem Gesichtspunkt der therapeutischen Dreiecksbeziehung, das heißt der psychologischen Verstrickung des Therapeuten mit dem Patientenpaar, dargestellt.

3. Methodik der Paartherapie: Das erste Gespräch mit dem Paar

3.1. Die Anmeldung

Der erste Kontakt zum Therapeuten wird meist durch einen telefonischen Anruf hergestellt. Oft möchte der Anrufer dem Therapeuten den Grund seiner Initiative eingehend darstellen und über die zu beklagenden Ehekrisen berichten. Ich versuche dem Anrufer aber schon gleich meine therapeutische Haltung zu definieren: Womöglich möchte ich keine Information über die Beziehung ohne Anwesenheit des Partners. Wenn wir uns den Telefonanruf aus der Dynamik des therapeutischen Dreiecks betrachten, so besteht die Gefahr, daß sich derjenige, der nicht anruft, von Anfang an in Nachteil gesetzt fühlt. Deshalb frage ich sogleich, ob der Partner bereit wäre, zu einem ersten und vorläufig einmaligen Gespräch hierherzukommen. Damit wird klargestellt, daß ich den Paarkonflikt und eine allfällige Therapie als eine gemeinsame Angelegenheit betrachte. Nicht selten wurde der Partner nämlich noch gar nicht über die Absicht des Anrufers orientiert, mit mir zu telefonieren. Es schimmert der Gedanke durch, mit mir zusammen eine Art Geheimsitzungen abzuhalten, in denen wir darüber beraten könnten, wie man den schwierigen Partner am geschicktesten in die Hände nehmen würde und mit welchen psychologischen Kunstgriffen er am ehesten zu ehelichem Wohlverhalten dressiert werden könnte. Oft wird mir entgegnet, der Partner wäre ohnehin nicht bereit, zu einem gemeinsamen Gespräch mitzukommen. Ich betone, daß es sich vorläufig nur um ein einmaliges Abklärungsgespräch handeln würde, bei dem mir viel daran liege, die Meinung des Partners zur gegenwärtigen Krise näher kennenzulernen und es jedem von uns dreien freigestellt sei, ob er eine anschließende therapeutische Zusammenarbeit für sinnvoll erachte. Wenn sich der Partner tatsächlich weigere, zu einem einmaligen Gespräch hierherzukommen, hätte ich die Befürchtung, daß eine Therapie von vornherein unter einem unglücklichen Stern stehe.

Fast immer ist der Ehepartner bereit, zu einem *einmaligen* Gespräch mitzukommen. Ist dies nicht der Fall, so stellt sich die Frage, wie der Anrufer meine Einladung dem Partner weitergeleitet hat. Nicht selten steckt ein Widerstand des Anrufenden selbst dahinter, der die Vereinbarung zu einem Dreiergespräch sabotiert aus dem Wunsch heraus, den Therapeuten zunächst für sich allein zu haben. Greene empfiehlt in diesem Fall, daß der Therapeut selbst mit dem Partner telefoniert, um ihn zu einer Sitzung zu bitten.

3.2. Das Erstgespräch mit dem Paar

Gemäß meiner Konzeption von Paartherapie als therapeutische Dreiecksbeziehung, die sich auf die Bearbeitung der Paarbeziehung zentriert, führe ich bereits vom ersten Gespräch an nur Paarsitzungen und, zumindest in der Anfangsphase, keine Einzelsitzungen durch. Viele erfahrene Paartherapeuten beginnen die Therapie mit individuellen Sitzungen mit beiden Partnern (so z. B. Greene) und halten es sogar für einen besonderen Vorteil, jedem einzelnen die Möglichkeit zu geben, dem Therapeuten gewisse Geheimnisse mitzuteilen. Der Ausschluß von Einzelgesprächen zu Beginn der Therapie ist für mich keine unumstößliche Bedingung. Ich finde lediglich, es vereinfache mir die Beziehung zum Paar und mache mich in der Therapie freier, insbesondere im Deuten von nichtverbalen Äußerungen der Partner oder im Ansprechen von Unstimmigkeiten zwischen Inhalt und Ausdruck in ihrer Kommunikation. Andererseits läßt die Kombination von Einzelgesprächen und Paargesprächen die Interaktionspersönlichkeit der Partner besser erfassen. Nicht selten ist jemand in der Paarsitzung ängstlich, stumm und passiv, im Einzelgespräch aber durchaus fähig, sich frei und offen zu äußern, oder jemand panzert sich in der Paarsitzung nur defensiv ab, kann aber im Einzelgespräch seine verletzbaren Seiten zeigen. Dadurch, daß ich meist von Anfang an nur Paarsitzungen durchführe, fehlen mir oftmals Daten aus der Vorgeschichte beider Partner. Ich bitte sie deshalb, an Hand von abgegebenen Fragebogen mir einiges über ihre Vorgeschichte niederzuschreiben.

Das Paar-Erstinterview ist eine spannungsvolle, intensive Begegnung zwischen dem Therapeuten und dem Paar. Jede Seite wird von der anderen beeindruckt und beeindruckt ihrerseits die andere Seite. Das Ziel dieses Erstgespräches ist die Klärung der Frage: Wollen wir drei uns in einen therapeutischen Prozeß einlassen, um besser zu verstehen, was das Zusammenleben in der Paarbeziehung erschwert und um bessere Voraussetzungen zu schaffen, um aus dieser Krise zu lernen?

Als Therapeut bin ich auf zwei Anliegen ausgerichtet:

- *Was* kann ich in diesem ersten Gespräch vom Paar *erfahren*, um etwas vom Wesen seiner Schwierigkeiten zu verstehen und eine Vorstellung über die einzuschlagende Therapieform zu entwickeln?
- *Was* kann ich in diesem ersten Gespräch dem Paar über das Wesen der Therapie *vermitteln*?

Das Erstinterview wird von mir halb strukturiert geführt, wobei in vielen Fällen der Ablauf des Gespräches der Darstellung in Kapitel 13, Seite 182ff entspricht. Es gibt aber auch Paare, die den Ablauf völlig anders konstellieren. Meist dauern das Erstgespräch wie auch die späteren Therapiesitzungen 75 bis 90 Minuten.

In der Regel durchläuft bei mir das Erstinterview ungefähr folgende Phasen:

1. Phase:
Konfliktdarstellung aus der Sicht beider Partner
Ohne daß ich dabei einen der Partner ausschließlich anblicke, eröffne ich das Gespräch mit der Frage: «Ja, worum geht es?» Einer von beiden Partnern wird nun mit dem Bericht ihrer

Schwierigkeiten beginnen, wobei sich eine von mir zunächst nicht strukturierte Dynamik entwickeln kann. In diesen ersten Minuten stellt sich das Paar dem Therapeuten dar. Es ist wichtig zu sehen, wer das Paar dem Therapeuten vorstellt, wie sich die Partner in die Darstellung ihrer Schwierigkeiten teilen und was sie dem Therapeuten als erstes anbieten. Oft lassen sich schon diagnostische Feststellungen machen: Versucht gleich jedes, den Therapeuten auf seine Seite zu ziehen und ihm die Richterfunktion zuzuschieben, klagt jedes das andere an und will sich gleich rechtfertigen, sucht der eine in mir einen Vater, bei dem er sich ausweinen kann in der Hoffnung, ich werde dem Partner zurechtweisen; oder bietet der eine mir den anderen als Kranken an, um den wir uns gemeinsam zu kümmern hätten; oder läßt die Schilderung vermuten, daß bereits ein gewisses Konfliktbewußtsein vorliegt und die Partner von der Therapie eine Hilfe zur gemeinsamen Problembearbeitung suchen? Oft kommt der Paarkonflikt weniger im Inhalt als in der nichtverbalen Kommunikation zum Ausdruck, insbesondere in der Haltung desjenigen, der nicht spricht. Wirkt er an der Darstellung des Sprechenden beteiligt, oder kehrt er sich desinteressiert ab, scheint jeder nur als Einzelperson auf den Therapeuten bezogen, oder versuchen sie, miteinander sich dem Therapeuten darzustellen, beansprucht der eine das Wort ausschließlich für sich, um dem anderen keine Gelegenheit zu eigener Darstellung zu lassen; verhält sich der eine stumm-regressiv, als ob er noch nicht sprechen gelernt hätte, so daß der andere ihm das Wort immer abnimmt und die Sätze für ihn vollendet oder der Therapeut sich speziell um ihn kümmern muß, oder macht der eine den Eindruck, nicht sprechen zu können aus Angst, die jahrelang aufgestauten Gefühle könnten dammbruchartig losbrechen und den Therapeuten überfordern?

Ich versuche in diesen ersten Minuten auch wahrzunehmen, in welche Stimmung das Paar mich versetzt, was die Partner aus mir machen, einen Richter, einen Helfer, einen Feind, einen Verbündeten, einen Geliebten, eine Autorität, einen Rivalen usw.

In der Regel lasse ich aber das Gespräch nicht länger als einige

Minuten unstrukturiert laufen, dann beginne ich bei jeder Mitteilung die Meinung und Empfindung des anderen Partners zu erfragen. Diese stereophonische Mitteilungsform des Konfliktes soll dem Therapeuten ermöglichen, sich in die Paardynamik einzustimmen und aus der unterschiedlichen Darstellungsform der Partner die wesentlichen Konfliktelemente herauszuhören. Finde ich von Anfang an den einen von beiden unsympathisch und spüre die Tendenz, mich mit dem anderen zu identifizieren, so befasse ich mich mit dem ersteren etwas eingehender aus der Gewißheit, daß dieser aus seiner Sicht und aus seinem Erleben mit guten Gründen die mich unangenehm berührende Darstellungsform wählt. Insbesondere da, wo jahrelanger Haß, Bitterkeit und Enttäuschung vorliegt, muß zuerst eine kathartische Möglichkeit geboten werden, eine Möglichkeit, sich auszuweinen, zu entladen, zu entspannen, wobei ich mit meiner Haltung auszudrücken suche: «Ich spüre, wie schwer Sie es da haben», nicht aber: «Ich sehe, wie schwer Sie es mit Ihrem Partner haben.» Mit der Art, jedes Phänomen immer von beiden Seiten darstellen zu lassen, versuche ich, dem Paar schon in den ersten Minuten meine therapeutische Haltung zu vermitteln: «Jeder von euch hat hier das Recht, das, was sich zwischen euch ereignet, aus seiner Sicht zu vertreten. Ich bemühe mich, jeden von euch so gut ich kann zu verstehen, und bin überzeugt, daß alles, was sich zwischen euch ereignet, nicht Sache des einen oder des anderen ist, sondern eine gemeinsame Angelegenheit. Ich erwarte, daß jeder sich in der Therapie aktiv beteiligt und lasse es nicht zu, daß einer sich völlig passiv aus der Sache hält oder das Gespräch ganz für sich beansprucht. Ebenso möchte ich verhindern, daß der eine den anderen in ungebührlichem Maße verletzt und vor mir bloßzustellen versucht. Ich möchte mich mit keinem von beiden in eine Sonderallianz einlassen, sondern möchte mich mit dem Paar als ganzes in Beziehung setzen.»

2. Phase:
Beziehung zwischen jetzigem Konflikt und Partnerwahl

In der mittleren Gesprächsphase versuche ich das, was ich über die jetzige Problematik vernommen habe, in seiner ehehistorischen Entwicklung besser zu verstehen und in den Zusammenhang zwischen Partnerwahl und Paarkonflikt herauszuarbeiten. Insbesondere möchte ich erfahren, wie es zur Partnerwahl kam: «Wie haben Sie sich kennengelernt? Was war Ihr Eindruck, als Sie den Partner zum erstenmal sahen? Was waren Ihre Hoffnungen und Erwartungen an diese Beziehung? Was waren Ihre Ängste und Befürchtungen? Welche Ihnen wichtigen Grundsätze sollten nach Ihrer Meinung eine sichere Basis in der Beziehung zum Partner bilden? Was veränderte die Partnerschaft in den Außenbeziehungen, insbesondere in der Beziehung zu den Eltern? Was waren die Verzichtleistungen, zu denen Sie damals bereit waren?»

Diese Fragen lösen oft einen gewissen Schock aus, eine gewisse Ratlosigkeit und Schwierigkeit, sich zu entsinnen, was einem damals den Partner so attraktiv erscheinen ließ. Oft präzisiere ich die Frage noch dahin: «Wie kam es wohl, daß Sie aus einer Reihe von an sich möglichen Partnern ausgerechnet auf diesen Partner gekommen sind?» Ich gehe davon aus, daß praktisch jeder einer an sich nicht begrenzten Zahl von potentiellen Partnern begegnet ist, daß es aber nur bei wenigen zu einer Bekanntschaft gekommen ist und schließlich nur einer geheiratet worden ist. Natürlich können äußere Umstände die Eheschließung maßgeblich beeinflußt haben, etwa eine bereits eingetretene Schwangerschaft oder der Wunsch, aus der unerträglichen Situation zu Hause freizukommen, oder eine gewisse Torschlußpanik oder der Versuch, eine Liebesenttäuschung mit einer neuen Beziehung aufzufangen. Ich akzeptiere dies aber kaum als entscheidenden Grund zur Heirat. Sehr häufig enthält die Schilderung der Partnerwahl bereits den interessanten Hinweis, daß ausgerechnet diejenigen Eigenschaften einen damals attraktiv dünkten, die einen heute am Partner stören und Anlaß zum Konflikt sind. Meist müssen sich die Partner damit attestieren, daß sie aneinander damals durchaus positive Eigenschaften hatten wahrnehmen können, etwas, was sie sich über viele Jahre nicht mehr eingestehen konnten. Oft sind die Partner derart ineinander verbissen, daß sie sich gar nicht mehr vorstellen können, sich je geliebt zu haben.

Die Diskussion um den Zusammenhang zwischen Partnerwahl und Paarkonflikt löst bei den Partnern oft ein gewisses «Aha-Erlebnis» aus. In welchem Ausmaß die Art der Partnerwahl bereits den jetzigen Konflikt beinhaltet, ist ihnen oft nicht ausreichend bewußt, und häufig wissen sie auch wenig über die Motive des Partners, sich in einen zu verlieben. Vorschnell wird angenommen, sich im Partner getäuscht zu haben oder an den falschen Partner geraten zu sein. In den meisten Fällen sind sich aber die Partner viel tiefer verbunden, als ihnen selbst bewußt ist. Das Erstgespräch sollte das so weit bewußt machen, daß das Interesse wach wird, sich in diese Problematik weiter zu vertiefen.

Mit diesen Fragen versuche ich dem Paar zu vermitteln, daß Ehekrise nicht nur eine momentane Schwierigkeit ist, sondern ein Prozeß, dessen Wurzeln bereits in der Partnerwahl gelegen sind. Ich möchte dem Paar damit zeigen, daß die Ehekrise nicht ein irrationales Geschehen ist, sondern weitgehend ein verstehbarer Vorgang, das Ergebnis eines folgerichtigen Ablaufs. Es geht darum, *die Krise fruchtbar zu machen, die Entwicklung, die die Krise den Partnern abverlangt, zu leisten.* Ich versuche die Partner zu motivieren, sich selbst und den Partner zu erforschen und durch Einsicht in das, was das gemeinsame Leben an Positivem und Negativem enthält, zu wachsen. Damit lege ich aber auch schon den Arbeitsstil klar. Ich möchte gegenseitiges Verständnis erarbeiten und erst sekundär Verhalten verändern. Dieses Vorgehen ist mir persönlich am vertrautesten, während ich mich vorläufig noch nicht entschließen konnte, den Therapieprozeß mit Abschluß von Therapiekontrakten, Durchführung von Kommunikations- und Verhaltensübungen oder durch Auferlegen von gewissen Hausaufgaben zu strukturieren. Ich glaube, jenen Paaren am besten behilflich sein zu können, die von diesem Arbeitsstil profitieren wollen.

3. Phase:
Probedeutungen und Klärung des therapeutischen Vorgehens
Wenn das Gespräch ca. 50 bis 60 Minuten gedauert hat, versuche ich, meine bisherigen Eindrücke etwas zu ordnen und gezielter zu klären. Meist formuliere ich einige zusammenfassende Bemerkungen, vor allem Hinweise auf die Interdependenz der beiderseitigen Verhaltensweisen: «Sie sagen: ‹Ich bin nur so, weil du so bist.› Müßte das nicht ergänzt werden durch ‹Du bist nur so, weil ich so bin›?» Wo es mir möglich ist, versuche ich den Behandlungsfokus in einer Kollusionsformel (siehe S. 75 ff) anzudeuten. Mit derartigen Probedeutungen möchte ich sondieren, was das Paar mit meinen Äußerungen anfangen kann. Es ist mir zum Beispiel wichtig, ob die Partner sich rein projektiv beschuldigen, oder ob dabei zumindest in Ansätzen die Bereitschaft spürbar ist, sich mit den eigenen Schwierigkeiten auseinanderzusetzen. Zuviel Entgegenkommen darf man aber in einem Erstgespräch nicht erwarten. Oft habe ich es erlebt, daß der eine Partner so von Verbitterung und Schmerz erfüllt ist, daß er diesem Schmerz erst über einige Sitzungen Ausdruck verleihen muß, bevor er sich in der Lage fühlt, sich introspektiv mit seinem Beitrag zur Krise auseinanderzusetzen. Gerade solche Patienten sind dankbar, wenn man sie zunächst einfach einmal in ihrer Bitterkeit akzeptiert und ohne zu drängen ausreden läßt. Eventuell soll der Therapeut dabei auch getestet werden, wie echt seine Bereitschaft ist, sich auf einen einzulassen. Schwierig wird diese Situation, wenn dadurch über längere Sicht die Aufmerksamkeit und Zuwendung des Therapeuten einseitig dem einen Partner zukommt.

Die Probedeutungen des Erstinterviews führen über zur Diskussion, was man nun weiter miteinander tun möchte. Ich frage jeden Partner, ob er eine Therapie wünscht und was er davon erwarten würde. Meist sind nicht beide Partner in gleichem Maße für die Behandlung motiviert. Es müssen die Bedenken, Widerstände und Ängste besprochen werden, aber auch überzogene Therapieerwartungen und vorschneller Besserungsoptimismus auf ein realisierbares Maß reduziert werden. Auch muß ich selbst mir klarwerden, ob ich mich in eine Behandlung einlassen will. Für mich ist entscheidend, ob ich in diesem therapeutischen Erstgespräch den Eindruck bekommen habe, daß mit Gesprächen beim Paar etwas in Bewegung gebracht werden kann. Das ist natürlich weitgehend eine Ermessensfrage. Diagnostische Überlegungen, wie ich sie bei der Indikationsstellung formuliert habe, spielen da mit, obwohl sie auf Grund des einmaligen Gespräches nicht leicht zu beantworten sind. Insbesondere die Motivation ist häufig schwer zu klären, und nicht selten bildet sich die Motivation erst im Laufe des therapeutischen Prozesses. Tests zur Klärung der Indikation, wie zum Beispiel der Gemeinsame Rorschach-Versuch (Willi 1973), können die diagnostischen Überlegungen wesentlich verfeinern. Ich glaube aber, daß das Entscheidende mein persönlicher Eindruck bleibt, weil die Beziehung, die sich zwischen dem Paar und mir entwikkelt, von großer Bedeutung ist. Diese läßt sich nicht allein mit diagnostischen Überlegungen über die Struktur des Paares erfassen, sondern bleibt zum Teil auch eine persönliche «Partnerwahl» des Therapeuten.

Im günstigen Falle fühlen sich die Partner zu einer Therapie ermutigt als Gelegenheit, ihre Konflikte in einer Situation zu besprechen, in der fruchtloses Agieren, Manipulieren und Intrigieren nicht zugelassen wird, sondern eine sachliche und nüchterne Arbeitsatmosphäre besteht. Ein wichtiges Ziel des Erstinterviews ist es, dem Paar in Ansätzen das Erlebnis der Gemeinsamkeit ihrer Schwierigkeiten zu vermitteln. Der Behandlungserfolg wird stark von der Fähigkeit der Partner abhängen, aus den Gesprächen und Deutungen etwas für sich zu gewinnen, und von der Bereitschaft, den tieferen Sinn der Krise zu ergründen und damit eine veränderte persönliche Haltung zu erarbeiten.

Wenn möglich, suche ich mit dem Paar am Ende des Erstinterviews zu einem Entscheid über das weitere Vorgehen zu kommen. Schwierig zu lösen ist das Problem: Was soll der Therapeut sagen, wenn er den Eindruck hat, diesem Paar nicht weiterhelfen zu können? Im allgemeinen pflegen Therapeuten in dieser Situation Zeitmangel anzugeben und das Suchen eines anderen Therapeuten zu empfehlen. Will man dem Paar offen mitteilen, daß man glaubt, mit ihm therapeutisch nicht arbeiten zu können, so muß die Formulierung taktvoll gewählt sein, um von den Partnern nicht als vernichtendes Urteil erlebt zu werden. Man könnte zum Beispiel sagen: «Ich sehe leider auf Grund von dem, was wir miteinander besprochen haben, noch nicht, wie ich Ihnen mit den Methoden, mit denen ich arbeite, helfen kann. Was die Behandlung bei mir wesentlich erschweren würde, ist, daß ich keine ausreichende Bereitschaft zu . . . spüre. Ich bin für meine Arbeit auf die Erfüllung gewisser Voraussetzungen in dieser Hinsicht angewiesen.» Solche Äußerungen halte ich da für sinnvoll, wo man den Partnern eine reale Chance einräumen will, bei veränderter Einstellung einen erneuten Anlauf für eine Therapie zu nehmen.

3.3. Allgemeine Gesichtspunkte für das Erstinterview

Psychoanalytiker und Gesprächstherapeuten werden wohl meine Interviewführung als stark strukturiert empfinden. Eine aktivere therapeutische Haltung läßt sich sachlich begründen. Die Paare kommen ja meist mit erheblicher Angst. Der eine Partner erhofft sich möglicherweise von der Therapiesituation eine Arena, wo er sich mit dem anderen konfrontieren kann, ohne daß ihm dieser auszuweichen vermag. Der andere erscheint eventuell nur zögernd und sucht, sich einen Fluchtweg offen zu halten. Wird ihm dieser verbaut, so kommt es nicht selten zu Aggressivität aus Notwehr. Häufig sind sich die Partner über Jahre im Gespräch ausgewichen, nachdem frühere Versuche, Schwierigkeiten zu besprechen, gescheitert waren. Nun kommen sie in eine Therapie und lassen sich damit auf eine Situation ein, in der sie miteinander sprechen müssen. Das löst erhebliche Ängste vor Dammbrüchen von Wut, Haß, Verletzung und Erniedrigung aus. Mit der Strukturierung halte ich die Fäden des Gesprächs so weit in den Händen, daß es nicht völlig entgleiten wird mit dem

Ziel, dieses Gespräch nicht zu einem Mißerfolgserlebnis werden zu lassen, was nicht nur für das Paar, sondern auch für den Therapeuten wichtig ist. Wiederholt habe ich von Analytikern gehört, sie könnten keine Paarbehandlung durchführen, weil sie von den bisherigen Versuchen von Paargesprächen entmutigt seien. Es sei für sie einfach unerträglich zuzusehen, wie sich zwei Partner stundenlang beschimpften. Sie hielten dieses Ausmaß von chaotischer Destruktivität und ungebremster Aggressivität nicht aus. Ich glaube, daß die Paartherapie wie auch die Familientherapie es nicht zuläßt, daß der Therapeut einfach passiv zusieht, wie sich die Partner zerfleischen in der Hoffnung, daß irgendeinmal der Punkt kommen muß, wo beide Partner sich erschöpft eingestehen, daß es so nicht weitergehen kann. Auch erfüllt sich die Erwartung in der Regel nicht, man müsse die Partner nur lange genug streiten lassen, bis ein solches Maß an Hilflosigkeit entstanden sei, daß sie endlich auf den Therapeuten hören und Vernunft annehmen würden. Vielmehr erzeugt das beim Paar den Eindruck, es laufe hier alles gleich wie zu Hause mit dem Ergebnis, daß es von Resignation und Hoffnungslosigkeit ergriffen wird. Das Mißerfolgserlebnis des ersten Gespräches wird oft verhindern, daß sich ein ermutigendes Engagement für die Therapie bildet (Greene, S. 15). Ich glaube, der Therapeut muß besonders zu Beginn einen klaren therapeutischen Rahmen setzen und aktiv dem Paar gegenüber in Erscheinung treten als eine Vertrauensperson, die die Therapie so weit in Händen halten wird, daß sie nicht chaotisch entartet. Ich bemühe mich um eine mittlere Linie zwischen Strukturierung und nichtdirektivem Verhalten. Ob allerdings so stark strukturiert werden muß, wie viele Kommunikations- und Verhaltenstherapeuten es tun, glaube ich nicht, zumindest dann nicht, wenn man der Bearbeitung der unbewußten Dynamik Bedeutung beimißt. Diese kann sich in der Therapie am ehesten entfalten und darstellen, wenn ein ausreichender Freiraum für die Gestaltung der Gespräche durch die Partner gewährt wird.

Meist stehen die Partner unter der Angst, der Therapeut werde parteiisch sein. Ich glaube, in diesem ersten Gespräch sollte sich der Therapeut als ein Mensch darstellen, der sich in fairer Weise bemüht, dem vorgetragenen Streit verständnisvoll und engagiert gegenüberzutreten, ohne sich mit dem einen der beiden gegen den anderen zu verbünden. Dies ist leichter gesagt als getan. Sehr häufig trägt das Paar nämlich den Konflikt so an den Therapeuten heran, daß dieser sich rasch in die Problematik des einen Partners einfühlen kann, ohne zu sehen, was der andere Partner zu dieser Problematik beiträgt. Oder der eine beansprucht mit seiner Hilfebedürftigkeit die Zuwendung des Therapeuten so stark für sich, daß der Therapeut Mühe hat, die Therapiebedürftigkeit des anderen wahrzunehmen. Es bewährt sich, von der Faustregel auszugehen, daß jeder Partner 50 Prozent zur jetzigen Beziehungsstörung beiträgt. Ich teile dem Paar mit, nach meiner Meinung sei nicht einer von beiden der «Alleinschuldige» oder der «Alleinkranke», sondern beide Seiten hielten sich in ihrem Beitrag zur Krise ungefähr die Waage. Wenn diese Aussage wissenschaftlich vielleicht noch zuwenig gesichert ist und möglicherweise nicht in jedem Fall zutrifft, so bewährt sie sich doch als therapeutische Arbeitshypothese in der Kollusionstherapie.

4. Indikation zur Paartherapie und Wahl des Therapieverfahrens

4.1. Wozu Indikationsstellung?

Die Gepflogenheit, für eine Therapie eine spezifische Indikation zu stellen, kommt aus der somatisch-naturwissenschaftlichen Medizin. Im Idealfall gelingt es, eine spezifische Diagnose zu stellen, die Ursache der Krankheit auszumachen und durch eine definierte Methode auszuschalten. Je eingreifender eine Therapiemethode ist, desto klarere Indikationskriterien müssen aufgestellt werden. Es ist sorgfältig abzuwägen, welche heilenden Wirkungen zu erwarten und welche unerwünschten Nebenwirkungen dabei in Kauf zu nehmen sind. Der Idealfall dieses Modells sind die Infektionskrankheiten: zum Beispiel wird bei Vorliegen von Fieber, Kopfweh, Erbrechen und Nackenstarre zur diagnostischen Abklärung eine Lumbalpunktion durchgeführt. Ist der Liquor cerebrospinalis eitrig, so handelt es sich um eine Meningitis, deren Erreger zum Beispiel das Bakterium Haemophilus influenzae Pfeiffer sein kann. Wird die Krankheit nicht behandelt, so tritt Tod oder schwere Hirnschädigung mit erheblicher Wahrscheinlichkeit ein. Wird aber ein Antibiotikum, zum Beispiel Chloromycetin, verabreicht, so wird der Erreger der Krankheit vernichtet. Es wird dabei allerdings das Risiko eingegangen, daß durch Chloromycetin eine Agranulozytose (Schwund der weißen Blutkörperchen im Blut) eintritt, die zum Tod führen kann. Die Chance der heilenden Wirkung ist aber weit höher als das Risiko der befürchteten Nebenwirkung, so daß die Verabreichung des Chloromycetins medizinisch indiziert ist. Diese medizinische Modellvorstellung wurde auf die psychiatrisch-psychotherapeutische Praxis übertragen, obwohl eine klare Umschreibung von Indikationskriterien nur in sehr begrenztem Maße möglich ist, sowohl was die Diagnose der Patienten betrifft wie auch die Wirksamkeit der therapeutischen Methode. Jede Psychotherapie beruht nach D. Rapaport (1959) auf der Methode der zwischenmenschlichen Beziehung und enthält damit neben der Variable Patient immer auch die Variable Therapeut und die Variable der zwischen beiden sich entwikkelnden Beziehung (F. Heigl 1976). Da Verlauf und Wirkung einer Psychotherapie stark von der speziell sich konstellierenden Beziehung zum Therapeuten abhängen, läßt sich eine allgemeine Indikation für eine bestimmte Therapiemethode nur begrenzt umschreiben. Die spezifische «pharmakologische Wirkung» der «Droge Arzt» (M. Balint 1957) ist wenig objektivierbar, sie ist aber in der Regel von größerer Bedeutung als die Therapiemethode und oft ebenso wichtig wie die Persönlichkeit des Patienten.

Es wurde in den letzten Jahren immer häufiger Kritik am Bemühen zur Indikationsstellung geübt. Minsel (1974) sagt: «Je spezifischer die Methode, je bedeutsamer der Ruf der Behandlungsinstitution und je spezialisierter die Ausbildung des Psychotherapeuten, desto weniger Flexibilität besteht in der Anwendung der Methode und desto mehr Klienten werden abgelehnt» (S. 91). Die Tendenz ist spürbar, daß Indikationskriterien in der Psychotherapie zum Urteil übertherapierbar bzw. nichttherapierbar werden. Insbesondere Therapeuten, die einer spezifischen Schule verpflichtet sind, neigen dazu, von Patienten zu erwarten, sich der Therapiemethode anzupassen, anstatt die Therapiemethode auf die Patienten auszurichten. Watzlawick sagte denn auch in einer Diskussion: «Es gibt keine unheilbaren Patienten, sondern nur inkompetente Therapeuten» (s. Praxis der Psychotherapie, S. 72, 1977).

Die Frage ist sicher berechtigt, ob es im Bereich der Behandlung von Paarkonflikten überhaupt Indikationen und Kontraindikationen gibt. Sager (1966) meint, die einzige wirkliche Kontraindikation zur Paartherapie sei die Unfähigkeit des Therapeuten, einen Gatten daran zu hindern, die gemeinsamen Sitzungen für destruktive Absichten gegen seinen Partner zu mißbrauchen. Nach KAUFMANN gibt es Kontraindikationen in dem Sinn, daß richtig durchgeführte Familientherapie Schaden stiften könne, nicht. Als Kontraindikation wären höchstens Situationen zu verstehen, in denen Familientherapie wirkungslos bleibt. Diese Aussage läßt sich wohl auch auf die Paartherapie übertragen. Aber selbst wenn der Therapeut die Behandlung als wirkungslos bezeichnet, die Patienten halten sie häufig keineswegs für sinnlos und bereuen weder die aufgewendete Zeit noch die Kosten. Wozu also Indikationsstellung? Wem soll die Indikationsstellung dienen? *Ich glaube, sie dient häufig weniger der Bewahrung der Patienten vor nicht angemessenen Therapien als der Psychohygiene des Therapeuten!* Das Ausüben von Psychotherapie ist ein schwieriger Beruf. Psychotherapeuten müssen verständlicherweise gewisse Maßnahmen treffen, um ihr eigenes psychisches Gleichgewicht aufrechtzuerhalten, wenn sie sich in die oft chaotische Welt des Patienten einlassen. Diagnostisches Denken hilft dem Therapeuten in dieser Gefahr, die Orientierung aufrechtzuerhalten und sich den Belastungen dosiert auszusetzen, ohne sich dabei zu überfordern. Diagnostik steht somit direkt im Dienste des Patienten und ist keineswegs nur eine distanzierende und degradierende Etikettierung, wie die Antipsychiatrie es oft sehen will. Eine wirkungslose Therapie bleibt in der Regel nicht wirkungslos für den Psychotherapeuten, der seinerseits viel Hoffnung in eine Behandlung investiert hat und Gefahr läuft, unter der Enttäuschung für spätere Therapien nicht mehr die gleiche Motivation und das gleiche Engagement aufzubringen. Wirkungslose Therapien richten somit weniger Schaden bei den Patienten als beim Therapeuten an. Indikationskriterien helfen dem Therapeuten zu einer realistischeren Einschätzung seiner therapeutischen Möglichkeiten. Häufig werden sie vom Therapeuten allerdings erst post hoc (nachträglich) bei der Verarbeitung einer enttäuschend verlaufenen Therapie herangezogen. Der Verlauf wird dann damit gerechtfertigt, daß der Patient die Voraussetzung für die angewandte Methode nicht erfüllt habe, womit der Therapeut das Gefühl subjektiven Versagens durch objektivierende Distanzierung zu lindern vermag.

Indikationskriterien sollten es dem Therapeuten ermöglichen, mit dem Paar über die Voraussetzungen für die Durchführung einer bestimmten Therapiemethode zu diskutieren, um die therapiebegünstigenden und die therapieerschwerenden Faktoren klarer wahrzunehmen.

Bei der Einschätzung der therapeutischen Möglichkeiten der Paartherapie geht es um die Erfassung folgender Größen:

a) Das Paar: Seine Struktur, seine Ehesituation und seine Konfliktsituation.
b) Die psychotherapeutische Methode: Ihre Grenzen und Möglichkeiten.
c) Der Therapeut: Seine berufliche Kompetenz, seine methodischen Vorlieben, seine persönlichen Einstellungen zu Paarkonflikten und seine spezifische Beziehung zum Patientenpaar.

4.2. Das Paar und die Ehesituation als Indikationskriterium

In der Literatur finden sich – allerdings mit unterschiedlicher Übereinstimmung – bereits recht viele Angaben über Indikationskriterien zur Paartherapie. Vordergründig könnte man annehmen, daß es sich zunächst um die gleichen Kriterien wie für die analytische Fokaltherapie handelt (Beck 1974, Malan 1965, Meerwein 1969, Bellak und Small 1972 u. a. m.). Auf die Paartherapie übertragen eignen sich danach besonders jene Patienten, die einen abgrenzbaren Konflikt präsentieren, der den Partnern relativ bewußtseinsnahe ist, das Paar jedoch unter einen erheblichen Leidensdruck stellt und es damit zu einer therapeutischen Arbeit motiviert, wobei aber eine erhebliche Ich-Stärke der Patienten vorausgesetzt werden muß (unter anderem gute berufliche und soziale Bewährung), um den Anforderungen der Therapie und dem Aufbau eines therapeutischen Arbeitsbündnisses gewachsen zu sein. Richter betont nun aber meines Erachtens zu Recht, daß im Arrangement der Paartherapie mancher Patient behandlungsfähig sei, der weder zu einer Einzeltherapie bereit noch bei einer solchen zu reüssieren imstande wäre, zum Beispiel sogenannte Klienten mit mangelnder Krankheitseinsicht oder genereller Introspektionsunfähigkeit, das heißt die «verhinderten Patienten».

An spezifischen Kriterien für die Paartherapie finden sich in der Literatur (Grunebaum, Christ und Neiberg 1969, Greene 1970, Hollender 1971, Richter 1973, Lief 1976, Christ 1976, Skynner 1976 u. a. m.):

- Beide Partner sollten grundsätzlich die Ehe fortführen wollen und sich der Ehe gegenüber in etwa gleichem Maße verpflichtet fühlen (Lief). Eine derartige Erwartung ist meines Erachtens zwar eine gute therapeutische Voraussetzung, doch darf sie nicht zu verpflichtend angewandt werden. Therapie als Klärung der Beziehung sollte die Möglichkeit der Scheidung von vornherein offenhalten.
- Es sollte sich um eine gut etablierte Paarbeziehung handeln, die bereits über mehrere Jahre dauert und zu einem mehr oder minder festgefahrenen Interaktionskonflikt geführt hat (Richter, Christ). Eine Paartherapie bedeutet für beide Partner eine hohe Belastung. Den Partnern muß die Beziehung so viel wert sein, daß sie bereit sind, diese Belastungen auf sich zu nehmen. In der Regel sollte also eine Beziehung nicht nur ein passageres Aufeinandertreffen zweier Partner sein. Es sollten sich in der Beziehung auch intakte, konfliktfreie und befriedigende Bereiche befinden, die den nötigen Zusammenhalt bilden, um an der Lösung des Konfliktes arbeiten zu wollen.
- Es sollte sich um eine Krise handeln, die genügend lang dauert, um die Motivation zu einer vertieften Auseinandersetzung zu schaffen, aber nicht so lange, daß die Partner den Glauben an die Lösbarkeit ihres Konfliktes verloren haben, resigniert sind und das Fehlverhalten in ihrer Beziehung ich-synton integriert ist. Besonders geeignet sind Ehen, die über relativ lange Zeit befriedigend verlaufen sind und dann zu einer relativ akuten Störung und Krise kamen (Christ 1976).

- Das Paar sollte zu einer therapeutischen Allianz befähigt sein, das heißt, es sollte sich mit dem beobachtenden Ich des Therapeuten verbünden, um ein gewisses Verständnis für die Konflikte, die es erleidet, aufzubringen (Smith und Grunebaum 1976). Beide Partner fügen einander meist unbeabsichtigt Leiden zu. Sie möchten nun aber in einer Therapie trotz aller Enttäuschungen daran arbeiten, sich miteinander zu verständigen (Richter 1973). Zu dieser therapeutischen Allianz sind Paare wenig befähigt, solange sie eine unbewußte Koalition gegen jegliche Veränderung errichten, so daß jede Intervention an ihnen abprallt. Aber auch Partner, die rein projektiv die Therapiesitzungen benutzen möchten, um den Partner ins Unrecht zu setzen und anzuklagen, sind einem einsichtsvermittelnden Therapieverfahren schwer zugänglich.

Als Kontraindikationen für die Paartherapie werden genannt:

- Wenn derjenige, der die Initiative zur Therapie ergreift, dies nur unter dem Druck des Partners tut (Hollender), zum Beispiel Behandlung einer Impotenz unter Scheidungsdrohung.
- Wenn der Psychiater einfach den Segen zu einer bereits beschlossenen Scheidung geben soll (Hollender) und die Therapie nur als Alibiübung für den Scheidungsprozeß dient.
- Wenn die Therapiesituation dazu benutzt werden soll, um individuelle Geheimnisse des Partners, zum Beispiel außereheliche Beziehungen, zu erfahren (Christ, S. 375, 1976).
- Wenn die gemeinsamen Sitzungen dazu dienen sollen, die beiderseitige Abhängigkeit auch in der Therapie aufrechtzuerhalten und es nichts geben darf, was man nicht miteinander teilt.
- Wenn einer oder beide Partner angeben, für den anderen nichts mehr empfinden zu können (Hollender). Gerade mit dieser Behauptung muß meines Erachtens vorsichtig umgegangen werden, wie das ausführlich dargestellte Beispiel belegt. Häufig will sich ein Partner vor den nicht erfüllbaren Ansprüchen des anderen schützen, indem er behauptet, seine Liebe sei erloschen. Der Therapeut muß versuchen, sorgfältig

abzuwägen, ob «in der Beziehung noch etwas drinsteckt».

Im Gegensatz zu manchen amerikanischen Autoren bin ich nicht für eine allzu rigorose Klärung der Behandlungsvoraussetzungen im Sinne des Abschlusses eines Therapiekontraktes (SAGER, GREENE u. a.), weil ich oft gesehen habe, daß sich die Einstellung zur Therapie vor allem des progressiven Partners im Laufe der Behandlung positiv ändern kann und sich die Abmachungen des Kontraktes als Bumerang für den Therapeuten erweisen können. Manche Partner können sich bei Therapiebeginn nicht zu Ehewilligkeit und fortbestehenden Liebesgefühlen bekennen, weil sie sich dadurch verpflichtet fühlen würden. In ähnlicher Weise halte ich es im Gegensatz zu anderen Autoren für ungünstig, wenn der Therapeut für die Dauer der Therapie das Aufgeben einer außerehelichen Beziehung (GREENE 1970) oder bei Getrenntleben das Zueinanderziehen als Bedingung stellen würde. Ambivalenz und Skepsis gegenüber der Paartherapie braucht nicht eine ungünstige Voraussetzung zu sein. Wenn der Therapeut an die Motivation der Partner zu rigorose Maßstäbe stellt, verscheucht er manche Partner und lädt ihnen damit die Schuld am Nichtzustandekommen der «rettenden» Therapie auf. Dabei wären manche von diesen Partnern durchaus therapiefähig, wenn der Therapeut das zögernde Engagement für die therapeutische Beziehung in Parallele setzen würde mit dem zögernden Engagement für die eheliche Beziehung, eine Parallele, die gerade den Behandlungsfokus bilden kann.

Indikations- bzw. Kontraindikationskriterien sollen in erster Linie als Schwierigkeiten bei der Durchführung einer Therapie aufgefaßt und mit den Patienten besprochen werden. Die therapeutische Bearbeitung dieser Kriterien trägt wesentliches dazu bei, den Patienten die Grenzen und Möglichkeiten einer Paartherapie klarzumachen und die Anforderungen an ihre Motivation transparenter zu gestalten. Der Therapeut sollte Scheinmotivationen erkennen können und mit den Patienten in geeigneter Form besprechen, um damit womöglich bessere Voraussetzungen für die Therapie zu schaffen. Die Klärung der Motivation scheint mir wichtig, um zu erreichen, daß der Therapeut und seine Methode nicht mißbraucht werden, sondern in Einklang mit dem vom Patienten und Therapeuten deklarierten Therapieziel stehen.

Die Erwartungen an die Therapie können bei den Partnern sehr gegensätzlich sein: Die Frau sagt, sie wolle, daß der Mann seine Geliebte aufgebe und wieder ganz bei ihr sei, der Mann sagt, er beteilige sich nur an der Therapie, wenn seine Geliebte aus dem Spiel bleibe. Der Mann sagt, er möchte, daß in der Ehe alles beim gleichen bleibe, die Frau sagt, sie möchte sich emanzipieren und berufstätig werden. Ich glaube, der Therapeut könnte zum Paar etwa folgendes sagen: «Sie haben unter ihrer Krise schon allerhand versucht, um zu einer Lösung zu kommen, und sind allein noch zu keinem befriedigenden Resultat gekommen. Ich glaube, es ist positiv zu werten, daß Sie jetzt versuchen möchten, unter Anwesenheit einer Drittperson, in der Bearbeitung Ihrer Schwierigkeiten weiterzukommen. Diese Arbeit wird für Sie beide belastend sein und setzt sicher voraus, daß Ihnen die Bearbeitung der Beziehung all diese Mühe wert ist. Unsere Arbeit sollte klären, worin Ihre Verständigungsschwierigkeiten liegen und ob sich eine andere, für beide befriedigendere Beziehung finden lassen wird, oder ob es für die Entwicklung von Ihnen beiden, aber auch für Ihre Bezugspersonen besser sein wird, die Beziehung aufzulösen.»

Einige Scheinmotivationen, die zu klären sind, aber eine Paartherapie nicht zum vornherein ausschließen, sollen kurz besprochen werden:

– *«Wer die Initiative zur Paartherapie ergreift, ist auch zur Therapie motiviert.»* Es ist die Frage zu stellen: Wozu möchte der Initiant den Therapeuten und die Therapie benutzen? Hofft er vor allem, daß der Therapeut kraft seiner Autorität den Partner unter Druck setzen wird, sich auf die ursprüngliche Definition der Ehe zurückzubewegen, außereheliche Beziehungen aufzugeben und einfühlsamer und zuvorkommender zu sein? Oder hofft er, vom Therapeuten recht zu bekommen und eine Rückenstärkung zu erfahren? Oder möchte er vor allem den Partner mittels Therapie verändern? Glaubt er das über die Paartherapie zu erreichen, nachdem sich dieser zu einer Einzeltherapie nicht motivieren ließ? Die Frage: «Was könnten Sie zur besseren Gestaltung der Beziehung beitragen?» wird vom Initianten oft weniger akzeptiert als vom Partner.

– *«Ein hoher Leidensdruck ergibt eine hohe Therapiemotivation.»* In der Regel geht die Therapiemotivation mit Leidensdruck einher, Leidensdruck aber führt keineswegs immer zu Therapiemotivation. Manche Paare beeindrucken einen durch die Dramatik ihres Konfliktes und die Schwere ihres Leidens. Unter der Ehekrise ist es zu schweren Depressionen, Suizidversuchen, psychosomatischen Krankheiten wie Magenulcus, essentieller Hypertonie (Hochdruck), Gallenkoliken usw. gekommen. Die Partner leben scheinbar in einer Hölle, die Frau wird geschlagen und gedemütigt, der Mann ist ins Trinken geraten, hat seine Stelle verloren usw. Es müßte also erwartet werden, daß die Partner alles nur mögliche daransetzen, um aus diesem Zustand herauszukommen. Dabei wird leicht übersehen, daß ein Krankheitssymptom nicht nur ein belastendes Phänomen ist, sondern in der Paarbeziehung auch einen stark verbindenden Effekt hat (s. Kapitel «Widerstand»).

Zu Beginn der Therapie stellt sich die schwer zu beantwortende Frage: Kann und will sich das Paar eine Veränderung seiner Beziehung leisten? Hat das Paar mit der Symptombildung nicht einen Kompromiß gefunden, der von allen schlechten Lösungen die beste ist? Ist die Konfliktneutralisierung durch das Krankheitssymptom so wirksam, daß deren Aufgabe übergroße Ängste auslösen müßte, denen sich auszusetzen die Partner nicht bereit sind? Sind die konfliktfreien Bereiche in der Beziehung und die stabilisierenden Ressourcen so gering, daß die Kollusion von den Partnern zu Recht als das eigentlich Verbindende erlebt wird und deshalb nicht aufgegeben werden kann? Es ist zu prüfen, inwiefern das Paar eine veränderte Beziehung wirklich anstrebt. Ist das Leiden und Klagen als fester Bestandteil in die Beziehung integriert? Hat sich das

Paar mit seinen Konflikten eingerichtet? Auch hier stellt sich die Frage: Wozu will das Paar den Therapeuten und die Therapie benutzen? Soll er lediglich zu einem weiteren Schachzug im Spiel des Sich-gegenseitig-Quälens dienen? Es gibt Paare, für die das Erfinden immer neuer Coups einander zu unterdrücken und zu erniedrigen, etwas Aufregendes und Faszinierendes hat und somit durch die Therapie kaum zu verändern ist.

– *«Hohe Erwartungen an den Therapeuten und an die Wirksamkeit seiner Methode sind Ausdruck besonderen Vertrauens.»* Der Therapeut wird mit Vorschußlorbeeren bedacht und mit Riesenerwartungen an seine magische Allmacht stimuliert, die Ehe gesundzuzaubern, ohne daß die Partner mitzuarbeiten hätten. Die Partner liefern sich kindlich dem Therapeuten aus, indem sie von ihm Verhaltensanweisungen und Ratschläge abfordern. Je kritikloser diese entgegengenommen werden, desto größer ist die Gefahr, daß die Patienten derartige Ratschläge in einer Art und Weise buchstäblich befolgen, die den damit verbundenen Intentionen des Therapeuten zuwiderlaufen.

4.3. Methodenspezifische Indikationskriterien

Bei der Wahl der Therapiemethode ist zu unterscheiden
a) die Art der therapeutischen Rahmenbedingungen, zum Beispiel: Paartherapie oder Einzeltherapie;
b) die Art der Methode der Paartherapie nach unterschiedlichen theoretischen Konzepten: zum Beispiel konfliktverarbeitende Methoden oder verhaltensmodifizierende Methoden.

Ehetherapie ist weder in der Form noch in der Methode etwas Einheitliches. Der Form nach werden Partnerkonflikte in Einzeltherapie, Gruppentherapie, Paartherapie, Paargruppentherapie usw. behandelt. Darüber hinaus gibt es noch viele Unterformen (s. besonders Greene 1970 und Grunebaum und Christ 1969/1976):

- die *collaborative therapy*, wo die Partner von verschiedenen Therapeuten behandelt werden, die ihre Therapieerfahrungen untereinander austauschen, eventuell in gemeinsamer Supervision,
- die *concurrent therapy*: beide Partner stehen gleichzeitig in Einzeltherapie bei demselben Therapeuten.

Ferner Kombinationen: zum Beispiel treffen sich die vier Partner der *collaborative therapy* zu gemeinsamen Gesprächen zu viert, oder der Therapeut wechselt in der *concurrent therapy* Einzelsitzungen mit Paarsitzungen. Die Kombination oder der Methodenwechsel verschiedener Settings wird von den einen Therapeuten als besonders erfolgversprechend angesehen (BERMAN und LIEF 1976, SKYNNER S. 226, 1976), während andere Autoren der Ansicht sind, der Therapeut sollte sich nach sorgfältiger Abklärung für eine Methode entscheiden und bei dieser bleiben (z. B. HOLLENDER 1971). Welches dieser Settings gewählt wird, hängt wesentlich von der Ausbildung und Vorliebe des Therapeuten ab. Die Differenzierung der therapeutischen Möglichkeiten unterschiedlicher Settings ist aber wichtig. Auch hier wird es weniger darum gehen, spezifische Indikationen für ein bestimmtes Setting oder eine therapeutische Methode herauszuarbeiten als vielmehr zu betrachten, welche Dynamik unter Anwendung der einen oder anderen Methode besonders begünstigt wird.

a) Paartherapie oder Einzeltherapie?

Paarsitzungen haben den Vorteil, daß keiner von beiden Partnern ganz oder teilweise aus der Therapie ausgeschlossen ist. Beide beteiligen sich in ungefähr gleichem Maße an der Therapie. Wird dagegen beiden Partnern lediglich eine Einzeltherapie angeboten, so macht meist nur einer von beiden von diesem Angebot Gebrauch. Durch die Paartherapie erweist sich oft jemand als therapiefähig, der es sonst nicht wäre (RICHTER 1973). Für den Therapeuten ist es am leichtesten, den Partnern die Interdependenz ihrer Verhaltensweisen in Paarsitzungen aufzuweisen. Die Paarinteraktion spielt sich direkt vor seinen Augen ab, was unobjektiven Beschuldigungen Grenzen setzt und dem Therapeuten seine Tendenz zum Mitagieren bewußter macht. Der Therapeut kann am überzeugendsten und zwanglosesten zeigen, daß er sich nicht einseitig identifizieren will, sondern sich bemüht, jedes Phänomen von beiden Seiten kennenzulernen und nach den gemeinsamen Wurzeln zu suchen. Die Versuchung des Therapeuten, sich mit dem einen Partner gegen den anderen zu verbünden oder mit dem Progressiven in destruktiver Weise zu rivalisieren, läßt sich in diesem Setting am besten unter Kontrolle halten (s. ‹*Die Zweierbeziehung*›, S. 248 ff). Der Therapeut erfährt von keiner Seite Geheimnisse, die er für sich behalten müßte, so daß er frei mit all den Informationen, die er in der Therapie bekommt, umgehen kann. Es gelingt ihm am leichtesten, den Fokus der Behandlung auf der Paarbeziehung zu halten (Greene 1970). Therapeutisch erreichte Veränderungen unterliegen einer stärkeren Prüfung auf ihre Bewährung in der Realität als in der Einzeltherapie, was dieser ja oft den Vorwurf einträgt, sie vollziehe sich nur in der weltfremden Realität des Behandlungszimmers. Das subtile Wechselspiel der Kollusion läßt sich in der Einzeltherapie aus der subjektiven Sicht des einen Partners oft kaum heraushören. Es wiederholt sich auch keineswegs immer in der Übertragungs-Gegenübertragungs-Beziehung zum Therapeuten, da das Verhalten des Therapeuten sehr verschieden von demjenigen des Ehepartners sein kann. So besteht die Gefahr, daß in der Einzeltherapie der nichtbehandelte Partner zum Spielverderber wird. Michael Balint, S. 41 (1970), dazu: «Es wird gewöhnlich angenommen, daß in der psychoanalytischen Behandlungssituation beobachtete Erscheinungen als repräsentativ für die gesamte menschliche Entwicklung gelten können ...» Der Verfasser hält diese Annahme jedoch für unzutreffend: «... erstens wird nicht alles, was der Analysand in seiner Entwicklung erlebt hat, in der psychoanalytischen Situation wiederholt, zweitens wird das, was wiederholt wird, durch die besonderen Bedingungen der Psychoanalyse hochgradig entstellt.»

Einzelsitzungen haben aber gegenüber der Paartherapie auch

Vorteile. Sie bieten einen besseren Kränkungsschutz. Besonders Partner mit schlechtem Selbstwertgefühl sind von einer Paartherapie überfordert, wenn sie dort aufgefordert werden, ihre empfindsamen, bisher sorgsam gehüteten Persönlichkeitsseiten zu zeigen, und der andere die Gelegenheit benutzt, ihnen die befürchteten Verletzungen zuzufügen. Eine Einzeltherapie kann auch auf die Paartherapie vorbereiten, da, wo einer oder beide Partner große Mühe haben, eigene Gefühle wahrzunehmen oder diese dem Partner zu zeigen. Es kann auch sein, daß auf Grund der überstarken Rivalität, des ausgeprägten Neides und der Eifersucht eine Paartherapie nur zu destruktivem Agieren um die Gunst des Therapeuten führt. In der Einzeltherapie kann der Therapeut die Beziehung zum Patienten ruhiger gestalten, kann dem Patienten mehr Empathie zeigen und ihn in seinem Selbstwertgefühl stützen. Gelegentlich kann es auch sein, daß eine Einzeltherapie den Patienten mehr herausfordert, da er in der Paartherapie allzusehr auf seinen Partner bezogen bleibt und sich selbst zu wenig spürt. Die Einzeltherapie verweist ihn stärker auf sich selbst.

Vor allem aber mag die Einzeltherapie sich mehr in die individuellen Hintergründe bestimmter Störungen und Schwierigkeiten zu vertiefen. Sie empfiehlt sich deshalb auch besondes für die Behandlung von Störungen, die bereits vor der Ehe bestanden hatten oder in der Ehe als von der konkreten Partnerbeziehung relativ unabhängig erfahren werden.

Ein besonders wichtiger Unterschied liegt darin, daß die Einzeltherapie eine viel stärkere therapeutische Regression zuläßt, indem sie sich ganz auf das subjektive Erleben des Patienten konzentriert, die Beachtung der objektiven Realitäten in der Therapie aber relativ unberücksichtigt lassen kann. Als «Tummelplatz in der Übertragung» gewährt sie dem Patienten die Möglichkeit zum Probehandeln, zum Äußern von freien Assoziationen, wobei er Dinge sagt, die einer strengen Scham-, Schuld- oder Angstschranke unterliegen würden, wenn sie zum Realitätswert genommen würden. Die Paartherapie läßt eine derartige Regression nur in engen Grenzen zu, da sie sich in der sozialen Realität einer Paarbeziehung abspielt, wo jede Äußerung des einen zu realen, unwiderruflichen und über die Therapiesitzung hinausreichenden Wirkungen führen kann.

Beispiel 1:
Eine Frau meldete sich zur Paarbehandlung, in der sie den letzten Rettungsversuch für ihre Ehe sehen wollte. Sie erklärte sich zur Scheidung entschlossen, wenn der Mann sich ihr gegenüber nicht grundlegend verändere, da sie nicht mehr weiterhin bereit sei, seine Unterdrückung zu akzeptieren. Er war in den Fünfzigern, über zehn Jahre älter als sie. Er imponierte als gesetzter, patriarchalischer Geschäftsmann, fest und unbeweglich wie ein Fels, an dem die heftigen Anklagen seiner Frau abprallten, ohne ein Wimpernzucken auszulösen. Die Frau sah attraktiv und jugendlich aus, schien sich aber in etwas forcierter Weise mit den Anliegen der Frauenemanzipation zu identifizieren. Sie schob die bisher vernachlässigte persönliche Entfaltung einzig und allein seinem autoritären Gehaben zu. Ursprünglich hatte sie bei diesem Mann Schutz und Sicherheit gefunden. Jetzt aber wollte sie sich auf eigene Füße stellen. Unter der Scheidungsdrohung der Frau erklärte sich der Mann zu allem, auch zu einer Therapie bereit, wobei er aber keine eigene Motivation zeigte, sondern genauso wie die Frau mich mit Vorschußlorbeeren, aber auch mit Riesenerwartungen bedachte. Er sagte: «Ich wäre ja nicht hierhergekommen, wenn ich nicht glauben würde, daß Sie uns helfen können. Ich bin ja jetzt da, was soll ich denn jetzt noch mehr tun?» Meine Bemühungen, von ihm zu erfahren, wozu er die Therapiesitzungen benutzen möchte, was er von sich her zur Therapie beitragen könnte, was er seiner Frau mitteilen möchte usw., stießen auf keinerlei Resonanz. Einzig deutete er einmal an, daß er die Anwesenheit des Therapeuten insofern als sinnvoll erachte, als man sich dann mehr zusammennehme und sich weniger verletze. Es gelang mir dann, den Zugang zum Mann zu finden, als ich ihn auf die damit angetönte Verletzbarkeit ansprach. Plötzlich bekam sein Gesicht etwas Leben, als er berichtete, er sei sehr empfindsam und sei überzeugt, daß, wenn er hier

Gefühle zeigen würde, diese gegen ihn benutzt werden könnten. Als Mann fühle er sich unter einem Zwang, die Anwürfe der Frau ohne sichtbare Erschütterung zu ertragen. Die Frau honorierte dieses unter Überwindung großer Angst geäußerte Eingeständnis nicht, sondern entwertete es gleich wieder in aggressiver Weise. Ich bekam den Eindruck, daß eine Paartherapie eine Überforderung wäre. Dieser Mann hatte noch nie in seinem Leben jemandem seine Gefühle anvertraut und hatte über fünfzig Jahre in der Vorstellung gelebt, er müsse mit allem selbst fertig werden können. Wenn schon, so schien mir nur eine Einzeltherapie geeignet, um diesem Mann den nötigen Schutzraum zu bieten, mehr von sich zeigen zu können, ohne Verletzung und Ausbeutung befürchten zu müssen. Auf der anderen Seite schien mir auch bei der Frau eine Einzeltherapie angezeigter. Die Paartherapie trägt in solchen Fällen die Gefahr in sich, daß die Schuld an der verpaßten persönlichen Entfaltung dauernd dem Partner – hier Mann – zugeschoben werden kann. Dieser verhält sich tatsächlich autoritär und repressiv, zum Teil allerdings auch reaktiv auf die Provokationen der Frau, um seine eigene Unsicherheit und Empfindsamkeit zu schützen. In der Einzeltherapie wird der Patient mehr auf sich verwiesen. Er kann zwar über seinen Partner klagen. Die Einzeltherapie fordert aber von ihm, sich mit der eigenen Problematik zu befassen. Ich riet in diesem Fall beiden Partnern zu getrennten Einzeltherapien bei verschiedenen Therapeuten, ein Rat, der von beiden befolgt wurde.

Beispiel 2:
Ein beruflich sehr erfolgreicher Manager ist seit über 30 Jahren verheiratet. Die Frau bittet um eine Paartherapie. Der Mann kommt widerstrebend zum ersten Gespräch. Der Anlaß des Kommens liegt im Streit um eine außereheliche Beziehung des Mannes. Dieser gibt offen zu, er habe Mühe, alt zu werden, und halte sich mit Sportwagen und Kontakt zu jüngeren Frauen jung. Er erwarte diesbezüglich von seiner Frau Verständnis, um so mehr, weil er den Eindruck habe, im beruflichen Überengagement das Leben verpaßt zu haben. Er fühle sich überfordert, wenn er nun

gewaltsam seine Freundschaft abbrechen müßte, was ihn nachträglich mit Groll seiner Frau gegenüber erfüllen würde. Mit seiner Frau hat er schon über fünf Jahre keinen körperlichen Kontakt mehr gehabt. Seiner Ansicht nach sollten sie sich gegenseitig freigeben und nebeneinander herleben. Für ihn sei es unerträglich, wenn sie nur depressiv-verbittert zu Hause herumsitze und warte, bis er heimkehre. Bis jetzt sei sie doch immer eine so mütterliche und vernünftige Frau gewesen. Er könne nicht verstehen, weshalb sie jetzt solche Szenen mache. Die Frau gab an, sie habe es satt, immer stark sein zu müssen, und möchte nun auch mal eigene Ansprüche stellen können, nachdem sie ihr Leben lang immer zurückgesteckt habe. Der Mann zeigte sich bereit, weiterhin zu Gesprächen hierherzukommen. Er zeigte aber keinerlei Motivation, sich um ein vertieftes Verständnis für die Situation der Frau zu bemühen. Vielmehr erwartete er von der Therapie, daß die Frau gestützt werde und lerne, sich ihm gegenüber nicht mehr so depressiv und vorwurfsvoll zu verhalten, sondern ihm eine Freundin zuzugestehen. Er ertrug die Vorwurfshaltung der Frau schlecht. Als seine Freundin Heiratserwartungen anmeldete und er eine Scheidung erwog, reagierte er mit einem akuten Ulcus duodeni (Zwölffingerdarmgeschwür). Im Laufe des Gespräches bekam ich den Eindruck, daß dieser Mann noch tief an seiner Frau hängt und eine Scheidung sicher nicht die angezeigte Lösung wäre. Im Zusammenhang mit seiner Alterungsproblematik zeigte er sich aber im jetzigen Zeitpunkt in keiner Weise motiviert, an der Beziehung zu arbeiten, um sie für beide Teile befriedigender zu gestalten. Er wollte vielmehr seinen Nachholbedarf decken und erwartete von einer Therapie, daß ihm die Frau dazu den Segen gebe. Auch hier empfahl ich eher eine Einzeltherapie – für den Mann, um sich mit seiner Alterungsproblematik zu befassen – für die Frau, um sich womöglich andere Lebensquellen zu erschließen und ihr Lebensglück nicht ausschließlich vom Mann abhängig zu machen.

Welche Therapieform gewählt wird, hängt auch von der Art der Zuweisung ab. Kommt nur einer der Gatten *wegen einer schwe-*

reren Symptombildung in psychiatrische Behandlung, so wird diese zunächst als Einzeltherapie beginnen, bis sich dann im Verlaufe der Therapie eventuell ein Paarkonflikt als bedeutsam erweist und die Durchführung von Paargesprächen nahelegt. In der Regel beziehe ich in solchen Fällen den Partner dann in die Therapie ein, wenn er sich direkt oder über den Primärpatienten bei mir bemerkbar macht, sei es, daß er beunruhigt ist über den Therapieverlauf, sei es, daß er sich ausgeschlossen fühlt und vom Therapeuten über die Therapie informiert werden möchte. Es entstehen beim Übergang von der Einzeltherapie zur Paartherapie gewisse Schwierigkeiten für alle Beteiligten, die aber nicht unüberwindbar sind, wenn der Therapeut das Problem zur Diskussion stellt. Der Primärpatient, der bis dahin in Einzeltherapie stand, muß nun den Therapeuten mit dem Partner teilen, was von ihm als Verlust seiner privilegierten Stellung erlebt werden kann. Der dazustoßende Partner kann den Eindruck haben, der Therapeut sei bereits voreingenommen durch die einseitige Information und habe sich mit dem Erstbehandelten verbündet. Meist wird er auch größere Mühe haben, die Patientenrolle für sich zu akzeptieren. Der Therapeut mag es auch bedauern, daß er die Intimität des Zweiergespräches aufgeben muß und den Partner in die Therapie einzubeziehen hat, um so mehr, wenn dieser dazu neigt, mit dem Therapeuten in der Hilfeleistung dem Primärpatienten gegenüber zu rivalisieren. Eventuell läuft der Therapeut auch Gefahr, in überkompensierender Weise den Partner zu schonen und zu unterstützen, um ihm keinen Anlaß zu geben, sich in der Therapie nicht voll akzeptiert zu fühlen.

Eine andere Form von Zuweisung besteht darin, daß bereits bei der Anmeldung ein *Paarkonflikt als Grund für die Behandlungsbedürftigkeit* genannt wird. In diesen Fällen pflege ich die Behandlung ausschließlich als Paarbehandlung zu führen. Wird es trotzdem notwendig, Einzelsitzungen einzuschalten, so erkläre ich mich erst dann dazu bereit, wenn beide Partner zu mir eine sichere Vertrauensbeziehung gebildet haben und keiner befürchtet, der andere könnte die Einzelgespräche gegen ihn verwenden. Ich weigere mich dann, über den nichtanwesenden Partner zu sprechen, und halte den Fokus der Einzelgespräche auf dem individuellen Anteil an den Schwierigkeiten in der Paarbeziehung. Gelegentlich bekomme ich aber nach den ersten Gesprächen den Eindruck, daß eine Einzeltherapie den Partnern überhaupt besser helfen könnte als eine Paartherapie. Die Paartherapie sollte dann erst für einen späteren Zeitpunkt ins Auge gefaßt und zunächst eine Einzeltherapie empfohlen werden.

Im Gegensatz zu Bedenken anderer Autoren läßt sich nach meiner Erfahrung eine Paartherapie durchaus mit einer Einzeltherapie bei einem anderen Therapeuten kombinieren, sofern der Patient darauf verzichtet, die beiden Therapeuten und Therapien gegeneinander auszuspielen. Über das Setting als Paar-, Einzeltherapie oder deren Kombination herrschen auch in der Literatur keine einheitlichen Ansichten. Ich glaube, daß in jeder dieser Formen – auch in der Einzeltherapie nur des einen Partners – sich Paarkonflikte bearbeiten lassen. Das wichtigste ist, daß der Therapeut sieht, was er tut und welche Dynamik sich im Dreieck Mann–Frau–Therapeut unter seiner Therapie entwikkelt.

b) Paartherapie nach unterschiedlichen therapeutischen Konzepten

Paartherapie gibt es heute bereits in vielen verschiedenen Methoden nach unterschiedlichen Konzepten. Die Paartherapiemethoden lassen sich vor allem in zwei Grundformen einteilen:

- die konfliktverarbeitenden, analytisch orientierten Verfahren
- und die verhaltensmodifizierenden, system- und kommunikationstheoretischen Verfahren.

Bei den konfliktverarbeitenden, einsichtsvermittelnden Verfahren möchte die Therapie den Partnern helfen, das eigene Verhalten und das Verhalten des Partners besser zu verstehen und in seiner Genese und seinen Zusammenhängen klarer zu erkennen. Es besteht die Erwartung, daß das Bewußtwerden bisher unterdrückter Strebungen eine tiefgehende Veränderung von Erleben und Verhalten bewirke und daß die Erweiterung der Kommunikation über Gefühle und Phantasien der Partner die

Akzeptation von sich selbst sowie des Partners fördere und das Wachstum der Persönlichkeit in der Beziehung begünstige. Die Haltung des Therapeuten ist hier weniger direktiv, sondern eher teilnehmend und gewährend. Voraussetzung für dieses Vorgehen ist die Fähigkeit der Patienten, das Therapieangebot zu nutzen, um sich selbst und den Partner besser kennenzulernen und die Basis des gegenseitigen Verständnisses zu erweitern. Partner, die von ihrer Sozialisation her nicht gewohnt sind, eigene Phantasien, Vorstellungen und Gefühle wahrzunehmen und auszusprechen, denen es eher liegt, im sozialen Feld zu agieren oder sich nach den Richtlinien der Umgebung zu verhalten, haben mehr Mühe, mit diesem therapeutischen Angebot etwas anzufangen. Es besteht die Gefahr, daß sie die in den Therapiesitzungen erreichte größere Offenheit benutzen, um in destruktiver Weise übereinander herzufallen oder einander zur Preisgabe gewisser Geheimnisse zu erpressen. Wenig geeignet für diese Methode sind auch Paare, die stark zum Rationalisieren neigen und sich Einsicht und Verständnis in rein intellektueller Weise aneignen, ohne eine Beziehung zu ihrem Erleben und Verhalten herzustellen.

Die *verhaltensmodifizierenden Verfahren* befassen sich weniger mit innerseelischen Konflikten und deren Hintergründen, sondern setzen gemäß einem konkreten Konfliktlösungsmodell direkt modifizierend an Verhalten und Kommunikation an. Sie gehen stark vom Lernen am Erfolg aus, das heißt von der Annahme, daß positives Verhalten und konstruktive Kommunikation positiv auf das tiefere Erleben wirken. Die Umstrukturierung der Beziehung und die Verhaltensmodifikation wird durch eine aktive therapeutische Haltung angestrebt. Die Sitzungen sind oft stark strukturiert und bestehen zu einem wesentlichen Teil in Übungen, durch die die Partner neue Verhaltensweisen erproben und erlernen können. Das Verhalten des Therapeuten ist dabei offen manipulierend, suggestiv strukturierend und pädagogisch. Diese Haltung bewährt sich vor allem da, wo destruktives eheliches Verhalten ritualisiert ist, zum Beispiel bei ehelichem Machtkampf oder bei psychosomatischen Kollusionen

(Willi 1976), wo das Paar so stark im Agieren befangen ist, daß keine freie Valenzen mehr für ein auf Reflexion angelegtes Therapieverfahren vorhanden sind. Die verhaltensmodifizierenden Methoden sind auch da empfehlenswert, wo die Partner durch endloses Zerreden ihrer Probleme nicht weiterkommen, sondern etwas für deren Lösung tun sollten (z. B. Sextherapie nach Masters und Johnson bzw. Helene Kaplan). Da wo es aber den Partnern ein Bedürfnis ist, ihre Konflikte in einer differenzierteren Weise wahrzunehmen und sich darüber zu verständigen, werden diese übenden Verhalten als zu pragmatisch erlebt.

4.4. Therapeutenspezifische Indikationskriterien

Die Art der Therapiemethode hängt aber nicht nur von der Eignung der Patienten ab, sondern auch von den Vorlieben und Eignungen des Therapeuten. Persönlich bin ich mit einer analytischen Arbeitsweise am vertrautesten, obwohl ich in manchen Fällen auch von strukturierenden Methoden Gebrauch mache. Die strukturierend-übenden Verfahren haben den Vorteil, aber vielleicht auch die Gefahr, daß sie wegen ihrer klaren Konzeption leichter zu erlernen sind. Bei der hohen Komplexität der Psychodynamik von Paarkonflikten kann die Durchführung von Übungen den erlösenden Ausweg anbieten, um sich auf sicherem Boden zu fühlen und konkrete Veränderungen anzustreben. Es gibt auch je nach beruflicher Ausbildung verschiedene methodische Vorlieben. Sozialarbeiter und Eheberater fühlen sich oft eher von verhaltensmodifizierenden Methoden angesprochen, bei denen konkrete Lösungen definiert und aktiv eingeübt werden. Psychiater und Psychologen mit analytischer Ausbildung dagegen neigen eher zu konfliktverarbeitenden Methoden.

4.5. Formulierung eines Kollusionsfokus

Um nicht nur von der vordergründigen Dramatik der Partner in Beschlag genommen zu werden, empfiehlt es sich, die Formulierung eines therapeutischen Fokus womöglich bereits im Erstinterview, sicher aber im Laufe der ersten Therapiesitzungen anzustreben. Der Fokus gibt die Richtung und die innere Linie der psychotherapeutischen Arbeit an. Nach Beck (1974) führt der fehlende Überblick bei der Kurztherapie meist zu einem vorzeitigen Behandlungsabbruch. Fehlendes Verständnis für die psychodynamischen Vorgänge ruft beim Therapeuten und beim Patienten Enttäuschungen, Resignation und Motivationsmangel für eine weitere Zusammenarbeit hervor. Eine analytisch orientierte Kurztherapie ist ohne Konzept über die Störung des Patienten nicht möglich. Der Fokus soll die unbewußte Bedeutung der Symptome verständlich machen. Der unbewußte Grundkonflikt, mit dem das Hauptsymptom und die Beschwerden des Patienten zusammenhängen, soll in der Therapie aufgelöst werden. So bildet der Fokus den geistigen Orientierungspunkt für die Behandlung.

In der Paartherapie halte ich es für notwendig, daß der Therapeut, um sich nicht im Dschungel der Klagen und Gegenklagen der Patienten zu verlieren, in der Lage ist, das angebotene Material auf seinen gemeinsamen Nenner, auf die unbewußte Grundformel, zurückzuführen. Als Symptom oder Krankheit steht in der Paartherapie das beidseitige Fehlverhalten der Partner. Dieses ist ihnen oft selbst unverständlich. Sie erleben es als einen ihnen fremden Zwang, dem sie nicht entrinnen können. Die Formulierung einer das Fehlverhalten beider Partner einschließenden inneren Formel ist eine Integrationsleistung, die vom Therapeuten erwartet wird, um sich nicht in der uferlosen Schilderung von Kleindetails der Patienten zu verlieren. Diese innere Formel ist zunächst eine Privathypothese des Therapeuten, die er sich vom Fehlverhalten des Paares macht. Wieweit diese Formel in der Therapie schrittweise oder vollumfänglich als Deutung ausgesprochen werden kann, muß der Prozeß ergeben. Die

Formel der Paartherapie sollte so früh wie möglich gebildet und im Laufe des therapeutischen Prozesses ergänzt, präzisiert und erweitert werden. Nach BALINT et al. (1973) ermöglicht der Fokus dem Therapeuten, mit «selektiver Aufmerksamkeit» bzw. «selektiver Nichtbeachtung» zu arbeiten (S. 204).

Für die Paartherapie schlage ich folgende Richtlinien für die Formulierung des Fokus vor:

1. Der Fokus soll eine Formel sein, die in der Ich-Form auf beide Partner oder in Wir-Form auf das Paar zutrifft, so daß sie die Gleichartigkeit der Beziehungsstörungen beider Partner aufweist.
2. Sie soll aus einem Eingangssatz bestehen, der sich auf ein den Partnern gemeinsames Grundbedürfnis bezieht, das in der früheren Lebensgeschichte schon immer frustriert, dessen Befriedigung aber von der Paarbeziehung erhofft worden war und jetzt scheinbar weiterhin frustriert bleiben muß.
3. Der Nachsatz soll das *aktuelle Abwehrverhalten* der Partner gegenüber der Frustration dieses Grundbedürfnisses beinhalten, so wie es für beide Partner zutrifft.

Die Formulierung des Fokus soll so spezifisch sein, daß sie auf das manifeste Verhalten der Partner Bezug nimmt, soll aber andererseits so offen bleiben, daß sie ein breites Spektrum unbewußter Erlebnisweisen der Partner zu integrieren vermag und im Laufe der Therapie vertieft und erweitert werden kann.

Einige Beispiele:

«Wir müssen uns vor unserer Sehnsucht nach Einswerden schützen, indem wir uns laufend durch Kränkungen auf Distanz halten.»

Diese Formulierung entspricht einer narzißtischen Kollusion und nimmt Bezug auf das ausführlich dargestellte Beispiel im Kapitel 13, S. 229.

«Wie notwendig es ist, meine intimsten Gefühle für mich zu behalten, beweist, wie sehr mich der Partner zu verletzen sucht.»

Der Mann hatte in diesem Falle große Mühe, Gefühle zu zeigen. Wenn er in der Therapie vorsichtige Versuche zu Gefühlsäußerungen machte, fiel die Frau gleich gekränkt über ihn her, um ihm daraufhin erneut Gefühllosigkeit und Egoismus vorzuwerfen. Die penetrante Art, wie die Frau in ihn einzudringen versuchte, verdeckte lange Zeit ihre hochgradige Scheu, selbst Gefühle zu zeigen.

«Wir sind vor der Gefahr, ineinander aufzugehen, bewahrt, solange Beziehungen zu anderen Partnern ein Gegengewicht bilden.»

In diesem Beispiel hatten beide Partner außereheliche Beziehungen, die sie jedoch nicht glücklich machten, sondern eher dem Schutz vor Nähe und Abhängigkeit dienten.

«Die Gefahr, vom anderen verlassen zu werden, ist gebannt, solange wir durch Krankheit aufeinander angewiesen sind.»

Es handelt sich um eine orale Kollusion, bei der die Frau Angst hatte, ihre Depression aufzugeben, weil der Mann sich dann nicht mehr um sie kümmern müßte. Der Mann seinerseits hatte ähnliche Ängste der Frau gegenüber.

«Die gegenseitige Abhängigkeit ist gesichert, solange der eine sich ohne den anderen nicht mehr lebensfähig fühlt.»

In dieser anal-sadistischen Kollusion wagte die Frau nicht, sich zu emanzipieren, weil sie die hochgradige Verunsicherung, die sie dem Mann damit zufügen würde, spürte und es bedauert hätte, nicht mehr so intensiv aufeinander angewiesen zu sein.

«Wie sehr dem Mann die Akzeptation durch die Frau wichtiger ist als seine Triebbefriedigung, zeigt seine Bereitschaft, ihr die Verfügung über seine Potenz in die Hände zu legen.»

Die kindliche Art, wie der Mann von seiner Frau als Ersatzmutter akzeptiert werden wollte, provozierte bei ihr Hohn über seine fehlende Männlichkeit, obwohl sie andererseits Angst vor einem ihr überlegen erscheinenden Partner hatte.

«Der Partner wird meine Abhängigkeitswünsche nicht ausbeuten können, solange ich mir ihm gegenüber einen Machtvorteil bewahre.»

Diese symmetrische Beziehungsform führte zum ehelichen Machtkampf.

«Unsere Beziehung wird sich nicht wegen Langeweile auflösen, solange sie durch Streit und Eifersucht aufregend gestaltet wird.»

Diese Haltung entspricht dem Exhibitionsbedürfnis in der hysterischen Ehe, mit dem das beeinträchtigte Selbstwertgefühl kompensiert werden soll.

Die Formulierung des Fokus soll für beide Partner gültig sein, entsprechend dem Beitrag beider Partner zur Bildung der Kollusion. Der Fokus schützt damit vor einer der Hauptgefahren der Paartherapie, nämlich vor dem Übergang in eine Einzeltherapie nur des einen Partners unter cotherapeutischer Assistenz des anderen. Mit der Formulierung eines Fokus im Hinterkopf ist es dem Therapeuten aber auch leichter möglich, sich über einige Stunden vorwiegend mit der Problematik des einen Partners zu befassen, ohne das Gleichgewicht immer sogleich wiederherstellen zu müssen. Die Formulierung des Fokus schützt am ehesten vor der Gefahr, die Paartherapie auf individuelle Probleme der Partner, die wenig mit ihrer Beziehung zu tun haben, auszuweiten. Wenn die Kollusion sich im Laufe der Therapie auflöst, so sind damit noch nicht alle Probleme bewältigt. Es wird sich dann aber klarer herausstellen, ob zur Erreichung weiterer Fortschritte eine Einzeltherapie mit größerer Tiefenwirkung empfohlen werden müßte.

Eine nachfolgende Einzeltherapie wird sich auf die Paardynamik weniger destruktiv auswirken, wenn der Partner über die tieferen Hintergründe, die eine derartige Therapie notwendig erscheinen lassen, bereits umfänglich informiert ist.

Mit Richter (1973) bin ich der Meinung, daß es in der analytischen Paartherapie nicht möglich ist, von den individuellen Symptomen den Anteil gründlich zu bearbeiten, der nicht unmittelbar mit dem Partnerkonflikt verknüpft ist. Der Therapeut muß sich dabei selbst gegen die Versuchung schützen, sich allzusehr wie in der Einzeltherapie in das Geflecht der intraindividuellen Konflikthintergründe zu vertiefen, anstatt sich gezielt auf den Problemanteil zu konzentrieren, der in den Dialog mit dem Partner einfließt und damit von beiden Seiten her gesehen und bearbeitet werden kann. Die Paartherapie ist eher eine Ergänzung als eine Alternative zur Einzeltherapie. Eine Paartherapie kann sich sinnvollerweise an eine Einzeltherapie anschließen. Sie kann auch zur Vorbereitung einer solchen dienen, wenn es darum geht, einem Patienten für eine geduldige Bearbeitung seiner inneren Probleme vorerst Entlastung vom Außendruck eines massiven Partnerkonfliktes zu verschaffen. Dennoch kann die Paartherapie auch als «indirekte Einzeltherapie» funktionieren, indem sie individuellen Symptome zu beeinflussen vermag, die überwiegend eine «dialogische Funktion» haben, das heißt aus der Dynamik eines Interaktionskonfliktes gespeist werden.

4.6. Zusammenfassende Richtlinien für die Einschätzung der Therapievoraussetzungen

1. Diagnostische Einschätzung des Paarkonfliktes

- Worin sehe ich den grundlegenden Konflikt zwischen den Partnern und dessen persönlichen und sozialen Hintergrund? Wo lassen sich interdependente Polarisierungen und fixierte Interaktionszirkel feststellen? Womöglich Formulierung eines Kollusionsfokus.
- In welcher Form hat das Paar versucht, diesen Konflikt zu lösen oder zu neutralisieren (z. B. durch Krankheit oder durch Einbezug von Drittpersonen, insbesondere Kinder)? Vermitteln Scheinlösungen neben Nachteilen auch erhebliche Vorteile für beide Partner? Sind bereits andere Therapieversuche vorausgegangen, und was war deren Ergebnis?
- Wie groß ist die innere Bereitschaft und Flexibilität der Partner, die jetzige Kompromißlösung aufzugeben, das eheliche Leitbild in Frage zu stellen und ihre Beziehung umzustrukturieren? Was ist zu erwarten, wenn der progressive Partner anfängt, seine bisher verborgenen Empfindsamkeiten und Ängste zu zeigen? Wird der regressive Partner derartige Eingeständnisse benutzen, um ihn zu verletzen und ihm damit erneut zu bestätigen, daß er seine Gefühle für sich zu behalten

habe und selbst mit den Problemen fertig werden müsse? Was ist zu erwarten, wenn der regressive Partner anfängt, eigene Verantwortung zu übernehmen und sich nicht mehr vom Schutz und der Hilfe des progressiven abhängig zu machen? Wird sich der Progressive durch diese Verselbständigung bedroht fühlen und jeden Versuch im Keime ersticken oder mit Liebesentzug drohen?

- Welche äußeren Realitäten schränken den therapeutischen Spielraum ein (z. B. mangelnde Berufsausbildung der Frau, finanzielle Abhängigkeit der Frau vom Mann, äußere Verpflichtungen gegenüber den Eltern oder Kindern, gemeinsamer Besitz, erhebliche Unterschiede der Partner bezüglich Alter, Bildung, Differenzierungsgrad, sozio-kulturellen Normen und Werten)? Welche persönlichen und familiären Konsequenzen wären bei einer Auflösung der Ehe zu erwarten? Sind Fortschritte in der Paartherapie verbunden mit unzumutbaren Nachteilen für andere Bezugspersonen?
- Welche konfliktfreien und befriedigenden Beziehungsbereiche und welche Ressourcen aus der gemeinsamen Geschichte und dem gemeinsamen Lebenswerk liegen als Stabilisatoren vor? Welche gemeinsamen Aufgaben und Ziele verleihen trotz aller Schwierigkeiten eine starke Motivation, die Beziehung fortzusetzen?
- Welche entlastenden Befriedigungen sind außerhalb der Paarbeziehung erreichbar?
- Was erwarten die Partner von der Therapie? Wozu möchten sie die Therapie und den Therapeuten benutzen?

2. *Zielsetzung*

- *Welches wäre das Idealziel der Paartherapie?* Bessere Fähigkeit, die Ansprüche der Selbstentfaltung, der Partnerschaft und der Umwelt zu integrieren. Auflösung der Kollusion, Lockerung der starren, eingeengten Interaktionspersönlichkeiten. Öffnung bzw. klare Definition der Beziehung gegen außen.

- *Welches wäre das Realziel?* Als Fokaltherapie ist die Paartherapie eine Kurzbehandlung, die in der Regel nur eine Bewegung in Richtung Idealziel erreichen läßt. Ein praktisch wichtiges Ziel für eine fortbestehende Paarbeziehung liegt im möglichsten Verzicht auf Scheinlösungen (Konfliktneutralisierung durch Krankheit oder Einbezug von Drittpersonen), in der Akzeptation der begrenzten Beziehungsmöglichkeiten von sich selbst und vom Partner und der Entlastung der überforderten Paarbeziehung zugunsten anderer Befriedigungen. Wenn nach erfolgter Klärung eine befriedigende Beziehung nicht erreichbar erscheint, wäre ein praktisch wichtiges Ziel der Mut zur Trennung, sofern dabei eine Chance für einen Neubeginn besteht, eine langdauernde gemeinsame Geschichte nicht bereits identisch mit der eigenen Lebensgeschichte geworden ist und andere Personen, insbesondere die Kinder, nicht in unzumutbarer Weise darunter zu leiden hätten.

3. *Zur Verfügung stehende Therapiemethoden*

- Welche Therapiemethoden stehen grundsätzlich zur Verfügung? Empfiehlt sich als Therapie eher eine Paarbehandlung und/oder Einzelbehandlung? Erwarten die Partner in erster Linie die Bearbeitung persönlicher Probleme oder ihrer gegenseitigen Beziehung?
- Können die Partner mit dem angebotenen Therapieverfahren konstruktiv arbeiten?
- Welches sind die zeitlichen und finanziellen therapeutischen Rahmenbedingungen?

4. *Motivation des Therapeuten*

Welche Bereitschaften löst das Paar im Therapeuten aus? Ist es dem Therapeuten in den Abklärungsgesprächen gelungen, mit beiden Partnern in eine gefühlsmäßige Beziehung einzutreten? Wie fühlt er sich als Mann bzw. als Frau vom Paar angesprochen? Wie steht er persönlich zum Problem des Paares? Steht er in einer ähnlichen oder verschiedenen Lebensphase und Lebenssituation? Welche Therapieerwartungen hegt der Therapeut?

5. Der Widerstand in der Paartherapie

Die zwei Grundsäulen psychoanalytischer Behandlung bilden die Bearbeitung von Übertragung und Widerstand. Wie äußert sich der Widerstand in der Paartherapie?

Nach FREUD setzt der Patient der Aufhebung und Veränderung seiner Verdrängungen einen Widerstand entgegen. Das Ich sucht die Unlust zu vermeiden, die eine Befreiung des Verdrängten bewirken würde. Es will sich den sekundären Krankheitsgewinn erhalten. Der Widerstand ist also mit Verdrängung korreliert und findet sich somit bei jeder aufdeckenden, konfliktverarbeitenden Therapie von Neurosen.

In der Literatur der Gruppentherapie wurden die psychoanalytischen Konzepte auf die Gruppe übertragen. Es wird von der Gruppe als einem Organismus gesprochen, der sich durch seine einzelnen Mitglieder artikuliert. Die therapeutische Methode dieser Konzeption ist die Gesamtgruppendeutung, deren Sinn es ist, Hindernisse, die dem Fortschritt der ganzen Gruppe im Wege stehen, anzusprechen und so den Widerstand der Gruppe zu bearbeiten. Diese Form von Widerstandsanalyse hilft der Gruppe, sich nach Beseitigung der Hindernisse ihrer analytischen Hauptaufgabe zu widmen.

Die Sicht des Gruppenwiderstandes erweist sich für die Paartherapie als fruchtbar. In der Regel erscheinen nicht beide Partner im gleichen Maße für die Therapie motiviert, ja, man kann sogar sagen, je mehr der eine für die Therapie motiviert wirkt, desto widerständiger benimmt sich der Partner. Wenn sich dieser überhaupt weigert, zur Therapie zu kommen, so wird der Therapeut in der Regel nur mit dem Behandlungswilligen arbeiten, wobei es sich bald zeigt, daß jeder therapeutische Fortschritt immer durch den nicht anwesenden Partner blockiert wird. Wenn dieser Partner nicht wäre, so meinen Therapeut und Patient, hätten wesentliche therapeutische Fortschritte erzielt werden können, wäre der Patient autonomer, emanzipierter, würde eigene Initiative entwickeln und zu reifen Kontakten befähigt sein. Therapeut und Behandlungswilliger schließen sich immer mehr zusammen gegen den bösen Partner. Der Therapeut wird schon bald die Scheidung anvisieren, zu der der Behandlungswillige durchaus motivierbar erscheint, wenn nicht äußere Zwänge dagegenstehen würden: die Kinder, das gemeinsame Heim, der Ruf der Familie, die alten Eltern, die diesen Schock nicht überleben würden usw. So nehmen diese Sitzungen leicht den Charakter gemeinsamer Klagestunden an, die eventuell den Patienten etwas erleichtern, sicher aber die Situation nicht verbessern, sondern eher verschlechtern.

Gehen wir nun aber vom Kollusionskonzept aus und betrachten das Paar bezüglich seiner neurotischen Verklammerung als Dyade, als Zweiereinheit, so müßten wir viel banaler sagen: Der Behandlungswiderstand dieses Paares äußert sich einseitig, nur in der Person des einen Partners. Damit wäre klargelegt, daß das Paar, das heißt beide Partner, einer Veränderung ihrer Beziehung und insbesondere der Bewußtwerdung der Kollusion einen Widerstand entgegensetzen und sich den «sekundären Krankheitsgewinn», den ihnen die Kollusion auf Verhaltensebene ermöglicht, nicht nehmen lassen wollen.

Ich möchte nun die Widerstände des Nichtbehandlungswilligen, des Behandlungswilligen und des Therapeuten gesondert darstellen, um die destruktiven Widerstandsspiele in diesem Dreieck besser zu veranschaulichen.

5.1. Der Widerstand des nichtbehandlungswilligen Partners

Bei den von mir behandelten Paaren hat in rund 60 Prozent die Frau die Initiative zur Behandlung ergriffen. Andere Behandlungsstellen melden 80 Prozent. Die nichtbehandlungswilligen

Partner sind denn auch häufiger Männer als Frauen. Das hat einen direkten Zusammenhang mit den Gründen, die für den Widerstand des nichtbehandlungswilligen Partners verantwortlich sind. Gerade heute, wo die Männer unter der Frauenemanzipationsbewegung in Bedrängnis geraten sind und sich aus Schuldgefühlen und Ängsten defensiv einstellen, scheint es mir besonders wichtig, als Therapeut die Haltung einzunehmen: «Der Nichtbehandlungswillige hat *aus seiner Sicht* heraus ‹gute› Gründe, um nicht zu kommen.» Wir müssen also versuchen, ihn zu verstehen, anstatt vorwurfsvoll über ihn herzufallen, ja, wir müssen ähnlich wie bei einem psychosomatischen Patienten seine Abwehr zunächst als eine sinnvolle Maßnahme stützen, was begreiflicherweise manchem Therapeuten vielleicht noch schwerfällt.

a) Die Angst vor dem Verlust der progressiven Position

Bei jenen Paaren, bei denen eine progressiv-regressive Rollenpolarisierung feststellbar ist, wird die progressive Position in meinem Krankengut in rund Dreiviertel der Fälle vom Mann eingenommen. Der progressive Partner klammert sich nach meiner Erfahrung nun nicht einfach nur an seine Scheinüberlegenheit, weil er die damit verbundenen Privilegien und Selbstbestätigungen ängstlich verteidigen will, sondern auch weil er den Eindruck hat, angesichts des regressiven und destruktiven Agierens des Partners müßte er um jeden Preis klaren Kopf und festen Stand bewahren, weil sie sonst gemeinsam in einem chaotischen Strudel untergehen würden. Oft hört man: «Beide können ja schließlich nicht Patient sein, einer muß ja noch gesund bleiben.» «Progressive» fürchten, eine zusätzliche Belastung durch eine Therapie nicht auch noch verkraften zu können, um so mehr, wenn sie sich als Männer für den Broterwerb und die Existenzsicherung der Familie verantwortlich fühlen. Die mögliche Auseinandersetzung mit eigenen Schwächen könnte ihr Selbstgefühl so stark tangieren, daß sie auch in beruflicher Hinsicht zum Versager würden. Der Partner in regressiver Position zeigt oft zu wenig, daß er durchaus zur Übernahme von mehr Verantwortung befähigt wäre, weil er sich aus Trotz, Wut und Rache immer mehr in destruktivem Sich-schwach-Machen fixiert und all sein Streben darauf ausrichtet, den Progressiven als impotenten Machthaber bloßzustellen. Der Progressive ist oft durchaus fähig, sich eigenen Schwächen und Ängsten zu öffnen, wenn er sich im therapeutischen Rahmen ausreichend vor der Verletzung durch den Partner gesichert fühlt. Der Progressive muß sowohl vom Regressiven wie vom Therapeuten ausreichend zu spüren bekommen, daß er sich das Eingeständnis von Schwächen nicht nur leisten kann, sondern daß dadurch der Kontakt freier und menschlicher wird. Ob das gelingen kann, hängt ganz wesentlich vom Verhalten des regressiven Partners ab.

Die progressiven Partner machen es dem Therapeuten aber oft schwer, wenn sie sich vom Regressiven distanzieren, indem sie diesem eine Krankheitsdiagnose anhängen. «Meine Frau hat eine Depression», sagt der Mann, wenn er seine ihm lästige Frau dem Arzt oder Therapeuten übergeben will. Statt von einer Krankheit Depression spricht man in einer Paartherapie besser davon «Ihre Frau wirkt bedrückt über . . .» oder «Ihre Frau verzweifelt an . . .», um den kommunikativen Aspekt des Verhaltens der Frau mehr zu betonen. Minuchin (zit. Haley 1975) spricht zum Beispiel nicht von einem Kind mit Anorexia nervosa, sondern von einem Kind, das nicht essen will, worin auch klarer enthalten ist, was die therapeutische Zielsetzung ist: das Kind wieder zum Essen zu bringen.

In der Paartherapie können die nichtbehandlungswilligen Partner ärztliche Verlegenheitsdiagnosen mißbrauchen, weil sie sich dadurch von der Frage nach der Ursache der Störung dispensiert fühlen, denn dies erscheint jetzt als eine medizinische Angelegenheit, für die sie nicht zuständig sind. Die verzweifelten Verhaltensweisen und Vorwürfe des regressiven Partners müssen nun nicht mehr zum Nennwert genommen werden. Dadurch gewinnt man an «therapeutischer» Überlegenheit: Man ist dem regressiven Partner gegenüber duldsamer und hilfebereiter eingestellt, muß ihn aber als Kranken nicht als vollwertig betrachten. Der psychotherapeutischen Bearbeitung dieser Distanzierung wird nun ein starker Widerstand entgegengesetzt, weil befürchtet wird, durch Aufhebung des diagnostischen Schutzes werde der regressive Partner wie früher in ungehemmt destruktiver Weise über einen herfallen und einen mit seinen Ansprüchen bis zur Erschöpfung überfordern. Es ist deshalb ungünstig, wenn sich der Therapeut zu Bemerkungen provozieren läßt: «Wollen Sie eigentlich Ihren Partner noch ganz zugrunde richten?», oder: «Wissen Sie eigentlich, daß Ihr Partner nur wegen Ihnen krank ist?» Die Hypothese, daß ein Ehekonflikt zu rund 50 Prozent von jedem Partner verursacht wird, hilft auch hier, nicht nur zu sehen, wie der progressive Partner den regressiven krank macht, sondern wie der Regressive den Progressiven in seiner Haltung fixiert und ausbeutet.

Manchmal wird der Therapeut Mühe haben zu sehen, wo die Behandlungsbedürftigkeit des progressiven Partners liegen könnte, weil dieser so überlegen und abgeklärt wirkt. Den Einstieg wird er am ehesten finden, wenn er sich fragt, weshalb der scheinbar so überlegene Partner sich ausgerechnet mit einem derart regressiven, infantilen, stützungsbedürftigen und hilfesuchenden Partner zusammengetan hat.

Man kann den progressiven Partner zum Beispiel fragen: «Wie ist es denn für Sie, wenn Ihr Partner sich so schlecht fühlt?» Der Progressive wird sich zunächst rechtfertigen wollen. Man dopple nach: «Aber es muß doch auch für Sie nicht leicht sein, mit einem Partner zusammen zu leben, der so viel klagt?» Kommt auch daraufhin nichts in Gang, kann man die therapeutische Haltung gegenüber der narzißtischen Kränkbarkeit des progressiven Partners deutlicher machen: «Ich spüre bei Ihnen das starke Bemühen, all das, was Ihnen durch das schlechte Befinden Ihres Partners auferlegt wird, tapfer und ohne Klagen zu ertragen. Es ist überhaupt mein Eindruck, daß Sie sich für Ihre Ehe als Hauptverantwortlicher fühlen und alles ertragen zu müssen glauben. Ich finde dieses Bemühen anerkennenswert, aber ich frage mich, ob Sie sich da manchmal nicht zuviel zumuten. Vielleicht mußten Sie sich unter der dauernden Inanspruchnahme eine harte Schale zulegen, um sich vor den Ansprüchen und Erwartungen Ihres Partners zu schützen und die Verpflichtungen gegenüber der Familie zu gewährleisten.» Besonders bei Männern von depressiven Frauen oder von Frauen mit Symptomneurosen oder psychosomatischen Krankheiten habe ich es häufig erlebt, daß sie daraufhin wie verwandelt waren. Jetzt, wo sie spürten, daß der Therapeut ohne Kränkungsabsicht, Beschuldigung oder Wertung mit ihnen ins Gespräch zu kommen suchte, konnten sie sich mehr aufschließen. Sie waren darauf gefaßt gewesen, daß der Therapeut in ähnlicher Weise wie der Partner mit Vorwürfen gegen sie anrennen werde oder ihnen noch größere Belastungen im Umgang mit dem Partner zumuten wollte. Durch die verständnisvolle Haltung des Therapeuten fühlten sie sich jetzt akzeptiert und waren entlastet von der Vorstellung, selbst für alles in der Partnerbeziehung verantwortlich sein zu müssen.

b) Die Angst vor moralischer Wertung und Verpflichtung

Die Nichtbehandlungswilligen fühlen sich durch den Partner vor den Therapeuten als Richter zitiert, zum Beispiel wegen einer außerehelichen Beziehung oder anderweitigen «ehewidrigen Verhaltens». Sie glauben, wenn sie dem Aufgebot zur Therapie Folge leisten würden, hätten sie damit bereits ihre Schuld eingestanden. Der Behandlungswillige kündigt ihnen die Therapie auch als eine Art Gerichtssitzung an, in der sich erweisen werde, wo die Schuld am Ehezerwürfnis liegt. Häufig besteht die Angst, durch die Therapie manipuliert zu werden. Solche Partner haben es in der Ehe, aber auch in ihrer Kindheit häufig erlebt, daß sogenannte «Aussprachen» (oder das überzufällige Herumliegenlassen eines Buches wie *‹Die Zweierbeziehung›*) nur dazu dienen, unter dem Scheine der Offenheit und des Verständnisses Fallen zu stellen, um einen in eine bestimmte Richtung zu dirigieren. Häufig handelt es sich um narzißtisch gestörte Persönlichkeiten, die auf jede Form von Verpflichtung sensibel reagieren, denen schon das Ja-Wort bei der Heirat Mühe bereitet hat und die in der Therapie zuerst das Vertrauen finden müssen, daß sie als eigenständige Personen respektiert werden. Im günstigen Fall können sie in der Therapie einen Schutz erfahren, um sich in ihrer Art zu entfalten und sich gemäß ihren Möglichkeiten in eine Beziehung einzulassen. Der Therapeut darf solche Partner ebensowenig auf die Ehetherapie verpflichten, wie er es auch nicht zulassen soll, daß der Behandlungswillige die Therapie zur Konsolidierung der Eheverpflichtung benutzt. Dieses Problem wird im ausführlich dargestellten Beispiel eingehend beleuchtet werden.

Gelingt es nun aber *tatsächlich nicht*, den Partner für die Therapie zu gewinnen, so ist dem Behandlungswilligen die Frage zu stellen: «Was erwarten Sie jetzt von der Therapie? Wollen Sie damit den Partner verändern oder sich selbst?» Eine sinnvolle therapeutische Arbeit mit nur einem Partner ergibt sich nur da, wo der Behandlungswillige wirklich für sich selbst eine Therapie sucht und sich davon nicht Schützenhilfe, Rechtfertigung und Anleitung zu wirksamerem Agieren gegen den Partner erhofft.

Beispiel 3:
Eine Frau meldete sich verzweifelt für eine Therapie, da das Zusammenleben mit ihrem Mann unerträglich geworden war. In seinem Beruf unbefriedigt, ließ er seiner schlechten Laune zu Hause freien Lauf, stellte unermeßliche Ansprüche an Zuwendung, um gleichzeitig alles, was sie für ihn tat, zu entwerten. Gleichzeitig warf er ihr vor, sie sei zu abhängig und unterwürfig, er bräuchte eine emanzipierte Partnerin, um für sie Achtung zu empfinden. Er unterhielt eine außereheliche Beziehung mit einer Berufskollegin, mit der er alles, was ihn bewegte, besprechen konnte. Diese Frau wirkte ernsthaft für eine Therapie motiviert. Sie sah auch, daß sie es von ihrer Mutter erlernt hatte, eine Frau habe sich dem Mann zu fügen und sich nach ihm zu richten. Gleichzeitig spürte sie aber, wohl zu Recht, daß ihr Mann es gar nicht ertragen würde, wenn sie eigene Ansprüche stellen und eine eigenständige Persönlichkeit entfalten würde. Der Mann

weigerte sich strikte, zu einem gemeinsamen Gespräch vorbeizukommen, weil er nur sie als behandlungsbedürftig betrachtete.

Für die Einzeltherapie dieser Frau hätte es nun nahegelegen, sie zu erhöhter Autonomie und Emanzipation dem Mann gegenüber zu ermuntern und ihr in der Konfrontation mit ihm den Rücken zu stärken. Wären diese Bemühungen erfolgreich gewesen, so hätte das in kurzer Zeit zur Scheidung geführt oder, was noch wahrscheinlicher wäre, zu einem nicht enden wollenden ehelichen Machtkampf.

Der andere therapeutische Weg, den ich einzuschlagen versuchte, lag zunächst darin, die Motivation dieser Frau zur Emanzipation zu klären. Entscheidend schien mir, ob sie sich einfach gegen den Mann emanzipieren wollte und damit innerlich auf ihn bezogen blieb und die Kollusion fortsetzte, oder ob sie unter subtiler Beachtung der äußeren Realitäten, insbesondere der persönlichen Möglichkeiten ihres Mannes, sich unabhängig von ihm um ihre eigene Entfaltung bemühen wollte. Sie sollte versuchen, sich zunächst in den Bereichen zu emanzipieren, die nicht unmittelbar den Konflikt mit dem Mann verstärkten. Sie kümmerte sich um ihre abgebrochene berufliche Ausbildung und suchte die Selbstentfaltung zunächst außerhalb des engeren Ehebereiches. Erst als sie in diesem Sinne Fortschritte erzielt hatte, die ihr Selbstbestätigung verliehen, begann sie sich intensiver mit der Beziehung zum Partner zu befassen. Die vorangegangene Therapie hatte ihr nun aber bereits genügend Einsicht in ihre eigenen Tendenzen, sich passiv und gefügig zu verhalten, gegeben, so daß sie mit der nötigen Selbstkritik, aber auch mit ruhiger Entschlossenheit dem Mann gegenübertreten konnte. Sie war nun in viel freierer Weise befähigt, sich zu überlegen, ob sie die schwierige Beziehung zum Mann weiter auf sich nehmen wollte oder nicht. Diese festere Haltung ermöglichte ihr konstruktive Gespräche mit dem Mann, in denen er über seine beruflichen Enttäuschungen sprechen konnte, ohne sie dafür haftbar machen oder sie als verständnislos entwerten zu müssen. Die fünfzehnjährige Ehe, das Auferziehen von drei Kindern, der Aufbau des gemeinsamen Heimes bedeuteten ihr viel, so daß sie sich entschloß, das

Leben mit dem Mann fortzusetzen. In der Therapie war es wichtig gewesen, ihr eine unechte Emanzipation durch auftrumpfendes Agieren gegen den Mann zu verweigern und sie darauf zu verweisen, daß der zunächst einzige therapeutische Weg in der Entfaltung ihrer eigenen Werte liege.

5.2. Widerstände des «behandlungswilligen» Partners

a) Auflösung des delegierten Widerstandes

In Gruppentherapien von Teilnehmern, die sich zuvor nicht gekannt haben, bildet sich immer wieder folgendes Phänomen: Dasjenige Mitglied, das der Behandlung die starrste Abwehr entgegensetzt, droht zum Sündenbock zu werden, auf den sich die übrige Gruppe stürzt und den sie für die Unmöglichkeit, im therapeutischen Prozeß voranzuschreiten, verantwortlich macht. In der Gruppe bildet sich der Konsensus, solange es nicht gelinge, den Widerstand dieses Mitglieds aufzulösen, jedes andere therapeutische Thema zurückgestellt werden müsse. So wird der Widerständige zum Träger des Gruppenwiderstandes und ermöglicht es den übrigen Teilnehmern, sich von der Auseinandersetzung mit eigener Angst, Schwäche und Abwehr zu dispensieren. Im Dreieck Mann–Frau–Therapeut besteht die Gefahr eines ähnlichen gruppendynamischen Prozesses. Ich gehe von der Hypothese aus, daß sich der Widerstand gegen therapiebedingte Beziehungsveränderungen in etwa gleichem Ausmaß auf beide Partner verteile, und weigere mich, mit dem Behandlungswilligen Strategien auszuhecken, wie man seinen Partner doch noch in eine Therapie hereinlocken könnte. Vielmehr befasse ich mich mit der Frage, wodurch der Behandlungswillige und ich es gemeinsam dem Partner erschweren, sich einer Therapie anzuschließen. Verschiedentlich habe ich es erlebt, daß mir der Ehepartner als wahres Ungeheuer geschildert wurde, und wenn er dann auf meine Einladung hin zu einem Gespräch erschien, erwies er sich erstaunlich bereit, sich am therapeutischen Prozeß zu beteiligen. Leicht kommt es nämlich zu folgendem Übertragungsphänomen: In einer Art von Geschwisterrivalität möchte der Behandlungswillige den Therapeuten ganz für sich haben und möchte das liebe Kind sein, das bei den Eltern über das böse Geschwister klagt und von diesen bestätigt und getröstet wird. Wenn der Therapeut nun aber selbst eine Vorliebe für die Einzeltherapie hat, spürt der Nichtbehandlungswillige zu Recht, daß er im Grunde genommen für die therapeutische Arbeit gar nicht erwünscht ist, sondern lediglich als Sündenbock dazustehen hat. Wenn zu vermuten ist, daß der Nichtbehandlungswillige in so provokanter Weise zur Therapie zitiert wird, daß er ohnehin fernbleiben wird, kann ihn der Therapeut selbst zu einem Gespräch einladen, etwa indem er ihm am Telefon sagt: «Das Problem bzw. die Krankheit Ihres Partners scheint einen engen Zusammenhang mit Ihrer Beziehung zueinander zu haben, und da schiene es mir wichtig, bei einem Abklärungsgespräch auch Ihre Meinung zu hören.» Ich würde aber nicht, wie es gelegentlich empfohlen wird, den Partner damit in die Therapie zu locken suchen, daß ich ihm eine Cotherapeutenposition anbiete, wie: «Ich bin bei der Behandlung Ihrer Frau (bzw. Ihres Mannes) auf Ihre Mithilfe angewiesen.»

Der Initiant für die Paartherapie gilt vordergründig als derjenige, der für die Behandlung motiviert ist und ihr somit weniger Widerstand entgegensetzt. Diese Annahme ist falsch. Wenn es dem Therapeuten gelingt, den Nichtbehandlungswilligen für die Therapie zu gewinnen, so wird der zunächst Behandlungswillige nicht selten verunsichert, fühlt sich vom Therapeuten weniger gestützt, ja sogar in Bedrängnis gesetzt, da ihm die Vorteile, die die Behandlungsinitiative mit sich brachte, verlorengegangen sind. Nicht selten bemüht er sich dann, durch provokantes Verhalten den Behandlungswiderstand des Nichtbehandlungswilligen erneut anzuheizen, indem er ihm unterschiebt, seine Behandlungswilligkeit sei bloße Heuchelei, bloßes Lippenbekenntnis gegenüber dem Therapeuten, dessen Unechtheit an vielen Beispielen, die außerhalb der Therapiesituation aufträten, belegt werden könne. In solchen Situationen sage ich etwa: «Für mich als Therapeuten ist es nicht möglich, mir ein Bild über das zu machen, was außerhalb der Sitzungen passiert. Für mich ist vor allem wichtig, was sich hier in unseren Sitzungen abspielt. Es scheint mir deshalb am besten, wenn wir uns auf das konzentrieren, was wir hier erfahren können. Für den Moment stelle ich fest, daß Sie (der Nichtbehandlungswillige) bereit sind, sich am Gespräch zu beteiligen, was für die Durchführung einer Paartherapie natürlich eine wesentliche Voraussetzung ist.» Ist die Frau Initiantin der Paartherapie und der Therapeut ein Mann, so ist der Verlust der Sonderallianz zwischen Ehefrau und Therapeut gegen den Ehemann nicht immer leicht zu bewältigen, weil dadurch die ohnehin bestehende Angst der Frau, die beiden Männer könnten sich gegen sie zusammenschließen, verstärkt wird. Es gilt also für den Therapeuten, beiden Partnern eine nichtparteiische Anteilnahme zu zeigen und wenn immer möglich den Behandlungswiderstand als etwas hinzustellen, das beide in etwa gleichem Maße betreffe.

b) Widerstand gegen Verlust der Fehlhaltung und gegen die Auflösung der Symptombildung

Wie in *‹Die Zweierbeziehung›* eingehend dargestellt, ist das beidseitige eheliche Fehlverhalten nicht nur eine trennende und quälende Belastung, sondern geht mit einer intensiven Verklammerung der Partner einher, die die Beziehung zu einem fast unauflösbaren Gebilde zusammenschweißt. Solange die Partner die Kollusion aufrechterhalten, ist jedes Verhalten des einen so intensiv auf das Verhalten des anderen bezogen, daß es in der Beziehung bald keine Kommunikation mehr gibt, die nicht reaktiv auf das Verhalten des Partners ausgerichtet ist. Wenn das Spiel der Kollusion durchschaut wird und deshalb schwieriger aufrechtzuerhalten ist, entsteht nun besonders beim «Behandlungswilligen» die Angst, der Partner könnte den gewonnenen Freiheitsgrad benutzen, um sich von ihm abzusetzen. Das trifft keineswegs nur für den Progressiven zu, der den Verlust seiner privilegierten Machtstellung befürchtet, sondern ebenso für den

Regressiven, der sich um die Vorteile der Position des Anklägers und Herausforderers, des Unterdrückten und Benachteiligten gebracht sieht. Das Zusammenleben wird als wesentlich beschwerlicher erlebt, wenn man sich nicht mehr so gehenlassen und die vertrauten Provokationen spielen kann, sondern nun Verantwortung für das eigene Verhalten übernehmen sollte und sich mit seinem Anteil an der Beziehungsstörung befassen müßte, anstatt nur immer den anderen beschuldigen zu können. An diesem Punkt kommen auch manche Paartherapien zum Stillstand, weil Paare das Fehlverhalten nicht aufgeben wollen oder können. Insbesondere im ehelichen Machtkampf sind Streit und Anklage nicht nur unbefriedigende Scheinlösungen, sondern haben auch einen stabilisierenden und stimulierenden Effekt.

Noch deutlicher trifft dieser Widerstand gegen eine Beziehungsänderung auf die Bildung eines psychosomatischen Symptoms oder einer Symptomneurose zu. Wiederholt habe ich gesehen, daß das Aufgeben eines Krankheitssymptoms in der Paartherapie mit der hohen Angst einherging, die Beziehung werde jetzt, wo kein zwingender Grund für das Zusammenbleiben mehr bestehe, auseinanderfallen, und der Partner werde einen entweder nicht mehr brauchen oder sich nicht mehr für einen interessieren. Das Symptom wird oftmals wie ein gemeinsam gezeugtes Kind gehegt und gepflegt. Es bildet das unerschöpfliche Thema, das einen verbindet. Es steht aber auch zwischen den Partnern und hindert sie daran, einander zu nahezukommen und sich mit bestehenden Partnerkonflikten auseinanderzusetzen. Der Verlust des Symptoms kann depressive Reaktionen auslösen und erfordert Trauerarbeit, wie wenn dieses Kind gestorben wäre.

5.3. Widerstand des Paares

a) Der Widerstand gegen die Auflösung eines idealisierten Eheleitbildes

Dieser Widerstand ist besonders schwierig zu bewältigen. Es handelt sich meist um Ehen, aus denen jegliche Meinungsverschiedenheit und jeder Streit verbannt geblieben sind und die wie Inseln paradiesischen Friedens in einer Welt von Zank und Hader stehen. Diese idealisierten Ehen kommen meist wider Willen ins Gesichtsfeld des Arztes oder des Psychotherapeuten, zum Beispiel wegen einer schweren psychosomatischen Krankheit oder wegen sexueller Beziehungsstörungen. Es besteht eine oft fast panische Angst, die Beziehung werde auseinanderbrechen, wenn durch die Therapie das Eheleitbild, auf das sich die Partner ursprünglich verpflichtet hatten, in Frage gestellt werden könnte. Hier ist es wichtig, den Partnern das Wesen der Therapie zu erklären. Die Krankheit sei ein Hinweis, daß in ihrer Beziehung gewisse unausgesprochene Störungen vorliegen. Als Therapeut sei ich der Ansicht, daß diese Spannungen im Gespräch bearbeitet werden müßten, ansonsten die Gefahr bestünde, daß die Krankheit sich verstärke. Das Aussprechen der untergründigen Spannungen sei offenbar etwas Ungewohntes und werde zunächst recht belastend sein. Auch sei damit zu rechnen, daß manches in der Beziehung sich verändern werde, was zunächst Angst errege. Solche Paare können oft von einer Paargruppe mehr profitieren, wenn sie sehen, wie andere Paare sich streiten, ohne deswegen davonzulaufen. Andere werden aber gerade in der Gruppentherapie besonders geängstigt, weil sie sich bisher gegen außen hermetisch abgeschlossen hatten und niemandem Einblick in ihre Privatangelegenheiten gewähren wollten. Wiederholt habe ich es erlebt, daß derartig idealisierte Beziehungen zur Scheidung kamen, nachdem beide Partner offener über ihre Gefühle und Einstellungen sprechen konnten. Das Auseinanderbrechen der Beziehung unter der Therapie kann bei einem oder bei beiden Partnern bittere Enttäuschung zurücklassen über den Therapeuten, der ihrer Meinung nach ihre Ehe zerstört habe. Die Bewahrung des idealisierten Glückes wäre ihnen zu gönnen gewesen, das Vorliegen von psychisch bedingten Krankheitssymptomen war aber ein Hinweis, daß irgend etwas an der Beziehung nicht stimmen konnte.

b) Der gemeinsame Widerstand im ehelichen Machtkampf

Beim ehelichen Machtkampf (‹*Die Zweierbeziehung*›, S. 123 ff) liegt für den Therapeuten eine verwirrende Situation vor. Beide Partner scheinen schwer unter den dauernden Streitigkeiten zu leiden und dringend an die Hilfe des Therapeuten zu appellieren. In der Therapie passiert aber so lange überhaupt nichts, wie der Therapeut sich auf analytisches Deuten beschränkt oder sich um therapeutische Empathie bemüht. Die Sitzungen verlaufen fruchtlos, indem die Partner sich pausenlos irgendwelche Bagatellen der letzten Tage vorhalten, dabei rechthaberisch und prinzipiell werden und zur Belegung ihres Standpunktes irgendwelche längst vergangene Begebenheiten aus dem ehelichen Mottenschrank hervorholen. Der gemeinsame Widerstand zeigt sich darin, daß die Partner dem Therapeuten überhaupt keine Interventionsmöglichkeit gewähren. Oft bewährt sich dabei das Eingehen einer therapeutischen Kollusion (s. S. 118), das heißt, der Therapeut läßt sich, wenn er von einem Gefühl der Ohnmacht befallen wird, in einen offenen Streit und Machtkampf mit dem einen oder anderen der Partner ein und versucht damit, die Spannung innerhalb des Paares auf sich zu lenken und den Konflikt modellstehend auszutragen und zu bearbeiten.

c) Der nichtneurotische Widerstand der Patienten

Als analytischer Therapeut ist man geneigt, alles, was Patienten dem Fortschreiten des Therapieprozesses entgegensetzen, als neurotische Abwehr zu interpretieren, ohne sich zu fragen, ob die Patienten eventuell gesunder sind als wir Therapeuten und deshalb sich einer Therapiekonzeption entgegensetzen, die auf einer «neurotischen» Theorie des Therapeuten begründet ist. Die Literatur der Psychotherapie ist über alle Zeit hinweg von oft absurd anmutenden Theorien belastet, die weit mehr über die Psychologie der Therapeuten aussagen als über die Psychologie der Patienten. Jeder Therapeut arbeitet nach einer bestimmten Vorstellung, was er unter Therapie versteht und worin er die Mittel sieht, um seinen Patienten zu helfen. Jeder Therapeut sollte aber auch die Relativität seiner Konzeption angesichts der komplexen menschlichen Realität anerkennen und sich bei Hindernissen in der Therapie fragen, ob es sich wirklich nur um einen Widerstand des Patienten handelt, der zu analysieren und zu deuten sei, oder ob der Widerstand vielleicht mehr bei ihm selbst liegen könnte und hier zu analysieren wäre.

Für die Paartherapie trifft das in besonderem Maße zu, weil die therapeutische Konzeption stark von der sozio-kulturellen Umbruchsituation bestimmt ist. Der Respekt vor dem, was Patienten unter Therapie verstehen, was sie an Erfahrungen in ihrer Beziehung gemacht haben, was sie gemeinsam aufgebaut und erlitten haben, dürfte eine der wichtigsten Grundhaltungen eines guten Therapeuten sein.

5.4. Die Widerstände des Therapeuten in der Paartherapie

In ‹*Die Zweierbeziehung*› (S. 224ff) habe ich mich eingehend mit den fachlichen und persönlichen Widerständen von Therapeuten bei der Behandlung von Paarkonflikten befaßt. Psychoanalytiker sind häufig schon von der theoretischen Konzeption her, die auf Freud gründet, nicht bereit, mit den Angehörigen ihrer Patienten therapeutisch zusammenzuarbeiten. Aber auch die Eheberater haben in der Regel bis vor kurzem meist nur mit einem Ehepartner gearbeitet. Sie schlossen den anderen zwar nicht aus ihrer Tätigkeit aus, fanden sich aber vorschnell damit ab, daß dieser nicht so leicht zu einer Behandlung zu motivieren ist. Nach meiner Erfahrung gelingt es fast immer, den Partner früher oder später für die Therapie zu gewinnen, wenn man das

Problem seines Behandlungswiderstandes zum Widerstandsproblem aller drei Beteiligten (Mann–Frau–Therapeut) macht. Oftmals ist es schwer verständlich, wie ungeschickt und gefühllos gerade gut ausgebildete Therapeuten mit den Angehörigen ihrer Patienten umgehen, ja, oft entsteht der Eindruck, je empathischer sie ihre Patienten behandeln, desto abweisender seien sie zu deren Angehörigen. Unser therapeutischer Helferwille wird am leichtesten da angeregt, wo sich jemand schwach, regressiv, ängstlich und depressiv an uns wendet (s. BECKMANN 1974). Wir reagieren aber rasch gekränkt und desinteressiert, wenn jemand sich bemüht, selbst mit seinen Schwierigkeiten fertig zu werden und ohne unsere Hilfe zurechtzukommen. Nach meinem Eindruck sind die Therapiechancen bei den regressiven Patienten keineswegs besser als bei den progressiven. Wohl sind die Regressiven gegenüber ihren Gefühlen offener und eher bereit, sich vertrauensvoll in eine Therapie einzulassen; sie erschweren aber die Arbeit gerade durch ihre Neigung, in passiver Weise alle Hilfe vom Therapeuten zu erwarten. Die Progressiven haben mehr Mühe, Vertrauen zu einem therapeutischen Dialog zu fassen, doch wenn sie einmal den Einstieg in eine Therapie gefunden haben, sind sie oft eher bereit, eigene Initiative zur Bearbeitung ihrer Schwierigkeiten zu entfalten.

Wie schwierig es für den Therapeuten ist, sich nicht einseitig mit dem hilfesuchenden Patienten zu identifizieren, zeigt folgendes *Beispiel*:

Beispiel 4:
Ein Ehemann veranlaßt die Hospitalisation seiner schwer depressiven und suizidalen Frau in eine psychiatrische Klinik. Dort sagt er der behandelnden Ärztin, er werde seine Frau erst nach Hause nehmen, wenn sie wieder ganz gesund sei. Vorher wolle er nichts mehr mit ihr zu tun haben. Die Ärztin reagiert aufgebracht: «Sie wollen sich wohl einfach um die Auseinandersetzung mit der Krise der Frau drücken, ohne sich zu fragen, ob nicht Sie die Schuld an der Depression der Frau tragen. Offensichtlich haben Sie an Ihrer Frau nur Interesse, solange sie Ihnen ihr Sonntagsge-

sicht zeigt.» Der Mann weigerte sich in der Folge, an der von der Klinikärztin empfohlenen Paartherapie mitzumachen. Die Frau wurde in leicht gebessertem Zustand entlassen und einem anderen Psychotherapeuten (männlich) zugewiesen, der die Behandlung jedoch nur akzeptierte, wenn der Mann bereit wäre, zumindest zur ersten Besprechung mitzukommen. Der zweite Therapeut äußerte sich nun dem Mann gegenüber etwa in folgender Weise: «Aus Ihren Bemerkungen, die Sie in der Klinik geäußert haben, glaube ich herauszuhören, daß Sie sich durch die depressive Stimmung Ihrer Frau so belastet fühlen, daß Sie selbst nicht mehr weiterkommen. Sie haben vielleicht gehofft, die Klinik werde Ihnen die Sorgen um die Frau abnehmen und sie Ihnen in ausgeglichener Stimmung zurückgeben. Ich glaube aber, daß in der gegenwärtigen Situation weder Sie noch ich allein der Frau helfen können, sondern daß wir es alle drei zusammen versuchen sollten.» Der Mann berichtete daraufhin sehr ausführlich, was er alles mit seiner depressiven Frau schon durchgemacht habe und wie sehr er sich bemühen mußte, nicht selbst von der Depression der Frau angesteckt zu werden. Er war offensichtlich erleichtert, hier nun nicht die erwarteten Anschuldigungen zu hören, sondern die Gelegenheit zu haben, über seine Sorgen und seine Lebensgeschichte berichten zu können. Er erzählte, wie sehr er durch den passiven Widerstand der Frau gekränkt sei, zum Beispiel wenn sie sich weigere, den Haushalt zu besorgen, alles herumliegen lasse oder sich ihm sexuell entziehe. Die depressive Reaktion der Frau habe ihn sehr belastet, habe er doch neben der Berufsarbeit noch weitgehend den Haushalt und die Kinder besorgen müssen. So fühlte er sich völlig allein gelassen. Zum großen Erstaunen der Frau äußerte er dann eigene Ängste und Empfindsamkeiten, über die er ihr nie zuvor berichtet hatte.

6. Die Übertragung in der Paartherapie

FREUD beschrieb als Übertragung die Beobachtung, daß der Analysand den Analytiker nicht so sieht, wie dieser wirklich ist, sondern in einer verzerrten Weise. Der Patient neigt dazu, auf den Analytiker das Bild einer früheren, für ihn wichtigen Bezugsperson, das Bild von Vater oder Mutter zu projizieren und die Beziehung so zu konstellieren, daß sie der Wiederholung dieser früheren pathogenen Beziehung entspricht. In der Psychoanalyse regrediert ein Teil des Ichs, und damit regrediert auch ein Teil der Beziehung zum Analytiker und nimmt in besonderem Maße die Züge einer frühkindlichen Beziehung an. In der Übertragungsbeziehung zum Analytiker wiederholt sich das Wesentliche des frühkindlichen Konfliktes und kann in dieser direkt und konkret bearbeitet werden.

Später wurde klarer, daß nicht nur die Beziehung zum Analytiker, sondern alle intensiven menschlichen Beziehungen stark von frühkindlichen Erfahrungen, Einschränkungen und Fixierungen geprägt sind und somit Übertragungsaspekte haben. In kaum einer anderen Beziehung unter Erwachsenen finden sich Übertragungsphänomene, insbesondere Aspekte der frühen Eltern-Kind-Beziehung, so ausgeprägt wie in der Ehebeziehung (s. ‹*Die Zweierbeziehung*›, S. 20, 48, 162–165). Die Ehebeziehung weckt Phantasien und Erinnerungen an frühere Erfahrungen und läßt Erwartungen, Ängste, Vorstellungen und Phantasien bezüglich früherer Bezugspersonen auf den Partner übertragen und die Beziehung in ihm gemäß diesen Erfahrungen und Phantasien gestalten.

6.1. Übertragungsmöglichkeiten im therapeutischen Dreieck

Die Situation der Paartherapie ist besonders komplex, indem *gleichzeitig jene zwei Bezugspersonen anwesend sind, auf die die intensivsten Übertragungen gebildet werden: der Ehepartner und der Therapeut.* In dieser Situation können sich sehr unterschiedliche Übertragungsphänomene bilden.

a) Die gleichsinnige Übertragung auf Ehepartner und Therapeut

Eine Ehefrau wird zum Beispiel sowohl ihrem Mann wie dem Therapeuten eine ähnliche Beziehung antragen, wie sie zum Vater erfahren wurde. Sie wird ihrem Vater sowohl im Mann wie im (männlichen) Therapeuten wiederbegegnen.

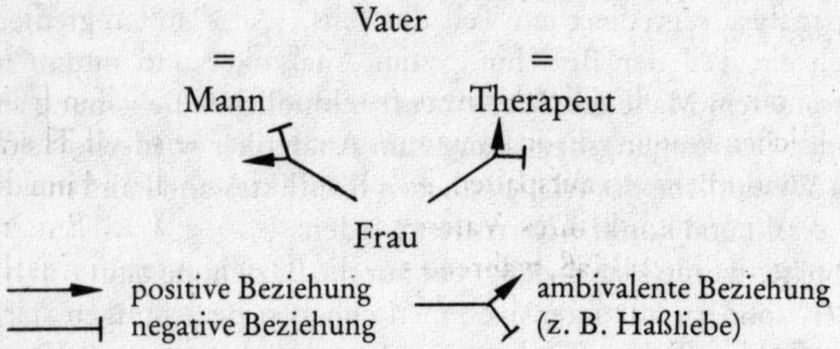

Daraus kann die Frau versucht sein, mit dem Therapeuten eine ähnlich gestörte Beziehung aufzubauen wie mit dem Ehemann. Sie wird ihn zum Beispiel als gefühlskalt, despotisch, desinteressiert usw. wahrnehmen und sich ähnlich frustriert und fordernd verhalten wie dem Ehemann gegenüber. Für den Therapeuten besteht nun die Gefahr, daß in ihm ähnliche Reaktionen hervorgerufen werden wie im Ehemann und er sich mit diesem identifiziert. Eventuell agiert er auf die Übertragung der Frau nicht direkt, sondern findet im Ehemann das Sprachrohr für seine Reaktionen. Er kann sich aber auch zum Delegierten des Ehemannes machen, wenn dieser Mühe hat, sich der Frau gegenüber zu behaupten.

Beispiel 5:
Eine Frau mit sogenannt hysterischem Charakter versteht es, eine Paargruppe über lange Strecken in Atem zu halten, indem sie von der Gruppe – ähnlich wie vom Ehemann – unerschöpfliche Hilfeleistungen fordert, diese dann aber immer als unzureichend entwertet, so daß die Gruppe von einem Gefühl ohnmächtigen Versagens befallen wird. Bezug nehmend auf die sexuellen Schwierigkeiten dieses Paares sage ich zu dieser Frau: «Sie machen uns alle impotent.» Die Frau ist über diese Bemerkung schwer gekränkt und inszeniert über Monate heftige Kämpfe mit mir, in denen sie mich haßerfüllt beschimpft, dabei aber ihre depressive Hilflosigkeit verliert, wobei auch der Mann seine Potenz wiederfindet.

b) Die aufgespaltene Übertragung auf Ehepartner und Therapeut

Die Frau kann ihre Erfahrungen mit einer maßgeblichen frühkindlichen Bezugsperson in unterschiedlicher Weise auf Therapeut und Ehemann aufspalten, indem sie z. B. auf den Mann die negativen Aspekte ihres Vaters überträgt, ihre Wut, Enttäuschung und ihren Haß, während sie dem Therapeuten die idealisierten Aspekte der Vaterbeziehung anbietet.

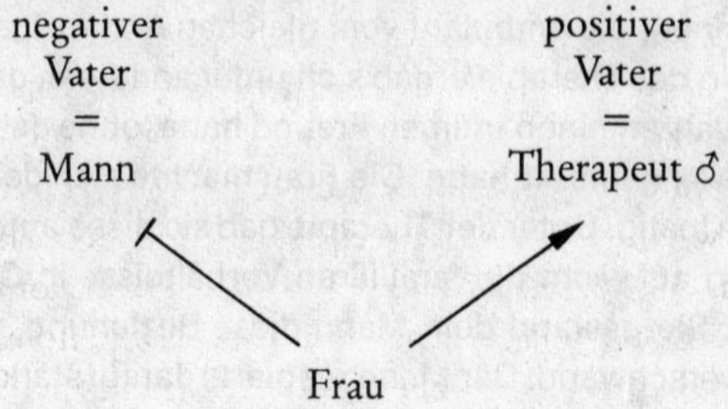

Der Therapeut kann in eine recht schwierige Situation geraten. Er kann sich mit den «Projektionen» der Frau identifizieren und mit ihr in der Meinung übereinstimmen, daß er sich vom Ehemann positiv abhebe. Vielleicht spürt er zu wenig, daß die Frau ihm die gleichen Idealisierungen entgegenbringt, die sie früher, im Stadium der Verliebtheit, dem Ehepartner angetragen hatte. Dem Ehemann gegenüber kann der Therapeut in eine verleugnete Rivalität geraten. Oder es kann sein, daß eine Frau im Ehemann in erster Linie den Nicht-Vater geheiratet hat. Dieses Phänomen finden wir vor allem in sogenannt hysterischen Ehen (Willi 1970, 1972). Unter der Angst, der Ehemann könnte sich als ähnlich tyrannisch, angsterregend und brutal erweisen wie der Vater, wird ein Mann geheiratet, der sich durch besondere Sanftmut auszeichnet. Da solche Frauen aber oft recht temperamentvoll sind, finden sie im Mann keine ihren Bedürfnissen entsprechende Resonanz. In der Paartherapie wird nun gehofft, im Therapeuten den idealisierten Aspekt des Vaters zu finden. Die Schwierigkeiten, die sich aus einer derartigen Situation ergeben können, zeigen sich in folgendem Beispiel.

Beispiel 6:
Ein Kollege bittet mich um eine Konsultativ-Sitzung mit der Frage, ob er mit Paartherapie fortfahren oder diese zugunsten einer Einzeltherapie der Frau aufgeben soll.

Pantientin war zunächst die Frau, die wegen Migräne und Cafergot-Sucht in eine psychiatrische Klinik zu einer Entziehungskur eingetreten war. Es wurde dort mit einer Psychotherapie begonnen, die ambulant vom gleichen Arzt fortgeführt worden war. In der Therapie ergab sich unter anderem, daß die Frau seit acht Jahren einen intimen Freund hatte, ohne daß der Mann davon etwas gemerkt hatte. Die Frau machte sich deshalb über den Mann lustig. Unter der Therapie gab sie diese außereheliche Beziehung auf, «um die familiären Verhältnisse in Ordnung zu bringen». Sie gestand dem Mann diese Beziehung, worauf die Migräne verschwand. Der Mann reagierte darauf stark depressiv, so daß die Therapie als Paarbehandlung fortgesetzt wurde. Nach einer Phase, in der es besser zu gehen schien, kam es bei der Frau zum Rückfall in Cafergot-Sucht wegen erneuter Migräne. Der Therapeut sah sich deswegen gezwungen, der Frau entspannende Medikamente zu verschreiben. Der Mann hatte bisher an der Therapie mehr in einer Cotherapeutenposition partizipiert, ohne sich selbst mit persönlichen Anliegen einzubringen.

Im Konsultativ-Gespräch machte die Frau auf mich einen wuchtigen und temperamentvollen Eindruck, während der Mann im Gegensatz dazu fahl, schmächtig und freudlos wirkte. Die Frau gab an, die Beziehung zum Mann gestalte sich als Mutter-Kind-Beziehung, was ihr nicht passe. Sie würde im Grunde genommen im Mann eher einen Vater suchen. Sie habe diesbezüglich einen starken Nachholbedarf, sei ihr Vater doch ein haltloser, brutaler Trinker gewesen, vor dem sie sich immer gefürchtet habe. Bei ihrer Partnerwahl habe wesentlich mitgespielt, daß sie sicher sein wollte, in ihrem Mann nicht einen ähnlichen Charakter wie ihren Vater zu heiraten.

Sowohl aus den Schilderungen des Kollegen wie auch aus meinem Eindruck ergab sich, daß die Frau im Therapeuten einen idealisierten Vater suchte und diesen lieber in den Sitzungen ganz für sich beansprucht hätte, ohne ihn mit dem Ehemann teilen zu müssen. Da der Mann seinerseits an der Therapie nur randständig partizipierte, dachte aber auch der Therapeut daran, die idealisierte Vaterübertragung der Patientin in einer fortgesetzten Einzeltherapie zu bearbeiten. Diese Veränderung der therapeutischen Rahmenbedingungen hätte ich als problematisch empfunden, weil dadurch äußerlich die neurotische Tendenz der Frau durch die Therapie fixiert worden wäre: Sie sucht Beziehung zu zwei Männern, von denen sie den einen verachten kann, während sie den anderen, zu dem sie in einer unverpflichteteren Beziehung steht (zuerst der Geliebte, jetzt der Therapeut), idealisiert. Natürlich hätte man in der Einzeltherapie die idealisierte Vaterübertragung zum Thema machen können. Derartig idealisierte Beziehungen lassen sich zwar wohl besprechen, verändern sich aber in ihrem realen Charakter häufig nicht, weil die Gratifikation, mit dem idealisierten Vaterersatz die persönlichsten Probleme besprechen zu können, oft stärker ist als der Druck, diese Beziehung wirklich durchzuarbeiten, um sich daraus zu lösen.

c) *Die homoerotisch-rivalisierende Übertragung zum Therapeuten*

Während die gleichsinnige Übertragung und die aufgespaltene Übertragung sich vor allem bei dem Ehepartner findet, der zum Therapeuten gegengeschlechtlich steht, findet sich diese Form vor allem beim gleichgeschlechtlichen Partner. In der spärlichen Literatur über das Beziehungsdreieck in der Paartherapie wird vorschnell davon gesprochen, daß es sich um eine ödipale Situation handle. Wie soll aber diese ödipale Situation verstanden werden? Ödipus tötete seinen Vater und heiratete seine Mutter. In der Psychoanalyse meint man mit Ödipuskomplex, daß der Sohn mit dem Vater um die Liebe der Mutter rivalisiert. Für derartige Phantasien bietet sich die Paartherapie aber kaum an, wird der Therapeut doch am ehesten als Vater oder Mutter, eventuell als Rivale oder Geliebter erlebt. Der Ehemann ist im therapeutischen Dreieck nicht in der Situation des Ödipus, der dem Therapeuten als phantasierte Vaterfigur die Mutter rauben möchte.

Die Situation in der Paartherapie entspricht viel eher einem postödipalen Konflikt. FREUD und die Psychoanalyse sehen die Entwicklung des Knaben zur Überwindung des Ödipuskomplexes folgendermaßen: Wenn der Knabe von den Eltern klar darauf verwiesen wird, daß er die Mutter nicht heiraten und den Vater nicht von seinem Platz verdrängen kann, so wird diese Frustration seine Entwicklung dahin bestärken, sich selbst einen eigenen, altersentsprechenden Partner zu suchen. Ich glaube, daß damit aber der Ödipuskomplex noch nicht aufgelöst ist, vielmehr besteht er nun in veränderter Form weiter. Der junge Mann, der eine Frau geheiratet hat, fühlt sich häufig in einer Bewährungs- oder Prüfungssituation seinem Vater und seinem Schwiegervater gegenüber. Er möchte diesen beweisen, daß er ein fähiger Mann sei, ja womöglich dem Vater an Männlichkeit überlegen. Vater und Schwiegervater verhalten sich nicht selten dem Sohn bzw. Schwiegersohn gegenüber kritisch-rivalisierend und sprechen selbst auf die Tochter bzw. Schwiegertochter erotisch an. Es kann zur Eifersucht zwischen Sohn und Vater bzw. Schwiegervater kommen. Der Sohn kann befürchten, daß der Vater ihm die Frau ausspannen will, wenn er sich selbst als Mann unfähig erweisen sollte.

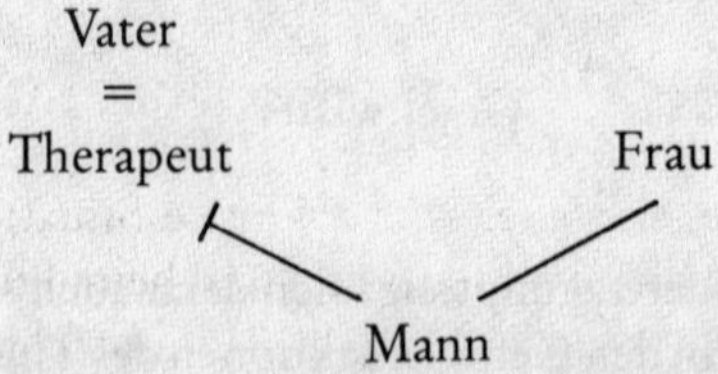

Diese Konstellation hat ihre Bedeutung für die Paartherapie. Nicht selten sehen wir Männer, die sich offensichtlich vor dem Therapeuten ihres männlichen Versagens schämen und denen es peinlich ist, sich von ihren Frauen als herrschsüchtig, egoistisch, schwach und impotent dargestellt zu sehen. Sie geraten in ein Rivalisieren mit dem Therapeuten. Sie sind stark auf die Bestätigung angewiesen: «Mach ich es gut als Mann?» – «Wärst du der bessere Mann als ich?» Sie möchten herausfinden, daß der Therapeut als Ehemann auch ein Versager ist, um sich ihm gegenüber nicht so klein zu fühlen. So merkte zum Beispiel ein Mann in einer am Abend stattfindenden Paargruppe: «Für den Willi ist es natürlich leicht, eine friedliche Ehe zu führen. Da kann es keinen Streit geben, wenn er gar nie zu Hause ist.»

d) Die gemeinsame Übertragung der Partner auf den Therapeuten

Auf diese Übertragungsform wird wohl allgemein zu wenig geachtet, weil wir gewohnt sind, Übertragung als ein individuelles Phänomen wahrzunehmen. Häufig ist die Auseinandersetzung der Partner miteinander so intensiv, daß der Therapeut die gemeinsame Übertragung der Partner auf ihn übersieht.

Eltern
=
Therapeut

Mann ⇄ Frau
=
Geschwister

Die Art der Übertragung zeigt sich denn auch eher im Atmosphärischen und in den Gefühlsreaktionen des Therapeuten, also in seiner Gegenübertragung. Wenn zum Beispiel im ehelichen Machtkampf zwei Partner einander dauernd schlechtzumachen versuchen und den Therapeuten als Richter anrufen, so wird bald deutlich spürbar, daß sich die Partner wie zwei Kinder vor den Eltern streiten und es für sie von großer Bedeutung ist, wem der Vater nun recht gibt. Machtkampfehen entsprechen vor allem dem anal-sadistischen Kollusionsmodell. In der Regel ist zumindest einer der Partner noch real und intensiv an seine Eltern gebunden, während der andere sich ausgeschlossen und hintangesetzt fühlt. Die starke Abhängigkeit von den Eltern wird meist auf den Therapeuten übertragen. Vor ihm spielt sich der Streit und die Rivalität zweier Geschwister ab. Dabei wird so stark agiert, daß eine auf Einsicht beruhende therapeutische Arbeit zunächst gar nicht möglich ist, weil jedes von der Angst erfüllt ist, das andere könnte recht bekommen und den Vater auf seine Seite ziehen. Die überhöhte Autorität, die das Paar dem Therapeuten anträgt, muß er in der Regel akzeptieren, um die Situation aktiv und unparteiisch zu strukturieren, so wie ein Vater es am Tisch machen muß, wenn zwei Kinder in einen lauten Streit fixiert sind, weil jedes glaubt, bei ungenügender Schreistärke dem anderen gegenüber benachteiligt zu werden und jedes mit allen Mitteln verhindern will, daß die Eltern sich dem anderen zuwenden können.

Die Geschwisterrivalität zeigt sich aber nicht nur im analen

Machtkampf, wo meist eine reale Elternabhängigkeit auf den Therapeuten übertragen wird, sondern auch in scheinbar besonders idealisierten Beziehungen beider Partner zum Therapeuten.

Beispiel 7:
Ein seit über 20 Jahren verheiratetes Paar kommt in Behandlung nach mehrmaliger psychiatrischer Hospitalisation der Frau wegen Trunksucht. Zum großen Erstaunen der Therapeutin, die zu dieser Zeit in Ausbildung stand, führte die Therapie schon nach den ersten Sitzungen zu einer schlagartigen Symptomheilung der Frau, die das Trinken scheinbar mühelos einstellen konnte. Beide Partner hatten sich ohne Widerstände für die Paartherapie gewinnen lassen. Aus den Tonbandaufnahmen war aber deutlich herauszuspüren, daß beide Partner wie zwei Kinder den engen Kontakt zur Therapeutin als Mutter suchen und daß zwischen ihnen eine Geschwisterrivalität besteht. Die Therapeutin fühlte sich selbst aufgewertet durch das große Vertrauen, das ihr entgegengebracht wurde, und hatte verständlicherweise Freude an der Therapie. Es schien mir aber wichtig, daß sie die deutliche Abhängigkeit des Paares von ihr zum Thema machte, um so mehr, weil beide Partner noch in einer intensiven realen Abhängigkeit von ihren Eltern standen. Der Mann hatte eine Mußehe provoziert, um die Frau gewaltsam aus dem Einflußbereich ihrer Eltern herauszulösen. Die Frau hatte sich daraufhin an ihre Schwiegermutter gehängt und zu dieser eine sehr enge Beziehung gefunden, genauso wie ihr Mann. Es ging also in der Therapie darum, die idealisierte, von hintergründiger Rivalität belastete Beziehung zur Idealmutter zu bearbeiten.

Eine andere Form von gemeinsamer Übertragungsbeziehung ist das Äußern von Enttäuschung über den ausbleibenden therapeutischen Effekt. Beide Partner geben ihrer Überzeugung Ausdruck, der Therapeut hätte durch geeignete Ratschläge mehr aus der Therapie herausholen können. Der Therapeut hätte eine ideale Ehe stiften sollen. Das Paar ist voll Wut, Trotz und Rachsucht, weil der Therapeut nicht nur ihre Erwartungen nicht erfüllt hat, sondern ihnen sogar die Kollusion, die Fortsetzung des neurotischen Zusammenspiels, verunmöglicht hat, das ihnen doch eine verleugnete Form von Befriedigung zu vermitteln vermochte. Nicht selten sitzen die Partner da wie zwei gierig ihre Schnäbel aufsperrende Jungvögel, die vom Therapeuten gefüttert werden wollen. Es besteht die Gefahr, daß der Therapeut sich von diesen Erwartungen erfassen läßt und zerknirscht darüber ist, daß er die Ansprüche nicht zu erfüllen vermag. Das kann zu einer beklommenen Atmosphäre führen, wo der Therapeut kaum wagt, die Therapie abzuschließen, ohne daß alle Erwartungen des Paares erfüllt werden konnten. Wenn der Therapeut es nicht wagt, sich mit dieser Situation zu konfrontieren und die überhöhten Erwartungen des Paares zum therapeutischen Problem zu machen, kann sich eine unerfreuliche Situation entwickeln. Der Therapeut meint dann, er müsse immer noch bessere, noch intelligentere, noch zutreffendere Deutungen finden oder sich zeitlich noch mehr engagieren. Oder er reagiert kontraphobisch und neigt dazu, das Paar unerwartet schroff abzuweisen und gekränkt fortzuschicken. Am günstigsten ist es, wenn der Therapeut mit seiner Haltung dem Paar klare Grenzen zu setzen vermag und deutlich zum Ausdruck bringt, daß die therapeutische Arbeit keinesfalls von ihm allein geleistet werden kann. Vielleicht bietet sich ihm auch die Gelegenheit, dem Paar zu deuten, wie sie sich die therapeutische Beziehung – ähnlich wie ursprünglich die Ehebeziehung – als eine Form von omnipotenter Wunscherfüllung vorgestellt haben.

6.2. Übertragung in Einzeltherapie und Paartherapie

In der Literatur der Paar- und Familientherapie findet sich das Thema Übertragung und Gegenübertragung noch wenig bearbeitet. Nach Berman und Lief (1976) eignet sich das Setting der Paartherapie weniger zur Bearbeitung der Übertragungsneurose, so daß Übertragungeslemente eher unbesehen bleiben. Die meisten Familientherapeuten halten den Übertragungsbegriff für die Familientherapie nicht für zentral, weil hier der Therapeut wesentlich mit den in der Familie wirksamen Beziehungskräften arbeite. Übertragungen auf den Therapeuten treten demnach an Bedeutung zurück. Stierlin (1977) hat den transfamiliären und intrafamiliären Übertragungsprozessen eine spezielle Studie gewidmet.

In der Paartherapie sind jene zwei Bezugspersonen, zu denen in der Regel die intensivsten Übertragungsbeziehungen bestehen, gleichzeitig anwesend: der Ehepartner und der Therapeut. Die Beziehung zum Ehepartner enthält bereits alle Züge einer etablierten Übertragungsbeziehung, während die Übertragung auf den Therapeuten sich erst bilden muß, was in der Analyse ja oft ein zeitraubender Prozeß ist. Verschiedene Autoren sehen den besonderen Vorteil der Paartherapie gerade darin, daß sich die Übertragungsneigung viel direkter an der Beziehung zum Ehepartner bearbeiten läßt als an der Beziehung zum Therapeuten (Sager 1967).

Der Ehepartner ist Übertragungsfigur Nr. 1, und der Therapeut bietet sich eher als Nebenübertragungsfigur an. Das mag ein Nachteil sein für jene Psychotherapeuten, die in der Bearbeitung der Übertragung eine besondere Befriedigung in ihrer Berufsarbeit finden. Die Persönlichkeit des Therapeuten und die Beziehung zum Therapeuten steht in der Paar- und Familientherapie weniger im Zentrum des Gespräches als in der Einzeltherapie. Der Therapeut ist oft mehr ein beteiligter Regisseur, der den Prozeß in Gang zu halten versucht, ohne dabei auf der Bühne des Geschehens die wichtigste Rolle zu spielen. Solange ich mich in meiner Arbeit vor allem auf die Paardynamik konzentriert hatte, glaubte ich, in der Paartherapie bilde sich gar keine faßbare Übertragungsbeziehung zu mir. Später aber merkte ich, daß zwischen Mißerfolg mancher Therapien und ungelöster Beziehungsproblematik zu mir eine deutliche Relation bestand, so daß ich mich zunehmend auf dieses Problem auszurichten begann. In vielen Fällen war es mir aber nicht möglich, Übertragung und Gegenübertragung auseinanderzuhalten, weil Übertragungsprobleme vor allem dort zentral wurden, wo sich zwischen Ehepartner und mir eine Kollusion gebildet hatte, bei der der Beitrag des Patienten und derjenige von mir nicht mehr auseinanderzuhalten waren. Aus didaktischen Gründen halte ich an der traditionellen Unterscheidung von Übertragung und Gegenübertragung fest.

Ich sehe vor allem zwei Gründe, weshalb die Übertragung in der Paartherapie oft weniger faßbar wird:

a) Begrenzte Regressionsmöglichkeiten in der Paartherapie

Die Partner, die eine Paartherapie beginnen, befinden sich meist bereits in einer regredierten Beziehung zueinander. Ihre Reaktionen aufeinander sind irrational, affektiv und projektiv, oft unvernünftig und ohne Kontrolle. Der Therapeut muß in der Therapie in der Regel nicht die Regression fördern, sondern vielmehr die gesunden Ich-Anteile der Partner stützen, um überhaupt ein therapeutisches Arbeitsbündnis herstellen zu können. Damit bremst er aber auch die Bildung einer meist mit Regression einhergehenden Übertragungsbeziehung. Viele Therapeuten, vor allem verhaltenstherapeutischer Richtung, strukturieren aktiv, indem sie mit dem Paar einen therapeutischen Kontrakt eingehen, den einzuhalten sich beide Partner verpflichten müssen. Oder sie geben den Partnern gewisse «Hausaufgaben» auf, deren Erfüllung in der Regel eine konstruktive und kontrollierte Aktivität in partnerbezogenen Situationen erfordert. Ein weiteres Absacken der Paardynamik in Richtung primärprozeßhafter, maligner Regression (Balint 1970) verunmöglicht oft eine therapeutische Arbeit. Es gibt Paare, bei denen die Partner miteinander in ihren Regressionstendenzen rivalisieren und jeder sich dem Therapeuten als noch hilfloser und zuwendungsbedürftiger anbieten will. Bei anderen muß, wenn der eine in der Therapie regredieren will, der andere kompensatorisch überfunktionieren. Ich versuche dann oft, die Regression des ersteren zu unterbinden und ihn zur Mitverantwortung an der therapeutischen Arbeit herauszufordern, weil sonst die Paartherapie zur Einzeltherapie des Regredierten wird unter cotherapeutischer Assistenz des progressiven Partners.

Die Regressionsmöglichkeiten in der Paartherapie sind aber auch dadurch limitiert, daß im Gegensatz zur Einzeltherapie die Partner sich in den Therapiesitzungen nicht völlig anders verhalten können als außerhalb der Therapiesitzungen. Auch in der Therapie bleibt die Partnerbeziehung eine Realbeziehung. Das, was in den Therapiesitzungen ausgesprochen wird, sind nicht einfach freie Assoziationen, sondern schafft Realitäten, die außerhalb der Therapiesitzung nicht auszulöschen sind.

b) Begrenzte Offenheit in der Paartherapie

In der Paartherapie bleibt nicht nur die therapeutische Regression in engerem Rahmen, sondern es wird auch die «Entfaltung einer Privatwelt» zwischen Patient und Therapeut durch die Realpräsenz des Partners behindert (LESLIE 1964). Insbesondere ist es für alle Beteiligten nicht leicht, wenn Liebesgefühle zum Therapeuten in Anwesenheit des Partners ausgesprochen werden. Es kann die Gefahr bestehen, eine positive Übertragung in negative Form zu kleiden, statt Liebesgefühle, Haß und Wut auf den Therapeuten zu äußern. Es gibt Autoren wie GIOVACCHINI, die zur Bearbeitung von Eheproblemen weiterhin der klassischen Einzeltherapie den Vorzug geben, weil in der Paartherapie die Übertragungsneurose nicht gelöst werden könne. Ich kann dieser Ansicht nicht zustimmen. Ich glaube, daß die Übertragungsproblematik in der Paartherapie in anderer Weise gelöst werden muß als in der Einzeltherapie.

6.3. Die spezielle Bearbeitung der Übertragung in der Paartherapie

Da zwischen der Übertragung auf den Ehepartner und der Übertragung auf den Therapeuten meist ein enger Zusammenhang besteht, sollte die Übertragung auf den Therapeuten womöglich nicht als isoliertes Phänomen bearbeitet werden, aus dem der Ehepartner ausgeschlossen ist.

Die eine Form der Übertragungsbearbeitung liegt darin, daß die Übertragung zum Therapeuten auf die Übertragung zum Ehepartner zurückgeführt wird und in der Dynamik der Paarbeziehung bearbeitet wird. Das trifft vor allem auf jene Fälle zu, wo dem Therapeuten eine idealisierte Übertragung angeboten wird, dem Ehepartner aber eine negative Übertragung. In den meisten Fällen entspricht dann die Übertragung auf den Therapeuten der idealisierten Übertragung, die zur Zeit der Partnerwahl dem Ehepartner zukam. Durch die Herstellung eines Zusammenhangs zwischen der Beziehung zum Vater, zum Ehemann und zum Therapeuten wird die therapeutisch ungünstige Polarisierung zwischen Therapeut und Ehemann vermieden und die Übertragungsneigung der Frau für die Bearbeitung der Partnerbeziehung fruchtbar gemacht. Da, wo es möglich ist, soll also die Übertragung auf den Therapeuten als Nebenübertragung der Beziehung zum Ehepartner behandelt werden, um den Fokus der Therapie auf der Paarbeziehung zu lassen.

Eine andere Form von Übertragungsarbeit ergibt sich in jenen Fällen, wo die Übertragung auf den Therapeuten so intensiv ist, daß sie nicht nur auf die Übertragung zum Ehepartner zurückgeführt werden kann. Wird die Übertragung dann nicht direkt behandelt, so droht die Therapie in Brüche zu gehen. Bei manchen Paartherapien, bei denen es mir nicht gelungen ist, eine konstruktive Arbeitsbeziehung herzustellen, erfolgte der Abbruch der Therapie auf Betreiben jenes Partners, dessen gespannte Beziehung zu mir zuwenig bearbeitet worden war. Oft handelte es sich um Frauen, die in besonderem Maße auf meine Anerkennung angewiesen waren, was ich als Erpressung abgewertet hatte, oder um Männer, die mit mir rivalisierten und sich in ihrer Männlichkeit von mir zuwenig bestätigt gefühlt hatten.

Mit zunehmender therapeutischer Erfahrung merkte ich, daß der Therapeut sich in diesen Fällen nicht aus der Beziehung heraushalten darf, sondern sich in die konkrete Auseinandersetzung mit dem Übertragenden einlassen muß. Meine Befürchtung, der andere Ehepartner könnte sich dabei ausgeschlossen fühlen, erwies sich nicht als stichhaltig. Oft scheint der Ehepartner sogar erleichtert zu sein, wenn der Therapeut einen Teil der Übertragungsneigung von ihm abzieht und auf sich lenkt.

Der Therapeut muß sich dann mit der Übertragung modellstehend für den Ehepartner auseinandersetzen. Das kann aber für den Ehepartner eine besonders wichtige Erfahrung sein und den therapeutischen Prozeß wesentlich intensivieren. Dieses Phänomen soll im Kapitel «Gegenübertragung und therapeutische Kollusion» eingehender dargestellt werden.

7. Gegenübertragung und therapeutische Kollusion

7.1. Das Bemühen um eine therapeutische Haltung von «Allparteilichkeit» (Stierlin)

Das Konzept der Kollusion, wie ich es in ‹*Die Zweierbeziehung*› (1975) dargestellt habe, verfolgte den Zweck, dem Therapeuten eine theoretische Grundlage zu vermitteln, um Paarkonflikte als Ganzes wahrzunehmen und zu behandeln. Viele Therapeuten schrecken vor der Durchführung von Paarbehandlungen zurück, weil sie spüren, daß sie nicht in der Lage sind, sich mit ebenbürtigem Mitgefühl zwei Patienten zuzuwenden, sondern immer wieder der Gefahr verfallen, sich mit dem einen gegen den anderen zu verbünden. Das Kollusionskonzept sollte den Therapeuten befähigen, ein Gleichgewicht an Zuwendung und Empathie für beide Partner aufrechtzuerhalten.

Probleme der Parteilichkeit wurden in der Familientherapie vor allem von Boszormenyi-Nagy und von Stierlin bearbeitet. Boszormenyi-Nagy (1972) spricht von einer «multidirectional-partiality» des Familientherapeuten – eine Parteilichkeit, die den einzelnen Mitgliedern zugewandt ist, jedoch in alle Richtungen geht (s. Stierlin 1975, S. 223).

Stierlin spricht von Allparteilichkeit. Der Therapeut sollte versuchen, das Vertrauen aller Familienmitglieder zu gewinnen. Er sollte auf jedes einzelne eingehen und es empathisch verstehen und dabei doch allen gerecht werden. Dies bedeute aber nicht, daß er nun zwangshaft abwägen müsse, ob er auch allen gleich viel Aufmerksamkeit widme, sondern daß er letztlich allen Familienmitgliedern das Gefühl gebe, sie würden verstanden und geschätzt.

Diese Allparteilichkeit aufrechtzuerhalten ist in der Paartherapie noch schwieriger als in der Familientherapie, vielleicht weil Psychotherapeuten in der Regel selbst in ungelösten Konflikten in ihrer Zweierbeziehung stehen.

7.2. Das Scheitern der «Allparteilichkeit» an der Gegenübertragung

Trotz des Kollusionskonzeptes, mit dem ich mich gegen eine einseitige Parteinahme in der Paartherapie zu schützen glaubte, mußte ich an Hand von Video-Bändern feststellen, daß es mir in manchen Therapien nicht gelingt, mich neutral und unparteiisch zu verhalten. Oft wird aus meinem Verhalten nur allzu deutlich, daß der eine Partner mir wesentlich sympathischer ist als der andere und ich für den einen mehr Empathie und Verständnis aufbringe als für den anderen. Diese Erkenntnis war zunächst betrüblich und ließ mich an meiner Befähigung zur Paartherapie zweifeln. Ich versuchte dann herauszuarbeiten, welche Verhaltensweisen mir persönlich offenbar besonders Mühe bereiten. Ich gerate zum Beispiel in Schwierigkeiten mit Frauen, von denen ich mich zur einseitigen Parteinahme erpreßt fühle und die in mir den Eindruck entstehen lassen, sie seien in ihrem Bedürfnis nach Akzeptation, Unterstützung und Trost ein Faß ohne Boden. Mit der Zeit merkte ich, daß ich leicht in die gleiche Haltung hineingerate wie die betreffenden Ehemänner. Je unnahbarer ich wurde, desto mehr gerieten die Frauen in destruktives und unkontrolliertes Weinen und Anklagen. Dieselben Frauen konnten sich aber beruhigen und konstruktiv an der Therapie mitarbeiten, wenn es mir gelungen war, sie warme Anteilnahme und echtes Verständnis spüren zu lassen. Aber was sollte ich tun, wenn ich keine echte Anteilnahme aufzubringen vermochte, ja, mir diese Frauen so auf die Nerven schlugen, daß ich kaum noch fähig war, ihr Verhalten therapeutisch zu hinterfragen?

Freud hat über den Einsatz der Gegenübertragung als therapeutisches Hilfsmittel noch wenig geäußert. Er sah sie im Zusammenhang mit den «blinden Flecken» des Analytikers, die ein Hindernis für das freie Verstehen und damit ein Hindernis für die Behandlung darstellen. Zu ihrer Überwindung empfahl er die Lehranalyse. PAULA HEIMANN (1950) war eine der ersten, die in der Gegenübertragung eine bedeutsame Verständnishilfe für den verborgenen Sinn der Mitteilungen des Patienten sah. Der entscheidend neue Gedanke war, daß der Analytiker in seinen eigenen auf den Patienten bezogenen Gefühlen und Phantasien ein sensibles Instrument besitze für die sich im Patienten abspielenden Vorgänge. Wenn der Analytiker seine eigenen Assoziationen beobachtet, während er dem Patienten zuhört, entdeckt er darin, daß sich zwischen dem Unbewußten des Patienten und seinem eigenen ein verborgenes Verständnis einspielt. Das Unbewußte des Analytikers versteht nach PAULA HEIMANN das des Patienten. Diese Beziehung in der Tiefenschicht kommt in Form von Gefühlen an die Oberfläche, die der Analytiker als Reaktion auf seinen Patienten, als seine Gegenübertragung bemerkt.

Erst in den letzten Jahren wurde nun aber Gegenübertragung nicht nur als intrapsychischer diagnostischer Prozeß des Analytikers beschrieben, sondern die Gegenübertragungsreaktion auch als *Verhalten* des Analytikers untersucht. Nach SANDLER et al. (1973) gibt die Person, auf die sich solche Übertragungsmanipulationen und Provokationen richten, entweder zu verstehen, daß sie diese Rolle nicht akzeptiert, oder bei eigener unbewußter Neigung in derselben Richtung, daß sie diese tatsächlich annimmt und sich dementsprechend zu verhalten bereit ist. Auf das Kollusionskonzept übertragen: Der Bezugsperson steht es frei, das Eingehen einer Kollusion zu verweigern oder zu akzeptieren, das heißt in einer Kollusion mitzuagieren. Neben der frei schwebenden Aufmerksamkeit des Analytikers gibt es nach SANDLER et al. die frei schwebende Ansprechbarkeit (*free floating responsiveness*). Obwohl in der Literatur vom Analytiker oft das Bild einer Maschine entworfen werde, die mit vollständiger Selbstbeherrschung auf der einen Seite Wahrnehmungen aufnehme und auf der anderen Seite Deutungen auswerfe, sei das tatsächliche Verhalten des Analytikers anders: «Der Analytiker spricht, grüßt den Patienten, trifft Vereinbarungen über praktische Angelegenheiten, scherzt vielleicht und läßt es zu, daß seine Reaktionen bis zu einem gewissen Grad von der klassischen psychoanalytischen Norm abweichen» (SANDLER 1976, S. 301). Sowohl in seinem offenen Verhalten wie in seinen Gedanken und Gefühlen zeige der Analytiker eine mehr oder weniger große Bereitschaft zur Rollenübernahme. Ich glaube, daß selbst dann, wenn der Analytiker meint, sich klassisch analytisch zu verhalten, er dem Patienten seine eigenen Gefühlsreaktionen spürbar macht. Gemäß WATZLAWICK et al. (1969) können wir uns definitionsgemäß in einer menschlichen Beziehung gar nicht «nicht verhalten». Wenn die Patientin dem Analytiker ein Liebesgeständnis macht, so kann der Analytiker dieses wortlos hinnehmen. Vom Beziehungsaspekt aus gibt er damit der Patientin kund, daß er es ihr überläßt, ob sie ihm weitere Liebesanträge machen will, daß er aber nicht darauf einzugehen gedenke. Die Patientin mag sich dann in ihren Gefühlen entwertet fühlen und derartige Regungen eher für sich behalten. Der Analytiker kann die Patientin ermuntern, ihre Gefühle noch klarer mitzuteilen. Die Patientin mag daraus vermuten, daß er an ihren Gefühlen interessiert sei. Der Analytiker kann ihre Liebesgeständnisse als Übertragung der Liebesgefühle zum Vater deuten. Auf Beziehungsebene wird die Patientin daraus schließen, daß der Analytiker ihr Liebesangebot auf andere Bezugspersonen abschiebe und sich damit aus der Sache halte. Besonders verhängnisvoll dürfte es sein, wenn der Analytiker der Patientin eine Diskrepanz zwischen Beziehungsaspekt und Inhaltsaspekt anbietet: Er interpretiert die Liebesangebote zwar als Übertragung, läßt die Patientin aber durch seinen Stimmfall und durch sein Interesse an ihren Ausführungen spüren, daß er an ihren Liebesangeboten Gefallen findet. Die Quittung findet er dann etwa in Äußerungen der Patientin zu seinen Deutungen, wie: «Ach, Herr Doktor, ich kann gar nicht so recht hinhören, was Sie da sagen, ich bin einfach glücklich, wenn ich Ihre Stimme höre.» Was immer der Analytiker tut oder nicht tut, er verhält sich auf das Angebot der Patientin, und sein Verhalten löst wiederum Reaktionen beim Analysanden aus. In der klassischen Psychoanalyse kann allerdings der Analytiker seine eigenen Gefühlsreaktionen so weit verbergen, daß zumindest bei Analysebeginn der Patient unsicher ist, was im Analytiker vorgeht. In der Paartherapie, wo der Therapeut sich wesentlich aktiver verhält und sich mit dem Blick der Patienten konfrontiert, wird das Bemühen des Therapeuten, seine Einstellungen, Gefühle und Reaktionen zu verbergen, zur Illusion.

Freud (1911, S. 108) stellte an den Arzt die Forderung, er müsse seine Gegenübertragung in sich erkennen und bewältigen. Jeder Psychoanalytiker komme nur so weit, als seine eigenen Komplexe und inneren Widerstände es gestatten. Er müsse sich deshalb einer Selbstanalyse unterziehen, und wenn er dabei nicht weiterkomme, fehle ihm die Fähigkeit, Kranke analytisch zu behandeln. Nach Rogers (1973) ist die Haltung des Psychotherapeuten die wichtigste Voraussetzung für die Wirksamkeit einer Therapie. Rogers fordert vom Therapeuten einerseits Echtheit, andererseits bedingungslose positive Zuwendung, ein entgegenkommendes Gefühl ohne Vorbehalte. Über seine eigenen wichtigen Lernerfahrungen schreibt er: «In meinen Beziehungen zu Menschen habe ich herausgefunden, daß es auf lange Sicht nicht hilft, so zu tun, als wäre ich jemand, der ich nicht bin. Es hilft nicht, ruhig und freundlich zu tun, wenn ich eigentlich ärgerlich bin und Bedenken habe ... Es hilft nicht, den liebevollen Menschen zu spielen, wenn ich im Augenblick eigentlich feindlich gestimmt bin. Es hilft mir nicht, so zu tun, als wäre ich voller Sicherheit, wenn ich eigentlich beängstigt und unsicher bin ... Es scheint mir tatsächlich, daß die Erklärung für die meisten Fehler, die ich in persönlichen Beziehungen begehe, für die meisten Fälle, in denen es mir nicht gelungen ist, anderen Individuen zu helfen, in folgendem liegt: Ich habe mich aus irgendeiner Abwehrhaltung heraus an der Oberfläche auf die eine Weise verhalten, während meine Gefühle in Wirklichkeit in entgegengesetzte Richtung liefen» (S. 32).

Was soll der Therapeut aber tun, wenn der Anspruch auf

Echtheit mit dem Anspruch auf vorbehaltloses positives Akzeptieren des Patienten in Gegensatz tritt? Was soll der analytische Psychotherapeut tun, wenn er trotz Lehranalyse und anderen therapeutischen Selbsterfahrungen feststellen muß, daß er das Ziel einer frei schwebenden Ansprechbarkeit und Allparteilichkeit nicht zu erreichen vermag, sondern das Opfer eigener Gefühlsreaktionen seinen Patienten gegenüber zu werden droht?

7.3. Die therapeutische Kollusion als Versuch, die Gegenübertragung zum therapeutischen Instrument zu machen

Allmählich begann ich zu lernen, aus der Not eine Tugend zu machen, meine Unfähigkeit zur Allparteilichkeit und zum vorbehaltlosen Akzeptieren beider Partner als Instrument in der Therapie einzusetzen.

Die Fähigkeit des Psychotherapeuten mißt sich nicht darin, wie gut es ihm gelingt, jegliches Mitagieren mit dem Patienten zu vermeiden, sondern wie gut er seine persönliche Eigenart, seine Reaktionsbereitschaften, ja seine Restneurose als therapeutisch reflektiertes Instrument einzusetzen vermag.

Wichtiger als eine unerreichbare Unparteilichkeit ist, daß der Therapeut sich selbst und den Patienten nichts vormacht. Was der Patient an Gefühlen in ihm auslöst, sind keineswegs nur Reaktionen auf die Übertragung des Patienten, sondern zu einem erheblichen Anteil auch neurotische Übertragungen des Therapeuten auf den Patienten, das heißt eigene infantile Einstellungen des Analytikers auf den Patienten (s. BECKMANN 1974, MOELLER 1977).

Diese Übertragungen des Therapeuten liegen aber meist nur als Reaktionsbereitschaften vor, die erst dann wirksam werden, wenn sie vom Patienten mobilisiert werden, worauf es zwischen Patient und Therapeut zur Bildung einer echten Kollusion kommt. Der Therapeut verwickelt sich mit dem Patienten durch eine gleichartige Grundphantasie in einen Konflikt, in dem sein Verhalten stark vom Verhalten des Konfliktpartners bestimmt wird und wiederum verstärkend auf dieses zurückwirkt. Dem mitagierenden Therapeuten wird nun seine persönliche Begrenztheit bezüglich Allparteilichkeit besonders spürbar werden. Er wird aber versuchen, den Patienten von seinem ehrlichen Bestreben zu überzeugen, sich um eine faire Lösung des Konfliktes, der sich zwischen ihnen gebildet hat, zu bemühen. Er wird seine Antipathien und Spannungen nicht verleugnen, sondern im Gegenteil sich dem Konflikt stellen, und zwar als er selbst mit all seinen persönlichen Einschränkungen. Die Bemühung um die Lösung des Konfliktes zwischen Patient und Therapeut soll so zum Modell für die Paartherapie werden, an dem die Partner lernen können, mit ihrem Beziehungskonflikt besser umzugehen. Der Therapeut setzt sich also einem Partnerkonflikt mit einem der Patienten aus, läßt sich in eine Kollusion ein, diese aber wird zur therapeutischen Kollusion, wenn der Therapeut die Fähigkeit hat, die gemeinsame Konfliktbereitschaft therapeutisch zu bearbeiten.

Therapeutische Kollusion meint folgenden Ablauf: Der Therapeut verwickelt sich aufgrund eigener ihm zunächst nicht bewußter Beziehungsbereitschaften in eine Kollusion mit dem einen Patienten. Sein Verhalten gerät in eine immer stärkere, meist polarisierte Interdependenz mit dem Verhalten dieses Patienten. Nachdem dieser Prozeß über eine Zeit eskaliert, kommt ein Punkt, wo sich der Therapeut seiner Befangenheit bewußt wird und den Überblick wieder zu gewinnen vermag. Er bearbeitet nun die Kollusion therapeutisch, indem er sie als einen partnerschaftlichen Prozeß deutet. Die Bearbeitung der Kollusion zwischen Therapeut und dem einen der Partner steht dann modellhaft für die Bearbeitung der ehelichen Kollusion.

Der Therapeut soll seine Gefühlsreaktionen (das heißt seine Gegenübertragung und auch seine «neurotischen» Übertragungen) nicht nur als diagnostisches Instrument benutzen unter gleichzeitigem Bemühen, sich nichts von seinen Regungen anmerken zu lassen, sondern er soll sich selbst in seinen Gefühlen akzeptieren, und wenn er in einen echten Konflikt mit dem Patienten hineingerät, so soll er das geschehen lassen im Vertrauen darauf, daß er früher oder später einen Weg zur Lösung finden wird. Dazu ist allerdings notwendig, daß er nicht völlig oder dauernd dem Konflikt verfällt, was aber am ehesten gewährleistet sein dürfte, wenn er den Konflikt nicht zu verdrängen versucht. Ein Teil von ihm sollte die Übersicht über das Geschehen bewahren oder zumindest wiederzugewinnen vermögen.

Dadurch, daß der Therapeut sich in eine Kollusion verwickeln läßt und diese für eine Zeit zum Fokus der Behandlung wird, kommt ein Prozeß in Gang, der für alle drei Beteiligten von zentraler Bedeutung ist:

- Dem Konfliktpartner kann gezeigt werden, daß der Therapeut sich aus einer ursprünglich neutralen Position mit ihm in einen Konflikt verwickelt hat, der demjenigen zum Ehepartner recht ähnlich ist. Es stellt sich ihm also die Frage, inwiefern er mit Beziehungspersonen in immer wieder ähnliche Konflikte hineingerät.
- Für den Therapeuten ist es von großer psychohygienischer Bedeutung, wenn er seine eigenen Gefühle nicht zurückstauen muß, sondern sich voll in einen Prozeß eingeben kann im Vertrauen darauf, daß sich eine für beide Teile akzeptable Konfliktlösung finden läßt. Der Therapeut erfährt sich damit selbst in seiner Arbeit und lernt für sich selbst.
- Auch für den zunächst nicht betroffenen Ehepartner ist dieser Prozeß von großer Bedeutung. Man könnte zunächst befürchten, er werde sich schadenfreudig die Hände reiben, wenn er sieht, daß sein Partner mit dem Therapeuten in die gleichen Schwierigkeiten hineingerät wie mit ihm selbst und der Therapeut sich offensichtlich an denselben Eigenschaften

und Verhaltensweisen stößt wie er. Sekundär stellt sich aber eine gegenläufige Tendenz ein: Der Ehepartner reagiert eventuell mit Schuldgefühlen, weil er den Konfliktpartner so allein läßt. Er fühlt sich ausgeschlossen aus der intensiven Auseinandersetzung zwischen Therapeut und Konfliktpartner. Wenn diese Auseinandersetzung zur Auflösung der Kollusion führt, so hat die Konfliktlösung einen Modellcharakter für die eheliche Kollusion. Von seiten des Therapeuten erfahren beide ein offenes und faires Bemühen, sich und den Konfliktpartner zu verstehen und jeden in seinen begrenzten Möglichkeiten zu akzeptieren. Daraus entsteht die Aufforderung an den Ehepartner, sich mit der offenbar grundsätzlich lösbaren Kollusion auseinanderzusetzen. Beide Partner gewinnen durch das Miterleben der therapeutischen Kollusion eine gewisse Distanz zur ehelichen Kollusion, der sie sich jetzt mit größerer Effizienz zuwenden können. Bisher habe ich es nie erlebt, daß der Ehepartner langfristig aus dem Streit zwischen Therapeut und Konfliktpartner Kapital zu eigenen Gunsten zu schlagen versuchte. Das spürbare Bemühen des Therapeuten, den Konflikt fair zu lösen, überträgt sich auch auf ihn. Vor allem erlebt das Paar, daß Konflikte auszutragen sich lohnt, daß man sich dadurch näherkommt und man miteinander Lösungen finden kann. Die therapeutische Kollusion ist also eine korrigierende emotionale Erfahrung für alle drei Beteiligten (F. ALEXANDER).

Grenzen und Gefahren der therapeutischen Kollusion

Meine Grundhaltung bleibt analytisch, das heißt, ich lasse im wesentlichen die Patienten die Richtung der therapeutischen Beziehung bestimmen und bearbeite Übertragung und Gegenübertragung erst dann, wenn sie im therapeutischen Prozeß zum Problem werden. Ich glaube, es wäre verhängnisvoll, wenn der Therapeut das Eingehen therapeutischer Kollusionen selbst anstreben würde in der Meinung, das Hinlenken auf seine Kollusionsbereitschaft könnte den therapeutischen Prozeß intensivieren. Das trifft sicher nicht generell zu. Insbesondere narzißtisch gestörte Paare, aber auch Paare, die mit großer Angst in die Therapie kommen, suchen im Therapeuten in erster Linie eine stabile, unparteiische und unerschütterliche Person. Würde der Therapeut allzu früh bekennen, daß er sich von einem der Partner persönlich betroffen fühle und seine Beziehung zu ihm klären möchte, so würde das Angst und Verwirrung anstiften. Die Paare kommen ja in die Therapie, um *ihre* Ehebeziehung zu bearbeiten. Das gelingt ihnen besser in Anwesenheit eines *neutralen* Drittpartners. Sie würden es häufig als störend empfinden, wenn sich dieser mit seinen eigenen Problemen in ihre Auseinandersetzung einmischen würde, ja sie empfänden es als Zumutung, wenn sie nun auch noch auf die Person des Therapeuten Rücksicht zu nehmen hätten. Patienten können mit Wut reagieren, wenn sie den Therapeuten nicht als unbegrenzt belastbar idealisieren können. Viele Paartherapien laufen in einer unproblematischen, ruhigen und wohlwollenden Atmosphäre mit dem Therapeuten. Die Beziehung zum Therapeuten wird vom Paar als ein sicherer, nicht anzutastender Boden erhalten, was ihnen den Mut gibt, sich in den therapeutischen Prozeß einzulassen und sich miteinander zu konfrontieren. Manche Patienten, die ich nach Therapieabschluß befragte, gaben mir an, es sei ihnen wichtig gewesen, daß ich meine Festigkeit und Neutralität durchzuhalten verstand, selbst als sie gemerkt hätten, daß mir das Mühe bereite. Ich glaube, die therapeutische Kollusion sollte erst dann zum Thema gemacht werden, wenn sie wirklich für alle Betroffenen zum Problem geworden ist. Dann aber sollte der Therapeut dem Konflikt nicht weiter ausweichen und sollte ihn auch nicht nur einseitig als Problem des Patienten deuten, sondern er sollte sich als Mitbetroffener engagieren, etwa indem er sagt: «Ich spüre eine Spannung zwischen uns. Ich merke, daß mir die Beziehung zu Ihnen Mühe bereitet und könnte mir vorstellen, daß es Ihnen mir gegenüber ähnlich geht. Ich wäre froh, wenn uns klarerwerden könnte, was sich jetzt zwischen uns abspielt ... Ich fühle, daß ich jetzt ärgerlich bin auf Sie wegen ... Es liegt mir aber viel daran, Ihre und meine Reaktionen besser zu verstehen» ... (s. im ausführlichen Therapiebeispiel Kapitel 13, S. 243) Es ist dabei sorgfältig auf die Formulierung zu achten. Dem Konfliktpartner muß klar mitgeteilt werden, daß man sich selbst als vom Konflikt betroffen erlebt und es einem ein echtes Anliegen ist, diesen Konflikt zu klären und zu lösen, was die Bereitschaft enthält, sich selbst in Frage zu stellen und auf Kritik einzugehen. Ganz ungünstig wäre es, wenn das Konzept der therapeutischen Kollusion dahingehend mißverstanden würde, daß der Therapeut «spontan», das heißt unbedacht seine Gefühle äußern solle, was leicht zu Formulierungen führen würde wie: «Wenn ich mit jemandem wie Sie verheiratet sein müßte, wäre ich längst davongelaufen. So wie Sie sich verhalten, ist es ja wirklich nicht zum Aushalten.» In dieser Formulierung drückt sich eine abwertende, verurteilende Haltung aus, die meist dazu führt, daß der Konfliktpartner aus der Therapie aussteigt. Mit meiner Formulierung versuche ich aber, den Konfliktpartner in eine Auseinandersetzung zu verwickeln, der er sich nicht so leicht entziehen kann, weil er sich als gleichwertiger Partner in einer «Kollusion» angesprochen fühlt.

Ich meine mit therapeutischer Kollusion auch nicht das, was Zuk (1975) als triadische Familientherapie empfiehlt, wo der Therapeut aus einer bewußt angestrebten Machtposition heraus aktive Parteinahme als therapeutische Technik verwendet, um das Gleichgewicht des Systems zu stören und damit neue Beziehungen zu ermöglichen. «Als Parteinehmender wirft er das Gewicht seiner Autorität zugunsten von Familienmitgliedern oder Familienstreitfragen in die Waagschale, damit Beziehungen so ausgerichtet werden, wie er sie für günstig hält» (S. 26). Der Therapeut bringt sich als Vermittler (*go-between*) in das Familiensystem ein und strebt eine Konfliktentfaltung durch Parteinahme an. Er kann «Kunstgriffe oder therapeutische Schachzüge anwenden, wie etwa Konfrontation, Reflexion, Ratschläge, Ablehnung, Ausweichen usw., um den therapeutischen Einfluß zu wahren oder zu verstärken» (S. 67). Während Zuk und manche amerikanische Systemtherapeuten Macht anstreben, resultiert meine Konzeption der therapeutischen Kollusion eher aus der

Anerkennung meiner therapeutischen Ohnmacht.

Eine weitere Frage ist, ob der Patient als Konfliktpartner dem Therapeuten gegenüber nicht in einer so benachteiligten Position ist, daß er von dieser Auseinandersetzung überfordert sein wird. Gerade dann, wenn sich die therapeutische Kollusion aus dem Prozeß heraus ergibt, halte ich diese Gefahr nicht für groß. In der Regel ist zu diesem Zeitpunkt auch bereits eine gewisse Stabilität der therapeutischen Beziehung erreicht worden. Der Konfliktpartner muß spüren, daß der Therapeut sich echt um eine Konfliktlösung bemüht und nicht seine therapeutische Position mißbraucht, um ihn eventuell mit einseitigen Deutungen kleinzukriegen.

Als männlicher Therapeut halte ich das Aussprechen meiner emotionalen Betroffenheit oft auch für wichtig, weil meine therapeutische Abstinenz von einer agierenden Frau leicht ähnlich erlebt werden kann wie die gefühlsmäßige Abstinenz des Ehemannes. Das offene Aussprechen des Konfliktes, der sich zwischen uns bildet, mutet dem Patienten zwar Belastbarkeit zu, kann aber auch ein Erfolgserlebnis sein, indem er sieht, daß er zwar den Therapeuten aus seinem Gleichmut zu bringen vermag, daß dieser aber den Konflikt nicht verleugnet, sondern sich so lange konfrontiert, bis sich die Spannung abbauen läßt.

In der Regel führt das Bearbeiten der therapeutischen Kollusion zu einer wesentlich verbesserten Beziehung zum Konfliktpartner. Was sind nun aber die *Auswirkungen auf den nicht in den Konflikt einbezogenen Partner*? Der Therapeut sollte sich jetzt diesem speziell zuwenden. Es ist möglich, daß er sich ausgeschlossen fühlt und insbesondere befürchtet, der Therapeut habe nun für seinen früheren Konfliktpartner eine spezielle Sympathie gewonnen, die ihn ins Hintertreffen versetzt habe. Auch kann er denken, für den Therapeuten sei es leicht, ein Exempel für die eheliche Konfliktlösung zu statuieren, er brauche ja nicht außerhalb der Sitzungen mit dem Partner zusammen zu leben. *Für die Paartherapie ergibt sich somit die Notwendigkeit, an Stelle der Unparteilichkeit oder Neutralität das Prinzip der ausgleichenden Parteilichkeit zu setzen.*

Soll der Therapeut persönliche Probleme mit seinen Patienten besprechen?

Nach meiner Ansicht soll sich der Therapeut zwar echt verhalten, er soll aber nicht die Hilfe der Patienten zur Behandlung eigener Probleme beanspruchen. Immer wieder höre ich von Patienten, sie hätten erfahren, wie Therapeuten ihnen ihre persönlichen Probleme offenbart hätten. Die Reaktion der Patienten war durchaus negativ im Sinne von Enttäuschung, Spott und Verachtung: «Der hat ja noch mehr Probleme als ich. Am Anfang haben wir über meine Probleme gesprochen, später aber fast nur noch über die seinigen. Obwohl ich ihn mehr therapiert habe als er mich, war ich derjenige, der bezahlen mußte.» Der Therapeut soll dem Patienten zwar nicht vormachen, er stehe jenseits aller Probleme, er soll aber klar bei seinem beruflichen Auftrag bleiben: Behandlung eines Hilfesuchenden, der ihm für diese Arbeit ein Honorar entrichtet. Die Patienten brauchen im Therapeuten jemanden, der unter Hintanstellung seiner persönlichen Bedürfnisse auf sie eingeht und sich als belastbar und stabil erweist. Die therapeutische Kollusion sollte sich also streng innerhalb des therapeutischen Arbeitsbündnisses halten. Der Therapeut soll zwar offen zu seinen momentanen Gefühlen stehen, aber nicht seine persönlichen Probleme und Bedürfnisse in größerem Umfang zum Thema machen. In der therapeutischen Kollusion geht es um ein reflektiertes Mitagieren des Therapeuten, bei dem er seine Gegenübertragung nicht nur wahrnimmt, sondern sich auch kongruent zu seiner momentanen Gefühlssituation verhält.

8. Die Geschlechtsgebundenheit des Paartherapeuten

In der Literatur sämtlicher psychotherapeutischer Schulen, selbst in der Literatur über Familien- und Paartherapie, wird kaum erwähnt, daß der Therapeut kein Neutrum ist, sondern ein Mann oder eine Frau. Die Beziehung zwischen Patient und Therapeut wird zumindest in der analytischen Literatur fast ausschließlich als Übertragung und Gegenübertragung abgehandelt, das heißt als durch infantile Fixierungen verzerrte Beziehung. Im psychotherapeutischen Jargon wurde dann der Begriff «Übertragung» oft einfach an die Stelle von «Beziehung», insbesondere «Liebesbeziehung» des Patienten zum Analytiker gesetzt, was von der Sache her nicht gerechtfertigt ist, denn selbstverständlich besteht die Beziehung des Analysanden zum Analytiker nicht nur aus verzerrten, von einem Elternteil auf ihn übertragenen Gefühlen, Phantasien und Wahrnehmungen, sondern ist auch eine echte und realitätsgerechte Liebe zu einem Menschen, der bereit ist, vorurteilslos zuzuhören und auf einen einzugehen. Die Ausweitung des Übertragungsbegriffes deutet somit auch auf die emotionale Beziehung des Psychotherapeuten zum Patienten, der damit seine Gefühle auf die idealisierenden und erotischen Ansprüche des Patienten zu rationalisieren sucht.

Die hohe Bedeutung des eigenen Geschlechtes für die Gestaltung des therapeutischen Prozesses ist mir erst in der Paartherapie bewußt geworden, so insbesondere in Ehepaargruppen, die ich in Cotherapie mit Margrit Rotach-Fuchs leitete, aber auch in der Besprechung von Video-Bändern in Kursen, wo mir immer wieder aufgefallen ist, wie weibliche Teilnehmer anders auf das zur Diskussion gestellte Paar reagieren als ich. Cotherapie ist deshalb für die Ausbildung dringend zu empfehlen, um die eigenen, geschlechtsgebundenen Gefühlsreaktionen besser kennenzulernen. Außerhalb der Ausbildung halte ich die Cotherapie jedoch nicht für ökonomisch und möchte deshalb auch in diesem Buch hauptsächlich von Paartherapie mit einem Einzeltherapeuten sprechen.

In einer Paartherapie entsteht ein Dreieck mit zwei gleichgeschlechtlichen und einem gegengeschlechtlichen Partner.

Es kommt dabei zu all den Verwicklungen, wie sie in heterosexuellen Dreiecken üblich sind. Dreiecksbeziehungen sind ihrem Wesen nach spannungsgeladener als Paarbeziehungen oder größere Gruppenbeziehungen. Sie legen es insbesondere nahe, daß zwei Partner sich gegen den dritten zusammenschließen. Sie finden ihre Stabilität in diesem 2:1-Verhältnis (s. M. Bowen). Das therapeutische Dreieck unterliegt auch insofern den Tendenzen einer partnerschaftlichen Dreiecksbeziehung, weil der Therapeut häufig altersmäßig als realer Drittpartner in Frage käme. Es wird auch kaum einen Therapeuten geben, der nicht persönlich in geschlechtsgebundene Konflikte verwickelt ist und nicht selbst an ungelösten Problemen der Geschlechtsrolle leidet. So wird sich der Therapeut auch nur schwer dem Paarkonflikt der Patienten aussetzen können, ohne erheblich davon tangiert zu werden.

Um es an einem Beispiel abzuhandeln: Wenn eine Frau in sogenannt hysterischer Weise dem Mann zusetzt, so liegt es mir nahe, mich mit dem Mann zu identifizieren. Erst allmählich konnte ich lernen, das Agieren der Frau nicht nur als ein theatralisches Sich-Aufspielen zu sehen, sondern auch als Reaktion auf die unberührbare Haltung des Mannes und von mir, als echten und verzweifelten Versuch, uns emotional zu erreichen. Es fiel mir schwer, den Gefühlsausbruch der Frau nicht nur abzuwehren, sondern ihn vielmehr zu verstehen als ein von der Situation her sinnvolles Verhalten. Das agierende Verhalten der Frau ist häufig ein Protest gegen diese selbstgerechte männliche Scheinüberlegenheit. Das Verständnis für dieses Verhalten der Frauen wurde mir aber auch verdeckt, weil diese sich selbst als «hysterisch», krank, labil usw. bezeichneten und als «Patienten» alle Aufmerksamkeit für sich beanspruchten.

Ich tendiere aber keineswegs dazu, mich immer mit dem Mann gegen die Frau zusammenzuschließen. Vielmehr gibt es fast ebenso häufig Situationen, in denen ich zu einer Allianz mit der Frau neige. Das trifft am ehesten auf Situationen zu, wo der Mann auf mich so unansprechbar, langweilig und ermüdend wirkt, daß mir die Frau leid tut. Häufig habe ich mich dann gefragt, wie hält diese Frau das Zusammenleben überhaupt aus. Erst mit der Zeit lernte ich mich fragen, weshalb die Frau diesen Mann denn überhaupt zum Partner gewählt hat und ob ihr seine bescheidene, sanfte und vertrauenswürdige Weise besonders wichtig war und weiterhin noch ist. Aber auch diese Männer sind nicht zufälligerweise auf die wesentlich lebhafteren Frauen gekommen. Vielmehr hofften sie, in der Partnerschaft vom Temperament der Frau angesteckt zu werden. In der Therapie werden sie nicht selten lebendiger, wenn sie Vertrauen zu ihren Gefühlen und insbesondere auch zum Ausdruck ihrer Gefühle bekommen. Die Sympathie des Therapeuten kann im Laufe der Therapie durchaus wechseln. Nicht selten fällt es mir zunächst leichter, den gegengeschlechtlichen Partner zu verstehen, später den gleichgeschlechtlichen. Nach Cartwright und Leuner (1963) haben Berater zu Beginn der Therapie mehr Mühe mit gleichgeschlechtlichen Klienten, während sich diese Tendenz im Laufe der Therapie verändere und die Sympathie für den gleichgeschlechtlichen Partner signifikant zunehme.

8.1. Die kokettierende Patientin und der männliche Therapeut

Nach Christ (1976) wird der Therapeut zum Identifikationsobjekt für den gleichgeschlechtlichen Partner und zum Objekt sexueller Anziehung für den gegengeschlechtlichen Partner (S. 389). Was passiert nun aber mit dem Therapeuten, wenn die Frau mit ihm kokettiert und sie ihm auch sympathisch ist, wenn sie seinen Blick einzufangen sucht und danach trachtet, ein unausgesprochenes Einvernehmen herzustellen, daß ihr Mann doch wirklich unmöglich sei? Es kann sein, daß der Therapeut zunächst auf dieses nuancierte Augenspiel eingeht und die uneingestandene Vorstellung nährt, daß er im Grunde genommen für diese Frau einen besseren Mann abgeben würde. Wenn ihm diese Phantasie bewußt wird, droht es zum abrupten Umschlag seiner Haltung zu kommen. Sein therapeutisches Gewissen drängt ihn, sowohl der Frau wie dem Mann klarzustellen, daß er sich nicht etwa in erotische Spielereien mit ihnen einlassen werde. Immer wieder habe ich es an mir und an anderen (männlichen) Therapeuten erfahren, daß wir Wut und Aggressionen von seiten der Patienten wesentlich besser ertragen als Liebesangebote. Wir fühlen uns von diesen weit mehr verunsichert oder gefährdet und versuchen sie eventuell auszumerzen durch betont schroffes und brüskierendes Verhalten. Während ich, wie wahrscheinlich die meisten männlichen Therapeuten, leichter äußern kann, was mich in einer Beziehung stört und in Spannung bringt, fällt es mir schwerer zu sagen, was mich dabei freut. Weibliche Therapeuten dagegen verhalten sich oft gerade umgekehrt.

In der Paartherapie hat das Kokettieren häufig eine tiefere Bedeutung. Es ist verständlich, daß zu Beginn der Therapie jeder Partner versucht, den Therapeuten auf seine Seite zu ziehen und mit ihm eine Allianz gegen den anderen einzugehen. In der Regel merkt die Frau bald, daß der Mann «die gleiche Sprache spricht» wie der Therapeut, daß sich die beiden Männer leichter verständigen können. Wenn nun die Frau auf Grund ihrer früheren Erfahrungen Männer ohnehin als mächtig und Frauen als minderwertig empfindet, so muß die Situation in der Paartherapie für sie besonders bedrohlich sein, läuft sie doch Gefahr, ganz allein einer männlichen Übermacht gegenüberzustehen. Das Kokettieren mit dem Therapeuten beruht häufig gar nicht so sehr darauf, daß sie diesen erotisch als besonders attraktiv erlebt, sondern daß sie voller Angst ist, vom Therapeuten nicht akzeptiert und verstanden zu werden. Sie sucht eine Sonderallianz mit ihm aus der Befürchtung, wehrlos zertreten zu werden. Sie möchte die Situation in den Griff kriegen unter Einsatz derjenigen Mittel, die sich ihr bisher bewährt haben. Fühlt sie sich nun vom Therapeuten in ihrem Bemühen nach Schutz zurückgewiesen, indem er ihre Manöver entlarvt und ihr die Waffe aus der Hand schlägt, so gerät sie leicht in Panik. Eine Frau äußerte in einer solchen Situation direkt die Annahme einer homosexuellen Verschwörung der beiden Männer gegen sie. Der Therapeut sollte versuchen, das Kokettieren der Frau in diesem Sinne zu akzeptieren und danach zu trachten, in einer nichtverletzenden und nichtbeschämenden Weise die dahinterstehende Angst anzusprechen.

Das Hinnehmen des Kokettierens der Frau läßt den Therapeuten aber auch befürchten, den Mann eifersüchtig zu machen und von diesem des Vertragsbruches der Unparteilichkeit bezichtigt zu werden. Diese Befürchtung erweist sich oft als unbegründet, indem der Mann nicht selten stolz ist, wenn er den Eindruck hat, der Therapeut finde an seiner Frau Gefallen. Es bildet sich dann eine Art homoerotischer Kumpanei zwischen Mann und Therapeut im Einvernehmen, daß diese Frau doch recht attraktiv sei. Das günstigste ist, wenn der Therapeut eine feste, klare und akzeptierende Haltung beibehalten kann und dem Paar zu verstehen gibt, daß er die Sympathiebezeigungen der Frau als wesentlichen Baustein für eine gute Arbeitsbeziehung in der Therapie fruchtbar machen will.

8.2. Der rivalisierende Patient und der männliche Therapeut

Für den Therapeuten ist es wohl am leichtesten zu ertragen, wenn der Ehemann zu ihm eine in mildem Maße idealisierende Identifikationsbeziehung sucht. Das ermöglicht ihm am ehesten, der Ehefrau gegenüber eine Beziehung einzugehen, die einen gewissen Modellcharakter für den Mann haben kann. Besonders mit phallisch strukturierten Männern kommt es aber nicht selten zu einer starken Rivalitätsbeziehung. Es ist ihnen peinlich, vor ihren Frauen als Patienten dastehen zu müssen, während der Therapeut durch seine Berufsrolle unantastbar über ihnen zu schweben scheint. Aus dieser Kränkung heraus kann versucht werden, den Therapeuten von seinem Thron herunterzuholen und ihm eigene Schwächen nachzuweisen. Andere versuchen jede Interpretation und Deutung zu entwerten oder dem Therapeuten mit ihren Berufsleistungen zu imponieren. Wiederholt hat sich die Situation entspannt, wenn ich direkt meine Empfindungen äußerte: «Ich habe den Eindruck, es hat sich zwischen uns eine recht gespannte Atmosphäre entwickelt, eine Art Rivalität, so als ob Sie mir unterlegen sein müßten, weil Sie in Therapie stehen oder ich überlegen, weil ich hier die Funktion des Therapeuten habe. Sie sind hierhergekommen, um Hilfe in Ihren Problemen zu finden. Für mich ist die Therapie eine Berufsaufgabe, die ich so gut wie möglich zu bewältigen versuche, genauso wie Sie in Ihrem Beruf Ihr Bestes geben. Zu Hause habe ich Frau und Kinder, und da haben wir auch unsere Probleme und Schwierigkeiten wie in jeder anderen Ehe und Familie auch.» Natürlich könnte man im analytischen Sinne diese Rivalitätsproblematik auch mit der Vaterbeziehung in Zusammenhang bringen. In der Regel verspreche ich mir aber mehr davon, wenn der Mann durch meine Weigerung, mich von ihm zum Rivalisieren provozieren zu lassen, unmittelbar eine neue und für ihn eventuell unerwartete emotionale Erfahrung machen kann.

Dieselben Probleme bestehen analog für Therapeutinnen in der Beziehung zu weiblichen bzw. männlichen Patienten. Wie sehr die Wahrnehmung von Therapeuten durch die eigene emotionale Einstellung bestimmt sein kann, zeigte sich in folgendem Beispiel:

Beispiel 8:

Eine Therapeutin hatte eine Frau schon längere Zeit in Behandlung und zog dann den Ehemann mit in die Arbeit ein. Sie überwies mir das Paar zu einer gemeinsamen Behandlung. Sie beschrieb mir den Mann als brutalen, gefährlichen Despoten, der rasch dreinschlage und zu keiner Einfühlung in andere Menschen befähigt sei. Seine brutalen Verhaltensweisen und einschießenden Verstimmungen seien Ausdruck eines hirnlokalen Psychosyndroms bei Epilepsie als Folge eines Schädelunfalles. Vergeblich habe sie ihm zur Einnahme von Psychopharmaka geraten. Zufälligerweise verfügten wir über eine Krankengeschichte der Ehefrau, in welcher derselbe Mann einige Jahre früher von einem männlichen Therapeuten ganz anders beschrieben wurde, nämlich als weich, infantil und stark muttergebunden. Mein Eindruck war, daß dieser Mann sich zu Tätlichkeiten hatte provozieren lassen, weil er sich von der Frau, die sich mit den Kindern gegen ihn verbündet hatte, aus der Familie ausgeschlossen fühlte und mit diesen Kraftakten seine väterliche Position in der Familie zu halten suchte. Seine autoritären Brutalitäten, die sich unter der Einzeltherapie der Frau noch verstärkt hatten, führten aber jeweils nur dazu, daß er sich noch mehr von der Familie isolierte. Während der sich über ein halbes Jahr hinziehenden Paartherapie kam es nie mehr zu derartigen Wutanfällen oder Tätlichkeiten. Auch in den therapeutischen Gesprächen zeigte der Mann keinerlei klinische Anhaltspunkte für hirnorganische Störungen. Die offene Besprechung mit der selbstkritischen Therapeutin ergab, daß sie in der eigenen Ehe unter ähnlichen Problemen litt, wie sie an diesem Patientenpaar wahrnahm.

9. Ausübung von Paartherapie durch ein Therapeutenpaar (Cotherapie)

Die Frage liegt nahe, was quälen wir uns da mit der komplizierten Problematik des Geschlechtes des Therapeuten ab, wenn doch die Lösung so nahe liegt, nämlich daß ein männlicher und ein weiblicher Therapeut gemeinsam Paartherapie machen.

Masters und Johnson (1973) weisen darauf hin, daß ein männlicher Therapeut die sexuellen Funktionen oder Dysfunktionen einer Frau nie ganz verstehen kann, denn er erlebt einen Orgasmus nie so wie eine Frau. Wenn er nur im geringsten objektiv sein wolle, könne er seinen Vorstellungen nie ganz vertrauen. Entsprechendes gelte für eine Therapeutin gegenüber den sexuellen Funktionen des Mannes. Wenn ein Paar mit sexuellen Schwierigkeiten zum Beispiel an einen männlichen Therapeuten gelangt, wer soll für die Frau Sachverhalte deuten oder erklären, die eindeutig auf die weibliche Sexualität bezogen sind, auch wenn der Therapeut lernt, sich in der eigenen Geschlechtsrolle zu definieren und die geschlechtsspezifische Dynamik der therapeutischen Dreiecksbeziehungen zu handhaben?

Ob Cotherapie angezeigt ist, muß auch unter ökonomischen Gesichtspunkten betrachtet werden. Es besteht ein derart immenser Bedarf nach Paarberatung und Paartherapie, daß wir es uns nicht leisten sollten, für die Paartherapie zwei Therapeuten einzusetzen, so lange nicht eindeutig erwiesen ist, daß diese Form zu wesentlich effizienteren Therapieverläufen führt. Cotherapie – hier immer als weiblich-männliches Therapeutenteam verstanden – halte ich jedoch zu Ausbildungszwecken für wichtig.

9.1. Unterschiedliche Dynamik im therapeutischen Dreieck und im therapeutischen Viereck

Das therapeutische Viereck, bestehend aus einem Patientenpaar und einem Therapeutenpaar, weist gegenüber dem therapeutischen Dreieck in mancher Hinsicht eine andere Dynamik auf:

- Die Geschlechter sind gleich repräsentiert: Anwesend sind zwei Männer und zwei Frauen. Die Angst vor der Übermacht des einen Geschlechtes, wie sie im therapeutischen Dreieck für alle Beteiligten bestehen kann, ist geringer.
- Es sind ebenso viele Therapeuten anwesend wie Patienten. Jeder Patient kann potentiell «seinen» Therapeuten haben. Die Rivalität um den einen Therapeuten und die Angst, daß sich dieser auf die Seite des Partners stellen könnte, ist geringer. Aber auch der Therapeut fühlt sich freier in seiner Zuwendung zu den Patienten und fühlt sich weniger gedrängt, diese immer wieder auszubalancieren. Der Beziehungsaspekt, den die Patienten aus jeder Intervention des Therapeuten für sich und ihren Partner herausdestillieren, verliert an Bedeutung, wenn er durch den Cotherapeuten ausgeglichen werden kann. Ein geübtes Cotherapeutenpaar vermag aus verteilten Rollen effektiv zu handeln und kann die Möglichkeit, jedes Phänomen in der Paartherapie von verschiedenen Positionen aus anzusprechen, fruchtbar machen. Das Einnehmen unterschiedlicher Standpunkte setzt aber eine gute Kooperationsfähigkeit des Therapeutenpaars voraus. Diese ist nicht gewährleistet, wenn schwere, unausgesprochene Konflikte zwischen den Therapeuten über ähnlich gelagerte Spannungen des Klientenpaars ausagiert werden. Das Patientenpaar erlebt die Beziehung zu den zwei Therapeuten deutlich anders als zu einem einzelnen. Es sieht die Therapeuten meist als Paar. Kokettieren und erotisches Werben einer Patientin um den männlichen Therapeuten wird erschwert durch die Anwesenheit einer Therapeutin. Dafür wird die Patientin sich eventuell durch die Anwesenheit einer anderen Frau von den beiden Männern weniger bedroht fühlen und deshalb auch leichter

auf erotisches Agieren verzichten können. Phantasien um die Beziehung der Therapeuten zueinander beschäftigen das Patientenpaar weit mehr als die Absicht, mit dem einen oder anderen der Therapeuten eine Sonderbeziehung aufzubauen. Das therapeutische Viereck ist in diesem Sinne weniger spannungsgeladen als das Dreieck. Es wird von den Patienten als stabiler, ruhiger und auch klarer getrennt in Therapeutenpaar und Patientenpaar erlebt. Das kann sich bei chaotischen Ehekrisen mit starker Tendenz zum Agieren beruhigend auswirken. Dagegen wird die Situation durch Spannungen und Konflikte in der Beziehung der Cotherapeuten zueinander oft belastet.

9.2. Das Cotherapeutenpaar

Den wesentlichsten Vorteil der Cotherapie sehe ich in der Möglichkeit, die Geschlechtsabhängigkeit der eigenen therapeutischen Wahrnehmung und Intervention zu erfahren. Jeder kann erleben, in wie hohem Maße er in der eigenen Geschlechtlichkeit befangen bleibt und sich nur annäherungsweise in das Erleben des anderen Geschlechtes einzufühlen vermag. Mir selbst ist das nie so deutlich geworden wie bei der Ausübung von Cotherapie in einer Paargruppe, wo dasselbe Angebot der Patienten oft in diametral entgegengesetzter Weise von meiner Kollegin, MARGRIT ROTACH-FUCHS, interpretiert worden war.

Das Cotherapeutenpaar gliedert sich in drei miteinander verquickte Dimensionen:

- Die Cotherapeuten können verheiratet bzw. befreundet sein oder außerhalb der Berufstätigkeit nicht in einer persönlichen Beziehung zueinander stehen.
- Die Cotherapeuten können den gleichen oder einen unterschiedlichen Ausbildungsstand und beruflichen Status haben.
- Die Cotherapeuten können beabsichtigt oder unbeabsichtigt in der Therapie verschiedene Rollen einnehmen.

a) Das Cotherapeutenpaar ist ein Ehepaar

Alle Cotherapeutenehepaare, die ich kenne, betonten, daß die Ausübung dieser Tätigkeit für ihre eigene Ehe eine ganz wesentliche Bereicherung sei, sie allerdings auch erheblich aufwühle und belaste. Manche Paare sind zur Cotherapie sogar motiviert in der Hoffnung, durch das gemeinsame Bearbeiten der Probleme anderer mit den eigenen Beziehungsschwierigkeiten weiterzukommen. Nicht selten haben sie den Eindruck, daß diese Tätigkeit für sie den Effekt einer Selbsterfahrungsgruppe habe, was dann ungünstig ist, wenn die Cotherapie das Therapeutenpaar so aufwühlt, daß es kaum noch seinen primären therapeutischen Auftrag wahrzunehmen vermag. Insbesondere in solchen Fällen ist eine Supervision dringend zu empfehlen. Cotherapie sollte nicht ausgeübt werden, wenn die Therapeuten in einer akuten Krise zueinander stehen oder Gefahr besteht, daß eine langdauernde hintergründig schwelende Krise über die Cotherapie erstmals angesprochen wird.

Manche gut aufeinander eingespielte Therapeutenehepaare geben an, daß sie in der Therapie leichter mit Meinungsverschiedenheiten umgehen können, als andere Therapeutenteams. Sie können unterschiedliche Meinungen vor den Patienten angstfreier vertreten, da die Beziehung tragfähiger ist. Andere wiederum geben an, Cotherapie falle ihnen leichter mit einem anderen Berufskollegen als mit dem Ehepartner, weil sie zu diesem eine klarer definierte Arbeitsbeziehung hätten und Meinungsverschiedenheiten nicht gleich persönlichen und prinzipiellen Charakter annehmen würden. Patientenpaare finden oft zu einem Therapeutenehepaar, insbesondere wenn dieses noch eigene Kinder hat, rascher eine vertraute Beziehung. Sie nehmen an, daß das Therapeutenehepaar selbst auch ungelöste Konflikte hat und interessieren sich dafür, wie sie mit diesen umgehen. Das Therapeutenpaar kann so zum Modellpaar werden, mit dem sich die Klienten identifizieren. Dabei kann die Gefahr bestehen, daß das Therapeutenpaar unter einen ehelichen Vollkommenheitsdruck gerät.

Therapeutenehepaare können zur gemeinsamen Arbeit motiviert sein, um auf diese Weise mehr gemeinsame Zeit zu haben, was nicht unproblematisch ist. Ein ausreichender Anteil des Ehelebens sollte von der Therapeutenaktivität unberührt bleiben und ein wesentlicher Anteil der Berufstätigkeit eines jeden sollte unabhängig von derjenigen des anderen sein.

b) Das nichtverheiratete Cotherapeutenpaar

Das nichtverheiratete Cotherapeutenpaar wird oft schon rein äußerlich weniger als Paar wirken: Die Therapeuten stehen eventuell in verschiedenem Alter und scheinen auch sonst persönlich weniger aufeinander abgestimmt. Die therapeutische Partnerwahl sollte womöglich schon vor Beginn der gemeinsamen Arbeit in einer Supervision besprochen werden. In der Regel werden aus äußeren Gegebenheiten keine großen Auswahlmöglichkeiten bestehen. Aber auch bei geringen Wahlmöglichkeiten werden positive Erwartungen an die gemeinsame Arbeit neben negativen Erwartungen stehen. Genauso wie bei einem Ehepaar sind die positiven Erwartungen zu hinterfragen. So kann sich etwa ein Therapeut mit einer Therapeutin zusammentun in der Meinung, er werde dort ohne Konkurrenz die Führung übernehmen können, und die Therapeutin denkt vielleicht, sie könnte sich an den Therapeuten anlehnen, ohne die volle Verantwortung für die Therapie übernehmen zu müssen.

Für das Gelingen von Cotherapie wird die Beziehung der Therapeuten als das wichtigste angesehen (Peters, Belleville). Vereinfacht gesagt: Man sollte sich mögen. Die Cotherapeuten sollten sich in der Lage fühlen, miteinander auftretende Rivalitäten und andere Schwierigkeiten in der Zusammenarbeit offen zu besprechen. Die therapeutische Konzeption muß nicht identisch, aber die therapeutische Haltung der Partner sollte kompatibel sein.

Auch bei nichtverheirateten Cotherapeuten wird die gemeinsame Ausübung der Therapie viele persönliche Beziehungsprobleme aktualisieren. Diese betreffen oft den innersten Intimbereich. Die Cotherapeuten werden sich bei der Besprechung der Therapiesitzung manches mitteilen, was sie eventuell zuvor mit niemandem, auch mit dem eigenen Ehepartner nicht so offen besprechen konnten. Leicht wird der Cotherapeut zum Vertrauten in eigenen ungelösten Eheproblemen. Das kann sich wiederum problematisch auf die Ehe auswirken. Für den nicht in die Therapie einbezogenen Ehepartner wäre es wichtig, den Cotherapeuten zu kennen und zu spüren, daß die Beziehung der beiden Therapeuten zueinander in arbeitsbezogenen Grenzen gehalten wird.

c) Cotherapeuten mit unterschiedlichem Ausbildungsstand

In der Gruppentherapie, aber auch in Paar- und Familientherapie, wird Cotherapie zu Ausbildungszwecken als Lehrer-Schüler-Paar empfohlen. In der Paartherapie ist diese Zusammensetzung nicht unproblematisch, weil das Therapeutenpaar von den Klienten oft als Modellpaar gesehen wird. Ist nun der Experte ein Mann und die Ausbildungskandidatin eine Frau, so wird den Klienten von seiten der Therapeuten der Mann als der Kompetentere und die Frau als gelehrige Schülerin vorgestellt. Ist andererseits der Status der Therapeuten verschieden, die Frau zum Beispiel Psychiaterin und der Mann Sozialarbeiter, so ist das trotz ebenbürtiger beruflicher Kompetenz für den männlichen Therapeuten nicht leicht zu ertragen. Das Therapeutenpaar spürt, daß es von den Klienten nicht nur als Arbeitspaar, sondern auch als zweigeschlechtliches Paar gesehen wird. Als solches sollte es den Klienten nicht eine Verhaftung in traditionellen Rollenstrukturen vorleben, es sollte sich aber ebensowenig in zu extremer Rollenumkehrung überfordern. Gesamthaft gesehen scheint mir für das Cotherapeutenpaar genauso wie für jede Zweierbeziehung die Gleichwertigkeitsregel zu beachten: Das Selbstwertgefühl der beiden Therapeuten sollte in der Therapiesituation möglichst gleich sein. Läßt sich das nicht erreichen, so sollte der unterschiedliche Status den Patienten gegenüber klar definiert werden. So können beide Therapeuten sich frei bewegen.

Unterschiedlich kann auch die Beziehung der beiden Therapeuten zum Paar sein. Nicht selten folgt eine Paartherapie als Viereck einer vorangegangenen Einzeltherapie des einen Therapeuten mit einem der Patienten. Dadurch ist die Beziehung zum einen Therapeuten bereits etabliert, und der andere kann sich ausgeschlossen fühlen. Melden sich Patienten aber direkt wegen Eheschwierigkeiten an und haben die Therapeuten eine Cotherapie vorgesehen, so ist es am günstigsten, wenn bereits das Erstinterview in der Vierecksituation durchgeführt wird oder wenn zumindest jeder der beiden Therapeuten das Paar zu einem Erstinterview sieht.

d) Die Rollendifferenzierung im Therapeutenpaar

Wie jede Zweierbeziehung so hat auch das therapeutische Paar die Tendenz, sich in unterschiedliche, zueinander polarisierte Positionen zu differenzieren, zum Beispiel in einen «Bösen» und einen «Guten», in einen «Aktiven» und einen «Passiven», in einen «Konfrontierenden» und einen «Stützenden». An sich wäre diese Rollendifferenzierung vom therapeutischen Prozeß aus begrüßenswert, weil sie ein reicheres Übertragungsangebot schafft. Cotherapeuten können polarisierte Rollen bewußt intendieren. Der eine übernimmt die Rolle eines bösen, furchterregenden Vaters und die andere die Rolle der lieben, geborgenheitspendenden Mutter. Die Frage ist, ob sich das Therapeutenpaar mit diesen Intentionen nicht überfordert und die Rivalitäten verleugnet. Der weiblichen Therapeutin wird zugebilligt, ihre Ängstlichkeit damit zu sozialisieren, daß sie sich beliebt machen soll und alle unangenehmen Dinge dem männlichen Therapeuten zuschiebt. Dieser gefällt sich vielleicht aus eigener Unsicherheit gerade in der Fähigkeit, stark zu erscheinen und alles auszuhalten. Beide Haltungen können in ihrem Abwehrcharakter fragwürdig sein.

Andererseits entstehen häufig Schwierigkeiten, wenn die Therapeuten ihre Unterschiedlichkeit verleugnen wollen. Eine unterschiedliche therapeutische Kompetenz, selbst bei gleichem Ausbildungsstand, ist häufig eine Realität und wird auch in diesem Sinne von den Patienten wahrgenommen. Aus Angst vor Ausprägung dieser Unterschiede versuchen nicht selten Cotherapeuten sich einander anzugleichen, womit sie eine beklommene Atmosphäre kreieren: Der Kompetentere nimmt sich forciert zurück, um den Partner nicht zu überfahren, der Inkompetentere steht unter Leistungszwang. Wenn er etwas äußert, so muß es etwas besonders Zutreffendes sein, wobei er in seinen Interpretationen weniger auf die Patienten, sondern viel mehr auf den Cotherapeuten bezogen ist. Womöglich sollte keiner sich in seinen therapeutischen Möglichkeiten zu stark Zwang antun müssen. Die meisten Cotherapeuten neigen dazu, allzu stark aufeinander bezogen zu sein im Bemühen, sich aufeinander abzustimmen.

Beispiel 9:
In der Cotherapie eines Therapeutenehepaares waren erhebliche Schwierigkeiten aufgetreten. Die Therapeutin hatte den Eindruck, ihr Mann dominiere die therapeutische Szene, weshalb sie immer passiver werde und sich zurückziehe. Der Therapeut andererseits meinte, seine Frau entwerte all seine Deutungen, wodurch er sich provoziert fühle, immer kompliziertere und intellektuellere Interventionen zu äußern. Beiden Therapeuten fiel es zunehmend schwer, auf das Patientenehepaar gerichtet zu arbeiten. Ihr therapeutisches Handeln war immer mehr auf die eigene Beziehung zueinander ausgerichtet, ja es kam zu einer Situation, wo die Therapeuten eifersüchtig um die Gunst der Patienten rivalisierten.

Interessant war, wie das Therapeutenpaar die Patienten unterschiedlich wahrnahm. Der Therapeut sah den männlichen Patienten als einen etwas zwanghaften Menschen, der aber in der Therapie wesentliche Fortschritte in der Äußerung seiner Gefühle gemacht hatte. Die Therapeutin dagegen wertete diese Fortschritte als unecht und intellektuell ab. Die Patientin lehnte alle

Deutungen des Therapeuten ab und korrigierte seine Interventionen, während sie sich mit der Therapeutin offensichtlich gut verstand. Es war eine Situation entstanden, wo die Patientin stellvertretend für die Therapeutin sich mit dem Therapeuten auseinandersetzte und mit ihm rivalisierte. Der Konflikt des Patientenpaares erwies sich immer mehr mit dem Konflikt des Therapeutenpaares kongruent.

In der Supervision wollten die beiden Therapeuten lernen, sich in der Therapie stärker voneinander abzugrenzen, das heißt in ihrer Zusammenarbeit zwar aufeinander bezogen, nicht aber voneinander bestimmt zu handeln. Es war für die Therapeuten offensichtlich, daß sie dem Patientenpaar nur so weit helfen könnten, wie sie selbst in der Lösung ihrer parallel laufenden Schwierigkeiten Fortschritte erzielten.

10. Zusätzliche methodische Gesichtspunkte

Es ist mir nicht möglich, in einem Buch alle erwähnenswerten Gesichtspunkte der Paartherapie zu beleuchten. Vielmehr versuche ich eine Auswahl zu treffen für jene Aspekte, die mir besonders wichtig erscheinen. In diesem Kapitel möchte ich mich zu einigen theoretischen und praktischen Aspekten der «Kollusionstherapie» äußern. Es wird sich dabei um ein Durcharbeiten und Wiederholen von gewissen Gedanken handeln, die bereits in den vorangegangenen Kapiteln erwähnt wurden, hier aber nochmals unter anderen Gesichtspunkten betrachtet werden.

10.1. Zur methodischen Konzeption: System- und verhaltensmodifizierende Therapie oder konfliktverarbeitende Therapie?

Während ich dem Kollusionskonzept, wie es in der ‹*Zweierbeziehung*› dargestellt wurde, allgemeine Bedeutung für das Verständnis von Paarproblemen zuschreibe – ohne Anspruch, damit alle Facetten von Paarkonflikten abzudecken –, ist meine therapeutische Praxis stark von meiner persönlichen Art, mit Patienten zu arbeiten, bestimmt. Ich glaube, es gibt keine richtige Methode an sich, sondern es gibt Psychotherapeuten, die je nach ihrer Neigung und Eignung sich mehr von dieser oder jener Methode angesprochen fühlen, und ferner gibt es Patienten, die mehr von dieser oder von jener Therapiemethode profitieren können. Auch wenn es bei der persönlichen Wahl der Therapiemethode nicht um richtig oder falsch geht, scheint es mir wichtig, die eigene Arbeitsmethode zu reflektieren und mit anderen

Methoden zu vergleichen.

Wie bereits erwähnt, können wir im Bereich der Paar- und Familientherapie unterscheiden zwischen den system- und verhaltensmodifizierenden Methoden und den konfliktverarbeitenden Methoden. Beiden Modellen gemeinsam ist, daß sie im Zentrum Systemkräfte sehen, die der angehende Familientherapeut zu erkennen und zu beeinflussen lernen muß. Jedoch bestehen hinsichtlich der Art der als notwendig angesehenen Interventionen unterschiedliche Auffassungen. Gemäß dem «strukturalistischen Modell» geht es darum, festgefahrene Verhaltensmuster durch massive Interventionen von seiten des Familientherapeuten zu durchbrechen. Der Therapeut manipuliert etwa die Sitzordnung, den Redestil, die Redezeit der Familienmitglieder, verteilt Aufgaben, bricht bestehende Allianzen auf, interveniert im Gefüge der Familienrollen und greift in das Gleichgewicht von Nähe und Distanz der Familienmitglieder ein (Duss, Stierlin, Welter 1976).

In der Kommunikationstherapie verhält sich der Therapeut fast wie ein Dompteur, Regisseur oder Schachspieler. Er hält das Geschehen fest in den Händen und dirigiert die Partner in der ihm heilsam erscheinenden Richtung. Als Vertreter dieser Richtung sind bei uns vor allem bekannt: Watzlawick, Haley, Selvini, Minuchin, Zuk, u. a. m.

In der Verhaltenstherapie wirkt der Therapeut eher als Pädagoge (Stuart 1973). Es wird eine Verhaltensformung durch «operante Konditionierung» angestrebt, durch bewußtes Verstärken von erwünschten und Löschen von unerwünschten Verhaltensweisen. Nach Stuart sei es zur Verbesserung gestörter ehelicher Interaktionen notwendig, die beiden Partner so zu fördern, daß sie den anderen häufiger und intensiver verstärken lernen. Es sei eine Tatsache, daß sich Individuen stärker zueinander hingezogen fühlen, wenn es ihnen gelingt, sich gegenseitig dahin zu bringen, daß jeder jeweils auf die Wünsche des andern eingeht. Da Konflikte nicht als solche bearbeitet werden, geht die Verhaltenstherapie davon aus, daß sich beide Partner klar zu ihrer Partnerschaft bekennen müssen, ansonsten sie all die auferlegten Übungen und Hausaufgaben nicht auf sich nehmen würden. Bei uns bekannte Therapeuten, die diese Methode anwenden, sind: K. H. und A. Mandel, R. Welter, dann aber auch die Sextherapeuten Masters und Johnson, H. Kaplan u. a. m.

Mir selber liegt eher an einer Behandlungsform, wo die Partner ihre Konflikte in ihrer ganzen Komplexität und Zwiespältigkeit erfahren, wo sie zum Beispiel nicht recht wissen, ob sie beieinanderbleiben wollen oder nicht, wo sie nicht recht verstehen können, weshalb sie einander lieben und gleichzeitig hassen, weshalb sie die Intimität suchen und gleichzeitig nicht ertragen, wo es ihnen also zunächst gerade nicht möglich ist, klar zu äußern, was sie eigentlich wünschen und was sie befürchten. Wenn ein Mann zu seiner Frau sagt: «Emanzipier dich und mach dich nicht so von mir abhängig», so liegt das Wesen seines Anteils zum Paarkonflikt vielleicht gerade darin, daß er diesen Wunsch nicht eindeutig äußern kann, weil er ihn auch zwiespältig erlebt, und die Frau spürt, daß sie sich nicht emanzipieren darf, weil der Mann das schlecht ertragen würde. In der Therapie würde ich zu erklären versuchen, was im Mann vorgeht, wenn er diese Äußerung so doppelbödig formuliert, und würde nicht einfach von ihm verlangen, sich eindeutiger zu deklarieren. Dasselbe trifft für eine Frau zu, die dem Mann sagt: «Sei aktiver» und gleichzeitig jeden Versuch des Mannes, Aktivität zu entfalten, lächerlich macht.

Stuart sagt: Der Therapeut definiert seine Rolle als die eines Erziehers in Zusammenarbeit mit der Familie. Er wird keines der Familienmitglieder als krank bezeichnen mit der damit verbundenen moralischen Schuld, wie es bei den psychoanalytischen Konzepten der Fall sei. Es sei nicht nötig, daß Familienmitglieder öffentlich ihre «Schwäche» oder ihre Irrationalität bekennen, da die Einsicht per se nicht für lebenswichtig gehalten wird. Meiner Überzeugung nach kann und soll man in der Psychotherapie dem Patienten die Auseinandersetzung mit Schuld, Schwäche, Irrationalität und Krankheit nicht ersparen, weil ich die Beziehungskrise immer gleichzeitig als Reifungschance sehe, als Anlaß, sich mit den tiefen Aspekten der menschlichen Existenz auseinanderzusetzen. Fragen nach dem Sinn und Ziel des Zusammenlebens werden in einer konfliktverarbeitenden Therapie ein zentrales Anliegen bilden. Es wird nicht nur darum gehen, eine Krise wegzutherapieren, sondern an dieser Krise zu wachsen.

Die konfliktverarbeitenden und einsichtvermittelnden Methoden legen mehr Wert auf Reflexion der gegenwärtigen Krise im Lichte der unbewußten Kräfte, die wirksam sind. Sie sehen wesentliche Systemkräfte in unsichtbaren Loyalitäten (Boszormenyi-Nagy), in Angst, Scham und Schuldverstrickungen (Stierlin, Willi), blockierten Trauerprozessen (N. und B. Paul), in Delegations- und Substitutionsvorgängen (Richter, Stierlin, Willi), in der Mehrgenerationenperspektive (Boszormenyi-Nagy, Stierlin, Sperling), in den Rollenstereotypen der Geschlechter (Richter), usw.

Der Therapeut wird in der konfliktverarbeitenden Position nicht die Stellung von Macht anstreben, aber auch nicht diejenige eines Pädagogen; dafür wird er sich stärker mit den Patienten in Beziehungen verwickeln, wie das in den vorangegangenen Kapiteln dargestellt wurde. Da die Therapie wesentlich von den Patienten mitgestaltet wird, verläuft sie weniger programmatisch, weniger zielgerichtet und bezüglich Kosten-Nutzen-Analyse vielleicht mit weniger meßbarer Effizienz. Sie aktiviert die Patienten aber stärker zur Selbstverantwortung und Selbstreflexion, sie stellt die Krise in größere Zusammenhänge und lokalisiert sie nicht nur auf einen zu behebenden Defekt. Die konfliktverarbeitenden Methoden stellen aber wahrscheinlich an die Patienten auch höhere Anforderungen bezüglich Motivation und Introspektionsvermögen.

Die Kollusionstherapie hat mit den «strukturalistischen» Konzepten gemeinsam, daß sie den Fokus der Behandlung auf die partnerschaftliche Verflechtung, das heißt auf die Dynamik des dyadischen Systems, legt. Sie hat aber mit den konfliktverarbeitenden Konzepten gemeinsam, daß sie das System der Dyade und das Verhalten der Partner nicht direkt zu ändern versucht, sondern daß sie es zunächst reflektiert als Ausdruck von tieferen

Konflikten und Schwierigkeiten. Statt Verhalten direkt ändern, will sie Verhalten zunächst verstehbar und erlebbar machen.

Nicht nur wird in der Regel kein Alternativverhalten eingeübt, sondern es wird den Partnern sogar nahegelegt, ihr Fehlverhalten zunächst beizubehalten, um es besser zu verstehen. Dies mag ähnlich tönen wie die Symptombeschreibung als Paradoxie in der Kommunikationstherapie. Es handelt sich aber um keinen therapeutischen Trick, sondern um ein für die Patienten transparentes therapeutisches Anliegen.

Beispiel 10:
Eine Frau hat Mühe, ihre eigenen Bedürfnisse dem Mann gegenüber zu äußern. Statt dessen versucht sie, ihn so zu manipulieren, daß er von sich aus Bedürfnisse äußert, die den ihrigen entsprechen. Wenn sie am Abend ins Kino gehen möchte, äußert sie keinen diesbezüglichen Wunsch, sondern beginnt das Gespräch damit, daß sie ihn fragt: «Bist du müde?» Der Mann fühlt sich sogleich beunruhigt, weil er sich fragt, was die Frau nun schon wieder im Schilde führe. Er reagiert sogleich abwehrend und gereizt. Oder bei einer längeren Autofahrt würde die Frau gerne den Wagen selbst steuern. Ohne ihr Bedürfnis direkt zu äußern, fragt sie ihn an der Tankstelle: «Ist es nicht zu mühsam, wenn du die ganze Strecke selbst fahren mußt?» Wieder reagiert der Mann mit gereizter Ablehnung. In der Kommunikationstherapie würde dieses Problem direkt formal angegangen. Die Frau müßte lernen, ihre Wünsche offen und klar zu äußern. Als Analytiker wird man sich aber die Frage stellen, weshalb äußert diese an sich intelligente und gebildete Frau ihre Wünsche nicht direkt? Man wird dieses Fehlverhalten hinterfragen. In diesem Fall ergab sich eine narzißtische Beziehungsschwierigkeit der Frau. Sie ist allein mit ihrer Mutter aufgewachsen und stand bis zur Heirat mit ihr in einer scheinbar völlig konfliktfreien symbiotischen Beziehung. «Ich wurde recht frei erzogen, ich durfte fast alles, aber ich durfte nur, was ich durfte.» Bei jeder Disharmonie in der Beziehung zur Mutter, verursacht durch eigenes Denken, Fühlen und Wollen der Patientin, drohte die Mutter mit Liebesentzug, was für

die Patientin einer existentiellen Vernichtung gleichgekommen wäre. Sie konnte sich ihrer Mutter gegenüber nur behaupten, wenn sie diese ganz unmerklich in eine Richtung zu manipulieren vermochte, die die Mutter selbst zu bestimmen glaubte. Die Frau übertrug dieses Verhalten auf die Ehe. Auch hier ist es für sie einfacher, sich aufzugeben und ganz von den Bedürfnissen des Mannes her zu leben, als eigene Bedürfnisse erkennen zu lassen und damit zu riskieren, abgewiesen zu werden. Diese Abweisung würde sie als eine tiefe persönliche Kränkung erleben, als eine brüskierende Zurückweisung, die sie sich nicht leisten kann.

Der Mann andererseits hat ebenfalls ganz ähnliche Schwierigkeiten, seine Bedürfnisse der Frau mitzuteilen aus Angst, nicht akzeptiert zu werden. Dazu folgende Begebenheit: Das Telefon klingelt, die Frau nimmt den Hörer ab, es meldet sich eine gemeinsame Bekannte, die beide zum Nachtessen einladen möchte. Die Frau sagt sogleich zu, die Freundin bemerkt: «Frage doch noch deinen Mann.» Die Frau geht zu ihm und sagt: «Hättest du Lust, heute abend zu Rosmarie zu kommen?» Der Mann sagt schroff: «Nein.» Die Frau ist frustriert und meldet der Freundin: «Er kommt nicht, ich komme allein.» Daraufhin herrscht schwere Mißstimmung zwischen den Ehepartnern, die zuvor ganz friedlich beisammengesessen hatten. Die therapeutische Klärung ergab, daß der Mann gerne den Sonntagabend mit ihr allein verbracht hätte und nun einfach über sich verfügt fühlte. Daß die Frau lieber mit der Freundin zusammen sein wollte, faßte er als eine persönliche Absage an die Zweisamkeit mit ihm auf. Er brachte es aber nicht über sich, ihr das mitzuteilen. Es hinderte ihn die Übertragung der Mutterabhängigkeit auf die Frau, die ihr zu zeigen er sich schämte. So fühlte er sich von ihr im Stich gelassen.

Die Bearbeitung dieses Problems mit Kommunikationsübungen hätte wenig zu einer vertiefteren Verständigung beigetragen, sondern den eigentlichen Konflikt lediglich zugedeckt. Als Gefahr der verhaltensmodifizierenden Methoden sehe ich, daß die erreichte manifeste Verhaltensänderung nicht kongruent ist mit einer tieferen Erlebnisänderung.

Mit diesen skeptischen Gedanken gegenüber den system- und verhaltensmodifizierenden Methoden sei deren Wert nicht bestritten. Die konfliktverarbeitenden Methoden können andererseits Gefahr laufen, in einer intellektuellen Selbstbespiegelung die konkrete Auseinandersetzung mit praktischen Veränderungen zu umgehen.

10.2. Analytisch orientierte Paartherapie als Systemtherapie

Wichtiger als die Abgrenzung der system- und verhaltensmodifizierenden Konzeptionen von den konfliktverarbeitenden Konzeptionen scheint mir deren Integration zu sein. Auch wenn man als analytisch orientierter Therapeut oder als Gesprächstherapeut das bewußte Anstreben einer Machtposition im Familien- oder Paarsystem ablehnt und keinen Anspruch erhebt, die Klienten zu manipulieren oder zu erziehen, so ist es doch unausweichlich, daß jede Verhaltensweise des Therapeuten einen gestaltenden Effekt auf das Kommunikationssystem des therapeutischen Dreiecks hat. Der Therapeut kann sich ja «nicht nichtverhalten» (WATZLAWICK 1969). Somit sollte auch der analytische Therapeut seine Einflußnahme auf das therapeutische System nicht verleugnen, sondern reflektieren. *Die Beobachtung des Therapeutenverhaltens in der Paartherapie zeigt deutlich, daß der Therapeut sich nicht in gleicher Häufigkeit den beiden Partnern zuwendet, sondern dazu neigt, sich mit einem von beiden Partnern weit mehr zu befassen als mit dem anderen.* Dabei ist insbesondere auf die progressiv-regressive Rollenpolarisierung zu achten. Der regressive Partner ist häufiger der Symptomträger, er leidet manifest, er klagt den Partner offen an, er agiert, weint, schimpft, droht davonzulaufen, die Therapie abzubrechen, die Scheidung einzureichen usw. All das erregt die Aufmerksamkeit des Therapeuten und verleitet ihn dazu, sich mit diesem Partner weit mehr zu befassen als mit dem so vernünftig wirkenden progressiven. Der Progressive meldet in der Regel auch gar keine Hilfebedürftigkeit an und tendiert aus eigenem Antrieb dazu, auf den Regressiven als den Behandlungsbedürftigen einzugehen. Der Paartherapeut darf sich in dieser Situation nicht passiv dem Angebot der Klienten aussetzen, sondern muß sich gegen die spontane Tendenz, sich dem regressiven Partner mehr zuzuwenden, wehren. Das wird ihm oft nicht leichtfallen, weil das hilfeabweisende Verhalten des Progressiven schwerer mit der therapeutischen Rolle kompatibel ist. Das Äußern von Leidensdruck gilt als Voraussetzung für rollenkonformes Verhalten des Therapeuten. Das Angebot der Hilfebedürftigkeit wird vom Patienten erwartet, um eine therapeutische Beziehung aufzubauen. All das spielt mit dem progressiven Partner nicht so leicht. Vielmehr muß der Therapeut aktiv das Vertrauen des progressiven Partners gewinnen, indem er ihm zeigt, daß er ihn nicht kränken will und daß er die hohe Verletzbarkeit des progressiven Partners respektiert.

Die therapeutische Zuwendung zum progressiven Partner wird zusätzlich erschwert durch Reaktionen des regressiven. Der Regressive, gewohnt, alle helfende Zuwendung von Beziehungspersonen auf sich zu lenken, reagiert leicht mit Eifersucht und Verlassenheitsgefühl, wenn der Therapeut sich dem Partner zuwendet.

Die analytische Paartherapie muß also wesentliche Aspekte der systemmodifizierenden Therapie integrieren.

10.3. Umdeuten des progressiven und regressiven Verhaltens

Jedes Verhalten, das in der Paartherapie angeboten wird, kann je nach Einstellung des Therapeuten unterschiedlich interpretiert werden. Gemäß der Konzeption, daß in der Therapie die progressiv-regressive Polarisierung abgebaut werden sollte, kann der Therapeut versuchen, progressives Verhalten in seinem regressiven Aspekt, regressives Verhalten dagegen in seinem progressiven Aspekt zu interpretieren. Wenn zum Beispiel der regressive Partner in der Therapiesituation plötzlich mit Scheidungsdrohungen kommt, kann der Therapeut etwa sagen: «Ich spüre in dieser Absicht den Wunsch, sich klarer vom Partner abzugrenzen und auf eigenen Füßen zu stehen.» Oder wenn der regressive Partner droht, aus der Therapiesitzung davonzulaufen, kann der Therapeut sagen: «Ich denke, daß Sie Ihrem Partner damit Gelegenheit geben möchten, allein von der Therapie mehr zu profitieren.» Oder wenn der regressive Partner unter der ehelichen Misere erkrankt oder depressiv wird, kann der Therapeut dazu äußern: «Ich sehe, daß Sie weit offener sind, das, was in der Beziehung nicht stimmt, zu spüren und darunter zu leiden.»

Mit diesen Interpretationen versuche ich, den regressiven Partner in seinen progressiven Möglichkeiten anzusprechen. Sein Agieren wird nicht als Ausdruck von Schwäche interpretiert, sondern als kompromißloses und verantwortungsbewußtes Verhalten angesichts einer verfehlten Entwicklung in der Partnerschaft.

Progressives Verhalten kann andererseits in seinem regressiven Aspekt angesprochen werden. Wenn zum Beispiel der progressive Partner sich den depressiven Vorwürfen des anderen gegenüber kontrolliert und unberührbar verhält, kann der Therapeut sagen: «Ich könnte mir vorstellen, daß Sie Ihre Kontrolle und Aktivität benötigen, um sich vor eigenen Gefahren, in ein depressives Loch zu stürzen, zu schützen.» Oder wenn der progressive Partner im Gegensatz zum regressiven sich klaglos verhält und keine therapeutische Hilfe erwartet, kann der Therapeut vermerken: «Es wurde Ihnen in Ihrem Leben offenbar gar nie zugestanden, über etwas zu klagen oder eigene Bedürfnisse anzumelden. So ist es Ihnen zur Gewohnheit geworden, mit allem, was sie bewegt, selbst fertig zu werden.»

Watzlawick (1974) leitet sein Buchkapitel über ‹*Die sanfte Kunst des Umdeutens*› mit der Scherzfrage ein: «Was ist der Unterschied zwischen einem Optimisten und einem Pessimisten? Antwort: Der Optimist sagt von einem Glas, daß es halb voll ist, der Pessimist sagt vom selben Glas, daß es halb leer ist.»

Eine Umdeutung definiert er damit, den begrifflichen und gefühlsmäßigen Rahmen, in dem eine Sachlage erlebt und beurteilt wird, durch einen anderen zu ersetzen, der den «Tatsachen» der Situation ebensogut oder sogar besser gerecht wird und dadurch ihre Gesamtbedeutung ändert. «Wirklichkeit» bezieht sich auf «Meinungen», auf den Sinn und den Wert, der den jeweiligen Phänomenen zugeschrieben wird. Die Definitionen von Wirklichkeit sind aber Legion. Wirklich *ist*, was eine genügend große Zahl von Menschen wirklich *zu nennen* übereingekommen ist. Diese auf Übereinkunft gründende Definition wird dann so verdinglicht, daß sie als objektive Wirklichkeit erlebt wird. Das Festhalten an dieser Sicht der Wirklichkeit ist dann nicht nur ein Kennzeichen von Normalität, sondern gilt auch als «aufrichtig, ehrlich, authentisch» usw. WATZLAWICK mokiert sich damit über jene Therapeuten, «die das Spiel, kein Spiel zu spielen, spielen». Obwohl mich die systemorientierten Psychotherapeuten in der Gerissenheit ihrer Tricks faszinieren und ich die geistreichen und eleganten Schachzüge aufregend und humorvoll finde, so sind sie mir oft doch zu stark auf Manipulation und Überwältigung des «Gegners» ausgerichtet, zu stark von der «politischen Durchsetzung des eigenen Machtwillens» bestimmt. Meiner therapeutischen Überzeugung entspricht es, in einer Therapie nichts zu sagen, was ich nicht auch so meine und empfinde. Das ist vielleicht etwas langweilig und läßt Glanz und Pointen vermissen. Sicher hat WATZLAWICK recht, wenn er auf die Relativität der Begriffe von Wirklichkeit, Objektivität und therapeutischer Moralität hinweist. Selbst wenn wir diese Begriffe nur in ihrer subjektiven Gültigkeit stehenlassen, scheint es mir wichtig, daß der Therapeut in seiner persönlichen Begrenztheit für die Patienten echt, glaubwürdig und transparent ist, womit er den Patienten die Möglichkeit verschafft, sich in der Beziehung zu ihm zu orientieren. Demgegenüber vergleicht WATZLAWICK die Art seiner Problemlösungen mit der Technik des Judo, wo der Stoß des Gegners nicht mit einem Gegenstoß beantwortet wird, sondern durch Nachgeben und Verstärken des Angriffs. Durch dieses Mitgehen wird der Gegner überrumpelt, weil es nicht den Regeln des von ihm inszenierten Spiels entspricht. Diese Form von Therapie will keine Einsicht vermitteln, sondern ein anderes Spiel lernen bzw. die Fortsetzung des bisherigen Spiels verunmöglichen. Nach Watzlawick ist das Brechen dieses Rückkopplungskreises das offensichtliche Behandlungsziel «– und nicht die Verwirklichung einer philosophischen Abstraktion des Menschenwesens» (S. 139). Für mein Empfinden wird den subjektiven Erfahrungen des Klienten dabei wenig Gültigkeit zugesprochen und dem Wachstum aus persönlicher Einsicht und Verantwortung wenig Chancen gegeben. Für manche Paarkonflikte mag das einer Realität entsprechen, für viele aber sicher nicht.

Auch das Umdeuten muß von der Dynamik der therapeutischen Dreiecksbeziehung her betrachtet werden. Wird das Verhalten von Partner A umgedeutet, so gibt der Therapeut diesem Verhalten einen anderen Sinn. Er zeigt damit nicht die von A erwartete und in der Regel von B eingenommene Reaktionsweise, sondern eventuell gerade die konträre Antwort. Im regressiven Verhalten wird der progressive Aspekt herausgehoben, im progressiven Verhalten der regressive, in Äußerungen von Haß wird die darin verborgene Liebe herausgehoben, in verletzendem Verhalten das Schützen der eigenen Verletzbarkeit usw. Das Umdeuten erschwert dem Partner A die Fortsetzung des gewohnten Verhaltens und schafft oft Raum für eine neue, andersartige Verhaltensweise. Unter dem Schutz des Therapeuten kann der Partner A mehr von seinen bisher sorgsam gehüteten Empfindsamkeiten und Gefühlen zeigen oder verantwortungsvoller und engagierter an der Entfaltung der Gemeinschaft arbeiten. Partner B kann dadurch desorientiert werden, weil er sich jetzt auch anders verhalten muß. Häufig wird nun aber B in der nächsten Stunde vortragen, A zeige das veränderte Verhalten lediglich vor dem Therapeuten, während er sich in der Zwischenzeit zu Hause völlig unverändert verhalten habe. Damit sei wohl belegt, daß das Verhalten von A nicht echt sei. Wenn sich A in der Therapiesituation anders verhält als zu Hause, so braucht das keineswegs unecht zu sein, sondern ist vielmehr darauf zurückzuführen, daß sich Partner A vorläufig nur unter dem Schutze der Therapiesituation anders verhalten kann. Ein wichtiges Anliegen des Therapeuten liegt ja gerade darin, die zwei Kampfhähne auseinanderzuhalten, sich als Vermittler zwischen sie zu stellen und beiden Raum für andere Verhaltensweisen und Ausdruck bisher verborgener Gefühle zu verschaffen. In diesem Sinne ist es nicht ratsam, daß die Partner die Themen, die sie in der Therapiesitzung diskutieren, nachher weiterbesprechen, weil sie in der Regel außerhalb der Therapiesituation allein nicht weiterkommen, sondern eher die aufkeimenden Fortschritte wieder zerstören.

11. Wertprobleme in der Paartherapie

11.1. Das Bemühen um eine nichtwertende Haltung in der Psychotherapie

Die nichtwertende Haltung des Therapeuten gehört zu den kaum in Frage gestellten Grundannahmen fast aller Psychotherapieschulen. Es wird unterstellt, daß der durch die Therapie befreite Mensch selbst seine ihm entsprechenden Werte finden könne. Es gilt fast als Kunstfehler, wenn ein Therapeut darauf verfällt, seine Patienten über Werte und Normen belehren zu wollen. Der Therapeut bemüht sich, seinen Patienten voll und ganz zu akzeptieren, was immer auch dessen Werte und Normen sind, ob diese mit seinen eigenen übereinstimmen oder von ihnen abweichen. Der Patient selbst gilt als Maßstab für die Gültigkeit seiner Werte. Allgemeinverbindliche, gesellschaftliche Werte werden in der Therapie nur als innere oder äußere Realitäten beachtet, mit denen umzugehen der Patient zu lernen habe. Nach Redlich (1959) ist die Analyse «unvereinbar mit dem Versuch, dem Patienten andere Werte zu suggerieren als die, die ihm bewußt oder unbewußt zu eigen sind oder die er zu erwerben oder abzulegen sich entscheidet». Wertsysteme, die Ich-Stärke, Selbstverwirklichung, Identitätsfindung und Autonomie des Patienten beeinträchtigen, werden in der Therapie in Frage gestellt. Viele Therapeuten glauben heute noch, ihre Haltung sei wertfrei. Die vertiefte Reflexion über den Einfluß von Werthaltungen des Therapeuten wird vernachlässigt. Werthaltungen nehmen aber bereits im äußeren Setting einer Therapie eine sehr konkrete Form an. Wenn wir einem Individuum 300 bis 400 Stunden Psychoanalyse anbieten, aus der der Ehepartner und seine Familie ausgeschlossen ist, so ist dies bereits ein klares Bekenntnis, daß die Entfaltung des Individuums der oberste Wert der Therapie ist. In der Ehe- und Familientherapie wird der bestehenden Gemeinschaft ein höhrerer Stellenwert zuerkannt, und das Individuum wird konkreter in seiner Bezogenheit auf diese Gruppe behandelt. BOSZORMENYI-NAGY (1973) hat in der Familientherapie der ethischen Dimension neue Gültigkeit verschafft. Er zeigt, wie fragwürdig es ist, die Ablösungskrise der Jugendlichen von ihren Eltern nur unter dem Gesichtspunkt infantiler Abhängigkeit zu untersuchen. Oft von viel zentralerer Bedeutung ist ein Loyalitätskonflikt des Jugendlichen zwischen seinen Emanzipationsbestrebungen und dem Anspruch seines Gerechtigkeitsempfindens gegenüber den Verdiensten, die seine Eltern für ihn haben und denen zufolge er sie nicht einfach allein zurückzulassen vermag. Nach BOSZORMENYI-NAGY und nach STIERLIN geht es in diesem Ablösungsprozeß wesentlich darum, die widersprüchlichen Strebungen miteinander zu versöhnen und einen für alle Beteiligten, insbesondere auch für die Eltern, tragbaren Kompromiß zu finden.

Aber auch in der Paar- und Familientherapie kann die Gefahr bestehen, die in Behandlung stehende Einheit allzustark gegen außen, gegen das Umfeld und die Gesellschaft abgegrenzt zu behandeln. Es ist auch eine definierte Werthaltung, wenn der Therapeut einen außerehelichen Drittpartner nicht in die Therapie direkt einbeziehen will, womit er zum Ausdruck bringt, daß er diesem in der Therapie keine Möglichkeit anbietet, den therapeutischen Prozeß direkt mitzubestimmen.

Aus der Psychotherapieforschung ist bekannt, daß eine der ausgeprägtesten Wirkungen der Therapie die veränderten Einstellungen und Haltungen der Patienten sind. Andere Untersuchungen zeigen, daß die Werthaltungen der Patienten sich im Laufe der Therapie den Werthaltungen des Therapeuten angleichen (ROSENTHAL 1955). Nach H. BOLGAR (zit. CH. BUEHLER, S. 20) ist vieles von dem, was der Therapeut am Patienten als Einsicht und als Wachsen interpretiert, das Ergebnis der Annahme seiner Werte und vieles von dem, was als Widerstand gegen die Therapie gesehen wird, eine Abweisung der Werte des Analytikers. Sie fordert vom Therapeuten, sich die Fragwürdigkeit seiner Genugtuung einzugestehen, wenn sich der Patient in Richtung seiner eigenen Werte hinbewegt.

Spiegel weist auf das Wertsystem des Therapeuten hin als das Bezugssystem, innerhalb dessen er arbeitet, ohne daß er aber unbedingt für sich die Frage geklärt habe, wie die Werte sein Vorgehen und seine Wirkung auf den Patienten beeinflussen. Wissentlich oder unwissentlich vermittelt der Therapeut dem Patienten immer etwas von seinen Einstellungen zu Werten und Normen. M. Patterson (1959) warnt vor dem Irrtum, der Berater und Therapeut sei wertneutral, während er doch seinen Meinungen direkt oder indirekt Ausdruck verleihe. Der Therapeut sollte seine Werte und Meinungen klar als die seinigen erkennen lassen und dem Patienten das Gefühl geben, daß er in seiner Wahl frei sei.

Jede menschliche Kommunikation ist unter anderem Austausch von Werthaltungen. Psychotherapie ist davon nicht ausgenommen. Wenn Psychotherapeuten die Wahrnehmung eigener Werthaltungen verleugnen, kann Psychotherapie zu einer gefährlichen, weil unbewußt wirkenden Indoktrinationsmethode werden.

11.2. Zielsetzungen der Paartherapie als Werthaltungen

Im gesamten Bereich der Eheberatung und Ehetherapie ergeben sich viele Mißverständnisse, weil nicht klar definiert ist, nach welchen Wertmaßstäben eine Ehe diskutiert und therapiert wird. Die Definition von Therapiezielen ist eng verbunden mit der Vorstellung des Therapeuten, nach welchen Kriterien der Zustand einer Ehe beurteilt werden soll.

Drei Wertsysteme bezüglich Ehe werden häufig miteinander vermischt:

1. *Das moralische Wertsystem: Die gute Ehe versus die schlechte Ehe*

Die Träger der traditionellen Eheberatung waren im Westen früher fast ausschließlich und heute noch zu einem wesentlichen Teil die christlichen Kirchen. Obwohl auch die Kirchen sich bezüglich ihrer Werthaltungen in einem Umbruch befinden, werden Ehekrisen von Eheberatern wie auch von hilfesuchenden Paaren häufig nach moralischen Maßstäben dargestellt. Aber auch das Gesetz mißt eheliches Verhalten an recht detailliert formulierten Normen. Im moralischen Wertsystem wird von guter und von schlechter Ehe gesprochen: die Unauflösbarkeit der Ehe gilt in der Regel als positiver, die Scheidung als negativer Wert. Eheliche Treue ist ein absoluter Wert, Untreue ist ehewidrig und sündhaft. Als gute Eigenschaften von Eheleuten werden ihre Selbstlosigkeit, Duldsamkeit, Versöhnlichkeit, Opferbereitschaft und Pflichtbewußtsein gewertet, während schlechte Eigenschaften Streitsucht, Selbstsucht, Eigenwilligkeit oder Ansprüchlichkeit sind. Viele Paare suchen einen Berater oder Therapeuten auf in der Vorstellung, daß dieser wie ein Richter oder Pfarrer die Ehekrise nach moralischen Maßstäben beurteile, dem einen recht gebe, dem anderen unrecht und daß er Mittel und Wege finde, die Ehe zu retten.

Manche Paare sind enttäuscht oder überfordert, wenn der Therapeut ihre moralischen Erwartungen an die Therapie nicht erfüllt. Sie suchen im Therapeuten eine väterliche Autorität, die ihre gestörte Beziehung wieder auf das gute Gleis der traditionellen Normen bringt.

2. *Das medizinische Wertsystem: Die gesunde versus die kranke Ehe*

Dieses Wertsystem kreist um die Vorstellung von Gesundheit als positivem Wert und Krankheit als negativem Wert. Gesund ist eine Ehe, die sowohl im körperlichen wie im seelischen Bereich funktionstüchtig, belastbar und entspannt ist. Krank ist eine

Ehe, die unter Stress und Spannungen steht, zu körperlichen oder psychischen Krankheitssymptomen führt und die Arbeitsfähigkeit beeinträchtigt.

Viele gestörte Ehen kommen in der Form einer psychischen oder körperlichen Krankheit zum Arzt. Die Patienten erwarten oft lediglich das Wegbehandeln ihrer Symptome ohne Bedürfnis oder Bereitschaft zu einer vertieften Bearbeitung ihrer Beziehungskrise. Ziel einer Behandlung ist, die Ehe wieder funktionsfähig zu machen. Das typische Beispiel ist die Sextherapie, die als Kurztherapie in der Regel den Fokus direkt auf sexuelle Funktionsstörungen legt und diese bei geeigneten Fällen auch in kurzer Zeit zu beheben vermag. Im psychiatrischen Bereich wird die Ehestörung an der Psychopathologie der Partner diagnostiziert. Das Idealziel der Therapie wäre eine Ehe, in der die gegenseitige Beziehung nicht von neurotischen Fixierungen und Abwehrhaltungen bestimmt ist.

3. Das emanzipatorische Wertsystem: Die wachstumsorientierte versus die stagnierende Ehe

Dieses Leitbild ist ein sozio-kulturelles Produkt der westlichen Industriegesellschaft der letzten 20 bis 30 Jahre. Es ist noch wenig erprobt und entspricht wohl am ehesten den Leitbildern gehobener Bildungsschichten. Die meisten Psychotherapeuten sind heute jedoch mit diesem Leitbild identifiziert, ja, häufig sind sie so weit überidentifiziert, daß sie sich nicht enthalten können, in der Therapie das Paar auf die Zielsetzungen dieses Modells auszurichten. Als positiv wird hier eine Partnerbeziehung gewertet, die die Selbstverwirklichung der Partner nicht einschränkt, sondern im Gegenteil fördert. Eine solche Beziehung ist wachstumsorientiert, kreativ, sie erlaubt beiden Partnern eine autonome, von Zwängen und Verpflichtungen freie Haltung. An die Partnerbeziehung werden hohe Ansprüche an Erfüllung, Freude, Lebendigkeit, Kommunikationsfähigkeit, Bedürfnisbefriedigung und wechselseitige Bestätigung gestellt. Als negativ wird eine Ehe gesehen, die stagniert, in der Routine erstarrt, in der keine Bewegung mehr spürbar ist und in der die Partner keine Bereitschaft zu Veränderung und stetigem Lernen zeigen, sondern nur beieinander bleiben aus Gewohnheit, Angst, Zwang und Unfreiheit. Mit diesem Modell wird heute viel experimentiert. Das Problembewußtsein für Partnerbeziehungen ist heute stark gesteigert, nicht selten übersteigert. Psychopathologische Beschreibungen und ehedynamische Diagnostik werden abgelehnt als eine Etikettierung, die für die Dynamik der Beziehung keine Bedeutung hat. Schwere Krisen und Symptombildungen werden in ihrer Bedeutung relativiert, gelegentlich sogar akzeptiert und begrüßt als Krisen in einem stetigen Lernprozeß. Kriterien für eine erfolgreiche Therapie sind wachstumsorientiert: «Wir sind in der Behandlung weitergekommen», «Das Paar hat von der Therapie profitiert», «Sie haben intensiv an ihrer Beziehung gearbeitet». Abweichungen von der gesellschaftlichen Norm werden ermutigt als Möglichkeiten, neue Erfahrungen zu machen und weiterzulernen. Den Partnern wird kein Recht zugestanden, einander mit ihren Erwartungen zu verpflichten. Scheidung wird als eine kreative Möglichkeit einbezogen. Dieses Wertsystem ist in seinem Eheverständnis dem traditionell-moralischen Wertsystem oft diametral entgegengesetzt, so in der Beurteilung von außerehelichen Beziehungen, Scheidung, ehelichem Streit und Konflikt usw. Typischer Vertreter ist C. ROGERS in ‹*Partnerschule*› (1975).

In der Paartherapie kann es zu schwierigen, für mich therapeutisch manchmal fast unlösbaren Konflikten zwischen diesen verschiedenen Wertsystemen kommen:
– Ein Paar ist seit über 25 Jahren verheiratet, der Mann hat Karriere gemacht, die Frau hat drei Kinder großgezogen, die sich jetzt selbständig gemacht und das Haus verlassen haben. Der Mann, angesichts nahenden Alters, stellt plötzlich fest, er habe unter dem großen Arbeitsengagement das Leben verpaßt. Er nimmt außereheliche Beziehungen mit wesentlich jüngeren Partnerinnen auf. Nachdem er im Elternhaus und im Zusammenleben mit seiner Frau einer streng moralischen

Eheethik verpflichtet war, identifiziert er sich nun mit dem emanzipatorischen Beziehungsmodell und plädiert für eine freie und offene Ehe, die ihm auch außereheliche Beziehungen zugestehe. Vom Mann her ist die Situation einfühlbar: Er ist bis ins nahende Alter auf seine strengen Eltern bezogen geblieben und möchte jetzt mehr zu sich selbst finden und seine eigene Persönlichkeit entfalten. Von der Frau her ist ihre Abwehr seiner Außenbeziehungen ebenso verständlich: Sie hat ihr Leben in den Dienst der Ehe und der Familie gestellt und fühlt sich nun betrogen, wenn der Mann die gemeinsame Basis, auf der sie ihr Leben aufgebaut haben, zerstören will. Sein Vorwurf, sie habe sich allezeit allzusehr auf ihn ausgerichtet, und auch sie müßte sich nun selbst entfalten, entbehrt in ihren Augen jeglicher realen Chance, da sie für sich weder die Möglichkeit außerehelicher Beziehungen noch die einer beruflichen Karriere mehr sieht. Hier steht also das moralische Wertsystem gegen das emanzipatorische. Es erfordert vom Therapeuten, der selbst eher mit dem emanzipatorischen Modell identifiziert ist, viel Taktgefühl, dieser Frau in der Therapie gerecht zu werden.

- Ein ähnliches Problem stellt sich häufig bei Ehen mit Ausländern. Wiederholt sah ich Konflikte, wenn der Mann ein Italiener oder Ungar war und aus einer Kultur stammte, in der die Familie der oberste Wert ist. Es gehört dabei zu den höchsten und unangetasteten Pflichten, seiner Mutter lebenslänglich Ehrerbietung und Dankbarkeit zu erweisen. Für diese Männer war es selbstverständlich, der Erwartung der Mutter zu entsprechen, für die Ferien zu ihr nach Hause zu ziehen oder die Mutter alljährlich für ca. drei Monate in die eigene Familie in der Schweiz aufzunehmen. Die Frau als Schweizerin fand diesen Anspruch nicht akzeptierbar. Für den Therapeuten als Schweizer liegt es nahe, die Beziehung des Mannes als infantile Mutterabhängigkeit oder als ödipalen Konflikt bearbeiten zu wollen und damit zu wenig zu beachten, daß im Wertsystem dieses Mannes die fortbestehende enge Beziehung zur Mutter ein Zeichen von gesunder Loyalität und Reife ist. Auch hier steht das moralische Wertsystem gegen das emanzipatorische.

- Ein bildender Künstler wird von einer schweren Depression befallen, weil sein Aktmodell, das über viele Jahre seine Lebensgefährtin war, sich von ihm lösen will, um sich unabhängiger zu entfalten. Sie hat den Eindruck, er verlange von ihr, daß sie sich ganz für ihn und seine Arbeit aufgebe. Er aber findet es als höchsten Ausdruck einer Liebesgemeinschaft, wenn man sich gemeinsam in den Dienst des künstlerischen Werkes stellt und ein jeder sich in seiner Art diesem Werk unterordnet. Ohne die enge Mitwirkung seiner Lebensgefährtin fühlt er sich aller Kraft beraubt und ist nicht mehr arbeitsfähig.
- In der Psychotherapie von angstneurotischen Paaren konnte ich immer wieder beobachten, daß derjenige Partner, der an schweren phobischen Symptomen (Platzangst, Herzphobie usw.) leidet, in dem Maße, wie er gesunder wurde, in zunehmende Spannungen zu seinem Partner geriet. Beide hatten über viele Jahre ihre Beziehung als eine exklusive und enge Einheit definiert, aus der alles ausgeschlossen bleiben soll, was sie voneinander trennen könnte. Wenn nun der Patient anfängt, sich selber besser wahrzunehmen und seine Meinungen dem Partner gegenüber zu vertreten, kommt es in der Regel zu einem intensiven Machtkampf und oft zur Scheidung oder zur Erkrankung des Partners. Auch wenn versucht wird, den Partner von Anfang an in die Therapie einzubeziehen, läßt sich dieser Ausgang der Therapie nicht immer vermeiden. Für den Therapeuten steht hier oft Gesundheit versus Scheidung, also medizinisches Wertsystem versus traditionell-ethisches System.

In jeder Paartherapie wird das Leitbild der Ehe in Frage gestellt und in der Regel auch modifiziert. Oft ist der eine von beiden Partnern aber nicht bereit, eine Modifikation seines Leitbildes mitzuvollziehen, was in der Therapie zu besonderen Schwierigkeiten führt, wenn er sich damit in Gegensatz zum Leitbild des Therapeuten stellt. Ein Großteil der nicht gelösten Schwierigkeiten in der Paartherapie liegt in derartigen Wertkonflikten. Den meisten Therapeuten wird es schwerfallen, jenen Partner ebenso zu akzeptieren, der auf einem traditionell-moralischen Eheleitbild besteht, wie jenen, der das emanzipatorische Leitbild verwirklichen will. Es wäre wichtig, daß der Therapeut sich der Relativität, der Zeitgebundenheit und Kulturabhängigkeit seiner eigenen Werthaltungen bewußt bleibt und bereit ist anzuerkennen, daß andere Menschen andere und ebenso gültige Erfahrungen machen können wie er. Wenn die Patienten den echten Respekt des Therapeuten vor ihrer eigenen Werthaltung spüren, werden sie sich auch am ehesten für eine flexiblere und kompromißbereitere Haltung gewinnen lassen.

11.3. Die Schwierigkeit, in der Paartherapie nicht zu werten

In der Paartherapie entstehen für den Therapeuten auch besondere Schwierigkeiten, sich wertender Interventionen zu enthalten, weil er von der heutigen gesellschaftlichen Umbruchsituation im Eheverständnis selbst persönlich tangiert ist und in der Regel bezüglich eigener Wertvorstellungen in ungelösten persönlichen und partnerschaftlichen Konflikten steht. In der Paartherapie werden Wertvorstellungen oft in polarisierter Form von den Partnern vorgetragen. Um dem Leser eine Prüfung seiner eigenen Einstellung zu ermöglichen, habe ich nachfolgend einige in der Paartherapie oft gemachte Aussagen aufgeführt und möchte Sie bitten zu prüfen, welche von diesen in Ihnen besonders starke Reaktionen provozieren.

1 a
Ich will nun wissen, woran ich bin, lange genug hast du mich hingehalten, jetzt sollst du dich für eine Ehe entschließen, oder wir gehen auseinander. Dein dauerndes Ausweichen

1 b
Die Institution Ehe zerstört die Liebe. Zur wahren Liebe gehört, daß ich frei zur Liebe sein kann. Ich weiß nur, was jetzt ist, und kann doch nicht versprechen, dich in zehn Jah-

zeigt mir, daß du nicht wirklich zu mir stehen willst oder kannst und dich jeder verbindlichen Verpflichtung und Verantwortung entziehst.

ren immer noch zu lieben. Liebe ist für mich etwas ganz Persönliches, in das sich einzumischen die Gesellschaft kein Anrecht hat. Dein dauerndes Mißtrauen stellt für mich die Echtheit deiner Liebe in Frage.

2 a
Du willst einfach nicht verstehen, daß ich nicht gesund werden kann, solange du mich so vernachlässigst. Wenn du am Wochenende nicht bei mir bist, bekomme ich Angst und kann es in der leeren Wohnung allein nicht aushalten.

2 b
Du jammerst nun mal aus Prinzip. Dabei hast du doch wirklich keinen Anlaß zu Klagen. Ich rackere mich die ganze Woche ab und habe wohl auch ein Anrecht auf meine freie Zeit. Ich kann tun, was ich will, immer bist du unzufrieden.

3 a
Seit du mir untreu geworden bist, kann ich nur noch Ekel empfinden, wenn du dich mir nähern willst. Es ist dabei etwas in mir kaputtgegangen. Früher habe ich dich ja so geliebt.

3 b
Seit Jahren frustrierst du mich sexuell total. Wenn du mir nicht mehr entgegenkommen kannst, mußt du dich aber auch nicht beklagen, wenn ich mit anderen Partnern gehe.

4 a
Für mich ist die Liebe etwas Absolutes. Die offene Ehe ist doch eine Illusion. Intensive Liebe ist ihrem Wesen nach auf Exklusivität ausgerichtet. Ich kann und will meinen Partner nicht mit anderen teilen.

4 b
Deine Eifersucht zeigt deine falsche Einstellung zur Partnerschaft. Du glaubst immer noch, man könne einen Partner besitzen und auf sich verpflichten. Für mich sind Beziehungen zu anderen Partnern eine wichtige persönliche

Erfahrung, die letztlich unserer Beziehung zugute kommen kann. Wenn du auf derartige Erfahrungen verzichten willst, ist das deine Sache. Ich lasse mir aber diesbezüglich keine Vorschriften machen.

5 a

Allzu lange ließ ich mich von dir erpressen. Jetzt aber weiß ich: Man muß den Mut zur Scheidung finden und darf sich in seiner persönlichen Entfaltung durch die Ehe nicht einschränken lassen.

5 b

Die heutige Konsumwelt sieht keinen Sinn im Leiden und Opfer mehr. Wer eine Familie gründet, muß Abstriche an der eigenen Entfaltung in Kauf nehmen können. Seine Entfaltung steht dann im Dienst der Gemeinschaft, zu der jeder in seiner Weise beizutragen hat, der Mann als Mann und die Frau als Frau.

6 a

Hör doch auf mit diesem Geschwätz von Mütterlichkeit. Heute weiß man, daß Mütterlichkeit eine Tugend ist, die den Frauen nur zugeschrieben wird, um sie abhängig und schuldbewußt zu halten. Heute braucht eine Frau kein Kind mehr zu gebären, um sich in ihrer Fraulichkeit zu bestätigen.

6 b

Ich finde den heutigen Geburtenrückgang und die Abtreibungskampagne ein bedenkliches Zeichen dafür, daß sich die Frau immer mehr von ihrer naturgegebenen Bestimmung entfernt. Ohne Familiengründung fehlt der Ehe die wesentliche Dimension. Wenn es für dich schon vor der Heirat klar war, daß wir kein Kind haben sollen, hättest du ja nicht heiraten müssen.

Nun möchte ich Sie bitten, sich für jede dieser Aussagen ein Paar vorzustellen, das sich mit diesen Worten streitet. Bezeichnen Sie jetzt, welche dieser Haltungen Sie als behandlungsbedürftiger und damit als neurotischer empfinden als die entgegengesetzte Position.

Aus der abgeklärten Distanz des Lesers werden Sie vielleicht sagen können: Ich würde jede der zwei Haltungen in Frage stellen. Wenn man aber in einen Therapieprozeß verwickelt ist, gelingt das nur den wenigsten Therapeuten. Ich habe in vielen Ausbildungsveranstaltungen diesen Bogen vorgelegt und die Teilnehmer gebeten, in einer Tabelle jene zwei Statements einzutragen, über die sie sich am ehesten ärgerten. Regelmäßig ergaben sich deutliche Unterschiede zwischen den weiblichen und männlichen Teilnehmern, aber auch zwischen der Gruppe der unter 35 Jahre alten und über 35 Jahre alten. Von Mal zu Mal waren die Ergebnisse anders. Bei den einen Veranstaltungen war es deutlich, daß sich die weiblichen Teilnehmer eher mit der progressiven Seite und die männlichen mit der konservativen Seite identifizierten. Andere Male aber war es gerade umgekehrt. Gelegentlich war die Gruppe der älteren Therapeuten sichtlich bemüht, sich als besonders progressiv zu zeigen.

Manche Therapeuten werden immer noch sagen, sie könnten sich nicht entsinnen, daß sie je wertende Bemerkungen in der Therapie von sich geben. Ihre Aufgabe sei es, die Werthaltung der Patienten zu klären. Im Gegensatz zur Einzeltherapie wird sich in der Paartherapie die Werthaltung des Therapeuten aber darin offenbaren, welche von den entgegengesetzten Statements der Patienten er in besonderem Maße zu hinterfragen versucht. Nehmen wir das erste Statement: Der Vorwurf von A, daß sich der Partner auf keine verbindliche Beziehung festlegen will, kann Ausdruck eines neurotischen Vertrauensmangels oder einer neurotischen Verlassenheitsangst sein. Die Ablehnung der Institution Ehe durch B dagegen kann Ausdruck einer neurotischen Bindungsangst sein. Beide Haltungen müssen aber keineswegs neurotisch begründet sein. Es ist nun weitgehend der persönlichen Sicht des Therapeuten überlassen, ob er die Haltung von A oder die Haltung von B einer intensiveren Klärung zu unterziehen sucht.

Beispiel 11 aus der Paargruppentherapie:
Von einem angstneurotischen Ehepaar, in dem die Partner eine erstickend enge Gemeinschaft bildeten, äußerte der Mann in der Ferienabwesenheit der Frau in der Gruppe, er sei vor wenigen Tagen eine außereheliche Beziehung eingegangen. Er möchte seine Frau darüber nicht informieren, da sie das schlecht ertragen würde. Er beabsichtige ohnehin, diese Beziehung wieder abzubrechen, sobald die Frau aus den Ferien zurück sei. Ich interpretierte es als positives Zeichen einer sich anbahnenden Autonomie, daß er beginne, eigene Erlebensbereiche für sich zu beanspruchen, die er nicht mit seiner Frau teile. Die Therapeutin, mit der ich zusammenarbeitete, dagegen stellte in Frage, weshalb er Dinge tue, zu denen er nicht stehen könne bzw. diese nicht unterlasse, wenn er schon wisse, daß seine Frau dadurch verletzt werde. Beide Therapeuten intervenierten in einer klar wertgebundenen Weise.

Beispiel 12:
Während einer bereits laufenden Paartherapie besuchte die Frau ein gruppendynamisches Training, ohne mich zuvor darüber zu informieren. Sie kam mit wehenden Fahnen, strahlend und wie neu geboren in die nächste Therapiesitzung und äußerte, es seien ihr in dieser Woche völlig neue Lebensdimensionen aufgegangen. In einer Ehe müsse man zu seinen Bedürfnissen stehen, der Partner müsse fähig sein, in völliger Offenheit zu kommunizieren, es sei sinnlos, Bedürfnisse nach Beziehungen mit anderen Partnern zu unterdrücken und sie nur in heuchlerischer Weise im Versteckten auszuleben. Voller Initiative ließ sie sich in die Beziehung mit einem Bekannten ein unter vollumfänglicher Information von dessen Frau und von ihrem Mann. Ich fühlte mich von ihrer ekstatischen Begeisterung provoziert. Ich war gekränkt, daß sie diese Erkenntnisse nicht in meiner Therapie erarbeitet hatte, sondern aus diesem Training bezog und empfand ihr

Verhalten als kritiklos und naiv. Ich spürte in mir den Drang, diese Frau wieder auf den Boden der Realität zu stellen und ihr autoritär mitzuteilen, diese Form von freier Ehe sei zwar ein schöner Traum, der sich aber kaum verwirklichen lasse, ohne daß nicht der Partner darunter zu leiden hätte. Die Frau ärgerte mich noch zusätzlich durch ihr provokant-trotzig-selbstsicheres Lächeln. Der Höhenflug der Frau dauerte nur wenige Wochen, dann kam es zu einer heftigen Reaktion der Ehefrau des Freundes, die sich überfordert fühlte. Der Ehemann, der in der Therapie bisher einen durch nichts zu erschütternden Gleichmut gezeigt hatte, war durch die außerehelichen Eskapaden ebenfalls aufgebracht und in Bewegung gekommen. Die Frau stürzte von ihrem Höhenflug jäh zu Boden und verfiel in eine depressive Stimmung. Zunächst spürte ich in mir einen gewissen Triumph, hatte ich doch das Debakel vorausgesehen. Dann aber fragte ich mich, ob es sich nicht um eine *self-fulfilling-prophecy* handle, bei der Patienten in der Therapie sich so verhalten müssen, daß sie die persönlichen Erfahrungen und Erwartungen des Therapeuten bestätigen (s. ‹*Die Zweierbeziehung*›, S. 206). Nachdem ich mich etwas gefaßt hatte, ging mir auf, wie ich Gefahr gelaufen war, einen wichtigen Prozeß zu verkennen. Die Frau war bis dahin noch stark an ihre Eltern gebunden gewesen und hatte sich im Ehemann und jetzt in mir eine schützende und führende Elternfigur gesucht. Ihr Ausbruch aus der Therapie in das gruppendynamische Training und in der Folge ihr Ausbruch aus den festen Normen ihrer Ehe war ein erster, noch etwas forcierter Versuch, sich aus ihrer Unmündigkeit zu lösen und aus eigener Verantwortung zu handeln. Der dabei erfahrene Mißerfolg drohte ihr zu bestätigen, daß sie zu einer autonomen Lebensgestaltung nie fähig sein werde und weiterhin der straffen Führung von Autoritäten bedürfe, um im Leben zurechtzukommen. Die Aktion der Frau war für die Paartherapie aber auch insofern ein Erfolg, als dadurch erstmals der Mann in Bewegung geraten war und zur Äußerung eigener Gefühlsregungen befähigt war. Als Therapeuten laufen wir immer Gefahr zu glauben, Patienten könnten sich nur in den von uns gesetzten Normen positiv entfalten. Häufig liegt die Entwicklungschance aber gerade darin, sich unseren Deutungen, Hinweisen und Interpretationen zu widersetzen.

11.4. Soll der Therapeut seine eigenen Einstellungen zu Werten und Normen offenbaren?

Wenn die Patienten ohnehin indirekt von den Werthaltungen des Therapeuten beeinflußt werden, wäre es da nicht ehrlicher und positiver, der Therapeut würde zu Beginn der Therapie seine Werthaltung offen deklarieren? Ich möchte mich CHARLOTTE BUEHLER anschließen, die erklärt hat, daß sie für «die informativen sowie für die Wertfeststellungen in gewissen spezifischen Momenten ist. Wir leben ja in einer Zeit ungeheurer Schwankungen der Werte mit einem enormen, immer größer werdenden Einfluß des rapiden wissenschaftlichen Fortschritts auf die Interpretationen von Bedeutung und Zweck des Lebens.» Sie meint, daß der Analytiker dem Patienten gelegentlich einen kurzen Überblick über die Trends unserer Zeit geben könne, um damit die Veränderung der Wertorientierungen und der Weltanschauungen aufzuzeigen und in bezug auf verschiedene Lösungsmöglichkeiten und deren Konsequenzen zu beraten, um eine Auswahl zu erleichtern. «Der Gedanke, daß jeder für sich selbst entscheiden solle, woran er glauben möchte . . . erinnert mich ein wenig an Jean-Jacques Rousseaus Forderung, daß jedes Kind alle Entdeckungen, die die Wissenschaft bis zum 18. Jahrhundert gemacht hatte, für sich selbst nachentdecken sollte. Ich möchte meinen, daß die Begrenzungen dieses mutigen ‹Do-it-yourself›-Slogans so klar sind wie seine Vorteile» (S. 32). Soweit wie möglich sollte der Therapeut derartige Informationen so vorbringen, daß sich die Patienten in der Wahl der Werte nicht durch den Standpunkt des Therapeuten bestimmt fühlen. Aber auch wenn der Therapeut meint, bloß in sachlicher Weise zu informieren, sollte er seine Motivation dazu überprüfen. SIMKIN (zit. BUEHLER, S. 29) hält es generell für ungünstig, wenn der Analytiker einen wertenden Standpunkt einnimmt. Der persönliche Standpunkt des Therapeuten sei ein Abwehrmanöver, wenn er sich an diesem Punkt vom Patienten bedroht fühle. Das Bedürfnis, eine eigene Meinung zu äußern, sei eher eine Schwäche.

Gesamthaft gesehen würde ich SIMKIN zustimmen. Ich habe mich in den Therapien vor allem dann zu diesbezüglichen Äußerungen veranlaßt gesehen, wenn ich den Eindruck hatte, die Partner seien über konkrete gesellschaftliche Fakten fehlinformiert. Im nachhinein mußte ich aber feststellen, daß diese Äußerungen fast immer therapeutisch überflüssig gewesen sind und eher davon herrührten, daß ich mich persönlich durch die Meinungen (Fehlmeinungen?) der Patienten gefährdet gefühlt hatte. Wichtiger als Bekenntnisse des Therapeuten für oder gegen die Ehe, für oder gegen Abtreibung, Scheidung, außereheliche Beziehungen, Kinderlosigkeit usw. scheint mir die Notwendigkeit für den Therapeuten, sich selbst dauernd zu prüfen, inwiefern er in seinen therapeutischen Interventionen durch eigene Werthaltungen bestimmt und eingeschränkt ist.

12. Scheidung und Wiederverheiratung

12.1. Scheidung – Befreiung oder Katastrophe?

Die Scheidungsziffern sind in allen industrialisierten Ländern in den letzten Jahren derart in die Höhe geschnellt, daß man sich fragen muß, ob in naher Zukunft Scheidung die Regel, lebenslange Partnerschaft die Ausnahme bilden wird. Sich scheiden zu lassen erfordert von der Frau, solange sie ökonomisch vom Mann abhängig ist, Mut und bringt in der Form des Alimentenbezugs viele Demütigungen mit sich. Zudem wird die geschiedene Frau gesellschaftlich mehr diskriminiert als der geschiedene Mann. Der Mut zur Scheidung wird denn auch von der Frauenbefreiungsbewegung oft dem Mut zur Emanzipation gleichgesetzt. Ruth Hoeh und Annegret Kulms (1976) haben in der Bundesrepublik eine repräsentative Befragung von 639 Frauen aller Altersstufen durchgeführt. Sie fanden, daß dreiviertel aller geschiedenen Ehen auf Entschluß der Frau hin geschieden worden sind. 11 Prozent bezeichnen rückblickend die Scheidung als die Katastrophe ihres Lebens, während 44 Prozent die Scheidung als eine Befreiung erlebt haben, die ihrem Leben eine neue Richtung gegeben hat. Als Katastrophe wurde die Scheidung vor allem von jenen Frauen bezeichnet, die im traditionellen Eheverständnis geheiratet und in der Ehe gelebt hatten: Es handelt sich um Frauen, die im Zeitpunkt der Befragung im Durchschnitt 47 Jahre alt sind, das heißt fünf Jahre älter als das Mittel der Gesamtstichprobe. Zu über 80 Prozent haben sie Kinder, sind lange Jahre verheiratet gewesen und hatten sich auf die traditionelle Rolle der Frau als Hausfrau, Mutter und Gattin eingestellt. Die Frauen, die die Scheidung als Befreiung erfuhren, sind häufiger kürzer verheiratet gewesen, häufiger kinderlos, häufiger in der Ehe berufstätig. Sie zeigten eine geringere Identifikation mit der Hausfrauen- und Mutterrolle. Die Frauen, die die Scheidung als Katastrophe erlebt hatten, halten auch nach der Scheidung an der früheren Ehe fest und glauben, die Scheidung wäre vermeidbar gewesen. Die eheliche Untreue des Mannes war bei ihnen häufiger Anlaß zur Scheidung. Sie halten die Scheidung eher für einen dauerhaften Schock für die Kinder. Sie hatten sich sehr auf Haushalt, Mann und Kinder konzentriert, hatten durch Nachgiebigkeit versucht, ein harmonisches, konfliktfreies Heim zu gestalten und waren dabei opferbereit gewesen. Sie fühlen sich jetzt als die Betrogenen, da sie sich auf den Erfolg der traditionellen Frauenrolle verlassen hatten. Ihre materielle Situation hat sich durch die Scheidung meist verschlechtert. Sie fühlen sich persönlich isolierter als in der Ehe. Ganz anders die Frauen, für welche die Scheidung eine Befreiung bedeutete: Sie glauben, persönlich durch die Scheidung gewonnen zu haben, haben jetzt eher gute Freunde und fühlten sich in der Ehe isolierter. Durch Berufstätigkeit und kritische Distanz zur Frauenrolle wird es ihnen leichter, die Scheidung als eine Chance zu erleben, um ein Leben in größerer Unabhängigkeit und Selbständigkeit zu gestalten, als dies in einer zerrütteten Ehe möglich gewesen wäre.

Diese Befunde stimmen mit meinen therapeutischen Erfahrungen überein. Ich vermisse allerdings ähnliche Untersuchungen über die Auswirkung der Scheidung auf die Männer. Es scheint mir auch problematisch zu folgern, je emanzipierter die Frau sei, um so eher werde sie die Scheidung als eine Befreiung erleben. Längere Ehedauer und Familiengründung dürften für die «Scheidung als Katastrophe» von viel größerer Bedeutung sein. Wenn die entscheidende Aufbauphase des Lebens mit einem Ehepartner verbracht wurde, lassen sich die Spuren der gemeinsamen Jahre später nicht mehr auslöschen. Zu stark bleibt man verhaftet in Lebensbezügen, die einen dauernd an die früheren Jahre erinnern: die Kinder, die herangewachsen sind und eventuell eigene Kinder haben, das gemeinsame Heim, der gemeinsame Freundeskreis, der gemeinsame Wohnort und eventuell Arbeitsort und in der Regel auch viele gemeinsame Interessen und Gewohnheiten. Auch lassen sich die güterrechtlichen Fragen bei Auflösung einer langdauernden Ehe nur selten so regeln, daß sich nicht einer von beiden als der Betrogene vorkommt. Bei langdauernder Ehe und Erreichen der zweiten Lebenshälfte scheint es für viele Eheleute erträglicher, sich mit unbefriedigenden Kompromissen abzufinden als Radikallösungen durchzusetzen, mit deren Folgen sie nichts Rechtes anzufangen wissen. Berman und Lief (1976) schreiben: «Ungeachtet dessen, wie schlimm eine Ehe für beide Partner sein mag, finden die meisten alleinlebenden Geschiedenen das Alleinsein fast unerträglich. Viele durchlaufen eine depressive Phase, die einige Monate bis Jahre dauern kann . . . Für manche lang verheiratete Paare gibt es einfach keine Lösung ohne Schmerzen. Die Ehe fortzusetzen mag schwer sein, allein zu leben jedoch noch schwerer, und andere Alternativen stehen dem Paar möglicherweise nicht offen» (S. 262).

Eine Scheidung ist nicht Auslöschung einer Beziehung. Sie ähnelt viel eher dem Tod einer Beziehung. Äußerlich ist offiziell die Beziehung nicht mehr existent, innerlich aber lebt sie häufig noch intensiv weiter. Nach L. Reiter vergißt man eine Ehebeziehung nie, auch nach der Scheidung nicht. Eine schlechte Scheidung bleibe oft wie ein ungelöster Fluch an einem hängen. Spätere Partnerbeziehungen können maßgeblich davon geprägt sein. In diesem Sinne lohne sich eine Ehetherapie immer, Scheidung hin oder her, denn die Krise muß so oder so verarbeitet werden, und wenn sie das nicht wird, wird sich das noch auswirken. Der Trauerprozeß nach der Scheidung sollte nach Norman Paul zu einem tieferen Verständnis und zu einer Akzeptation der eigenen Rolle und des eigenen Beitrages zum Tod dieser Ehe führen. Wenn das nicht geschieht, bleibt Bitterkeit und Qual zurück. Die Scheidung bedeutet den Tod der Träume einer glücklichen Ehe mit einer glücklichen Familie, die für alle Zeiten glücklich lebt. Die Vorstellung, nun ganz neu anfangen zu können, suggeriere, daß die vorangegangenen Jahre ausgelöscht werden könnten. Im forcierten Bemühen, alle Gefühle und Erinnerungen an die frühere Ehe zu zerstören, unterdrücken manche alle ihre Gefühle, schneiden sie ab, und wenn sie dann nicht die Möglichkeit haben, eine Unterstützung in ihrem Familienkreise zu finden, werden sie starr, distanziert und unansprechbar. Aufgabe des Scheidungsberaters sei es, solche *cut-offs* zwischen den Gatten und ihren Kindern aufzuheben.

12.2. Scheidung in der Paartherapie

Da die Träger von Eheberatungsstellen früher vor allem die Kirchen waren, haftet der Ehetherapie heute noch ein moralisierendes Odium an, mit dem sich viele Psychotherapeuten und Psychiater nicht belasten wollen. Es ist aber ein Irrtum zu glauben, Paartherapie sei ein Schutz gegen drohende Scheidung. Rund ein Viertel der von mir behandelten Paare kam in der Therapie und wahrscheinlich auch durch die Therapie zur Einleitung des Scheidungsverfahrens. Die Therapie will die Beziehung klären, das heißt, sie möchte aufweisen, in welchem Ausmaß die Partner unter dem Druck von irrationalen Ängsten, Zwängen und real nicht ausreichend begründeten Schuldgefühlen beieinander geblieben sind und was an echter und freier Zuneigung noch übrigbleibt oder überhaupt erst aufkeimt, wenn dieser Druck reduziert wird. Soweit mir meine therapeutische Haltung bewußt ist, nehme ich auf den Entscheid einer Scheidung keinen persönlichen Einfluß. Direkte Ratschläge des Therapeuten für oder gegen Scheidung bewirken oft das Gegenteil. Es gibt Psychotherapeuten, die diese paradoxe Wirkung direkt ausnutzen (Toomin 1972), indem sie den Paaren in der Therapie eine äußere Trennung auferlegen und dabei die Erfahrung machen, daß manche Paare gerade durch diese Maßnahme wieder zum Zusammenleben motiviert werden. Persönlich habe ich öfters Schwierigkeiten, zur Scheidung als Ergebnis einer Paartherapie eine positive Gefühlsbeziehung zu finden. In der Einzeltherapie wird der Therapeut eine Scheidung viel leichter als Therapieerfolg interpretieren, da er selbst sie als Befreiung für die Erreichung seiner Therapieziele sieht und sich in der Regel wenig von den Auswirkungen der Scheidung auf den nichtanwesenden Partner beunruhigen läßt.

In der Paartherapie äußert einer der Partner häufig gerade dann, wenn der therapeutische Prozeß in Gang zu kommen scheint, er habe diese dauernden Auseinandersetzungen satt und habe sich entschlossen, die Scheidung einzureichen. Die Gefahr für den Therapeuten besteht darin, dies gleich als bare Münze zu nehmen und zu glauben, er müsse alles daransetzen, den Scheidungswilligen zur Umkehr zu stimmen und sich zum Anwalt der Ehe zu machen. Der Scheidungswillige meint aber häufig gar nicht so sehr die äußere, sondern vielmehr die innere Scheidung. Oft werden konkrete Scheidungsabsichten aufgegeben, wenn das Paar die innere Scheidung oder Trennung vollziehen kann. Praktisch kann der Therapeut auf den im Verzweiflungsausbruch geäußerten Scheidungswunsch etwa antworten: «Ich spüre, daß es Ihnen ernsthaft darum geht, sich von Ihrem Partner getrennt und unterschieden zu fühlen. Im gegenwärtigen Zeitpunkt fällt es Ihnen schwer, im Zusammenleben nicht ganz auf ihn bezogen zu bleiben. Wenn Sie äußerlich von ihm getrennt wären, denken Sie, wäre es leichter, sich selbst zu finden und auf eigenen Füßen zu stehen. Die klarere Abgrenzung wäre für Sie eine Befreiung.»

Unerfreulich sind Scheidungen in der Therapie, die nicht das Ergebnis einer Reifung und Klärung sind, sondern einer destruktiven Flucht entsprechen. Oft agiert der Initiant damit seine Wut und seinen Haß auf den Therapeuten, weil dieser mit der Therapie die Ehebeziehung nicht so zu verändern vermag, wie er es erwartet hat. Das Modell von Ehe, auf das sich dieser Partner eingestellt hat, erweist sich in der Therapie als nicht realisierbar, ein andersartiges Ehemodell scheint ihm aber nicht akzeptabel zu sein. Diese Art von Scheidung zerstört nicht nur die Ehe, sondern auch die Therapie und bedeutet für den Therapeuten eine Enttäuschung in seinen Bemühungen. Die in mir dadurch hervorgerufene Ärgerlichkeit bestärkt den Eindruck, daß der Scheidungsinitiant mit dem Einreichen der Klage nicht nur seinen Partner, sondern auch mich treffen will. Neben Ärger verspüre ich dabei ein Gefühl von Ohnmacht und therapeutischem Versagen.

Auf der anderen Seite gibt es Paare, bei denen sich die Alternative stellt: entweder krank und weiterhin verheiratet oder gesund und fortan geschieden. Wenn eine Ehe vor allem unter der Rettungsideologie oder Sicherheitsideologie geschlossen wurde, ist Krankheit und soziales Versagen des einen eng verknüpft mit Helferaufgabe und Führungsfunktionen des anderen. Besonders für den regressiven Symptomträger wird es schwierig, in der Therapie weiterzukommen, wenn sich sein Partner bedroht fühlt, sobald er nicht weiterhin klein, krank und hilfebedürftig bleibt. Oft hat aber auch der Symptomträger in Anwesenheit seines Partners Mühe, der Versuchung zu widerstehen, sich regressiv verwöhnen, führen und pflegen zu lassen. Solche Rettungs- und Sicherheitsehen lösen sich vor allem dann durch die Therapie auf, wenn darüber hinaus wenig gesunde Ressourcen für eine fruchtbare Partnerschaft bestehen, so zum Beispiel bei starken sozialen und bildungsmäßigen Unterschieden zwischen den Partnern, oder bei großen Altersdifferenzen, etwa wenn ein Mann eine wesentlich jüngere und noch sehr unerfahrene Frau heiratet und diese neben sich nicht erwachsen werden lassen kann, oder wenn jemand einen Menschen in sozialer Notlage, zum Beispiel einen Flüchtling oder einen Invaliden, heiratet, dessen fortwährende Dankbarkeitspflicht ihm ein Pfand für lebenslange Anhänglichkeit bedeutet. Jede Verbindung, die maßgeblich auf einem einseitigen Verdienst-Schuld-Konto beruht und somit dem Gleichwertigkeitserfordernis der Partner widerspricht, ist von einer auf Emanzipation ausgerichteten therapeutischen Entwicklung gefährdet.

Solche neurotischen Partnerbeziehungen gibt es nicht selten. Häufig aber entsteht in der Paartherapie ein verfälschter Eindruck, weil das Paar dem Therapeuten nur seine neurotischen Aspekte präsentiert. Erst auf spezielles Befragen erfährt der Therapeut, daß die Partner daneben auch durchaus positive und erfreuliche Erlebnisse miteinander haben, gemeinsame Hobbies, gemeinsame Interessen und Freizeitbeschäftigungen. Es ist für den Therapeuten oft schwierig einzuschätzen, wie unglücklich und krank die Partner in ihrer Beziehung wirklich sind, weil er das Paar nur im Rahmen der therapeutischen Dreieckssituation kennenlernt, zu deren Existenz ja die konflikthafte Seite der Beziehung definitionsgemäß gehört.

12.3. Zweitehen

Scheidung ist nicht Ende von Ehe, sondern ist in einem hohen Prozentsatz Wechsel in eine andere Ehe. Der Prozentsatz von Verheirateten in der Bevölkerung war in der westlichen Welt noch nie so hoch wie heute, was angesichts der hohen Scheidungsziffern nur mit Wiederverheiratungen zu erklären ist. 80 Prozent der Männer und 70 Prozent der Frauen heiraten heute nach einer Scheidung wieder. Von den Geschiedenen wird in der Regel nicht die Institution Ehe als solche abgelehnt. Vielmehr wird angenommen, die erste Ehe sei wegen spezifischer Inkompatibilitäten gescheitert. Es wird gehofft, die zweite Ehe werde nicht dem gleichen Schicksal unterliegen. Der Zustand von Ungebundenheit, Freiheit und Unverpflichtetsein wird meist nicht lange aufrechterhalten. Statistisch gesehen sind Zweitehen etwas weniger dauerhaft als Erstehen, der Unterschied ist aber nicht so bedeutend, um die Skepsis, die Zweitehen gegenüber oft geäußert wird, zu rechtfertigen. Auf der Zweitehe lastet häufig ein Druck, der zum Erfolgszwang führen kann, der die Beziehung vielleicht stabilisiert, aber auch erschwert.

In einer Zweitehe können verschiedene zusätzliche Schwierigkeiten entstehen. Es kann sein, daß der Geschiedene sich fluchtartig in die zweite Ehe hineinbegibt in der Hoffnung, damit die erste Ehe vergessen zu können. Nicht selten sieht man folgende Reihe: Eine nicht gelöste Abhängigkeit von den Eltern sollte bewältigt werden durch Flucht in die erste Ehe. Eine nicht bewältigte Abhängigkeit in der ersten Ehe soll wiederum durch die Zweitehe überwunden werden. Die Erwartung, nochmals ganz von vorne beginnen zu können und aus den Fehlern der ersten Ehe etwas gelernt zu haben, kann die zweite Ehe mit Hoffnungen und Erwartungen erfüllen, aber auch belasten. Heute wissen zwar viele Menschen, daß die Gefahr besteht, in der zweiten Ehe in die gleichen Fehler hineinzugeraten wie in der ersten. Nicht selten kann aber gerade das krampfhafte Bemühen, diese Fehler zu vermeiden, in dieselben Fehlhaltungen hineintreiben. *Plus ça change, plus c'est la même chose.*

Aber auch für den Partner ist das Eingehen einer Ehe mit einem Geschiedenen oft nicht leicht. Es bestehen Zweifel und Mißtrauen, inwiefern der Geschiedene einem nicht das gleiche Eheschicksal bereiten wird wie dem Partner der ersten Ehe. Nicht selten wird der Partner der ersten Ehe allerdings zum Projektionsschirm aller Schlechtigkeit. Die Bemühung, sich von ihm abzusetzen und sich gegen ihn zu polarisieren, kann einer Zweitehe einen (fragwürdigen) Zusammenhalt geben. Das trifft vor allem da zu, wo die Bekanntschaft mit dem Zweitpartner die Scheidung der Erstehe wesentlich mitverursacht hat. Der Zweitpartner begibt sich damit in einen schwierigen Leistungsdruck, muß er doch allzeit beweisen, daß er tatsächlich der bessere Ehepartner ist und sich die Scheidung der ersten Ehe seinetwegen gelohnt hat. Dabei geht es ja nicht nur um die Beziehung der beiden Ehepartner zueinander, sondern auch um die Beziehung zum Freundeskreis und zu den Kindern aus erster Ehe. Diese stehen der Zweitehe nicht selten ablehnend gegenüber und zeigen die Tendenz, sich von dem wiederverheirateten Paar zurückzuziehen. Die Zweitehe muß sich also bewähren und bestätigen, um von der Umgebung akzeptiert zu werden.

Statistisch zeigt sich, daß in den letzten Jahren vor allem der Anteil von Scheidungen mit Kindern sich wesentlich erhöht hat (Zweiter Familienbericht 1975). Wir müssen uns also darauf einrichten, daß komplexe Familiensysteme, bestehend aus Eltern und Stiefeltern, zu einer alltäglichen Begebenheit werden. Die Untersuchung von HAFFTER zeigt, daß insbesondere Mädchen nach dem zwölften Altersjahr nur schwer bereit sind, einen gleichgeschlechtlichen Stiefelternteil zu akzeptieren. Das mag mit einer ödipalen Konstellation zusammenhängen. Das Mädchen hat sich bereits als «Ersatzgattin» des geschiedenen (oder verwitweten) Vaters erlebt und läßt sich von dieser Position nicht leicht verdrängen. Es kann aber auch sein, daß das Mädchen Schuldgefühle empfindet wegen des Scheiterns der ersten Ehe, so als ob es der Mutter den Vater weggenommen hätte. Oder es kann dem Vater keine andere Geliebte als die Mutter zugestehen, wenn es selbst schon auf den Vater als Geliebten verzichten mußte. Analoges gilt für die Söhne, wenn auch die Problematik weniger zugespitzt ist.

Häufig versuchen heranwachsende Kinder zwischen zerstrittenen Eltern zu vermitteln, ja es kann so weit kommen, daß sie sich als erzieherisch schwierig oder als Sorgenkinder anbieten, um damit die Eltern durch die gemeinsamen Erziehungsbemühungen zusammenzuschweißen und eine Scheidung zu verhindern. In einer solchen Situation kann es das Kind als ein persönliches Versagen empfinden, wenn die Eltern trotz seiner Bemühungen scheiden. War bei der Scheidung bereits der Partner der Zweitehe beteiligt, so entlädt sich der ganze Haß des Kindes auf diesen. Die Angst eines Stiefvaters oder insbesondere einer Stiefmutter, von heranwachsenden Kindern nicht akzeptiert zu werden, kann spezielle erzieherische Probleme hervorrufen, indem diese allzusehr darauf bedacht sind, die Akzeptation der Kinder durch übertriebene Zuwendung und Verwöhnung zu erreichen. Andererseits ist es für den von den Kindern getrennten Vater bzw. die Mutter schmerzlich, wenn sie hören, daß ihre Kinder den neuen Partner «Papi» bzw. «Mami» nennen. So entsteht um die Kinder oft ein Agierfeld, in dem all der unbewältigte Haß und die verleugneten Bindungen ausgetragen und die Kinder von beiden Seiten als Doppelagenten eingesetzt werden.

Wenn Zweitehen scheitern, so ist das nicht nur auf die Wiederholung von neurotischen Beziehungsmustern zurückzuführen, sondern hat oft reale Gründe in dieser komplexen Beziehungssituation. Scheitert eine Zweitehe, so besteht die Gefahr, daß man sich nicht für ehefähig erachtet und sich fortan aus allen intensiveren Bindungen herauszuhalten versucht.

Besonders wenn das Eingehen einer Zweitehe dazu dienen soll, einen Schlußstrich unter die Erstehe zu ziehen, sehen wir, daß für beide Partner eine komplizierte Situation entstehen kann. Die Präsenz der Kinder erschwert die endgültige Auflösung der Erstehe.

Beispiel 13:
Ein Paar meldete sich auf die Initiative der Frau, weil ihr Partner unglücklich und verzweifelt sei. Es komme laufend zu destruktiven Eskalationen, in denen beide irrational reagierten. Die Partner lebten seit zwei Jahren in einer nicht legalisierten Beziehung. Die Frau, Lisa, war seit einigen Jahren geschieden. Ihre zwei schulpflichtigen Kinder lebten mit ihrem früheren, jetzt wieder verheirateten Ehemann Robert. Der jetzige Konflikt zwischen Beat (ihrem Partner) und ihr lag vordergründig darin, daß dieser heiraten wollte, wovor Lisa nach ihrer gescheiterten Ehe zurückschreckte, um so mehr, weil in der jetzigen Beziehung bereits wieder starke Spannungen aufgetreten waren. Beat sah in diesen Ausweichtendenzen den Beweis, daß Lisa nicht wirklich zu ihm stehen wolle, Lisa dagegen warf ihm vor, einer Liebe nur zu trauen, wenn diese durch eine Heirat legalisiert sei. Als Beat Lisa kennengelernt hatte, war sie über ihre Scheidung noch nicht hinweggekommen. Ihr Mann war eine Beziehung zu einer anderen Frau eingegangen, was Lisa tief verletzt und gedemütigt hatte. Beat wollte ihr mit seiner absoluten und bedingungslosen Liebe beweisen, daß ihr Mißtrauen gegenüber neuen Beziehungen ungerechtfertigt sei. Er stimmte deshalb Lisas Wunsch zu, sich nicht durch Heirat aufeinander zu verpflichten. Nun aber fühlte er sich betrogen, weil er den Eindruck hatte, Lisa nütze sein Zugeständnis aus, profitiere finanziell und persönlich von seinem Entgegenkommen, ohne dieses durch ein klares Liebesbekenntnis zu rechtfertigen. Die zwei hatten sich in eine narzißtische Kollusion verwickelt. Beat hatte Lisa zuerst stark idealisiert und wollte sie ganz mit seiner Liebe ausfüllen. Er hatte seine beruflichen Entwicklungsmöglichkeiten zugunsten dieser Liebe hintangestellt. Er überforderte sich selbst in seinem Anspruch

auf eine totale, anspruchslose Liebe. Nach der Demütigung und Verunsicherung durch die Scheidung fühlte sich Lisa durch die intensive Zuwendung von Beat aufgewertet. Im längeren Zusammenleben bedeuteten die Idealisierungen von seiten Beats für sie aber eine Einengung und Verpflichtung, so daß sie sich bemühte, zu Beat Distanz herzustellen und ihn auf seinen Platz zu verweisen. Die Disposition zum Eingehen einer narzißtischen Kollusion gründete bei beiden Partnern in frühen Beziehungserfahrungen in der Herkunftsfamilie. Als mindestens ebenso wichtig erwies sich aber die aktuelle Situation: Robert hatte nach seinem Wegzug mit den Kindern das Haus, das ihm gehörte, mitsamt dem Hausrat und allen Einrichtungen Lisa zur Benutzung überlassen. Beat fühlte sich in diesem ihm fremden Haus immer nur als Gast, mußte er doch aus «fremdem» Geschirr essen und durfte im Haus nichts verändern. Zwar wurde ihm nach längeren Auseinandersetzungen ein Zimmer zur eigenen Einrichtung freigestellt. Er lebte darin wie in Untermiete. Über das Wochenende kamen die Kinder meist zu Lisa auf Besuch. Lisa gab sich mit ihnen intensiv ab, wobei sich Beat ausgeschlossen und überflüssig fühlte. Es kränkte ihn, wenn sie zu viert etwas unternahmen und Lisa ihn Bekannten gegenüber wie einen zufälligen Begleiter, nicht aber wie einen Lebensgefährten behandelte. Er hatte den Eindruck, Lisa schäme sich seiner vor den Kindern und stehe nicht zu ihm. Da der ältere Sohn Rolf Angst hatte, allein in einem Zimmer zu schlafen, nahm Lisa ihn zu sich ins Ehebett, während Beat im Nebenzimmer schlief. Der ältere Sohn erfaßte die Situation rasch und sah in Beat einen Rivalen, den er mit höhnischer Ablehnung zu provozieren wußte.

In den eingehenden Therapiegesprächen ergab sich, daß Lisa die Scheidung von Robert nicht verarbeitet hatte, sondern weiterhin stark auf ihn bezogen blieb, ja, daß sie die heimliche Phantasie nährte, den Platz für eine allfällige Rückkehr von Robert offenzuhalten, solange sie vor den Kindern nicht allzu klar zu Beat stehe. Die Kinder wurden zwischen Robert und Lisa als Kommunikationsmedium, als Zuträger von Botschaften, eingesetzt. Beat spürte das und sah in den Kindern Beobachter im

Auftrage von Robert. Es wäre ihm deshalb ein besonderes Anliegen gewesen, ihnen zu zeigen, daß er bei Lisa jetzt den ersten Platz einnehme und Lisa mit ihm in einer glücklichen Beziehung stehe.

Aber auch in Roberts zweiter Ehe gab es Schwierigkeiten. Rolf lehnte seine Stiefmutter Erika ab und machte ihr zu Hause große Szenen. Er machte sich über ihre Mutterfunktionen vor Lisa lächerlich. Erika telefonierte erbost mit Lisa und warf ihr vor, sie sei eine Rabenmutter, die Rolf im Übermaß verwöhne, sich aber im übrigen aus der Sache halte und alle unangenehmen Erziehungsaufgaben Robert und ihr zuweise. Lisa rief daraufhin Robert an, um mit ihm über Erika zu sprechen. Er klagte ihr über seine Schwierigkeiten in der zweiten Ehe. Durch die Spannungen mit den Kindern wurde so die Allianz zwischen den ursprünglichen Ehepartnern immer wieder gestärkt.

Robert hatte Lisa wegen Erika verlassen, nachdem er sich von Lisa vernachlässigt und zuwenig bestätigt gefühlt hatte. Er hielt ihr vor, auch die Kinder hätten zu ihr keine Beziehung. Nach der Scheidung setzte Lisa alles daran, zu den Kindern eine intensive Beziehung zu finden und ihnen viel zu bedeuten. Beat hatte wohl zu Recht den Eindruck, daß die Kinder bei Lisa ihm gegenüber den Vorrang hätten. Er sah in den Kindern den verlängerten Arm von Robert. Es bereitete ihm Mühe zuzusehen, wie die Kinder erzieherisch geschädigt wurden, weil Robert und Lisa sie für die heimliche Fortsetzung ihrer Beziehung benutzten. Die häufige Anwesenheit der Kinder, von denen er sich abgelehnt fühlte, war für Beat aber auch deshalb schwer zu ertragen, weil er sich eigene Kinder gewünscht hätte. Lisa wollte aber mit ihm keine Kinder haben.

Die mangelnde Verarbeitung der Scheidung zeigte sich auch darin, daß Lisa zum Teil an Beat Rache übte für das, was Robert ihr angetan hatte. War sie von ihm gedemütigt und ausgeschlossen worden, so war sie nun in der Lage, Beat auszuschließen und zu demütigen.

Die Klärung der komplexen Verflechtungen führte in dieser Paartherapie bei Lisa zu einer eindeutigeren Haltung ihren Kindern und ihrem früheren Mann gegenüber, bei Beat aber zu einem besseren Verständnis für die Unmöglichkeit, das über zehn Jahre dauernde Eheleben Lisas ungeschehen zu machen.

Wenn Partner lange verheiratet waren und miteinander eine Familie gegründet haben, kann die Geschichte dieser Ehe nicht mehr gelöscht werden. Für den Partner der Zweitehe erfordert es ein hohes Maß an Reife, diese Realität zu akzeptieren. Für den wiederverheirateten Geschiedenen andererseits wird es wichtig sein, für die psychologische Situation seines neuen Partners Verständnis zu haben und die Situation so zu gestalten, daß für den Zweitpartner der Eigenwert der neuen Beziehung spürbar wird.

13. Helga und Stani – ein Paar in Therapie
Videoprotokolle und Kommentare

Im folgenden sollen Passagen aus Video-Aufzeichnungen einer Paartherapie besprochen werden. In der Regel präsentieren Therapiebücher, besonders wenn sie mit Beispielen die Effizienz ihrer Theorie belegen wollen, ihre Paradepferde. Meine Wahl fiel auf Helga und Stani, weil sich ihre Therapie als Beispiel für viele Aspekte, die in diesem Buch behandelt werden, eignet und ich selbst von dieser Therapie viel gelernt habe. Da mir die Beachtung der Tendenz des Therapeuten, sich mit Patienten in Kollusionen zu verwickeln, ein zentrales Anliegen ist, wähle ich ein Beispiel, wo diese Schwierigkeiten für mich besonders spürbar waren. Eine derartige Darstellung birgt Risiken in sich, weil ich mich ziemlich wehrlos der Kritik anbiete, was gegen mich benutzt werden kann. Ich möchte insbesondere zeigen, wie schwierig es für mich als männlicher Therapeut war, beiden Partnern, insbesondere der Frau, gerecht zu werden. Ich hätte natürlich auch ein Beispiel auswählen können, wo diese Schwierigkeiten weniger faßbar waren. Ich glaube aber, daß der Leser aus Schwierigkeiten, die ich nur mangelhaft zu bewältigen vermochte, mehr lernen kann als aus wohlgeratenen oder frisierten Passagen. Vielleicht kann ich auch zeigen, daß trotz begangener Fehler die Therapie einen konstruktiven Prozeß in Gang zu setzen vermochte. Das Endergebnis ist vielleicht ernüchternd. Ich hätte Beispiele mit handgreiflicheren therapeutischen Effekten auswählen können. Ich möchte aber gerade auf die Komplexität eines Behandlungserfolges hinweisen und auf die Schwierigkeit, ein Behandlungsergebnis mit harten Fakten zu belegen.

Die Therapie hat sich in 31 Sitzungen über dreizehn Monate hingezogen. Die Veröffentlichung der einzelnen Therapieausschnitte erfolgt mit Zustimmung von «Helga» und «Stani». Ich habe die einzelnen Passagen mit ihnen besprochen, weil es schwierig zu verarbeiten ist, sich in einem Buch beschrieben zu finden, selbst wenn alles, was darin erwähnt wird, einem an sich bekannt ist. Helga und Stani waren denn auch vom Lesen dieser Protokolle und Kommentare erschüttert. Sie hatten aber auch den Eindruck, aus einem gewissen Abstand die Therapie nochmals durchgelebt und damit vertieft zu haben. Helga hat einzelne Passagen bei der Manuskriptbesprechung schriftlich kommentiert.

Das Lesen der Protokolle wird teilweise etwas mühsam sein. Es finden sich viele Wiederholungen und unablässige Variationen des gleichen Themas. Das ist die therapeutische Realität. Ich glaube, der Leser sollte versuchen, das Atmosphärische dieser Längen in sich aufzunehmen, denn eine Therapie wirkt mehr durch die Atmosphäre als durch irgendwelche besonders kluge therapeutische Interventionen. Ich glaube, daß die Probleme, die Helga und Stani miteinander haben, heute besonders viele Paare betreffen, und hoffe, der Leser werde sich auch persönlich in diesem Paar miterfahren können.

Erste Sitzung vom 13. Mai: Das Erstinterview

Überblick
In der Einleitungsphase *stellen sich Helga und Stani vor. Helga beherrscht die Szene in ihrer lebhaften und expansiven Art, die sich auch in ihren weitausfahrenden Körperbewegungen und in den langen Redezeiten ausdrückt. Stani dagegen verhält sich farblos und zurückhaltend. Er fühlt sich offensichtlich nicht wohl und scheint mehr auf Helgas Drängen hierhergekommen zu sein. Als Problem gibt Helga die Verunsicherung darüber an, daß Stani sie in ihrer Art nicht akzeptiert. Sie reagiert darauf mit verstärkter aggressiver Aufdringlichkeit, was wiederum Stanis Tendenz verstärkt, ihr auszuweichen und sich jeglicher Stellungnahme zu entziehen.*

In der Mittelphase *wird der Zusammenhang zwischen jetzigem Konflikt und Partnerwahl dargestellt. Stani fühlte sich ursprünglich gerade durch jene Eigenschaften Helgas angezogen, die ihn heute besonders stören, nämlich durch ihre spontane und direkte Art, ihre Gefühle auszudrücken. In seinen Gefühlshemmungen hoffte er, von Helgas Emotionalität angesteckt zu werden. Später trat aber das Gegenteil ein: Er fühlte sich ihrem Gefühlsansturm nicht gewachsen und zog sich noch mehr zurück. Helga andererseits hatte Stani zunächst stark idealisiert. Sie machte sich von ihm das Bild eines gütigen und verständnisvollen Vaters, bei dem sie Geborgenheit und Ruhe finden könnte. Sie fühlte sich enttäuscht, weil sein stilles und widerspruchloses Verhalten ihr nicht mehr als Akzeptation erschien, sondern als feiges Ausweichen. Stani fühlte sich zunächst durch Helgas Idealbild aufgewertet, später aber in diesem Bild gefangen. Die Rolle des toleranten Vaters entsprach nicht seinem eigenen Erleben. Da Helga aber auf jede Enttäuschung ihrer Erwartungen heftig reagierte, wagte er nicht, sich ihr direkt zu stellen, sondern begann sich ihren Ansprüchen heimlich zu entziehen, unter anderem indem er außereheliche Beziehungen einging. Je mehr er ihr auswich, desto mehr bedrängte sie ihn, und je mehr sie ihn bedrängte, desto mehr wich er ihr aus.*

In der Schlußphase *versuche ich einige meiner Eindrücke als Deutungen und Interpretationen zusammenzufassen, wobei das Paar auf meinen Versuch, einen Zusammenhang zwischen den Verhaltensweisen beider Partner darzustellen, positiv anspricht. Stani hat aber Mühe, sich bereits jetzt auf eine Therapie festzulegen, weshalb wir ein weiteres Gespräch vereinbaren.*

Detaillierte Darstellung

Helga hatte mit mir telefoniert und um die Möglichkeit einer Ehetherapie gebeten. Ich hatte sie gefragt, ob ihr Mann bereit wäre, von Anfang an bei den Gesprächen dabei zu sein. Es schiene mir die günstigste Voraussetzung, wenn sie mir jetzt am Telefon noch gar nichts berichte und mir damit die Möglichkeit einräume, mich ohne Vorurteil beiden Partnern in gleicher Weise zuzuwenden. Helga war damit einverstanden, und wir verabredeten ein erstes Paargespräch.

In den ersten Minuten nahm ich die Personalien auf, erklärte dem Paar das Funktionieren der Video-Aufnahme und holte ihr Einverständnis ein, diese Bänder für didaktische Zwecke zu verwenden. Die Verwendung für dieses Buch geschieht unter dem ausdrücklichen Einverständnis des Paares. An den Bandprotokollen wurden die Namen und wenige äußere Daten verändert, um zu verhindern, daß das Paar identifiziert werden kann.

Stani ist ein 32jähriger Ingenieur, Helga eine 33jährige Kindergärtnerin. Sie arbeitet jetzt stundenweise in einem Kinderladen. Das Paar heiratete vor sieben Jahren. Sie haben einen sechsjährigen und einen zweijährigen Sohn.

Helga ist kräftig gebaut, wirkt vital, energisch, lebenslustig und kontaktfähig. Ihre Stimme ist etwas rauh und laut. Stani wirkt im Vergleich zu ihr eher blaß und unscheinbar. Beide sind etwas lässig gekleidet. Sie machen den Eindruck eines jungen, modernen Paares.

Das Paar stellt sich vor.*

Th Wie kamen Sie dazu, mir zu telefonieren?

F Ja –

M (Kommt ihr zuvor) Im Prinzip war es so – wir wissen eigentlich gar nicht so recht, was wir wollen. Da haben wir uns gesagt, es wäre gut, wenn wir uns und damit auch unsere Beziehung einmal etwas besser kennenlernen würden. Da sind wir durch Bekannte auf Ihren Namen gestoßen.

Th Aber was war der Anlaß, daß Sie sich gerade jetzt entschlossen haben, einmal etwas zu unternehmen?

F Ich wollte eigentlich schon vor drei bis vier Jahren einmal zum Psychiater, um einfach einmal rauszukriegen, was überhaupt los ist. Ich war so unsicher, fühlte mich einfach nicht wohl, hatte so einen Hausfrauenkoller. Aber wie es so geht, man war einfach zu träge, um sich aufzuraffen. Ich möch-

* Die Randbemerkungen neben dem gesprochenen Text erleichtern dem Leser die Übersicht über den Inhalt der laufenden Passage.

te aber mal wissen, was los ist. Allein kommen wir nicht mehr weiter. Ich möchte mal wissen (zum Mann gewandt), weshalb du mich so ablehnst und weshalb ich so von dir abhängig bin, warum ich mich nicht ablösen kann und weshalb ich so heftig auf alles reagiere, was du sagst. Wenn jemand anders so was sagt, so grinse ich darüber. Ich möchte einfach mal wissen, worin meine Abhängigkeit besteht und wo unsere Grenzen sind. Ich möchte mal diese Ablehnung abbauen, aber auch meine Aggressionen, so daß wir zusammenbleiben können.

Th Können Sie ein Beispiel sagen, wo Sie sich so abgelehnt fühlten, aber auch so abhängig?

F In letzter Zeit war es eigentlich weniger – die große Krise war eigentlich im letzten Sommer, das heißt, sie dauerte schon zwei Jahre. Aber man hat so kleine Kinder, und der Mann hat gerade die Dissertation gemacht, so verdrängt man das alles, man will die Kinder schonen und sie nicht überfordern, man denkt, wenn sie dann vielleicht mal etwas größer sind und der ganze Druck weg ist. Weshalb ich mich abgelehnt fühle?

Th Ja –

F Er empfindet mich als zu groß, zu dick, zu stark, zu aktiv, zu laut, und ich saufe zuviel und (alle drei lachen).

Th→M Ist es so?

M Ja, in großen Zügen.

Th Können Sie es mal beschreiben?

M Genau kann ich es nicht beschreiben, es ist mehr gefühlsmäßig, aber wenn die Situation auftritt, stört es mich, wenn du laut bist, daß du zu dick bist, zuviel trinkst.

Th Geht es dann zu Hause sehr laut zu?

M Wenn wir diskutieren, dann oft ja, sonst weniger. Ihre Emotionen spielen eine zu große Rolle.

Th Was machen Sie, wenn sie zu laut wird? 1. Sitzung
M Ich möchte dann aufhören. Man ist dann nicht mehr sachlich, man wirft sich zuviel persönliche Sachen an den Kopf. Es hat dann einfach keinen Sinn mehr. Sie ist dann so aufgeregt, daß sie innerlich nicht mehr kann.

Die ersten Gesprächsminuten sind oft wie das Präsentieren einer Visitenkarte. Wie stellt sich das Paar dem Therapeuten dar? Das Paar bietet sich dem Therapeuten an in einer Sprache und Denkensweise, die derjenigen des Therapeuten ähnlich und somit vertraut ist. Die Art und Weise, wie sie dem Therapeuten ihre Motivation zur Therapie anbieten, läßt darauf schließen, daß sie schon einiges an psychologischen Kenntnissen haben, daß sie offenbar nicht völlig irreale Erwartungen an die Therapie stellen, sondern in erster Linie ihre Beziehung und ihr Fehlverhalten zueinander klären möchten. Ich habe den Eindruck, daß ihnen viel, vielleicht zunächst etwas zu viel daran liegt, mir einen positiven Eindruck zu machen. Es fällt jedenfalls auf, wie wenig konkret sie über ihre Schwierigkeiten sprechen und wie distanziert sie ihre Konflikte beschreiben. Derjenige, der zu mir spricht, wird jeweils vom anderen sehr aufmerksam, ja fast etwas ängstlich und mißtrauisch beobachtet, so als ob es darum ginge, daß keiner etwas äußert, was den anderen beim Therapeuten in ein ungünstiges Licht stellen könnte. Gesamthaft gestaltet sich eine angenehme Gesprächsatmosphäre. Das Paar ist mir sympathisch. Ich habe den Eindruck, es entwickle sich eine positive Beziehung.

F Ja, das ist nur, wenn es um persönliche Sachen geht.
M Es geht aber ja meist um persönliche Sachen.
F Ich werde dann sehr aggressiv. Deine Reaktion ist, daß du dich einfach zurückziehst. Das ist schon immer so gewesen. Ich habe das immer idealisiert.
Th Daß er sich so ruhig verhält?

F Ja. Stani hat mich abgelehnt in meiner Art, dann war ich ganz unsicher, oder er hat sich zurückgezogen oder nichts dazu gesagt. Wenn ich so laut spreche, das stört ihn sehr. Dann hat er es aber nicht gesagt. Ich hab einfach gemeint, er ist wohl der gütige Vater, so ruhig und wohlwollend. Ich reagiere sehr heftig, wenn ich etwas habe, und sag es dann auch. Ich habe immer gedacht, ja, er toleriert das, er steht so weit über mir. Ich hatte das immer sehr bewundert und idealisiert, aber im Grunde genommen hat er es gar nicht toleriert, sondern nur nichts gesagt. So sind wir immer mehr auseinandergegangen.

Helga entwarf auf Stani das Bild eines idealen Vaters. Stani entzog sich ihren Erwartungen, indem er sich unfaßbar machte.

Th Idealisiert – so daß Sie sich beruhigen konnten, wenn er ruhig blieb?

F Ja, eigentlich schon.

Th→M Und jetzt ziehen Sie sich einfach zurück?

M Jetzt weniger. Einen Streit gibt es eigentlich selten, außer wenn wir diskutieren, dann kommt es oft dazu. Meist wird sie dann aggressiv, dann brechen wir die Diskussion ab. Meistens endet es mit Tränen oder mit Tassen-auf-den-Boden-Schlagen.

Th Auch von Ihnen oder nur von ihrer Seite?

M Nein, nur von ihrer Seite. Es kam wohl auch vor, daß ich hie und da mal geschrien habe.

Th→F Wie ist das dann für Sie?

F Dann freue ich mich! Das ist eigentlich erst seit dem Sommer, es ist mir dann viel wohler dabei, ich hab dann etwas, das ich fassen kann. Früher war das nie.

Th Früher war er dann so unnahbar?

F Ja, ich dachte oft, ich kenne Stani eigentlich überhaupt nicht. Das Problem entstand dadurch, daß Stani sich immer zurückgezogen hat, und dann bin ich aus Unsicherheit immer aggressiver geworden. Er hat es nie gesagt, und dann hab ich es oftmals auf die Spitze getrieben, nur um eine Reaktion von ihm zu haben, weil ich dann nicht mehr wußte, wo meine Grenzen sind, was ihn kränkt und ihn dann immer noch mehr abstößt.

Th Das hat Sie verunsichert?

F Ja, und dann wurde es immer schlimmer, das hat mich sehr verunsichert. Dann hab ich wahrscheinlich vollkommen falsch reagiert und bin aggressiv geworden. Wenn ich unsicher bin, werde ich aggressiv und laut, und das hat ihn immer mehr abgestoßen.

Helga reagierte auf die dadurch entstandene Verunsicherung mit Aggressivität.

Th Wie ist es Ihnen zumute, wenn Sie so aggressiv werden?

F Ich glaube, das ist verschieden, das hängt von der Situation ab – aber ich glaube, es wäre mir wohler, wenn ich einen Widerstand spüren würde.

Th Sie gehen leer aus, sind dann nicht gefaßt, spüren keine Grenzen?

F Ja, genau! Ich bin sehr emotionell. Ich schieße dann über die Grenzen hinaus. Vielleicht sollte man das selbst spüren. Ich weiß nicht.

Th Sie würden erwarten, daß er Ihnen Grenzen setzt, und dann macht er das nicht. Gibt Ihnen das dieses Abhängigkeitsgefühl?

F Ich weiß nicht, weshalb ich so abhängig reagiere, wenn er etwas sagt. Wahrscheinlich weil ich nicht weiß, ob er mich akzeptiert, deshalb trifft mich das so stark.

In der Redeweise und äußeren Haltung sind die Partner sehr verschieden. Stani sitzt jetzt wie in sich eingerollt auf dem Sessel, die Arme verschränkt. Wenn er sich von Helga angegriffen fühlt, legt er die Hand schützend auf die ihr zugewandte Wange. Er blickt sie auch oftmals mißtrauisch von der Seite her an. Helga dagegen ist in ihrer äußeren Haltung das Gegenstück: Sie ist weit geöffnet, die Beine sind oft breit auseinander, sie gestikuliert mit weit ausfahrenden Armen und zeigt eine lebhafte Mimik und eine sich immer wieder verändernde Sitzposition. Diese äußerlich verschiedenen Verhaltensweisen spielen offenbar im Konflikt des Paares eine wichtige Rolle. Stani sind die Gefühlsausbrüche von Helga unangenehm. Er entzieht sich ihr, was Helga verunsichert. Sie fühlt sich dann zurückgewiesen und in ihren Gefühlen nicht aufgenommen. Helga glaubte sich zu Beginn der Beziehung von Stani wie von einem idealen, gütigen Vater akzeptiert. Es bedeutete für sie eine tiefe Kränkung, als sie spürte, daß Stani dem Bild, das sie sich von ihm machte, nicht entsprach.

Für das Paar ergab sich folgende Funktionsteilung: Helga ist das Gefühl, sie möchte Stani mit Gefühl ausfüllen, er sollte quasi das Gefäß bilden, in das sie sich ergießen, durch das sie sich begrenzt und gehalten fühlen kann.

Ich habe nun einiges über den Konflikt des Paares erfahren und leite zur zweiten Interviewphase über, zur Frage der *Beziehung von Partnerwahl und Paarkonflikt.*

Th → Paar Können Sie einmal erzählen, wie Sie sich kennengelernt haben?

M Du kannst das besser erzählen, du hast das viel besser in Erinnerung.

Partnerwahl

F Ja, klar, ich möchte mich nicht davor drücken, aber ich möchte nun nicht schon wieder den Eindruck erwecken, daß du die ganze Zeit still im Sessel sitzest und ich die ganze Zeit «schnorre».

M Du wurdest ja gefragt.

F Nein, wir wurden beide gefragt.

M Na gut. – Es war beim Skifahren, an die Einzelheiten erinnere ich mich nicht, ich weiß nicht mehr, am ersten Sonntag, als ich sie gesehen habe, ob ich da allein dabei war oder nicht.

F Du warst nicht allein, Claudia war mit dir.

M (lacht) Na gut, du weißt es besser. – Ich habe ja gesagt, es wäre besser, du würdest es erzählen, ich weiß es nicht mehr so genau. – Wir waren eingeladen, viele konnten kommen. Helga hat schon etwas mit mir geflirtet. Ich hab das Gefühl gehabt, sie hatte Interesse. Es war eine Clique ad hoc. Wir haben da getanzt. Schon am gleichen Abend wollte ich mit ihr allein sein. Das war der Anfang. Ich kam dann wieder. Ich war schnell und aktiv, um die Bekanntschaft zu vertiefen. Stimmt's? (Mann lächelt kokettierend der Frau zu.)

F (lächelt zurück) Ja.

Th Sie haben erzählt, Sie waren mit einer Freundin. Und da haben Sie Helga zum erstenmal gesehen. Was war Ihr erster Eindruck von ihr, was hat Sie wohl zu ihr gezogen?

Stani fühlte sich von jenen Eigenschaften Helgas angezogen, die ihn heute am meisten stören.

M Komischerweise ist es das, was mich jetzt stört, ihre Art, alles zu beherrschen, den Mittelpunkt zu bilden, Stimmung zu machen, jeder bewundert sie, das war wahrscheinlich das, was mich angezogen hat. – So aus der Erinnerung heraus, genau weiß ich es nicht mehr.

Th Stand das im Gegensatz zu dieser Freundin, die Sie damals hatten?

M Diese Freundin war mehr so eine Notbindung, keine tiefe Bindung.

Th→F Wissen Sie, was Ihr erster Eindruck von Stani war?

F Ich muß sagen, du hast mir schon gefallen so, es war ein lustiger Abend, wie es oft so bei spontanen Gesellschaften ist, wo alles neu ist. Du hast mir schon gefallen, aber nicht so speziell. Ich fand es einfach lustig und fröhlich, und du warst ruhig, und wir haben getanzt. Was es war, weiß ich eigentlich nicht. Und das war mir lange Zeit unklar geblieben. Ich hatte damals schon einen Freund in Deutschland, eine ziemlich starke Bindung, wir waren zwei Jahre zusammen, und ich bin dann in die Schweiz gegangen und habe mich dann schon leicht gelöst.

Und dann hab ich dich kennengelernt und hatte aber immer noch ... Ich habe dem Stani gesagt, ich hab einen festen Freund, und der wird auch in die Schweiz kommen. Ich hatte ein schlechtes Gewissen diesem Freund gegenüber, weil ich trotzdem mit Stani geflirtet habe, aber ich kann nicht genau sagen, was es eigentlich war, weshalb ich mit ihm angefangen habe. Er hat mir einfach gefallen, aber was speziell war, weiß ich nicht.

Helga hoffte, in Stani die Akzeptation zu finden, die sie in ihrem bisherigen Leben vermißt hatte, die ihr aber Stani in der Ehe aus eigenen Schwierigkeiten auch nicht geben konnte.

M Ich glaube, daß du mir gefallen hast.

F Ja, das spielt bei mir sicher eine ganz große Rolle.

Th Sie spürten sich von ihm akzeptiert?

F Ja.

M Bewundert und begehrt.

F Das spielt bei mir wohl die – eine starke Rolle, das mit dem Akzeptieren, ich glaube, daß das bei mir die Voraussetzung, wahrscheinlich sogar das Ausschlaggebende ist.

Meine Frage, wie sich die Partner kennengelernt haben, löst einen Stupor aus. Jeder schiebt dem anderen die Beantwortung zu. Möglicherweise möchten beide, daß der andere als erster die Karten aufdeckt und sich damit zur ursprünglichen Idealisierung bekennen muß. Bezeichnenderweise fühlte sich Stani gerade durch jene Eigenschaften von Helga angezogen, die ihn jetzt am meisten stören, nämlich ihre Art, den Mittelpunkt zu bilden und alles auszufüllen. Helga kann sich nur akzeptiert fühlen, wenn sie beim Partner das Zentrum bildet. Voraussetzung für eine Beziehung ist, daß sie sich bewundert fühlt. Diese Bedingung schien zunächst durch Stani vollumfänglich erfüllt, jetzt aber hat sie den Eindruck, Stani lasse sie mit seiner Reaktionslosigkeit ins Leere stoßen, was sie als Ablehnung interpretiert.

Wir sehen hier den typischen Wechsel, daß ausgerechnet jene Eigenschaften, die zur Partnerwahl motivierten, später die zentrale Rolle im Paarkonflikt spielen: beim Mann, daß die Frau so extravertiert in ihren Gefühlen überschwenglich und kontaktfreudig ist, bei der Frau, daß ihr der Mann mit außergewöhnlichem Maß an Toleranz und Akzeptationsvermögen entgegenkommt. Jedes findet sich vom Partner in einem Bereich ergänzt, den es in sich wenig entfalten konnte: Offenbar leidet Stani unter seiner mangelnden Fähigkeit, starke Gefühle zu erleben und zu zeigen, Helga unter dem Mangel an Selbstwertgefühl.

Th Wie lange sind Sie miteinander gegangen, bis Sie geheiratet haben?
F Fünfzehn Monate.
Th Wie ging diese Zeit?
M Wir waren nur drei Monate zusammen, bis wir uns verlobt haben. Das war auch, um die anderen zu schockieren, so von einem Tag auf den anderen.
F Das wundert mich, daß *du* das so sagst – ich glaubte, daß nur ich es so empfand, ich hatte natürlich Spaß daran.
M Ich hab da mitgemacht, es war mein Wunsch, die anderen zu schockieren, weil ich das auch lustig fand.
F Mein Freund war mal da aus Deutschland. Er sagte, es habe alles keinen Zweck; wenn ich noch in Zürich bleibe, gehe die Beziehung in die Brüche. Da hab ich gedacht, er sagt, ich solle zurückkommen, ich wollte aber nicht mehr zurück. Und da hab ich Stani angerufen und gefragt, was ich jetzt machen soll. Da ist Stani zu mir gekommen und sagte: «Bleib bei mir.» – (Frau blickt Stani an) Ja, das hast du gesagt!
M (lächelt)
F Und dann haben wir uns verlobt. Dann war sein Geburtstag.
Th Wen wollten Sie schockieren?
F Schockieren? Schockieren wollten wir eigentlich nicht.

M Doch, schon ein bißchen, den Rolf; einen überraschenden Effekt auslösen.

F Der einzige, der sauer war, war der Rolf, der am Abend vorher mit mir ausgegangen ist. Das war einer aus der Clique. Aber sonst war nichts mit ihm. Er war sauer, weil ich ihm am Abend vorher nichts gesagt habe. Aber mit dem hab ich überhaupt nicht geflirtet. Ich wollte den aber nicht schockieren, weil der Rolf ja so . . .

Die Beziehung begann spielerisch, doch dann traten Ereignisse ein, die sehr belastend waren und die Schuld- und Verdienstkonten ungleich auf die Partner verteilten.

Th Also nach drei Monaten waren Sie verlobt, und dann war noch fast ein Jahr lang bis zur Heirat?

M Ja.

F Und dann kam der Knalleffekt, der uns die ganze Zeit belastet hat! Wann war das? Im Mai bin ich schwanger geworden und habe abgetrieben, und was mich so aggressiv gemacht hat, war, daß ich ihm ausgerechnet an diesem Abend gesagt habe, «Stani, paß auf, jetzt ist's gefährlich», und er hat nicht aufgepaßt, das hab ich ihm sehr übelgenommen, hab ich ihm sehr, sehr übelgenommen, und da habe ich richtige Haßgefühle entwickelt, weil ich diese Schweinerei hatte, auf deutsch gesagt, und dann kam dazu, daß die Abtreibung nicht gerade unter günstigen Umständen stattfand, das war in Stanis Zimmer . . .

Th Eine illegale?

F Ja, eine illegale, zwar durch einen Chirurgen, aber wir mußten warten, bis die Gäste weg waren, und ich mußte noch alles mit der Arbeit umorganisieren für den folgenden Tag.

Th Das muß sehr belastend für Sie gewesen sein.

F Ja, sehr belastend, und dann war es noch ohne Narkose, das hat sehr weh getan, und dann mußte ich doch noch am anderen Tag arbeiten – da war ich sehr aggressiv – ich hatte schon früher mal abgetrieben mit einem anderen Mann, das hat mich nicht so belastet, ich weiß nicht, weshalb es diesmal anders war. Stani hat gesagt: «Komm, dann heiraten wir doch», aber ich sagte: «Nein, du bist noch im Studium, da haben wir kein Geld, da hock ich da mit einem Kind, das ist unmöglich, später können wir einmal zehn Kinder haben, aber nicht unter solchen Umständen.» Ich hätte das Kind noch in die Krippe geben müssen. Beim anderen Mann hat mich das nicht so stark belastet, aber unsere Beziehung hat das sehr belastet, und dann verdrängt man das und vergißt es scheinbar wieder, aber es hat mich doch sehr aggressiv gemacht.

Th Und das blieb längere Zeit so?

F Ich weiß nicht.

M Unterschwellig sicher.

F Wahrscheinlich hab ich da irgendwie das Vertrauen zu ihm verloren, ich war eine Zeit aggressiv und dann nicht mehr so, aber das hat unsere Beziehung schon sehr belastet. –

Th Und dann haben Sie doch geheiratet, im gleichen Jahr?

F Nein, im nächsten Jahr.

Die Beziehung begann spielerisch. Stani war offenbar durch die vitale Art von Helga angeregt und zu allerhand schockierenden Späßen stimuliert. Dann begann das, was als die historische Dimension einer langdauernden Paarbeziehung bezeichnet werden kann: Schicksalhaft treten Ereignisse ein, die in die Lebensgeschichte jedes Partners tiefe Wunden schlagen und die Partner mit einer gemeinsamen Geschichte verbinden. Diese Ereignisse lassen sich nicht mehr ungeschehen machen, sondern hinterlassen Spuren und Narben. Helgas Vertrauen in Stani, von dem sie das Bild eines idealen Vaters hatte, wurde durch die Abtreibung erschüttert. Dieses Ereignis forderte den Partnern eine ungleiche Investition in die Beziehung ab. Durch Helgas größeren Beitrag wurde Stani zwangsläufig in die Schuldnerposition versetzt. Das gemeinsame Leben erzeugt ungleiche Verdienst- und Schuldkonten (von Boszormenyi-Nagy für die Loyalitätsbindungen von Blutsverwandten beschrieben), deren fehlender Ausgleich die gegenseitige Bindung verstärkt, aber auch belastet.

Th Und wie kam es dazu, daß Sie dann doch geheiratet haben?

F Ja, das fragen wir uns heute auch. (Alle drei lachen.)

F→M Ja, weshalb hast du mich geheiratet?

M Ich weiß nicht, was ich dir gesagt habe. Es war mehr oder weniger so, daß, wenn man schon verlobt ist, soll man auch heiraten. Man macht weiter. Man geht nicht zurück. Ich weiß nur, daß ich damals sehr unsicher war und Angst hatte davor, und ich habe das dann aber auf das Aufgeben des Junggesellenlebens abgeschoben. Aber ich dachte, es wird sich geben. Ich sagte, schlechter kann es ja nicht werden.

F Das hat mich dann natürlich sehr wütend gemacht, als das alles rauskam. Vielleicht sind die zwei Kinder und die ganzen sieben Jahre nur aus Feigheit entstanden.

Th Was glaubten Sie, weshalb haben Sie geheiratet?

F Ich habe mir eingebildet, er heirate mich, weil er mich liebt. Das hat er mir auch gesagt und geschrieben, und er hat mich die ganze Zeit im Glauben gelassen, daß er mich liebt. Und ich habe wirklich gesagt: «Stani ist der ideale Partner für mich. Das ist Intuition.» Ich habe mir damals ein ganz falsches Bild von Stani gemacht. Wie ich vorher schon antönte, war er so zurückgezogen, daß ich gar nicht an ihn rangekommen bin. Ich habe gerade gedacht, er akzeptiert mich so sehr, weil er nie was gesagt hat. Jeder andere sagt mal was, er aber nie. Da hab ich gedacht: «Ja, der ist toll, der ist so reif, der akzeptiert mich», ich fand das so gut. Als ich mal schlecht gelaunt war, hat er gesagt: «Ja, das ist, weil du nur noch mich hast und die anderen Freunde nicht mehr.» Ich bin dann aber nicht mit anderen ausgegangen, obwohl er mir die Möglichkeit dazu gegeben hat. Da sagte ich mir: «Der ist so ruhig, der versteht mich, der akzeptiert mich, der hat mich in meiner Art gerne.» Ich habe ja nie etwas anderes von ihm gehört.

Th→M Würden Sie das auch so sehen?

M Nicht so ganz. Ich hatte sie anfänglich wohl gern, ihre Art beeindruckte mich. Als der Wechsel kam – der kam nicht von einem Tag zum anderen –, hat mich das eben dann doch gestört. Dann kam aber gleichzeitig ...

F Ja, wann war das etwa?

M Ja, das hat schon vor der Hochzeit angefangen.

F Schon vor der Hochzeit? (Wirkt deutlich verletzt, bohrende, gekränkte Stimme.)

M Ich hatte einfach Angst.

F Ja, Angst hat jeder vor der Heirat.

M Wenn ich mal auf irgendeine Art etwas gesagt hatte, was ihr nicht gepaßt hat, gleichgültig ob eine Kritik oder sonst was, da wurde sie so aggressiv, daß ich lieber gar nichts mehr gesagt habe. Ich hätte da vielleicht angefangen, etwas zu sagen, was mich stört. Aber ich mußte mich zurückhalten, weil sie so heftig reagierte. Da hat sich das so eingespielt, daß ich gar nicht daran gedacht hatte, etwas zu sagen. Ich habe alles verschwiegen und in mich hineingegraben.

Stani wollte die idealisierenden Erwartungen von Helga nicht zerstören, weil er ihre Enttäuschung fürchtete, aber auch weil er sich durch das Bild, das sie von ihm machte, aufgewertet fühlte.

Th Weshalb kam es wohl, daß ausgerechnet die Eigenschaften, die Sie zunächst angezogen haben, Sie nachher gestört haben?

M Das weiß ich nicht, ob diese Eigenschaften mich wirklich von Anfang an angezogen haben. Was sicher eine Rolle gespielt hatte, ist, daß sie von allen so bewundert war, und ich sie habe bekommen können. Das hat eine große Rolle gespielt.

Th Sie fühlten sich aufgewertet?

M Ja, wahrscheinlich. Ich hab das so toll gefunden.

Th Sie haben wohl gespürt, daß Helga Sie so idealisiert und in Ihnen ihren idealen Vater sieht? Wie war das für Sie?

M Schmeichelhaft im großen und ganzen. Wenn ich dachte, sie sieht es nicht richtig, hab ich es nicht gesagt, um mein Bild nicht zu zerstören.

Th Das war ein Bild, das auch Ihrem Ideal entsprochen hätte.

M Das kann ich schwer sagen.

Th Wäre das etwas gewesen, was Sie im Grunde gerne sein möchten? Ein ausgeglichener, ruhiger Mann?

M Ja, ich glaube, das möchte jeder.

Helgas Frage, weshalb Stani sie geheiratet habe, ist von einer ausweichenden Reaktion gefolgt: Er habe sie nur geheiratet, weil er Angst gehabt hätte, die Verlobung zurückzuziehen. Mit dieser Bemerkung trifft er Helga an ihrer empfindlichsten Stelle. Es wird damit ein Wechselspiel deutlich: Bedrängende Fragen lösen bei Stani eine verletzende und ausweichende Antwort aus. Helga bleibt zwar weiterhin gefaßt, ihr Blick wird jedoch stechend, sie stößt mit dem übergeschlagenen Bein in die Luft, als ob sie Stani einen Fußtritt versetzen wollte. Stani hatte sich durch das Idealbild eines gütigen, weisen und großen Vaters, das Helga auf ihn projizierte, aufgewertet gefühlt und hatte zunächst versucht, sich diesem Bild entsprechend zu verhalten, um Helga nicht zu enttäuschen. Er ließ sich aber auch aus eigener Identitätsunsicherheit auf dieses «falsche Selbst» (LAING) verpflichten. Helga sucht im Partner ein Gefäß, in das sie sich eingeben kann, in dem sie sich aufgenommen fühlt. Helga benötigt Stani als Substitut für einen Ideal-Vater oder als Aspekt des eigenen Ideal-Selbst

(Richter), als einen Teil (Repräsentanz), den sie nicht in sich hat, sondern im Partner sich aneignen möchte. Da sie offenbar Mühe hat, sich selbst in ihrer Emotionalität zu akzeptieren, möchte sie im Partner aufgewertet werden.

Th Dann hat es also schon vor der Ehe umgeschlagen?
M Ja, da hat es angefangen.
Th→F Und Sie merkten gar nichts davon?
F Ich weiß es nicht mehr so genau. Ich hatte auch Angst vor der Ehe, wer hat schon keine Angst vor der Ehe? Jeder denkt da, jetzt ist der Ofen aus. Liebe hin oder her, man hat doch immer Angst davor. Heute ist mir das viel bewußter. Aber ich habe gespürt, daß eine Ehe wohl eine Überforderung für zwei Menschen ist. Daß eine einzige Person alle Bedürfnisse erfüllen soll. Ich hatte auch Angst, so auf eine Person fixiert zu sein. Da hat jeder Angst. Aber andererseits habe ich es auch schön gefunden.
Th Was waren da die Befürchtungen?
F Das weiß ich gar nicht. Das ist mir damals gar nicht so bewußt gewesen. Ich habe immer sehr unbewußt gelebt, immer fröhlich drauflos. Ich hatte wenig Probleme gehabt. Ich habe mich deshalb nie stark damit auseinandergesetzt. Meine Ängste sind mir nie recht bewußt geworden. Ich habe gedacht, ja, ja, ach – das wird schon gutgehen.
Th Wenn wir vom jetzigen Zustand ausgehen, ist es so herausgekommen, wie Sie befürchtet haben?
F Ja, ich glaube schon. Ich habe damals schon gemerkt, daß eine Diskrepanz besteht zwischen dem Bild, das ich von Stani mache, und dem, wie er wirklich ist. Vielleicht wollte ich ihn gar nicht anders sehen, vielleicht hab ich es gesehen, aber irgendwie habe ich schon gespürt, daß es nicht ganz stimmt, ich weiß es nicht. Man hätte sich vielleicht alles auf-

Helga wollte die offensichtliche Diskrepanz zwischen dem Bild, das sie sich von Stani machte, und der Wirklichkeit nicht wahrhaben.

schreiben sollen. Ich habe einen Brief gefunden, den ich dir vor der Ehe geschrieben habe. Er ist zwar ein bißchen wirr und unreif, aber genau das kommt zum Ausdruck, daß ich Angst hatte, daß unsere Ehe so lau werde, ohne Gefühlsschwankung, und so hab ich dir geschrieben, laß mich lieber aggressiv sein und so laut wie ich bin. Ich hatte furchtbare Angst, daß Stani mich doch nicht so mochte wie ich bin und nur versuchte, mich umzumodeln.

M Das mag in einer Zeit gewesen sein, wo bei mir der Umschwung kam, daß ich das zwar vielleicht nicht geäußert habe, aber dann eben von deiner Seite doch so heftige Reaktionen kamen.

F Ich werde meistens aggressiv, wenn ich unsicher bin. Das äußert sich bei mir so. Ich ziehe mich dann nicht zurück, ich versuche dann, das zu überspielen.

Th Sie hatten Angst, daß er Ihnen eine Art aufdrängt, die Ihnen nicht entspricht?

F Ja, genau. Das ist auch das, was er im Grunde jetzt möchte.

Th Hatten Sie auch Angst, dabei abzusterben?

F Ja, genau! Das ist genau das, was ich immer sagte: Wir haben zwar überlebt, aber nicht gelebt. Davor hatte ich die eigentliche Angst. Natürlich muß man sich anpassen und Kompromisse schließen. Aber daß ich mich in meiner ganzen Art so ändern muß, davor hatte ich Angst, davor hatte ich Angst!

Th Haben Sie aus dieser Angst heraus manchmal emotionaler reagiert, als es Ihnen im Grunde entsprechen würde?

F Ja, bestimmt!

Beide Partner zeigen ein hohes Problembewußtsein. Ihre Einsichten sind aber noch sehr rational und wenig persönlich integriert. Ich gehe auf den Punkt zurück, wo bei Helga eine emotionale Reaktion spürbar war, nämlich auf die Frage, ob sie nicht bemerkt habe, daß bei Stani schon vor der Ehe ein Umschlag aufgetreten sei. Wie sich zeigt, hatte nicht nur Stani Angst, das Idealbild, das sie ihm anhängte, zu zerstören, sondern auch Helga spürte schon damals; daß ihm dieses Bild gar nicht entsprach. Sie wollte sich aber diese Selbsttäuschung erhalten. Helga war also einerseits von der Angst erfüllt, Stani könnte nicht so sein, wie sie ihn gern haben möchte, andererseits Stani könnte von ihr verlangen, anders zu sein, als sie sich selbst fühlte. Aus ihrer Angst, sich in der Ehe aufgeben zu müssen und abzusterben, reagierte sie in der Beziehung zu Stani emotionaler und aggressiver, als es ihr im Grunde entsprach.

F Zum Beispiel habe ich einen Freund, Stani hat das von Anfang an gewußt; ich aber erfuhr erst später, daß er auch eine andere Beziehung hat. Ich meine das nicht als Vorwurf, aber wenn wir schon hier sind, wollen wir doch auch darüber sprechen. Ich kam mir damals so wahnsinnig hintergangen vor. Meine erste Reaktion war ganz anders, als du erwartet hattest. Ich habe gar nicht so losgeschossen.

M Ja, zuerst war es schon so, wie ich erwartet habe.

F Ja, schon – da hab ich gesagt – was hab ich gesagt? – Ja, also, ich habe jetzt einen Freund, mit dem ich mich sehr gut verstehe (gedehnter, provokanter Stimmfall), und mit dem bin ich lange nicht so aggressiv, sondern viel ruhiger. Auch mit dem vielen Reden und so laut sein . . . Zum Beispiel hab ich eine Freundin, die ist Kinderpsychologin, die sagt, komm doch vorbei, dann trinken wir eins. Dann kam noch der Mann von ihr dazu, da hatten wir's auch richtig lustig. Da kamst du gerade aus Amerika zurück – ich will es jetzt mal vom Gruppendynamischen her beschreiben –, und da ging es am Anfang noch. (Der Mann lehnt sich gelangweilt im Sessel zurück und blickt sie durch halbgeschlossene Lider an. Die Frau gerät immer mehr ins Gestikulieren, sie lehnt sich nach vorne, bewegt ihre Arme, als ob sie dirigieren müßte.) Anstatt daß du erzählt hast, wie es in Amerika war, hast du dich sogleich zurückgezogen. Und dann hab ich geredet und geredet und habe gemerkt, daß gar keine Kommunikation mehr da ist. Statt daß ich mich da zurückgezogen hätte, wie man es eigentlich hätte machen sollen, statt dessen habe ich, um das auszugleichen, noch mehr geredet.

Es geschieht nun im Interview das, wovon Helga spricht: Je aktiver und expansiver sie wird, desto gelähmter und passiver wird Stani. Und je passiver Stani, um so eher fühlt sich Helga allein gelassen und reagiert mit noch größerem Redeschwall. Die Verhaltensweisen beider Partner determinieren sich gegenseitig.

Wir sind jetzt in die dritte Gesprächsphase eingetreten, wo ich versuche, die Eindrücke und erhaltenen Informationen zu ordnen und einige Probedeutungen oder Interpretationen zu äußern, meist in Frageform, um die Partner zu eigenen Stellungnahmen zu ermuntern.

Th→M Werden Sie fast gelähmt, wenn die Frau so aktiv wird?

M Nein, an dieses Beispiel erinnere ich mich gar nicht. Ich bin nicht gelähmt, aber ich finde es schade, daß sie so aufdreht. Ich hätte es lieber, wenn sie stoppen würde.

F Ja, aber es ist tatsächlich so, daß du dich immer mehr zurückziehst und mir vorwirfst, daß ich dich komplett unterdrücke.

Th→M Am Anfang haben Sie an der Frau so bewundert, daß sie so vital ist und so aus sich herausgehen kann. Wurden Sie durch diese Vitalität auch belebt, angesteckt?

M→F Das glaube ich nicht. Was meinst du? Glaubst du, daß ich mehr aus mir herausging?

1. Sitzung

F Das weiß ich nicht. Ich hab das Gefühl, daß du damals, weil du doch eher zurückhaltend bist, daß du das Gefühl hattest, daß ich dich herausreißen und mitreißen könnte, und dann gemerkt hast, daß es doch nicht geht, und deshalb begonnen hast, mich zurückzustoßen. Vielleicht sehe ich das falsch, aber ich hab ein bißchen das Gefühl.

Das emotionale Verhalten Helgas wirkte auf Stani zunächst stimulierend, später eher lähmend.

Th→M Was denken Sie dazu?

M Früher, wenn ich mit Leuten zusammen war, war ich nicht unbedingt still, aber auch nicht derjenige, der die erste Geige gespielt hat, ich war einfach durchschnittlich, mal unterhaltend, mal hab ich zugehört. Ich glaube nicht, daß ich durch ihre Art aufgeputscht worden bin. Auf die Dauer ist ja eher das Gegenteil eingetreten.

Th Ja, eben, eher das Gegenteil?

M Im Moment, am Anfang weiß ich nicht mehr so. Auf die Dauer hat eher das Gegenteil gespielt.

Th Wie war das für Sie, daß eher das Gegenteil eingetreten ist? Haben Sie das gar nicht geschätzt, daß Sie ruhig geworden sind?

M Ja, das glaub ich!

Ursprünglich hatte Stani die Hoffnung, durch Helgas Vitalität mitgerissen zu werden und über die eigene Hemmung, aus sich herauszutreten, hinwegzukommen. Auf die Dauer trat jedoch das Gegenteil des Erhofften ein: statt stimuliert, wurde Stani durch Helga noch gelähmter und zurückgezogener.

M Vieles, was wir jetzt von der damaligen Zeit sagen, war uns damals nicht bewußt. Man versucht die Erinnerungen immer zu interpretieren und zu analysieren.

Th Können Sie etwas darüber sagen: Wie war das

für Sie, als das Idealbild, das Helga sich von Ihnen gemacht hat und mit dem Sie selbst identifiziert waren, zusammenbrach? Jetzt sagt ja Helga, Sie seien feige, Sie seien nicht offen gewesen, Sie ziehen sich zurück, also nicht mehr so ideale Eigenschaften.

M Feige meint, daß ich vor ihren Reaktionen Angst hatte. (Zur Frau): So meinst du vor allem feige?

F Ja, das stimmt. Daß du mich schon jahrelang abgelehnt hattest. Das war auch mein Fehler, da ich so heftig reagiert habe, aber es wäre vielleicht lange nicht so weit gekommen, wenn du das schon vorher . . .

M Ja, daß das Bild zusammenbrach, ich weiß nicht, wie die Gefühle damals waren, aber jetzt ist das Bild zusammengebrochen, innerlich fühle ich mich jetzt sicherer.

Th Dadurch fühlen Sie sich sicherer?

M Ja. Daß ich nicht mehr nach einem Bild leben sollte.

Th Daß Sie sich mehr sich selbst fühlen?

M Ja.

Th Und können Sie das auch akzeptieren, oder glauben Sie, Sie müßten diesem Idealbild doch entsprechen?

M Nein, da bemühe ich mich nicht mehr. In letzter Zeit haben wir bewußt versucht, mehr oder weniger so zu sein, wie wir sind, und nicht so, wie wir sein möchten.

(Helga zeigt einen zweifelnden Gesichtsausdruck und muß sich zurückhalten, um nicht zu widersprechen.)

M Aber dadurch kam es natürlich vermehrt zu Spannungen. Aber trotzdem, man ist ja nicht ganz so . . . Ich sollte sagen, was mich stört, vielleicht sag ich's ihr auch nicht.

Wieder versteht es Stani, gewisse scheinbar objektive Feststellungen so zu pointieren, daß Helga davon verletzt wird. Er tut, als ob er sich schon eindeutig aus Helgas Idealbild hätte herauslösen können. Helga fühlt sich durch diese Äußerung herausgefordert, versucht sich aber nach Möglichkeit zurückzuhalten.

M Und auch mit der Ehrlichkeit ist es nicht so gewesen, wie es hätte sein sollen. Ich habe nicht unbedingt gelogen, aber verschwiegen.

F Tuhhh – das ist, was mich so wütend macht, daß du sagst, wenn ich dich nicht frage, hast du mit der geschlafen – vielleicht sollte ich das nicht fragen, aber es interessiert mich trotzdem –, dann sagst du es nicht, und hinterher sagst du, ich habe nicht gelogen. Wir haben uns doch damals gesagt, gut, wir sagen uns die Wahrheit. Wenn ich jemals Vertrauen zu dir – wenn wir überhaupt eine Basis finden können, wenn wir überhaupt weiterkommen sollen, wenn ich überhaupt je Vertrauen zu dir haben kann, so ist es nur, wenn man sich die Wahrheit sagen kann, und du hast mir dann ganz schön die Wahrheit gesagt, aber heftig. Gut, man soll das, was man in Krisenmomenten sagt, nicht so ernst nehmen, aber man macht es dann doch.

Je stärker Helga Stani zu fassen versuchte, desto mehr wich er ihr aus, was Helgas Bemühung, ihn in den Griff zu kriegen, wiederum verstärkte.

M Ja, zu stark.

F Ja, du hast sehr stark gesagt, was du alles an mir nicht magst. Und dann haben wir uns gesagt, gut, wir sagen uns jetzt die Wahrheit, und du hast dich absolut nicht daran gehalten. Du hast zum Beispiel gar nichts von deinen Freundinnen erzählt. Hinterher habe ich es erfahren, und da war ich so enttäuscht, und ich sagte dir, sag mir doch endlich die Wahrheit, wie soll ich sonst je wieder Vertrauen zu dir haben. Und dann hast du gesagt, ja, weißt du, ich habe ja nicht gelogen, ich habe es nur nicht gesagt. Das ist für mich auch Lüge. Wenn man wissen will, wo man steht und wie es ist, dann soll man es auch von sich aus sagen. Ich kann ja nicht jedesmal, wenn du ins Rechenzentrum gehst, jeden Schritt von dir überwachen. Aber es interessiert mich natürlich schon.

M Das Verhalten von mir kommt davon, daß sie mir praktisch keine Eigenzeit gelassen hat und daß sie immer wissen wollte, was ich tue, wohin ich gehe, was ich mache.

F Nein.

M Doch, es war immer so ein Druck von dir, da hab ich lieber nichts gesagt, als daß ...

F Gut, du hast es als Druck empfunden, ich habe es aber nicht als Druck gesagt. Zum Beispiel mit Peter (ihrem Freund), wir sagen uns alles. Wenn man sich mag, dann interessiert mich einfach, was er tut. Ich habe nicht eine Sekunde daran gedacht, daß du mit einer anderen Frau gingest.

M Ja, aber –

F Bitte, laß mich ausreden! – Vielleicht hast du es von meiner Seite so empfunden, aber es war keine Überwachung. Ich habe das immer nur ganz naiv gesagt. Aber ich hätte natürlich nicht gedacht, daß du damals mit einer anderen Frau herumschwanzen würdest.

M Es geht nicht nur um andere Frauen. Du hast aber wenig von deinen Gefühlen erzählt, hast immer nur mich gefragt, was ich tue, wohin ich gehe usw.

Das Paar hat sich im Offenheitsproblem in einen Verstärkerzirkel eingespielt: Je mehr Helga von Stani Rechenschaft fordert, desto mehr weicht er ihr aus, je mehr er ihr ausweicht, desto mehr fordert sie von ihm Rechenschaft. Helga lebt nur auf Stani bezogen. Sie erträgt es nicht, wenn er in irgendeiner Regung von ihren Erwartungen abweicht. Sie versetzt Stani damit in eine Double-bind-Situation, in eine Beziehungsfalle (STIERLIN), in der er, was immer er tut, gefangen ist: Ist er offen und ehrlich, das heißt, steht er zu außerehelichen Phantasien und Handlungen, so enttäuscht er ihre Erwartungen bezüglich des idealen Selbst, das sie in ihm haben will. Sagt er nichts und tut so, als ob er nur auf sie ausgerichtet wäre, so wird er von ihr verfolgt und kontrolliert, bis sie ihn der Untreue überführen kann. Stani versucht aktiv das Idealbild, mit dem ihn Helga gefangenhält, zu zerstören, aber es gelingt ihm nicht recht. Er wirft ihr auch vor, sie frage nur immer ihn aus, sie spreche aber eigentlich nie von sich selbst, von ihren eigenen Gefühlen und Erlebnissen. Helga spürt offenbar kaum mehr Gefühle, die nicht im Zusammenhang mit Stani stehen.

Th→M Sie fühlten sich kontrolliert und verpflichtet?
M Ja, das ist mir jetzt bewußt. Damals hat es mich einfach gestört.
F Und ich habe dir einfach munter erzählt, was ich gemacht habe, und ich empfand es als selbstverständlich, daß man sich das alles erzählt. Ich empfand das nicht als Kontrolle, es hat mich einfach interessiert.
M Auch jetzt machst du das etwa, zum Beispiel wenn du ins Bett gehst, so fragst du mich nachher immer, was machst du hinterher. Ich mache nichts Besonderes, ich lese die Zeitung, ich zerre mir vielleicht ein Barthaar vor dem Spiegel aus, aber immer dieser Ton, so forschend, so besitzergreifend, ich empfinde dann immer, hat man denn keine Eigenzeit, die dem anderen egal sein soll?
F Du hast ja so viel Eigenzeit.
M Ja, sicher.
F Ja, das stimmt. Es interessiert mich einfach. Nach der Krise im letzten Sommer habe ich es ganz bewußt gemacht. Ich habe es empfunden, daß du es im Verhältnis zu mir viel besser hast mit der Eigen-

zeit. Im Büro hast du so viel Zeit, du kannst die Woche durch Skifahren gehen, oder wenn's dir am Nachmittag stinkt, machst du einen Bummel, während ich mit den zwei Kindern praktisch keine Möglichkeiten habe, und deshalb habe ich wohl gefunden, du hast ja viel mehr freie Zeit für dich selber, du hast damals auch deine Diss gemacht, und das hat dir sicher auch gestunken, aber du hast die ganze Zeit für dich selbst gehabt. Du konntest deine Arbeit machen. Mit hat der Haushalt gestunken, das ist klar, und da hab ich am Wochenende gesagt, jetzt will ich mal verreisen. Stani hat immer gefunden, daß ich ihn vergewaltige, aber von ihm selbst ist auch nichts gekommen. Vielleicht hätt ich es toll gefunden, wenn er mal die Initiative gehabt hätte, ich fand immer, du hast ja die ganze Woche für dich. Über das Wochenende wollte ich dann mal Zeit für mich haben.

Th→M Sie fühlen sich verpflichtet, Ihren eigenen Bereich preiszugeben?

M Nein, verpflichtet fühle ich mich nicht (lacht abwehrend), sondern einfach gar nicht gefragt. Früher empfand ich das sogar als ihr selbstverständliches Anrecht. Es wurde nicht gefragt, ob ich es anders wünsche, sie nahm als selbstverständlich an, daß sie recht hat.

Th Sie möchten sich einen eigenen Bereich bewahren?

M Diese ständige Fragerei und Kontrolliererei ertrage ich nicht. Jetzt ist es etwas weniger, aber früher hat mich das oft gestört. Wir müssen ja nicht über das letzte Jahr sprechen, wo sie einen Freund und ich eine Freundin hatte. Das war der Knalleffekt am Schluß, das war die Folge von all den Jahren zuvor, die Ursache war nicht, daß du den Peter kennengelernt hattest und ich die Renate, sondern daß wir beide schon jahrelang zuvor eine schlechte

Beziehung hatten und dann außerhalb der Ehe gesucht haben, was wir uns nicht geben konnten.

F Aber du hast überhaupt nichts gesagt. Wenn ich dich gefragt habe, hast du gesagt, nein, nein. Wenn du von Schuld sprechen willst, kann man sagen, es sei meine eigene, weil ich so aggressiv reagiert habe. Der Stani hat mich dann weggeschickt mit meinem Freund ins Kino, und ich hatte ein schlechtes Gewissen dabei und dachte, der Stani ist so lieb und nett und großzügig. Für mich war das eine Konfliktsituation, und ich hatte Schuldgefühle, und dann stellt sich heraus, daß er das aus eigenem Interesse gemacht hat, um selbst abzuhauen und freie Bahn zu haben.

M Das war im letzten Jahr so, aber zuvor hattest du genau die gleichen Möglichkeiten, mit anderen auszugehen.

F Du hast deine Zeit genutzt und mir nichts gesagt.

Helga fühlt sich auch wegen der Rollenverteilung in der Ehe als die Betrogene. Sie ist durch die kleinen Kinder ans Haus gebunden, während sich der Mann der Berufstätigkeit widmen und dabei ein relativ freizügiges Leben führen kann.

Das Interview nähert sich nun dem Ende. Ich versuche, dem Paar einige Deutungen und Interpretationen als persönliche Eindrücke zu formulieren.

Th Ich spüre auf beiden Seiten das Gefühl, ich werde vom anderen nicht akzeptiert, wie ich eigentlich bin (Helga und Stani stimmen zu), und jedes denkt, der andere drängt mir etwas auf, was mir gar nicht entspricht.

Der Therapeut versucht, mit einigen Deutungen und Interpretationen die Ausführun-

F Ja, wahrscheinlich schon.

M Mh (bejahend).

F Also bei mir ist das ganz stark.

M→F Auch mit dem Aufdrängen? (Erstaunter Stimmfall)

gen der Partner in einen inneren Zusammenhang zu setzen.

F Natürlich. Neulich bin ich fast geplatzt, als du gesagt hast: «Emanzipation hin oder her, aber die Frau muß sich mal mehr anpassen.»

M Ich habe gesagt: «Aber du mußt dich mal mehr anpassen.»

F Da bin ich fast geplatzt, du hast gesagt: «Du als Frau.» Häufig entstand das Bild, der liebe Stani und ich, die böse Helga, ich bin die Böse, die dich unterdrücke und kastriere und frustriere usw. Du bist ein armer Mann und ich eine schreckliche Frau, die dich vergewaltigt, und daß ich alles abbauen muß. So ist das Bild oft gewesen.

Ich versuche, die Gemeinsamkeit der Partner anzusprechen, nämlich daß beide sich vom anderen nicht akzeptiert fühlen. Damit möchte ich dem Paar auch meine Einstellung klarmachen: Ich will mich nicht zur Parteinahme für den einen gegen den anderen verleiten lassen, sondern das Problem des Akzeptiertwerdens als ein gemeinsames sehen. Ich möchte also einen Zusammenhang zwischen den Vorwürfen des einen mit denjenigen des anderen herstellen. Ich spreche etwas an, was dem Paar in dieser Form nicht voll bewußt war. Mit derartigen Probedeutungen prüfe ich, ob das Paar mit meinen Äußerungen etwas anfangen kann. Stani ist erstaunt, daß sich Helga von ihm in ähnlicher Weise in ein falsches Bild gedrängt fühlt wie er von ihr. Helga äußert dem Therapeuten ihre Befürchtung, immer als die Böse zu erscheinen, Stani als der Liebe. Mit den folgenden Äußerungen gebe ich nochmals kund, daß ich die Schwierigkeit von beiden Seiten her zu verstehen suche.

Th→F Sie haben wahrscheinlich den Eindruck, Sie wären gar nicht so, wenn er sich Ihnen nicht so entziehen würde. Je mehr er sich entzieht, desto mehr gehen Sie ihm nach.

Th→M Und Sie denken offenbar, «ich entziehe mich, weil sie mich so bedrängt».

M Wenn ich sie natürlich akzeptieren und lieben

könnte, so wie sie ist, dann wäre es viel einfacher. Dann wäre sie auch eher bereit, gewisse Sachen abzulegen.

Th Aber Sie können sie nicht akzeptieren, weil Sie sich von ihr nicht akzeptiert fühlen.

M Ja, das mag mitspielen, aber es ist bei mir sehr wenig Gefühl für sie da, und das merkt sie natürlich, ich gebe mir schon Mühe.

Der Therapeut klärt die Voraussetzungen und Motivationen für eine Paartherapie.

Th Wir sollten jetzt darüber nachdenken, was weitergehen soll. Was wäre eigentlich Ihre Vorstellung, Ihr Wunsch?

M Mein Wunsch, das ist ja klar, wäre, es sollte wieder alles schön sein. Ich sehe insofern Schwierigkeiten, als es zwischen uns nur wieder gutgehen kann, wenn ich sie so, wie sie ist, wieder liebe. Wenn man liebt, akzeptiert man auch.

Th Und da haben Sie Zweifel, ob Ihnen das gelingen würde?

M Das kann man nicht sagen – das Sexuelle spielt da eine ziemliche Rolle ...

Th Geht das nicht gut?

M Wir wissen gar nicht, ob es gut oder schlecht geht, wir haben keine Beziehungen.

F Es ist bei mir schlecht gegangen. Wenn ich mich nicht akzeptiert fühle, bekomme ich keinen Orgasmus, ich fühle mich dann wie eine Prostituierte. Wir waren kürzlich in den USA auf einer Reise, und da ist es eigentlich wieder recht gut gegangen (Stanis Mimik drückt gewisse Zweifel aus). Ich weiß nicht, wie du es empfunden hast? Jetzt habe ich einen Freund, mit dem ich mich sehr gut verstehe, in jeder Beziehung, im Sexuellen, im *Affektiven*, mit dem verstehe ich mich gut, und er erfüllt meine Bedürfnisse, deshalb haben wir jetzt eine ziemliche Ruhepause zwischen uns (Helga sagt das mit provokanter Betonung, Stani reagiert mit feindseligem

Ausdruck). Ich bin aber komplett überfordert mit zwei Männern, aber meine Bedürfnisse sind erfüllt, ich bin schon bereit, diese Beziehung zu lösen.

Th Besteht überhaupt der Wunsch nach einer Therapie?

F Ich würde ja sagen.

M Ich weiß nicht, würde das bedeuten, eine gleichzeitige Therapie? Im Prinzip sollten Sie uns ja sagen, was das beste wäre.

Th An sich schiene mir eine Behandlung von beiden in einer Paartherapie das günstigste, weil doch beidseitig der Eindruck besteht, daß gewisse Gefühlsreaktionen durch den anderen provoziert werden und sich offenbar jeder in Anwesenheit des anderen nicht gleich fühlt, wie wenn er allein ist. Da wäre es das beste, wenn man das gleichzeitig behandeln könnte.

F Ich möchte, daß uns mal sehr genau bewußt wird, warum das alles so ist. Wenn es unbewußt bleibt, kommt es doch immer wieder. Ich möchte mal wissen, warum ich so aggressiv bin und warum du mich so ablehnst oder warum ich dich unterdrücke.

Th Mir schiene es vor allem wichtig, ob Sie wirklich beide eine Therapie möchten.

Ich dränge Stani nicht in die Therapie, erwarte von ihm aber einen klaren Entscheid für oder gegen die Therapie. Stani weicht dieser Anforderung aus.

Th Es geht nicht darum, daß man nun die Ehe um jeden Preis zusammenflicken müßte.

F (Unterstützend) Ja.

Th Sondern ob Sie sich beide in einer Therapie damit auseinandersetzen möchten, was Ihnen das Zusammenleben so schwermacht.

F (Unterstützend) Ja.
M Ich bin etwas unsicher, aber ich bin nicht abgeneigt.
Th Können Sie sagen, was Ihre Unsicherheit ist?
M Ja – viel Mühe um nichts! Ihr einziger Wunsch ist, ich sollte sie lieben.
F Nein, akzeptieren.
M Das ist ja dasselbe für dich. Und wenn das dann nicht dazu kommt, geht es mit ihr sicher nicht. Ich weiß nicht, ob das dazu kommen wird, und deshalb ist es für mich etwas unsicher, ob da nicht die ganze Mühe umsonst sein wird.
Th Sie vermuten, daß Sie verpflichtet werden könnten, sie wieder zu lieben?
M Es kann schon sein, daß ich da gewisse Druckgefühle empfinde.
Th Wenn ich meine Ansicht sagen darf: Es ist meine Überzeugung, daß man nicht zu Liebe verpflichtet werden kann. Es kann ein legitimes Ziel der Therapie sein, daß es eventuell zur Scheidung kommt. Wichtig würde mir aber scheinen, sich damit auseinanderzusetzen. Nehmen wir an, Sie fühlen sich von Helga her oder eventuell auch von mir her verpflichtet, die Frau wieder zu lieben, dann kommt es sicher schief heraus. Aber das wäre genau der Punkt, den wir bearbeiten müßten, daß Sie Ihre Freiheit haben dürfen, Helga zu lieben oder nicht.

Stani fürchtet, durch eine Therapie auf eine Liebe zu Helga verpflichtet zu werden und Helga dabei zu enttäuschen.

M Da müßte ich eben aufpassen, daß diese Gefühle nicht in mir selbst aufkommen.
Th Welche?
M Eben, dieses Sich-verpflichtet-Fühlen, sie zu lieben. Da muß ich selbst aufpassen, wenn diese Gefühle kommen, daß ich das rechtzeitig bemerke.
Th Da spüren Sie offenbar, daß Sie selbst Gefahr laufen, in das hineinzugeraten, ohne es zu bemerken.

M Oder daß ich es zu spät bemerke, das ist eine Gefahr, das spüre ich, vor allem weil ich weiß, daß sie das erwartet.

Hier ist therapeutisch etwas Ermutigendes geschehen: Stani, der scheinbar der Therapie ausweicht, befürchtet nicht nur, von Helga oder von mir zur Liebe verpflichtet zu werden, sondern spürt in sich selbst die Tendenz, sich zur Liebe zu verpflichten. Damit wird deutlich, daß Helga mit ihrem absoluten Liebesideal einen Aspekt agiert, den Stani ihr delegiert hat, den er aber in ihr genauso in sich selbst abwehrt.

F Ja, Stani, wenn man sich sieben Jahre kennt, erwarte ich sicher nicht mehr, daß du meinetwegen Herzklopfen bekommst. Es geht ums Akzeptiertwerden, daß du mich in meiner Art, so wie ich bin, akzeptierst.

M Ich verstehe unter Akzeptieren Tolerieren; du verstehst darunter, daß man dich annimmt, daß man deine Art wirklich gern hat.

F Tolerieren ist nicht Akzeptieren.

M Ich soll dich lieben, nicht nur akzeptieren, da liegt die Schwierigkeit.

F (Etwas ratlos) Nein, so viel erwarte ich eigentlich doch nicht. Ich denke dann, er hat eben Angst vor jeder Gefühlsäußerung.

M Letzthin waren wir in einem Ferienhaus, und da hab ich ein Sträußchen Veilchen gepflückt, und da hatte ich richtig Angst, ihr das mitzubringen; Angst vor ihrer Reaktion; wenn ich das mitbringe, freut sie sich und denkt, er liebt mich wieder, es geht alles wieder gut, und da muß ich sie wieder enttäuschen.

F Nein, das stimmt doch nicht (richtet sich im Sessel auf), das war doch schon früher so, daß ich nur noch eine Hoffnung auf Sparflamme hatte. Es ging doch eher darum, daß du mir einerseits eine

Freude machen willst und mich gleichzeitig wieder wegstößest, das ist das, was für mich so schwer ist.

Th (Die vorgesehene Zeit ist bereits überschritten.) Ich würde es das beste finden, wenn Sie in etwa einer Woche nochmals vorbeikommen könnten. Vielleicht überlegen Sie sich in der Zwischenzeit noch etwas, was Sie eigentlich möchten –

M Auf jeden Fall kommen wir gern nochmals.

Th Könnten Sie heute in einer Woche, am Freitag?

M (Lachend) Das wäre gerade am Hochzeitstag.

Th Oha!

F (Lacht ebenfalls) Aber das macht doch nichts.

M Ja, doch, das wäre mir unangenehm, es könnte dann doch eine Reaktion geben, mir wäre ein anderer Tag lieber.

Th Es ginge mir auch am Dienstag.

M Ja, das wäre mir lieber.

Th Gut, dann machen wir das so.

Stanis Hinweis, die nächste Sitzung nicht auf den Hochzeitstag anzusetzen, zeigt, wie sensibel er in seiner Tendenz, sich auf Liebe verpflichten zu lassen, reagiert. Würde ihm die Beziehung zu Helga wirklich nur wenig bedeuten, wie darzustellen er sich bemüht, würde er den Hochzeitstag wohl vergessen.

Zweite Sitzung vom 20. Mai

Übersicht

Die Beziehungsschwierigkeiten hatten ihren individuellen Hintergrund bei Stani in unbewältigten Kindheitserlebnissen. Er war allein mit kranken Eltern aufgewachsen. Seine Mutter starb, als er zehnjährig war. Dieses Erlebnis hinterließ bei ihm den Eindruck, enge Liebespersonen könnten einen jederzeit im Stich lassen und einem wegsterben. Helga erscheint bei der Besprechung von Stanis Kindheit als große Mutter, die für ihn den Schmerz über seine schwere Frustration in der Kindheit austrägt.

Stani genießt es einerseits, sich so umsorgen zu lassen, wehrt andererseits seine Gefühle ab aus Angst vor Selbstmitleid und Regression. Es folgt der Versuch, eine Therapieindikation zu stellen und den Kollusionsfokus zu formulieren.

Die zweite Sitzung beginnt mit einer weiteren Klärung der Therapiemotivation und dem Bericht über den individuellen Hintergrund der Schwierigkeiten beider Partner. Helga erzählt, sie sei in den Kriegswirren in Deutschland aufgewachsen. Ihr Vater war als Marineoffizier während ihrer Kindheit fast dauernd abwesend. Sie entwarf von ihm das Idealbild eines großen, schönen und starken Mannes und war schwer enttäuscht, wie er, als sie elfjährig war, aus der Gefangenschaft zurückkehrte und zu Hause ein militärisches Regiment zu führen suchte. Er hatte nichts gelernt und fühlte sich minderwertig. Helga wurde wütend, daß die Mutter sich von ihm erniedrigen ließ, und wollte an ihrer Stelle sich gegen den Vater zur Wehr setzen. Sie sah in Stani das Gegenteil ihres Vaters und glaubte, ihn zum Teil direkt aus Rache am Vater gewählt zu haben. Sie wollte den Eltern beweisen, daß sie zu einer glücklichen Ehe fähig sei. Seit Helga nicht mehr zu Hause wohne, gehe es in der elterlichen Ehe besser. Heute hat sie den Eindruck, der Vater akzeptiere die Mutter. Allein mit der Mutter aufgewachsen, hat Helga wenig Möglichkeiten gehabt, realistische Erfahrungen mit Männern zu machen, sondern lebte in der Phantasie auf den idealisierten Vater bezogen. Es traf sie schwer, von ihm als freche Göre tituliert und abgelehnt zu werden.

Stani äußert in der Sitzung deutliche Skepsis, was das ändere, wenn einem in der Therapie manches bewußter werde. In Andeutungen gibt er der Befürchtung Ausdruck, seiner redegewandteren und in Psychologie beleseneren Frau zu unterliegen. Auch vermutet er, von Helga oder von mir manipuliert zu werden. Ich wende mich deshalb stärker dem Mann zu und lasse ihn über seine Lebensgeschichte berichten. Er wuchs in belastenden Familienverhältnissen auf, die insbesondere gekennzeichnet waren durch Krankheit und Tod seiner engsten Bezugspersonen. Er ist unehelich geboren. Seine Mutter soll, als er noch ganz klein war, mit ihm einen erweiterten Selbstmordversuch unternommen haben. Sie heiratete, als er dreijährig war. Sein nachgeborener Bruder starb mit acht Monaten, so daß er allein aufwuchs. Einen Großteil seiner Kindheit verbrachte er in einem Hort. Seine Mutter war während zwei Jahren schwer krank und starb, als er zehnjährig war. Sein Vater war halb blind. Wegen all dieser Krankheiten herrschte zu Hause ein Schonklima. Unmut durfte nicht ausgedrückt werden. Stani mußte dauernd auf seine kranken und behinderten Eltern Rücksicht nehmen. Nach dem Tod der Mutter kam er in ein Internat. Der Vater heiratete zwei Jahre später wieder. Stani blieb der Stiefmutter gegenüber jedoch skeptisch und mißtrauisch.

Die Stimmung in diesem Gespräch ist von der ersten Therapiesitzung deutlich verschieden. Helga sitzt wie eine große Mutter da, mit besorgter Miene, vorgeneigt und auf Stani bezogen. Sie spricht mit warmer Stimme. Stani wirkt bei der Besprechung seiner Kindheit ambivalent: Auf der einen Seite zeigt er sich kindlich-schutzbedürftig und scheint die intensive Zuwendung seiner Frau zu genießen, auf der anderen Seite ist er stark abwehrend und versucht alles zu rationalisieren. Helga ist für ihn wohl die archaische Mutter: überschwenglich in ihren Gefühlen, aber verschlingend und bedrohlich in ihrer aggressiven Liebe. Er hat das Gefühl, noch nie bei einer Frau Geborgenheit gefunden zu haben. Er stellt absolute Ansprüche an Helga und wehrt gleichzeitig eine Bindung an sie ab aus Angst, den Schmerz nicht verkraften zu können, wenn er von ihr im Stich gelassen würde. Diese Passage setzt sich folgendermaßen fort:

M Es ist doch natürlich, daß man mit der Zeit weniger empfindlich ist auf gewisse Erlebnisse und Enttäuschungen.

F Ich kann das nicht akzeptieren, das hast du dir einfach zugelegt aus gewissen Überlegungen heraus. Das, was du mir alles erzählt hast, abgesehen davon, daß ich am liebsten losgeheult hätte, habe ich das

Stani versucht, die Gefühle über seine schwere Kindheit, insbesondere über die mangelnde Geborgenheit bei einer verläßlichen Mutter, hinunterzuspielen. Gleichzeitig scheint er es aber zu genießen, daß Helga sich gefühlsmäßig so stark für ihn engagiert und die ihr delegierten Gefühle zum Ausdruck bringt.

immer wahnsinnig bewundert und gedacht: Ja, ja, da sieht man, daß das Milieu auch nicht alles ist. Wie gut der Stani doch trotz seiner Kindheit rausgekommen ist. Ich wäre wahrscheinlich dabei kaputtgegangen, ich hätte das nicht ausgehalten.

M Aber es kann doch auch sein, daß dadurch, daß ich ein Jahr gearbeitet habe – das war eine bewußte Entscheidung ...

F Schon, aber du warst damals schon vierzehnjährig. Aber das, was Nelly (seine zweite Mutter) letzten Sommer erzählte, daß nämlich deine Mutter einen Suizidversuch gemacht hatte, als du dreijährig warst, und dich dabei mitnehmen wollte ...

Th Die leibliche Mutter?

M Ja, das hat meine Stiefmutter erzählt, wieweit dies stimmt, kann ich auch nicht wissen.

F Ja, gut, kann sein. Aber du weißt, wie das ist, vielleicht hatte sie das schlimm empfunden, ein uneheliches Kind zu haben, du weißt doch, wie stark Kinder die Spannung spüren. Da hast du sicher auch was mitgekriegt, aber es gar nicht bemerkt.

Th Sie haben gesagt, Sie hätten geweint, als er Ihnen die Geschichte erzählte?

(Der Mann, der bisher in offener, fast kindlicher Haltung dagesessen war, schützt jetzt sein Gesicht wieder hinter der rechten Hand.)

F Ich weiß nicht mehr, wie das war, aber ich könnte auch jetzt schon wieder weinen; ich finde das einfach furchtbar, ich finde das wirklich sehr traurig; das möchte ich keinesfalls meinen Kindern zumuten; auch wenn Stani das gar nicht so schlimm empfunden hat, zum Beispiel wenn er am Nachmittag im Tagesheim war, vielleicht hat er es nicht vermißt, ich finde das sehr traurig, ich finde das jedesmal zum Losheulen, bei ihm natürlich speziell stark, weil ich zu ihm eine Beziehung habe. (Sie spricht mit besorgter Mimik, wie eine Mutter über ihr Kind.)

Th→M Haben Sie das jeweils gespürt, daß Ihre Lebensgeschichte die Frau so berührt?

M (Abwehrend und deutlich bemüht, Gefühle herunterzuspielen) Das habe ich schon gespürt, ja, das mit dem Tagesheim ist vielleicht etwas anders, das war immer mit den gleichen Lehrern und immer in den gleichen Räumen, mit immer den gleichen Kindern und Spielsachen.

F Ja, du guter Stani, aber ...

M Es war wie ein Internat.

F Ja, aber wir würden uns doch mit Händen und Füßen wehren, wenn die Kinder in eine Krippe müßten. (Mann will etwas einwenden.) ... Bitte laß mich ausreden, es ist doch das, was man eine Krippe nennt.

M Es war nicht nur für Kleine, es war auch für Schulkinder.

F Es gibt auch Tagesheime für Schulkinder.

M Es ist aber nicht dasselbe, hier ist Schule und Heim getrennt.

F Ja, gut, aber irgendwo würden wir uns beide doch mit Händen und Füßen wehren und sagen: Nein, nicht in so einer großen Horde, sondern eine Ersatzbezugsperson muß gefunden werden, damit das Kind wirklich jemanden hat. Du sagst immer: Das hat mir gar nichts ausgemacht, aber wir sind doch einig, daß wir unseren Kindern nie so was antun würden.

In Helgas besorgte Stimme mischt sich zuletzt ein fordernder Ton. Mein Eindruck ist, daß sie sich bemüht, Stani all das, was er an Mutterliebe vermissen mußte, zu ersetzen. Stani spricht teilweise fast kindlich darauf an, gleichzeitig gerät er aber in eine verstärkte Abwehrhaltung. Auf dieser Mutter-Kind-Ebene besteht offensichtlich eine starke emotionale Bindung zwischen den beiden Partnern. Mit dem Hinweis, daß sie den eigenen Kindern dasselbe Schicksal ersparen möchten, trifft Helga eine empfindliche Stelle von Stani. Wie gleich noch zu sehen ist, meint sie damit die Gefahr eines gemeinsamen Unfalltodes. Hintergründig spielt sie damit aber auf die Auswirkungen einer Scheidung auf die Kinder an.

M (Beim Thema der Kinder jetzt mit wärmerer Stimme) Ich war ja den ganzen Tag über dort, nicht dauernden Ortswechsel.

F Aber trotzdem, Stani, ich weiß gar nicht, weshalb du dich so dagegen wehrst, ich meine, über solche Themen hat man doch schon hundertmal diskutiert, daß das dem Kind eventuell doch schade. Du sagst immer, schau, es hat mir doch nicht geschadet, ich bin ja nicht krank geworden; das mag stimmen. Du bist ja auch nicht krank, aber daß du vielleicht gerade in dieser schweren Zeit dir sagen mußt: «Um zu überleben – Schwamm drüber, neu anfangen.» Soll denn ein Mensch das aushalten? Du sagst immer: «Psychiater nein, ich bin doch nicht krank.»

M (lacht abwehrend) Nein, nein, du hast gesagt, ich wäre krank, ein Psychopath oder schizophren.

F Nein, nein, ich würde nie einem Menschen sagen, er sei schizophren, das würde ich nie . . .

M Schizophren hast du nicht gesagt, aber Psychopath, daran erinnere ich mich genau.

F Na gut, du hast mir auch gesagt, ich sei nicht normal, aber ich meine, das haben wir uns beide schon an den Kopf geworfen. Aber weshalb du dich immer so furchtbar dagegen wehrst: «Ja, wieso? Das macht mir doch gar nichts.» Es hat dir vielleicht doch geschadet, und vielleicht wärest du ganz anders geworden, wenn du in einem richtigen Heim aufgewachsen wärest.

M Das bezweifle ich nicht.

F Du mußt dich doch nicht dagegen wehren.
M Ich wehre mich auch nicht dagegen.
F Doch.
M Ich habe einfach den Eindruck, daß du mir mit Gewalt einreden willst, daß es schlecht war, und ich erinnere mich wirklich nicht, daß ich so schlechte Erlebnisse hatte.

Als Frau zeigt Helga eine höhere Leidensfähigkeit und Gefühlsoffenheit. Sie trägt für Stani die Gefühle aus. Stani ist einerseits dafür dankbar, da er Angst hätte, so stark zu empfinden. Andererseits aber fürchtet er, dadurch von Helga abhängig zu werden und mit Gefühlen manipulierbar zu sein. Stani ist in seiner feinfühligen Art sehr verletzbar und braucht einen gewissen äußeren Schutz. Stanis Zwiespalt zeigt sich in der Diskrepanz zwischen abwehrenden Worten und seiner Mimik, die den kindlichen Genuß, sich verwöhnen und bemuttern zu lassen, zum Ausdruck bringt. Helga und ich stehen nun auf der gleichen Linie und bemühen uns therapeutisch um Stani.

F Ich bin kein Psychiater, ich kann es deshalb nicht sagen, ich will dir nicht einreden, daß es schlecht war – Stani, aber möchtest du jetzt, daß Klaus (das ältere Kind) in ein Internat käme? Dazu kommt, daß die Mutter gestorben ist, als du zehnjährig warst. Ich finde das entsetzlich, wenn ich mir vorstelle, ich würde in drei Jahren sterben und würde die Kinder hinterlassen. Und deshalb überlegen wir uns doch auch so genau, was geschehen würde, wenn uns beiden etwas passieren würde, wir könnten doch gemeinsam einen Autounfall haben. Da haben wir doch stundenlang darüber diskutiert. Weshalb sagst du da einfach, es war doch gar nicht schlecht. Du sagst doch auch, das wäre schlimm für unsere Kinder, weshalb soll es da für dich nicht schlecht gewesen sein?
M Ich habe nicht gesagt, daß ich das für die Kin-

Helga bemüht sich, Stani beim Ausdruck eigener Gefühle zu helfen.

der haben will, und ich sagte auch nicht, daß es das Beste war für mich.

F Aber es war nicht schlecht . . .

M Wenn ich sage, ich empfand es nicht schlecht, heißt es ja nicht, daß ich es in allen Fällen als richtig empfinde. Ich kann doch abstrahieren . . .

F (Zwischen Mann und Frau herrscht eine gewisse Ratlosigkeit. Die Frau blickt auf den Therapeuten und erwartet offensichtlich von ihm Hilfe. Leise, kaum verständlich, ihre Bemühungen scheinbar aufgebend) Ja, ich bin vielleicht nicht so gut in dieser Beziehung.

Th Mir ist jetzt aufgefallen, Ihre Frau sagt, daß sie auch jetzt noch, wenn sie das alles wieder hört, starke Gefühle bekommt. Da kam es mir so vor, wie wenn Ihre Frau für Sie die Gefühle hätte.

M Ich hätte keine?

Th Sie haben sicher auch welche, aber Sie wagen es nicht, diese hochkommen zu lassen. Irgend etwas in Ihnen wehrt sich dagegen. (Mann lacht auf.) Und das ist durchaus verständlich. Die Frage ist, wieweit Sie das, was die Frau empfindet, auch selbst ausdrücken könnten, selbst hochkommen lassen könnten . . .

M Ich weiß nicht, da gehört doch eine gehörige Portion Mitleid dazu, das ist doch Mitleid, was sie in diesem Fall empfindet. (Schaut den Therapeuten vielsagend an.)

Auf meine Intervention hin gibt Stani einiges von seinen Ängsten preis. Er fürchtet, in Selbstmitleid zu verfallen, das heißt zu regredieren und sich Gefühlen von Trauer, Verletzung und Enttäuschung auszusetzen. Er fürchtet aber ebenso, von Helga lediglich bemitleidet und damit zu einem armen, bedauernswerten Geschöpf abgewertet zu werden. Diese Stelle ist vom Kollusionskonzept her besonders interessant. Therapeutisch wäre es wichtig, daß Stani regredieren könnte, um seine abgespaltenen Gefühle zu erleben und seine frühkindlichen Traumatisierungen nachvollziehen zu können. Diese Regression würde nun aber die dyadische Balance allzu stark gefährden, indem Stani in der regressiven Position sich unterlegen fühlen würde. Als Therapeut sehe ich mich hier in einer Zwickmühle, nämlich in der Schwierigkeit, einerseits die therapeutische Regression des Mannes zu fördern, ohne andererseits sein Selbstwertgefühl zu strapazieren und der Frau Anlaß zu geben, sich mit mir in der progressiven Therapeutenposition zu liieren. Allzu leicht stabilisiert sich eine derartige Situation in der Therapie dahin, daß dann nur noch der eine als Patient dasteht, während der andere mit dem Therapeuten zusammen sich helfend um ihn bemüht. Helgas Tendenz, sich in therapeutischer Weise um Stani zu kümmern, wird in den folgenden Interventionen noch deutlicher. Ich fühle mich in dieser Situation nicht mehr ganz wohl und hoffe auf eine Gelegenheit zum Ausgleich.

Th Vielleicht nur bis zu einem gewissen Grad.

F Hast du dich noch nie bedauert? Ich habe mich oft grenzenlos bedauert, so lange, bis ich dann fast gelacht habe.

(Alle drei lachen.)

M Vielleicht ganz kurz, aber dann dachte ich, dadurch wird es ja nicht besser. Ich denke sehr schnell: Was nützt es, wenn ich traurig bin, es ändert doch nichts.

F Doch.

M (ungehalten, die Frau bedeutsam anblickend) Ich will sagen, wie *ich's* empfinde.

Th Sie würden sich unwohl fühlen, wenn Sie sich bedauern würden?

M Ich würde es sinnlos finden und würde mir sagen: Was tust du da, was hast du da vor – ungefähr denke ich so, auch in anderen negativen Erlebnissen. Was vorbei ist, ist vorbei.

Th Ja.
M Vielleicht ist es anerzogen, vielleicht ist es ...
F Erworben.
M Ich weiß es nicht. Es ist sicher von der Lebensform geprägt, aber daß man das schlimm finden soll – sie findet es nämlich schlimm (mit Nachdruck).
Th Sie haben den Eindruck, sie zwingt Sie fast dazu.
M Sagen wir, ich habe kein Verständnis dafür, daß man das schlimm findet.
Th Schlimm finden muß. Sie haben den Eindruck, sie drängt es Ihnen jetzt fast auf?
M Ja, sozusagen. Ich sollte das schlimm finden, daß ich so bin. (Frau drückt in ihrer Mimik Zweifel aus.) Ja, doch, fast!
F (Abwägend, nach einer Pause) – Ja – soweit du sagst, «ich kann mich nun mal nicht so freuen und traurig sein, was soll's eigentlich». Ich finde das eigentlich schade, wenn man sich nicht ganz und gar freuen kann. Wenn ich einmal traurig bin, so geht es bei mir meist schnell vorbei, aber vorher bin ich komplett traurig, von der Zehenspitze bis zum Scheitel. Ich empfinde das dann auch stark körperlich, es ist ein eigenartiges Gefühl. Ich finde es persönlich viel schöner, wenn man so stark empfinden kann. Stani, ich finde, daß man reicher ist, wenn man stark empfinden kann, das ist zwar nicht immer ganz gemütlich, es geht ja in beiden Richtungen, aber ich persönlich empfinde es als Bereicherung.
M Ja.
F Du gehst da immer gleich in Verteidigung.
M Nein.
F Ich drücke mich da vielleicht nicht ganz vorsichtig aus, ich müßte wohl sagen, ich persönlich empfinde ...
M Ja, sehr oft ist es mehr kategorisch, du sagst:

«Es *ist* eine Bereicherung. Wenn man das nicht empfindet, ist man ein Armer.»

2. Sitzung

F Nein, das ist deine Verteidigungsstellung.

Th Ja, nun, er empfindet es so, und es ist sein Recht, das zu sagen.

F Ja, das ist der Unterschied, so wie man es meint und so wie man es sagt, klar.

(Einige Sekunden Pause)

Th ... Sofern man es wirklich anders meint.

F Sofern man es wirklich anders meint – (sinniert, lächelt dann) – ja natürlich, wenn man es wirklich anders meint (scheint sich selbst zu ertappen). In dem Fall meine ich es auch wirklich.

Helga neigt dazu, Stani zu bedrängen, Gefühle so zu erleben und auszudrücken, wie sie es tut.

M Ich empfinde sie relativ oft als intolerant. Ich mache oft den Fehler, daß ich zu wenig berücksichtige, daß das ihre Ausdrucksweise ist, das ist ihre Art, und ich mache dann schon auch den Fehler, daß ich das nicht so annehme und ihr sage, du bist wieder intolerant, das ist natürlich ein Fehler, ich weiß, ich sollte das auch nicht machen.

Th→M Sie haben offenbar den Eindruck, sie hat ein festes Bild, wie man sein muß, und drängt Ihnen das auf?

M Daß sie gerne ihre Vorstellungen mir aufdrängen möchte, daß sie es gerne hätte, ich wäre so, wie es ihren Vorstellungen entspricht.

Th→F Was denken Sie dazu?

F (Sinnierend, in sich gekehrt, nicht mehr so auf den Mann bezogen) Ich überleg gerade ...

Um das therapeutische Gleichgewicht wiederherzustellen, fördere ich bei Stani die Möglichkeit auszusprechen, wie er sich von Helga in seinen Gefühlen forciert fühlt und die Empfindung hat, sie diktiere ihm, was er zu fühlen habe. Helga will sich verteidigen, was ich konfrontierend in Frage stelle. Helga scheint von dieser Umkehr der Stimmung ziemlich betroffen. Stani scheint dabei Schuldgefühle zu bekommen und versucht, Helga mir gegenüber in Schutz zu nehmen.

Die Interdependenz der Verhaltensweisen beider Partner ist eine wichtige Problematik der Paartherapie. Helga spürt, sicher zu Recht, daß Stani die vielen Verlust- und Frustrationserlebnisse seiner frühen Kindheit nicht bewältigt hat und daß er alle damit in Zusammenhang stehenden Gefühle abspaltet. Sie möchte ihm bei der Bewältigung dieser Schwierigkeiten behilflich sein. Die Art ihrer Hilfeleistungen ist andererseits geprägt von ihren eigenen Beziehungsschwierigkeiten, insbesondere von ihrer Tendenz, den Partner auf ein festes Bild zu verpflichten, was und wie er zu denken und zu fühlen habe. Der Nachteil der Paartherapie gegenüber der Einzeltherapie liegt darin, daß man sich nicht einseitig mit den Schwierigkeiten und Fehlhaltungen nur eines Partners beschäftigen kann, der Vorteil aber, daß es unmittelbar erlebbar wird, wie die Partner sich in ihren Fehlhaltungen bestärken: Durch sein gefühlabspaltendes, ausweichendes Verhalten provoziert Stani Helga, ihm die Gefühle zu diktieren. Durch Helgas forcierte Weise wird andererseits seine Gefühlsabwehr verstärkt.

Da die Stunde zu Ende geht und es notwendig wäre, einen Entscheid bezüglich des weiteren Vorgehens zu treffen, frage ich die Partner nach ihren Vorstellungen, gebe aber auch klar zu verstehen, daß ich grundsätzlich zu einer Behandlung bereit wäre.

Th Ja, es ist jetzt die Frage, ob Sie eine Therapie möchten, und wenn ja, in welcher Form.

F Ich wäre dafür, wir sind ja schließlich nicht die einzigen, bei denen es kriselt nach dem berühmten Ja-Wort bei der Heirat. In unserem Bekanntenkreis sind da verschiedene Krisenpaare, und die anderen haben eben einen Fernsehapparat.

M Ich habe schon einmal gesagt, als Lösung brauche ich keinen Fernsehapparat.

Th (lachend) Jetzt haben Sie die Wahl.

F Zwischen Fernsehapparat und Therapie. (Alle lachen.)

M Vernunftsmäßig meine ich, man sollte es machen, daß ich zum Beispiel mit der Zeit mehr Empfindungen äußern kann, darüber wärest du erfreut (zur Frau gewandt), und ich wäre auch froh, wenn bei ihr das gestörte Bewußtsein ...

F Selbstbewußtsein.

M Selbstbewußtsein verändert werden könnte, dann würde sie wohl manches nicht mehr tun, was mich jetzt stört: ihre laute Art, sich in den Mittelpunkt zu stellen. In diesem Sinne könnte die Therapie wirklich etwas bringen.

Erneut wird die Therapiemotivation besprochen. Stani kann sich positiver zu einer Therapie einstellen, ohne daß er aber einen klaren Entscheid ausspricht.

F Stani, das ist doch gar nicht so schlimm.

M Ich empfinde das so, du mußt nicht die letzten Monate nehmen.

F Das hat doch geändert dadurch, daß wir darüber diskutiert haben.

M Da hast du dir auch ein bißchen Mühe gegeben. Das stimmt, das war nicht mehr so schlimm.

F Ich finde, du solltest das positiv werten.

M Ich denke dabei nicht an die letzten Monate.

F Ich finde das aber wichtig, so hat man doch einen Ansatz.

M Ja, das stimmt, ja (zum Therapeuten), wenn diese Erwartungen realistisch und nicht übertrieben sind, so wäre ich gern dabei. Was meinen Sie dazu?

Th Hm – ja – also von dem, was ich hier heute gehört habe, scheint es mir wichtig, daß Sie (zu Helga gewandt) Stani einerseits die Gefühle nicht aufdrängen, aber daß Sie (zu Stani gewandt) es andererseits auch akzeptieren, wenn sich Helga im Mittelpunkt wohl fühlt. Mir schiene es wichtig, daß keines von beiden dem anderen ein Bild aufdrängen soll, das diesem nicht entspricht.

M Das ist es ja gerade, daß wir in dieser Hinsicht verschieden sind.

Th Ja, darüber bin ich nicht so sicher. Ich glaube, daß es kein Zufall ist, daß Sie miteinander in Verbindung stehen, ich glaube, daß Sie gegenseitig sich entsprechen, auch wenn scheinbar jedes das Gegenteil vom andern ist.

M Gegenteil würde ich nicht sagen.

Th Die Sitzungen finden einmal wöchentlich statt, eine Sitzung dauert jeweils rund 90 Minuten, das Honorar würde dem Krankenkassentarif entsprechen.

M Wie ist es mit Unterbrüchen?

F→M Weshalb?

M Weil ich gelegentlich ins Ausland muß. – Ja, aber es würde schon gehen, doch!

(Wir verabschieden uns.)

Ich hoffe, mit meiner Haltung dem Paar in dieser Stunde zwei Dinge vermittelt zu haben, die für die Therapiemotivation und das Therapieziel wichtig sind. Auf der einen Seite unterstütze ich Helga in ihren Bemühungen, Stani zu helfen, seine abgespaltenen Gefühle bezüglich frühkindlicher Frustrationen wahrzunehmen und auszudrücken. Auf der anderen Seite versuche ich aber auch zu zeigen, inwiefern diese Bemühungen sich kontraproduktiv auswirken können, wenn sie Stani allzu stark damit bedrängt. Es scheint mir wichtig, Stani zu zeigen, daß er in der Therapie zwar Gelegenheit hat, die Wahrnehmung von Gefühlen anzustreben, daß dazu aber kein Zwang besteht. In diesem Sinne hat die Therapiesituation auch einen gewissen Vorbildcharakter für die Paarbeziehung: Es geht darum, sich zwar sorgend umeinander zu kümmern, aber unter gleichzeitiger Respektierung von dem, was der Partner an Hilfe von einem akzeptieren will.

Einschätzung der Therapieindikation

Am Ende der 2. Sitzung machte ich mir Gedanken über die Therapieindikation.

1. Diagnostische Einschätzung des Paarkonfliktes
Kollusionsfokus:
Der Paarkonflikt bietet sich im wesentlichen als narzißtische Kollusion an: *Helga* neigt dazu, Stani *in einer funktionalen Weise zu lieben*, als Bild eines idealisierten Vaters, dessen Funktion es ist, sie zu akzeptieren und aufzuwerten. Auf Grund der internalisierten negativen Vaterrepräsentanz erwartet sie aber unbewußt die Enttäuschung. Stani in seiner Identitätsschwäche hat sich primär mit dem idealisierten Vaterbild identifiziert. Sekundär fühlt er sich aber auf ein «falsches Selbst» verpflichtet und weicht der ihm von Helga angetragenen Funktion aus. Je mehr er sich Helgas Ansprüchen entzieht, desto mehr bedrängt sie ihn, und je mehr sie ihn bedrängt, desto mehr entzieht er sich ihr.

Stanis Liebe zu Helga trägt andererseits substitutive Züge: Helga sollte ihn in jenen Persönlichkeitsaspekten ergänzen, die er an sich vermißt: die Fähigkeit, starke Gefühle zu erleben und auszudrükken. Sekundär fühlt er sich aber gerade von dem, womit er sich ergänzen wollte, bedroht, denn seine emotionale Zurückhaltung beruht nicht auf Gefühlsmangel, sondern auf Gefühlshemmung, aus Angst vor deren zerstörerischen Auswirkungen. So verlegt er sich darauf, Helga in ihrem Gefühlsausdruck zu entwerten, womit er sie gerade an ihrer empfindlichsten Stelle trifft. Je mehr er ihre Emotionalität ablehnt, desto mehr neigt sie aus existentieller Gefährdung zur Gefühlsübersteigerung.

Beide setzen den Partner einer Double-bind-Erwartung aus: jeder fordert den anderen auf, sich so zu verhalten, wie er sich gerade nicht verhalten dürfte. Im Grunde sehnen sich beide nach einer absoluten, bedingungslosen Liebe, nach Verschmelzung und Einswerden. Ein Kollusionsfokus läßt sich für beide Partner folgendermaßen formulieren: *«In der Enttäuschung, mit dem Partner nicht symbiotisch verschmelzen zu können, muß ich ihn zerstören, um nicht existentiell gefährdet zu werden.»*

Neben der narzißtischen Kollusion spielt auch ein Mutter-Kind-Aspekt zwischen Frau und Mann mit, der die Beziehung wesentlich stabilisiert.

Bisherige Lösungsversuche, Therapiemotivation und therapeutischer Spielraum:
In beidseitigen außerehelichen Beziehungen hatte jeder der Partner versucht, sich in seiner Beziehungsfähigkeit zu bestätigen und sich gegenüber dem Partner abzugrenzen. Das Aufgeben der außerehelichen Beziehungen würde diese Distanzierungsbemühungen gefährden. Bei der starken Scheu des Mannes, sich auf irgend etwas festzulegen, ist seine Therapiemotivation schwer einzuschätzen. Andererseits stellt sich bei Helga die Frage, ob sie bereit ist, ihr eheliches Leitbild zu verändern. Der therapeutische Spielraum ist wenig durch äußere Gegebenheiten eingeengt: Bei der Teilzeitarbeit von Helga in ihrem gelernten Beruf besteht keine schwere finanzielle Abhängigkeit. Das Paar ist äußerlich noch nicht so weit etabliert, daß die äußeren Verhältnisse einer Trennung entgegenstehen würden. Im Falle einer Trennung werden die zwei noch nicht einmal schulreifen Kinder das Hauptproblem bilden.

Konfliktfreie Bereiche und stabilisierende Ressourcen:
Die Partner entsprechen sich bezüglich Intelligenz und Bildung. Beide sind psychologischen Gedankengängen aufgeschlossen. In ihrer Kleidung, ihrem Gehaben, ihren Interessen und Lebensvorstellungen entsprechen sie einander weitgehend. Beide zeigen eine gute Lebensbewährung und haben viele Bereiche in ihrer Beziehung, wo sie sich durchaus verstehen und miteinander konstruktiv zusammenarbeiten. Sie haben einen gemeinsamen Freundeskreis, mit dem sie in einem regen Austausch stehen. Die Kindererziehung bildet eine starke und relativ konfliktfreie Basis. Die Kinder scheinen nicht benutzt zu werden, um gegeneinander zu agieren und zu intrigieren. Da die Kinder noch klein sind, liegt beiden viel an einer positiven Gestaltung des Familienlebens.

2. Zielsetzung der Therapie

Das Idealziel wäre, daß beide Partner einander aus ihren widersprüchlichen Erwartungen entlassen. Die Therapie sollte Helga helfen – eventuell über den Umweg einer Vater-Übertragung auf den Therapeuten –, ein besseres Vaterbild aufzubauen und sich selber besser zu akzeptieren. Stani sollte versuchen, seine Gefühlshemmungen Helga gegenüber – eventuell unter dem Schutze der therapeutischen Situation – abzubauen und zu erfahren, daß die Äußerung aggressiver Regungen die Partnerbeziehung nicht zerstört (wie er es auf Grund seiner frühkindlichen Erfahrungen erwartet) und Liebesgefühle ihn nicht zur persönlichen Selbstaufgabe verpflichten. Beide Partner sollten lernen, sich voneinander klarer abzugrenzen. Das *Realziel* wäre, daß die Partner sich selbst und den anderen in den eigenen Begrenzungen akzeptieren würden und lernen könnten, mit ihrer eingeschränkten Beziehungsfähigkeit umzugehen. Womöglich sollten sie auf destruktive Nähe-Distanz-Spiele und Einbezug von Drittpersonen (außereheliche Beziehungen) zum Zweck der provozierenden Abgrenzung verzichten.

3. Zur Verfügung stehende Therapiemethode

Die Paartherapie scheint mir eine geeignete Methode, um die Kollusion zu bearbeiten und womöglich das Realziel zu erreichen. Eventuell ließe sich damit auch der Boden für eine vertiefte analytische Einzeltherapie legen, die dem Aufbau eines besseren Selbst dienen müßte. Die äußeren Rahmenbedingungen für eine Paartherapie liegen vor. Ich habe den Eindruck, daß das Paar mit dem ihm angebotenen Therapieverfahren konstruktiv arbeiten kann.

4. Motivation des Therapeuten

Ich habe den Eindruck, mit beiden Partnern eine gute Beziehung hergestellt zu haben und für beide Sympathie empfinden zu können. Das Problem des Paares ist mir aus der eigenen Eheerfahrung bekannt, bildet aber zwischen meiner Frau und mir keinen aktuellen Konflikt.

Dritte Sitzung vom 26. September

Übersicht

Stani hat Angst, in der Therapie auf die Liebe zu Helga verpflichtet zu werden, Helga möchte von ihren absoluten Ansprüchen an eine Beziehung nicht abrücken, sondern lieber die Beziehung abbrechen als sich mit Halbherzigkeiten abfinden. Stanis Ausweichtendenzen haben für mich als Therapeuten etwas Provozierendes. Ich möchte ihn festnageln auf einen Entscheid für oder gegen eine Therapie und verwickle mich mit ihm dabei in eine ähnliche Kollusion, wie sie zwischen Helga und ihm besteht. Die Deutung dieses Geschehens als therapeutische Kollusion *verbessert das Klima wesentlich. Stani gibt ganz ähnliche Konflikte preis, wie sie für Helga bestehen: Auch er sehnt sich im Grunde nach einer exklusiven Liebe, nach einer Frau, die absolut und bedingungslos zu ihm steht. Obwohl ihm die heftigen Gefühlsausbrüche und der absolute Anspruch auf Treue von Helga unangenehm sind, ist er doch gleichzeitig davon fasziniert, da sie ihm Beweis inniger Liebe sind. Seine außerehelichen Beziehungen dienen vor allem der Absicherung in seiner Angst, früher oder später von Helga im Stich gelassen zu werden. Er muß sich Frauen – oder Ersatzmütter – auf Reserve halten. Er fühlt sich andererseits zutiefst gekränkt, daß Helga außereheliche Beziehungen eingegangen ist. Er setzt Helga widersprüchlichen Erwartungen aus: Einerseits sollte sie absolut und ungeteilt zu ihm stehen und nur für ihn dasein, andererseits sollte sie nichts von ihm erwarten und keinerlei Ansprüche an ihn stellen. Helga bedrängt Stani in inquisitorischer Weise, bis er sie verletzend zurückweist und sie in ihrem Mißtrauen bestätigt. Das Anstreben absoluter Offenheit zwischen den Partnern wird in dieser Phase durch mich eingeschränkt, weil sie benutzt zu werden droht, um sich gegenseitig zu verletzen und zurückzustoßen.*

Zum weiteren Verlauf:

Zwei Monate nach dem zweiten Gespräch teile ich dem Paar mit, ich wäre grundsätzlich in der Lage, mit einer Paartherapie zu beginnen. Daraufhin telefoniert Stani mit mir und bittet um ein Gespräch allein, ohne Helga. Er habe sich in der Zwischenzeit von der Familie getrennt. Er müsse mir offenbaren, daß er noch eine langjährige Beziehung zu einer anderen Freundin habe, die er bis dahin vor Helga – und vor der Freundin, mit der er zusammen lebe – verheimlicht habe. Er wisse nun nicht, ob er Helga ein Geständnis ablegen solle, bevor er mit der Therapie beginne. Ich bestelle Stani zu einem Einzelgespräch. Dies widerspricht an sich meinem Grundsatz: Wenn ich mit einer Paartherapie begonnen habe, führe ich keine Einzelgespräche ohne Information des Partners durch und schon gar nicht, um in Geheimnisse eingeführt zu werden, über die der Partner noch nichts weiß. Allzuleicht wird man nämlich zum heimlichen Vertrauten des einen Partners und ist in seiner therapeutischen Aktionsfreiheit nachträglich behindert. Bin ich aber von Anfang an nur über Dinge orientiert, die in der Paarsituation ausgesprochen werden, kann ich mich freier in den Prozeß einlassen und alles äußern, was die Gespräche in mir an Einfällen und Interpretationen auslösen. In diesem Fall habe ich nicht den Eindruck, Stani möchte mich zum heimlichen Vertrauten machen, sondern er telefoniere mit mir, um mit der Paartherapie besser zurechtzukommen. Wir wenden uns schon bald dem viel prinzipielleren Problem der Zielsetzung der Therapie zu. Er äußert erneut Zweifel, ob diese Therapie bei ihnen angezeigt sei. Er glaubt, jemand zu sein, der sich schlecht an eine einzige Person binden kann. Es gibt immer noch andere Frauen, die ihn sexuell anziehen. Es sei ihm gar kein Bedürfnis, ein enges und exklusives Paar zu bilden. Auf der anderen Seite möchte er die Beziehung zu Helga nicht auflösen, schon der Kinder wegen nicht. Ich habe den Eindruck, daß Stani große Angst vor den zwingenden und bedrängenden Erwartungen Helgas hat und deshalb stark auf Wahrung von äußerer Distanz und ausreichenden Fluchtmöglichkeiten bedacht ist. Er befürchtet, sich selbst aufgeben zu müssen, wenn er stark unter Helgas Kontrolle gerät. Bei dem spürbaren Absolutheitsanspruch Helgas ist es andererseits fragwürdig, ob sie eine Ehe auf verdünnter Basis akzeptieren kann.

Ich erkläre Stani die Therapieziele. Am wichtigsten erscheint mir eine offene Kommunikation mit dem Bemühen, sich gegenseitig in seinen Möglichkeiten und Grenzen zu akzeptieren, wobei offenbleiben müsse, ob eine derartige Beziehungsform für beide akzeptabel sei oder ob man auseinandergehen möchte. Wieweit die Therapie dazu verhelfen könne, sich persönlich näherzukommen und die Beziehung zu intensivieren, werde sich erweisen. Stani äußert die Absicht, die in der Zwischenzeit vollzogene äußere Trennung wieder aufzuheben, zu Helga zurückzukehren und seine außerehelichen Kontakte abzubrechen.

Man könnte sich als Therapeut freuen, daß bereits nach dem zweiten Gespräch außereheliche Beziehungen aufgegeben werden und zuvor getrennt Lebende wieder zueinander ziehen. Derartige Angebote werden zu Beginn einer Paartherapie oft gemacht. Nicht selten geht es Partnern bereits nach wenigen Gesprächen wesentlich besser, ja, gelegentlich wird ein zweiter Honey-moon erlebt. Solche Blitzerfolge sind jedoch kaum von Dauer, so daß ich im Laufe der Jahre eher dazu gekommen bin, die Paare anzuhalten, äußeres Verhalten vorläufig nicht zu verändern, sondern sich mit den Hintergründen und dem Wesen ihrer Schwierigkeiten zu befassen. Durch vorschnelle Verhaltensänderung kann man sich nämlich den Vorwürfen und Angriffen des Partners entziehen und macht eine vertiefte Auseinandersetzung mit der Krise gegenstandslos. Ich stelle mich hier in einen gewissen Gegensatz zu vielen Therapeuten, die erpicht sind auf rasche, konkrete Verhaltensänderung. Ich riet Stani, vorläufig an seiner Situation nichts zu ändern. Wenn ihm am Geständnis der außerehelichen Beziehung liege, so könne er dieses in der Therapiestunde vorbringen. Ich wies aber seinen Wunsch ab, an seiner Stelle Helga zu informieren.

Wenige Stunden vor der nächsten Therapiestunde informierte er Helga über seine außereheliche Beziehung. In Tränen aufgelöst, erschien sie zur dritten Stunde.

Es folgen nun Ausschnitte aus der dritten Sitzung.

Th Wie geht es? 3. Sitzung

M Jeden Tag auf und ab. Vielleicht können wir darauf eingehen, daß sie gerade heute nachmittag gesagt hat, sie halte es so nicht mehr aus (die Frau sitzt mit gespanntem, finsterem Ausdruck da, der Mann wirkt aktiver und engagierter). Vielleicht können wir einmal darüber sprechen, was sie stört.

F Es ist sehr unterschiedlich (wegwerfendes Schulterzucken).

M Vielleicht wäre es besser, du sagst zuerst, wie die Situation ist.

F Ja, es ist unterschiedlich, manchmal ist es gut, vielleicht bin ich stimmungslabil, ich bin immer hin und her gerissen. Es ist einfach die Situation, daß Stani immer wieder da ist, Montag, Dienstag und Mittwoch bringt er die Kinder ins Bett, oder dann will er das Auto haben und bringt es morgens zurück ... und daß er mehr oder weniger doch immer da ist. Teilweise finde ich das ja gut, auch für die Kinder, aber ich halte das nicht mehr aus. Dann fühle ich mich wieder zu ihm hingezogen, und dann ist es doch wieder nichts, und dann stehen die Pantoffeln von ihm herum, einmal stören sie mich, und dann sag ich wieder: Morgen ist es vielleicht schon wieder anders. Dieser dauernde Wechsel. Eine Scheidung wäre für mich doch das Beste. Andererseits sage ich mir, er hat ein gutes Verhältnis zu den Kindern, für die ist es besser, so wie es ist. Aber ich halte das zeitlich nicht aus, ich finde das schrecklich, und überhaupt diese Unsicherheit. Aber manches Mal ist das wieder ganz anders, da haben wir wieder den Plausch. Manchmal denk ich: Schluß, fertig (macht mit den Händen Bewegungen, als ob sie etwas durchschneiden müßte), dann habe ich wenigstens was. Dann weiß ich, wo ich steh, und kann mich wieder anders orientieren, auch wenn es im

Helga denkt, bei der dauernden Unsicherheit über Stanis Liebe würde eine Scheidung eine klare Situation schaffen.

Moment schwer ist. Ich glaube, daß ich mit endgültigen Situationen viel besser fertig werde als mit diesem Herumhängen und Unsichersein. Es wäre eine klare Linie, auch wenn es für kurze Zeit schwerer wäre. Dann werde ich auch viel aktiver, sonst hänge ich so herum, werde passiv, warte ab und denke, was kommt denn jetzt eigentlich. Wenn ich eine klare Linie habe, werde ich viel aktiver.

Das therapeutische Klima hat sich gegenüber der zweiten Sitzung wesentlich verändert. War damals Helga in der überlegenen Position eines Therapeuten und wirkte Stani kindlich und regrediert, so sitzt er diesmal gelassener da, während Helga ihrem Schmerz und ihrer Verzweiflung mit weinerlicher Stimme Ausdruck gibt. Helga wirkt jetzt regredierter, verunsicherter, in ihrer Sprache weniger kohärent und prägnant. Ich habe den Eindruck, Stani biete mir seine verzweifelte Frau an und überlasse es mir, mit ihren Problemen fertig zu werden.

Th→M Leiden Sie eigentlich auch unter diesem Zustand?

M Viel weniger.

Th Ihnen ist es noch ziemlich wohl so?

M Wohl, das wäre etwas übertrieben, aber ausgesprochen leiden eigentlich nicht. Und überhaupt ist die Situation häufig so, daß ich mir sage: Ach, das ist doch alles Scheiße.

F→M Aber letzten Donnerstag abend hatte ich wirklich das Gefühl, du habest gelitten.

M Ja, manchmal schon.

F→Th Ja, das geht natürlich auf und ab, mal so, mal so. Ich leide auch nicht ständig darunter, und was auch noch ein Problem ist, ich lebe ja mit den Kindern im Haus, und der Peter (ihr Freund) geht dauernd ein und aus. Bisher wissen aber die Hausbewohner noch nicht, daß Stani woanders wohnt. Ich weiß nicht, was sie denken, und ich würde am liebsten zu den Hausbewohnern gehen und sagen: Ich lebe getrennt, mein Mann lebt bei seiner Freundin und ich mit meinem Freund. Aber jetzt ist die Situation so, daß ich denke, sie sollten es vielleicht doch nicht wissen, daß das dauernd heimlich geht, und das ist eine dauernde Spannung, in der ich lebe, so daß ich denke, wir sollten möglichst nicht miteinander ins Auto steigen. Ich möchte doch lieber klaren Wein einschenken, und das habe ich jetzt lang genug erlebt, daß du alles viel geschickter hintenherum machst und ich immer die Böse bin. Das stinkt mir manchmal. Das ist auch so eine Situation, unter der ich leide, da fühle ich mich im Nachteil und empfinde das als ungerecht.

Th Leben Sie mit Peter zusammen?

F Nein, das nicht.

Th→M Sie leben allein oder bei der Freundin?

M Bei der Freundin.

Th→F Weshalb wohnen Sie nicht mit Peter zusammen?

F Ja, es ist vor allem wegen der Nachbarn. Die Hausbesitzerin wohnt gerade über uns. Es ist ein älteres Fräulein, und ich weiß nicht, was die dazu denken würde, ob die uns nicht noch womöglich die Wohnung kündigen würde. Ich kann nichts dazu machen, aber es macht mich aggressiv, weil es einfach ungerecht ist. Dieser Druck ist wirklich schlimm für mich. Es gibt mir das Gefühl – vielleicht ist das auch noch die Erziehung –, daß man doch etwas Unrechtes tut.

Mir ist es nicht recht wohl. Stani wirkt unbeteiligt, zeitweise hält er wieder schützend seine Hand vor seine zu Helga gewandte Wange. Zeitweilig blickt er vor sich hin und spielt mit den Fingern. Helga bringt ihre Klagen zwar mit Bitterkeit vor, wirkt aber auch wenig auf die Therapie bezogen. Aus dem Bedürfnis, «wieder mehr zur Sache» zu kommen, etwas Dynamik in die Therapie zu bringen, stelle ich eine konfrontierende Frage.

Th Aber es ist mir einfach nicht recht klar, was hält Sie überhaupt noch zusammen?
F Uns beide?
(Längere Pause, beide blicken zuerst stumm vor sich hin, dann wenden sie sich einander zu und blicken sich schweigend an.)
F Ich hänge noch an Stani, wie das genau ist, weiß ich nicht, wie genau ich reagiere, weiß ich nicht. Aber ich merke in den letzten zwei Tagen, daß ich mich doch zu ihm gezogen fühle, auch wenn ich mit Peter zusammenkomme. Wenn Stani wieder da ist, fühle ich mich doch zu ihm hingezogen, weshalb genau, kann ich nicht sagen.
M Ist es nicht etwa die Gewohnheit? Du hast mich auch gefragt, ich habe gesagt, zu einem großen Teil ist es die Gewohnheit.
F Diese Gewohnheit, das, was uns vertraut ist, das ist bei mir eigentlich verlorengegangen. Ich weiß es nicht genau.
Th→M Und bei Ihnen?
M Vor allem die Kinder und die Atmosphäre, das ist bei ihr natürlich auch, Familie, Wohnung, alles, was wir bis dahin hatten, das würde fehlen, und das möchte ich gern behalten. Natürlich kann ich das mit jemand anderem später auch haben, im Moment aber nicht. Irgendwie habe ich doch noch eine gewisse Beziehung zu ihr. Aber zu einem großen Teil ist es eben doch die Gewohnheit, ich weiß, wie sie ist – es ist nicht das Bedürfnis, mit ihr intim zu sein, solche Sachen sind nicht vorhanden.

Th Überhaupt nicht?
M Nein, das heißt, es war einmal vor ein paar Wochen so, daß ich mir sagte, eigentlich könnte ich mit ihr auch wieder zärtlich sein, aber das ist sehr selten.
Th Ja, daß Sie überhaupt kein Bedürfnis danach haben oder daß Sie denken, wenn sie sich etwas anders verhalten würde, hätte ich im Grunde genommen ein Bedürfnis.
M Ich glaube schon, daß die Anziehung wieder stärker werden würde, wenn gewisse Umstände anders wären, das glaube ich.
Th Was müßte denn anders sein?
M Daß, wenn wir zusammen wären, es wirklich ruhig wäre. Es ist trotz allem immer eine Spannung da, eine sehr große Spannung, manchmal ist es an der Oberfläche ziemlich unangenehm, oftmals ist es nur unterschwellig da. Wenn das nicht da wäre, hätte ich vielleicht eine viel größere Möglichkeit, mich ihr zu nähern. Wahrscheinlich sie auch. Dann wären gewisse Voraussetzungen besser, wieweit aber eine Anziehung bei mir da ist, kann ich auch nicht sagen, aber ich stelle mir vor (Therapeut möchte intervenieren, Mann aber hebt seine Stimme an) . . . aber ich stelle mir vor, es könnte sich bessern.
Th Ich komme einfach nicht recht drauf, wieweit Sie für eine Therapie motiviert sind. Therapie würde im Prinzip heißen, daß man es im Grunde genommen wünschen würde, wieder enger beieinander zu sein, aber es sind gewisse Hindernisse da, die – wenn irgend möglich – in der Therapie behoben werden sollten.
M Mit Beieinandersein meinen Sie natürlich gefühlsmäßig?
Th Ja, daß man sich irgendwie als Paar fühlt, in einer speziellen Weise einander etwas angeht.

Stani verhält sich auch in der Therapie ausweichend und unfaßbar, was den Therapeuten zunehmend verärgert. Der Therapeut beginnt in seinen Formulierungen die Kontrolle zu verlieren.

Ich fühle mich von Stanis lässiger Widerstandshaltung frustriert und frage mich, ob wir überhaupt eine ausreichende Basis für eine Therapie haben, wenn er so wenig Engagement zeigt. Ich spüre in mir Ärger aufkommen, der sich in meiner gespannten und gedehnteren Artikulation zeigt. Für mein therapeutisches Engagement wäre wichtig zu wissen: Bleibt dieses Paar nur aus Gewohnheit und Angst vor dem Ungewissen zusammen, oder besteht eine positive Motivation, an der Beziehung zu arbeiten?

M Es ist natürlich sehr schwer zu sagen, solange ich mit meiner Frau zufrieden wäre, hätte ich nicht unbedingt das Bedürfnis, meine Befriedigung anderswo zu suchen.

Th Mh.

M Das bezieht sich natürlich auch auf sie. Wenn wir natürlich nach Neuseeland gehen würden, müßten wir uns innerlich aufeinander einspielen und einstellen. Die jetzige Situation verhindert das aber. Andererseits glaube ich, daß wir beide – ich jedenfalls – Angst haben, das alles über den Haufen zu werfen und mit ihr wieder neu zu beginnen, also hinzugehen und diese spannungsgeladene Situation zu ertragen in der Hoffnung, es werde sich irgend einmal bessern.

F (schüttelt verständnislos den Kopf) Warum hast du denn – das hast du doch letzthin einmal gesagt, warum hast du überhaupt jetzt Angst, alles zu verlieren, im Grunde genommen kannst du es doch so weich und schön mit jemand anderem einrichten. Du kannst zwar keine Kinder mehr bekommen (Stani ist unterbunden), das willst du ja auch nicht, wie du mir gesagt hast, aber . . .

M Die möchte ich auch nicht verlieren, wenn ich schon keine mehr haben kann.

F Aber warum hast du Angst davor, alles zu verlieren?

M Es ist nicht . . .
F So hast du es ausgedrückt.
M Ja, ja, es ist nicht eine wohldefinierbare Angst, es ist einfach die Situation, es ist so unsicher. In dieser Unsicherheit spüre ich manchmal, daß jede Möglichkeit drinliegt.
F Was meinst du?
M Daß ich zu dir komme oder in einer anderen Beziehung bleibe. Oder es liegt natürlich auch die Möglichkeit drin, daß in deinen Augen alles verlorengeht. Da habe ich auch Angst, alles zu verlieren. Es könnte auch sein, daß Renate (seine Freundin) einen anderen kennenlernt, und du schürst natürlich diese Angst.

Stani wirkt jetzt etwas beteiligter. Er bringt einen unerwarteten Aspekt: Er mutet nicht nur seiner Frau das Gefühl einer dauernden Unsicherheit zu, ob er bei ihr bleiben oder sie verlassen möchte, sondern tönt eigene Ängste an, von allen Frauen verlassen zu werden.

F Ja, das stimmt schon, daß ich das so sehen würde, denn einerseits ist es so, daß Stani eine Beziehung haben will mit einer Frau, wo er sich sicher fühlen kann, daß die Frau nicht ausflippt.
M Ausflippen durchaus, wenn ich weiß, daß ich Nummer eins bin, sagen wir es so.
Th Ja . . .
F (fällt dem Therapeuten ins Wort) Aber das bist du ja bei ihr, aber du hast immer wieder gesagt, es fehle dir das Vertrauen und die Sicherheit bei ihr. Du möchtest gerne eine Beziehung haben zu einer Frau, wo du sicher bist, geborgen bist. Gut, wenn sie einmal ausflippt, das würdest du schlucken, aber da ist schon wieder die Unsicherheit, zu der du das Vertrauen hast und du sicher bist.

Th→M Aber haben Sie das bei Helga nicht?

M Jetzt nicht.

Th Wäre das für Sie überhaupt ein erstrebenswertes Ziel?

M Als generelles Ziel, ja.

Th Möchten Sie bei Ihrer Frau Nummer eins sein? Also gelegentliches Ausflippen gestattet? Aber quasi doch so, daß Sie eindeutig Nummer eins wären? Daß Sie ein Paar wären miteinander?

M Wenn ich das jetzt einfach mit ja beantworte, ist es allzu verpflichtend, wenn man in die Einzelheiten geht. Mit nein kann ich das auch nicht beantworten.

Der Therapeut bedrängt Stani in recht massiver Weise, für oder gegen eine therapeutische Zusammenarbeit Stellung zu beziehen.

Th Es ist einfach immer die gleiche Frage, ob Sie überhaupt motiviert sind für eine Therapie.

M (versucht sich zu erklären).

Th (läßt ihn nicht zu Wort kommen, spricht mit verstärkter Stimme) Für eine Therapie sollte es im Prinzip doch so sein, daß Sie möchten. Es mag sein, daß Sie gewisse Ängste haben, gewisse Wünsche, wie Helga anders sein sollte, aber im Prinzip ginge es um die Frage, ob es doch die Frau ist, mit der Sie im Grunde zusammen leben möchten.

M (besinnlich) . . . Wenn Sie es so sagen, müßte ich vielleicht doch sagen, es sei so nicht richtig. So wie unsere Beziehung jetzt ist, wäre es natürlich nicht die Frau, die ich haben möchte. Verstehen Sie mich recht, nicht die Idealfrau.

F (sitzt mit verschränkten Armen da und sieht in zunehmender Spannung gegen die Zimmerdecke).

Th Ja, das gibt es ja meistens nicht (etwas spitz und ärgerlich).

M Genau . . . nun, ich glaube schon, daß ich durchaus mit ihr erreichen möchte, daß es wieder besser wird, geborgener und vertrauter, das glaube ich schon.

Th Also so: Würden Sie das als ein Anliegen empfinden, quasi jetzt in der Therapie an Ihrer Beziehung zu arbeiten, um zu sehen, ob man sich dann wieder näherkommen könnte?
M Das war ja das Ziel, weshalb ich nochmals zu Ihnen kam, weil ich das klären möchte. Ich möchte einfach unsere Beziehung klären. Ich glaube, wenn wir die Beziehung geklärt haben, weshalb ich immer noch Angst habe wie früher und viel andere Sachen, wenn solche Ängste nicht mehr vorhanden sind, dann könnten wir vielleicht viel klarer sehen, ob wir wirklich neu anfangen möchten.

Als Therapeut reagiere ich immer ungehaltener und bedränge Stani, endlich einmal Stellung zu beziehen, was er eigentlich möchte. Es ärgert mich zunehmend, daß er jeder Frage immer wieder ausweicht. Ich lasse mich zu Äußerungen provozieren, die im Grunde nicht meiner theoretischen Überzeugung entsprechen. Ich stelle Therapie nicht mehr dar als Versuch, die Beziehung zu klären, sondern als Bemühung, die Liebe zueinander wiederherzustellen. Mit diesem Verlust der therapeutischen Kontrolle verwickle ich mich mit Stani zunehmend in eine Kollusion. Stani konstelliert die Beziehung zu mir so, daß mir ganz ähnliche Gefühle aufkommen wie seiner Frau. Genau wie Helga fühle ich mich von Stani betrogen, da er in den ersten Behandlungsstunden den Anschein erweckt hatte, als ob er echt für eine Therapie motiviert wäre, als ob er zwar durch Ängste in der Beziehung zur Frau behindert sei, aber es für ihn doch fraglos feststehe, daß er im Grunde genommen Helga lieben möchte. Ich glaubte, er wäre daran interessiert, sich mit mir in eine therapeutische Beziehung einzulassen. So wie ich jetzt reagiere, ist spürbar, daß ich von Stani ein Bekenntnis zur Therapie erwarte. Daß er dieser Forderung immer ausweicht, bedeutet für mich als Therapeut eine narzißtische Kränkung, der ich recht direkt Ausdruck verleihe.

Th Sie haben offenbar jetzt eine gewisse Angst, Sie müssen sich zu einem Bekenntnis verpflichten, wenn ich Sie so frage.

M Ja, ich habe versucht klarzulegen, daß, wenn ich jetzt einfach ja sage, dann würde es nachträglich heißen, du hast ja gesagt. Ich finde, das ist etwas, das man zuerst klären müßte.

Th Ja, ja. – (Pause) –

M Ich meine, auch bei ihr ist es das gleiche.

Th Ich glaube, daß das vielleicht jetzt überhaupt ein Problem ist zwischen Ihnen, daß Sie (die Frau) vielleicht die Tendenz haben, ihn zu einer Stellungnahme zu bringen und er sich wohl davor besonders scheut.

F Nein, das nun eigentlich nicht. Ich meine – äh –, nein, das habe ich nicht versucht. Ich habe mich sehr zurückgehalten.

M Aber das, was ich dir gestern abend vorgeworfen habe, kommt relativ oft vor, daß du nur immer sagst: «Du kannst es ja nicht . . . du willst es ja nicht . . .» aber sag doch du endlich einmal, was du willst, erwarte nicht nur immer von mir etwas, red mal von deinen Gefühlen. Ich habe den Eindruck, daß da manches unklar ist.

F Ja – ich habe mich schon geäußert, ich habe dir ja neulich erklärt, wie ich das sehe – ich weiß nicht, ob du das immer wieder vergißt.

M Du erklärst es eben ziemlich generell und in Allgemeinsätzen. Du weichst aus.

F (mit erhobener Stimme) Du kannst ja fragen, was du nicht weißt.

M Das war auch in andern Situationen so, daß du alles so drehst, daß du sagen kannst: Du willst ja sowieso nicht.

F (sitzt mit hochgezogenen Schultern da und sieht den Mann von der Seite her feindselig an).

3. Sitzung

M Du hast schon öfters alles zurückgedreht.
F Jetzt weiß ich genausoviel wie am Anfang.
M Oft kamen Aggressionen von dir, und dann haben wir aufgehört.
F→Th Das geht mir wohl oft so, das macht man wohl manchmal so, daß dir immer nur das Negative im Gedächtnis bleibt.
M Sag nicht immer.
F Daß ihm nur das Negative im Gedächtnis bleibt. (Frau spricht mit schriller Stimme.) Er empfindet das stärker und vergißt das andere ganz. Er soll doch einmal an das andere denken.
Th Ja – ich denke jetzt nur, Sie (Helga) haben gesagt, Sie möchten einmal wissen, wo Sie stehen, und das ist ja die Schwierigkeit Ihnen (Stani) gegenüber, die jetzt auch ich spüre, daß ich auch immer möchte, daß Sie einmal sagen, wo wir jetzt stehen. Ich spüre schon, es ist wahrscheinlich für Sie schwierig, sich so festzulegen und zu verpflichten, aber umgekehrt verstehe ich auch Sie (Helga), daß Sie Mühe haben, das auszuhalten.

Der Therapeut merkt, daß er sich mit Stani in einen ähnlichen Konflikt verwikkelt hat wie Helga und bearbeitet diesen als therapeutische Kollusion.

Das Zwiegespräch der Partner hat mir etwas Zeit gegeben, mir über meine Gefühlsreaktionen klarzuwerden. Ich bin in eine zunehmende Spannung gegen Stani hineingeraten und ertappe mich nun dabei, daß ich genau gleich auf Stani reagiere wie Helga. Im Unterschied zu Helga bin ich aber dank der therapeutischen Distanz eher in der Lage, diese Kollusion, die sich zwischen uns einspielt, zu deuten. Es ist zu einer Eskalation gekommen zwischen meiner Forderung, sich festzulegen, und seinem Ausweichen vor jeder verbindlichen Stellungnahme. Diese Deutung ist für uns alle drei wichtig. In erster Linie kann ich mich selbst entspannen damit, daß mir meine Gefühlsreaktionen klarwerden und ich diese aussprechen kann. Die Deutung ist für Stani wichtig, einerseits um die zunehmende gespannte Reaktionsweise von mir besser verstehen zu können, aber auch um zu sehen, inwiefern er in anderen Personen ähnliche Gefühlsreaktionen auslöst wie bei Helga. Die Deutung ist für Helga wichtig, weil mein therapeutisches Verhalten einen gewissen Vorbildcharakter für die Bewältigung von Partnerkonflikten haben kann. Ich zeige ihr, daß ich zwar ähnlich auf Stani reagiere wie sie und mich somit mit ihr zu identifizieren vermag, ich zeige ihr aber ebenso, daß das Beharren auf dieser Reaktionsweise zu nichts führt, und daß ich an mich selbst die Forderung stellen muß, Stani so zu akzeptieren wie er ist, ohne ihm ein Bild aufdrängen zu wollen, wie ich ihn gerne haben möchte. Stani fühlt sich offensichtlich durch die Deutung im Rahmen dieser *Kollusion* verstanden und honoriert das in der Folge mit einer besseren Fähigkeit, seine Vorbehalte zu erklären.

M Ich sehe oft selbst nicht, wo ich stehe. Deshalb ist es vielleicht auch schwierig, das zu sagen. Die Beziehung zu ihr als Frau ist nicht vorhanden. Dafür habe ich jetzt eine sexuelle Beziehung zur Freundin. Alles andere tendiert sehr stark auf ihre (Helgas) Seite hin.

Stanis Angst, Helga zu enttäuschen, ist im Sexuellen am stärksten.

Th Befürchten Sie, wenn Sie mit ihr (Helga) wieder sexuelle Beziehungen hätten, sich damit auch festzulegen?

M Weniger die Festlegung als die Enttäuschung beiderseits.

Th Was wäre dann die Enttäuschung?

M Daß wir gegenseitig nicht zufrieden sind.

Th Daß es sexuell nicht klappt?

M Ja, rein biologisch klappt es, aber empfindungsmäßig nicht, davor habe ich Angst. Das können Sie ja vielleicht verstehen.

F (wirkt in sich versunken).

M Nach allem, was du mir von Peter erzählt hast.

F Und du . . .

M (läßt sie nicht zu Wort kommen) Und vor allem möchte ich auch meine Einstellung besser kennenlernen, meine Wünsche ... äh ... ich habe noch im Herbst gedacht und auch im Frühling, daß eigentlich eine Annäherung nicht unbedingt nur, aber sehr stark, über eine sexuelle Annäherung geschehen könnte. Für eine kurze Zeit hatten wir diesen Eindruck, daß es vielleicht richtig ist.

F Ich nicht.

M Doch, in Amerika.

F Ja, damals.

M Ja, ja, gut, aber dann sind wieder andere Sachen dazugekommen.

F Nein, das war ganz anders. Bevor das Sexuelle geht, muß das andere einmal abgebaut sein. Ich kann mich ja schließlich nicht ins Bett legen mit jemandem, den ich hasse. Du kannst das vielleicht eher, ich persönlich nicht. Und in Amerika, da waren an sich günstige Voraussetzungen. Die Kinder waren weg. Es ist dann im Laufe der Zeit doch bessergegangen, und es ist dann auch im Sexuellen wieder ganz gutgegangen. Nach so langer Zeit kann es ja dann auch nicht grad sofort wieder gutgehen.

Th Wann war das?

F Im März ... und dann sind wir zurückgekehrt im Bewußtsein, ja, es wird eigentlich wieder gehen, und dann hat Stani mit einer anderen angefangen, und ich hatte schon geglaubt – weil du es auch gesagt hast ...

M Was habe ich gesagt?

F Daß es so schön ist mit mir und daß du dich freust und daß du mich gern hast, und da habe ich natürlich gedacht, ja ... nicht etwa, daß ich gleich begeistert war, Hoffnung nur auf Sparflamme, und dann hat Stani wieder mit einer anderen was angefangen, und ich habe den Kopf geschüttelt und gedacht, es bleibt doch alles beim alten. Vor den Sommerferien war es dasselbe, ich bin enttäuscht worden.

Th Spielt da auf beiden Seiten die Befürchtung mit, daß es mit dem andern Partner schöner war, also Sie (Stani) befürchten, Helga hat es mit Peter schöner, und Sie (Helga) denken, er mit den andern Frauen?

F Ja, sicher, das spielt eine große Rolle.

M Mh.

Th Bei Ihnen auch?

M Ja.

Th Daß Sie das blockiert zueinander?

F Ja, wahrscheinlich schon. (Helga wirkt jetzt viel gelöster und aufgeräumter, Stani etwas besinnlich, stark auf das Thema bezogen.)

– Pause –

Die außerehelichen Beziehungen dienen beiden Partnern, sich dem anderen gegenüber zu behaupten und zu bestätigen.

F Nach so langer Zeit mit dem andern Partner ist es schon schwierig, glaube ich.

Th Haben diese anderen Partnerbeziehungen, die Sie beide haben, eigentlich auch eine Spitze gegeneinander?

F Natürlich.

M Wie meinen Sie das?

Th Ja, daß man sich vor dem anderen bestätigen will.

M Darüber reden wir eigentlich wenig.

Th Ja, und wie empfinden Sie das?

F Ja, unbedingt.

M Ja, ich verstehe nicht recht, zu wem sagen Sie das?

Th Zu beiden. Wenn Sie miteinander Beziehungen haben, ist da jedes blockiert, weil es denkt, der andere hat es mit dem anderen Partner viel schöner?

M Ja, aber auch, daß man es selber schön hatte mit dem andern. Nicht nur, daß es der andere schön hatte.

Th Ja, man ist mit den andern auch unbefangener.

F Freier, freier, das ist doch logisch, und dann kommt noch das Neue dazu.
M Nicht nur, daß ich denke, du hast es mit Peter schöner, sondern daß ich auch denke, ich habe es mit Renate schöner. Es ist eben beides.
F Ja, das ist ja logisch, daß das eine Rolle spielt. (Sie wirkt enttäuscht, spricht wieder mit schrillerer Stimme.)
Th Und daß Sie das gegeneinander ausspielen? Daß da eine gewisse Rivalität zwischen Ihnen spielt?
F Und das wegen der Potenz von Peter, das mag ja sein, daß dich das verletzt.
M Du tust es, aber ich tue es nicht. Ich mache ja nie solche Bemerkungen.
F Ja, schon, aber du hast es auch gesagt, wie schön es mit Susanne und mit der Hedwig war.
M Das war im letzten Herbst, aber jetzt in den letzten Monaten mache ich keine solchen Bemerkungen mehr.
F Doch, und dann schieße ich natürlich böse zurück, ob das nun nett ist oder nicht. Ich spiele das auch aus, daß auch ich einen Partner habe, der besser ist. (Sie hat ihn verletzt, zum Beispiel mit der Bemerkung, Peter sei potenter als er und habe einen größeren Penis.)
M Ich mag mich in keinem einzigen Fall . . .
F Doch, wie sinnlich Renate ist.
M Du hast mich ganz konkret gefragt: Wie ist sie?
F Mich interessiert einfach ihre Art.
M In so einem Fall ist es etwas anderes, aber sonst . . . Du erzählst keine Einzelheiten, und ich will auch keine wissen, und mir hast du gesagt, du wollest auch keine wissen. Ich möchte an sich gerne mit dir darüber reden. Sicher, ja.
F Dann habe ich gesagt, nein, ich will das gar

nicht. Du sagst das natürlich nicht so grad und offen. Dir ist es vielleicht nicht so bewußt, und du machst mich nicht bewußt böse, aber du hast halt eine ganz andere Art.

Th Ist es auch eine gewisse Bewährungsprobe, wenn Sie miteinander Verkehr haben?

F Wir schlafen schon ewig nicht mehr miteinander . . . und da ist es nicht –

M Doch, ich fühle mich manchmal blockiert, das war mir nicht so klar, das kommt mir jetzt klarer. Da fühle ich mich blockiert dir gegenüber, das vorzubringen, deswegen weil . . . ich habe das Gefühl, daß sie eigentlich gar nichts mehr mit mir möchte, daß sie doch viel lieber mit Peter zusammenbleiben möchte, aber sie will sich das selbst nicht eingestehen und versucht mit mir zusammen zu leben aus weiß Gott was für Gründen. Dieser Gedanke blokkiert mich ziemlich oft in meiner Zuneigung, daß ich das Gefühl habe, im Grunde genommen will sie ja gar nicht mehr. Weshalb will sie nur immer mich verpflichten und fordert von mir, mich zu ändern?

Stani ist im Gespräch nun wesentlich engagierter. Er zeigt erstmals Helga, wie sehr ihre außereheliche Beziehung ihn verletzt, weil er sich eine Frau ersehnt, die absolut zu ihm stehen würde.

Th→M Daß Sie sich eigentlich auch nicht sicher fühlen, ob Sie vom Partner geliebt werden?

M Ja, man könnte es vielleicht so ausdrücken. Es geht dabei einfach um ihre Einstellung in der ganzen Sache. Die ist meinem Gefühl nach nicht ehrlich. Da soll sie doch von sich selber erzählen, was sie möchte, und nicht immer mir vorwerfen: «Du kannst ja sowieso nicht treu sein.» Sie sollte versuchen zu sagen, wie sie zu mir steht, und nicht immer: «Du bist so und so . . .» Das blockiert mich relativ häufig. Das ist mir jetzt gerade in diesem Moment aufgekommen, und ich finde, das ist wichtig.

Stani beginnt sich dagegen zu wehren, sich von Helga dauernd vorhalten zu lassen, er könne nicht treu sein. Im Grunde stellt er an die Liebe noch viel absolutere Maßstäbe als Helga und traut ihr keine Treue zu. Er vermutet, daß sie nur aus äußeren Gründen bei ihm bleiben wolle. Diese Bemerkungen zeigen, wie ähnlich sich die Partner in ihrem beeinträchtigten Selbstwertgefühl sind. Beide leiden unter der Vorstellung, für einen Liebespartner nicht akzeptabel zu sein, nicht wirklich um ihrer selbst willen geliebt zu werden. Die gemeinsame Angst wird von den Partnern in unterschiedlicher Weise ausgetragen. Die Frau agiert die Angst direkt aus und fordert vom Mann immer wieder Liebesbekenntnisse, um ihre Verdächtigungen zu entkräften. Die weitgehend irrationale Angst, Helga stehe nicht absolut zu ihm und könne ihn genauso im Stich lassen wie damals seine Mutter, läßt Stani eine Freundin suchen, und weil diese auch nicht völlig vertrauenswürdig erscheint, braucht er noch weitere Freundinnen in Reserve. Die Partner verstärken sich gegenseitig in diesem Verfolgungs-Flucht-Spiel, in der kollusiven Vorstellung: «Ich möchte von meinem Partner bedingungslos geliebt werden, kann ihm aber nicht trauen, daß er wirklich zu mir steht, und versuche mich auf Distanz zu halten, indem ich ihn verletze.»

F Und du sagst immer, mach es doch mal ganz unabhängig von dem, was ich will – aber unabhängig von dem, was ich will, machst du ja auch nichts. Möchtest du mich überhaupt unabhängig von Peter? (In der Stimme der Frau keimt eine gewisse Hoffnung auf.)

M (sogleich wieder abwehrend) Ich habe den Peter in diesem Zusammenhang eigentlich gar nicht hineingebracht. Ich sprach immer, wie ich mich dir gegenüber fühle, wie wenig da vorhanden ist. Aber wenn ich an dich denke, dann kommt der Peter hinein, weil bei dir der Peter blockiert.

F Das ist mir etwas unklar. Du hast gerade gesagt, daß du blockiert bist, weil du dir denkst, was ich mit Peter habe.

M Nein, nicht daß die Beziehung ohne Peter besser wäre, sondern daß ich mich blockiert fühle, die Beziehung zu ändern und es besser zu machen. (Stani wirkt wieder deutlich ausweichend.)

Th→F Sie haben ihn gefragt: Wenn ich den Peter nicht hätte, möchtest Du mich überhaupt? Ist Peter ein wichtiger Trumpf in Ihren Händen?

F Ja, ja, natürlich.

Th Daß Sie den Eindruck haben, Sie müßten ihm Ihren Wert mit Peter beweisen?

F Das sowieso. Bevor ich jemand anderen hatte, habe ich mich gefragt, ob ich überhaupt noch eine Frau bin. Das muß ich sagen – nein, das meinte ich jetzt nicht – daß ich eine Frau bin, das weiß ich jetzt mittlerweile, aber wenn ich jetzt den Peter nicht hätte und ich absolut allein wäre, ob Stani dann eher kommen würde und glaubte, daß es dann besser wäre?

Stani würde es aber auch nicht ertragen, wenn Helga seinetwegen die Beziehung zu ihrem Freund aufgeben würde.

M Ich würde dann vielleicht diese Blockade nicht spüren, daß du nicht ehrlich bist.

F Ich habe dir ja gesagt, wie das für mich ist: Einerseits möchte ich ganz gerne mit Peter zusammen leben, obwohl es da auch Probleme gibt, aber ich mag nicht mit Peter experimentieren, wenn ich zwei Kinder habe. Ich habe schon zweimal mit Peter endgültig – aber wirklich endgültig – gebrochen.

M Ja, wir haben darüber geredet. (In seiner Stimme klingt mit, daß er Helga diese Endgültigkeit nicht abnimmt.)

F Wir haben uns zweimal ernsthaft getrennt, und dann hat dir das gar nicht in den Kram gepaßt, und dann hab ich dir in den Sommerferien gesagt: «Peter hin oder her, ich spüre einfach, daß du gar nichts für die Beziehung tun willst», und da hast du gesagt: «Gut, jetzt fang ich an: top eingeschlagen.» Da dachte ich hinwiederum, nein, so naiv mache ich das doch nicht, so hin und her. Aber ich habe mich wirklich getrennt, ernsthaft. Aber natürlich, wenn ich auf Peter verzichte, stelle ich dann Ansprüche an dich. Ich meine, das kommt dann so heraus: Jetzt habe ich mich getrennt, ich habe für unsere Beziehung ein Opfer gebracht, und jetzt müssen wir versuchen ... es kommen dann von mir gewisse Ansprüche, die zu erfüllen du nicht bereit bist.

M An sich stört mich Peter gar nicht, er stört mich nur indirekt. Weil Peter da ist, habe ich immer das Gefühl, daß Helga in ihren Äußerungen nicht ehrlich ist.

Th Wie wären dann ihre Äußerungen, wenn sie ehrlich wären?

M Daß sie nicht immer im Hintergrund denken würde, ich habe immer noch den Peter. Sie ist nicht ehrlich, weil sie doch lieber mit Peter zusammen leben möchte. Wenn sie sagt, sie möchte lieber mit mir zusammen leben, glaube ich ihr das nicht. (Der Mann spricht jetzt mit viel mehr Affekt, er ist in seiner Psychomotorik gelöster, verleiht seinen Worten durch Mitbewegung der Hand verstärkten Ausdruck.) Ich glaube, daß sie lieber mit ihm zusammen leben möchte, in diesem Sinne stört es mich.

F (wirkt ebenfalls viel gelöster und offener) Hör mal zu, Stani, ich streite in keiner Weise ab, daß ich jetzt gern mit Peter zusammen leben möchte. Es ist momentan schön mit ihm zusammen, und wir verstehen uns gut. Aber ich habe dir gesagt, schau, aus denen und denen Gründen habe ich Ängste, und wenn du nochmals zurückkehrst und ich die Möglichkeit habe, mit den Kindern in einer Familie zu leben, so will ich das machen, Peter hin oder her.

M (Helga hat jetzt wieder Oberwasser) Aber weil du mit ihm und den Kindern zusammensein möchtest, deshalb greifst du mich immer an und wirfst mir Sachen vor, daß ich nicht will und ich so oder so bin, weil du im Grunde genommen im Innersten es gar nicht anders möchtest.

F Nein, Stani, schau mal, das ist so, ich übertreib's jetzt ein bißchen, aber letztlich brauchst du ja doch nur mit dem kleinen Finger zu winken und schon bin ich da. Du kriegst mich doch sehr schnell wieder rum. Du brauchst nur ein bißchen netter zu sein, und dann springe ich schon wieder über. Der Peter dient dir nur als Alibi. Andererseits stört er dich dann doch.

M Mich stört Peter indirekt durch dein Verhalten.

F Das ist nicht wahr.

Th Weshalb ist das nicht wahr? Ich habe den Eindruck, beide sind ganz zwiespältig zu Peter eingestellt. Beiden bringt er gewisse Vorteile und beiden gewisse Nachteile.

Vordergründig besteht scheinbar eine einfache Situation: Peter hindert Helga und Stani, zueinander zu finden. Doch gleichzeitig schützt Peter die beiden Partner voreinander, und deshalb will letztlich keines Peter ausbooten. Wenn auch Stani zutiefst verletzt ist über die Beziehung von Helga zu Peter, so würde er es noch viel weniger ertragen, wenn Helga ihm zuliebe auf Peter verzichten würde und Stani damit auf ihre Forderungen verpflichten könnte. Helga kann Peter nicht aufgeben, weil er für sie ein wichtiger Trumpf ist, den sie nicht leichtsinnig verspielen will. Man kann kritisch einwenden, ich beachte Peter in der Therapie nur in seinem funktionalen Charakter für die Paarbeziehung und nicht als ein von dieser Beziehung betroffener Mensch. (Meine Begründung s. ‹*Die Zweierbeziehung*›, S. 194 und 202–206.)

F Das ist schon so, ja, aber ich meine und glaube nicht, daß ich unehrlich bin in dieser Beziehung. Ich sage, an sich möchte ich schon ganz gerne mit Peter zusammensein, aber aus denen und denen Gründen nicht. Unsere Probleme kenne ich, aber die Probleme, die mit Peter entstehen würden, die kenne ich noch nicht, da habe ich große Angst davor. Sicher würde es nicht wieder ein solches Schlamassel wie jetzt mit dir geben, aber Peter ist doch – innerlich unsicher. Wenn jetzt manche Probleme mit ihm nicht vorhanden sind, so sage ich mir, nach einem Jahr Zusammenleben würde ich sehen, daß die Probleme dieselben geblieben sind und der Partner sie einem nicht wegnimmt, sondern sie höchstens erleichtert. Davor habe ich natürlich Angst. Lieber den Stani in der Hand als den Peter im Himmel. Da bin ich ganz realistisch. Im Grunde glaube ich doch, daß es möglich wäre, mit Stani eine gute Beziehung zu finden.

M Was wären dann für dich die Voraussetzungen dazu?

F (seufzt) Wenn das so einfach wäre. Was ich wirklich glaube, auch wenn es im Moment hart wäre, daß wir uns von unseren Partnern trennen müssen. Bei jeder Unannehmlichkeit kann sich ja jeder husch zu seinem Partner flüchten, so daß wir die Spannung in unserer Beziehung gar nicht austragen müssen. Ich glaube, wenn wir unsere Beziehung bearbeiten möchten, müßten wir uns von unseren Partnern trennen. Vielleicht ist es dann auch falsch, dann sitzen wir beide alleine da und sind wütend, daß wir uns deshalb getrennt haben. Ich weiß nicht, wie das rauskäme.

Helga schlägt vor, beide sollten ihre außerehelichen Beziehungen aufgeben, ein Vorhaben, das im gegenwärtigen Zeitpunkt vom Therapeuten in Frage gestellt wird.

M Ich fürchte sehr stark, daß es in kürzester Zeit zu diesen Vorwürfen käme.

Th Ja, vor allem könnte ich mir vorstellen, daß jeder denken wird, jetzt habe ich dieses Opfer gebracht, jetzt muß der andere wirklich auch zeigen, daß er das Opfer wert war.

F Ja, ja, das stimmt.

Th Ich frage mich, ob es nicht besser wäre, Ihre Partnerbeziehungen einmal so zu belassen und eher zu versuchen, sich selbst klarzuwerden, wie Sie eigentlich *zueinander* stehen.

Hier kann man sich als Therapeut verschieden verhalten, je nach eigenen Werthaltungen. Man könnte sich freuen darüber, daß beide Partner bereits jetzt ernsthaft daran denken, ihre außerehelichen Beziehungen aufzugeben und sich intensiver mit ihrer eigenen Ehe zu befassen. Man könnte sogar direkt die Haltung einnehmen, die Therapie habe gar keinen Sinn, solange die Partner dank ihrer außerehelichen Beziehungen einander dauernd ausweichen können. Bei der narzißtischen Struktur der Partner, bei ihrer hochgradigen Verletzbarkeit und Angst vor bedrängender Nähe habe ich aber den Eindruck, daß es im jetzigen Zeitpunkt ungünstig wäre, die außerehelichen Beziehungen aufzugeben, weil ich glaube, daß sie diese Beziehungen vorläufig brauchen als trennenden Riegel gegen die Tendenz, sich durch zu große Nähe in der Ehe zu überfordern. Dazu kommt, wie bereits erwähnt, daß ich gegenüber voreiligen Verhaltensänderungen in einer Paartherapie zurückhaltend bin, um zu verhindern, daß die Auseinandersetzung über die Hintergründe einer Störung gegenstandslos wird, indem diese vorwegnehmend behoben wird. Man kann als Therapeut natürlich auch die Haltung haben, außereheliche Beziehungen gehörten zu einer modernen Partnerbeziehung und die Tendenz, die außerehelichen Beziehungen aufgeben zu wollen, sei ein regressives Phänomen. Nach meiner bisherigen beruflichen Erfahrung kann ich mich dieser Ansicht nicht anschließen.

Th→M Es wäre schon wichtig zu wissen, ob Sie Helga, wenn sie sagt, sie möchte gerne mit Ihnen zusammen leben, auch wirklich glauben können oder ob Sie denken: Im Grunde will sie nur aus

Bequemlichkeit bei mir bleiben.

M Ich möchte schon, daß es so weit kommt, daß ich das ehrlich glauben kann.

F Weißt du, Stani, daß du mir das ehrlich glauben kannst – nein – nein, das ist falsch –

Th→F An was liegt das eigentlich, daß Sie ihm nichts glauben können?

F Er hat mich viel zu oft belogen.

M Daß sie es mir nicht glaubt, das ist mir ziemlich klar. Daß sie wegen Susanne denkt, wie hat er mich beschissen, das ist verständlich. Umgekehrt ist es eher undefinierbar. Ich glaube einfach, sie reagiert deshalb so, weil sie mit ihren eigenen Gefühlen nicht im reinen ist.

Th Glauben Sie ihren Gefühlen oder glauben Sie ihnen eben nicht. Wenn Helga Ihnen sagt, sie möchte doch lieber mit Ihnen zusammensein, glauben Sie das?

M Das glaube ich noch eher, aber wenn sie dann anfängt, über mich herzufallen, so tut sie das nur deswegen, weil sie sich gegen ihre Angst wehren will, betrogen zu werden, nachdem sie vielleicht gesagt hat, «ich will mit dir zusammensein». Deswegen sagt sie im nächsten Satz, «aber du willst ja nicht, du bist böse, du hast mich betrogen und belogen».

Stani kann verstehen, daß Helga sich von ihm betrogen fühlt. Er wirft ihr aber vor, sie benutze das gegen ihn, um eigene Ängste abzuwehren.

Bis dahin habe ich den Eindruck, Stani neige zu übertriebenem Mißtrauen Helga gegenüber, wenn er behauptet, sie sei nicht ehrlich und sage nicht, wie sie im Grunde zu ihm stehe. Diese Mißtrauenshaltung könnte in seinen frühkindlichen Erfahrungen begründet sein. Für mich wird erst in späteren Therapiestunden klar, daß diese scheinbaren Übertreibungen des Mannes einen realen Sachverhalt treffen, nämlich eine Tendenz von Helga, scheinbar vorbehaltlos auf Stani zuzugehen, dabei aber die Distanz immer wieder damit herzustellen, daß sie bei ihm einen Anlaß aufdeckt, durch den sie sich frustriert und zurückgestoßen fühlen kann und der sie in ihrer Mißtrauenshaltung und Anklage bestätigt.

Stani kommt in dieser Therapiestunde erstmals dazu, sein Mißtrauen Helga gegenüber wahrzunehmen und auszusprechen, weil er bisher durch ihre Anklage immer in die Defensive gedrängt worden war. Stani spürt jetzt sehr richtig, daß Helga ihre eigene Vertrauens- und Geborgenheitsproblematik an ihm austrägt. Statt den Partner direkt zurückzustoßen, veranlaßt sie den Partner, sie zurückzustoßen, was im Endeffekt zum gleichen Resultat führt. Beide sehnen sich nach der Verschmelzung in einer Symbiose, die beide aber abweisen müssen wegen der Gefahr, darin unterzugehen.

Th Vielleicht wäre das einmal ein erster Schritt, daß jedes von sich her ehrlich spricht und daß Sie anzunehmen versuchen, daß der andere es ehrlich meint.

F Daß man mal akzeptiert, daß der andere das, was er sagt, auch ehrlich meint. Es ist schon so, daß es manchmal wieder Situationen gibt, wo man das Gegenteil sagt, das glaube ich schon. Wenn ich zum Beispiel jetzt sage: «Ich möchte es mit dir nochmals versuchen», daß ich dann, wenn wieder etwas passiert ist, sage: «Nein, nie im Leben.» Aber daß ich das dann auch aussprechen kann, wenn man nach einer gewissen Zeit wieder sagt: «Doch, es würde doch gehen.»

Th Wobei vielleicht wichtig wäre, daß man nicht in den andern eindringen soll. Jeder soll nur so viel sagen, wie er sagen will. Das scheint mir wichtig Stani gegenüber, weil ich mir vorstellen könnte, daß Sie (Stani) es nicht gut ertragen, wenn man Sie ausfragt und Ihnen auf den Pelz rücken will. Jeder sollte die Freiheit haben zu sagen: «Ich möchte mich nicht dazu äußern.»

M Das ist nun tatsächlich ein Problem, daß ich

noch nie zu sagen vermochte: «Das möchte ich nicht sagen.» Am Ende habe ich es jeweils doch gesagt. Das finde ich echt störend, daß du es nicht respektierst, wenn ich etwas nicht sagen möchte.

F Das war wegen der Susanne.

M Ja, nicht nur, das war auch sonst. Du akzeptierst es einfach nicht, wenn ich sage: Das möchte ich jetzt nicht sagen.

Th→F Es scheint mir wichtig, das zu akzeptieren, denn sonst gerät er immer wieder in Situationen, wo er die Unwahrheit sagt.

Der Therapeut äußert seine Bedenken gegenüber dem Anstreben einer vorbehaltlosen Offenheit.

F Ja, genau, aber er könnte doch auch einmal von sich aus etwas sagen.

Th Nein, man müßte ihm die Freiheit geben, das zu sagen, was er will.

M (mit beteiligter Stimme zur Frau) Ich habe wirklich Schwierigkeiten, dir von meinen Gefühlen etwas mitzuteilen, weil du das sofort mit Spott belegst.

F Ja, das war ein paarmal so.

M Ja, aber das stört mich, das hemmt mich.

F Wir haben letztes Jahr von einer früheren Freundin gesprochen, und er hat gesagt, die finde ich eigentlich immer noch nett, und dann hab ich gesagt, ja, und diese findest du nett, und jene findest du nett und jene auch.

M Wenn ich versucht habe, von mir etwas zu geben, so ist es mir doch gar nicht gleichgültig, was du von der Hedwig sagst. Du hättest doch das zumindest ohne Kommentar anhören können, aber dann kommt der Spott zurück. Ich habe dann wirklich Hemmungen, von meinen Gefühlen etwas zu sagen, weil ich den Eindruck habe, daß du das dann ausnutzest.

F Das glaub ich absolut nicht, wenn ich spotte, so ist das nur aus Abwehr, wenn ich gekränkt werde. Natürlich kann ich das akzeptieren, daß du anders bist und drei Frauen nebeneinander haben mußt. Dann witzle ich mal über die Haremsbeziehung, über die Hedwig, die du angeblich so gern hast, und dann über die Susanne und die und jene dazu, das ist sicher unrecht, ach ja.

Th Aber Sie sagten, Sie ertragen das nicht gut.

F Ja, das ist für mich eine Kränkung.

Th Reagieren Sie doch direkt, zeigen Sie doch die Kränkung! Es frägt sich wirklich, ob es sinnvoll ist, all das Helga zu erzählen. Man kann sagen, es sei schön, daß Sie (Stani) so offen sind, aber man kann sich auch fragen, ob damit nicht immer wieder Öl ins Feuer gegossen wird und ob es nicht viel wichtiger wäre, über *Ihre* Beziehung zueinander zu sprechen als dauernd über die Gefühle zu anderen Partnern. Wie stehen Sie zueinander? Hier sollten Sie versuchen, wirklich offen zu sein.

Meine persönlichen Werthaltungen und Erfahrungen stehen im Gegensatz zu heute weitverbreiteten Ansichten von totaler Offenheit in einer Beziehung. Ich erlebe es in Therapien häufig, daß sich die Partner überfordern mit dem Ideal, man sollte sich in einer Ehe alles, was man für andere Partner empfinde, offen erzählen. Diese Therapiepassage zeigt, wie sehr der therapeutische Prozeß von den persönlichen Einstellungen und Werthaltungen des Therapeuten bestimmt wird, auch wenn sich dieser grundsätzlich darum bemüht, dem Patienten seine Wertvorstellungen nicht aufzudrängen. Mit meinen Interventionen schaffe ich eine Schutzzone für den Mann gegen die inquisitorischen Tendenzen der Frau und setze der Frau damit auch in der Therapie Schranken zur Respektierung der Freiheit des anderen, das zu sagen, was er will.

Es wird eine kurze Passage ausgelassen, wo Stani berichtet, wie überempfindlich Helga auf jede Kritik reagiert, und sie bestätigt, daß sie dann gleich aggressiv reagiere und versuche, es Stani zurückzuzahlen, indem sie ihn schlechtmache.

F Daß ich dich schlechtmache, das weiß ich, daß das vielleicht falsch ist, und das macht mich jeweils ganz verrückt, daß ich genau weiß, das sollte ich jetzt eigentlich nicht sagen und daß ich es doch tue.

Th Mh.

F (blickt Stani für kurze Zeit intensiv an und schweigt) Und das war auch, wenn du mir vorgeworfen hast, daß ich so flirte im Schachklub, vielleicht ist es gemein den Männern gegenüber, aber ich habe es oft benutzt, um dir – (bricht in Tränen aus) – um dir zu zeigen, daß ich auch eine Frau bin.

M Ja, aber das war doch früher.

F (schlägt wütend mit den Fäusten auf ihre Knie) Nein, nein!

M Doch, das war schon ganz am Anfang, daß du geflirtet hast und mir mit den spitzen Schuhen auf die Füße getreten bist.

F (mit tränenerstickter Stimme) Das ist doch überhaupt nicht wahr. Jahrelang habe ich absolut nicht geflirtet.

M Ich erinnere mich an die Faschingsparty bei dir. (Sie kannten sich damals erst zwei Wochen.)

F Ja, aber das war doch ganz, ganz am Anfang, das war einfach die Unsicherheit. Was ist denn dabei herausgekommen?

M Es waren das einfach so harmlose Flirte, einfach beim Tanzen, daß du den Partner so angelächelt hast. Aber lieber wäre mir gewesen, du hättest es nicht gemacht.

F Ja, ich weiß, es war falsch.

M Falsch? Aber weshalb hast du es überhaupt getan?

F Natürlich ist es falsch, wenn man das, was man für sich in Anspruch nimmt, dem Partner nicht zugesteht, aber du empfindest ja genau dasselbe, und so hab ich's eben auch empfunden.

Th Offenbar kommt es immer zur Eskalation zwischen Ihnen.
Beide Ja, das ist jetzt aber nicht mehr so.

Helga kommentiert zu dieser Passage des Manuskripts: «Beim Lesen der ‹Szenen› empfinde ich die Frau unsympathischer als den Mann, zum Beispiel in den Erpressungsversuchen oder in zwangshaften Wiederholungen. Ich finde, es kommt der ganze Hintergrund zuwenig zur Darstellung mit meinen Ängsten, Kränkungen und Verzweiflungen.»

Th Und doch kränken Sie sich beide mit Ihren Freundinnen bzw. Freunden.
F Er behauptet zwar, es mache ihm nichts aus. Entweder ist er nicht ehrlich und es macht ihm wegen Peter was aus oder es macht ihm tatsächlich nichts aus, und das empfind ich auch als Zurückweisung.
Th Ja, aber es macht ihm offenbar etwas aus, das hat er heute deutlich gesagt, aber wenn er Ihnen das direkt sagen würde . . .
F Dann hat er mich gleich wieder am Hals.
Th Ja, oder er ist dann Ihnen gegenüber in einer geschwächten Position.
M Aber es ist natürlich auch unterschiedlich. Das eine Mal empfinde ich praktisch nichts, wenn sie mit Peter weggeht, und andere Male stört es mich. Es stört mich vor allem indirekt durch ihr Verhalten. Es stimmt schon, manchmal, wenn ich gesagt habe, es mache mir nichts aus, hat es mir doch etwas ausgemacht.
Th Aber man kann es sich schwer leisten, es zuzugeben, weil man befürchtet, der andere triumphiere dann?
M Nein, es ist ganz unbewußt, wenn ich es ihr jeweils nicht sage.

Th So wie ich es gehört habe, haben Sie heute recht deutlich geäußert, daß es Ihnen wegen Peter was ausmacht und daß Sie ganz ähnlich wie Helga absolute Ansprüche an den Partner stellen und jede Halbheit Sie kränkt. Aber es ist nicht leicht, dem andern dann seine Verletzbarkeit zu zeigen.
(Der Mann hebt beide Fußspitzen an und verschränkt die Arme. Er fühlt sich unangenehm von meinen Äußerungen berührt.)

M Nein, ich habe versucht zu sagen, daß es nur indirekt stört.

Th Aber die Tatsache, daß Peter da ist, wirkt vielleicht doch störend, weil Sie daraus ableiten, daß Helga nicht echt zu Ihnen steht.

M Ja, gut, so kann ich es akzeptieren. Es ist nicht, daß ich beklemmende Gefühle bekomme, wenn sie mit Peter ausgeht. Sie fragt mich ja relativ häufig, ob mich das stört. Dann sag ich «nein», und das empfindet sie dann als Kränkung.

F Ja – (schaut sinnierend an die Decke) –, ich hab gefunden, was soll's denn überhaupt, es ist ihm ohnehin völlig wurst, was ich tue.

Th So geht's: Er läßt sich nichts anmerken, dann fragen Sie sich, wenn ihm das nichts ausmacht, was muß ich jetzt nur machen, bis ihn etwas trifft. Es stellt sich für Sie dauernd die Frage, kann ich ihn überhaupt berühren, oder kann ich ihm mit nichts zusetzen.

Helga hatte gehofft, Stani durch ihre außereheliche Beziehung zu provozieren, um ihn gefühlsmäßig zu erreichen. Er zog sich dabei aber noch stärker in sich zurück und verstärkte eigene außereheliche Beziehungen.

F Ja, er hat überhaupt nicht reagiert, und ich habe es dann ziemlich weit auf die Spitze getrieben. Da hat er sich immer weiter zurückgezogen. In dem Sinne war es mit Susanne schon ungünstig, weil du dich immer in Gedanken auf sie zurückziehen konntest und du dir mir gegenüber gar keine Mühe geben mußtest. Du konntest dich auf deine Welt zurückziehen, und unsere Probleme blieben ungelöst. Ich bin dann leergelaufen – ich weiß, ich hab das falsch gemacht –, ich bin dann aggressiv geworden, weil ich unzufrieden war. Vielleicht hätte man sich eben doch eher mal getroffen, weißt du, Stani, vielleicht wäre es schon anders gelaufen, wenn du mir hättest sagen können, daß es dich kränkt, ich hätte es dann wohl doch nicht getan.

M Das konnte ich damals nicht. Das konnten wir damals nicht, ganz einfach gesagt. Weshalb, kann ich auch nicht recht sagen. Wir konnten es einfach nicht. (Längere Pause. Beide schauen besinnlich vor sich hin.)

M Das mit Susanne hat mir tatsächlich viel bedeutet. Ich glaube, ich hätte mich trotzdem echt mit dir auseinandersetzen können.

F Im letzten Herbst, da war es so, die Hedwig saß heulend herum, ich saß heulend herum, und der Stani fährt munter mit der dritten in Urlaub.

M «Munter» kannst du weglassen.

F Also er fährt, nein, ich möchte das «munter» nicht weglassen, er fährt munter mit der dritten nach Davos in die Ferien. Da war ich komplett überfordert ...

(Pause)

Th (nach längerer Pause, die vorgesehene Zeit der Therapiestunde ist abgelaufen) Ja, wir müssen für heute schließen. Ich möchte Ihnen empfehlen, in der Zwischenzeit möglichst nicht miteinander über dieses Thema zu sprechen.

M Das haben wir selbst auch schon versucht.

F Ja, schon, aber noch nie so bewußt. Das können wir schon.

Nach den erfreulichen Fortschritten in dieser

Th Daß Sie die ganze Thematik über die Bedeutung von Freund und Freundin in Ihrer Beziehung aus Ihren Gesprächen zu Hause vorläufig ausklammern und dem geschützten Rahmen der Therapie vorbehalten und daß Sie auch sonst nicht versuchen, zu Hause die therapeutischen Gespräche fortzusetzen. Ich habe den Eindruck, daß es in der Therapie beiden leichterfällt, offener zu sein, aber daß das leicht wieder in Brüche geht, wenn Sie zu direkt aufeinanderprallen.

Stunde bittet der Therapeut das Paar, bis zur nächsten Sitzung nicht über die angeschnittenen Themen zu diskutieren.

F Mh.

M Ja, das glaub ich auch, daß es zu mühsam ist, wenn wir zu Hause darüber reden.

Th Ich möchte es nur beschränken auf diese Themen, nicht daß Sie sonst nicht miteinander sprechen sollen.

M Ob du wohl darauf verzichten kannst, deine Gedanken und Bemerkungen zu sagen?

F Also hör mal zu, also, als ob ich das nicht fertigbringen würde, eine Woche nicht mit dir zu reden, das hat ja jetzt seinen bestimmten Grund und ist nicht wie früher, wo du einfach nicht darüber sprechen wolltest.

Th Gut, in einer Woche wieder.

Es mutet paradox an, daß ich dem Paar am Ende der Stunde eine Verhaltensverschreibung gebe im Sinne eines Redeverbotes, wo doch eines der wichtigsten Anliegen der Therapie die Förderung des partnerschaftlichen Gespräches wäre. In dieser Stunde konnten wesentliche Fortschritte erzielt werden, indem beide Partner einander bisher sorgsam gehütete Empfindsamkeiten preisgaben. Diese Eingeständnisse konnten nur im geschützten Rahmen der Therapie erzielt werden. Es besteht nun die Gefahr, daß die Partner diese jetzt noch sehr zerbrechlichen Fortschritte wieder zerstören, wenn sie außerhalb der Therapie das Gehörte benützen, um einander zu verletzen.

Gesamthaft habe ich den Eindruck, daß wir in dieser Stunde einen Schritt weiter in der Bearbeitung des Kollusionsfokus gekommen sind: *«In meiner Enttäuschung, daß der Partner nicht total in mir aufgeht bzw. mich in ihm aufgehen läßt, versuche ich meine Verletzbarkeit zu verbergen, indem ich den Partner vorwegnehmend verletze.»* Diese für beide Partner zutreffende Formel wird überspielt, indem die zutiefst verletzte Helga mit Peter beweisen will, daß sie nicht auf Stani angewiesen ist, während er versucht, sich aus diesen Provokationen zurückzuziehen, was Helga noch mehr kränkt und sie zur Verstärkung ihrer Herausforderung veranlaßt.

Ein wichtiges Therapieziel würde darin liegen, daß sich die Partner ihre Sensibilität und Verletzbarkeit zeigen könnten, ohne deswegen ein Abwehr- und Rachespiel inszenieren zu müssen.

Vierte Sitzung vom 3. Oktober

Übersicht

Nach dem erfreulichen Fortschritt, welcher in der vorangegangenen Stunde die Bearbeitung der therapeutischen Kollusion bei Stani brachte, ist es diesmal Helga, die mit Abbruch der Beziehung zu Stani und damit indirekt auch zu mir als Therapeut droht. Die äußere Scheidung steht in der Therapie symbolhaft für die innere Scheidung der Partner, die Erfordernis, sich voneinander abzugrenzen, sich zu unterscheiden und das Getrenntbleiben in der Liebe zu akzeptieren. Ich erlebe Helgas Scheidungsdrohung als Erpressung und als Kränkung in meinen Bemühungen. Ich reagiere mit fehlplacierten und verletzenden Deutungen von Helgas Verhalten. Hier gelingt es mir aus eigenen Schwierigkeiten nicht, die Kollusion, die sich zwischen Helga und mir bildet, therapeutisch zu bearbeiten. Je mehr ich mich von ihr durch Drohungen erpreßt fühle, desto verletzender und distanzierender reagiere ich, was bei ihr wiederum die Tendenz verstärkt, mehr Nähe und Akzeptation durch Erpressung erwirken zu wollen.

Th Ja, wie geht's?

M Ja, es hat sich einiges geändert, und vielleicht sollten wir darüber sprechen, ob es in diesem Moment überhaupt noch einen Sinn hat, die Therapie zu machen. Denn Helga sagte in den letzten Tagen ziemlich eindeutig, sie wolle nicht mehr mit mir leben und auch später mit mir keinen Kontakt haben, und so fehlt eigentlich jeder Anlaß für eine Therapie. Aber vielleicht muß man jetzt ergründen, wie echt dieser Wunsch bei ihr ist, warum das so plötzlich kam.

4. Sitzung

Nachdem in der vorangegangenen Sitzung bei Stani ein echteres Engagement für die Therapie spürbar wurde, wird deren Fortsetzung schon wieder, diesmal durch Helga, in Frage gestellt.

F (hat frisch gewaschene Haare, trägt ein farbiges Kleid, sieht blühend aus) Ich habe mir wegen der Therapie so überlegt, was eigentlich war, und hab gefunden, nein, erstens mal hab ich wirklich das Gefühl, daß Stani ja gar nicht zu mir zurück möchte, sondern daß er seine Kinder und sein Heim haben möchte, aber nicht zu mir zurückkommen. Ich konnte mich nach der letzten Stunde nicht mehr davon lösen, konnte dann in der Nacht nicht schlafen, das geht dann die ganze Nacht weiter, und so ist es das ganze Jahr immer auf und ab gegangen, und ich sagte mir jetzt, das möchte ich nun nicht mehr, ich möchte nicht mehr abhängig sein von Stanis Hin und Her, ich möchte mein Leben mal selbst in die Hand nehmen und nicht mehr abhängig sein, worauf Stani gesagt hat, ich will keine scheißemanzipierte Frau, sondern eine, die mich verwöhnt. Ich habe das einfach satt, dann sehe ich schlecht aus, und die Leute fragen mich, ja, Frau X, wie geht es Ihnen, und ich sage, ich reiße zu viele Feste und bin deshalb müde. Ich möchte einfach wieder ein normales Leben, ich möchte mich wieder in die Hände, ich möchte mein Leben in meine Hände nehmen und nicht immer hin und zurück. Das macht mich fertig, das habe ich letztes Mal schon gesagt, das macht mich kaputt, ich möchte das wirklich nicht mehr. Und ich habe gerade letztes Mal in der Therapie das Gefühl gehabt, vielleicht ist Stani überfordert, und man kann von ihm kein Ja und kein Nein erwarten, und vielleicht kann er das nicht sagen, vielleicht ist das seine Art usw., aber ich merke, daß ich dabei kaputtgehe, nicht schlafen kann, mich wieder zu ihm hingezogen fühle und wieder weggestoßen werde; auch wenn es vielleicht der schlechtere Weg ist und ich vielleicht auch Angst davor habe, aber ich möchte mich jetzt einfach mal trennen. Wenn Stani nicht da ist, geht es mir viel besser, dann ist eine Entspannung da. Ich will jetzt nicht immer wieder abwarten, und dann werde ich passiv, auch in allen Kleinigkeiten, hänge so herum. Ich möchte wieder stärker berufstätig sein, hab aber einfach die Kraft nicht dazu, kann mich nicht aufraffen; wenn ich eine Trennung mach, dann weiß ich, daß ich das Leben jetzt in meine eigenen Hände nehmen muß, da weiß ich, daß ich das viel besser kann.

Th Sie fühlen sich abhängig?

Helga glaubt, ohne definitive äußere Trennung nie von Stani unabhängig werden zu können.

F Ich hab das schon gesagt, daß ich mich immer noch stark von ihm abhängig fühle, ich komme nur durch eine Trennung davon los, vielleicht bin ich ungeduldig, aber das letzte Mal habe ich gemerkt, daß ich mich trennen möchte. Gerade das in der letzten Stunde, daß Stani weder ja noch nein sagen mag und sich nicht entscheiden kann, ob er zu mir zurück will oder nicht, vielleicht kann man das von ihm nicht erwarten, aber für mich ist das einfach zu schwer. Ich möchte mich jetzt wirklich trennen, auch wenn es mir nachher schlechtergeht. *Ich weiß nicht, wie ich unabhängig von Stani werden soll, wenn nicht durch eine Trennung.*

Th Es fällt mir auf, daß Sie das Zusammenleben nur in der Möglichkeit der Abhängigkeit sehen.

F Es gibt sicher andere Wege, aber ich weiß nicht, wie ich die finden soll. Ich sehe für mich die Unabhängigkeit von ihm nur in einer Trennung.

Th Mh.

F Und die Abhängigkeit macht mich dann auch wieder aggressiv, ich sag mir dann, ich hab ja sowieso nichts von ihm, und doch bin ich abhängig, vielleicht gibt es einen anderen Weg, aber ich weiß keinen andern Weg.

Th Mh.

F Ich weiß nicht, warum ich so abhängig bin, das ist mir nicht bewußt. Ich will eine Trennung, um unabhängig zu sein.

Th→F Haben Sie den Eindruck, daß er Sie auch abhängig halten möchte? Daß er Ihnen gar keine andere Beziehungsform zugesteht?

F Wahrscheinlich schon – (überlegt) –, wahrscheinlich gesteht er es mir schon zu, aber ich weiß nicht, ob ich es kann.

Th→M Wie sehen Sie das?

M Ich glaube, daß ich es könnte, ich glaube, daß wir uns auf viele verschiedene Beziehungsformen einigen könnten, wenn . . . Ich sehe das ähnlich, wie sie es sagt, daß sie nur die Extreme ertragen kann. Entweder ganz oder nichts. Soweit ich ihre Reaktionen kenne. Das ist an sich schade, daß sie so extrem ist und für sie kaum etwas dazwischen existiert.

F Nein, mit dem Kaum-etwas-Dazwischen. Du hast ja das letzte Mal gesagt, es ist gar nichts da. Wenn ich die Konsequenzen daraus ziehen will, dann fängst du an, mit Engelsstimme zu reden, wir könnten doch das oder jenes, und das wäre doch schön, und es ist schon mal so gewesen, immer wenn ich – vielleicht empfindest du das als eine Erpressung – aber ich muß mich da mal zusammenreißen – wenn ich mal eine klare Linie sehe, dann kann ich diese akzeptieren. Vielleicht kann ich von dir nicht erwarten, daß du die Trennung akzeptierst, aber dann muß ich eben für mich selber schauen. Ich weiß nicht, ob Sie verstehen, was ich meine? Ich kann verstehen, daß er nicht ja oder nein sagen kann, aber dann muß ich halt sehen, wie ich da rauskomme.

Th Es ist unerträglich, daß der Zustand so in der Schwebe bleibt.

Nach der vorangegangenen «guten» Therapiestunde freute ich mich bereits auf die Fortsetzung. Bei der Begrüßung wirkte Helga gelöster und frischer als in den früheren Stunden, so daß ich mich eigentlich auf einen guten Fortgang der Therapie einstellte. Um so mehr bin ich frustriert, wie die Therapie diesmal durch Helgas Trennungswunsch schon wieder in Frage gestellt wird. Ich fühle mich schon wieder in Unsicherheit gesetzt, ob die zwei Partner eigentlich eine Therapie wollen oder nicht. Mit der letzten Intervention, daß dieser Schwebezustand unerträglich sei, spreche ich nicht nur die Gefühle der Frau an, sondern entlade auch meine innere Spannung.

Wenn wir diese Sequenz von der Dynamik des therapeutischen Dreiecks aus betrachten, so kann der angedrohte Beziehungsabbruch gegenüber Stani auch auf mich übertragen werden. Helga reagiert nicht nur auf Stanis Bemerkung, er könne für sie nichts empfinden, sondern fürchtet wohl eine ähnliche Gefühlslosigkeit von meiner Seite. Das Gleichgewicht im therapeutischen Dreieck ist in der letzten Stunde wesentlich verlagert worden. Setzte sich Stani zunächst mit seiner Unentschlossenheit für die Therapie in die Nesseln, so erreichte er sekundär damit mein spezielles Verständnis und – wie Helga herausspürt – auch meine Sympathie. Sie möchte wohl den dadurch entstandenen Rückstand wieder ausgleichen, indem sie auch auf mich Druck ausübt, ihr in ihren Reaktionen dasselbe Verständnis entgegenzubringen.

F Ja, und das geht schon ein Jahr so. Ich bin an sich ein fröhlicher Mensch und bin gerne lustig, aber das macht mich so fertig. Jetzt denk ich, es ist Schluß! Und wie ich mich zu diesem Entschluß

durchgerungen habe, ist es mir gleich besser gegangen. Ich habe eine gute Beziehung zu meinen Eltern und könnte mit den Kindern auch zu ihnen ziehen. Natürlich ist es nicht das, was ich mir vorgestellt hatte. Sie wohnen in einer kleinen Stadt. Ich hätte zwar Angst, mit den Kindern in eine fremde Stadt zu ziehen, auch vom Finanziellen her wäre es vielleicht nicht das Beste, aber ich kann mich da gut einrichten. Und dann hab ich Stani gesagt, ich trenne mich nicht, *weil* ich den Peter habe, sondern *solange* ich ihn noch habe. Wenn wir (Helga und Peter) zusammenbleiben werden, na gut, und wenn nicht, dann ist's auch in Ordnung. So sehe ich das.
(Der Mann sitzt mit verschränkten Armen und gespannten Gesichtszügen da.)
Ich müßte theoretisch nicht abhängig sein, aber ich bin es nun mal. Ich muß das nicht, es ist unangenehm, daß wenn er kommt, so sind alle meine Gefühle da von Freude zu Trauer – zu Spannung zu Aggression, aber immer habe ich eine starke Reaktion auf Stani und weiß nicht, wie ich das ändern soll. Ich hab das Gefühl, um wieder zu mir zu finden, wäre eine Trennung besser.

Th Sie haben ihn zu stark in sich selbst drin und versuchen ihn jetzt aus sich herauszulösen?

F Ja, wahrscheinlich.

Helgas Problem scheint wesentlich darin zu liegen, daß sie sich von Stani sowohl innerlich wie äußerlich nicht abzugrenzen vermag, sondern allzusehr auf ihn bezogen bleibt und dadurch in ihrer Selbstentfaltung und Eigenaktivität gelähmt wird. Das, was sie mit der äußeren Trennung intendiert, meint vielleicht in einem tieferen Sinne ihr Wunsch, sich innerlich klarer zu unterscheiden. Scheidungsabsichten werden in Paartherapien häufig in diesem Sinne geäußert. Als Therapeut ist man dann versucht, direkt beratend auf die äußere Realität loszusteuern und dem

Paar für oder gegen Trennung und Scheidung Ratschläge und Direktiven zu erteilen. Ich sehe aber meine therapeutische Aufgabe vor allem darin, das, was sich zwischen den Partnern ereignet, auf seinen tieferen Erlebnisgehalt zu hinterfragen und den Partnern zu helfen, entscheidungsfähig und damit eventuell scheidungsfähig zu werden.

F Ich weiß nicht, weshalb ich so abhängig bin.

M Man müßte eine Teufelsaustreibung vornehmen.

F Ich bin nun einfach mal abhängig, und ich sehe für mich keine andere Lösung.

(Pause)

Th Glauben Sie, daß Sie ihn aus sich herausbringen, wenn Sie sich äußerlich trennen?

F Ich hoffe ja, sonst würde ich das nicht wollen. Ich hoffe, daß ich das dann wirklich kann.

M Es ist für sie vielleicht wichtig, daß sie sich trennen will mit dem Gedanken, daß wir nie mehr zusammenkommen sollen und sie sich lösen will.

F Ja, Stani, wenn du so sagst, du seist ja dann immer noch da, wenn es dann mit Peter nicht geht, so ist das im Moment ja verlockend, aber du schätzest mich ja damit trotzdem nicht. Und doch lähmt mich das schon wieder. Das ist ja keine wirkliche Lösung, wenn ich denke, ja, ich trenne mich mal, jetzt hat jeder mal ein bißchen den Plausch, und dann finden wir uns wieder.

Th Ich habe den Eindruck, Sie können offenbar einfach nicht sich selbst sein, solange Sie mit ihm in Beziehung stehen.

F Ja, wahrscheinlich.

M Nur mir gegenüber, sonst schon.

F Ich glaube, ich war früher ziemlich selbstbewußt gewesen. Du hast gesagt, ich wäre eingebildet. Vielleicht war ich das. Jedenfalls war ich ziemlich unproblematisch, und es ist alles gutgegangen. Und dieses Selbstbewußtsein, das ich früher hatte, das ist im Laufe der Jahre immer mehr kaputtgegangen. Es ist mir gar nicht bewußt geworden, daß ich so unsicher geworden bin. Du hast mir nie das Gefühl gegeben, ich wäre attraktiv, vielleicht bin ich das objektiv gesehen auch gar nicht, aber man möchte das einfach von jemandem hören, mit dem man zusammen lebt.

Helga war vor der Heirat selbstbewußt und selbständig. In der Ehe aber hat sie sich ganz auf Stani ausgerichtet.

Th Haben Sie den Eindruck, daß Sie sich selbst aufgegeben haben, wenn Sie sagen, früher war ich so selbstbewußt und jetzt . . .

F Es war nicht ein bewußtes Sich-Aufgeben, es war vielmehr passiv, es ist geschehen.

Th Sie sind zu sehr auf ihn ausgerichtet worden, ganz von seiner Bestätigung abhängig.

F Ja, das ganz sicher. Das ist mir auch bewußt gewesen, wenn Peter mir gesagt hat, ich sei hübsch. Da ist er ganz aggressiv auf Stani geworden, und das hat mir natürlich gutgetan, aber im Grunde genommen hätte ich das gerne von dir gehört.

Th Mir fällt wieder auf, daß Sie sich in mancher Hinsicht ganz ähnlich sind, obwohl es so aussieht, als ob Sie das Gegenteil voneinander wären. Ich glaube, beide haben Sie Mühe, sich selbst zu bleiben in einer so engen Beziehung. Sie (Stani) haben den Eindruck, Helga kommt Ihnen zu nahe und Sie müßten sich einen persönlichen Freiraum erhalten, und Sie (Helga) sind zu stark in ihm drin und können sich so auch nicht finden. Beide haben Mühe, sich selbst zu sein, wenn sie in einer engen Gemeinschaft sind.

Als gemeinsame Schwierigkeit ergibt sich, daß beide in der Beziehung Mühe haben, sich selbst zu bleiben und sich vom anderen abzugrenzen.

Hier spreche ich direkt den Fokus der narzißtischen Kollusion an, nämlich die gemeinsame Schwierigkeit, in einer engen Zweierbeziehung der Tendenz zu widerstehen, sich für den Partner aufzugeben, um sich durch den Partner bestimmen zu lassen. Helga verliert das Bewußtsein ihrer selbst für Stani, den sie dafür aber verpflichtet, sich gemäß ihren Vorstellungen zu verhalten. Stani seinerseits hat Mühe, die in ihn gesetzten Erwartungen zu enttäuschen, fühlt sich durch diese aber von sich selbst entfremdet.

F Ja, dieses Gefühl habe ich auch, und deshalb hab ich mich entschlossen, ich möchte ganz ich selbst werden. (Pause.) Und dann fallen mir auch so viele Sachen ein; er konnte mir nicht die Wahrheit sagen, weil er Angst davor hatte, ja, das akzeptiere ich. Aber du hast die Hedwig genauso belogen, genau wie mich. Hattest du denn da auch Angst vor ihrer Reaktion?
(Der Mann hält wieder schützend die Hand an seine Wange.)

Stani kann Helga gestehen, daß er mit seinen Freundinnen dieselbe Angst hat, zu sich selbst zu stehen und deren Erwartungen zu enttäuschen.

M Ja, das ist offenbar so gewesen, mag sein.
F Dann ist er ein Jahr mit Susanne gegangen und hat auch nicht gewagt, mir das zu sagen, wovor hast du dann da Angst?
M Es war nicht Angst, es war mehr aus der Überlegung heraus, daß ich dir das nicht erzählen sollte, ich weiß nicht genau, warum nicht. Ich hatte nicht die innere Freiheit und Kraft, dir das zu sagen. Du hättest auch nicht die Kraft gehabt, dich so wie jetzt auszudrücken.
F Vielleicht nicht dir gegenüber. Gut, es ist mir jetzt vieles klarergeworden, aber ich glaube schon, daß ich vor einem Jahr auch mit vielen anderen diskutiert habe.
M Ich weiß nicht, schon bei der ersten Beziehung, ich konnte es nicht.
F (mit Nachdruck) Du bist feige.
M Nein, das ist keine Charaktereigenschaft. Heute kann ich das erzählen, ich kann das auch

meinen Freundinnen erzählen, damals konnte ich das nicht; warum ist schwer zu sagen.

F Ja, gut, das stimmt schon, daß du es jetzt eher kannst. Aber du hattest auch bei den anderen (den Freundinnen) Angst vor deren Reaktionen, vielleicht vor mir noch stärker. Es sieht immer so aus, als ob nur ich dich zertrampelt und kaputtgemacht hätte, aber du hattest auch Angst vor deren Reaktionen. Es kann natürlich auch durch die Erfahrungen sein, die du bei mir gemacht hast, aber die (die Freundinnen) sind ja auch nicht so sanfte Täubchen.

M Es ist auch gar nicht so sehr die Aggression, die ich fürchte. Es kann eher eine sehr bedrückende Situation sein, wenn die andere traurig ist.

F Ja, du fürchtest überhaupt jede Emotion.

M (leise) Vielleicht.

(Längere Schweigepause)

Th Mich beschäftigt weiterhin die Frage der Trennung; ich glaube, Sie sollten sich trennen . . .

(Beide Partner schauen etwas schockiert auf den Therapeuten.)

Die Frage ist nur, in welcher Form. Von mir aus gesehen ginge es vor allem darum, sich klarer voneinander zu trennen. Ich glaube, daß das mehr ein innerer Prozeß ist.

Der Therapeut unterstützt die Trennungsabsicht, womit er das Paar erschüttert. Er meint aber mehr die innere und nicht die äußere Trennung.

F Mh.

M Sie sieht als notwendige Voraussetzung für diesen Prozeß, daß sie auch äußerlich getrennt ist.

Th Das weiß ich nicht, vielleicht ist es leichter, wenn Sie die Trennung auch äußerlich vollziehen, aber das Problem ist, daß Sie sich vor allem innerlich nicht trennen, nicht abgrenzen können. Sie (Helga) sind zu stark in ihm drin, und er fühlt sich andererseits auch von Ihnen ausgefüllt. Es besteht keine klare Abgrenzung zwischen Ihnen beiden.

F Mh (blickt den Mann an).

Th Keine gesicherte Abgrenzung, die Beziehung ist immer eine Bedrohung.

F Mh. (Pause). Ja, mir ist das wirklich aufgefallen, wenn der Stani heimkommt, vielleicht geht es dir anders: Aber bei mir geht es wohl auch um eine räumliche Trennung. Daß es leichter ist, wenn wir uns nicht mehr sehen, oder daß wir uns vielleicht nur am Montag in der Therapie sehen. Mir scheint es wichtig, daß wir ganz klar abmachen, uns nicht zu sehen und nicht anzurufen, und deshalb möchte ich eine totale Trennung, weil ich das sonst nicht kann!

Th→M Wie sehen Sie das?

M (seufzt) Ich kann nicht dagegen sein, ich finde es schon eine gute Lösung, für mich persönlich wäre eine andere Lösung möglich, aber für Helga vielleicht nicht. Es ist tatsächlich so, daß es mir nicht schlechtgeht und bei mir nicht so starke Reaktionen auftreten, ich kann die momentane Situation gut ertragen, es ist bei mir nicht so wie bei ihr.

F Eben das find ich so erstaunlich. Du hast doch das letzte Mal in der Therapie gesagt – als ich gesagt habe, ich leide darunter – hast du gesagt, nein, eigentlich leide ich nicht darunter, aber als ich dann zu Hause gesagt habe, jetzt will ich eine Trennung, hast du dich dagegen gewehrt und hast mir wieder zugesprochen; wir hätten ja eigentlich in der Zwischenzeit nicht darüber reden sollen, aber ich wollte es dir nur sagen, damit du dich für die nächste Therapiestunde darauf einstellen kannst. Wenn du zu Hause bist, sagst du immer, wie schlecht es dir geht.

M Du verstehst mich falsch. Es geht ja nur um die Frage, ob ich auch starke Reaktionen habe, wenn ich dich sehe. Aber obwohl das nicht der Fall ist, bedrückt mich der Gedanke, daß ich alles aufgeben müßte, die Kinder, die Wohnung, das Heim; das kann mich trotzdem bedrücken, das schließt sich nicht aus.

F (zunehmend aufgebracht) Das ungarische Gulasch und das warme Sofa und die Kinder, ja, gut. (Längere Pause. Beide schauen sich recht aggressiv an.)

Th Das Problem der Abgrenzung war zum Teil ja auch das letzte Mal aktuell, als wir über die außerehelichen Beziehungen sprachen, wobei ich eine ähnliche Schwierigkeit sah zu entscheiden, «was ist dein Problem und was ist mein Problem».

F Mh, das finde ich auch, solange wir nicht zusammen sind, finde ich auch, daß diese Beziehungen seine Sache sind, aber sobald wir zusammen sind, empfinde ich das auch als meine Sache.

Th Weshalb eigentlich?

M Es ist immer das gleiche, sobald ich jemand anderen gern habe, fühlt sie sich in ihrer Persönlichkeit verletzt.

F Das kann schon sein, daß es eine Kränkung ist; wenn wir nicht zusammen sind, dann denke ich immer, bitte, er soll machen, was er will, aber wenn wir zusammenkommen wollen, dann stört mich das schon. Es ist bei mir auch unterschiedlich. Manchmal bin ich ganz aggressiv auf seine Freundinnen, und manchmal denk ich, ich hab ja gar nichts gegen diese.

Jetzt aus der Distanz wird für mich deutlich, wie ich mich zwar einigermaßen an die therapeutischen Spielregeln halte, dabei aber doch das Verhalten der Frau stärker in Frage stelle als jenes des Mannes. Offensichtlich agiere ich in der nun folgenden Passage aus eigenen Affekten auf Helgas Druckversuche, wobei mein Bemühen um Aufrechterhaltung der therapeutischen Rolle unbewußt zum Mißbrauch dieser Rolle wird. Ich verpacke meine persönlichen Empfindungen der Kränkung und Bedrohung in der Fortsetzung meiner Arbeit in therapeutische Interventionen und mache meine Reaktionen damit schwer angreifbar. Das war mir in dieser Gesprächsphase nicht bewußt, zeigt aber erneut, wie schwierig es für den Therapeuten in der Paarbehandlung ist, mit der Befangenheit in der eigenen Geschlechtsrolle und den eigenen Beziehungsproblemen zurechtzukommen.

Th Für mich macht es manchmal fast den Eindruck, als ob Sie seine Freundinnen brauchen, um sich besser von ihm abzugrenzen.

F Inwiefern?

Th Weil Sie sich sonst zu nahe kämen.

F Ja, das kann schon sein.

Th Wegen seiner Freundinnen können Sie ihn ja immer wieder von sich stoßen und sagen: «So ein mieser Kerl, und dann geht er wieder mit diesen Frauen, da bin ich so enttäuscht über ihn, da mag ich gar nicht mehr mit ihm zusammen leben.»

Der Therapeut fühlt sich durch Helgas Trennungsdrohung, die den Fortgang der Therapie gefährdet, gekränkt und

F Das kann schon sein, das wird wohl wahrscheinlich so sein. Es ist klar, daß es mir dann viel leichterfällt, daß ich dann sagen kann: «Du brauchst mich ja gar nicht», und so kann ich ihn zurückstoßen (starke motorische Mitbewegung).

(Längere Pause, Frau senkt den Kopf, wirkt getroffen.)

F Ja, die Frage ist ja wahrscheinlich, ob wir überhaupt noch weiter Therapie machen wollen (weinerliche Stimme).

Als Quittung auf meine fehlplacierte Interpretation folgt die Drohung Helgas, die Therapie abzubrechen. Helga gerät mir gegenüber in eine schwierige Situation: Sie fühlt sich durch meine Bemerkungen verletzt und zurückgestoßen, bemüht sich aber, diese zu akzeptieren, um die ungetrübte Übereinstimmung mit mir aufrechtzuerhalten. Die Schwierigkeit, die sie mit Stani hat, überträgt sich jetzt auf die Beziehung zu mir, nämlich daß sie es als Zurückweisung erlebt, wenn sie mit einer Bezugsperson nicht im Einklang stehen kann. Auf der anderen Seite fühle ich mich durch ihre Scheidungsdrohung dazu erpreßt, mich ganz auf sie einzustellen, und reagiere – ähnlich wie Stani – mit verletzenden Distanzierungsbemühungen. Es bietet sich hier eine therapeutische Kollusion zwischen Helga und mir an, deren Bearbeitung ich aber verpasse, weil ich persönlich zu stark in meine Schwierigkeiten mit Helga verwickelt bin und mir der Abstand fehlt.

M Hältst du an deinem Entschluß eigentlich jetzt immer noch fest?
F Ja, Stani! So geht es nicht weiter, und wenn ich mich mehr distanziert hab, können wir uns doch auf einer ganz anderen Basis begegnen, als wenn wir so aneinander hängen. Für mich ist es einfach unerträglich, wenn du immer im Hintergrund bist und wenn ich dich brauche immer wieder da bist. Ich habe auch den Stolz, mit dem wenigen Geld, das ich habe, selbst auszukommen, um zu zeigen: «Sieh, ich kann das.» Ich will zeigen, daß ich es allein kann und nicht immer nur denke, jetzt schau ich mal, wieweit ich es allein kann, und wenn es nicht geht, dann ist der Stani ja schon zur Stelle. So wie es jetzt ist, kann ich dich einfach jederzeit benutzen.
Th Daß Sie sich dabei behindert fühlen, je sich selbst zu finden?
F Ich hab im Moment das Gefühl.
Th Daß Sie sich innerlich dann doch immer noch so abhängig fühlen?
F Ja, das macht mich eben doch immer abhängig, daß ich die Probleme im Grunde genommen gar nie selbst bewältigen muß, daß eben Stani immer da ist. Zum Lösungsprozeß gehört das auch, daß ich mich nicht auf ihn verlassen kann. Gut, Geld werd ich weiterhin von dir brauchen, aber da kann ich dich ja einfach so betrachten wie einen Arbeitgeber.

kränkt nun seinerseits Helga mit einer «Deutung». Helga widerspricht ihm nicht, stellt aber den Sinn einer Therapie in Frage. Hier hatte es der Therapeut unterlassen, die Spannung, die zwischen ihm und Helga aufgetreten ist, als therapeutische Kollusion zu bearbeiten.

Th Ich glaube, daß diese Selbstfindung eher ein innerer Prozeß ist, obwohl dabei vielleicht die äußere Situation erschwerend mitwirkt. Aber da wäre die Frage, ob man den äußeren Kontakt so gestalten kann, daß es Ihnen eher möglich ist, selbständig zu werden, zum Beispiel, daß Sie genau abmachen, wann Sie sich sehen, daß keine Telefone dazwischen sind, so daß Sie wissen, Sie müssen jetzt wirklich selbst mit den Schwierigkeiten fertig werden und können nicht warten, bis er wieder vorbeikommt.

F Aber häufig ist es eben Stani, der telefoniert.

M Ich habe gesagt, ich akzeptiere deinen Wunsch, nur möcht ich nicht, daß du jetzt gerade alle Verbindungen zu mir abbrichst.

F Ja, wie siehst du das denn? Sollen wir uns voneinander distanzieren, um wir selber zu sein im Hinblick auf eine spätere Zukunft, oder sollen wir uns völlig unabhängig davon entwickeln?

M Für mich ist es ganz klar, daß, wenn wir eine Therapie machen, daß wir das im Hinblick auf die Chance tun, uns später wieder zu begegnen und wieder zusammenzukommen. Ich will damit nicht sagen, daß das unbedingt im Moment mein Wunsch ist, nicht daß du später wieder sagst, aha, damals hast du das und das gesagt. Ich will nur sagen, daß es möglich sein könnte, jetzt ist es nicht möglich.

F Ja, gut, aber dann kommst du wieder mit dem Plan, daß wir miteinander ins Ausland gehen würden. Das würde doch überhaupt nichts ändern. Da würd ich dir wieder zu sehr auf der Pelle sitzen, und ich würde weiterhin von dir abhängig bleiben. Vielleicht ginge es etwas besser durch die äußere Bedrohung.

Stani tritt für die Fortsetzung der

M Aber du weißt jetzt, wo wir Fehler machen, ich auch, und daß wir bewußt etwas anderes versuchen könnten als vorher. Für mich ist die einzige

Möglichkeit jetzt die Therapie. Ich sehe überhaupt nicht die Möglichkeit, daß ich jetzt wieder zu dir zurückkommen würde und wir versuchen würden, miteinander auszukommen. Aber wenn wir jetzt eine Therapie machen und du sagst, ich will ja mit dir sowieso nie mehr zusammenkommen, dann ist es auch nicht nötig, daß wir uns näherkommen. Und wenn du sagst, ich solle auch die Kinder nie mehr sehen . . .

Therapie ein und lehnt eine definitive äußere Trennung für die Dauer der Therapie ab.

F Ja, das wegen der Kinder, das war eine andere Situation.

M Die Sache ist ganz klar von den äußeren Umständen her. Wenn ich auch nicht so tief gebunden bin, daß ich nur noch das möchte, finde ich es wichtig für die Kinder und die Familie, unsere Beziehung so weit zu normalisieren, daß wir wirklich eine Möglichkeit sehen könnten, wieder miteinander zusammen zu leben, weil die äußeren Umstände ja dafür sprechen, daß wir es eigentlich sollten.

F (spöttisch) Weil ich am besten Gulasch kochen kann.

M Nein, verstehst du, wenn du sagst, ich kann nicht eindeutig ja oder nein sagen, wenn du mich fragst, willst du jetzt mit mir zusammen leben, so sag ich . . .

F «Vielleicht» (spöttischer Ton).

M Nein, falsch, ich will schon, aber nicht so wie bisher.

F Ich war ja auch nicht glücklich dabei.

M «Ja-sagen» kann ich auch nicht dazu. Es ist eben eine verfängliche Frage, und deshalb habe ich das letzte Mal nicht geantwortet.

F Ja, das weiß ich schon, aber auf die Frage, ob du überhaupt noch an mir etwas findest, kannst du ja auch nicht antworten, du erwähnst nur die Atmosphäre und das Daheim.

M Natürlich.

F Daß wir Probleme haben ist ganz klar, aber irgendeine Substanz sollte doch noch da sein, daß man sich überhaupt noch –

M Du darfst nicht vergessen, daß das äußere Gefallen sehr stark mit dem inneren Verhältnis zusammenfällt; wenn ich dich gern habe, gefällst du mir, wenn ich dich nicht gerne habe, gefällst du mir nicht.

Th Was glauben Sie eigentlich, weshalb kommt er hierher?

F (lange Zeit vor sich hin sinnierend, seufzend, der Mann hält sich schützend die Hand vor das Gesicht) Ja, da muß ich nachdenken. Man kann natürlich sagen, seine Motivation ist, daß sich unsere Beziehung normalisiert. (Pause.) Ja, deshalb. (Pause. Wirkt wenig überzeugt.) Ich hab aber das Gefühl, vielleicht täusch ich mich, vielleicht kommt das ganz anders heraus, ich habe das Gefühl, daß, wenn ich mich einmal von Stani distanziert habe, daß ich dann gar nicht mehr zurück will, vielleicht täusch ich mich, vielleicht geht es mir dann besser, vielleicht hab ich eine andere Einstellung zu ihm.

Helga befürchtet, daß ihre Liebe zu Stani erlöschen würde, wenn sie sich mit seiner begrenzten Liebesfähigkeit abfinden müßte.

M Ja, gut, dann ist es wenigstens eine eindeutige Lösung, dann weißt du, daß du mich nicht mehr zurückhaben willst. Wir könnten ja trotzdem einen guten Kontakt zueinander haben. Ich fände es einfach schade, wenn ich zum Beispiel die Kinder nicht mehr sehen sollte. Sie haben im Moment drei Bezugspersonen, und ich sehe keine Notwendigkeit dafür, weshalb wir nicht in einem freundschaftlichen Kontakt zueinander verbleiben könnten.

Beim Wiederbetrachten der Video-Bänder fällt mir meine Tendenz auf, von der Frau weit mehr Anpassung an den Mann zu erwarten als umgekehrt, ein Eindruck, den Helga bei der Manuskriptbesprechung bestätigt. Ich bemühe mich, in der Therapie den Mann so zu akzeptieren, wie er ist, und von der Frau dieselbe Haltung dem Mann gegenüber zu erwarten. Da die Frau ja nicht in einer therapeutischen Beziehung zum Mann steht, wird sie von dieser Erwartung überfordert. Wie Helga Stani erneut zu einem Bekenntnis drängen will, versuche ich zu vermitteln mit der Frage an sie, weshalb er denn überhaupt in die Therapie komme. Persönlich stört es mich, daß sie so wenig Bereitschaft zeigt, ihm eine echte Motivation zur Verbesserung der Beziehung zuzugestehen. Helga legt sowohl an ihre wie an seine Liebe absolute Maßstäbe: alles oder nichts.

22. Sitzung vom 26. März

Übersicht

In der Zwischenzeit ist ein halbes Jahr verstrichen. Die Beziehung zwischen Stani und Helga ist in Bewegung geraten. Zeitweise können sich die Partner näherkommen, wobei oft auf jeden Fortschritt gleich wieder ein Rückschritt folgt. Für Helga ist es schwierig, positive Veränderungen in der Therapie anzuerkennen, weil sie deren Beständigkeit anzweifelt. Viel näher liegt es ihr, so lange das Gegenteil anzunehmen, bis Stani ihr die Dauerhaftigkeit seiner veränderten Einstellung und Haltung bewiesen hat. Mit diesem Anspruch wird jede therapeutische Veränderung behindert. Vereinzelt ist es zu sexuellen Kontakten zwischen Helga und Stani gekommen. Stani befürchtet, Helga könnte zu hohe Erwartungen an diese Veränderungen knüpfen und stößt sie in verletzender Weise von sich, indem er ihr vorhält, sie sei ihm zu dick. Helga profiliert sich in eigenständiger Art: Sie ist nicht bereit, seinetwegen abzumagern, sondern besteht darauf, entweder könne er sie so akzeptieren, wie sie sei, oder er lasse es bleiben. Damit erleichtert sie Stani eine eigene Position zu definieren und sich mit ihr zu konfrontieren, was für ihn zwar beschwerlich, aber weniger bedrohlich ist.

In diesem halben Jahr blieb der Fokus der Behandlung auf der narzißtischen Kollusion. Stani versetzt Helga immer wieder in

Double-bind-Situationen, in widersprüchliche Erwartungen, bei deren Erfüllung sie so oder so bestraft wird. Er wünscht von ihr mehr Zärtlichkeit, Wärme und Entgegenkommen, erträgt jedoch keine spontanen Gefühlsäußerungen und Erwartungen, durch die er sich verpflichtet fühlen könnte. Dieselbe Schwierigkeit hat Stani aber auch mit Renate. Diese ist – obwohl sie mit ihm zusammen lebt – mit einem Studenten verlobt, der im Ausland weilt. Stani ist gekränkt, daß sie seinetwegen mit dem Freund nicht gebrochen hat, obwohl er keinesfalls möchte, daß sie an ihn irgendwelche verpflichtende Ansprüche stellen würde. Hinter diesem widersprüchlichen Verhalten steht seine tiefe Sehnsucht nach einer absoluten, bedingungslosen und durch nichts zu trübenden Liebe, die er in seiner Kindheit so stark vermissen mußte, deren Realisierung ihm aber nicht möglich ist, weil die Liebe nie einer phantasierten Wunscherfüllung entsprechen wird, sondern durch das Wesen einer erwachsenen Frau und deren eigene Vorstellungen und Erwartungen bestimmt sein wird.

Aber auch bei Helga werden gewisse Widersprüche faßbarer. Sie war zu Beginn der Beziehung von Stani fasziniert, weil sie hoffte, durch ihn aus dem Verhaftetbleiben in einer solid-bürgerlichen Lebensführung befreit zu werden. Stani schien ihr das Gegenteil von ihrem Vater zu sein. Hörte sie bei diesem immer: «Hier steh ich, hier bleib ich», so war Stani ein Mann, den sie nie ganz fassen konnte. Er war unpünktlich, unzuverlässig, verträumt. Unter ihrem Druck habe er sich gebessert. Aber damit hat er sich nur rein äußerlich an sie angepaßt, innerlich blieb Helga weiterhin im ungewissen, wer er war. Dieses Hintergründige und Unfaßbare ärgert sie nicht nur, sondern fasziniert sie auch.

Unmittelbar vor dieser Stunde schien die Beziehung der Partner zueinander sich deutlich zu verbessern. Bei den wiederaufgenommenen sexuellen Beziehungen traten bei Stani, offenbar eine Ausnahme, sexuelle Funktionsstörungen auf. Helga war beglückt über diese intimen Beziehungen und berichtete in der letzten Stunde, daß sie sich ihm gegenüber völlig sicher gefühlt habe und auch nicht von der Angst befallen worden sei, aus dieser Begegnung Ansprüche und Erwartungen abzuleiten. Stani schien sich nicht mitfreuen zu können und schien in zwiespältiger Stimmung zu sein. Darauf angesprochen, erwiderte er in verletzender Weise, er habe Mühe, Helga zu akzeptieren, weil sie ihm zu dick sei. Mit dieser Bemerkung zerstörte er schlagartig Helgas Glücksstimmung. Zwar ergab die nähere Klärung, daß Stani die heftige Nähe Helgas nicht erträgt und Angst hat, sie werde sich ihm wieder zu stark öffnen. Mit dieser verletzenden Bemerkung wollte er Helga wieder auf Distanz setzen und vielleicht auch die Kränkung über seine sexuellen Schwierigkeiten kompensieren. Die jetzige Stunde beginnt mit dem Dilemma: Soll die Frau abmagern, um dem Mann zu gefallen, oder soll sie bleiben, wie sie ist und es in Kauf nehmen, ihm nicht zu gefallen.

Stani hat sich in der Zwischenzeit einen Bart wachsen lassen, was ihm einen revolutionären Anstrich gibt. Helga trägt in letzter Zeit seltener Jeans, dafür eher einen Rock, was sie jünger und etwas mädchenhafter erscheinen läßt.

Th Wie geht es?

F Es ist nicht so gutgegangen, und zwar hab ich ja vor der letzten Therapie – als wir miteinander geschlafen hatten und als das Verhältnis zueinander wirklich sehr gut war, mindestens hat's so ausgesehen, haben wir uns gefreut, und ich hab mir natürlich schon wieder falsche Hoffnungen gemacht und gedacht, Stani akzeptiert dich, nicht daß er mich berauschend findet, das wird keiner, nachdem er zehn Jahre mit einer zusammen lebt, aber gut, ich habe trotzdem gedacht, er akzeptiert dich doch, mehr auf jeden Fall als zuvor, und nachdem wir miteinander geschlafen haben, sind wir noch beieinander gelegen, und wir haben da so gespottet: «Ja, ja, der Rahm ist ab», und er sagte: «Nein, nein, es fühlt sich doch schön an», was wollte er auch anders sagen. Nach der letzten Therapiestunde hab ich

Helga und Stani haben die sexuellen Beziehungen wiederaufgenommen.

Stani hat sie aber gleich wieder von sich gestoßen mit verletzenden Bemerkungen über ihre Körperfülle. Helga hat daraufhin wieder allen Mut verloren.

dann losgeheult, das hat mich sehr getroffen, was er gesagt hat, vor allem auch, weil ich zuvor gedacht habe, jetzt habe ich mich von Stani innerlich befreit; was er von mir sagt und denkt, das macht mir jetzt alles gar nichts mehr aus oder viel weniger, und da hab ich gemerkt, daß mich das doch sehr gekränkt hat, und da ist mir alles wieder hochgekommen, wir haben doch das alles schon gehabt, da hat's mir, puh, hat's mir ausgehängt, und das Gefühl überfiel mich, es hat sich überhaupt nichts verändert – meine Frage ist, wie ich mich überhaupt verhalten soll, um dem Stani diese Angst vor mir zu nehmen, ob das überhaupt möglich ist, ob das drinliegt oder ob das nur geht, wenn ich mich total aufgebe und ein sanftes Wesen wäre. Ob das überhaupt möglich ist, daß Stani je diese Angst vor mir verliert, und wie ich mich verhalten sollte, ohne daß ich mich total aufgebe. Ich weiß schon, daß wenn ich lieb und sanft wäre und alles über mich ergehen ließe, auch daß er sagt, ich widere ihn an, wenn ich so reagierte – es ist jetzt gerade das Gegenteil wie im Oktober, wo Stani einmal fragte, was soll ich tun, daß Helga ihre Angst verliert, ihr Mißtrauen.

(Längere Schweigepause.)

M Ja, ich glaube nicht, daß so sanft sein und zu allem ja sagen das Richtige wäre, das glaub ich nicht. Was man da tun soll, kann ich auch nicht recht sagen. Was mich immer wieder erschreckt, ist, daß, wenn ich eine Bestandsaufnahme mache und sage, was ich empfinde, daß es dir dann sofort aushängt, statt daß du sagst, na gut, das ist so, was können wir damit anfangen. Und daß du darauf nicht eingehst. Wenn du darauf eingehen könntest, würde ich es, glaub ich, auch eher verlieren. Ich habe Angst, dir das mitzuteilen, weil du dann eben explodierst.

F Ja, wenn du's so sagen würdest, daß du dabei

diese Ängste hast, dann, glaube ich, hätte ich es noch ertragen können. Der wunde Punkt war ja das mit dem Abnehmen.

M Ja, dann fragen wir doch Herrn Willi, wie war das mit dem Abnehmen?

F Du hast gesagt, du könntest mir vieles nicht sagen, und da hat Herr Willi gesagt, gibt es da etwas, wovor Sie Angst haben.

M Ja, und dann hab ich mir überlegt und hab gedacht, das mit dem Abnehmen kann ich dir nicht sagen, weil du dann explodierst.

F Ja, gut, da hab ich jetzt halt drauf reagiert und hab mich auch darüber geärgert.

Th→F Wie hätte er sich in dieser Frage verhalten sollen?

F Er hätte gar nichts tun können. Wenn er mich zu dick findet und das nicht sagen kann, so ist das mein Problem, wenn ich es nicht ertrage und so heftig darauf reagiere. Er hat sich schon richtig verhalten, ich hätte es schlucken sollen, aber es war für mich ein zu harter Brocken. Es hat mich eben doch sehr tief gekränkt.

Th Wie stehen Sie denn eigentlich zu Ihrem Körper?

F (denkt nach) Ich möchte vielleicht schon etwas abnehmen, aber nicht sehr viel, ich bin eigentlich mehr oder weniger zufrieden, aber das bin ich erst wieder durch Peter geworden, weil zuvor, zum Beispiel in Amerika, bin ich häufig vor dem Spiegel gestanden und fand mich so häßlich, da dachte ich, der arme Stani, der braucht wirklich andere Frauen, und ich hatte echtes Mitleid mit Stani, weil ich mich so abstoßend fand. Aber das hat sich dann wieder gelegt, weil Peter mich schön findet, und wenn man vom Partner akzeptiert ist, ist man auch eher zufrieden. Wenn ich mit Peter zusammen bin, dann fühl

Helga hat Mühe, ihren Körper zu akzeptieren und ist diesbezüglich stark auf die Bestätigung durch den Partner angewiesen.

ich mich ganz frei, dem ist es völlig wurst, ob ich drei Kilogramm mehr oder weniger habe, im Gegenteil, er sagt, mir ist es lieber, wenn du zunimmst, dann bist du gut gelaunt. (Helga lächelt.) Jetzt hätte ich natürlich wieder furchtbare Hemmungen, mit Stani zu schlafen.

Th Es ist auch im Körperlichen nicht leicht, man selbst zu sein und nicht zu stark auf ihn bezogen.

F Ich . . . fühlte mich zuvor so befreit und glaubte, ja, jetzt bin ich ich selbst und bin jetzt so enttäuscht, daß es doch wieder so gekommen ist.

Die Stimmung in dieser Stunde ist geprägt von Resignation, die uns alle drei ergriffen hat. Es bestand die Hoffnung, daß doch bereits solide Fortschritte in der Selbstabgrenzung der beiden Partner erzielt worden seien. Diese erweist sich für die Partner in der sexuellen Begegnung als besonders schwierig. Im Körperlichen drückt sich das Beziehungsproblem am konkretesten aus. Helga hat Mühe, sich selbst zu akzeptieren und ist sehr darauf angewiesen, sich von ihrem Partner vorbehaltlos akzeptiert zu fühlen.

Th→M Wie war es Ihnen denn zumute?

M (seufzt) Zuerst war ich enttäuscht, als hinterher wieder die starke Reaktion kam, ich hab schon gemerkt, daß ich sie verletzt hatte, aber nicht erwartet, daß sie nachträglich so heftig reagiert. Was mich vor allem getroffen hat, sind ihre Folgerungen daraus, daß sie gesagt hat, so, jetzt laß ich mich scheiden. Ich will nichts mehr von dir, daß sie sofort absolute Schlüsse zieht und von mir verlangt, daß ich Stellung nehme.

Th→M Wie hätten Sie reagiert, wenn Ihnen Ihre Frau auch etwas in diesem Stil gesagt hätte?

M Ich stelle mir vor, daß es mich nicht so auf den Boden werfen würde. Ich würde wahrscheinlich auch denken, na ja, eigentlich hätte ich mir etwas anderes vorgestellt, ich wäre auch enttäuscht, ich könnte aber nicht so reagieren, so heftig und ablehnend deswegen. Meine Grundreaktion wäre höchstens die, daß ich mich fragen würde, was könnte ich unternehmen, um ihr jetzt wieder zu gefallen.

Th Ja, würde das heißen, daß Sie zum Beispiel in einer solchen Situation eine Abmagerungskur machen würden?

M Ich reagiere in solchen Situationen so.

F Das tue ich nicht.

M Ja, ich sag es ja nur.

Th Sie möchten dem andern dann entsprechen?

M Ja, wenn mir die Meinung des anderen etwas bedeutet. Dann würd ich mir überlegen, was kann ich machen, und wenn ich dick wäre, würde ich versuchen abzunehmen.

F Das ist etwas, was ich einfach nicht tue. Du hast zudem noch gesagt, du wüßtest gar nicht, ob du mich hinterher dann lieben könntest.

M Ich glaube eben, daß das Äußere gar nicht so eine Rolle spielt, wenn man sich eben auch sonst gut versteht.

Helga und Stani spüren, daß die Körperfülle nur ein vorgeschobenes Problem für tiefere Schwierigkeiten ist, sich nahezukommen.

Stanis Mißempfindung gegenüber Helgas Körper ist weniger von dessen physischer Beschaffenheit bestimmt, sondern ist vor allem Ausdruck der an sich gestörten Beziehung. In diesem Sinne wäre es auch müßig, darüber zu debattieren, ob Helga nun eine Abmagerungskur machen soll oder nicht, weil es letztlich gar nicht um ihr Körpergewicht geht, sondern um Stanis Abwehrreaktion gegenüber ihrer Nähe. Erfreulicherweise steht Helga dezidiert dazu, dem Mann zuliebe keine Abmagerungskur zu machen. Würde sie dies nämlich tun, so entspräche sie zwar vordergründig seinem Wunsch, hintergründig würde sie aber seine Abwehrreaktion erneut verstärken. Stani muß Angst bekommen, wenn Helga allzusehr auf seine Wünsche eingeht und ihn damit nachträglich bedrängen und erpressen kann. Letztlich wird er angstfreier, wenn sie klar zu sich steht und sich ihm entgegenzustellen vermag. An ihrer Leibesfülle konkretisiert sich bildhaft das gemeinsame Beziehungsproblem.

F Ja, weshalb sagst du denn das wegen dem Abnehmen?
M Weil wir uns sonst nicht gut verstehen, deshalb spielt das vielleicht eine Rolle.
F Aha.
(Pause.)
M Aber ich hab dir auch gesagt, es ist mir nicht das Wesentliche; auch wenn du abnimmst, wird das an meiner Liebe zu dir nichts ändern. Da ist kein Kausalzusammenhang.
F Also dann lieb mich zuerst, dann nehm ich ab.
(Beide lachen.)
M Wenn ich dich liebe, dann müßtest du auch gar nicht mehr abnehmen.
F Das einfachste ist, du liebst mich, wunderbar! Dann bin ich munter und glücklich und muß nicht abnehmen, das ist ja wunderbar.
(Alle drei lachen.)
Th→M Wie sollte sich Ihrer Meinung nach Helga verhalten?
M Weniger absolut, ganz allgemein gesagt. Weniger absolut.
Th Was meinen Sie damit?
M In ihren Reaktionen ist sie entweder oben oder unten, dazwischen gibt es nichts. (Zu Helga.) Schau mal, wenn ich nur sage, ich habe Mühe, zu dir zu kommen, dann denkst du, ich mag dich nicht. (Helga schüttelt den Kopf.) Ja, doch, du reagierst so, und schon sagst du, jetzt will ich scheiden, morgen reich ich die Scheidung ein.
F Nein, Stani, das stimmt nicht.

Th→F Sie sagen, er grenze sich von Ihnen ab. Ich glaube, es ginge bei Ihnen um das gleiche Problem, nämlich daß Sie Mühe haben, sich genügend von ihm abzugrenzen. Ich glaube, es bleibt Ihnen gar kein anderer Weg, als daß Sie lernen, das zu machen, was Sie für sich als richtig empfinden. Wenn Sie sich nicht so sehr nach ihm richten, so könnte ich mir vorstellen, daß auch er weniger Angst vor Ihnen hätte.

F Es ist ja zwischendurch auch wirklich schon so gewesen, daß wir uns getroffen haben und dann darüber reden konnten, aber manchmal denk ich, wir sind überhaupt nicht weiter als vor eineinhalb Jahren. Und das mit dem Abgrenzen, wie soll ich das machen? Gut, daß ich . . .

(Längere Pause. Frau kämpft mit den Tränen und seufzt. Der Mann sieht sie stark beteiligt an, hält gleichzeitig aber wieder die Hand schützend vor sein Gesicht.)

F Im Grunde genommen mach ich gar nicht so viele Dinge auf Stani bezogen.

Th→M Es würde mich interessieren, wie Sie das sehen? Wenn Helga klarer wüßte, was sie möchte, wäre es dann für Sie auch leichter, aus Ihrem Zwiespalt herauszukommen?

Eine klarere Abgrenzung Helgas würde es auch Stani erleichtern, seine Position zu definieren.

M Das könnte schon sein.

Th→M Ich begreife Helga gut. Sie hat wiederholt gesagt, daß Sie so ein Ideal hätten von einer Frau, die ganz für Sie da wäre und die ganz verbunden wäre mit Ihnen, und gleichzeitig stoßen Sie Helga immer ab, sobald sie sich so zu verhalten bemüht, wie Sie es erwarten. Das ist wirklich verwirrend für sie.

M Ja, Sie meinen, ich stoße die Idealfrau immer ab?

Th Offenbar ist das ein Problem, das Sie ja nicht nur mit Helga haben, sondern auch mit Ihren Freundinnen. Ich habe den Eindruck, daß es Ihnen schwerfällt, eine klare Stellung zu beziehen.

M Es fällt mir tatsächlich schwer, weil ich es meist selbst nicht klar sehe.

(Längere Passage, in der der Mann diese Schwierigkeit näher erläutert.)

Wie in anderen Stunden eingehender behandelt, wirkt das unbewältigte Erlebnis seines Mutterverlustes in der Kindheit bei Stani nach, nämlich die Angst, wenn er sich nicht gemäß den Erwartungen einer «Mutter» verhalte, so sterbe diese gleich weg, weil ihr keinerlei Belastung zugemutet werden dürfe. Aus dieser Angst heraus sucht er einerseits eine nahtlose Verschmelzung mit der «Mutter» und stößt sie andererseits haßerfüllt von sich, weil sie ihm in ihrer Nähe gefährlich wird, er nicht mehr sich selbst sein kann und sich zu stark an sie zu binden droht, so daß er den Schmerz des Alleingelassenwerdens kaum noch verkraften könnte.

Th→F Bezüglich Ihres Körpers sehe ich überhaupt keine andere Möglichkeit, als daß Sie zu Ihrem Körper stehen. «So bin ich! Entweder kann er mich akzeptieren oder er kann's nicht.»

F Das ist das, was ich ja letztes Mal gesagt habe, ich nehme kein Gramm ab.

M→F Aber du bist eben mit dir selbst auch nicht zufrieden.

F Doch; aber natürlich zwischendurch denkt man, zum Beispiel hab ich schon gedacht, ich hätte gern etwas größere Augen. Ja nu, was soll's. Ich bin ja eigentlich zufrieden. (Der Mann will widersprechen.) Ja, doch.

M Das stimmt nicht. Du bist unabhängig von mir nicht zufrieden, deshalb wolltest du auch nicht mit den Kindern baden gehen, weil man dich sehen könnte.

F Oh.
M Doch, das hast du so gesagt.
F Ja, das ist, weil du mir gesagt hast, daß du mich so häßlich empfindest.
M Das war ja schon früher so.
F Weil du mich schon seit Jahren ablehnst. Daß du das nicht kapierst!
M Ich habe wirklich Mühe, das zu akzeptieren. Wenn du mit dir selbst zufrieden wärest . . .
F Ich konnte ja nicht zufrieden sein, weil ich in der Abhängigkeit zu dir war.

Das Problem um das Körpergewicht der Frau liegt auf der Linie des therapeutischen Fokus. Es gibt in dieser Frage keine andere Lösung, als daß die Frau sich auf die eigenen Füße stellt und sich, so wie sie ist, zu akzeptieren sucht, ohne sich durch die Augen des Mannes sehen zu wollen. Das Tragische jeder Kollusionsbildung liegt darin, daß der Partner ausgerechnet jene Verhaltensweisen zeigt, die einem ein Fortschreiten in der notwendigen Richtung erschweren, ja, daß er aus eigener Problematik eine Entwicklung in einer lautstark geforderten Richtung unterbindet, weil er sich dadurch gefährden würde. Wenn Stani von Helga hintergründig doch erwartet, sie sollte mit ihm eine Einheit bilden, und über ihre Ansätze zu eigenständiger Profilierung gekränkt ist, so wird es für sie doppelt schwierig sein, sich aus ihren persönlichen Einschränkungen herauszuarbeiten, weil sie damit die Weiterexistenz der Beziehung gefährdet. Ich versuche deshalb Stani zu zeigen, daß auch er weniger Angst vor der Nähe bekäme, wenn er Helga als eigenständiges, von ihm abgegrenztes Wesen akzeptieren könnte.

Die unausweichliche Erfordernis, sich eigenständig zu profilieren, ergibt sich für Helga auch in der folgenden Situation: Stani arrangierte gemeinsam mit seiner Freundin Renate ein Fest, wobei er Helga im ungewissen ließ, ob ihre Anwesenheit dabei erwünscht sei.

Th Ich frage mich, ob Sie sich mit diesem Fest nicht zuviel zugemutet haben.

(Die Frau zuckt mit den Schultern.)

M Mit dem Fest meinen Sie?

Th Ja, ein Fest, das Sie gemeinsam mit Ihrer Freundin arrangieren.

F Ja, als ich erfuhr, daß du mit Renate da bist, sagte ich gleich, nein, da geh ich nicht hin, aber du sagtest dann, nein, das ist ganz leger und locker.

M Ja, aber das ist doch klar, daß, wenn ich bei Renate wohne und dort ein Fest gebe, daß ich dann auch mit ihr sein werde, und du wolltest kommen und hast erwartet, daß ich mich dann um dich kümmere.

F Nein, nein.

M So schien es mir wenigstens.

F Nein, das habe ich weder gedacht noch erhofft. Ich hab gedacht, das Ganze ist in einem legeren Rahmen, so hast du mir es geschildert.

M Es geht nicht darum, ob wir Gastgeber waren, aber wenn ich da bin, so möchte ich mit ihr auch mal tanzen, ohne daß von dir dann Ansprüche und Erwartungen kommen.

F Aber das kapiere ich überhaupt nicht. Peter kam ja auch mit, und ich sagte dann so: «Mh, da sind ja hübsche Männer, oh, da mach ich das und das», und da hast du mich so in den Arm genommen und zu Peter gesagt: «Du, Peter, ich paß auf sie auf.»

M Moment, Moment. Peter saß so niedergeschlagen da, und du hast gesagt: «Oh, du armer Peter» (Stani streichelt Helga mitleidsvoll tröstend über die Schultern), und da hab ich gesagt: «Ja, Peter, ich paß auf sie auf.»

F Es geht mir ja gar nicht darum. Aber du hast wiederholt zu Peter gesagt: «Ja, komm doch, komm doch.» Ich verstehe nicht, weshalb du nicht gesagt hast: «Du, Junge, ich glaub, es ist besser, wenn du nicht kommst.» Hast denn du gar keine Angst, daß es Spannungen geben wird? Und auch der Renate, macht der das gar nichts aus? Die fühlt sich ja angeblich bedroht durch mich. Und da hast du gesagt, die findet das interessant. Und ich hab gesagt, das find ich fast pervers. Wenn ich mit einem anderen bin, bedroht durch dessen Frau, dann finde ich das nicht interessant.

M Sie fühlte sich ja gar nicht bedroht von dir.

F Na gut, dann hab ich mir das halt eingebildet.

Th→M Hier haben Sie, glaub ich, gesagt, Renate würde sich freuen.

M Nicht freuen, sie hat gesagt, ja, es wäre gut, wenn man mal so ungezwungen miteinander wäre, um zu reden.

F (schüttelt den Kopf) Ungezwungen?

M Ja, man hat nichts miteinander zu tun, man kann sich aus dem Weg gehen, wenn es Spannungen gibt, aber man kann auch miteinander reden.

F Quatsch! (Drückt mit der Mimik aus, daß sie diese Vorstellung unsinnig empfindet.)

M Ja, gut, das ist ihre Vorstellung gewesen, und du hast eine andere.

F Ja, gut, ist egal.

Th Ich glaube, es ist nicht egal. Ich habe den Eindruck, daß Sie sich alle, inklusive Renate und wer da alles ist, so stark machen wollen. Ich kann mir schwer vorstellen, daß das Renate Spaß macht.

M Spaß hat sie nicht gesagt.

Th Ja, oder daß das eine Gelegenheit zu ungezwungenem Zusammensein wäre.

M Sie hat schon mehrmals gesagt, sie möchte gern einmal mit Helga reden.

F Ich will aber gar nicht mit ihr reden.

Th Ist es nicht mehr ein Sich-gegenseitig-

Stani hat mit seiner Freundin zusammen ein Fest organisiert, zu dem auch Helga geladen war. Seine Hoffnung war, daß die beiden Frauen miteinander ins Gespräch kämen. Helga versteht, sich hier klar von ihm abzugrenzen.

Beschnuppern, um sich dann in zuckersüßem Ton herunterzumachen?

F Sie ist eine Sozialarbeiterin und ist ganz altruistisch, ich sag das jetzt ganz spöttisch. Sie ist so altruistisch, daß mich das wirklich ankotzt. Natürlich, ich fühl mich durch sie bedroht und bin da sehr subjektiv. Aber diese ganze Art, «wir könnten doch zu viert, das wäre doch so nett», da sag ich nein! Stani sagt, du solltest doch mal mit Renate reden, dann könnte sie dir das und das sagen, da sag ich, er soll mir doch das selber sagen, das braucht mir doch nicht Renate zu sagen.

M Ich sag das jeweils nur, wenn du sagst, ich hätte es so schön, ich hätte keine Kinder bei mir, und da lag mir daran, daß Renate dir einmal sagt, wie sehr mich das beschäftigt.

F Du kannst mir ja selbst sagen, daß dich das stark beschäftigt und meine Vermutung falsch sei. Ich sag da einfach, er hat doch wirklich ein gutes Leben, er kann die Freiheit haben, wenn er will, er kann aber auch zurückkommen und die Kinder haben, wenn er will, er hat doch wirklich ein schönes Leben; weshalb soll er denn eigentlich überhaupt zurückkommen? Und dann wird er immer ganz aggressiv. Er hat doch ein schönes Leben, jedenfalls ein schöneres als ich.

Aus der Einstellung heraus, außereheliche Beziehungen seien zu tolerieren, werden heute oft Situationen für «offene Aussprachen» oder «freundschaftliche Gespräche» arrangiert, durch die sich die Partner überfordern. Dabei werden oft die wahren Gefühle verleugnet und man spielt sich gegenseitig Souveränität und Überlegenheit vor. Helga spürt das klarer als Stani und profiliert sich mit ihrer Meinung dem Mann gegenüber erneut.

Es folgt ein Ausschnitt aus einer späteren Phase dieser Stunde.

Stani wirft Helga vor, sie verhalte sich in der Therapie ganz anders als zu Hause und bezichtigt sie deswegen der Unehrlichkeit.

Th Das dünkt mich ein ganz wichtiger Punkt. Haben Sie überhaupt *den Eindruck, daß Sie sich in der Therapie anders zueinander verhalten als sonst?*
F Nein, das glaub ich nicht.
Th Haben Sie den Eindruck, sich mehr zusammenreißen zu müssen aus Angst, der Partner werde das sonst in die nächste Stunde bringen?
F Das tue ich eben nicht, ich denke höchstens hinterher, wenn ich etwas gesagt habe, ui, das war jetzt aber nicht grad schön, was du da von dir gegeben hast.
Th Weshalb das?
F Weil mir das peinlich ist, weil ich mich da zu Dingen habe hinreißen lassen, die sehr unschön sind.
Th Vor mir ist das peinlich?
F Ja, schon. Vielleicht hab ich das nur gemacht, um ihm eins auszuwischen, und ich weiß schon, daß das falsch ist, und es ist dann für mich nicht sehr schmeichelhaft, wenn Stani das hier vorbringt.
Th Haben Sie Angst, daß Sie mir gegenüber in eine ungünstigere Position geraten?
F Nein, das ist eigentlich nicht so, aber wenn ich eine negative Reaktion gehabt habe, die ich eigentlich nicht hätte haben sollen, und wenn er Ihnen dann das erzählt, so stehe ich dann natürlich nicht gerade so gut da.
Th Mh.
F Nicht daß ich Angst hätte, daß Sie mich bestrafen oder daß ich ins Hintertreffen geraten würde, sondern einfach, weil es mir peinlich ist.

Bei der Paartherapie ist immer zu überlegen, was die Tatsache, daß das Paar allwöchentlich mit dem Therapeuten zusammentrifft, für Auswirkungen auf das Zusammenleben hat. Insbesondere besteht die Gefahr der «forcierten Normalisierung» der Beziehung, weil jedes sich um ein Wohlverhalten bemüht, durch das es unangreifbar wird. Die Paarsitzungen drohen zu Gerichtssitzungen zu entarten, wo jeder als Ankläger und Angeklagter auftritt und sich derjenige im Vorteil fühlt, der keinen Anlaß zu Angriffen gibt. Leicht mutet dann eine äußere Harmonisierung der Beziehung als therapeutischer Fortschritt an. Als Therapeut sollte man die Gefahr derartiger Scheinbesserungen im Auge behalten und sie immer wieder in der Therapie besprechen.

F Wenn man Dinge bewußt tut, die nicht schön sind, so ist einem das schon peinlich, also mir mindestens schon.

Th Machen Sie, wie Sie sagen, manchmal gewisse Dinge absichtlich, um zu provozieren?

F Ja, ich mache diese Dinge manchmal ganz bewußt.

Th Und was erreichen Sie damit?

F Wahrscheinlich ist es schlicht und einfach eine Rache, ich erreiche überhaupt nichts damit.

M Doch.

F Ja, daß ich dich wegschiebe. Ich glaube, *ich kränke Stani aus Rache*, weil er mich kränkt. Ich kränke ihn ja vor allem mit Spott, weil ich ihm da überlegen bin, weil er nicht spotten kann.

M Ich mag das nicht.

F Du kannst es eben nicht.

M Doch, ich kann es, du kannst es vielleicht besser, aber das heißt nicht, daß ich es nicht kann.

F Gut, sagen wir, du kannst es genausogut, aber ich fühle mich diesbezüglich überlegen. Und teilweise habe ich einfach Freude am Wortspiel. Ich kann auch über mich selbst spotten, ich hab eigentlich Spaß daran.

M Es ist oft aber eben nicht Spott, sondern es ist Kränkung.

F Weil ich dir weh tun will. Das ist genau das, was mir peinlich ist dabei, ich weiß ja genau, daß ich nichts Konstruktives erreiche dabei.

Als männlicher Therapeut habe ich zu lernen, daß Mann und Frau unterschiedliche Arten zeigen, sich in einer unbefriedigenden Situation Gehör zu verschaffen. Männer glauben am meisten zu erreichen durch logisches und vernünftiges Argumentieren, während Frauen viel direkter, emotionaler und farbiger reagieren. Aus Angst, in ihren Klagen nicht beachtet und ernst genommen zu werden, tendieren Frauen eher dazu, ihre Anschuldigungen zu übersteigern und die Umgebung zu provozieren, wobei sie manches sagen, was einer sachlichen Kritik nicht standhält. Psychiater bezeichnen dieses unecht wirkende, theatralische und appellative Verhalten als hysterisch, was einer abwehrenden Distanzierung durch Entwertung entspricht. Frauen neigen dazu, auf diese Distanzierungen mit einem Mehr-des-Gleichen zu reagieren, das heißt, sich noch aufdringlicher und drastischer zu verhalten, um ernst genommen zu werden. Helga fürchtet, daß ich den Fehler begehen könnte, ihre Affektäußerung wörtlich zu nehmen, anstatt zu fragen, was sie damit eigentlich meint und will.

Th→F Sie suchen damit doch Nähe, erreichen aber Ablehnung und Distanzierung. Vielleicht muß man sich fragen, ob Sie den Effekt, den Sie damit erwirken, auch wirklich beabsichtigen?

F Wahrscheinlich schon. Ich kränke ihn viel bewußter, und er kränkt mich unbewußt.

Th Wie wäre das, wenn Stani ganz begeistert von Ihnen wäre? Würde Ihnen das Angst machen?

F (nachdenklich) – Warum sollte mir das Angst machen?

Th Daß Sie sich zu nahekämen, daß Sie sich wieder zu sehr einlassen und dann doch wieder enttäuscht würden, so daß Sie manchmal lieber von vornherein alles kaputtmachen, um es gar nicht soweit kommen zu lassen.

F Ich weiß nicht – ich empfinde das nicht so – vielleicht merke ich es nicht.

Th→M Wie sehen Sie das?

M Dieser Gedanke, daß sie, wenn sie sich zu sehr engagiert, wieder enttäuscht sein könnte, das trifft wohl schon zu.

F Doch, das sicher.

M Andererseits, daß sie mit dem Spott auch erreicht, daß sie mich auf Distanz hält, das trifft wohl auch zu. Wieweit das aber wirklich gewollt ist . . .

Th Wieweit da mitspielt: *Ich will mich nur wieder bei Stani engagieren, wenn ich ganz sicher bin, daß er das erwidert und allzeit erwidern wird.*

F Das geht wahrscheinlich schon so.

Th Und solange ich da nicht ganz sicher bin, möchte ich ihn lieber von mir weghalten.

F Ja, das ist es schon, das geht schon in die Richtung. Ich bin da noch nicht weitergekommen, ich verhalte mich da noch genauso wie vor einem Jahr.

Th Mir scheint einfach die Frage wichtig, *ob nicht nur Stani Angst hat, Sie kämen ihm zu nahe, sondern Sie auch Angst haben, wenn er Ihnen nahekommt*?

F Sie haben zuvor gefragt, wie das für mich wäre, wenn er begeistert von mir wäre und mich lieben würde, und da denk ich, das würde ich sehr schön empfinden und auch gut ertragen.

Th Sofern Sie todsicher wären, daß das lebenslänglich andauern würde?

F Und da ich genau weiß, daß es das in der Realität nicht gibt . . .

Th Machen Sie es immer wieder kaputt.

F Ja, wahrscheinlich.

Helga erreicht mit ihrem bedrängenden Verhalten keine Nähe, sondern nur eine abwehrende Distanzierung von Stani (und vom Therapeuten), so daß der Therapeut in Frage stellt, ob sie selbst Mühe hätte, stabile Nähe zuzulassen.

(Schweigen.)

F Ja, aber ich hab zwischenhinein doch immer wieder das Gefühl, daß ich das jetzt viel besser ertrage, daß ich viel toleranter und freier bin, und dann plötzlich geht es wieder schlechter, und ich weiß jetzt nie recht, ob ich es mir nur eingebildet habe, es gehe besser, wenn es dann doch wieder schlechter kommt, oder ob das jeweils nur ein Zurückfallen ist. Das kann ich nicht beurteilen, das weiß ich nicht.

Th Daß Sie Mühe haben, einer Veränderung zu trauen und sich deshalb immer so absichern möchten, und gerade durch diese Tendenz, sich abzusichern, wird eine positive Veränderung erschwert, weil er sich darauf verpflichtet fühlen würde und er den Eindruck haben könnte, «ich halte das nicht durch, und wenn ich sie doch wieder enttäuschen muß, so will ich lieber gar nichts verändern».

F Ich habe gerade das letzte Mal gesagt, ich möchte das schon versuchen, und wenn es halt schiefgeht, dann geht es halt schief; ich wollte das ehrlich versuchen, und dann war nach der letzten Stunde wieder alles kaputt, und ich war selbst über mich enttäuscht, daß ich so reagiert habe. Und jetzt bin ich wieder ganz verunsichert.

Th Dieses Auf und Ab ist der normale Verlauf einer Therapie.

F Mh, daß es also so läuft?

Th Ja, das ist normal, daß es immer wieder so Punkte gibt, wo man den Eindruck hat, es ändere sich überhaupt nichts.

F Mh. Jetzt fühle ich mich eigentlich wieder besser, jetzt hab ich das Gefühl, ich könnte das vielleicht doch, daß ich nicht zuviel erwarte und daß ich das nicht kaputtmachen würde oder müßte, weil ich nicht zu große Erwartungen habe, jetzt hab ich plötzlich wieder das Gefühl, das ginge.

(Stani möchte etwas einwenden und blickt sie an, Helga blickt zurück und sagt spöttisch, das Gesicht zu einer bissigen Grimasse verziehend):
Wie lieb du mich anblickst. (Stani lächelt.) Richtig aggressiv und böse.
M Nein, nein. Mich hat gerade der Gedanke beschäftigt, was mach ich, wenn du das tatsächlich kannst, wie ertrage ich das, und wie mache ich da weiter.

Es stellt sich die Frage, inwieweit Spott und Aggressivität von Helga Reaktionen auf die Frustrationen von seiten Stanis sind und wieweit Helga damit ihre eigenen überhöhten Erwartungen und Enttäuschungsängste abwehren will.

Beim Wiederabspielen der Bänder fällt mir auf, daß ich mich mehr mit Helgas Problematik beschäftige als mit Stanis Schwierigkeiten, die ich offenbar fast als Gegebenheit hinnehme. Es mag dabei mein diagnostischer Eindruck mitspielen, daß Helga auf Grund ihrer expansiven Art von einer aktiven therapeutischen Konfrontation mehr profitieren kann, während Stani auf Grund seiner Überempfindlichkeit und Fluchttendenz eher Fortschritte macht, wenn er nicht bedrängt wird oder von mir sogar geschützt wird. Aber vielleicht bin ich auch als männlicher Therapeut eher geneigt, die Frau als Patientin zu sehen und mich mit ihren Problemen zu befassen. Stanis letzte Bemerkung entspricht aber meinem Eindruck, daß er sich nicht einfach außerhalb der Therapie hält, während ich mich mit Helga beschäftige, sondern daß er vielleicht gerade in diesem Schonklima sich eher mit seinen Schwierigkeiten auseinanderzusetzen vermag.

23. Sitzung vom 9. April

Übersicht

Die Schwierigkeit in der Therapie liegt zur Zeit darin, daß beide die Kollusion jetzt klar wahrnehmen und auch sehen, in welchem Sinne sich jedes verändern müßte. Beiden fällt es aber schwer, ihr

Fehlverhalten aufzugeben, weil sie fürchten, der Partner könnte an eine feststellbare Veränderung bereits zu große Erwartungen bezüglich Dauer und Ausmaß knüpfen. Jeder Ansatz zu einem Fortschritt ist somit mit einem anschließenden Rückschritt gekoppelt. Beide agieren gemäß der gemeinsamen Phantasie: Weil ich nicht so sein kann, wie mich der Partner sehen will, muß ich seine Hoffnungen im Keim ersticken, um seine Enttäuschungsreaktionen vorwegzunehmen. Diese Reaktion ist typisch für diese therapeutische Phase. Der Verzicht auf ein Krankheitssymptom oder ein Fehlverhalten bringt von seiten der Umgebung höhere Erwartungen an Belastbarkeit, Gesundheit und Selbstverantwortlichkeit mit sich; Ansprüche, von denen Kranke verschont werden, was als Krankheitsgewinn bezeichnet wird. Es braucht Mut, gesund zu werden. Besonders deutlich wird das auch im Sexuellen: Der Mann hat Angst, sexuelle Beziehungen wiederaufzunehmen, weil er fürchtet, sein sexuelles Ansprechen könnte nicht andauern, und er müßte somit die Frau wieder enttäuschen. Helga spürt, daß sie tatsächlich die Tendenz hätte, ihn dabei festzunageln aus Angst, seine Einstellungsänderung wäre nicht echt. Aus dieser Angst heraus möchte sie einen Fortschritt bei Stani nur zulassen, wenn sie sicher sein kann, anschließend nicht enttäuscht zu werden. Es braucht auch vom Partner Mut, einen Fortschritt des anderen anzuerkennen, weil von ihm damit ebenfalls eine veränderte Haltung abgefordert wird und er auf sein Fehlverhalten im Sinne einer Reaktion auf das Fehlverhalten des anderen verzichten muß, ohne die Garantie zu haben, daß sich der andere echt und dauerhaft verändert hat. So hat jeder Angst, am Ende der Betrogene zu sein.

Die Partner haben gemeinsam mit den Kindern in einem Ferienhaus Ostern verbracht. Es gab dort zwar heftige Diskussionen, aber im ganzen gesehen kamen sie besser miteinander aus als früher. Sie hatten auch intime Beziehungen. Sie erscheinen recht aufgeräumt zur Sitzung. Sie haben sich geeinigt, daß Stani in zwei Monaten zu Helga zurückkehren wird, nachdem sie ihm ein diesbezügliches Ultimatum gestellt hatte. Von dieser Stunde soll in einem Ausschnitt gezeigt werden, wie schwierig es für die Partner ist, zueinanderzufinden. Jetzt, wo Stani angeblich bereit wäre, auf den von Helga festgelegten Termin das Zusammenleben wiederaufzunehmen, sabotiert Helga diesen Entschluß, anstatt sich – wie man zunächst erwarten müßte – darüber zu freuen. Die Atmosphäre der Therapiesitzung ist deutlich anders als früher. Der Mann kämpft viel emotionaler, die Frau, die jünger und kecker aussieht, gerät eher in Defensive. Trotz der Heftigkeit des Aufeinanderprallens ist die Atmosphäre weniger feindselig als früher.

M Bis dahin hat doch Helga immer gesagt, überleg dir das bis zum 1. Mai. Sie hat doch immer gesagt, sie wolle mit mir zusammen leben, und da hab ich Zweifel geäußert darüber, ob es überhaupt um meine Person geht, und sie sagte, bist du doch dumm, daß du das nicht merkst. Da hab ich wirklich geglaubt, es handle sich nur um meine Entscheidung. Ich hatte es auch immer so formuliert. Und schließlich sage ich jetzt, daß ich bereit wäre, zu ihr zu kommen, und da sagt sie, sie habe sich noch gar nicht entschieden. (Helga lacht wie über einen gelungenen Streich.) Da war ich auf einer Seite enttäuscht, ja. Auf der andern Seite reagiere ich natürlich und denk mir, das beweist mir ja gerade, daß es ihr ohnehin nicht um meine Person geht.

F Du hast dann natürlich noch gesagt, eine Möglichkeit wäre ja, daß ich mit Peter zusammenbleiben würde und die Kinder hätte, und wenn es dann mit Peter ausgegangen sei in etwa ein bis zwei Jahren ... er setzt das immer voraus, daß in ein bis zwei Jahren ...

M Das ist ziemlich klar.

F (spitz) Warum denn?

M Weil er doch viel schwächer ist als du.

F Das meinst du.

M Ja, gut, das ist mein Eindruck.

Th→F Es würde mich noch interessieren, Sie haben gesagt, der Ton sei jetzt ganz anders, wenn er es hier erzählt.

F Ja, der Ton, wie er mich geschildert hat. Das belustigt mich. Es belustigt mich, vielleicht hab ich das so gesagt, aber jetzt weiß ich, wo du stehst, was ich vorher wirklich nicht gewußt habe. Er war schon am Telefon enttäuscht, daß ich nicht fröhlich reagierte.

M Ja, nein, das weniger.

F Und ich hab ihn dann gefragt, bist du enttäuscht, und er hat da nicht nein gesagt . . .

M Ja, ich hab auch nicht sofort gesehen, was es war, man merkt ja auch nicht immer sogleich, wie man reagiert.

Th→M Ich könnte mir vorstellen, es war für Sie leichter zu ertragen, daß die Frau sich zurückgehalten hat, als wenn sie sich nun gleich riesig gefreut hätte.

M Zurückgehalten ist schon richtig, aber daß sie dann zurückkrebst. Bis jetzt war es ja klar, daß sie will; daß sie sagt, nein, ich hab ja gar nicht gesagt, daß ich will, das mein ich, darüber war ich enttäuscht. Es war schon einmal eine ähnliche Situation, daß ich mir wirklich Mühe gegeben habe, auch mit der ganzen Beziehung zu Renate, und dann sag ich ja, und dann sagt sie (mit abschätziger Gestik): «Was soll es, ich hab mich noch zu gar nichts entschieden.» Da war ich natürlich auch enttäuscht, wer hat das schon gern. Das hätte sie wirklich lassen können, das ist aber echt bei ihr der Fall. Weshalb spielt sie mir über Monate vor, daß sie wirklich will, das stört mich einfach. Ich habe schon ein paarmal gesagt: ich komm sowieso nicht nach, der Widerspruch zwischen dem, was sie sagt und dem, wie sie sich verhält.

Helga hat Stani ein Ultimatum für die Wiederaufnahme des Zusammenlebens gestellt. Jetzt, wo Stani dazu bereit wäre, wehrt sie sein Entgegenkommen ab.

Helga und Stani haben beide Angst vor der Frustration, wenn sie sich in bindende Nähe einlassen würden. Sie müssen deshalb jeden Ansatz von Nähe bereits vorwegnehmend zerstören.

Th Ich könnte mir schon vorstellen: Sie (Helga) haben große Angst, verletzt zu werden, und Sie (Stani) haben Angst, bedrängt zu werden, und da kommt die schwierige Frage, wie werden Sie das lösen, wenn Sie wieder zusammen leben, um dabei genügend abgegrenzt zu bleiben und sich nicht zu nahe zu kommen. Ich glaube, das ist von beiden Seiten jetzt die Schwierigkeit. Ich könnte mir vorstellen, daß das beiden doch ziemlich Angst macht. (Pause. Beide schauen sinnierend vor sich hin.)

M Klar macht das Angst. Ich meine, ich kenne doch mein Verhältnis zu ihr und meine Situation, ich weiß, daß von mir her zuwenig vorhanden ist für sie und daß ich nicht mal sicher bin, ob ich das ändern kann, wenn sie mir dabei nicht hilft in irgendeiner Weise.

Th Und können Sie sagen, in welcher Weise sie Ihnen helfen könnte?

M Ich habe schon ein paarmal gesagt, daß sie versuchen müßte, mich nicht bewußt zurückzustoßen mit ihrem Verhalten. Sie weiß, womit sie mich zurückstößt, und macht es trotzdem.

Th Mh.

Th→F Merken Sie das?

F Ja.

M Auch heute. Sie hat gemerkt, daß sie aggressiv ist und schlechter Laune; gut, das ist so. Und sie sagte, mir stinkt's, und ich denke, okay. Aber dann kommen pausenlos Sticheleien. Ich verstehe nicht, weshalb du das machst; du weißt ja, was du damit erreichst.

F Ja, vielleicht will ich das ja damit erreichen.

M Aber dann kannst du ja auch nicht erwarten, daß sich meine Beziehung zu dir bessert.

F Ja, weißt du, das mit dem Gern-Haben, das Verhalten, das du erwartest, kommt mir immer so

vor wie bei einem Kind vor Weihnachten: «Wenn du jetzt ganz, ganz lange lieb zu mir bist, zärtlich und nett, dann kann ich dich vielleicht auch liebhaben.» Das empfind ich immer als so «ganz so wie ich es mag». Dann könnte eventuell bei mir auch etwas kommen, das ich nicht mag. So empfind ich das.
(Der Mann sitzt wieder halb von der Frau abgewendet, seine Hand schützend an die Wange gelegt.)

F   Dann reagiere ich trotzig und sag nein, das mag ich nicht.

Th   Ich könnte mir vorstellen, daß Sie ihn zurückweisen aus Angst, von ihm zurückgewiesen zu werden.

F   Ja, natürlich, daß ich schnell so mach (macht eine abwehrende Geste mit den Händen), das ist das alte Spiel, daß ich prophylaktisch böse bin, das schon.

Th   Vielleicht auch, um Ihre eigenen Erwartungen zu begrenzen?

F   Ja, ja, das stimmt schon.

Die Partner haben insofern Fortschritte gemacht, als jeder viel besser schildern kann, wie verletzbar und kränkbar er ist und durch was er sich vom Partner zu destruktiven Reaktionen provoziert fühlt. Vordergründig kann man gut verstehen, daß, wenn Helga von Stani nicht ein entschiedeneres Entgegenkommen spürt, sie lieber ganz auf ihn verzichtet. Wie sich in der Therapie aber an vielen Stellen zeigt, sabotiert Helga immer wieder jeden Versuch Stanis, ihr näherzukommen, weil sie dann Angst bekommt vor den großen Hoffnungen, die in ihr geweckt werden, die gemäß ihrer Erwartung doch früher oder später frustriert werden. Prophylaktisch verhält sie sich dann gleich so, daß jeder Annäherungsversuch von Stani entkräftet und im Keim erstickt wird. Jetzt, wo er auf sie zugeht, will sie sich nicht mehr festlegen. Dieses Kipp-Phänomen, wo der eine das Verhalten, das er beim anderen bekämpft hatte, plötzlich selbst annimmt, sobald der andere es aufgegeben hat, zeigt sich bei der therapeutischen Bearbeitung der Kollusion häufig. Man greift therapeutisch zu kurz, wenn man jetzt eine Art Schadenfreude empfinden würde, daß Helga, die bis dahin dauernd Stani mit ihren Forderungen verfolgt hat, sich als jene erweist, die bei einer angebotenen Nähe ebenso abwehrend und ängstlich reagiert. Es wird dann leicht behauptet, der eine Partner agiere nur stellvertretend die Widerstände des anderen. Mir ist vor allem wichtig, dem Paar zu zeigen, daß ihr scheinbar gegensätzliches Verhalten innerlich miteinander verbunden ist durch ein gemeinsames Grundproblem. Beiden gemeinsam ist hier die Angst vor der Frustration, sobald die ersehnte Symbiose zustande kommen könnte.

M (mit Affekt) Ich fühle mich sowieso unverstanden von dir. Das ertrag ich nun nicht, das hat doch keinen Sinn mehr, wenn ich versuche zu erklären, weshalb ich so reagiere. Dann sagst du, ja, ich kann verstehen, aber ... Dann lassen wir das doch lieber grad sein.

F Du fühlst dich unverstanden von mir. Warum denn?

M Durch deine Reaktionen. Ich kann dir das ganz genau sagen: du hast dich unterdrückt gefühlt, die mangelnde Zärtlichkeit beklagt, sexuell war eine Problematik da, und da hast du ein großes Theater aufgeführt, fertig, schlicht und einfach.

F Warum fühlst du dich da unverstanden?

M Weil du mich immer wieder angreifst.

F Das ist eine klare Reaktion, ich komme nicht ... ich kann nicht verstehen, weshalb du dich da unverstanden fühlst. Daß mich das kränkt, kannst du vielleicht auch verstehen.

M Das kann ich, aber ...

F Aber warum fühlst du dich jetzt unverstanden?

M Jetzt sagst du das so sachlich, aber wenn wir

allein darüber reden, dann sagst du (mit theatralischer Übertreibung gestikulierend und schreiend): «Und du hast andere Frauen gehabt, und ich werde jetzt auch Sex haben», und ich weiß nicht . . .
(Frau will widersprechen.)
Du reagierst hier ganz anders, vor Herrn Willi beherrschst du dich.

F Und du auch.

M Nein, ich glaube nicht.

F Doch. Denn erstens mußt du mir hier mal zuhören, zweitens schreist du mich nicht an, und – was war noch – unterbrich mich nicht – und, das hab ich ja auch schon in der Therapie gesagt, wenn der Stani mal eine Freundin hätte, das könnte ich gut verstehen, aber . . . Mich hat das nun mal gekränkt, und das ist mein Problem, daß ich dann eben zurückgeschossen habe. Theoretisch kann ich dich sehr gut verstehen, aber es ist mir halt eben an den Kragen gekommen. Ich verstehe deine Reaktion schon, aber mich hat's eben gekränkt, und deshalb werd ich aggressiv. Ich weiß nicht, ob das Verhalten so schwer zu verstehen ist.

M Aber so kommen wir eben nicht weiter. Gut, du hast mir einen Termin gesetzt mit Bedenkzeit, und da hab ich versucht, einen ganzen Monat lang, dir näherzukommen; glaubst du, es ist in diesem Monat etwas passiert? Überhaupt nichts. Es ist genau wie vor drei Monaten, immer wieder Vorwürfe von Vergangenheit, die immer wieder alles zerstören, was anders werden könnte. Unter solchen Umständen hab ich einfach Angst, auf den 1. Juni zuzugehen. Deshalb hab ich dich gebeten, machen wir doch etwas Vernünftiges und sprechen wir darüber, was wir jetzt im Moment erleben. Daß du das nicht siehst. Und wenn ich dir so wieder nicht näherkommen kann, hören wir doch besser auf.

F Ich habe gar nicht gemerkt, daß du mir näherkommen wolltest.

M Ja – äh – uh; weshalb reden wir denn überhaupt? Weshalb will ich denn überhaupt versuchen, nochmals mit dir zusammenzukommen?

F Ja, Stani, daß du mir näherkommen wolltest, also das mit dem Näherkommen, na gut, *ich versuche eben, auf Distanz zu halten, weil ich Angst vor deiner Nähe habe.*

M Ja eben, das mein ich ja auch.

Th Es scheint mir so wichtig, daß beide über die Ängste sprechen, die Sie vor einer Annäherung haben, jeder von seiner Seite.

M Das, was jeder im Moment erlebt.

Beide Partner können sich jetzt viel direkter ihre Ängste vor Nähe eingestehen.

F Du wirfst mir immer vor, ich sage überhaupt nicht, was für Ängste ich habe, jetzt nehm ich dann mal ein Tonband mit, das stimmt doch überhaupt nicht. Ich red doch von meinen Ängsten, die sind ja sehr offensichtlich.

Th Ich könnte mir schon vorstellen, daß es für Stani leichter wäre, wenn Sie mehr über Ihre Angst sprechen, als aggressiv über ihn herzufallen.

F Ja, das ist mir auch klar, daß das nicht die beste . . . daß das ein Fehlverhalten ist.

Th So leicht ist es vielleicht doch nicht, über eigene Ängste zu sprechen, anstatt nur auf Stani zu reagieren.

F (angespannt vor sich hin sinnierend) Ich glaub, ich hab eine einzige große Angst, meine große Angst ist einfach, daß ich nicht akzeptiert werde. Das ist meine ganz große Angst. Na gut. Jetzt sollte ich mir sagen, wenn ich schon so große Angst habe, so sollte ich versuchen, etwas netter zu sein. Ich hab das auch schon probiert, aber ich habe auch Angst, nett zu sein, denn Stani, selbst wenn ich gar nicht Gott-weiß-was-alles will, hat sofort das Gefühl, o Gott, o Gott, jetzt ist sie nett, jetzt will sie wieder was. Das sind genauso Stanis Ängste, die da mitspielen. Auch damals, als wir miteinander geschlafen haben, da hab ich wirklich keine großen Erwartungen gehabt, ich habe nicht gedacht, jetzt findet er mich toll, ich habe mich wirklich darüber gefreut und hab noch einen Spaß darauf gemacht und hab gedacht, es geht ja, es ist ja ganz schön, ich hatte gar keine großen Erwartungen. Ich hatte nicht gedacht, wie schön, jetzt liebt er mich wieder. Das ist alles gar nicht dagewesen. Das hatte mich so befreit. Und hinterher kam diese Enttäuschung. Damals ist es mir nach dem Schlafen gutgegangen, es ist mir gutgegangen, weil ich so gemäßigt reagieren konnte, das hat mich befreit. Jetzt bist du einen Schritt weiter, hab ich gedacht, und nachher war wieder alles vorbei, und alles war wieder wie früher. Ich bin im Grunde genommen ja recht realistisch und hab gar nicht so große Erwartungen. Aber natürlich, ich bin spontan, ich bin mal fröhlich, aber da ist nichts weiter dahinter. Und daß er dann gleich denkt, o Gott, o Gott, o Gott! (Mimt Stanis abwehrende Geste.)

Th Sie haben gesagt, mir ist so wichtig, ob ich akzeptiert werde oder nicht. Gibt es für Sie nur entweder – oder?

F Nein, das glaub ich nicht, aber – wenn er mich wenigstens zu drei Viertel akzeptiert oder zwei Drittel.

Th Oder vielleicht mal ein Zehntel. Fangen wir mal bei einem Zehntel an.

F Mit einem Zehntel anfangen und dann mal warten, ob es vielleicht mal fünf Zehntel wird?

Th Ohne Erwartung. Daß man sich mal einstellt auf einen Zehntel.

F Ein Zehntel ist mir einfach zuwenig in einer Partnerschaft, das geht nicht.

Th Er spricht von kleinen Schritten, und ich habe

den Eindruck, daß, wenn es so «entweder – oder» ist, wird es bei ihm zum «weder – noch».

M Ich hab schon ein paarmal gesagt, diese extreme Art kann ich schlecht ertragen.

F Aber wenn ich nicht in der Hoffnung bin, daß wir wenigstens auf fünf Zehntel leben können, dann sag ich nein. Ein Zehntel langt mir nicht; das ist nicht «entweder – oder», aber mit einem Zehntel, da sag ich, das ist mir zuwenig für eine Beziehung. Und wenn ich keine Erwartung und Hoffnung auf fünf Zehntel haben kann, dann ist das irgendwie ...

M Und warum hast du diese Hoffnung nicht?

F Auf fünf Zehntel? Weil ich Angst davor habe, daß da höchstens zwei Zehntel drin liegen, das hat gar nichts mit «entweder – oder» zu tun, aber so ein Existenzminimum ist auch bei der AHV (Alters- und Hinterbliebenenversicherung), weißt du. (Zum Therapeuten): Mit dem, was Stani jetzt für mich empfindet, möchte ich nicht mehr weiter mit ihm zusammen leben.

Th Was empfindet er denn eigentlich für Sie?

F (vor sich hin sinnierend) Ziemlich wenig.

Th Woher wissen Sie das?

F Weil er es mir gesagt hat. «Es ist nicht genug da, es könnte ja eventuell noch etwas kommen, aber als Frau schätz ich dich schon gar nicht.» Doch, einmal hat er zwar gesagt: «Ja, es ist vielleicht doch nicht so schlecht» – da war's aber auch dunkel (spitzbübisch lachend). Aber (kämpft jetzt mit den Tränen) – und dann hab ich eben Peter, der mich hübsch findet und attraktiv (kokettierende Bewegungen), und dann sag ich: «Du kannst mir mal!» Das ist meine Reaktion, da benutz ich dann eben Peter. Das ist ja auch viel angenehmer, wenn man mit einem Mann zusammensein kann, der einen attraktiv findet.

Es ist zu einer Annäherung zur Mitte gekommen. Die Frau, die zu Beginn der Therapie den Mann mit ihren absoluten Liebesansprüchen verfolgte und ihn damit nur in Abwehr drängte, spürt jetzt ihre eigenen Ängste vor Nähe, wo der Mann fähiger wird, eigene Bedürfnisse nach Nähe zur Frau zu äußern und mit mehr Affekt von ihr ein liebevolles Entgegenkommen zu fordern.

25. Sitzung vom 23. April

Übersicht

Die Kollusion wird allmählich entflochten. Beide Partner sind nicht mehr so reaktiv aufeinander bezogen, sondern nehmen ihre Beziehungsstörungen zunehmend als persönliche Schwierigkeiten wahr. Auf Grund ihrer narzißtischen Problematik erkennen beide Partner die Tendenz, zutiefst gekränkt und kränkend zu reagieren, wenn der Partner nicht so ist, wie sie es von ihm erwartet haben. Beide leiden auch unter der Angst, das Nachsehen zu haben, wenn sie sich näher kämen und erneute Hoffnungen an die Beziehung stellen würden. Beide haben sie Schwierigkeiten, Liebesgefühle des Partners zu akzeptieren. Jedes reagiert mit Abwehr, sobald das andere einen Schritt näher kommen möchte. Stani spürt jetzt deutlicher, daß die Forderung, Helga hundertprozentig zu akzeptieren, nicht nur von ihr gestellt wird, sondern auch aus ihm selbst kommt. Aus Kränkung, daß er diesem Ideal nicht genügen kann, reagiert er mit Schuldgefühlen und kränkendem Verhalten Helga gegenüber. Die Partner finden jetzt in der Gemeinsamkeit ihrer Schwierigkeiten eine starke Verbindung. Stani erkennt, daß er Helga wegen ihrer Spontaneität und ihres Gefühlsüberschwanges nicht nur ablehnt, sondern sie im Grunde beneidet und bewundert.

Stani berichtet von einer neuen Stelle, die er in Aussicht hätte als Lehrer für naturwissenschaftliche Fächer in einer Internatsmittelschule für Mädchen. Er fühlt sich unsicher, ob er diese Stelle annehmen und mit der Familie dorthin ziehen sollte. Er sieht allerdings die Gefahr, daß er dort Beziehungen mit den jungen Mädchen eingehen könnte. Helga entgegnet, sie mache das nicht mit, wenn sie dann dauernd in dieser Unsicherheit sei, ob Frauen, die weniger als 50 kg schwer seien, ihr den Rang streitig machen könnten.

Sie könne nicht mit ihm zusammen leben, wenn sie ständig in Unsicherheit leben müßte, ob er sie wieder hintergehe und belüge.

F Selbst wenn ich ihn nicht kontrolliere, einfach das Gefühl, die Angst ist ja doch da, und wenn er dann nach Hause kommt und ich denke, na Gott, er geht mir ja doch ab, dann bring ich das nicht fertig, ihn dann freundlich zu empfangen. So gelegentliches Ausflippen, das will ich ja gar nicht wissen, das ginge schon noch.

Th Aber es fehlt einfach die Vertrauensbasis.

F Ja.

Th→M Und das ist ja beidseits. Sie glauben ihr ja im Grunde auch nicht.

M Ja, vielleicht weniger in punkto Treue.

Th Aber in punkto Geliebt-Werden?

M Ja, ich merke bei mir immer das gleiche Problem wie bei ihr, daß ich mich nicht binden will, daß ich Angst davor habe, mich ganz fest zu binden; ich weiß nicht, warum ich diese Angst habe. Es geht schon auch in die gleiche Richtung wie bei ihr.

Th Ja, aber zum Teil ist es ja im gleichen Sinne wie bei ihr, nämlich die Angst, der Betrogene zu sein.

Stani kann nun besser artikulieren, wie auch er dauernd Angst hat, seine Liebeserwartungen

M Es ist bei mir auch mit anderen Beziehungen so gewesen, daß ich immer sehr darauf geachtet habe, daß ich nicht zu sehr eingeengt werde, daß ich nicht zu fest gebunden werde; das könnte mit ihr immer noch eine große Rolle spielen.

Th Es hat ja sicher mehrere Gründe, aber vielleicht spüren Sie, daß es mit dem Vertrauen zu tun hat. Die Angst, wenn man sich zu sehr einläßt, fühlt man sich plötzlich als der Betrogene, weil der andere ja gar nicht das empfindet, was man erwartet hat.

könnten vom Partner enttäuscht werden.

M Das weniger. Mehr in der Reflexion, daß sie mir nicht das gibt, was ich gerne möchte, was ich erwarte. Daß ich in diesem Sinne enttäuscht werde und kein Vertrauen zu der Möglichkeit habe, einander wirklich zu entsprechen. Weniger, daß sie mich mit fremden Männern betrügen würde. Klar, ab und zu kommt auch dieser Gedanke.

Th Ist es eher der Eindruck, nicht so geliebt zu werden, wie Sie es erwarten?

M Ja, das eher.

Der Anteil des Mannes an der Kollusion läßt sich herausschälen. Er erlebt seine Schwierigkeiten in der Beziehung zu Helga nicht mehr als Reaktion auf ihre bedrängende Art, sondern als in seiner persönlichen Eigenart gründend. Es handelt sich um die gleiche narzißtische Schwierigkeit, die Helga für sich im Erstinterview äußerte, nämlich daß der Partner einen enttäuscht und kränkt, weil er nicht so denkt, fühlt und ist, wie wir es von ihm erwarten.

Th Mh. – Ich glaube, es wäre wichtig, das als ein gemeinsames Problem zu akzeptieren. Sie beide sind hochempfindsam, beide sind Sie beunruhigt von der Frage, akzeptiert mich der andere wirklich oder laufe ich nicht Gefahr, mich zu sehr einzulassen und dann der Betrogene zu sein und enttäuscht alleinzustehen. Vielleicht ginge es darum, das als ein gemeinsames Problem zu akzeptieren. Es stellt sich die Frage, wie werden wir miteinander am ehesten mit dieser Schwierigkeit fertig. Jetzt steht jeder für sich allein als Einzelkämpfer da. Das ist aber ein gemeinsames Problem.

M Ich versuchte zu sagen, daß das nicht nur mit ihr zusammenhängt, sondern bei mir auch in anderen Beziehungen so ist.

Th Ich glaube, es besteht für beide in anderen Beziehungen dieselbe Schwierigkeit, wenn sie jemandem näherkommen.

(Schweigen.)

(Frau blickt den Mann fragend an.)

M→Th Was für Möglichkeiten sehen Sie?

Th Ich meine nicht im Sinne einer äußeren Lösung, sondern wie können wir uns so verstehen, daß die Angst und das Mißtrauen gegenseitig möglichst abgebaut wird.

(Schweigen.)

(Beide sind besinnlich.)

Beiden ist die Angst gemeinsam, vom Partner nicht wirklich akzeptiert zu werden und das Nachsehen zu haben, wenn sie sich in eine Bindung einlassen würden.

F (seufzt) Ich glaube, die Voraussetzung wäre, daß wir uns mal gegenseitig akzeptieren, so wie wir sind, soweit wie möglich; ich glaube, das wäre sehr wesentlich dabei.

Th Ja, aber für Sie ist's ja die Schwierigkeit, daß, wenn der eine sich bemüht, den anderen zu akzeptieren, der andere trotzdem den Eindruck hat, er werde nicht wirklich akzeptiert.

(Beide schweigen. Die Frau blickt erneut den Mann fragend an. Der Mann hält schützend die Hand vor sein Gesicht.)

M→Th Sehen Sie die Möglichkeit, daß wir das ändern können?

(Es herrscht eine nachdenkliche, etwas ratlose Stimmung.)

F Ich glaube, es ist bereits ein wesentlicher Fortschritt zu sehen, daß es ein gemeinsames Problem ist, das schafft eine gemeinsame Basis, wenn man denken kann, o Gott, der andere ist ja genauso beschissen dran wie du selbst. Das ist doch schon mal eine sehr wichtige gemeinsame Basis.

M Ja, in letzter Zeit wurde uns das ja ziemlich bewußt, daß wir uns im Grunde recht ähnlich sind in der Angst, enttäuscht zu werden.

25. Sitzung

F Aber irgendwie fühlt man sich selbst eben doch ein bißchen mehr benachteiligt. Vielleicht geht dir das auch so. Weil man selbst darunter leidet. So auch mit dem Akzeptieren. Wenn ich mir sage, im Grunde genommen akzeptiert er mich ja doch nicht, andererseits ich mich immer frage, warum kommst du immer mit dem Akzeptieren. Man weiß dann, der Stani, der hat auch Ängste, und ich hab auch Ängste. Ich sag dann zu mir: «Du mußt doch gar keine Ängste haben.» *Die Ängste sind hier drin. Auch wenn du mir zehnmal sagen würdest, ich finde dich hübsch und ich habe dich gerne, ich glaube es ja dann doch nicht, wenn du mir das sagst.* Selbst wenn du sagen würdest: «Ja, du gefällst mir» (lächelt etwas verlegen, den Mann und den Therapeuten um Bestätigung bittend), aber du sagst es ja eben nicht, das ist ja gerade die Schwierigkeit, selbst wenn du es jetzt sagen würdest: «Du gefällst mir», dann würde ich innerlich denken: «Ja, schon aber . . . aber die anderen gefallen ihm hundertmal besser.»

Beide spüren, daß das Problem des Akzeptiertwerdens nicht so sehr durch den Partner verursacht wird als durch persönliche Schwierigkeiten. Die Gemeinsamkeit dieses Problems wirkt auf die Partner verbindend.

M *Genau das Ähnliche denke ich für mich, was du da für dich sagst.*

F Ja eben, aber dann findet man das doch völlig ungerechtfertigt, wenn der andere so was empfindet. In diesem Sinne war es uns nicht ganz so bewußt. Vor allem haben wir nichts dagegen unternommen. Jeder denkt, der andere hat es ja viel besser und ich selbst bin ja der Beschissene.

Wir sind an einem zentralen Punkt der Kollusionstherapie angelangt, wo die beiden Partner in der Gemeinsamkeit ihrer Schwierigkeit eine Basis finden in der Hoffnung, sich in der Bewältigung dieser Schwierigkeit gegenseitig zu helfen. Helgas

Hoffnung, von Stani eine Form von Bestätigung zu erlangen, löst bei ihm nun aber bereits wieder eine distanzierende Bewegung aus:

> M Das ist jetzt von deiner Seite. Ich muß schon ehrlich sagen, das hab ich eigentlich nie gedacht, weil ich immer das Gefühl gehabt habe, daß du mich mehr magst als ich dich, zumindest in der letzten Zeit.
> (Frau ist deutlich frustriert, läßt den Kopf hängen.)
> (Pause.)
> F (gedämpft) Na gut, ich hab das jetzt von meiner Seite her beleuchtet.
> Th Wir haben schon oft über die Gemeinsamkeit Ihrer Schwierigkeiten gesprochen. Aber vielleicht wäre das doch etwas Neues, wenn wir uns fragen würden, wie können wir uns am besten miteinander aus diesen Schwierigkeiten herausarbeiten?
> M Wie können wir das miteinander am besten; dazu würde doch nun gehören, daß wir zunächst eine Bestandsaufnahme machen. Daß man eben nicht glaubt, der andere sei weiß Gott wie oben oder unten. Daß jeder ganz im Bild ist, wo der andere steht.
> Th Ja.
> M Das gehört dazu.
> F Wobei ich einschränkend sagen möchte, wenn der andere weiß, wo er steht, und es auch so äußert.
> M Aber oft kann man erst merken, wo man steht, wenn man gefordert ist, Stellung zu nehmen.

Die Äußerungen des Mannes sind unerwartet und erstaunlich. Er, der sich bisher dauernd jeglicher Stellungnahme entzogen hat und sich nie auf etwas festlegen wollte, plädiert nun selbst dafür, daß man beide Partner zu einer Stellungnahme herausfordern sollte. Die Frau stellt die Realisierbarkeit dieser Forderung in

Frage. Auch diesbezüglich haben die Partner gegenüber dem Therapiebeginn ihre Positionen miteinander vertauscht.

M Es ist natürlich schwierig, aber je mehr man darüber spricht und gefordert ist, Stellung zu nehmen, um so klarer kann man das dann herausschälen.

F Ja, natürlich, das stimmt schon, daß man das klarer formulieren kann, wenn man dazu gezwungen ist, aber das Problem ist natürlich auch, daß man vielleicht selbst – daß man, um eine gewisse Situation zu vermeiden, nicht ganz ehrlich ist.

M (ernst und mit Nachdruck) Aber das ist ja vor allem mein Problem.
(Frau seufzt.)
Die Frage ist, wieweit es für dich ein Problem ist.

F Ich habe die Angst, daß ich dann nicht alles sage, um nicht verletzt zu werden (macht distanzierende Handbewegungen). Ob wir das wirklich fertigbringen, soweit zu kommen, uns das zu sagen und ob wir auch wirklich genau wissen wollen, wo wir stehen?

Th→F Ich hatte eben den Eindruck, daß Sie etwas verletzt waren, als er gesagt hat, es sei doch recht einseitig mit der Liebe.

F (macht abwägende Kopfbewegungen) Ja, schon.

Th Ja, das kann ich gut verstehen.

M Das ist doch etwas, das ich immer wieder erlebt habe, daß, wenn du auf mich zukommst, ich nicht so reagieren kann, wie ich eigentlich sollte. Aber ich könnte auch gar nie sagen: «Ich hab dich ja lieb», weil du es nicht annimmst, wenn ich dir so was zeige. Du machst das dann immer ganz herunter, so als ob das überhaupt nichts wäre, was ich für dich empfinde.

Beide gestehen sich offen und frei ein, welche Abwehrmaßnahmen sie dem Partner gegenüber benutzen, um sich in ihrer Verletzbarkeit zu schützen.

Zunehmend wird für beide Partner klar, wie sie die gleiche Schwierigkeit haben, Liebesgefühle des anderen zu akzeptieren. Der Mann kränkt die Frau dauernd damit, daß er ihre Liebesangebote zurückweist, aber auch die Frau zerstört jegliche Äußerungen von Zuneigungen des Mannes, indem sie diese gleich im Keim erstickt und entwertet. Der Mann scheint jetzt eindeutig entschlossen, sich nicht mehr weiterhin nur defensiv zur Frau zu verhalten, sondern seine eigenen Gefühle für die Frau besser wahrnehmen und darstellen zu lernen.

F Aber das kam doch in einer der letzten Therapiestunden, daß du gesagt hast, du wagest nicht, deine Gefühle für mich zu zeigen, weil du befürchtest, daß diese für mich immer kränkend wären. Und ich habe dann gesagt, das sei natürlich nicht gerade charmant für mich, daß deine Gefühle für mich immer kränkend sein müssen. Und du hast dann behauptet, du habest das nicht gesagt.

(Es entspinnt sich nun ein heftiger Streit zwischen beiden, ob Stani das gesagt habe oder nicht, wobei ich als Richter angerufen werde.)

M Aber schau, für dich ist doch alles kränkend, wo ich nicht hundertprozentig zu dir stehe. Dann bist du ja immer schon gekränkt – für dich ist es nur nicht kränkend, wenn ich total für dich da bin.

F Nein, das stimmt doch nicht.

M Ja, gut, ich empfinde das so.

F Das stimmt eigentlich nicht.

Th→F Was hat er jetzt gesagt?

F Er hat gesagt: «Für dich ist alles kränkend, für dich ist es nur nicht kränkend, wenn ich hundertprozentig für dich da bin.»

Th «. . . Ich empfinde das so.»

F Aha –

Sensibel reagiert immer eines von beiden mit Abwehr, wenn das andere einen Ansatz zur Annäherung macht. Jetzt, wo der Mann Fortschritte zu einer beidseitigen besseren Akzeptation machen will, bekommt die Frau Angst, Dinge zu hören, die ausschließlich negativ lauten. Der Mann wehrt sich diesmal vehement gegen diese Vermutung. Er sagt zwar nicht, daß er etwas Positives für die Frau empfindet, wehrt sich aber eindeutig dagegen, daß es nur Negatives sei.

Th→F Es dünkt mich so wichtig, daß Sie versuchen, das einfach als sein Empfinden zu akzeptieren.

F Ja, gut, aber was soll man denn da machen, wenn man jetzt sagt, ich kann das akzeptieren, er empfindet es jetzt so? Was soll man denn da machen? Hundertprozentig kann ich es nicht akzeptieren, das sind meine Grenzen, ich kann nur siebzig oder fünfzig Prozent, und der Eindruck ist, das hat dann alles gar keinen Zweck.

M Das sag ich ja nicht. Ich hab nie gesagt, es hat keinen Zweck, selbst damals nicht, als meine Liebe null Prozent war.

Th Mein Eindruck ist, weil er die Forderung spürt, hundertprozentig zu Ihnen stehen zu müssen, glaubt er: «Ich kann diese Erwartung nie erfüllen, also geht es sowieso nicht.» Und da nützt es wahrscheinlich nichts, wenn Sie sagen: «Ich mein es ja gar nicht so.» Ich glaube, er ist einfach so, das ist seine Schwierigkeit, aus der heraus er reagiert, aus der heraus er vielleicht auch kränkt, weil er den Eindruck hat, er könne diese Forderung nie erfüllen.

F Ja, ich kann ja versuchen, das zu akzeptieren, daß ihm diese Erwartungen Angst machen, und sollte nun versuchen, die Erwartungen herunterzusetzen.

Th→F Können Sie auch sehen, daß er vielleicht gerade aus diesen Erwartungen heraus Sie so kränkt?

Helga kann Stanis eingeschränkte Beziehungsfähigkeit zwar verstehen, sie kann sich damit aber nicht zufrieden fühlen.

F Ja, das versteh ich absolut. Aber das kränkt mich eben dann trotzdem. Ich kann zehnmal sagen, der Stani reagiert so und so. Aber es kränkt mich trotzdem. Das find ich das Schlimme daran. Vielleicht ist diese Kränkung etwas schwächer und kürzer, aber im Moment kränkt mich das dann erst mal.

Th Ich finde das schon sehr viel, wenn Sie diese Kränkung so klar wahrnehmen und auch als solche äußern können.

Die Kollusion entflechtet sich schrittweise. Wenn Helgas Anspruch auf hundertprozentige Akzeptation wegfallen würde, könnte Stanis Abwehr nicht mehr nur als Reaktion auf ihre Forderungen dastehen. Es würde dann klarer, inwiefern er aus eigener Problematik die Idealvorstellung hat, man müßte eine Frau vorbehaltlos akzeptieren können, und inwiefern er bei Nichterfüllung dieser selbstgestellten Erwartung Schuldgefühle empfindet und aus diesen heraus die Frau kränken muß. Diese Frage wurde in anderen Sitzungen bearbeitet.

Der Prozeß der Therapie ist nun so weit gediehen, daß die Partner ihre Gefühle, Bedürfnisse und Erwartungen besser wahrnehmen und einander mitteilen können. Wenn die persönlichen Beziehungsschwierigkeiten damit auch nicht behoben sind, so ist doch bereits viel gewonnen, wenn beide Partner sich und den anderen in diesen Schwierigkeiten akzeptieren können, anstatt sich gegenseitig reaktiv in den Schwierigkeiten zu bestärken. Die Paartherapie setzt hier ein bescheidenes, aber konkretes Ziel: sich in seinen beschränkten Möglichkeiten zu verstehen und gerade darin eine besondere Verbindung und Liebe zu finden.

F Ich hab immer das Gefühl, daß ich mich gegen dich wehren muß. Ich hab überhaupt nie das Gefühl, daß du mich so annimmst wie ich bin. Ich bin in deiner Gegenwart sehr unfrei.

M Ja, deshalb wohl auch die Kränkungen.

Th→F Inwiefern fühlen Sie sich unfrei?
F Insofern, als ich dauernd denke: «Das hat er nicht gern.» Ich tue es zwar dann trotzdem, aber nicht spontan. Ich hab das grad am Wochenende gedacht; wenn ich mich freue, kann ich es, wenn Stani da ist, nicht zeigen, ich denk dann dauernd: «Das fällt ihm auf die Nerven. Komm runter und schrei nicht so.»
(Helga berichtet dann über das gemeinsam in den Bergen verbrachte Wochenende. Es hatte hoch geschneit. Sie stand mit den Skiern oben am Hügel. Sie habe gejauchzt und sich dann in den Schnee fallen lassen. Er stand schon unten. Vielleicht habe sie auch etwas Angst gehabt, sie wisse es nicht mehr recht. Stani lacht und sieht Helga dabei liebevoll an.)
F Auf jeden Fall hab ich das trotzdem schön gefunden, und er, er hat gesagt: «Komm runter und schrei nicht so.» Dabei hat es mir einfach Spaß gemacht, in den Schnee zu plumpsen. Es ist einfach so, daß, wenn ich mich freue und das zeige, das mag ich in Stanis Gegenwart nicht mehr. Da fühl ich mich unfrei. Manchmal tue ich es trotzdem, aber ich hab nicht das gleiche Erlebnis und die gleiche Freude daran. Die Aggression kann ich viel besser zeigen.
M Das stimmt schon. Manchmal ist es mir einfach zuviel, und ich glaube, das könnte in Richtung *Eifersucht* gehen, daß sie das kann und ich das nicht kann.
F→M Komisch, das hab ich vorher auch grad gedacht, vielleicht ist *Stani neidisch, daß er das nicht auch so empfinden kann.*
M Nicht empfinden, ich kann es schon empfinden, aber *ich kann es nicht so ausdrücken. Es ist schon möglich, daß es sich um eine Art Eifersucht handelt.*
Th Das scheint mir eine wichtige Feststellung, weil Sie bisher immer gesagt haben, es sei Ihnen

Helga fühlt sich in ihrer Spontaneität durch Stanis Anwesenheit gehemmt. Stani äußert, daß er Helgas Überschwenglichkeit nicht einfach nur ablehne, sondern daß er sie im Grunde deswegen bewundere und beneide.

einfach unangenehm. Im Grunde genommen vermissen Sie das aber an sich selbst . . .

M Es kam mir einfach so dieser Gedanke, daß ich vielleicht neidisch bin. In gewissen Situationen kann ich mich auch so freuen und das zeigen, aber nicht in ihrer Anwesenheit, wahrscheinlich weil ich denke, sie denkt dann, das sei so ein schwacher Versuch, meine Gefühle zu zeigen. Es könnte eine Art Eifersucht sein, daß ich denke, sie kann das sowieso besser; teilweise sind mir ihre Ausbrüche natürlich auch unangenehm, zum Beispiel wenn wir mit Leuten zusammen sind, wenn ich denke, die finden es vielleicht blöd.

Th Sie vermissen an sich, daß Sie nicht so frei die Gefühle zeigen können?

M Ja, und ich habe Angst, daß ich das in ihrer Gegenwart gar nie lernen kann und daß es dann wieder Reaktionen gibt, weil ich mich von ihr erdrückt fühle.

Th Sie haben den Eindruck, Sie könnten mit ihr in dieser Hinsicht nie Schritt halten?

M Ja, in dieser Hinsicht ist sie immer weit oben (blickt an die Decke hinauf), und das stört mich, daß sie da immer so weit oben ist.

Th Vielleicht ist das wichtig für Helga zu sehen, daß Sie sie nicht nur ablehnen wegen dieses Gefühlsüberschwangs, sondern auch bewundern.

M Ja, ich hab das gelegentlich auch schon gesagt, daß *diese spontane Art, daß ich die auch bewundere und gerne hab und daß ich das nicht nur ablehne. Die Ablehnung ist dann vielleicht auch, weil ich das nicht so gut kann.* Wenn es spontane Freude ist, dann bewundere ich das. Es gibt verschiedene Variationen, warum mich das stört, wenn sie so laut ist und alles übertönt, das seh ich nicht so genau. Es könnte auch dort eine Art Eifersucht sein; sie erdrückt mich einfach damit, weil ich dann gar nicht die Möglichkeit habe, noch irgend etwas zu sagen. Ihre spontane Art aber, wenn die Kinder oder Freundinnen da sind oder sie Geschenke bekommt, das ist eher das, was ich an ihr bewundere.

Th Ja, vielleicht auch vermissen würden, wenn sie das überhaupt nicht mehr hätte.

M *Ja, das stimmt, das vermiß ich jetzt auch bei der Renate, das fehlt mir schon, daß sie eher so ist wie ich, grob ausgedrückt.* Sie empfindet auch, aber sie hat nicht so die Möglichkeit, es zu zeigen. Da bin ich manchmal neidisch auf Helga.

Die Beziehung zu Renate ist für Stani weniger belastend, weil sie ihm ähnlicher ist, aber offenbar auch weniger erfüllend, weil sie ihn wenig zu ergänzen scheint in den Punkten, in denen er sich selbst als unvollständig empfindet. Es stellt sich die Frage, wieweit die Freundin die Funktion hat, ihm einen Schutzraum anzubieten, der in dem Moment gar nicht mehr notwendig wäre, wo er sich von Helga nicht mehr so bedrängt fühlen würde.

27. Sitzung vom 15. Mai

Übersicht

Helga ist in der Therapie zunehmend verzweifelt und depressiv geworden. Sie kann sich schwer von ihrem absoluten Anspruch an eine Liebesbeziehung lösen und fühlt sich überfordert von der Erwartung, in der Beziehung zu Stani mehr sie selbst zu sein und sich nicht in all ihren Gefühlen und Strebungen auf ihn auszurichten. Stani fühlt sich für ihre Existenz, für ihr Sein oder Nichtsein verantwortlich, was ihm Schuldgefühle und Angst verursacht. Er fordert sie auf, mehr zu sich selbst zu stehen und es in Kauf zu nehmen, daß ihn dann manches an ihr stören werde.

Helga ist depressiv-verstimmt. Stani glaubt, es könnte damit zusammenhängen, daß er sie nicht mehr als Mutterersatz beanspruche und sie Mühe habe, sich darauf einzustellen.

F (seufzt lange) Ich weiß nicht, ob ich es je fertigbringe, eine normale Beziehung mit Stani aufzubauen. Durch mein Verhalten oder – (bricht in Tränen aus) . . . ich hab einfach einen blöden Tag heute –

M Ich glaube, es spielt da eine Mutter-Sohn-Beziehung mit. Ich habe zu Beginn in dir einen Mutterersatz gesucht, und du hast es so aufgenommen, es paßte gut zusammen mit deinen Erwartungen. Dadurch, daß ich mich daraus gelöst habe, ist die Mutter-Sohn-Beziehung gestört, und du hast Mühe, dir eine andere Beziehung vorzustellen, es fehlt eine andere Beziehungsmöglichkeit.

F Ich hab das gar nicht so empfunden.

M Ich war bevormundet, du hast mein Leben bestimmt, jetzt hab ich mich befreit, genauso wie ein Sohn sich von der Mutter befreit, und die Mutter hat dann den Kontakt verloren und hat Schwierigkeiten.

F Du suchst in jeder Frau eine Mutter.

M Das spielt in jeder Partnerwahl mit, ich habe das nie nur als Mutter-Sohn-Beziehung empfunden, aber es paßte sowieso zu deiner Art.

Th→F In der zweiten Stunde, vor einem Jahr, haben Sie erzählt, wie er aufgewachsen ist.

F Daß ich vor Mitleid geschmolzen bin und er sagte, es sei gar nicht so schlimm gewesen.

Th Ja. Damals hatte ich den Eindruck einer Mutter-Sohn-Beziehung von beiden Seiten her, nämlich daß Sie wie eine gute Mutter für ihn eingestanden sind.

F Ich weiß schon. Stani fand es nicht so schlimm, und mir kamen die Tränen.

Th→M Sie sind frustriert aufgewachsen und hofften, in Helga eine Mutter zu finden. Sie, Helga, fanden darin eine Aufgabe, die auch Ihnen viel bedeutet hat.

F Das ist seit zwei Jahren vorbei.
M Seither haben wir auch Schwierigkeiten.
F Diese Mutter-Sohn-Beziehung hörte auf, als ich eigene Kinder hatte, so rein funktionell.
Th→M Wie war es für Sie, eigene Kinder zu haben?
M Das hat mich gefreut, weil ich mich dadurch als erwachsen bestätigt fühlte.
Th Mußten Sie Helga danach mit den Kindern teilen?
M Nein, ich war auf die Kinder nicht eifersüchtig. Helga nahm sich ja nicht nur für die Kinder Zeit. Als ich sie als Mutter verlor, fand ich die Frau nicht mehr so toll, und die Schwierigkeiten begannen.
F Und du suchtest in Susanne eine neue Mutter.
M Schon möglich.
Th Hatten Sie auch Angst, daß Helga Ihnen als Mutter verlorengehen könnte?
M Das könnte schon sein, ich habe das zuvor nicht so klar gesehen.
Th Spielt die Angst mit, die *Mutter zu verlieren*, daß sie sterben könnte?
M *Sterben nicht, aber verlorengehen.* Familie und Haushalt könnten schon mit der Mutterrolle zusammenhängen.
Th Haben Sie Angst vor einer Bindung und erneutem Verlust?
M *Angst, mich zu stark zu gewöhnen, das könnte ich mir vorstellen.* Früher scheute ich vor jeder Bindung zurück, und vielleicht habe ich auch deshalb Mühe, Beziehungen wieder abzubrechen.
F Du hast gar nicht Angst, mich als Helga zu verlieren, sondern nur Angst vor der Endgültigkeit.
M Mich belastet es so stark, daß du deine Entscheidung immer ganz auf mich abstimmst.
F Ich habe dir schon gesagt, daß ich wohl gerne mit dir zusammensein möchte, aber die Probleme

Stanis Bindungsangst hängt mit seinem frühkindlichen Mutterverlust zusammen, den er als Erwachsener auf Helga und seine Freundinnen überträgt.

sind zu groß, weshalb ich es nicht mehr will. Eine definitive Trennung wäre wohl besser. Ich könnte dann eher zur Ruhe kommen.

Auffallend ist vor allem die veränderte Atmosphäre gegenüber der zweiten Therapiesitzung, wo dieser Mutter-Kind-Aspekt in ihrer Beziehung auch zur Sprache kam. Auf dem Video-Band wirkte Helga damals als die große, spendende Mutter und Stani als das umsorgte Kind, während Helga jetzt verzweifelt und trotzig wie ein verlorenes Kind dasitzt, Stani dagegen liebevoll besorgt und mütterlich zu ihr spricht. Der Verlust der Mutterfunktion hat Helga um eine Aufgabe gebracht, die ihr in der Beziehung einen wesentlichen Halt vermittelte. Ohne diese stabilisierende und ihr Selbstgefühl positiv verstärkende Funktion wird sie von Angst erfüllt, sich ihm gegenüber nicht gleichwertig behaupten zu können. Sie hat Mühe, daran zu glauben, daß sie ihm weiterhin viel bedeutet, auch wenn sie ihn nicht mehr mit Leben ausfüllt, nicht mehr seine existentielle Basis bildet und er unabhängiger von ihr zu denken, fühlen und sprechen vermag.

Th→M Es fällt mir immer wieder auf, wenn Helga scheiden will, dann sind Sie viel zärtlicher zu ihr.

M Wenn es endgültig wird, habe ich Angst. Sonst habe ich nicht so das Bedürfnis, mit ihr zusammenzusein.

Th Helga bekommt am meisten Zuwendung, wenn sie gar keine mehr will.

F Das Spiel haben wir seit Jahren gespielt.

M Jetzt spielen wir es aber ohne Kränkungen.

F Früher hatte ich oft bewußt gesagt, ich will dich nicht, weil du mich dann wolltest. Das bin ich leid.

Th Das zeigt, wie sehr Sie aufeinander bezogen sind. Es wäre wohl günstiger, wenn jedes sich stärker so verhalten könnte, wie es sich im Grunde in der Beziehung zum Partner fühlt und nicht nur re-

Sobald Helga sich von Stani distanzieren oder ihn verlassen will, geht er

aktiv auf das Verhalten des Partners abgestimmt. 27. Sitzung

M . . . du sagst immer: «Wann, glaubst du, ist es soweit?» Weshalb machst du das von mir abhängig? Ich frage mal: «Wann, glaubst *du*, ist es soweit?»

F Ich glaube, ich wäre mehr dazu bereit.

Th Es wäre vielleicht für ihn leichter, wenn auch Sie eine klarere Haltung hätten. Wann ist es für Sie soweit?

F Ich will überhaupt nicht mehr – (bricht in Tränen aus). Ich hab natürlich auch Angst vor einer definitiven Lösung. Aber ich kann nicht mehr, es ist mir Wurst, ob ich später immer die gleichen Fehler in Beziehungen machen werde. Ich möchte nun endlich meine Ruhe finden und mich einrichten.

wieder stärker auf sie zu. Er hat Angst vor Bindung und Angst vor endgültiger Trennung.

Stani hat sich wohl noch nicht so sehr von Helga gelöst, wie er vorgibt. Er gerät in Angst, wenn er nicht spürt, daß sie im Hintergrund immer für ihn da ist. Mit dieser Haltung provoziert er Helga zu einem Nähe-Distanz-Spiel, in dem Helga am meisten Zuwendung erreichen kann, wenn sie am entschiedensten mit Scheidung droht. Dieser Zustand wird für Helga zunehmend unerträglich. In den folgenden Stunden bittet sie Stani, seine Effekten in der Wohnung abzuholen. Sie möchte ihn aus der Wohnung und damit aus sich selbst herausbringen. Seine Effekten markieren seine Präsenz und erlauben es ihr nicht, mehr zu sich zu finden und nicht immer auf ihn bezogen zu sein. Helga bemüht sich dann etwas forciert, sich zurückzuziehen und keinen Druck mehr auf Stani auszuüben. Diese Bemühung wird von Stani entwertet. Ihre Zurückhaltung sei nicht echt. Helga solle wirklich so sein, wie sie sei. Helga entgegnet: «Wenn ich mich nicht verhalte (so wie sie sich fühlt), bin ich nicht ich selbst, und wenn ich aggressiv bin, bin ich auch nicht so, daß ich akzeptiert werden kann.» Stani dazu: *«Sei wie du bist, dann kann ich sagen, was mich stört. Laß es doch zu, daß mich etwas stört, ohne dich immer gleich auf mich abzustimmen.» Helga: «Also gut, so bin ich ‹ich›, ohne Rücksicht auf Verluste.»* Stani fordert von Helga, sich zu definieren und es in Kauf zu nehmen, daß er sich auch definiert und sie sich dann aneinanderreiben als zwei getrennte, aber aufeinander bezogene Individuen. Er gibt aber auch zu, daß es für ihn schwierig wäre, wenn die Beziehung durch Helga nicht immer auf Spannung gehalten würde, weil ihn das belebe und er immer Angst habe, eine Beziehung könnte alltäglich und langweilig werden und dadurch auseinanderfallen. Wenn Helga so aggressiv über Stani herfällt, erfüllt sie somit die tieferen Erwartungen von Stani, obwohl er vordergründig sich an ihrer Art stört.

31. Sitzung vom 28. August

Übersicht

Nach zweimonatigem Ferienunterbruch eröffnet Helga heute ihren Beschluß, sich endgültig zu scheiden. Sie habe die Hoffnung begraben, daß Stani je wirklich zu einer näheren Beziehung fähig sein werde. Sie könne zwar Stani besser verstehen, habe aber keine Lust, diesen unbefriedigenden Zustand zu verewigen. Ich bin über diesen Entscheid betroffen und enttäuscht. Stani hält Helgas Beschluß für einen forcierten Willensakt. Helga wirkt verkrampft und verzweifelt. Es ist ihr gelungen, sich in den Ferien vermehrt auf eigene Füße zu stellen. Sie äußert die Absicht, sich auch von Peter zu trennen, denn er sei wesentlich jünger als sie und noch sehr kindlich. Er sei ihr unterlegen, fast hörig. Sie habe ihren früheren Verlobten getroffen. Dieser habe geäußert, er habe sich damals von ihrer starken Persönlichkeit erdrückt gefühlt. Helga erkennt eine eigene Schwierigkeit: Wenn sie sich einem Mann nicht überlegen fühlen kann, fühlt sie sich bedroht und gerät in aggressives Verhalten, um sich sicherer zu fühlen. Sie möchte neue Partnerbeziehungen anknüpfen, um sich selbst in ihren Beziehungsmöglichkeiten zu erfahren und zu sehen, in welchen Bereichen sie sich mit anderen Menschen überhaupt treffen könne. Zumindest für andere Beziehungen stellt sie jetzt nur noch beschränkte Ansprüche. Auch in Stanis Beziehung zu Renate kriselt es. Wir versuchen, die Bilanz der Therapie zu ziehen. Helga hatte erwartet, daß sie als glückliches Paar aus dieser Therapie hervorgehen würden. Auch ich bin vom Ergebnis dieser Therapie nicht befriedigt. Zwar haben beide Partner gelernt, ihre tieferen Gefühle und Schwierigkeiten besser wahrzunehmen und einander mitzuteilen. Ich bedaure es aber doch sehr, daß dieses mir sympathische Paar nun auseinandergehen will. Stani zeigte in den vorangegangenen Sitzungen deutlicher, wie sehr er an Helga hängt, wie er sie, wie ein Kind die Mutter, ungeteilt beanspruchen möchte. Andererseits befürchtet er, sich allzu stark von ihr abhängig zu machen und neben ihr nicht erwachsen werden zu können.

Es handelt sich um die erste und zugleich letzte Sitzung nach einer zweimonatigen Sommerpause.

Helga will sich endgültig trennen.

Th Wie war es Ihnen zumute, als Sie hierhergekommen sind?
F Ich dachte, ach, jetzt geht's wieder von vorne los. Aber im Grunde habe ich mittlerweile nicht mehr Angst davor.
Th Aber haben Sie doch gewisse Erwartungen?
F Nein, ich habe keine Erwartungen mehr, es fehlt mir die Motivation zur Therapie, *ich hab mich jetzt entschlossen, ich möchte mich trennen.* Er sagt, er wisse nicht, was er beruflich und persönlich machen werde. Ich weiß nicht, ob er so ambivalent bleiben will, aber ich weiß, daß ich das nicht mehr mitmachen will, da bin ich nicht mehr bereit, an unserer Beziehung zu arbeiten.
Th Ja – (zu Stani gewandt) und Sie?
M Ich möchte es versuchen, meine Vorstellung ist immer noch die Hoffnung auf eine bessere Beziehung zueinander und daß wir uns näherkommen könnten. Ich habe das Gefühl, daß wir uns besser verstehen und wir uns zeitweise, wenn auch nicht dauernd, näher sind. Jedenfalls geht es in diese Rich-

tung, und ich glaube, es kommt mal so weit, daß ich wünsche, mit ihr zusammen zu leben.

Helga will sich nicht mit Halbheiten abfinden.

F Ich glaube, in den Ferien ist es gutgegangen, weil ich absolut keine Ansprüche mehr an Stani gestellt habe. Ich habe nicht verlangt, daß er mich hübsch findet und mich gerne hat und auch – überhaupt gar nichts. Auf die Dauer will ich das aber in einer Beziehung nicht missen. Wenn ich mit einem Mann eine Beziehung habe, dann will ich, daß er mich gerne mag und mich akzeptiert, da bin ich nicht bereit, darauf zu verzichten. Es ging nur deshalb gut, weil ich mir sagen konnte, wenn er mich gern hat, na gut, wenn nicht, dann läßt er es eben bleiben. Aber auf die Dauer kann ich das nicht. Ich frage mich ganz kalt: Was bringt es mir, wenn ich mit Stani zusammenbleibe? – Finanzielle Vorteile – gesellschaftliche Vorteile, daß ich einen Mann vorzeigen kann – und daß die Kinder einen Vater haben, der sich um sie kümmert, aber das könnte er ja ohnehin. Ich mag nicht mehr denken, irgendeinmal kommt es vielleicht. Ich weiß jetzt, daß ich allein leben kann, und habe keine Lust, noch weitere zwei Jahre zu warten, um zu sehen, ob du es dann vielleicht auch irgendeinmal kannst.

Th→M (Enttäuscht, etwas verärgert, mit scharfer Stimme) Können Sie das verstehen? (Auf Stani ausweichend.)

M Ja, sie sagt jetzt, sie habe sich losgelöst, aber es scheint mir aufgezwungen, und sie will jetzt das, was aufgebaut wurde, zerstören. Deshalb will sie auch nicht, daß wir nachher noch einen guten Kontakt haben.

Th→F (etwas gefaßter) Mein Eindruck ist, daß Sie sich aus einer Einsicht dazu entschlossen haben, aber daß Sie das noch stark schmerzt.

F (sitzt mit hochgezogenen Schultern da, wirkt

stark gespannt) Du triumphierst immer so und hältst mir unter die Nase, daß ich mich einerseits trennen möchte und andererseits dann doch immer wieder für dich da sei. Es ist von mir her aber keine Erpressung und kein Gewaltakt.

Th Eher ein langsam reifender, schmerzlicher Entschluß?

F Zuerst eher eine Befreiung, aber jetzt schon schmerzlich – (kämpft mit den Tränen) – aber – (Stani blickt stark beunruhigt zu Helga).

Th In welchem Sinne finden Sie es erzwungen?

M Nicht erzwungen, aber daß sie es im Grunde gar nicht so möchte.

F (bewegt den Kopf abwägend hin und her).

Th Für mein Gefühl hat es jetzt keinen erpresserischen Charakter, sondern ist ernst.

M Mein Eindruck ist auch, daß es nicht erpresserisch ist. Aber ich kann nicht verstehen, weshalb wir nicht weiterhin gute Freunde bleiben können.

Stani hat Angst vor der Endgültigkeit der Trennung.

F Das können wir ja.

M Nein, du hast immer das Gegenteil gesagt, daß du den Kontakt dann völlig abbrechen willst. Das macht mir eben Angst, ich habe Angst vor dem Endgültigen.

Th In der Therapie entstand lange Zeit der Eindruck, daß es Ihnen schwerfällt, eine eindeutige Position einzunehmen, weil Sie sich von Helga unter Druck gesetzt fühlen. Jetzt, wo Sie sich nicht mehr erpreßt fühlen, fällt es Ihnen dennoch schwer, eine eindeutige Position einzunehmen. Das ist für Helga sicher belastend, übrigens auch für Sie selbst, für beide.

M Ja, sicher. Ich habe einfach Mühe, Entscheidungen zu treffen und mich auf etwas Endgültiges einzustellen.

Th→F Wie sehen Sie das bei ihm?

F Manchmal denke ich, er könnte es, manchmal

aber – im großen und ganzen liegt hier das Hauptproblem, aber er könnte sich doch wenigstens im kleinen daran halten. (Berichtet ein Beispiel über ein geplantes gemeinsames Wochenende, für das sich Stani bis zuletzt nicht festlegen konnte.) Er sollte wenigstens im kleinen mal zu seinen Entscheidungen stehen.

Es herrscht eine gespannte Atmosphäre. Die Frau wirkt verkrampft, so als ob sie Mühe hätte, ihren Entscheid durchzuhalten. Der Mann wirkt verunsichert. Er hat zwar Mühe, die Frau direkt zu bitten, ihren Entscheid zurückzunehmen. Unausgesprochen ist aber deutlich spürbar, wie sehr er sich ohne die Beziehung zur Frau verloren fühlen würde. Ich selbst bin durch den vorgetragenen Scheidungsentschluß der Frau ebenfalls getroffen. Ich frage mich, ob Helgas Entscheid das Resultat meines Unvermögens ist, ihr in ihrer Verzweiflung mehr Mitgefühl zu zeigen. Deshalb frage ich sie:

Th→F Empfinden Sie Ihren Entschluß als eine Befreiung für Sie persönlich, oder haben Sie das Gefühl, daß in der Therapie in Ihnen etwas kaputtgegangen ist?

Helga glaubt, eine endgültige Trennung als Befreiung zu erleben.

F Nein, im Moment eindeutig als Befreiung. Das ist mir sehr deutlich geworden in diesen Ferien. Es ist nicht die Anwesenheit des Partners das Wichtige, sondern die Gewißheit, daß er zu einem steht. Es ist mir auch klargeworden, daß ich mich wahrscheinlich auch von Peter trennen werde. Ich kann jetzt gut allein leben. In den Ferien bin ich auch mit jemand anderem zusammengetroffen und fand es schön, andere Beziehungen anknüpfen zu können und einfach mal zu sehen, in welchen Bereichen man sich treffen kann.

Th Daß Sie an eine Beziehung nicht mehr einen so absoluten Anspruch stellen?

F Ja.
M Das konntest du nur, weil du wußtest, daß Peter zu Hause auf dich wartet.
F Nein, das ist für mich neu, das hab ich früher nicht empfinden können.

Im Vergleich mit den vorangegangenen Stunden wirkt Helga jetzt wesentlich kontrollierter, entschlossener und abgegrenzter. Für Stani ist die Veränderung Helgas offensichtlich ungewohnt. Er versucht mit allen Mitteln, diese Veränderung zu entwerten. In der Folge wirft Stani Helga vor, sie reibe ihm ihre Scheidungsabsichten so provokativ unter die Nase, daß er sich zur Verteidigung gedrängt fühle. Auf meine Frage hin erklärt Stani dann, er würde die Scheidung akzeptieren, wenn er einsehe, daß Helga von sich her richtig handle. Von ihm her denke er jedoch, es könnte vielleicht noch besser kommen. Wir diskutieren darüber, ob Stani eventuell von einer Einzeltherapie, insbesondere einer Psychoanalyse, für seine persönlichen Probleme mehr profitieren könnte. Obwohl er die Notwendigkeit grundsätzlich bejaht, befürchtet er, durch eine Analyse zu stark aus dem Gleis geworfen zu werden, sich nicht mehr konzentrieren zu können, nicht mehr arbeitsfähig zu sein. Er müßte sich zuerst beruflich konsolidieren. Zur Zeit wisse er jedoch noch nicht, ob er sich eine Stelle im Ausland suchen müsse. Helga drückt spöttisch ihr Bedauern aus, und *die zwei balgen sich wieder miteinander. Die Stimmung ist im Grunde genommen nicht feindselig.* Gesamthaft bemühen sich die Partner, insbesondere Helga, um eine Bilanz.

Th→F Wenn das Ende der Therapie jetzt die Scheidung wäre, wie denken Sie dann eigentlich über die ganze Therapie?
F Ich denke eigentlich sehr positiv darüber, ich glaube, daß ich meine Aggressionen gegen Stani, gegen die ich zuvor überhaupt nichts machen konnte, daß ich diese Aggressionen doch weitgehend ab-

Trotz geplanter Scheidung beurteilen

Helga und Stani die Therapie positiv.

bauen konnte und einsehen konnte, daß Stani wirklich so ist und daß ich keine Erwartung mehr habe; das empfind ich als einen ganz großen Fortschritt, weil ich dann nicht mehr enttäuscht bin und nicht mehr aggressiv werden muß; das empfind ich als einen großen Vorteil. Ohne Therapie wäre ich wohl noch immer am gleichen Punkt wie vorher; vielleicht hätte sich das sogar noch verstärkt. Ich wär wahrscheinlich noch viel enttäuschter als vor einem Jahr.

Th→M Und Sie?

M Eigentlich auch, vor allem, weil ich das Gefühl habe, daß wir uns gegenseitig anders verstehen. Wir sehen eher, weshalb das so gekommen ist und weshalb wir so reagieren. Ich hab jetzt wirklich erlebt, daß wir einander Verständnis entgegenbringen; das wäre früher nicht möglich gewesen und wäre nicht von alleine gekommen.

F Ich muß ehrlich gestehen, ich bin im Grunde genommen damals mit einer anderen Erwartung in die Therapie gekommen. Ich hab gedacht, das Endziel ist, daß da am Ende ein glückliches Paar hervorgeht, auch wenn gesagt wurde, das Endziel sei die Klärung der Beziehung; aber über lange Strecken hab ich das eben doch immer gehofft. Im Endeffekt bin ich nicht enttäuscht, daß es so geworden ist, aber diese Erwartung an die Therapie hatte ich ziemlich lang, am Schluß nicht mehr so sehr.

Aus Helgas Stimme läßt sich doch eine ziemliche Enttäuschung heraushören. Helgas Kommentar bei Manuskriptbesprechung: «Ich hatte Mühe, das ohne starke Gemütsbewegung zu sagen, denn zum damaligen Zeitpunkt hat mich das doch noch sehr geschmerzt.»

Obwohl ich das nicht direkt ausdrücke, bin auch ich im Grunde genommen über den Verlauf der Therapie enttäuscht. Theoretisch mag ich das anders betrachten, gefühlsmäßig erlebe ich die Scheidung am Ende einer Therapie meist doch als ein unbefriedigendes Ergebnis. Ich frage mich, inwiefern ich als Therapeut versagt habe. Gerade bei diesem Paar hatte ich in besonderem Maße den Eindruck, daß ihre Beziehung – wenn auch durch tief in der Persönlichkeit verankerte Schwierigkeiten behindert – wertvoll und reichhaltig sei. Obwohl ich Mühe habe, die Scheidung als Lösung der Therapie zu akzeptieren, versuche ich nicht, das Paar zu überreden, beieinander zu bleiben. Das Gefühl des Versagens richtet sich vielmehr gegen mich selbst. Ich frage mich, ob es mir nicht gelungen ist, der Frau warme Anteilnahme und Verständnis entgegenzubringen, ob sie mich in ihrer bedrängenden Art in eine ähnliche Abwehrhaltung gedrängt hat wie Stani und ob ihr Scheidungsentscheid in der Enttäuschung, ja eventuell sogar Rache gründet, weil ich ihr anspruchsvolles Leitbild der Ehe zerstört habe. Mehrmals habe ich versucht, mit ihr darüber zu sprechen. Sie erklärte meine Befürchtung als gegenstandslos. Bei ihrem Bemühen, zu mir eine idealisierte, ungetrübte Beziehung aufrechtzuerhalten, frage ich mich, ob sie irgendwelche Konflikte mit mir verleugnen muß. Vor dieser Sitzung hatte ich unsere Psychologin, Therese Kohler, gebeten, einen Retest mit dem Gemeinsamen Rorschach durchzuführen, weil ich Mühe hatte, mich im Gesamtverlauf der Therapie zu orientieren. Im Moment beansprucht die Scheidungsabsicht der Frau meine volle Aufmerksamkeit, so daß ich nicht in der Lage bin zu sehen, inwiefern die Therapie in der Persönlichkeitsentfaltung von beiden Partnern einen Gewinn hätte bringen können.

F → Th Was ist eigentlich aus dem Gemeinsamen Rorschach herausgekommen?

Th Ja, es hat mich speziell bei Ihnen beschäftigt – es zeigte sich im Test, daß die Kommunikation zwischen Ihnen beiden wesentlich besser und klarer ist als zu Beginn der Therapie, daß Sie besser miteinander zusammenarbeiten können, aber auf der Erleb-

Wir besprechen die Testwiederholung des

Gemeinsamen Rorschach-Versuchs, die ein deutlich anderes diagnostisches Bild ergibt wie zu Beginn der Therapie

nisebene sind bei Ihnen (Helga) Hinweise der Resignation, des Abgestorbenseins und der Angst. Da würde mich schon interessieren, was Sie dabei erlebt haben.

F Ich weiß, ich bin ganz schlecht in diesen Test hineingegangen; es war kurz vor den Ferien, ich war da relativ aggressiv und nahm noch einen Schnaps und dachte, statt daß ich immer «Schmetterling» sage, sage ich mal «böser Geier»; ich war wahnsinnig aggressiv. Ich habe aber den Eindruck, daß sich das dann während des Testes gelegt hat, aber daß ich eine Resignation hatte, das kann schon sein. Vielleicht ist das teilweise jetzt noch so.

Th Aber war das mehr in Beziehung zu Stani, oder haben Sie das überhaupt jetzt, diese Lebensresignation, Gefühl des Abgestorbenseins, Verlorengegangenseins?

Der Therapeut versucht sein Unbehagen über Helgas Entwicklung im Sinne einer therapeutischen Kollusion anzusprechen. Helga geht nicht darauf ein.

F (Pause, sieht nachdenklich vor sich hin). Das weiß ich nicht, das kann ich nicht beurteilen. (Pause.) Vielleicht ist es auch deshalb zwischen Stani und mir gutgegangen wegen dieser gewissen Gleichgültigkeit, ich weiß es nicht.

Th Ich habe mich wegen der letzten Stunden überhaupt gefragt, ob Sie den Eindruck hatten, daß zwischen Stani und mir eine gewisse Allianz bestehe.

F Eigentlich nicht. Es gab wohl immer mal Situationen, wo man das Gefühl hat, jetzt tut er sich mit Stani zusammen, aber es gab auch andere Situationen, wo ich den Eindruck hatte, aha, jetzt steht er mir bei; aber gesamthaft gesehen hab ich das nicht empfunden.

Th Mh.

Th→M Bei Ihnen ist's eher so herausgekommen, was ja positiv zu werten ist, daß zu Beginn der Therapie eine extreme Polarisierung bestand: Helga war ganz das Gefühl und Sie (Stani) waren die Abwehr der Gefühle. Wenn Sie (Helga) starke Gefühle gezeigt haben, sind Sie (Stani) ganz zugegangen und haben auch im Test keine Beziehung zu Ihren Gefühlen gefunden. Und da haben Sie sich doch sehr in die Mitte angenähert, und Sie (Stani) konnten wesentlich mehr gefühlhaft mitreagieren im Test. Das wäre eigentlich ein gutes Zeichen. Aber zum Teil heißt das vielleicht auch, daß Sie sich gegenseitig nicht mehr so brauchen. Helga hat zuvor Ihre Gefühle ausgetragen, einen Gefühlsteil von Ihnen, daß Sie da einen Fortschritt erzielt haben, daß Sie Ihre Gefühle jetzt nicht mehr nur abwehren müssen, sondern auch erleben können. 31. Sitzung

M Ja, das glaub ich auch, auch daß ich in mancher Hinsicht – daß ich im persönlichen Bereich manche Entscheidungen leichter fällen kann. Das glaub ich auch.

(Pause)

Wir diskutieren noch längere Zeit das weitere Vorgehen. Helga fühlt sich für eine weitere Therapie zur Zeit nicht motiviert, kann sich aber auch nicht zu einer Therapiebeendigung entschließen. Auch Stani verspricht sich von allwöchentlichen Sitzungen nichts Neues. Ich schlage deshalb vor, daß wir uns in größeren Abständen zu Nachbesprechungen sehen könnten mit dem Ziel, die Scheidung in einer konstruktiven Weise durchzuführen, die den Kindern nicht abträglich sei und beiden Partnern ermögliche, an dieser Krise zu wachsen. Wir vereinbaren eine Nachbesprechung in zwei Monaten.

Das Therapieergebnis im Gemeinsamen Rorschach-Versuch

Für mich als Therapeut wurde es zunehmend schwierig, den Überblick über den sich abspielenden Prozeß zu bewahren. Für einen Therapeuten besteht eine ähnliche Situation wie für Eltern, die an ihren heranwachsenden Kindern Veränderungen weniger leicht wahrnehmen als Außenstehende, die diese in größerem persönlichem und zeitlichem Abstand sehen. Dazu kommt, daß ein therapeutischer Prozeß ein diskontinuierliches Geschehen ist, bei dem bereits erzielte Fortschritte immer wieder von Rückschlägen gefolgt sind, so daß den Therapeuten wie auch die Patienten leicht ein Gefühl von Orientierungslosigkeit und Resignation ergreift. In dieser Situation kann eine Testuntersuchung, wie wir sie mit dem Gemeinsamen Rorschach-Versuch (WILLI 1973) durchführen, eine wesentliche Hilfe sein, um auf diesem Wege ergänzende Informationen zu erhalten.

Der Gemeinsame Rorschach-Versuch ist ein Test, bei dem die Partner miteinander den Rorschach absolvieren mit der Auflage, sich bei jeder der zehn Kleckstafeln auf eine Deutung zu einigen. Die Art, wie das Paar formal die Aufgabe bewältigt, zeigt die Kommunikationsstruktur und Kooperationsfähigkeit. Die Besonderheit des Tests liegt aber darin, daß er gleichzeitig durch die Interpretation der Klecksdeutungen das tiefere emotionale Erleben der Partner erfassen kann, ihre Bedürfnisse, Ängste und die zu ihrer Bewältigung errichteten individuellen und partnerschaftlichen Abwehrmechanismen. In der Regel führen wir den Gemeinsamen Rorschach-Versuch zu Beginn und gegen Ende einer Therapie durch. Das Ergebnis einer Paartherapie kann nach folgenden fünf Kriterien beurteilt werden:

1. Struktur der Zweierbeziehung (ökonomische oder neurotische Funktionsteilung, angstbesetzte Rollenfixierungen, doppelbödige Rollenerwartungen), Definition und Offenheit des Systems gegen außen,
2. Kommunikation, Austauschprozesse,
3. Kooperation (Fähigkeit, als Paar oder Familie zu funktionieren, Problemlösungsverhalten),
4. Persönlichkeitsentfaltung in der Partnerschaft, interdependente Interaktionspersönlichkeiten.
5. subjektive Befriedigung in der Partnerschaft.

Die Kriterien 1–4 können mit dem Gemeinsamen Rorschach-Versuch in objektivierbarer und quantifizierbarer Form erfaßt und interpretiert werden. Test und Retest dieses Paares wurde bereits früher eingehend dargestellt (WILLI 1976), so daß ich hier nur die in der jetzigen Therapiesituation wichtigen Befunde besprechen möchte.

Zu Beginn der Therapie zeigte das Paar im Test eine äußerlich recht gute Zusammenarbeit, die jedoch in emotionalen Situationen erheblich gestört war. Gemeinsame Problemlösungen konnten oft nur durch Einschränkung der individuellen Differenzierung erreicht werden. Die Partner zeigten wenig Befähigung, aufeinander einzugehen, sondern versuchten starr, ihre eigenen Phantasien dem Partner gegenüber zu bewahren. Im Rollenverhalten bestand eine extreme Polarisierung. Der Mann zeigte sich gefühlsmäßig eingeengt und formalistisch, die Frau dagegen expansiv, mit wenig eigenen Möglichkeiten zur Kontrolle und Steuerung. Innerhalb des Paares ergab sich eine Funktionsteilung: Die Frau drückte Gefühle aus, der Mann brachte ihre Gefühle unter Kontrolle. Die Frau versuchte sich dem Mann gegenüber zu behaupten durch Agieren und Manipulieren, insbesondere indem sie Männlichkeit einerseits hochstilisierte, andererseits entwertete und zerstörte. Der Mann wehrte sich durch Entwertung ihrer Gefühle. Dennoch wurde der Mann vom unkontrollierten Verhalten der Frau in seinem emotionalen Erleben wesentlich stimuliert und fasziniert.

Am Therapieende gelingt eine bessere Qualität der Zusammenarbeit vor allem durch eine höhere Flexibilität der Partner und durch die verbesserte Kommunikation: Beide können klarer unterscheiden, was ist meine und was ist deine Deutung? Wieweit kann ich mich dir anpassen, ohne mich selbst aufzugeben? Welche Deutungen von dir sind für mich zwar nicht die besten, aber doch immerhin

Das Testergebnis zeigt viel ausgeprägtere und positivere Veränderungen, als der Therapeut aus der momentanen Therapiesituation erwartete.

annehmbar? Der Mann beurteilt die Frau weniger ablehnend, und diese übt nicht mehr einen so manipulierenden Druck auf ihn aus. Die Partner nehmen sich klarer als zwei voneinander abgegrenzte, autonome Individuen wahr und verstehen sich besser in ihren tieferen Gefühlen. Beide Partner sind eher in der Lage, ihre eigenen Gefühle und Ansichten zu formulieren, diejenigen des Partners zu erfassen und in sachlicher Weise nach konstruktiven Lösungen zu suchen. Besonders wichtig ist die Feststellung, daß sich die Partner in ihrer zuvor extrem polarisierten, emotionalen Erlebnisverarbeitung und in ihrem Gefühlsverhalten einander annähern. Der Mann kann jetzt seine Gefühle besser spüren und ausdrükken. Er wirkt impulsiver und kontaktfähiger. Er setzt sich seinen Ängsten eher aus. Die Frau dagegen ist weniger expansiv und zeigt ein niedrigeres Anspruchsniveau. Sie kontrolliert ihre Gefühle und ihr Verhalten stärker selbst, ohne den Mann durch theatralisches Agieren zu erschrecken und zu provozieren. Der Mann fühlt sich von ihr weniger bedrängt und kann seine rationalisierend-kritisierende Abwehrhaltung reduzieren.

In Übereinstimmung mit dem Eindruck aus der Therapie stellt sich bei der Frau allerdings die Frage, was der Preis für ihren Verzicht auf Manipulieren und expansives Agieren ist. Die Inhalte ihrer Deutungen sind nicht mehr von «phallisch-kastrierender» Rivalität geprägt, sondern eher depressiv und ängstlich. Wichtig ist allerdings, daß sich diese *Verstimmung nur im Inhalt ihrer Deutungen* zeigt, während *die formalen Erlebnisdeterminanten eher auf eine gefestigtere Persönlichkeit hinweisen.*

Die mann-weibliche Rivalität und das emotionale Spiel der Partner um Gefühlsüberschwang versus Gefühlskontrolle läßt sich kaum mehr nachweisen.

Dagegen ist jetzt bei beiden Partnern als unbewältigte Schwierigkeit eine Mutter- und Geborgenheitsproblematik in den Vordergrund getreten. (Zusammenhang mit beabsichtigter Scheidung und anschließendem Alleinsein?) 31. Sitzung

Im Gegensatz zu meiner eher pessimistischen Therapiebeurteilung zu diesem Zeitpunkt ergibt der Gemeinsame Rorschach-Versuch ein recht positives Ergebnis: Im Retest zeigen die Partner eine bessere Kooperation und Kommunikation, die Frau eine verbesserte Gefühlskontrolle und der Mann eine offenere emotionale Erlebnisfähigkeit.

Nachgespräch vom 23. Oktober

Übersicht

Entgegen meiner Erwartung hat Helga im zweimonatigen Intervall keine konkreten Schritte zur Scheidung unternommen. Die Atmosphäre in dieser Sitzung ist deutlich verändert. Die Partner haben sich auf ein subtiles Gleichgewicht eingespielt, wo sie unter Wahrung der äußeren und inneren Trennung sich gegenseitig zarte Andeutungen von Liebe machen können und diese auch zu akzeptieren vermögen, ohne gleich in Bedrängnis und verletzende Abwehrreaktionen zu geraten. Insbesondere scheinen Helgas Wunden über die Enttäuschung, daß die Therapie ihrem ehelichen Leitbild nicht zu entsprechen vermochte, am Vernarben zu sein. Das Zurücknehmen ihrer Ansprüche Stani gegenüber führt nicht zu einer Abnahme an Zuwendung, sondern schafft ihm erst Raum, ihr Zuwendung zu zeigen. Unausgesprochen, vor allem im Sich-einander-Zuwenden und Sich-Anlächeln, ist viel Zärtlichkeit spürbar. Es ist, wie wenn das aber nicht direkt verbalisiert werden dürfte, weil dabei alles wieder zerbrechen könnte. Es besteht ein unausgesprochenes Einvernehmen, daß sich die Partner gut mögen. Das äußere Bild hat sich gegenüber Therapiebeginn stark verändert, fast ins Gegenteil verkehrt. Zeigte damals Helga, wenn sie sprach, weit ausfahrende, fast etwas theatralische Mitbewegungen, die im Gegensatz zur gehemmten und lahmen Haltung von Stani standen, so spricht er jetzt mit starker Gefühlsbeteiligung, die sich auch in kräftiger Körpersprache ausdrückt, während Helga stärker in sich gekehrt wirkt. Helga sieht, daß sie den Scheidungsentschluß brauchte, um innerlich zu Stani Distanz zu gewinnen, daß dieser Entschluß zur Zeit aber nicht mehr aktuell ist. Sie wirkt innerlich stärker von ihm geschieden. Helga wirkt dabei noch depressiv. Sie scheint noch in der Trauerarbeit über das verlorene Eheideal zu stehen und braucht wohl Zeit, um diesen Verlust zu verarbeiten.

Die Beziehung wirkt jetzt viel entspannter und liebevoller.

Th Wir haben uns schon lange nicht mehr gesehen. Wann war es das letzte Mal?

M O ja, ich hab vergessen, ich hab Ihre Rechnung irgendwo verlegt.

F Hast du in der Schachzeitung geguckt? Vielleicht hast du sie dort hineingelegt.

M Ja, ich muß nochmals nachgucken.

F (auflüpfisch). Es fehlt dir offenbar die ordnende Hausfrau.

(Alle drei lachen.)

Th Ja, wie geht es?

F Ja, im Moment geht es noch gut, aber ich weiß nicht, in welcher Verfassung ich hier wieder rauskomme. (Beide lachen.) Es ist mir öfters so gegangen, daß, wenn ich in die Therapie gekommen bin, es mir eigentlich recht gutgegangen ist im Vergleich damit, wie ich hinterher rausgekommen bin.

Th Ja. –

M Ja, in der Zwischenzeit war es ruhig; mir ist es ja wichtig, daß es ruhig ist (lächelt in Selbstironie), aber es war nicht nur ruhig, sondern zwischenhinein gab es auch Momente, wo ich nicht nur bei mir, sondern auch bei ihr das Gefühl hatte, ja, jetzt könnte etwas da sein, aber nicht bedrückend und beängstigend, sondern positiv.

Th Ja, Sie meinen auch von Helga her?
M Ja, ich meine insbesondere von ihr her.
Th→F Ist das so?
F Puh, ja, ja ja – es ist einfach so, ich hab überhaupt keine Aggressionen mehr auf Stani, und wir sind auch nicht weniger oder häufiger zusammen als zuvor. Die Berührungspunkte sind gleich und, was mich sehr erleichtert, ich habe für ihn nicht mehr die gleichen Gefühle; das hab ich am Sonntag gemerkt; am letzten Sonntag, als er telefonierte, er möchte noch schnell vorbeikommen, dachte ich, das ist nicht so günstig (wegen der Anwesenheit von Peter), aber er kam dann doch, und wir haben zusammen das Abendessen eingenommen, und früher hat er mir da immer so leid getan, und da hab ich immer gedacht, oh, jetzt sitz ich hier mit den Kindern und Peter, und der arme Stani muß uns jetzt wieder verlassen. Das hab ich jetzt überhaupt nicht mehr empfunden. Früher hat er mir dabei immer richtig leid getan, und ich hatte noch Schuldgefühle dazu. Das ist jetzt irgendwie vorbei, und das find ich recht angenehm. Oder er war jetzt zum Beispiel einige Wochen beruflich im Ausland, und da hat er geschrieben, das hab ich nett gefunden, aber mehr nicht. Er hat geschrieben, er merke, er könne nicht gut allein sein und müsse immer an uns denken. Da hab ich gar nicht mehr so sehr darauf reagiert. Ob ich das nun ganz bewußt gemacht habe und das abgeklemmt habe, um nicht wieder enttäuscht zu werden, das weiß ich selbst nicht so genau, aber ich hab's nett gefunden, ohne Hoffnungen und Erwartungen, sondern ich hab mich einfach darüber gefreut, mehr nicht. Ich weiß nicht, ob ich jetzt jedes Gefühl verloren habe, oder ob ich mich echt von ihm distanziert habe; ich sage das so vorsichtig, weil ich ja schon oft gemeint habe, ich hätte mich distanziert

Helga hat keine konkreten Scheidungsschritte unternommen. Sie hat sich aber innerlich besser von Stani abgegrenzt.

und dann gemerkt habe, daß es doch nicht so ist. Das find ich eigentlich ganz angenehm.

Th Daß Sie die Situation jetzt mit weniger Bitterkeit ertragen?

F Ja. Es war nicht nur Bitterkeit, sondern viel eher, daß ich nicht mehr so stark auf alles reagiere, was er tut, auch auf das Positive hab ich da ja so stark reagiert, und das ist jetzt weniger. (Pause.) Es ist nicht eigentlich Bitterkeit, aber manchmal bin ich schon etwas – grad wenn ich die Kinder manchmal als Zwang empfinde; ich hab sie zwar sehr gern und möchte sie auf jeden Fall bei mir behalten, aber die Vorstellung, daß ich sie die nächsten fünfzehn Jahre ständig bei mir haben werde, das macht mir manchmal Angst, weil ich die ganze Verantwortung allein habe, und manchmal werd ich dann auch aggressiv und denke, der Stani, der hat's gut, der kann frei sein, aber dafür hat er anderes nicht; das ist klar. Manchmal denk ich dann doch, der hat es gut. Und letztes Mal haben Sie mich in der Therapie gefragt, ob ich *die Scheidung als eine Erleichterung oder als einen Verlust empfinde. Ich hab da gesagt, ja, Erleichterung, aber hinterher hab ich dann gemerkt, daß ich das doch sehr stark als Verlust empfinden würde.* Jetzt weiß ich es eigentlich wieder nicht (seufzt), ja, ich weiß es nicht. Ich hab mich in der Zwischenzeit gar nicht mehr damit auseinandergesetzt, ich habe es einfach so belassen. Wir haben uns kurz gesehen, und das war ganz nett. Aber wir sind nicht so weit, daß wir da miteinander die positiven Aspekte der Scheidung hätten beleuchten können; das würde doch noch ziemlich lange gehen, glaube ich, bis ich die Scheidung als eine Bereicherung empfinden könnte (lächelt dazu), und wahrscheinlich geht Stani im Frühling beruflich nach München, und da wär ich dann ganz froh, wenn auch eine räum-

Helga würde eine Scheidung doch als Verlust erleben.

liche Distanz dazwischen wäre. — 31. Sitzung

Th Inwiefern wären Sie froh?

F Mir ist auch die räumliche Distanz recht wichtig, weil wir uns sonst ja doch sehr häufig sehen, und das gibt doch immer wieder Schmerzen, und das fällt mit der räumlichen Distanz dann weg.

Th→M Wie ist das für Sie?

M (seufzt) Ich kann das gar nicht so genau sagen. Wenn sie so was sagt, dann denk ich natürlich, sie hat sich eben bereits entschieden für Peter. (Die Atmosphäre ist entspannter und wärmer. Längere Pause.)

F (recht nachdenklich) Was mein großes Problem ist, das mich am meisten beschäftigt, sind die Kinder. Da hab ich auch eine furchtbare Angst. Die Kinder betrachten unseren Zustand der Trennung als vorübergehend und sehen, daß wir jetzt weniger streiten, und ich hab den Kindern gesagt, Stani geht vielleicht mal nach München, um zu arbeiten, und wir gehen ihn dann in den Ferien besuchen, und da sagte Christoph (der Sohn), nein, Stani soll nicht weggehen, er soll hierbleiben und so . . . Und da überleg ich immer, wie soll ich ihnen das sagen.

Stani muß beruflich in eine andere Stadt ziehen.

M Ja, man muß ihnen ja auch gar nicht sagen, jetzt geht er für fünf Jahre nach München, sondern man sagt einfach, jetzt ist er nach München gegangen.

F Ja, ich weiß nicht, ob nicht irgend einmal der Moment kommt, wo das nicht mehr geht. Daß sie so denken: «Ja, ich weiß nicht, ob er je wieder zurückkommt.» Einmal sollen sie doch wissen, es ist ein klarer Schnitt. «Stani ist unser Vater, der hat uns gern, wir sehen uns in den Ferien, aber er wird nicht mehr hier wohnen.» Ich weiß nicht, was da besser ist. Ich finde einfach, daß wenn man sich scheiden läßt, daß man das den Kindern dann auch sagen sollte.

M Ja, dann schon, wenn es dann wirklich soweit wäre.

F Und das ist etwas, wovor ich auch ziemlich Angst habe, wie sie darauf reagieren werden.

Th→F Früher haben Sie immer gesagt, dieser Schwebezustand sei für Sie unerträglich, und es müsse nun rasch etwas entschieden werden.

F Ja, jetzt, grad im Moment, ist mir das wieder egal. Das kann noch einige Zeit so gehen.

(Mann bricht in bitteres Lachen aus.)

Th Ich frage mich, ob Sie sich jetzt miteinander auf einen Zustand eingespielt haben, wo Sie die Verdünnung der Beziehung eher akzeptieren und es gar nicht mehr so schmerzlich erleben.

M Ja, wahrscheinlich weil sie weiß, daß es nur noch für eine begrenzte Zeit ist.

F Nein, es ist nicht deshalb, sondern es ist in der Beziehung zu dir, daß ich nicht mehr so stark reagiere. Das hat mit der Zeit gar nichts zu tun, und im Moment sag ich mir, die Frage, ob ich scheiden soll oder nicht, ist eigentlich weggefallen. Das schon, das stimmt. Ich weiß nicht, ob das aus einer gewissen Resignation ist, daß ich es aufgegeben habe, solche Erwartungen an Stani zu stellen. Aber ich hab auch keine Lust, mich zu engagieren oder etwas Neues mit ihm zu versuchen, absolut nicht.

Th Aber es tönt für mich jetzt nicht mehr so, daß Sie sagen, für mich ist dieser Zustand völlig unerträglich.

Stani leidet unter Helgas Distanzierung und möchte sich ihrer Liebe versichern.

F Nein, nein, das sicher nicht.

Th Vielleicht ist doch noch manches da, was Sie verbindet.

(Pause. Stani blickt Helga fragend, fast bittend an.)

F Vielleicht ist etwas da, aber ich wüßte nicht, wie ich das formulieren sollte. Ich wüßte nicht genau, was es eigentlich ist.

(Beide blicken sich an.)

M Vor den Ferien war aber doch ein paarmal das gewisse – ich weiß nicht, wie ich das sagen soll –, es war, wie wenn wir geflirtet hätten, so diese Atmosphäre war da.

F So gewisse Spannungen.

M Ja, so knisternde Spannungen, aber nicht im unangenehmen Sinne, und das hab ich so interpretiert, daß auch von deiner Seite zumindest noch etwas Positives da ist, daß dich interessiert, was in mir vorgeht, daß dich das interessiert.

F Ja, ich mein, daß mich das natürlich interessiert, was mit dir geht, das ist ganz klar.

M Ja, so klar ist das nicht mehr.

F Ja, nein.

M Manchmal sagst du, daß es dir jetzt scheißegal ist.

F Schon, aber schließlich waren wir zehn Jahre zusammen; ich interessier mich auch für Freunde, mit denen ich zwei Jahre zusammen war.

Die Partner können andeutungsweise einander Liebesgefühle zeigen.

M Es ist nicht das; durch diese Spannung kann man sagen, daß eben doch noch mehr da ist als nichts.

F (überlegt. Pause. Ganz leise) Schon.

M Ich kann das jetzt zugeben, ohne daß ich deswegen Angst habe, daß du dich sofort daraufstürzest. Ich finde, du könntest das vielleicht auch ruhig zugeben.

F Ja, ich hab dir das ja auch in der Situation gesagt, als wir so Kaffee tranken, aber auch neulich in der Post hab ich es dir doch gesagt: «Oh, ich krieg ja direkt Herzklopfen», hab ich gesagt, als du mich so angesehen hast.

M Ja, aber warum gehst du dann immer wieder paar Schritte zurück?

F Ja, einfach so aus Spaß. (Helgas Kommentar bei der Manuskript-Besprechung: «In Wirklichkeit war es aus Angst.») Ja, ich hab ja das auch zugegeben, daß ich gesagt habe . . .

M Wenn ich das so spüre, daß du noch etwas für mich übrig hast, so empfind ich das jetzt nicht mehr als beängstigend oder besitzergreifend.

F Ja, wahrscheinlich weil ich gesagt habe, ich hab mich entschieden.

M Nein, wir haben in letzter Zeit gar nicht darüber geredet.

F Also ich bin aus der letzten Therapiestunde mit der Überzeugung herausgegangen, daß die Scheidung das einzig Wahre wäre. Du hast damals gesagt, ja, sie spürt ja noch was, sie will das ja gar nicht. Aber wenn es mir zehnmal weh tut, ist es die einzige Möglichkeit. Verstandesmäßig lehne ich mich ganz stark dagegen auf, mit dir noch etwas zu versuchen. Das war, ich weiß nicht . . .

Th Ich empfinde zwischen Ihnen eine Übereinkunft, die noch sehr zerbrechlich ist und die ich kaum anzusprechen wage.

M Möglich.

F Ich fühl mich im Moment ziemlich belastungsfähig.

Helga und Stani haben eine neue Form von begrenzter Nähe, von Getrenntbleiben in der Verbundenheit der Liebe gefunden.

Th Für mich ist *neu, daß Sie beide in derselben Stunde unwidersprochen andeuten können, daß Sie sich gut mögen und eigentlich nicht auseinandergehen möchten und daß Sie sich aber auch nicht zu nahekommen könnten.* Ich habe den Eindruck, Sie können das jetzt ohne Bitterkeit akzeptieren.

F Ja, im Prinzip geht es uns ja ganz gut so.

M Ich sehe den Vorteil dieses Zustandes darin, daß wir nicht aggressiv aufeinander reagieren, daß wir dadurch eher die Möglichkeit haben, einander zu verstehen und zu begreifen. Wenn wir so miteinander weiterreden können, ist es auf jeden Fall angenehmer und besser.

F Ja, das ist klar, Stani, aber früher habe ich eben immer die Erfahrung gemacht, daß, wenn ich klar und eindeutig sagte, ich möchte das, daß du dich dann eingeengt gefühlt hattest. – Ja, mir geht es zur Zeit eigentlich ganz gut, irgend einmal möcht ich dann wohl schon scheiden, also gerade zehn Jahre möchte ich es auch nicht so belassen. Es hat den Vorteil, daß wir uns jetzt ohne Aggressionen begreifen können, aber ich denke, es kommt dann doch dazu, daß man sich mehr und mehr voneinander entfernen wird.

Th Für mein Empfinden sind Sie sich jetzt viel näher als früher.

M Auch für mich.

Th Sie sind viel freier zueinander und viel entspannter in Ihrer Beziehung . . .

F Mh.

Th . . . als in allen Sitzungen früher. Ich frage mich, können Sie sich näherkommen, wenn Sie äußerlich stärker getrennt sind, in einer ganz subtilen Weise näher, aber in einer verdünnten Beziehung.

F Mh.

M Ich empfind es auch so, daß ich sicherer bin ihr gegenüber und jetzt keine Angst habe; es ist mir leichter möglich, das zu tun oder zu sagen, was ich möchte. Dadurch kann ich mich ihr eher nähern als früher.

Th→M Daß für Sie diese klarere Abgrenzung zuträglicher ist, kann ich gut verstehen. Hingegen bei Ihnen (Helga) hatte ich immer den Eindruck, Sie ertragen das schlecht, und es fällt Ihnen sicher auch jetzt noch schwer, aber vielleicht hat es jetzt nicht mehr so den Charakter der Bitterkeit wie in den letzten Monaten.

F (senkt den Blick, kämpft mit den Tränen und

schweigt). Ja, das stimmt eigentlich schon – wenn wir versuchen, uns näherzukommen –, jetzt bin ich sehr weit weg von Stani, da kann ich alles ertragen, aber wenn wir versuchen, uns näherzukommen, dann kämen bei mir auch wieder Ansprüche.

Th Vielleicht können Sie sich nur in gewissen Grenzen näherkommen.

F Ja, ich weiß. Wir könnten doch auch ein freundschaftliches Verhältnis zueinander haben, wenn wir geschieden sind.

M Aber es ist noch nicht lange her, daß du gesagt hattest, du möchtest dann überhaupt keine Beziehung mehr zu mir.

F Ja, ich sehe das jetzt etwas anders, früher hab ich gemeint, ich könnte das nie, ich würde immer Aggressionen auf Stani haben, aber jetzt . . . (Senkt den Blick und kämpft sichtlich mit den Tränen. Längere Pause. Der Mann sitzt beteiligt und auf die Frau bezogen da.)

Th Was empfinden Sie jetzt?

F Ich hab mir einfach überlegt, wie das weitergehen soll. Denn wenn wir uns sowieso nicht näherkommen können, weil wir es nicht aushalten, was für eine Beziehung soll ich dann zu Stani haben? (Längere Pause.)

Mein Eindruck ist, daß sich die Partner auf ein subtiles Gleichgewicht einzuspielen beginnen. Die äußere Distanzierung und der grundsätzliche Entscheid für eine definitive Trennung verhelfen den Partnern, die noch wenig gesicherte innere Abgrenzung zu konsolidieren. Dank dieser äußeren und teilweise inneren Abgrenzung ist es den Partnern jetzt eher möglich, aufeinander zuzugehen, einander Verständnis zu bekunden und in Andeutungen auch Sympathie und Liebesregungen mitzuteilen. Dieser Zustand ist jedoch noch wenig gefestigt. Offensichtlich leidet Helga mehr darunter, als sie es zunächst aussprechen kann.

Wie Helga jetzt mit den Tränen kämpft, versuche ich eher ihre Kontrolle über die Gefühle zu stärken, weil ich befürchte, daß der unkontrollierte Ausbruch von Emotionen das ganze mühsam errungene Gleichgewicht wieder stören könnte.

F→M Was findest du denn?

M Ich empfinde immer noch, daß du irgend etwas unterdrückst. Bei diesem Entschluß, daß du scheiden willst, unterdrückst du etwas, was du nicht sehen willst. Vielleicht ein Gefühl für mich. Es hat jetzt so etwas Gewaltsames.

F Und wenn das so wäre? Was nützt es mir, dich zu lieben? So wie du bist und so wie ich bin würde es jedesmal Spannungen geben, wenn wir uns näherkämen.

M Ja, wahrscheinlich schon.

Der Entscheid «Ehescheidung oder nicht» wird differenziert und verliert an Bedeutung.

F Und das ist der Grund, weshalb ich sage, wenn wir uns nicht nahekommen können, dann trennen wir uns besser. Wenn du irgendein Freund von mir wärest, dann könnt ich eine lose Beziehung haben. Wir können ja befreundet bleiben, wenn wir geschieden sind.

M Ich glaube nicht, daß die Scheidung unbedingt etwas so Endgültiges wäre; es wäre nicht das erste Mal, daß Leute nach der Scheidung doch nochmals zusammenkamen. Es geht ja eigentlich gar nicht so sehr um die Scheidung.

F Doch, für mich in dem Sinne schon, daß ich dann eher die Möglichkeit hab, einen neuen Partner zu suchen. Der erste Rahm ist ab, da muß ich jetzt langsam schon die Augen aufmachen nach einem anderen Partner; wenn ich jetzt noch 25 wäre, dann hätt ich ja noch Zeit zum Versauen.

M (lächelnd) Ja, das stimmt.

F Aber jetzt, mit 35, ist der Ofen bald aus. Das sehe ich ganz realistisch. Die Auswahl ist schon recht klein. Gott sei Dank werden ja heute viele Ehen geschieden, aber die armen hinterbliebenen Männer haben dann ja meist auch die Nase voll von ihrer ersten Ehe (lacht dazu). Natürlich könnt ich mir jetzt auch sagen, der Stani hindert mich ja nicht daran, einen neuen Partner zu suchen ... (Pause. Überlegt.) Ja, das ist eigentlich auch wahr, stimmt.

Beide Partner sehen immer deutlicher, daß die Scheidung ein äußeres Geschehen ist, das ihre Beziehung nicht definitiv beenden wird. Einerseits sehen sie, daß die Scheidung die Beziehung zueinander freier machen könnte, was sie als günstig erleben, andererseits ginge es doch irgendwie weiter, so daß die Scheidung im Grunde an ihrer jetzigen Beziehung nicht viel ändern würde. Dieser Gesichtspunkt scheint mir von allgemeiner Bedeutung, weil allzuleicht – auch von Ehetherapeuten – die Scheidung als der Schlußpunkt betrachtet wird. In der Realität kann man die gemeinsam verbrachten Jahre, insbesondere wenn diese noch mit einer Familiengründung verbunden waren, nicht auslöschen. Sie sind ein fester Bestandteil des eigenen Lebens. Das spätere Leben wird in jedem Fall auf dieser früheren Phase weiterbauen. Man kann in einer zweiten oder dritten Ehe versuchen, die frühere Beziehung zu vergessen. Die frühere Beziehung wird aber in der späteren Beziehung in irgendeiner Weise präsent bleiben. Häufig wird dieser Umstand verdrängt und verleugnet.

Th→F Es ist mir jetzt selbst nicht recht klar, geht es Ihnen besser, oder haben Sie vielleicht eine Tendenz, Ihren Zustand etwas zu überspielen, um sich nicht mehr so stark einzulassen? In den letzten Monaten ging es Ihnen ja wirklich nicht gut.

F Diese Frage hab ich mir selbst gestellt, ob es mir wirklich gutgeht, oder ob ich einen Schutzwall aufgebaut habe. Vor den Ferien ist es mir eigentlich gar nicht gutgegangen (blickt den Mann an), wir sagten uns doch beide, wie geht es uns verschissen. Da war ich sehr unzufrieden und reizbar.

31. Sitzung

M Das hängt mit dem Biorhythmus zusammen. (Beide lachen.)

F Ich glaube nicht, daß es das gibt. Aber zum Beispiel in den Sommerwochen ist es mir gutgegangen. Ich hab den Eindruck, daß ich auch aus den schlechten Phasen jetzt viel besser wieder herauskomme und daß diese nicht mehr so heftig sind. Am Anfang der Ferien hatte ich das Gefühl, nicht mehr so stark erleben zu können, und da war ich selbst enttäuscht von mir, weil ich nicht mehr so intensiv empfunden habe. Ich war schon vor den Ferien emotional ziemlich ausgeglichen. Ich fand das nicht so schön, ich hab es lieber, wenn ich so intensiv empfinde, sowohl im positiven wie im negativen Bereich, und da weiß ich jetzt nicht genau, ob ich mir eine Schutzkruste zugelegt habe, oder ob es mir wirklich gutgeht, und ich hab gedacht, wenn ich jetzt heute aus der Therapie herauskomme, dann weiß ich dann, ob es mir wirklich gutgeht oder ob es nur überspielt ist (lächelt dazu und erhebt mahnend den Zeigefinger).

Helgas neugefundenes Gleichgewicht ist noch wenig gefestigt.

Th Ich habe auch so eine eigenartige Empfindung. In den Frühjahrs- und Sommermonaten hatte ich den Eindruck, daß Sie wirklich ganz tief verwundet sind durch die Entwicklung in der Therapie, und jetzt kommt es mir so vor, als ob es am Vernarben wäre, und habe fast etwas Hemmungen, auf das allzusehr einzugehen aus Angst, alles wieder aufzureißen. Ich hab den Eindruck, lassen wir doch das jetzt etwas ruhen, bis es sich stabilisiert hat. Aber ich bin etwas unsicher, ist das richtig, oder ist das ein Ausweichen vor Problemen, über die man doch noch sprechen sollte.

Helgas Kommentar bei Manuskript-Besprechung: «Für diese Bemerkung war ich Ihnen sehr dankbar.»

Helga erlebt die therapeutische Veränderung sehr zwiespältig. Ein wichtiger Grund, weshalb sie ihre absoluten Ansprüche an Stani nicht aufgeben wollte, liegt in ihrer Befürchtung, dadurch an Erlebnisfähigkeit einzubüßen. In der Regel führt eine Therapie zu einer besseren Realitätsanpassung, zu einer reflektierteren Haltung. Das Sich-Festklammern an absolute Ansprüche in einer Liebesbeziehung bewirkt, wie dieses Beispiel zeigt, nicht intensivere Nähe, sondern verhindert gerade die Intimität. Ein Mehr an Anspruch führt zu einem Weniger an Realisierbarem und umgekehrt. In diesem Sinne führt eine «vernünftigere» und «realistischere» Haltung nicht zu einem Verlust an Liebesfähigkeit, sondern ermöglicht überhaupt erst das Zusammenkommen. Die Liebe wird dabei vielleicht etwas entzaubert, verliert an Phantastischem und Traumhaftem. Dieser Verlust kann schmerzlich erlebt werden und ist schwer zu akzeptieren.

F Ich kann das selbst nicht recht beurteilen. Aber manchmal hab ich wirklich das Gefühl, daß es mir gutgeht. Und wenn das nur überspielt wäre, so glaub ich, würde doch nicht so die Sonne in mir scheinen, und daß ich das in der Beziehung zu Stani vielleicht etwas überspiele, das mach ich, glaub ich, nur, damit ich die Schutzschicht etwas dicker machen kann. Das kann schon sein.

Th Vielleicht brauchen Sie auch tatsächlich eine Schutzschicht, und das ist auch der Grund, weshalb ich im Moment Hemmungen hätte, diese in Frage zu stellen und einzureißen. Vielleicht brauchen Sie sie, zumindest für eine gewisse Zeit.

F Aber das mit dem Einreißen habe ich gemerkt, daß ich da viel schneller wieder rauskomme.

(Der Mann sitzt quer auf dem Stuhl, den einen Arm auf die Lehne aufgestützt, zur Frau vorgebeugt und ihr intensiv zugewandt, eine beteiligte Haltung, die er in früheren Therapiestunden nie in solcher Weise gezeigt hatte.)

M Es ist vielleicht auch nicht mehr so tief eingerissen worden.

F Zum Beispiel nach dem letztenmal nach der Therapie ist es mir recht mies gegangen. Da hattest du mir nach der Stunde gesagt, ich mach so ein hochmütiges Gesicht, du könntest mir eine runterhauen.

(Frau neigt den Kopf, kämpft mit den Tränen. Der Mann wirkt stark betroffen.)

Th Ich spür Ihren Schmerz, daß da vieles noch nicht vernarbt ist.

F Ja, es muß doch da einfach mal Gras darüber wachsen.

(Längere Pause.)

Th Ich glaube, daß es vielleicht doch gut wäre, wenn wir uns in größeren Abständen mal sehen; da wird es sich ergeben, inwiefern es sich nur um eine Schutzhaltung handelt, ein Verdrängen, das sich auf längere Zeit dann nicht bewähren wird.

Die Partner haben sich auf ein subtiles Gleichgewicht eingespielt.

F Mh.

Th Mein Eindruck ist, daß Sie mehr Distanz zueinander gewonnen haben und daß Sie diese Distanz brauchen. Die Frage ist natürlich, ob Sie das ertragen; ich glaube, Sie (Stani) ertragen das wesentlich besser.

M Ja, sie hat mich, als ich im Ausland war, mal angerufen. Früher wär ich darüber erschrocken oder wäre aggressiv geworden, «was will sie denn jetzt schon wieder», jetzt aber habe ich mich gefreut, ich hab gespürt, daß ich mich gefreut habe darüber, und habe nichts Unangenehmes gespürt, wie «warum ruft sie an». Jedenfalls bevor ich gewußt habe, was sie will, hab ich mich einfach gefreut, daß sie angerufen hat.

Stani sitzt jetzt auf mich zugeneigt da und spricht sehr stark mit den Händen. Die äußere Haltung und Gestik des Paares hat sich gegenüber der ersten Therapiestunde umgekehrt. Unterstützte damals Helga ihre Rede mit lebhafter Körpersprache, während Stani eher zurückgelehnt dasaß und wenig Ausdrucksbewegungen zeigte, so spricht jetzt Stani mit sehr viel Mitbewegungen und stark modulierter, temperamentvoller Stimme, während Helga nachdenklich und in sich gekehrt wirkt.

M Und das finde ich gut, das war ja lange Zeit nicht so. Ich hätte das als Kontrolle empfunden, und weil ich mich gefreut hatte, konnte in der Folge auch ich sie leicht wieder anrufen und mit ihr etwas plaudern; es ist mir wirklich leichtgefallen und hat mir Freude gemacht. Das hat eben mit der Distanz zu tun, daß ich mich gefreut habe und nicht gleich gedacht habe, ja, jetzt überfällt sie mich wieder. Ich hatte einfach im Moment Freude daran, ohne lange zu überlegen, was sie jetzt wieder damit anfängt. Und das wäre gut, wenn es so weitergehen könnte. Dann würde man sehen, was man miteinander anfangen kann.

(Pause.)

M (zur Frau gewandt) Wie war das für dich?

F (abwehrend) Für mich war das ganz normal – äh, ich habe schon lange nicht mehr daran gedacht, daß du das, wenn ich dich anrufe, als Kontrollanruf empfinden könntest.

M Nicht als Kontrolle, aber ich hab einfach gemerkt, daß ich früher negativ darauf reagiert habe.

F Ich glaube, das hängt damit zusammen, daß wir jetzt so viel Distanz zueinander haben. Jetzt denkst du eher: «Das ist eigentlich schade, jetzt hat sie gar keine Ansprüche mehr auf mich.» So kann ich leichter auf dich zukommen. Und was vielleicht auch eine Rolle spielt, ist, daß es mit Renate offenbar auch nicht mehr so gut geht und du dich jetzt von ihr eher zurückziehst (macht distanzierende Handbewegungen), weil da die Ansprüche zu groß werden.

M Ja, das mit Renate stimmt schon, aber ganz allgemein kann ich jetzt besser sagen, was ich möchte, und kann es wirklich auch besser machen, nicht nur mit dir, sondern allgemein. Und deshalb geht es mir auch besser.

F Aber das liegt doch auch daran, daß ich überhaupt keine Ansprüche mehr stelle.

M Ja klar, den äußeren Rahmen, den braucht man dazu.

F Auch wenn ich das früher gesehen hatte, ich konnte das einfach nicht anders, als daß ich einfach wahnsinnig aggressiv geworden bin und dir alle Schande gesagt habe und daß es mir wirklich ziemlich mies war, aber ich hätte das nicht anders gekonnt, ich mußte meine Ängste und Kränkungen einfach loswerden, peng und so (schlägt mit der Faust durch die Luft); ich habe trotz des aggressiven Verhaltens eigentlich doch erwartet, daß du mich liebst. Das ist vielleicht schon eine Überforderung gewesen, weil ich wirklich nicht angenehm war.

(Pause.)

Th→F Neu ist ja, daß Sie diesen Zustand nicht mehr als völlig unerträglich empfinden. Bisher hatten Sie immer gesagt, es ist nicht mehr zum Aushalten, lieber alles kaputtmachen als diesen Schwebezustand überhaupt noch . . .

F Ja, aber da hab ich eigentlich immer noch in der Hoffnung gelebt, daß wir einmal ganz zusammenkommen sollten; *vielleicht brauchte ich das für mich selbst, daß ich mir nun einmal gesagt habe, jetzt ist's endgültig fertig, jetzt ist's vorbei.* Und vielleicht brauche ich das auch, um mich so verhalten zu können. Vielleicht hätte ich wieder mehr Mühe, wenn

Helga hat den Entscheid für die äußere Trennung gebraucht, um die innere Trennung zu erreichen.

wir uns äußerlich näherkämen.

Th Ich glaube, das braucht jetzt Zeit, um zu sehen, wie sich das weiterentwickelt.

F→M Vor dem 20. Mai (in einem halben Jahr) laß ich mich sowieso nicht scheiden, dann wäre wieder der Hochzeitstag. Wenn ich zehn Jahre verheiratet bin, dann bin ich pensionsberechtigt, und das laß ich mir natürlich nicht entgehen.

(Alle drei lachen.)

Auch nach diesem Nachgespräch bleibt es unklar, wie die äußere Situation des Paares sich entwickeln wird. Sicher ist, daß beide Partner sich miteinander befriedigter, ausgeglichener und glücklicher fühlen und daß sie zueinander eine wesentlich konstruktivere, differenziertere und offenere Beziehung gefunden haben. Wie Helga in der letzten Passage betont, braucht sie die Scheidungsvorstellung noch für sich selbst, um sich anders zu Stani einstellen zu können. Icb glaube, es ist nicht so sehr die äußere Scheidungsvorstellung, die ihre Einstellung verändert hat, sondern die Akzeptation der inneren Scheidung, die Erkenntnis, daß sie die Frustration des Getrenntbleibens in der Liebe akzeptieren muß und die begrenzten Beziehungsmöglichkeiten des Partners zu beachten hat. Helga wirkt in dieser letzten Sitzung noch etwas depressiv und verhalten. Sie hat noch ein Stück Trauerarbeit zu leisten über den Verlust ihres Eheideals. Sie wirkt im Vergleich mit dem Therapiebeginn weicher und verletzbarer, ihre Stimme ist wärmer und gedämpfter, sie wirkt aufgeschlossener und veränderungsbereiter.

Ich sah das Paar nochmals nach drei und nach sechs Monaten. Die Beziehung wurde von beiden Seiten als wesentlich positiver und glücklicher beschrieben. Sie waren zwar immer noch nicht zueinander gezogen. Es stellte sich ein neues äußeres Problem. Rezessionsbedingt fand Stani in der Schweiz keine Arbeitsstelle mehr, so daß er sich für München entscheiden mußte, was von der Arbeit her befriedigender war, ihm aber schwerfiel, weil

Helga nicht mitziehen wollte und konnte. Renate wäre bereit, mit ihm zu kommen. Doch das wollte er wiederum nicht, da er sich von ihr ohnehin distanziert hatte, seit es mit Helga besser ging. Helga und Stani haben auch wieder sexuelle Beziehungen aufgenommen, die von beiden Seiten befriedigend erlebt wurden. Stani stört sich an Helgas Leibesfülle nicht mehr. Helga wirkt nicht mehr depressiv, sondern viel selbstbewußter, ruhiger und entschiedener. Sie hat Stani gegenüber ein kritisches Verständnis und eine wohlwollende Distanz.

Bei der letzten Besprechung kam Stani aus München auf Besuch, wie er das oft tat, um Helga und die Kinder zu treffen. Er suchte weiterhin eine Stelle in der Schweiz und war entschlossen, wieder mit seiner Familie zusammenzuziehen, sobald das die äußeren Umstände ermöglichten.

Gedanken zum Therapieergebnis

Die Beurteilung des Therapieergebnisses ist eine komplexe und subtile Aufgabe. Wer von einer Ehetherapie erwartet, es sollte am Ende ein glückliches, problemloses Paar dastehen, wird enttäuscht sein. Aber auch wer der Ansicht ist, es sollte zumindest geklärt werden, ob die Partner sich für oder gegen die Fortsetzung einer Ehe entscheiden, wird nicht befriedigt sein. Wer aber bereit ist zu differenzieren, wird feststellen, daß beide Partner und die gegenseitige Beziehung sich in diesen 31 Sitzungen verändert haben. Die Partner haben zueinander zwar nicht eine Beziehung gefunden, die einer traditionellen Ehevorstellung entspricht, aber ich glaube, sie haben *die* Beziehungsform gefunden, die ihnen im gegenwärtigen Stand ihrer persönlichen Entwicklung möglich ist.

Die meisten Menschen reagieren gekränkt auf Bemerkungen, eine enge Ehebeziehung scheine für sie nicht zuträglich zu sein. Letztlich glauben auch heute noch die meisten Menschen, sie seien nicht vollwertig, wenn sie sich zu einer traditionellen Ehe nicht fähig erklärten, ja, sie neigen dazu, die Idealvorstellungen einer Ehe noch zu übersteigern durch Ansprüche an maximale

Offenheit, Nähe und Intensität der Beziehung. Die Realitäten sprechen aber dafür, daß vielen Menschen eine enge Form von Ehe nicht entspricht und sie selbst und ihre Mitmenschen in einer solchen Beziehungsform unglücklich werden. Diese Menschen sind aber zu sinnvollen und erfüllenden Beziehungen fähig, wenn sie sich nicht in einen so engen und verpflichtenden Rahmen einordnen müssen. Die enge und exklusive Zweierbeziehung einer Ehe ist kulturell ein Neuerwerb der westlichen Industriegesellschaft und hat sich auch bis jetzt keineswegs bei allen Völkern durchgesetzt. Das Akzeptieren der eigenen Grenzen und das Suchen nach einer Beziehungsform, die diesen Möglichkeiten entspricht, empfinde ich nicht als eine neurotische Einschränkung, sondern als Zeichen menschlicher Reife. Ich glaube, daß in diesem Sinne Helga und Stani in der Therapie weitergekommen sind. Die höhere Kongruenz zwischen Ideal und Realität vermittelt beiden Partnern mehr Befriedigung und verhindert die Fortsetzung destruktiver Spiele, in denen sich die Partner verletzen, bestrafen und sich das Leben sauer machen müssen. Ihre außerehelichen Beziehungen werden nicht mehr benutzt, um Distanz voneinander zu schaffen und sich zu verletzen oder schadlos zu halten. Der Abbau des neurotischen Wechselspiels ist aber auch mit Persönlichkeitsveränderungen einhergegangen. Die beiden so polarisierten Partner haben eine Bewegung aufeinander zu gemacht. Helga ist eigenständiger geworden. Sie kann mit ihren überschießenden Gefühlen besser umgehen, braucht sie nicht mehr zu übersteigern, kann auch Stanis Grenzen besser akzeptieren, ohne ihn dauernd anzuschuldigen. Stani kann seine eigenen Gefühle besser erleben und ausdrücken. Er wagt es eher, zu sich zu stehen und sich den Erwartungen Helgas gegenüber zu definieren, ohne sie durch Verletzungen von sich weisen zu müssen.

Die Partner brauchen heute einander nicht mehr so sehr als gegenseitige Ergänzung. Sie sind in ihrem Verhalten freier und unabhängiger zueinander.

Selbst wenn es später doch zur Scheidung kommen sollte – zur Zeit steht das immer noch offen –, so glaube ich, daß dies ein freier und nicht mehr ein provokanter Entschluß zur Erpressung oder aus Rache sein wird.

Wie ist es zu beurteilen, daß Helga am Ende der Therapie depressiver wirkt? Entspricht es einer typisch männlichen Sichtweise, da von einem Therapieerfolg zu sprechen gemäß der Devise «depressiv bist du mir lieber»? Neige nicht auch ich als männlicher Therapeut dazu, das aggressive und expansive Verhalten von Helga zu Therapiebeginn als krankhaft und behandlungsbedürftig zu diagnostizieren, um mich besser davor zu schützen? Der langdauernde Verlauf hat gezeigt, daß Helgas Depression einer Durchgangsphase im Sinne einer Trauerreaktion entsprach und wenige Monate nach Therapieabschluß abklang. In den nachfolgenden Besprechungen gab sie an, stimmungsmäßig ausgeglichener und glücklicher zu sein als vor der Therapie und allgemein aktiver und selbständiger im Leben zu stehen. Bei den späteren Besprechungen, die stattfanden, wenn Stani aus Deutschland auf Besuch weilte, wirkte vielmehr er etwas verloren und vereinsamt. Er klagte, daß ihm bei der Arbeit in Deutschland der Schwung und das Ziel fehle. Ohne die bedrängende Strukturierung durch Helga schien er verstärkte Schwierigkeiten zu haben, in seinem Leben eine Linie zu finden und Initiative zu entfalten.

Bei der Manuskript-Besprechung gab Helga an, sie sei im Prozeß der Therapie erstaunt gewesen, wie sie immer und immer wieder in die alten Beziehungs- und Erlebnismuster zurückgefallen sei, nachdem sie bereits geglaubt hatte, darüber hinweggekommen zu sein.

Zur Scheidung äußert sie: «Der Wunsch nach Scheidung war der Wunsch nach Unabhängigkeit. Heute habe ich akzeptiert – ich weiß nicht, ob durch die Therapie oder die Zeit –, daß ich mich nie ganz von Stani lösen kann und empfinde die Scheidung deshalb auch gar nicht mehr so nötig. Genauso wie man sich zeitlebens nie ganz von den Eltern wird lösen können, kann ich eine zehnjährige Ehe nicht ungeschehen machen. Ich denke, es wäre etwas Schönes, gemeinsam alt zu werden, so wie ich es heute an meinen Eltern erleben kann. Eigenartigerweise ist es mir erst gelungen, mich von Stani stärker zu lösen, als er mich akzeptieren konnte. Zuvor stand ich wie unter einem Bann. Mein gestörtes Selbstbewußtsein hing von Stani ab. Vor der Ehe war ich selbstbewußter. Jetzt war es in mir: ‹Du hast mir mein Selbstbewußtsein geraubt, und das mußt du wiedergutmachen.› Es war für mich wichtig, von dem anerkannt zu werden, der mich gekränkt hat. Vielleicht steht das auch in Beziehung zu meinem Vater. Als ich so viele Auseinandersetzungen mit ihm hatte, sagte er immer nur: ‹Mit solch einer Rotznase diskutiere ich nicht.›»

Das Gefühl, vom Vater nicht akzeptiert worden zu sein, wirkte in Helga noch nach. Stani hätte für den Vater manches wiedergutmachen müssen. NORMAN und BETTI PAUL haben darauf hingewiesen, wie bei der Entstehung von Ehestörungen unerledigte Trauer und Konflikte mit den Eltern eine zentrale Rolle spielen können.

Bei der Nachbesprechung versuchte ich von Helga zu erfahren, weshalb sie auf die wiederholten Versuche, meine Schwierigkeiten in der Beziehung zu ihr zu klären, nicht eingegangen sei. Sie gab an, sie wollte die Rolle des Therapeuten als Unparteiischer nicht in Frage stellen lassen. «Für mich war es wichtig, daß die Beziehung zu Ihnen unantastbar bleibt und ich Sie in einer idealen Position hochhalten kann. Ich wäre überfordert gewesen, wenn ich die Beziehung zum Therapeuten auch noch hätte in Frage stellen und bearbeiten müssen. Es würde mir auch Angst machen, wenn ich den Eindruck bekäme, der steht ja gar nicht über der Sache. Es wäre dadurch die Vertrauensbasis zerstört worden. Wenn der Therapeut als Autorität gesehen wird, dann darf er keine Schwierigkeiten haben und muß die Fäden straff in den Händen halten. Ich denke dann, mit dem darfst du nicht auch noch in Schwierigkeiten geraten, sonst heißt es: ‹Auch der hat noch Probleme mit ihr.› Ich hatte schon mal das Gefühl, ich müßte mich gegen Sie verteidigen oder ‹der mag dich auch nur, wenn du dich veränderst›.» Diese Bemerkungen scheinen mir für die Handhabung der therapeutischen Kollusion wichtig, weil sie zeigen, daß man deren Bearbeitung dem Patienten keinesfalls aufdrängen sollte, sondern lediglich seine Bereitschaft kundtun kann, die therapeutische Beziehung zu bearbeiten, wenn der Patient das wünscht. Es zeigt sich auch, daß dem Therapeuten von den Patienten oft ein Rollenverhalten auferlegt wird, durch das er sich selbst eingeengt fühlt. Ich hätte in der Therapie gerne die Schwierigkeiten mit Helga geklärt, auch aus eigenem Interesse: sie wollte mich aber in der Position des überlegenen Therapeuten bewahren. Das habe ich zu akzeptieren. Viele Patienten brauchen das Gefühl, ein Therapeut oder Arzt sei überlegen und fehlerfrei, weil sie sich nur unter dieser Vorstellung in einen gefährlichen Behandlungsprozeß einlassen können. Bestrebungen des Therapeuten, nicht mehr scheinen zu wollen als er ist, sind da oft Grenzen gesetzt. Wenn ich mich einer Operation unterziehen muß, will ich vom Chirurgen auch nicht hören, er fühle sich der Operation nicht ganz gewachsen.

14. Lernziele dieses Buches und Lernziele in Paartherapie

Dieses Buch bildet die praktische Ergänzung zu *‹Die Zweierbeziehung›*, in der ich dargestellt hatte, welche tiefe Sehnsucht zwei Partner in eine dauerhafte Beziehung verwickeln und später in unlösbar erscheinende Konflikte verstricken kann. Nach Lernzielen gegliedert wollte *‹Die Zweierbeziehung›* das Verständnis für das unbewußte Zusammenspiel zweier Partner, das «Wissen und die Kenntnisse» über das Kollusionskonzept vermitteln. Hier geht es um die «Fertigkeiten» (was soll ich können?) und um das therapeutische Verhalten (wie soll ich sein?). Kann man sich das durch Lesen aneignen? Sicher nur begrenzt. Ich wollte dem Leser konkreten Einblick in den Prozeß einer Paartherapie geben in der Hoffnung, daß er sich dabei in die komplexen Beziehungen im Dreieck Frau–Mann–Therapeut einzufühlen lernt und Paartherapie für ihn transparenter wird. Das Lesen der kommentierten Therapieprotokolle, die einen wesentlichen Teil des Buches ausmachte, erforderte vom Leser die Bereitschaft, sich in diese Therapie einzustimmen.

Eine Darstellung von Psychotherapie ist immer stark von der persönlichen Einstellung geprägt. Für mich sind die Ergebnisse der Psychotherapie-Forschung wichtig, die zeigen, daß die Unterschiede verschiedener therapeutischer Schulrichtungen für das Therapieergebnis weniger bedeutsam sind, als man angesichts des oft heftig erstrittenen Wahrheitsanspruches erwarten müßte. Als bedeutsamer für das Therapieergebnis erweist sich die Persönlichkeit des Therapeuten. Auch Patienten messen der therapeutischen Beziehung mehr Gewicht zu als der theoretischen Ausrichtung und spezifischen Methodik eines Therapeuten. Ich wollte mich deshalb nicht so sehr um die Darstellung einer spezifischen Technik von Paartherapie bemühen, sondern mich mit der praktischen Gestaltung der komplexen Dreiecksbeziehung Frau–Mann–Therapeut befassen, die in jeder Form von Paartherapie einen zentralen Stellenwert einnehmen wird.

Damit soll nicht gesagt sein, Ausbildung in einer bestimmten Therapiemethode sei überflüssig, wenn nur der Therapeut eine starke, reife und engagierte Persönlichkeit sei. Es ist aber meine Erfahrung, daß Therapeuten nirgends so klar wie in der Paartherapie ihre persönlichen Grenzen zu spüren bekommen, so daß für mich Ausbildung in Paartherapie zu einem wesentlichen Teil Ausbildung im gezielten Einsetzen und Fruchtbarmachen seiner therapeutischen Begrenztheit bedeutet. War es das Anliegen des Kollusionskonzepts, wie ich es in ‹*Die Zweierbeziehung*› dargestellt habe, dem Therapeuten zu helfen, jedes Phänomen nicht nur als Angelegenheit des einen oder des anderen Partners zu erfassen, sondern als eine von beiden gemeinsam gebildete Aussage, so will der jetzige Beitrag darüber hinaus jedes Phänomen der Therapie als Angelegenheit der therapeutischen Triade aufweisen, von der der Therapeut mitbetroffen ist.

Die Psychodynamik der therapeutischen Dreiecksbeziehung wird in jedem therapeutischen Umgang mit Partnerproblemen zum Problem, sei dies direkt, wenn der Therapeut mit beiden Partnern zugleich konfrontiert ist, sei das indirekt, wenn sich nur einer der Partner zu ihm in Therapie begibt. Der Therapeut kann zudem je nach Methodik in der Paartherapie versuchen, seine persönliche Verstrickung zu minimalisieren, indem er den Therapieprozeß durch Übungen strukturiert. Er kann aber auch, wie das hier dargestellt worden ist, sein eigenes Betroffensein im therapeutischen Dreieck in die Therapie einbringen.

Zum Schluß möchte ich Lernziele für Paartherapie formulieren, wie wir sie für unsere Ausbildungskurse für Paar- und Familientherapie (organisiert durch das Institut für Ehe und Familie, Zürich) aufgestellt haben. Ich möchte damit klarstellen, daß ‹*Die Zweierbeziehung*› und ‹*Therapie der Zweierbeziehung*› bei weitem nicht alles vermitteln können, was ein Paartherapeut an Fähigkeiten bezüglich Wissen, Können und Haltung entfalten sollte.

1. Lernziele bezüglich Wissen (theoretische Kenntnisse)

Der Paartherapeut
- nennt spezifische Kriterien, die eine «gesunde» Ehe von einer «kranken» Ehe unterscheiden
- nennt äußere Kriterien, die ein Paar besonders krisenanfällig machen, wie phasentypische Krisen der Ehe, sozio-kulturelle Bedingungen, Arbeits-, Wohn- und Familiensituation usw.
- reflektiert die Ehekrise in ihren aktuellen Wechselwirkungen mit der Familiendynamik (Mehrgenerationenperspektive) sowie mit dem sozialen Konfliktfeld
- nennt persönlichkeitsspezifische Motivationen, die eine neurotische Partnerwahl begünstigen, formuliert typische, den Partnern gemeinsame Leitvorstellungen einer «idealen» Ehe und deren Ausdifferenzierung innerhalb des Paares in polarisierten Positionen unter Bildung aufeinander abgestimmter Interaktionspersönlichkeiten
- begründet den Umschlag der Kollusion der Partnerwahl zur Kollusion im Paarkonflikt
- nennt unterschiedliche Funktionen, die Drittpartner (Kinder, Eltern bzw. Schwiegereltern, außereheliche Liebespartner) im System einer Zweierbeziehung haben können
- formuliert die dynamische Bedeutung psychosomatischer und psychoneurotischer Symptombildungen für den Erkrankten, für den Partner und die Familie
- formuliert in unterschiedlicher Weise theoretische Therapieziele (Idealziele) und praktische Therapieziele (Realziele)
- beschreibt Prinzipien von konfliktverarbeitenden und verhaltensmodifizierenden Konzepten der Paartherapie in ihrer theoretischen Begründung und ihren praktischen Auswirkungen

2. Lernziele bezüglich praktischer Fertigkeiten

Der Paartherapeut
- führt ein Erstinterview mit einem Paar in der Weise, daß der

Anteil beider Partner am gemeinsamen Problem in groben Umrissen durchsichtig wird

- vermag neben der Pathologie einer Beziehung auch die gesunden Ressourcen eines Paares herauszuarbeiten und die Motivation eines Paares zu einer therapeutischen Veränderung oder zum Verharren in der pathologischen Homöostase zu klären
- schätzt in einem konkreten Fall die zu erwartenden Auswirkungen des therapeutischen Settings (Einzeltherapie, Paartherapie, Paargruppentherapie, Familientherapie usw.) ein
- formuliert auf Grund der Erstgespräche einen Behandlungsfokus, stellt Überlegungen zu Indikation, Zielsetzung und Prognose an und diskutiert diese mit dem Paar
- vermag das Fehlverhalten der Frau und dasjenige des Mannes so herauszuarbeiten, daß es sich als verstehbar im gegebenen Kontext des Betroffenen erweist
- versteht es, einen Partner, der wenig zur Therapie motiviert ist oder ausschließlich die progressive Cotherapeutenposition beansprucht, zu einer partnerschaftlichen therapeutischen Arbeit zu gewinnen, und einen Partner, der in der regressiven Position oder Patientenrolle verharrt, zu vermehrter Selbstverantwortung und Eigenaktivität zu stimulieren
- vermag in einer Paartherapie die Polarisierungstendenzen in stark–schwach, schuldig–verdienstvoll, krank–gesund auszubalancieren
- fördert die gegenseitige Wahrnehmung, die Einfühlung und das Verständnis der Partner. Er ist sich der systemstrukturierenden Wirkung, die auch von einer analytischen Haltung ausgeht, bewußt und setzt Elemente der verhaltensmodifizierenden Techniken (z. B. selektive Zuwendung, positive Umdeutung, paradoxe Interventionen usw.) unter Wahrung des analytischen Stils gezielt ein, wenn auf Einsicht abzielende Interpretationen sich als wirkungslos erweisen
- begünstigt in einem drohenden oder konkret eingeleiteten Scheidungsverfahren eine konstruktive Auflösung der Beziehung
- erfaßt das Therapieergebnis mehrdimensional

3. Lernziele bezüglich der eigenen Haltung und Einstellung

Der Paartherapeut

- nimmt die Geschlechtsgebundenheit seiner therapeutischen Interventionen wahr, stellt sie in Zusammenhang mit den eigenen Erfahrungen seiner Geschlechtlichkeit und seiner sexuellen Beziehungen und kann sie in der Dynamik des therapeutischen Dreiecks fruchtbar machen
- erkennt die Wertgebundenheit seiner therapeutischen Interventionen und Zielsetzungen und sieht sie im Zusammenhang mit der eigenen Lebensgeschichte und familiären Herkunft sowie mit der jetzigen Lebenssituation; er respektiert andersartige Wert- und Zielvorstellungen der Patienten und nimmt das menschliche Dilemma zwischen Verharren in unbefriedigender Bindung und Streben nach emanzipatorischer Freiheit ernst
- vermag Übertragungs- und Gegenübertragungsphänomene im therapeutischen Dreieck konstruktiv zu bearbeiten. Er differenziert, ob es tunlich ist, sich als Drittpartner in der Therapie zu öffnen und sich in eine therapeutische Kollusion einzulassen, oder ob eine feste Position der Unparteilichkeit aufrechtzuerhalten ist

Die Begegnung
ist der Anfang der Trennung

Japanisches Sprichwort

Literaturverzeichnis

Baker Miller, J.: Psychoanalysis and Women. Penguin Books, New York 1973.

Balint, M.: Der Arzt, sein Patient und die Krankheit. Klett, Stuttgart 1957.

–: Therapeutische Aspekte der Regression. Klett, Stuttgart 1970.

Balint, M., Ornstein, P. H., und Balint, E.: Fokaltherapie. (Englische Ausgabe: Tavistock Publ., London 1972). Suhrkamp, Frankfurt a. M. 1973.

Bateson, G.: Naven. Stanford University Press, Palo Alto, Kalifornien 1958.

Beck, D.: Die Kurzpsychotherapie. Huber, Bern 1974.

–: Das «Koryphaen-Killer-Syndrom». Dtsch. Med. Wschr. 102, 303–307 (1977).

Beckmann, D.: Der Analytiker und sein Patient. Huber, Bern 1974.

–: Paardynamik und Gesundheitsverhalten. In: Familie und seelische Krankheit. Hg.: H. E. Richter, H. Strotzka, J. Willi. Rowohlt, Reinbek bei Hamburg 1976, S. 123–130.

–: Selbst- und Fremdbild der Frau. Familiendynamik 2, 35–49 (1977)

Beckmann, D., Braehler, E., und Richter, H. E.: Neustandardisierung des Gießen-Tests (GT). Unveröffentlichtes Manuskript 1977.

Bellak, L., und Small, L.: Kurzpsychotherapie und Notfallpsychotherapie. (Amerikanische Ausgabe: Grune & Stratton, New York 1965). Suhrkamp, Frankfurt a. M. 1972.

Bellville, T. P., Raths, O. N., und Bellville, C. J.: Conjoint Marriage Therapy with a Husband-and-Wife-Team. Amer. J. Orthopsychiat. 39 (3), 473–483 (1969).

Berman, E. M., und Lief, H.: Ehetherapie in der amerikanischen Psychiatrie: ein Überblick. Familiendynamik 1, 238–266 (1976).

Boszormenyi-Nagy, I.: Mann und Frau, Verdienstkonten in den Geschlechtsrollen. Familiendynamik 2, 1–10 (1977).

Boszormenyi-Nagy, I., und Spark, G.: Invisible Loyalties. Hagerstown, Maryland (Harper & Row) 1973.

Bowen, M.: Die Anwendung von Familientheorien in der klinischen Praxis. EHE 12, 1–33 (1975).

Buehler, Ch.: Die Rolle der Werte in der Entwicklung der Persönlichkeit und in der Psychotherapie. (Amerikanische Ausgabe: Free Press 1962). Klett, Stuttgart 1975.

Burgard, R.: Wie Frauen «verrückt» gemacht werden. Frauenselbstverlag, Berlin 1977.

Cartwright, R. D., und Lerner, B.: Empathy, Need to Change, and Improvement with Psychotherapy. J. Consult. Psychol. 27, 138–144 (1963).

Christ, J.: Treatment of Marriage Disorders. In: Grunebaum, H., und Christ, J. (Ed.): Contemporary Marriage: Structure, Dynamics and Therapy. Little, Brown & Co., Boston 1976, S. 371–399.

D'Eaubonne, F.: Feminismus oder Tod. Frauenoffensive, München 1975.

Deutsche Hauptstelle gegen die Suchtgefahren. Bulletin vom 22. 7. 1977.

Dicks, H. V.: Marital Tensions. Basic Books, New York 1967.

Duss, J., Stierlin, H., und Welter, R.: Lernen und Lehren von Familientherapie. Familiendynamik 1, 186–208 (1976).

Duss-von Werdt, J.: Die junge Kleinfamilie. (In Vorbereitung.)

Emma. Zeitschrift für Frauen von Frauen. Heft 2, Köln 1977.

Erikson, E. H.: Das Problem der Identität. Psyche 10, 114–176 (1956/57).

Freud, S.: Die zukünftigen Chancen der psychoanalytischen Therapie. GW VIII, 104–115, Imago Publ., London 1911.

–: Zur Dynamik der Übertragung. GW VIII, 362–374, Imago Publ., London 1912.

–: Bemerkungen zur Übertragungsliebe. GW X, 306–321, Imago Publ., London 1915.

Fuller, F. F.: Influence of Sex of Counselor and of Client on Client Expressions of Feeling. J. Counsel. Psychol. 10, 34–40 (1963).

Giovacchini, P. L.: Treatment of Marital Disharmonies: The Classical Approach. In: Greene, B. (Ed.): The Psychotherapy of Marital Disharmony. Free Press, New York 1965.

Goldberg, H.: Der verunsicherte Mann. (Amerikanische Ausgabe 1976.) Diederichs, Düsseldorf 1977.

Greene, B. L.: A Clinical Approach to Marital Problems. Ch. C. Thomas, Publ., Illinois/USA 1970.

Grunebaum, H., Christ, J., und Neiberg, N.: Diagnosis and Treatment Planning for Couples. Int. J. Group Psychoth. 19, 185–202 (1969).

Grunebaum, H., und Christ, J. (Ed.): Contemporary Marriage: Structure, Dynamics and Therapy. Little, Brown & Co., Boston 1976.

Haffner, S. (Hg.): Gewalt in der Ehe. Wagenbach, Berlin 1976.

Haffter, C.: Kinder aus geschiedenen Ehen. Huber, Bern 1948.

Haley, J.: Familientherapie mit gestörten Jugendlichen. Ehe 12, 148–161 (1975).

Haley, J.: Direktive Familientherapie. Strategien für die Lösung von Problemen. (Amerikanische Ausgabe: Jossey-Bass, San Francisco 1976.) Pfeiffer, München 1977.

Heigl-Evers, A.: Zum Konzept des implizierten Ehevertrags. Gruppenpsychoth. u. Gruppendyn. 6, 134–146 (1972).

Heigl, F.: Indikation zur Psychotherapie. Nervenarzt 47, 217–224 (1976).

Heimann, P.: On Counter-transference. Int. J. Psa. 31, 81–84 (1950).

Hoeh, R., und Kulms, A.: Scheidung – Befreiung oder Katastrophe? Unveröffentlichtes Manuskript, Hamburg 1977.

Hollender, M. H.: Selection of Therapy for Marital Problems. In: Masserman, J. H. (Ed.): Current Psychiatric Therapies, Vol. 11, Grune and Stratton, New York 1971, S. 119–128.

Jung, C. G.: Psychologische Typen. Gesammelte Werke, sechster Band, 9. Auflage. Rascher, Zürich 1960.

Kaplan, H.: The New Sex Therapy. Brunner/Mazel, New York 1974.

Kaufmann, L.: Familie, Kommunikation, Psychose. Huber, Bern 1972.

Kraus, A., und Lilienfeld, A.: Some epidemiological aspects of the high mortality rate in the young widowed group. J. Chron. Dis. 10, 207 (1959).

Laing, R. D.: Das geteilte Selbst. (Englische Ausgabe: Tavistock Publ. London 1960). Kiepenheuer & Witsch, Köln 1972.

–: Das Selbst und die Anderen. (Englische Ausgabe: Tavistock Publ. London 1961.) Kiepenheuer & Witsch, Köln 1973.

LESLIE, G. R.: Conjoint Therapy in Marriage Counseling. J. Marriage and the Family 26, 65–71 (1964).
LIBERMAN, R. P.: Behavioristische Ansätze für die Familien- und Ehetherapie. In: SAGER, C. J., und SINGER KAPLAN, H. S. (Hg.): Handbuch der Ehe-, Familien- und Gruppen-Therapie, Vol. II, Kindler, München 1973, S. 398–417.
MACOBY, E. E., und JACKLIN, C. N.: The Psychology of Sex Differences. Stanford Univ. Press 1974.
MALAN, D.: Psychoanalytische Kurztherapie. Huber-Klett, Stuttgart 1965.
MANDEL, A., MANDEL, K. H., STADTER, E., und ZIMMER, D.: Einübung in Partnerschaft durch Kommunikationstherapie und Verhaltenstherapie. Pfeiffer, München 1971.
MANDEL, K. H., MANDEL, A., und ROSENTHAL, H.: Einübung der Liebesfähigkeit. Praxis der Kommunikationstherapie für Paare. Pfeiffer, München 1975.
MANIKA, C.: Sind Frauen «fraulicher» und Männer «männlicher», wenn sie in der Paarsituation aufeinander bezogen sind? Untersuchung mit dem Individuellen und Gemeinsamen Rorschach-Versuch. Familiendynamik 3 (1978) im Druck.
MASTERS, W. H., und JOHNSON, V. E.: Impotenz und Anorgasmie. (Amerikanische Ausgabe: Little Brown and Company, Boston 1970.) Goverts Krüger Stahlberg Verlag, Frankfurt a. M. 1973.
MEERWEIN, F.: Die Grundlagen des ärztlichen Gesprächs. Huber, Bern 1969.
MINSEL, W. R.: Praxis der Gesprächspsychotherapie, Böhlaus, Wien 1974.
MOELLER, M. L.: Zur Theorie der Gegenübertragung. Psyche 31, 142–166 (1977).
NICHOLS, J.: Die Emanzipation des Mannes. (Amerikanische Ausgabe 1975.) Diederichs, Düsseldorf 1976.
PARIN, P.: Das Ich und die Anpassungs-Mechanismen. Psyche 31, 481–515 (1977).
PARKES, C. M., BENJAMIN, B., und FITZGERALD, R. G.: Broken Heart: A Statistical Study of Increased Mortality among Widowers. Brit. med. J. 1, 740–743 (1969).
PATTERSON, C. H.: Counseling and Psychotherapy: Theory and Practice. Harper, New York 1959.
PAUL, N. L.: The Divorce Process. Unveröffentlichtes Manuskript 1977.

PAUL, N. L., und PAUL, B. B.: A Marital Puzzle. Transgenerational Analysis in Marriage Counseling. Norton, New York 1975.
PIZZEY, E.: Schrei leise. Mißhandlungen in der Familie. Deutsche Verlags-Anstalt, Stuttgart 1976.
RAPAPORT, D.: Die Struktur der psychoanalytischen Theorie. Klett, Stuttgart 1959.
REDLICH, F. C.: Die Psychoanalyse und das Wertsystem. Psyche 13, 481 (1959).
RICHTER, H. E.: Eltern, Kind und Neurose. Rowohlt, Reinbek bei Hamburg 1967.
–: Patient Familie. Rowohlt, Reinbek bei Hamburg 1970.
–: Zwei-Wochen-Paartherapie. Psyche 10, 889 (1973).
–: Lernziel Solidarität. Rowohlt, Reinbek bei Hamburg 1974.
–: Flüchten oder Standhalten, Rowohlt, Reinbek bei Hamburg 1976.
RICHTER, H. E., STROTZKA, H., und WILLI, J. (Hg.): Familie und seelische Krankheit. Rowohlt, Reinbek bei Hamburg 1976.
ROGERS, C. R.: Entwicklung der Persönlichkeit. (Amerikanische Ausgabe: Houghton Mifflin Company 1961.) Klett, Stuttgart 1973.
–: Partnerschule. (Amerikanische Ausgabe: Delacorte, New York 1972.) Kindler, München 1975.
ROSENTHAL, D.: Changes in some moral values following psychotherapy. J. Consult. Psych. 19, 431–436 (1955).
SAGER, C.: The Treatment of Married Couples. In: ARIETI, S. (Ed.): Amer. Handbook of Psychiatry, Vol. 3, Basic Books, New York 1966, S. 213–225.
–: Transference in the conjoint therapy of married couples. Arch. Gen. Psychiat. 16, 185 (1967).
SANDLER, J.: Gegenübertragung und Bereitschaft zur Rollenübernahme. Psyche 30, 297–305 (1976).
SANDLER, J., DARE, C., und HOLDER, A.: Die Grundbegriffe der psychoanalytischen Therapie. Klett, Stuttgart 1973.
SCHEU, U.: Wir werden nicht als Mädchen geboren – wir werden dazu gemacht. Fischer, Frankfurt a. M. 1977.
SKYNNER, A. C. R.: Systems of Family and Marital Psychotherapy. Brunner/Mazel, New York 1976.
SMITH, J. W., und GRUNEBAUM, H.: The Therapeutic Alliance in Marital Therapy. In: GRUNEBAUM, H., und CHRIST, J. (Ed.): Contemporary Marriage: Structure, Dynamics and Therapy. Little, Brown & Co., Boston 1976.

Spark, G. M.: Grandparents and intergenerational family therapy. Family Process 13, 225–237 (1974).
Sperling, E. und U.: Die Einbeziehung der Großeltern in die Familientherapie. In: Richter, H. E., Strotzka, H., und Willi, J. (Hg.): Familie und seelische Krankheit. Rowohlt, Reinbek bei Hamburg 1976, S. 196–215.
Spiegel, J. P.: Some Cultural Aspects of Transference and Countertransference. In: Masserman, J. H. (Ed.): Individual and Familial Dynamics. Grune & Stratton, New York 1959.
Stierlin, H.: Eltern und Kinder im Prozeß der Ablösung. Suhrkamp, Frankfurt a. M. 1975.
–: Von der Psychoanalyse zur Familientherapie. Klett, Stuttgart 1975.
–: Familiendynamische Aspekte der Übertragung und Gegenübertragung. Familiendynamik 2, 182–197 (1977).
Straus, M. A.: Cultural and social organizational influences on violence between family members. In: Price, R., und Barrier, D. (Ed.): Configurations: Biological and Sexual Factors in Sexual and Family Life. Lexington Books, Lexington (Mass.) 1974.
Stuart, R. B.: Die operante-interpersonale Behandlung von Eheproblemen. In: Sager, C. J., und Singer Kaplan, H. S. (Hg.): Handbuch der Ehe-, Familien- und Gruppen-Therapie, Vol. III, Kindler, München 1973, S. 626–642.
Toomin, M. K.: Structured Separation with Counseling: A Therapeutic Approach for Couples in Conflict. Family Process 11, 299 (1972).
Uchtenhagen, A.: Psychische Störungen bei Frauen. Schweiz. Arch. Neurol. Neurochir. Psychiat. 117, 55–64 (1975).
Watzlawick, P.: Diskussion zum Vortrag auf den Lindauer Psychotherapiewochen. Zit. E. Enke-Ferchland: Die psychotherapeutische Zweier-Beziehung aus der Perspektive der sozialpsychologischen Forschung und der psychoanalytisch-psychotherapeutischen Praxis. Praxis Psychoth. 22, 63–73 (1977).
Watzlawick, P., Beavin, J. H., und Jackson, D. D.: Menschliche Kommunikation. (Amerikanische Ausgabe: Norton, New York 1967.) Huber, Bern 1969.
Watzlawick, P., Weakland, J. H., und Fisch, R.: Lösungen. (Amerikanische Ausgabe: Norton, New York 1974.) Huber, Bern 1974.
Weis, K., und Borges, S. S.: Victimology and Rape: The Case of the Legitimate Victim. Iss. Crim. 8, 71–115 (1973).

Wickler, W.: Sind wir Sünder! Naturgesetze der Ehe. Knaur, München 1969.
Willi, J.: Die hysterische Ehe. Psyche 24, 326–356 (1972 a).
–: Die angstneurotische Ehe. Nervenarzt 43, 399–408 (1972 b).
–: Der Gemeinsame Rorschach-Versuch. Huber, Bern 1973.
–: Die Zweierbeziehung. Rowohlt, Reinbek bei Hamburg 1975.
–: Die Beurteilung des Behandlungsergebnisses einer Paartherapie. In: Richter, H. E., Strotzka, H., und Willi, J. (Hg.): Familie und seelische Krankheit. Rowohlt, Reinbek bei Hamburg 1976, S. 278–300.
–: Die psychosomatische Kollusion am Beispiel einer herzneurotischen Ehe. Familiendynamik 1, 319–333 (1976).
Willi, J., und Rotach-Fuchs, M.: Über die spezifische Struktur und Dynamik der Ehepaar-Therapiegruppe. EHE 4, 165–168 (1970).
Zuk, G. H.: Familientherapie. (Amerikanische Ausgabe: Behavioral Publ. New York 1971.) Lambertus, Freiburg i. Br. 1975.
Zweiter Familienbericht. Bundesminister für Jugend, Familie und Gesundheit. Bonn-Bad Godesberg 1975.

Register

Die Seitenzahlen in Klammern beziehen sich auf das 1975 bei Rowohlt erschienene ergänzende Werk von Jürg Willi: «Die Zweierbeziehung».

zu zweit

«Die Liebe hat nun einmal dieses Übel, daß Krieg und Frieden immer wechseln.»
Horaz, Satiren

Lonnie Barbach
Mehr Lust *Gemeinsame Freude an der Liebe*
(rororo sachbuch 8721)

Cheryl Benard / Edit Schlaffer
Männer *Eine Gebrauchsanweisung für Frauen*
(rororo sachbuch 8820)
Im Dschungel der Gefühle *Expedition in die Niederungen der Leidenschaft*
(rororo sachbuch 8783)

Barbara Gordon
Jennifer-Fieber *Der Männertraum vom jungen Glück*
(rororo sachbuch 9159)

Marty Klein
Über Sex reden *Heimliche Wünsche, verschwiegene Ängste*
(rororo sachbuch 8824)

Suzan Lewis / Cary L. Cooper
Karriere Paare *Mehr Zeit für uns*
(rororo sachbuch 8858)

Tina Tessina
In guten wie in schlechten Tagen *Anregungen für homosexuelle Paare*
(rororo sachbuch 8782)
Dieses einfühlsame Buch trägt den besonderen Möglichkeiten und Problemen homosexueller wie lesbischer Beziehungen Rechnung und gibt praktische Anregungen vom ersten Flirt bis zur Goldenen Hochzeit.

rororo sachbuch

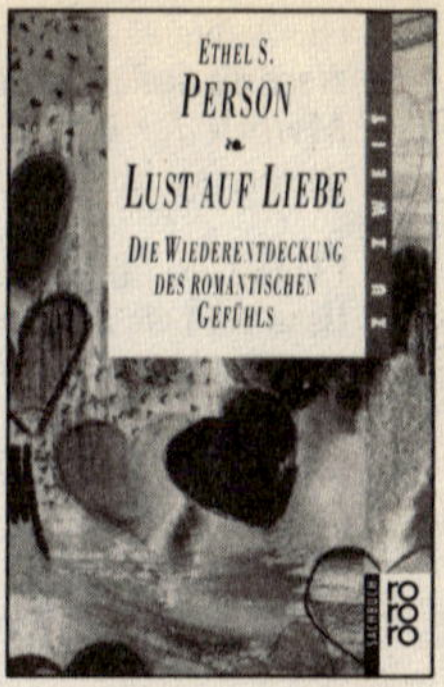

Diane Vaughan
Wenn Liebe keine Zukunft hat *Stationen und Strategien der Trennung*
(rororo sachbuch 8818)

Judith Sills
Liebe nach dem ersten Blick *Handbuch für Romantiker*
(rororo sachbuch 9134)
«Dies ist kein Buch über hoffnungslos unglückliche Beziehungen, sondern eines über potentiell glückliche.»

Ethel S. Pearson
Lust auf Liebe *Die Wiederentdeckung des romantischen Gefühls*
(rororo sachbuch 9304)

Béatrice Hecht-El Minshawi
Zwei Welten, eine Liebe *Leben mit Partnern aus anderen Kulturen*
(rororo sachbuch 9141)

Das gesamte Programm der Taschenbuchreihe «zu zweit» finden Sie in der Rowohlt Revue. Jedes Vierteljahr neu. Kostenlos in Ihrer Buchhandlung.

zu zweit

Ute Auhagen-Stephanos
Wenn die Seele nein sagt *Vom Mythos der Unfruchtbarkeit*
(rororo sachbuch 9378)

Elena Gianini Belotti
Liebe zählt die Jahre nicht *Wenn Frauen jüngere Männer lieben*
(rororo sachbuch 8735)

James L. Creighton
Schlag nicht die Türe zu *Konflikte aushalten lernen*
(rororo sachbuch 9194)

Steven Farmer
Endlich lieben können *Gefühlstherapie für erwachsene Kinder aus Krisenfamilien*
(rororo sachbuch 9168)
Kinder aus Krisenfamilien können ihre Gefühle nur schwer zeigen, haben das Bedürfnis, ihre Partner zu kontrollieren, und scheuen sich vor Intimität wie vor Konflikten. Der Autor beschreibt die besonderen Probleme und zeigt Lösungswege auf.

Elisabeth Flitner / Renate Valtin (Hg.)
Dritte im Bunde: die Geliebte
(rororo sachbuch 9376)

Marina Gambaroff
Sag mir, wie sehr liebst Du mich
Frauen über Männer
(rororo sachbuch 8817)
»Wenn in einer Beziehung das Bedürfnis, "ich liebe dich" zu sagen oder "liebst du mich?" zu fragen, immer größer wird, dann hat es schon irgendwelche Risse gegeben.»

rororo sachbuch

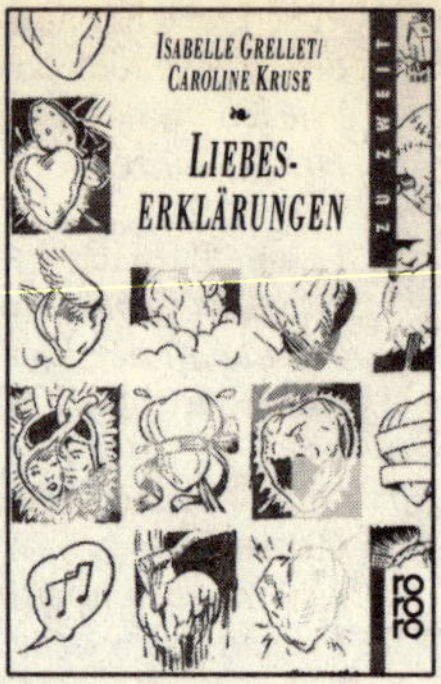

Isabelle Grellet / Caroline Kruse
Liebeserklärungen
(rororo sachbuch 8880)

Ruth Kuntz-Brunner / Inge Nordhoff
Heute bitte nicht *Keine Lust auf Sex - ein alltägliches Gefühl*
(rororo sachbuch 9189)

Karin Mönkemeyer / Inge Nordhoff
Ein platonisches Verhältnis
Freundschaften zwischen Männern und Frauen
(rororo sachbuch 8749)

Dorothee Schmitz-Köster
Liebe auf Distanz *Getrennt zusammen leben*
(rororo sachbuch 8816)

SV

Manfred Pohlen
Margarethe Bautz-Holzherr

Eine andere Aufklärung

Das Freudsche Subjekt in der Analyse

Suhrkamp

CIP-Titelaufnahme der Deutschen Bibliothek
Pohlen, Manfred:
Eine andere Aufklärung : das Freudsche Subjekt
in der Analyse / Manfred Pohlen ;
Margarethe Bautz-Holzherr. –
1. Aufl. – Frankfurt am Main :
Suhrkamp, 1991
ISBN 3-518-58080-9
NE: Bautz-Holzherr, Margarethe:

Erste Auflage 1991

Satz: Satz- und Reprotechnik GmbH, Hemsbach
Druck: Druckhaus Beltz, Hemsbach

Inhalt

II. Freuds Naturgeschichte und die Aufklärung von Naturgeschichte im Mythos – ein Gegendiskurs zur Moderne

III. Die Transzendierung der Autorität Freuds in der Übertragung seines Begehrens: Die als Übertragung wirkende Suggestion – das okkulte Problem der Psychoanalyse

Nachtrag: Ein psychohistorischer Exkurs zur Moderne Die Schöpfung der modernen Mentalität – Descartes' Instaurierung des Diskurses der Moderne

Vorrede

Dieser Diskurs ist keine Schrift über Freud, keine Rückkehr zu Freud: es ist der Versuch, Freud mit Freud zu lesen und über Freud hinaus.

Aus dem Freudschen Widerspruchsdenken führen Spuren, die Fragen aufgeben, ständig neu zu denken und umzudenken. Den Selbst-Widersprüchen Freuds, der Gespaltenheit seines Werkes, ist eine Spur immanent, die sich als Leitlinie durch den Text zieht: es ist die Spur der physis, auf der wir gegangen sind. Das Denken am Leitfaden des Körpers ist der dominierende Gedankengang Freuds, dessen Text Denken als Auslegung des Körpers aufzeichnet, dessen Erkenntnisse die Geschichte des Geistes als Triebschicksal aufdeckt. Psychoanalyse als »Schule des Verdachts« (Nietzsche) gegenüber Vergeistigung ist Schule des Lebens unter der Optik des Körpers: die Auswahl des Wahrzunehmenden unter der Perspektive des Triebes ist zugleich die Auslegung einer triebbestimmten Bedeutungs- und Lebenswelt des Subjekts. Psychoanalyse hat mit den allernächsten Dingen des Körpers zu tun und mit deren Entfernung durch Vergeistigung (Sublimation). Die Spur der *physis*, der dieser Diskurs folgt, ist die Führungslinie durch den Freudschen Text. Diese Linie kreuzt sich mit anderen Lesarten, stößt auf andere Auslegungen, eckt an anderes Denken, bahnt sich in der Auseinandersetzung mit diesem den eigenen Gedanken-Gang. Psychoanalysekritik auf diesem anstößigen Weg kann aber nicht Preisgabe der Psychoanalyse heißen, sondern Mißtrauen gegenüber dem eigenen Denken durch die Erkenntnismittel der Psychoanalyse.

Die Lesart eines Textes bringt ihn in seine Auseinandersetzung: der Sinn eines Textes fällt bei der Lektüre nicht ab wie Schlacken (Benjamin). Existentiell für das Fortwirken des Freudschen Denkens ist, auf welcher Spur es aufgenommen wird und weiterführt in eine Zukunft hinein. Fortwirksam wird der Anspruch des psychoanalytischen Denkens dort sein, wo es auf das Versprechen des Freudschen Textes hört: Denken als Experiment des Erkennens aus einem leibhaftigen

Leben – und nicht auf der ichpsychologischen Spur der »Dämme gegen die Flut« und der »Trockenlegung der Zuider-See«.

Wir haben im Nachdenken einen liebenden Blick auf die Schöpfung Freuds, die Psychoanalyse, geworfen, vermochten aber nicht, seiner Bewegung einen solchen Blick zu schenken: der gedankenlose Umgang mit dem Werk Freuds, die veräußerlichte Identifizierung mit seiner Autorität, die zu jenem unerträglichen Autoritarismus der Orthodoxie geführt hat, der konformistische Umgang mit dem Freudschen Text, dem durch Harmonisierung der Widerspruchsgeist ausgetrieben wird, die Kanonisierung der Freudschen Texte, die einen Dogmatismus schuf, dem das Aushalten in einem unvollendeten System mit freien und unabgeschlossenen Aussichten ein Ärgernis ist. Die Modernisierung der Psychoanalyse hat sich in dieser Herstellung eines einheitlichen, für die psychoanalytische Sprachgemeinschaft widerspruchsfreien und verbindlichen Textes eingerichtet und psychoanalytisches Denken auf die Konsensideologie der Sprachgemeinschaft der Moderne ausgerichtet und abgeschlossen – Konsenswahrheit erweist sich als Unterdrückung von Wahrheitsverlangen.

Der Gedankengang unseres Diskurses folgt einer Spur, die auf dem Weg zum Körper unserer Abneigung gegen das Ein-für-allemal geschlossener Systeme entgegenkommt. Das Leiblich-Materielle, das uns in der Auslegung der Freudschen Texte zur produktiven Unabgeschlossenheit des unfertigen, nie endenden Gattungskörpers geführt hat, ist der Leitfaden, dem wir mit Lust gefolgt sind, unterwegs zu den leibhaftigen Wahrheiten. Solche Lesart der Psychoanalyse bleibt nicht ohne Herausforderung für jene, die aus Furcht vor dem nicht rationalisierbaren Triebgrund des Menschen ihren Schutz in einer Radikalisierung von Aufklärung, das ist Vergeistigung für das Ich, suchen. Vergeistigung als radikale Aufklärung schafft jene Entfernung der körperlichen Basis, die das Subjekt mit Sicherheit dem Rückschlag seiner gewalttätig unterdrückten Triebnatur zum Opfer fallen läßt. Das Ausmaß an Erfahrung des ungebändigten Triebes ist die Maßgabe für die Bändigung des Ichs: die menschenalte Aufgabe der apollinischen Bändigung des Dionysischen. Die moderne Abstraktion von dieser Basis, die unabdingbare Entfernung des Körpers, der Affekte und Leidenschaften aus dem rationalisierenden Diskurs produziert eine Gewalt von Selbstbezwingung im Subjekt, das in unbewußter Komplizenschaft mit dem unterdrückten Begehren den gewalttätigen Aufruhr in sich trägt.

Der gesunde Menschenverstand, der nach Freud all jene Leiden schafft, die wir heilen müssen, ist auch jenes Alltagsbewußtsein, mit dem wir als Kliniker ständig im Streit liegen. Jene, die am Opfer der Selbstbezwingung zerbrochen sind, werden zu Opfern der Gemeinschaft und als solche Opfer der uns aufgetragenen therapeutischen Bemühung. Der imperiale Charakter der phallischen Signifizierung, der die Bezwingung des modernen Subjekts in diesem Selbstopfer bewirkt, konfrontiert den Kliniker mit der Notwendigkeit, über einen anderen Imperativ nachzudenken: einen »organischen Imperativ« (Nietzsche), der dem Subjekt Wachstum und Spontaneität im Ausdruck des Wünschens und Begehrens, Affektfreizügigkeit im Zusammenspiel von Trieb, Phantasie und Denken und damit die Konstituierung eines mit seiner Basis korrespondierenden »organischen Ichs« ermöglicht. Die Notwendigkeit der Parteinahme für eine andere Bestimmung von »Natur« des Menschen, eine andere Verfaßtheit des Subjekts, setzt den Kliniker auf die Spur des leibhaftigen Denkens, bringt ihn auf die Suche nach einer anderen Anschauung von Materie und Seele: jenseits der phallischen Zeichenmaschine entdeckten wir die maternelle Signatur von *materia* und *psyche.* Die Reflexion auf ein organisches Prinzip, um in der klinischen Anschauung eine Vorstellung für die Diätetik eines leibhaftigen Ichs zu gewinnen, zwingt den Kliniker zur Kulturtheorie, macht Kulturtheorie zwingend abhängig von klinischer Erfahrung. Die Zerreißung zwischen Medicozentrismus und Kulturtheorie in der Psychoanalyse hebt die wechselseitige Bedingtheit von klinischer Erfahrung und Gesellschaftskritik auf. Der Leerlauf der Interpretationsmechanik von Kulturtheorie bleibt stumm, das Schweigen der Kliniker ist beredt: die Abstinenz der Klinik vom gesellschaftskritischen Denken zeigt den Fortschritt der Affirmation in der klinischen Psychoanalyse.

Das Absehen von kulturtheoretischer Reflexion in der Praxis der Psychoanalyse verkürzt diese um eine Gesellschaftskritik, die nur überzeugend sein kann aus der Anschauung klinischer Erfahrung der Triebkonflikte. Die Entdeckung der weiblichen Signatur unter der phallischen Signifizierung ist ein Reflex der Praxis und nicht Ergebnis kulturtheoretischer Hermeneutik: unser Diskurs ist aus der Reflexion von Behandlungspraxis hervorgegangen und Ergebnis empirischer Forschung. Der Versuchung, hermeneutischen Denk- und Sprachspielen zu verfallen, die sich in immer größeren Distanzierungen und weiteren Spiralen vom Gegenstand der Anschauung entfernen, kann durch die Verknüpfung von Hermeneutik mit Empirie begegnet werden. Und aus einer solchen Vereinbarkeit des Antagonismus von Empirie und Hermeneutik gewinnen erst die Aussagen der Psychoanalyse Glaubwürdigkeit und Anrecht auf Überzeugung. Radikale Hermeneutik entsagt notwendiger Empirie, und Empirismus versagt sich dem Denken.

Die Praxis mit den Opfern der Moderne konfrontiert den Analytiker mit der Krankheit der Moderne: der rationalisierende Diskurs schreibt die Krankengeschichte der modernen Seele. Wir sehen die Anwälte des »objektiven Faktors« der Geschichte jetzt schon mit dem Vorwurf des Psychologismus antreten, wenn wir dem »subjektiven Faktor« einen solchen Anspruch einräumen. Dies läßt uns aber gleichgültig angesichts des Elends des »subjektiven Faktors«, der uns ständig mit dem Niederschlag des »objektiven Faktors« in ihm konfrontiert. Dabei machen wir unablässig die Erfahrung, daß Veränderung nur darin zu suchen wäre, dem Menschen durch ein anderes Selbstverhältnis eine andere Beziehung zur inneren wie zur äußeren Natur zu vermitteln.

So haben wir in unserem Diskurs zuerst die Auseinandersetzung mit der Krankheit der Moderne aufgenommen, den vergessenen Triebgrund in der rationalisierenden Diskurspraxis freigelegt und nachträglich die Schöpfung der modernen Mentalität bei Descartes analysiert, die Verdrängung des Körpers und der sinnlichen Materialität aufgeklärt. Die cartesianische Wende, der Verlust konaturaler Erfahrung von Natur, verbunden mit der Entfernung der eigenen Sinnlichkeit des

Menschen, hat in dieser Wende Descartes' den Körper durch seine Abwesenheit erst zum Gegenstand des Bewußtseins werden lassen. Die cartesianische Wende ist der Grund des Verlustes an sinnlicher Materialität und die Ursache einer Gegenbewegung zur Entdeckung des Körpers.

Nietzsche und Freud sind dialektische Antworten auf Descartes: die Entfernung des Körpers im Diskurs der Moderne ist die Bedingung der Wiedereinführung des Körpers, der Triebnatur durch Nietzsche und Freud. Die ungeheure Verklärung und Vergeistigung durch die herrschende Rationalität ist Bedingung des Freudschen Diskurses in der Rückbesinnung des Geistes als Triebschicksal, ist Verfassung von Naturgeschichte als Aufklärung über die Triebnatur des Subjekts. Freud gewinnt in seinem Diskurs die von Nietzsche geforderte »mythische Tiefe des Wissens« über die Natur des Menschen zurück.

Das Physisdenken Freuds kommt erst zur Tiefe seiner Anschauung im Zusammenhang der neuzeitlichen Besinnung des Denkens auf Natur bei Nietzsche, Heidegger, Bloch und anderen, die der Materie ihre Qualität zurückgeben: jenseits der Vorherrschaft des Quantitativen, einer öden Mechanei des modernen Materiebegriffs, die Entdeckung von materia als sich ständig selber ausgebärender Schoß, der ein jedes in sich zurücknimmt (Bloch). Es ist der Blick Freuds auf die materia, auf den im Anfang verfügten Ausgang des Lebens, dessen »unheimlichen«, heimlich-heimischen Ort er im »mütterlichen Schoß« entdeckte. Unter dieser Perspektive ist die Psychoanalyse Freuds eine Lebens- und Wissenslehre im Gegendiskurs zum Totalitätsanspruch von Vernunft in der Moderne, eine radikalisierte Aufklärung über den vergessenen Triebgrund des Subjekts. Psychoanalyse als andere Aufklärung ist jedoch nicht zu denken ohne Selbstaufklärung über ihre eigene Rationalisierung, die sie zum Bestand eines selbstvergessenen Instruments von Wissenschaft gemacht hat.

Dem Freudschen Diskurs, von uns aufgenommen zur Analyse der Moderne und zugleich eingeführt als Gegendiskurs gegen die modernisierte Psychoanalyse, haftete Apologetisches und Restauratives an, wenn er nicht selber einer kritischen Negation ausgesetzt würde. Die Verblendung Freuds gegenüber seiner Praxiskonstruktion, die ihn durch die Verleugnung seines Begehrens zur Entdeckung der Sexualtheorie brachte, wird in seiner Nachfolge durch blinde Wiederholung als Technik zu einer bequemen Einrichtung in festgestellten Begriffen, die eine fertig gelieferte Aufklärung vermitteln, anschauungs- und erfahrungsleer. Psychoanalyse führt durch dieses Anbequemen ans Gelieferte unter dem Vorwand von Aufklärung einen affirmativen Diskurs, in dem in abgegriffener Sprache die zu Klischees geronnenen Neuheiten Freuds im Angebot von Selbsterneuerung und Selbstbestimmung für jedermann ausgelegt sind.

Die Lebens- und Wissenslehre Freuds ist aus dem Anspruch vom »richtigen Leben« nicht herauszustellen. Denn die Aufklärung über die libidinöse Bedingtheit aller Lebenserscheinungen enthält doch die Aufforderung, eine diesen libidinösen Gesetzen folgende Lebensordnung zu schaffen. Der utopische Geist der Psychoanalyse, der manche Erneuerungsbewegungen aus sich freigesetzt hat, die sich im Zeichen neuer Sinnlichkeit des Subjekts als modisches Körpertraktieren herausstellten, verfällt der ubiquitär waltenden Affirmierbarkeit, wenn die negative Dialektik des Subjektiven nicht bedacht wird. Adornos Satz: »Es gibt kein richtiges Leben im falschen«, ist reflektiert auf dem Hintergrund der Dialektik, daß die Erkenntnis des Subjekts durch die Erfahrung seiner Abwesenheit sich einstellt, daß mögliche, individuelle Erfahrung sich notwendigerweise auf ein Subjekt stützen muß, das verschwunden ist. Die Wahrheit des Subjekts gewinnt sich aus der Negativität, der es ins Angesicht schaut.[1] Die Freudsche Erfahrung des Individuellen stützt sich auf ein Subjekt, das historisch veraltet ist und die Erinnerung an ein Ideal von Subjektivität wachhält (Marcuse), das, unzeitgemäß, im Vergangenen die Erinnerung des in ihm Noch-Zukünftigen bewahrt.

Psychoanalyse hat sich, ihren besseren Möglichkeiten zum Trotz, psychosozial in den Dienst bedenkenloser Verwertung nehmen lassen und ihr Widerspruchsdenken dem Geist des gesunden Menschenverstandes geopfert um der gesellschaftlichen Anerkennung willen. Die Anspannung des Denkens und

1 Siehe Adorno, 1973, S. 7f.

die Anstrengung dieses Diskurses blieben folgenlos, wenn sich für Psychoanalyse nicht die Zeit ihrer Affirmierbarkeit erfüllt hätte. Der Verlust der anschaulichen Erfahrung ihrer Begrifflichkeit und das Verschwinden ihrer subversiven Potenz ist Grund für die Vergegenwärtigung fehlenden Denkens in der Psychoanalyse: die Abwesenheit von Essenz ist Ursache der Besinnung auf Widerspruch aus dem Geist der Psychoanalyse. Die an ihr Ende gekommene Affirmierbarkeit läßt in der Negativität, in der Erfahrung des Verlorenen, die Wahrheiten der Psychoanalyse erst ansichtig werden.

Die Selbstzerstörung von Psychoanalyse, die sich in der klinischen Pragmatik wie auch in der gesellschaftskritischen Anwendung niederschlägt, fährt freilich dem Kliniker schärfer ins Bewußtsein, da er nicht über die Ausrede des Kulturtheoretikers verfügt, der durch die Abwesenheit von Praxis sich allzu gerne des Medicozentrismus annimmt, um von der eigenen Ausweglosigkeit abzulenken. Denn Kulturtheorie ist unabdingbar an die klinische Anschauung des Triebkonflikts gebunden, wenn sie nicht in einer klischeehaft-literarischen Anwendung auf Kulturphänomene auslaufen will. Der Kliniker jedoch ist unentrinnbar der Praxis ausgesetzt, ständig bedroht, die Substanz psychoanalytischen Denkens zu verlieren. Und Kliniker, denen dies nicht mehr Gegenstand ihres Bewußtseins ist, könnten, ohne es zu wissen, ihr Denken schon verloren haben. Der Terminus Kliniker wird hier nur unter dem Vorbehalt gebraucht, daß Analytiker tatsächlich in der Anwendung von Psychoanalyse als klinischer Versorgungspraxis tätig sind und nicht im Arrangement des Standardsettings einer Privatpraxis, die den unmittelbar gesellschaftlichen Einflüssen und Widersprüchen der klinischen Tätigkeit nicht ausgesetzt ist und sich dadurch bequem die Illusion bewahren kann, subversive Praxis hinter verschlossenen Türen zu betreiben.

Wir führen diesen Diskurs vor dem Hintergrund des klinischen Anspruchs von Psychoanalyse und ihrer Inanspruchnahme durch die Klinik, die unser Tätigsein als Analytiker bestimmt; der Gedankengang des Diskurses ist jedoch nicht zu denken ohne den Zusammenhang, in dem sich unsere Reflexion um die Praxistheorie der Psychoanalyse geschärft hat durch die gemeinsame naturwissenschaftliche Arbeit in der Forschungsstelle für Psychotherapie und Psychopathologie der Max-Planck-Gesellschaft. Diese Herkunft unserer Arbeit zeichnet auch die Anspannung des Denkens zwischen Hermeneutik und Empirie, das professionelle Mißtrauen gegenüber Wissenschaftsmythen, der Mythologisierung von Theorie wie der Mystifikation von Praxis und schreibt unserem Diskurs den grundlegenden Zweifel am Gegebenen der Psychoanalyse ein. Wenn Mythos, wie gezeigt wird, schon Aufklärung[2] ist, dann schlägt psychoanalytische Aufklärung gerade dort in Mythologie zurück, wo die Bedingung psychoanalytischer Erkenntnis bei Freud nicht reflektiert und der Schöpfer der Psychoanalyse analytischer Erfahrung entzogen wird. Die Mythisierung der Autorität Freuds und des Instruments seiner Erfahrung ist die Folge. Psychoanalyse gibt sich mit dieser Mythisierung das religiöse Problem selber auf und mit dessen Rationalisierung einen Autoritarismus, der sie immer tiefer in die irrationale Verstrickung zieht.

Die Analyse des okkulten Problems der Psychoanalyse: die Transzendierung der Autorität Freuds in der Übertragung seines Begehrens auf das Feld seiner Praxis und auf das Feld seiner Bewegung ist der rote Faden, der sich durch unseren Diskurs zieht. Es ist auch der Faden, an dem sich in Theorie und Praxis wie auch in der Bewegung die Symptomtradition der Psychoanalyse gebildet hat.

Unser Diskurs, ein Experiment über Selbstaufklärung der Psychoanalyse mit den ihr eigenen Erkenntnismitteln, schreibt eine Geschichte, die erst im Beginn einer anderen und neuen Lesart von Psychoanalyse steht. Es ist jetzt Zeit für Hintergedanken in der Psychoanalyse, und Hintergedanken werden den Leser auch einnehmen bei der Lektüre dieses Textes gerade in dem, was er nicht sagt oder noch nicht aussprechen kann. Und die Antwort auf die Frage, die noch Lacan suchte, in welches Register denn Psychoanalyse einzutragen wäre, in das der Wissenschaften oder des Religiösen, haben wir in der Zuordnung der Psychoanalyse zur Rhetorik gefunden. Das Erkenntnisprinzip der Psychoanalyse, auf sie selber

2 Vgl. Horkheimer und Adorno, 1969.

gewendet, hat die Bewegung dieses Textes unterhalten, und dessen Niederschrift hat Hintergedanken produziert, von denen wir selber im Fortgang des Schreibens immer überrascht wurden.

Dieser Diskurs erzählt eine Geschichte der Moderne, auch der modernisierten Psychoanalyse, die sich im »nachträglichen Verständnis« schreibt; analog zum psychoanalytischen Prozeß, in dem sich im Analysanden »nachträglich« Vergangenheit erzeugt. Im Gedankengang unseres Diskurses, situiert im Bewußtsein von Moderne, die in diesem Moment der Reflexion ihre Auflösung anzeigt, erzeugt sich »nachträglich« Vergangenheit der Moderne.

Marburg, Januar 1990 — Manfred Pohlen und Margarethe Bautz-Holzherr

Dieser Text verdankt seine Aufzeichnung der engagierten, sorgfältigen und anstrengungsbereiten Tätigkeit von Frau Elisabeth Henke, Frau Karina Scheufler und Frau Silvia Wetischka, denen wir an dieser Stelle unseren besonderen Dank und unsere Anerkennung aussprechen. Zu Dank sind wir auch Frau Christa Kliment verpflichtet, die uns eine wertvolle Hilfe beim Korrekturlesen war.

1. Ein psychoanalytischer Diskurs über die Grundbegriffe der Moderne: Vom vergessenen Triebgrund der Selbstreflexion, Emanzipation, Kommunikation

»Itzig, wohin reit'st Du?« – »Weiß ich? frag das Pferd.«[1]

1. Selbstreflexion: Die Legende vom Normal-Ich

Der Diskurs der Moderne hat sich auch der Psychoanalyse angenommen, und die Psychoanalyse muß sich nun seiner annehmen, um zu klären, ob die für diesen Diskurs konstitutiven Begriffe den Freudschen Text entstellen.

Der Diskurs der Moderne, der sich über die Begriffe Selbstreflexion, Emanzipation und Kommunikation konstituiert, baut auf ein Ich, dessen Tätigkeit – im Gegensatz zur Psychoanalyse – im Griff des Bewußtseins ist. Dieses Ich der Moderne scheint die Selbstmächtigkeit zu besitzen, sich im Bewußtsein von Einheit und Widerspruchsfreiheit bewegen zu können. Ein solches Selbstbewußtsein setzt aber eine Kohärenz des Ichs voraus, das die Psychoanalyse durch ihre Entdeckung des Unbewußten gerade unterminiert hat.

Psychoanalytische Erfahrung führt die konstitutive Gespaltenheit des Ichs vor Augen, die Wünschen und Wollen nicht zur Deckung bringen läßt. Der Diskurs der Moderne geht jedoch davon aus, daß ein mit sich selbst identisches Subjekt zu »subjektiver Freiheit« gelangen kann, wo Psychoanalyse aufgezeigt hat, daß die Freiheit des Ichs sich der Selbstbezwingung seiner Triebnatur verdankt, daß das Ich seine Einschränkung ist: der Ort subjektiver Freiheit ist der Ort des Zwangs.

Bei der Lektüre des Freudschen Textes ist zu bedenken, daß die psychoanalytischen Begriffe Geschichten erzählen, so wie

1 Freud, Briefe an Wilhelm Fließ, 1986.

die Freudschen Entdeckungen erzählte Geschichten sind und keine Erkenntnisse im wissenschaftslogischen Sinne. Damit hängt Freuds Vorbehalt gegen Begriffsidentitäten und gegen die Starrheit von Definitionen zusammen, die nach seiner Auffassung den Fortschritt der Erkenntnis nur hemmen. Denn die Rationalisierung der Erfahrung in die Abstraktion eines Begriffssystems widerspräche gerade einer Erfahrungswissenschaft wie der Psychoanalyse, deren heuristischer Charakter durch eine solche Systematisierung aufgehoben würde. Psychoanalyse lebt davon, daß sie im ständigen Fluß der Erfahrung mit der unbewußten Triebdynamik Rationalisierungen auflösen muß, die das Oberflächenbewußtsein des Subjekts bilden. Den unbefangenen, vorurteilsfreien und objektiven Blick des Wissenschaftlers kann der Psychoanalytiker nicht haben, da sich ihm die Phänomene nicht so darstellen, wie man sie mit dem gesunden Menschenverstand beobachten könnte. Dieser macht nämlich keine Unterscheidung zwischen bewußt und unbewußt, zwischen Erscheinung und ihrem Wesen. Die ständige Erfahrung des Widerspruchs zwischen Oberflächen- und Tiefenbewußtsein führt Psychoanalyse zu einer Anschauung ihrer Triebtheorie, die eine unablässige Herausforderung des Alltagsbewußtseins ist. So liegt Psychoanalyse im ständigen Streit mit dem gesunden Menschenverstand, dem sie immer auf der Spur bleibt in einer »Schule des Verdachts« (Nietzsche). Dieser Konflikt ist aber auch ein interner, da die Psychoanalyse als Bewegung überall dort, wo sie sich konformistisch zufriedengeben möchte, dem Fortschritt ihre »veraltete« Theorie opfern müßte. Die Anpassung psychoanalytischer Begrifflichkeit und Erfahrung an die Standards objektiver Wissenschaft, deren Erfahrung auf Alltagsbeobachtung beruht, ließe sie im Alltagsbewußtsein untergehen. Psychoanalyse ist in ihrer Erfahrung der anstößigen Phänomene des Trieblebens immer aneckend gegen eine Theorie des Augenscheins, die sich an die gegebenen Tatsachen hält.

Die Beschäftigung mit Psychoanalyse kann nicht davon absehen, daß ihr Sprechen von dem eingenommen ist, wovon Es spricht: vom Unbewußten, das gerade nicht der Ort des identitätslogischen Denkens ist. Das Sprechen über das Unbewußte reißt das Unbewußte ins Bewußtsein, die Ich-Identität des sprechenden Subjekts in den die Oberfläche zerreißenden Konflikt zwischen inkohärentem Triebimpuls und Kohärenz des Bewußtseins.

Ein Subjekt, dessen Denken davon beherrscht ist, sich als Einheit zu besitzen, sucht sich ständig im einheitlichen Zusammenhang zu halten, der von diesem Ich auf einen einheitlichen Zusammenhang der Welt ausgedehnt wird. Im Diskurs der Psychoanalyse muß es sich freilich davon ergreifen lassen, daß es da, wo es sich selbst zu bestimmen wähnt, bestimmt wird. Freuds witzige Parabel von Itzig führt vor Augen, daß nicht der Reiter die Antwort auf die Frage nach dem Weg geben kann: »Itzig, wohin reit'st Du?« – »Weiß ich? frag das Pferd.« Die Reflexion als Selbstreflexion wird auf ein Selbst gewendet, das sich dem Wissen des Fragers entzieht. Freud sieht das Ich in der Dienstbarkeit der Außenwelt, des Über-Ich und des Es, als Grenzwesen vermittelnd; dieses Ich ist dem Es willfährig und macht zugleich das Es der Welt gefügig. Das Ich »ist nicht nur der Helfer des Es, auch sein unterwürfiger Knecht, der um die Liebe seines Herrn wirbt«[2] – eine empfindliche Kränkung für die bürgerliche Souveränität, die ihr Selbstbewußtsein aus der Verfügungsgewalt von Wissen bezieht. So muß der Bürger durch die Psychoanalyse die Dienstbarkeiten seines Ichs, die Lücken und Risse in ihm zur Kenntnis nehmen.

Die Kohärenz des Subjekts ist durch Freuds Entdeckungen unterminiert worden. Das in seinem Selbstbewußtsein sich selbst besitzende Ich kommt mit Hilfe eines psychischen Apparates zu seinem Bewußtsein und macht seine Beobachtungen mittels eines Wahrnehmungsapparates, für dessen Arbeitsweise Brüche und Lücken konstitutiv sind: »Alle Wissenschaften ruhen auf Beobachtungen und Erfahrungen, die unser psychischer Apparat vermittelt. Da aber unsere Wissenschaft diesen Apparat selbst zum Objekt hat, findet hier die Analogie ein Ende. Wir machen unsere Beobachtungen mittels desselben Wahrnehmungsapparats, gerade mit Hilfe der Lücken im Psychischen, indem wir das Ausgelassene durch naheliegende Schlußfolgerungen ergänzen und es in bewußtes

2 Freud, GW XIII, S. 286.

Material übersetzen. Wir stellen so gleichsam eine bewußte Ergänzungsreihe zum unbewußten Psychischen her. Auf der Verbindlichkeit dieser Schlüsse ruht die relative Sicherheit unserer psychischen Wissenschaft.«[3]
Die Tätigkeit des Ichs ist bestimmt durch die Beobachtungen mittels desselben Wahrnehmungsapparates, der sich durch seine Lücken im Psychischen konstituiert und dessen Lücken durch naheliegende Schlußfolgerungen zu ergänzen sind. Und erst die Übersetzung der Ergänzungen stellt im Bewußtsein einen Text von Kontinuität und Kohärenz her: »Dabei werden wir daran gemahnt, daß das Bewußtsein überhaupt nur ein höchst flüchtiger Zustand ist. Was bewußt ist, ist es nur für einen Moment. Wenn unsere Wahrnehmungen dies nicht bestätigen, so ist das nur ein scheinbarer Widerspruch; er rührt daher, daß die Reize zur Wahrnehmung für längere Zeiten anhalten können, so daß die Wahrnehmung sich dabei wiederholen kann. Deutlich wird dieser ganze Sachverhalt an der bewußten Wahrnehmung unserer Denkvorgänge, die zwar auch anhalten, aber ebenso gut in einem Augenblick abgelaufen sein können.«[4]
Das Ausgelassene verdankt sich einem fragmentarischen Charakter des empirischen Ichs, das unter der Bedingung der bürgerlichen Gesellschaft die Ausfüllung dieser Lücken durch die Konstruktion von Einheit in einer Unbedingtheit besorgen muß, die anderen Kulturen fremd ist, weil diese weniger von solchen Besitz- und Kontrollinteressen beherrscht sind als der westliche Charakter des modernen Ichs. Freud begreift die Konstruktionen zur Ausfüllung der Wahrnehmungslükken als Anhalten der bewußten Wahrnehmung der Denkvorgänge, die sich als libidinöse Überbesetzung der Worte vollzieht – der anankastische Mechanismus der Allmacht der Gedanken, der Magie des Wortzaubers. So ist das moderne Ich ein zwanghaftes mit allen Implikationen anankastischer Mechanismen wie Isolierung, Verleugnung, Ungeschehenmachen und Verschiebung aufs Nebensächliche, die es zu einem umfassenden Kontrollorgan machen. Ein solches Ich zieht seine Lust aus der zwanghaften Selbstbeobachtung, alles unter sei-

3 Freud, GW XVII, S. 81.
4 Freud, GW XVII, S. 81f.

ner Herrschaft zu halten und über diese Selbstbeherrschung den maßgebenden Geltungsanspruch zu besitzen, die eigene Unterdrückung zur Maßgabe der Unterdrückung aller zu machen.

Das bürgerliche Ich hat sich in einer Sprachgemeinschaft organisiert, die sich ihren Zusammenhang gibt im Legitimationsanspruch eines einheitlichen Sprechens, das keine Auslassungen duldet und dadurch den Zwang der Einschließung besorgt. Die Begriffe des Selbst und der Selbstreflexion, nach denen sich das Subjekt als das Erkennende auf sich selbst zurückwendet, schließen ein Selbstverständnis ein, das das Sich-selber-Erkennen mit dem Sich-selbst-identisch-Sein gleichsetzt. Die Konstruktion des selbstidentischen Subjekts, das alles hat, indem es über alles Kontrolle hat, unterliegt im Diskurs von Selbstbestimmung einer Selbsttäuschung, da die von ihm bemühte Autonomie und Souveränität auf eine Selbstverwirklichung zielt, die im Alles-zur-Verfügung-Haben selbst zur Verfügung gestellt ist. Selbstverwirklichung und Emanzipation, denen Authentizität, Kreativität und Autonomie assoziiert werden, wurden schon von Adorno als das Hämmern von Ertrinkenden an der Decke gedeutet, wenn das Wasser steigt.

Das postbürgerliche Subjekt hat sich heute so weit von seinem Triebgrund entstellt, daß seine emanzipative Anstrengung der Fiktion eines Normal-Ichs erlegen ist, dem auch die modernisierte Psychoanalyse aufsitzt. Emanzipation ist das Schlüsselwort der Moderne, die ihre orientierenden Maßstäbe nicht mehr aus der Überlieferung bezieht, sondern ihre Normativität aus sich selber schöpfen soll.[5] Diese Normativität scheint die Abstraktion eines normalisierten Ichs zu sein: die Normalität der Gleichen hält sich zusammen in der Geschlossenheit eines Diskurses normaler Subjekte. Die Abstraktion dieses gesellschaftlichen Geschehens im Begriff der Moderne wirft ein Licht auf die Tätigkeit eines Ichs, das über den Zwang zur Sublimierung seine Kontrolle ständig verfolgen muß.

Freud hat die Zwangsstruktur des modernen Ichs als »Triebumsetzung, insbesondere der Analerotik«[6] beschrieben und

5 Habermas, 1986.
6 Freud, GW x, S. 402f.

den Charakter als Perversion der Perversion entdeckt: seine anrüchige Herkunft aus perversen Sexualstrebungen, seine Kontinuität aus der Not des Ichs, sich in sublimierend-isolierender Weise zu erhöhen aus den Niederungen des Sexualkörpers. Von diesem Freudschen Korpus, der sinnlichen Materialität des psychoanalytischen Diskurses, abstrahiert der Diskurs der Moderne in seiner Reflexionsarbeit. Moderne Subjekte sprechen ohne Körper und sind darin sprachlos, daß ihnen der Sprachkörper entzogen ist als der sinnliche Grund des Sprechens. Der Entzug des Körpers, die Befreiung des Subjekts von seiner Natur, vollzieht sich im Zeichen subjektiver Freiheit als Kennzeichen der Moderne: »Der subjektive Geist kann sich von der Naturwüchsigkeit traditioneller Lebensformen emanzipieren.«[7] Und Selbstreflexion weiß sich im Vollzug der Reflexion als Bewegung der Emanzipation: »In der Selbstreflexion gelangt eine Erkenntnis um der Erkenntnis willen mit dem Interesse an Mündigkeit zur Deckung; denn der Vollzug der Reflexion weiß sich als Bewegung der Emanzipation.«[8] Die Reflexion des Begriffs der Selbstreflexion hat jedoch gezeigt, daß in der Selbstreflexion das Subjekt sich auf etwas zurückwendet, das sich dem Ich entzieht. Diese Selbsttäuschung im Begriff der Selbstreflexion birgt in sich die weitere Täuschung, daß im Vollzug dieser Reflexion eine Bewegung der Emanzipation eintreten soll.

Das Denken des Freudschen Subjekts ist gezeichnet durch anankastische Mechanismen, die die Bildung des modernen Ichs bestimmen. Die normale Denktätigkeit des Zwangsneurotikers mit dem konstitutiven Mechanismus der Isolierung ist nach Freud symptomatisch für die Tätigkeit des Ichs, das über diese Isolierungsarbeit (Sublimierung) eine ständige Entstellung durch die Verschiebung der Triebbedürfnisse anderen Orts und anderer Zeit leistet. Und die Rationalisierung ist ein Aspekt dieser Isolierung, die in der Herstellung eines Bewußtseins von Kohärenz Selbsttäuschung des Subjekts bewirkt. Der Normalfall des Ichs ist demnach der pathologische Vorfall eines zwangsneurotisch tätigen Ichs, das durch die anankastischen Reaktionsbildungen den Charakter von Selbstein-

7 Habermas, 1986, S. 104.
8 Habermas, 1973, S. 244.

schränkung hat. Die Isolierungsarbeit, dem Ich wesensgemäß, bildet Selbstbeschränkung als Eigenheit des Subjekts, dessen Selbstbewußtsein sich der Bezwingung seiner Natur verdankt: »persönliches Selbstbewußtsein... erscheint dem sich auf sich zurücknehmenden Ich als frei, weil es die Idee der Freiheit vom Modell der eigenen Herrschaft herleitet«.[9] Herrschaft als Selbstbeherrschung der eigenen Triebnatur wäre das Modell für die Idee von Freiheit über Menschen und über die Dinge und Sachen der Welt. Das Ich, Ort der Unfreiheit, Instanz des Zwangsmechanismus, ist zugleich Organon von Freiheit.[10]

Reflexion vollzieht sich im soziologischen Diskurs »unreflektiert« als Tätigkeit des diskursiven Verstandes, die von ihrer Basis abstrahiert. In der Begriffssprache der logifizierten Rede erzeugt sich in der Abstraktion der Begriffsbildung ein Begriffsabstand von der sinnlichen Materialität, eine Distanzierung vom Stoff, die den Begriffen ihre Erfahrung entzieht. Der Rückgriff auf die ursprüngliche »physikalische« Bedeutung von Reflexion könnte dazu beitragen, die Entstofflichung zu überwinden.

Der »physikalische« Begriff der Reflexion enthält die Bedeutung des Spiegelns als Zurückwerfen von Bildern. Es ist zur Tradition geworden, dem abstrakten Begriff der Reflexion den Begriff der Spekulation entgegenzusetzen, obwohl beide Begriffe ursprünglich von gleicher Bedeutung waren. Der Sinn von *speculatio* macht deutlich, warum reflectio an die Stelle von *speculatio* gesetzt worden ist. Sieht man von der Verwendung des Wortes Spekulation als Schmäh- und Schimpfwort ab und darauf zurück, was Spekulation früher meinte, dann wird begreiflich, warum dieses Wort so heruntergebracht und sein Sinn heute so verkommen ist.

Das Wort Spekulation ist von doppelsinniger Herkunft: *specula* heißt im Lateinischen die Warte, und *speculor* bedeutet:

9 Adorno, 1970, S. 219f.

10 »Freiheit wird, im abstrakten Allgemeinbegriff eines Jenseits der Natur, zur Freiheit vom Reich der Kausalität vergeistigt. Damit aber zur Selbsttäuschung. Psychologisch gesprochen, wäre das Interesse des Subjekts an der These, es sei frei, narzißtisch, so maßlos wie alles Narzißtische« (Adorno, 1970, S. 217).

ich blicke von der Warte umher, ich halte Ausschau und spähe, erkunde. In der christlichen Scholastik tritt die andere Herleitung des Wortes Spekulation in den Vordergrund. Spekulation wird hier von *speculum*, Spiegel, abgeleitet, die Erkenntnis Gottes aus der Schöpfung als seinem Spiegel und – in mystischer Wendung – die Spiegelung Gottes im Menschen, das heißt, das Eingehen des Menschen in Gott ist das Untergehen Gottes im Menschen. In dieser mystischen Wendung des Wortes Spekulation gewinnt dieser Begriff eine pantheistisch-naturalistische Ansicht, die das Subjekt in die endlose Verkettung des Naturprozesses stellt und das Schöpferische dem Prozessualen dieser Natur selbst unterstellt. Das Wort Spekulation kommt hier wieder zu seinem ursprünglichen Sinn als geistige Schau, schöpferisch-konstruktives Denken als eigentliche Philosophie (Hegel). Es ist hier nicht relevant, ob man in dieser Schau den »Weltgeist« erblickt oder die »feurige Wahrheit« der Materie, wie Bloch sie in der Widerspiegelung des Stoffbegriffs der Vorsokratiker wiederholt hat.

Den Begriffen ihre anschauliche Erfahrung zurückgeben, das Ansehen ihrer Stofflichkeit wiederherstellen, ist eine Denkbewegung der Neuzeit (bei Nietzsche, Heidegger und Bloch), die wieder auf »Natur« reflektiert, ein Einsehen mit der »Natur« hat.

Das Sehen im bildhaften Sprechen liegt vor aller Abstrahierung der Rede. Rede ist in ihrem Grunde eine metaphorierende, eine im Akt des Sprechens vollzogene Übertragung des Sinnlichen ins Unsinnliche, wobei im Ausdruck des Bildes der sinnliche Grund immer gegenwärtig bleibt. Deshalb eignet auch dem bildhaften Sprechen die Subversion der Rede, weil die »Archetypen der Phantasien« immer gegenwärtig bleiben. Denn die »Natur« des Menschen ist eine des *homo imaginosus*: »Ohne die ›Archetypen der Phantasien‹ ist keine große Dichtung und keine weltanschauliche Philosophie möglich.«[11]

Die utopische, vor-denkende Funktion der imaginatio hat Bloch als die »schaffende Vernunft« bei Paracelsus wiederent-

11 Bloch, 1972, S. 400.

deckt. Schöpferische Phantasie als Beweggrund auf dem Weg ins Blaue baut »die phantastisch-konstitutiven Wege, rufen was nicht ist, bauen ins Blaue hinein, bauen wir uns ins Blaue hinein und suchen dort das Wahre, Wirkliche, wo das bloß Tatsächliche verschwindet – incipit vita nova«.[12] Denken ist hier Überschreitung des Gegebenen, Heraufbringen des Neuen. Das imaginierende Vorausgreifen erhält nun eine erkenntnistheoretische Dimension. Denken wird zum Reflektieren in dem Sinne, daß es alles zurückscheinen läßt, was sich im Menschen an Welterfahrung bricht. Im Blochschen Denken scheint etwas vor, was immer schon dem Denken als »Überschuß« hereingeschienen ist und von ihm als Fortwirksames, Unabgegoltenes herausgebracht ist: das die ideologische Funktion transzendierende Denken, das »Utopisches« begründet. In den »Luftschlössern«, die sich der kindliche Geist baut – und der Geist ist immer der »kindliche« als der unabgeschlossene, im Anfang stehende –, spiegelt sich die phantasiegetriebene Überschreitung nach dem, was nicht ist, noch nicht ist und werden soll. Das, was Reflexion als Spiegelung ist, zeigt sich darin, was sich an Welt- und Existenzerfahrung im denkenden Subjekt bricht und was das Subjekt aufgrund seiner Reflexionskraft zurückspiegeln kann.

In der Reflexion spiegelt sich mehr als bloße Erinnerung des Gewesenen; im Widerschein dessen, was schon vorgeschienen ist, zeigt sich ein Anspruch auf Erfüllung des bisher noch »Unabgegoltenen« (Bloch). In den sich wiederholenden und wiederholten Spiegelungen von früher auf jetzt und in der Rückspiegelung von jetzt auf früher vollzieht sich ein Prozeß fortwirksamer Steigerung auf Wahrmachung des Uneingelösten in die Projektion des Künftigen. Die Zukunft ist die Erbin des utopischen Überschusses der Vergangenheit.[13] An dieser Stelle, wo es um die sich steigernde Spiegelung in der Wiederholung des Überlieferungsstoffes geht, sofern er sein Unabgegoltenes in der Vergangenheit hat, beruft sich Bloch auf Goethes Aufsatz »Wiederholte Spiegelungen«: »Hieraus entfaltet sich ein Trieb, alles, was von Vergangenheit noch her-

12 Bloch, 1978, S. 141f.
13 Bloch, 1972, S. 389f.

auszuzaubern wäre, zu verwirklichen... Bedenkt man nun, daß wiederholte sittliche Spiegelungen das Vergangene nicht allein lebendig erhalten, sondern sogar zu einem höheren Leben emporsteigen, so wird man der entoptischen Erscheinungen gedenken, welche gleichfalls von Spiegel zu Spiegel nicht etwa verbleichen, sondern sich erst recht entzünden, und man wird ein Symbol gewinnen dessen, was in der Geschichte der Künste und Wissenschaften, der Kirche, auch wohl der politischen Welt sich mehrmals wiederholt hat und noch täglich wiederholt.«[14]

Die Rückwendung des Reflexionsbegriffes auf die der Reflexion unterlegte Tradition der Spekulation zeigt, daß die Bedeutung von Reflexion als Äußerungsform des diskursiven Verstandes die eigentliche Bedeutung der Reflexion als sehendes Erkennen und imaginierendes Vorausgreifen in Unterdrückung hält. Der moderne Begriff der Reflexion oder Selbstreflexion trifft insofern für die Psychoanalyse zu, als sie die psychoanalytische Interaktion als blinde Reflexion einrichtet. Die sterile Spiegelfunktion des Analytikers, in dessen Spiegel sich das zu brechen hat, was der Patient zeigt, ist zwar heute modernisiert um die Gegenübertragung des Analytikers, das sind seine Reaktionen auf die Übertragung des Analysanden; diese Gegenübertragung ist jedoch nichts als eine Fortsetzung der Übertragung des Analysanden im Analytiker, der auch diese Wirkungen widerzuspiegeln hat. Das Geschehen im Schatten des Spiegels, im Hintergrund des Analytikers, der dem Analysanden den Spiegel vorhält, bleibt weiterhin im Dunkeln.

Eine Umwendung der mechanischen Handhabung der Spiegelfunktion in die Dynamik der Reflexion brächte die Dialektik der Reflexion ins Spiel. Freuds Feststellung, daß »der Arzt... undurchsichtig für den Analysierten sein (soll) und wie eine Spiegelplatte nichts anderes zeigen (soll), als was ihm gezeigt wird«,[15] führt zu der Frage, wie das vom Analytiker gezeigt wird, was der Analysierte ihm gezeigt hat, und welcher Spiegel dem Analysanden vorgehalten wird, in dem sich das für den Analysanden zeigt, was sich im Analytiker gebrochen

14 Goethe, Bd. 6, S. 442.
15 Freud, GW VIII, S. 384.

hat. Die analytische Situation wurde von Freud als Spiegelsituation konstituiert: es ist der Spiegel Freuds, in dem das Bild der Geschichten sich zeigt, die Freud gefunden hat. Das analytische Geschehen ist ein Prozeß endlos wiederholter Spiegelungen, fortwirksamer Steigerung, in dem von Spiegelung zu Spiegelung die zu befreienden Bilder prägnanter in Erscheinung treten. Die Reflexion der Spiegelmetaphorik enthüllt die konstitutive Bedeutung der Spiegelfunktion, das ist die Übertragung des Analytikers auf den Analysanden. Die Spiegelanalogie Freuds, auf ihn selbst reflektiert, zeigt, daß das, was der Analytiker spiegelt, in dem, was er sieht und wie er deutet, der Spiegel seiner selbst ist. Die endlose Diskussion in der Psychoanalyse darüber, ob in die Interventionen des Analytikers sein Persönliches einfließt, ist eine Ablenkung von der Konfrontation mit dem Spiegel, mit dem also, was der Analytiker *ist*. Das Persönliche des Einflusses – und diese Unterscheidung ist tautologisch – wird zu differenzieren versucht, um das Persönliche des Beobachters aus dem Beobachteten herauszuhalten, damit der Schein einer unpersönlichen Beobachtung gewahrt ist. Die Diskussion um die Preisgabe des Persönlichen in der Einflußnahme des Analytikers bezeichnet eine pseudoobjektive Haltung, die vorgibt, das verhindern zu können, was den psychoanalytischen Prozeß in Gang bringt und bestimmt: der als Übertragung wirkende Einfluß des Analytikers. Dabei spiegelt der Analytiker seine Triebnatur im Analysanden, und der Analytiker wird zugleich, je nach seiner Schulzugehörigkeit, in der er wiederum die Entsprechung seiner Triebnatur sucht, auf den Analysanden reflektieren. In den wiederholten Spiegelungen von früher auf jetzt und in der Rückspiegelung von jetzt auf früher kann sich für den Analysanden nur ein Prozeß fortwirksamer Steigerung in der Befreiung seiner Bilder ergeben, wenn der Spiegel selber (der Analytiker) eine vorausgreifende Imagination, einen Überschuß an Voraussicht wiedergibt. Psychoanalyse ist in dieser Hinsicht eine Reflexionslehre, eine Sehenslehre.

2. Emanzipation: Die Magie der Selbstschöpfung

Die Aufklärung des Reflexionsbegriffs hat uns von der sinnentleerten Abstraktion dieses Terms zurückgebracht auf eine sinnliche und metaphorische Bedeutung im Begriff der wiederholten Spiegelung. Der darin liegende Auftrag des (noch nicht abgegoltenen) Erbes auf Übernahme und Rechtfertigung der Geltungsansprüche auf das noch nicht eingelöste Gewesene steht in unversöhnlichem Gegensatz zum Emanzipationsbegriff der Moderne. In dieser wäre »gelingende Aufklärung«, »wenn die Entfernung von den Ursprüngen Befreiung bedeutete«. Und der Mythos als Erzählung dieses Traumes von einer Sache wird in der so begriffenen Moderne nur als mythische Gewalt bestimmt, die als »retardierendes Moment« die erstrebte Emanzipation anhält und »eine als Gefangenschaft erfahrene Bindung an die Ursprünge immer wieder prolongiert«.[16]

Der Auftrag des Erbes in der »wiederholten Spiegelung« bricht sich immer wieder aufs Neue im Gang der Geschichte, bildet das Band in der Überlieferung der Generationen, denen dieses Erbe immer aufs Neue übergeben und aufgegeben ist. Emanzipation in der Fassung der Moderne geht dagegen auf Befreiung aus der Tradition, Entlassung aus jeglichem Erbe, das als »exemplarische Vergangenheit« durch »Selbstreflexion«[17] zu überwinden ist. Aber das Neue einer Zeit ist so neu nicht, vielmehr gerade dasjenige, was uns mit denen verbindet, die vor uns waren (Bloch): »Es wird sich dann zeigen, daß die Welt längst den Traum von einer Sache besitzt, von der sie nur das Bewußtsein besitzen muß, um sie wirklich zu besitzen, daß es sich nicht um einen großen Gedankenstrich zwischen Vergangenheit und Zukunft handelt, sondern um die Vollziehung der Gedanken der Vergangenheit.«[18] Das Neue, das so neu nicht ist, denn es gibt lange vor ihm in der Geschichte diesen Traum von einer Sache, das artikuliert Neue erscheint jedesmal als Durchbruch der gewesenen Vor-Bilder: Der

16 Habermas, 1986, S. 133.
17 Habermas, 1986, S. 42.
18 Marx, in Bloch, 1978, S. 154.

Traum macht den Paß wie das Siegel seiner Neuheit aus.[19]
Erneuerung ereignet sich als Gang zu den Quellen und gerade nicht als Entfernung der Ursprünge: der »Grund«, worauf das Denken geht, ist nicht einfache Rückkehr zum Ursprung, vielmehr der Rückgang gegen den Strom zu den Quellen. Erst dann ist zu erfahren, was die Quellen sind. Rückkehr zu den Quellen meint nicht Erfüllung verzehrender Sehnsucht nach einer abhandengekommenen Welt; Rückkehr zu den Quellen geht auf dem Umweg, das der bestehenden Welt immer noch Fehlende im Rückgriff auf das noch nicht Ausgeschöpfte entgegenzusetzen – Heidegger und Bloch finden aus verschiedener Herkunft und Sprache zu Ähnlichem.
Das die Moderne auszeichnende Moment ist der Entzug des Erbes, das Absehen von den Quellen, die in einem Denken aufgehoben sind, das vom modernen Diskurs denunziert wird. Es ist die Wendung des neuzeitlichen Denkens auf Natur – bei Nietzsche, Heidegger, Bloch, die *resurrectio* der »Natur«, einer emanzipierten *natura naturans*, in der sich die göttliche Potenz aufhebt in der Potentialität einer *materia universalis*; in einer Materie, die als ein befruchtend-befruchtetes All-Leben gesehen wird, als die allgegenwärtige, alles schaffende, all-lebendige Natur (Heidegger), die keines Gott-Nous von außen oder oben mehr bedürftig ist, die sich von unten emanzipiert als eine sich ständig selber ausgebärende Materie (Bloch). Und die Übereinstimmung in der *physis*-Anschauung von Freud mit den anderen Denkern der Neuzeit wird noch zu zeigen sein.
Bemerkenswert im Diskurs der Moderne von Selbstreflexion und Emanzipation ist das Über-Sehen von »Natur«, das Ab-Sehen von der *physis* und der geheime Idealismus, der sich über die Niederungen der menschlichen Triebnatur erhebt und sich in einem puristischen Begriffsuniversum – jenseits der Sinnenwelt – einrichtet. In der Fluchtbewegung vor der Unterwelt der Sinne wird eine Oberwelt unkörperlichen Seins konstruiert, in der vom Körperstoff abstrahierte Begriffsbildungen entstehen: Begriffsbewegungen setzen sich an die Stelle von Lebensbewegungen, Begriffswahrheiten an die

19 Bloch, 1972, S. 404.

Stelle von Lebenswahrheiten. So bleibt auch der Begriff »Lebenswelt«, der den Austragungsort schlechthin bezeichnen soll, in einer merkwürdigen Weise unbestimmt und leer: ein Hohlboden, auf dem die Begriffe von Emanzipation und Reflexion aufbauen. Und der bisher noch nicht aufgeklärte Begriff der Emanzipation bedarf einer Konkretisierung, um in der Rückführung zu seiner sinnlichen Anschauung aufzuweisen, was *emancipatio* als Entlassung aus der Macht und Gewalt des »Tradierten« bedeutet. In welcher Verwicklung sich *traditio* und *emancipatio* miteinander befinden, soll uns ein Blick auf die Ursprungsgeschichte beider zeigen.

Emancipatio: Das archaische Erbe im Potlatsch

Das lateinische Wort *tradere*, wie es dem Term *traditio* zugrundeliegt, bedeutet Übergeben, Überliefern und Ausliefern im Sinne von Liefern, auch als Mit-Teilen, bezeichnet zuallererst das Aushändigen und Einhändigen einer Sache. Ursprünglich wurde zwischen Personen und Sachen nicht geschieden, da den Sachen das Wesen der Person anhaftete. Tradere als Aushändigen und Einhändigen im Verhältnis von Subjekt und Objekt bezeichnet auch die Beziehung zwischen Übergebenem und Übernommenem. Eine Sache, die tradita ist, die *res tradita*, schafft das *nexum* zwischen *tradens*, dem Geber des Übergebenen, und *accipiens*, dem Nehmer des Übernommenen.

Dieses römische nexum, das mit dem germanischen wadium verwandt ist, wurde von Mauss[20] als die eine Gemeinschaft begründende, verpflichtende Regel von Geben-, Nehmen- und Erwidernmüssen im Zeichen des Potlatsch entdeckt, wobei das römische nexum bereits eine jurifizierte Form des Weiterlebens dieses Potlatsch-Prinzips in der römischen Rechts- und Wirtschaftsordnung anzeigt. Der Potlatsch[21] als gemeinschaftsstiftendes Prinzip wurde von Mauss als einer der Felsen gefunden, auf dem die Gemeinschafts- und Gesell-

20 Mauss, 1984.

21 Die Entdeckungen von Marcel Mauss, die ein wesentliches Moment im Diskurs des französischen Strukturalismus wurden, sind in der doch um aufklärerische Universalität so bemühten deutschen Soziologie bislang übersehen worden.

schaftsbildung ruht und der bis heute, wenn auch in entstellter Form, als strukturierendes Moment der Gemeinschaftsbildung fortwirkt. Das nexum gilt zur Zeit des römischen Rechts als rechtliches Band, das buchstäblich galt: das nexum bezeichnete die res tradita durch ein mit Strohknoten gebundenes Band, das dem accipiens mit der tradita zukam. Die *res tradita* band also konkret den *accipiens* an den *tradens*, und das *nexum*, das verpflichtende Band zwischen beiden, wurde buchstäblich genommen – und dies ganz unabhängig von allen möglichen magischen Interpretationen, auch symbolischen Deutungen, die mehr aus der magischen Erwartung des bürgerlichen Forschers stammen und der konkret materiellen Bedeutung der Sachen und der Verkehrsformen der Sachen nicht gerecht werden. Die jurifizierte Form des Tauschs hat zwar auch ihre symbolische und religiöse Dimension, aber auch diese ist in ihrer Bedeutung wiederum buchstäblich zu nehmen, wie wir später zeigen werden. Die bloße Tatsache der Übergabe und der Übernahme schafft also ein verpflichtendes Band, von dem sich der Schuldner nur befreien kann, indem er das Übergebene nach demselben Maß, nach der Maßgabe des Gebers zurückgibt – unter denselben konkreten Bedingungen der Zeugen, der Maße und des Wertes.
Die *solutio* des *nexum* erfolgt nach einem genau zu befolgenden Ritus. Im Ritus wiederholte sich das Wesen der Sachen, die nicht geschieden waren zwischen dinglichen Rechten und persönlichen Rechten. Ursprünglich hatten alle Sachen selbst Persönlichkeit als Fortsetzung der Person und waren als Gabe immer Mit-Geteiltes des Leib-Gedinges eines Gebers. Der Geist der Sache hat also geistige Macht über den Empfänger, der Geist der Sache haftet am Benutzer, bis dieser aus seiner Habe, aus seiner Arbeit, durch Gastmähler, Feste und Geschenke etwas Gleich- oder Höherwertiges dafür gegeben hat, das seinerseits dem Geber nun Autorität und Macht über den ersten Geber verleiht: ein Zwangsumlauf von Reichtümern, Tributen und Gaben ist die Folge.[22] Dieser Wettstreit im Gewinnen von Ansehen stiftet das Prestige, die Stellung in der sozialen Hierarchie. Und die Verbindung dieser gesellschaftlichen Dimension des Potlatsch mit dem Sakralen wird offenbar, wenn sich das Wesen des Eigentums als das von den Göttern entliehene zeigt.
Bei der weiteren Bestimmung des Eigentums finden wir bei

22 Siehe Mauss, 1984, S. 35 f.

Mauss, daß die *res* ursprünglich die familia bezeichnet und die familia die res ist. Denn es gibt ursprünglich zwei Arten von Sachen – die *familia* und die *pecunia*: die Sachen des Hauses (die Familie im engeren Sinne, Sklaven, Pferde etc.) und die Sachen auf den Feldern (das Vieh). Man unterschied auch zwischen *res mancipi* und *res nec mancipi*; die ersteren sind die Sachen des Hauses einschließlich des Grundeigentums und die letzteren die Sachen außer Hause, das Vieh auf den Feldern. Diese Unterscheidung der Sachen erfolgte nach der Entäußerung der Sachen, die einzig nach der Form der mancipatio vor sich ging, »des in die Hände (*manu*) Nehmens (*capere*)« … »Die Sachen, die der mancipatio entgehen, waren gerade das Vieh auf den Feldern und die *pecunia*, das Geld, dessen Idee, Name und Form vom Vieh herrührte«.[23] Das heißt, Geld ist schon in Fortsetzung und Übersetzung bereits eine Entstellung der materiellen Bedeutung der Sache in die Abstraktion eines unsinnlichen Wertes, wobei die ursprüngliche Bedeutung des Nicht-in-die-Hände-Nehmens, des Nicht-Handhabbaren beibehalten bleibt. Geld ist kein »Kinderwunsch« – Geld bleibt immer nur Mittel der Erfüllung von körperlich bestimmten Wünschen, auch wenn das Geld im Kapitalismus sich als »Währung« verselbständigt hat.

Die Scheidung zwischen den Sachen, die alle ihr Wesen, das heißt ihre Persönlichkeit haben, vollzog sich zwischen den dauernden und anwesenden Gütern des Hauses und den Sachen, die nicht dauerten, fortgingen, abwesend wurden: Lebensmittel, Vieh auf dem vom Haus Fernliegenden, dem Feld. Die Sachen erfahren also ursprünglich ihre Unterscheidung danach, ob sie in die Hand genommen oder nicht in die Hand genommen werden. Je nachdem sind sie voneinander geschieden durch ihre Handhabung. Die Sachen erfahren ursprünglich ihre Bemessung danach, ob sie in den Mund genommen werden oder nicht durch den Mund gehen. Das Maß der Werte bestimmt sich nach der Maßgabe dessen, ob es durch den Mund »maßgenommen« werden kann: die Werte aller Sachen werden letztlich und ausschließlich durch den Mund gemessen (Ruskin). Und die Etymologie des Wortes *res* verweist uns auf diesen Ursprung: die *res* werden im Sanskrit mit dem Wort *rah, ratih* bezeichnet – Verleihung, Gunst; auch mit dem Wort *rayih*: Gabe.[24] Das altirische Wort *ràth*, Gnade, führt uns zur

23 Mauss, 1984, S. 126.
24 Siehe Mauss, 1984, S. 126.

germanischen Bedeutung von res als Rat und Sache. Rat kommt von ràth als dem Vor-Rat, den vorhandenen Lebensmitteln. Und der Haus-Rat ist dann der im Haus vorhandene Bestand, die Familie im engeren Sinne, woraus auch die Bedeutung des Wortes Heirat und des Wortes *ràth* als Macht und Bestimmung wächst. Raten als Vorsorge treffen und Zuwegebringen des im Vorrat zuhanden Gemachten übersetzt sich dann auch in der Abstraktion des geistig Vorhandenen.
In diesem Sinne ist auch die Ursprungsgeschichte des Wortes Sache zu suchen, die in jurifizierter Form althochdeutsch: *sahha*, eine (Rechts-) Spur verfolgen, (einen Streit) suchen, steht und wiederum in der Bedeutung von Suchen auf sag und sagen verweist: »wahrsagerisch« zu sein, scharfsinnig sein, das heißt aufspürend zu sein, ein »Spürhund« zu sein. In der ursprünglichen Jägersprache offenbart sich die Bedeutung dieses Wortes in der Fähigkeit und Tätigkeit, die jemanden zu den Sachen führt – das sind die eigentlichen Lebens-Mittel. Deshalb ist die »prophetische«, die wahrsagerische Tätigkeit immer schon das Mitteilen, die Mitteilung des »wahrgesagten« Weges, der von jeher ein Weg zu den »Lebensmitteln«, den lebensnotwendigen Sachen ist. Diese Bedeutungsgeschichte des Wortes Sache und Suchen ist der germanischen Sprache mit den Italikern gemeinsam: gotisch *sokia* = lat. *sagio*.[25] Und die Etymologie des Wortes Gabe (= Schenkung) führt auf die »mündliche« Bedeutung des Einschenkens, Zu-Trinken-Gebens als Schenken und Geben zurück und verweist uns auf Geben als Gabe, das in »Bete« gründet.[26]
Der Gegensinn des Wortes Gabe als Gift läßt das Gebende als das Freude und Befriedigung bereitende wie als das Verhängnis bereitende Heil- und Unheilbringende erscheinen, das Verhängnis auch im Sinne des verhängten, verhängnisvollen Bandes zwischen *tradens* und *accipiens*. In dieser Richtung geht auch die Bedeutung von Geben als Vergeben und das Leben vergeben, und in diese Richtung verweist uns auch die Ursprungsgeschichte von Gabe als Bete, die wiederum auf die gegebene Sache als die Buße, das heißt die Wiedergutmachung Verpflichtende verweist. Buße kommt im Germanischen von *boetan*: Wiedergeben, Wiederherstellen, Vergüten und steht im Zusammenhang mit »beten«, dem Bitten als dem Erbetenen im Gebet; das durch die Sache Gebotene ist die unbe-

25 Siehe Kluge, 1963.
26 Mauss, 1984.

dingte Verpflichtung, das Erbetene und Gegebene abzubüßen. Im letzten Grund bringt uns dies, den Sachen Buße tun, auf den dunklen Satz des Anaximander, daß alle Dinge sich gegenseitig vergelten und Buße tun müssen: »Der Ursprung der Dinge ist das Grenzenlose. Woraus sie entstehen, darein vergehen sie auch mit Notwendigkeit. Denn sie leisten einander Buße und Vergeltung für ihr Unrecht nach der Ordnung der Zeit.«[27]

Dieser Satz umreißt eine Anschauung von Materie als Natur, die in ihrer Grenzenlosigkeit und Unbestimmtheit Ewigkeit ist und zugleich in dieser Unendlichkeit der Mutterschoß als der alles gebärende und der alles aufnehmende Grund in der ewigen Wiederkehr des Gleichen ist. Und diese Anschauung von Natur wiederholt sich im Ritus des menschlichen Gebens, das sich unter das unentrinnbare Gesetz gegenseitiger Vergeltung gestellt sieht: Vergelten als Abgelten im Abbüßen als Wiedergutmachung des Gegebenen im Zurückgeben und Vergelten als Zurückzahlen, Heimzahlen und Rächen des Verhängnisses. Hierhier gehört Blochs Weisung, der Kategorie des »Noch-Nicht« einzugedenken und das Noch-Nicht-Abgegoltene abzugelten im Erbe; darin wirkt zugleich ein Rächendes und Gerechtes. Hierher gehört auch Freuds Anschauung von der phylogenetischen Erbschaft, die in der Ontogenese des Menschen abzugelten ist und abgegolten wird als »Buße« der Erb- und Urschuld: der Unbezwingbarkeit des Begehrens und der Unzerstörbarkeit der Wünsche gerecht zu werden, das heißt seiner Schuldigkeit gerecht zu werden gegenüber der immer noch nicht abgegoltenen Triebnatur und das Verhängnis der Vorfahren, das Verbrechen des »Urvater-Mordes«, der sich in jedem »Ödipus« wiederholt, zu vergelten. In endloser Übertragung vom Vater auf den Sohn und vom Sohn, der Vater geworden ist, auf dessen Sohn, zeugt sich in endloser Verkettung Schuld und Rache fort. Der Sohn muß den Vater rächen für dessen Aussetzung, wiewohl er zugleich als Vater selbst ein ausgesetzter Sohn ist und seinen Sohn wiederum aus Angst vor Vergeltung aussetzen muß. Der Erbantritt ist der Eintritt in eine Kette der »Gerechtigkeit«, und er ist zugleich eine Verkettung in die Unentrinnbarkeit dieses Verhängnisses.

Das unentrinnbare Gesetz gegenseitiger Vergeltung als Abgelten im doppelten Sinne zeigt sich im nexum, einer unwider-

27 Die Vorsokratiker, in Capelle, 1968, S. 82.

ruflichen Bindung, deren Gefährlichkeit im Offenstehen von Heil und Unheil liegt. Der Eigentümer »flicht« dieses Band durch die Übergabe, und das Übernommene hält den Empfänger in der Macht des tradens, da das Wesen von dessen Eigentum solange anhält, wie der accipiens in der Schuld der Rückgabe (Rückzahlung) steht. Das Wesen des Eigentums ist als Leibgedinge das Wesen des Eigentümers, das ihm Eigene, als Eigenes Zugehörige. Und dieses ihm Zugehörige, das er als Eigentum hat (germ. *aih*: ich habe), hat der Mensch von den Göttern nur als Lehen im Besitz (das Eigene ist germ. *aiganaz*: die Habe).

Im Grunde sind alle Besitztümer *sacra*[28] und gelten von den Vorfahren als entliehen und werden den Nachfahren nur geliehen, damit diese sie später an deren Nachkommen übergeben. Im opfernden Austausch mit den Göttern, mit der »Natur«, kommt der Potlatsch zu seiner eigentlichen Bedeutung: die Sakralität der Gabe, die Sakralität der Rückgabe tritt hier in Erscheinung. Mit den Göttern war der Austausch am notwendigsten und der Nicht-Austausch am gefährlichsten. Denn die Götter sind tatsächlich die wahren Eigentümer der Dinge und Güter der Welt.[29] Das aus der Natur Geschöpfte, die Gabe der Natur, wurde den Göttern zurückgegeben in der ritualisierten Opfer- und Weihegabe. Im Ritus des Opferns wurde die Schöpferkraft der Natur wiederholt und wiederhergestellt, und das im Überfluß gegebene Opfer wiederholte den von der Natur geschenkten Überfluß und sollte ihn wiederholen.

Dem Potlatsch, der sich im verpflichtenden *nexum* von Geben-, Nehmen- und Erwidernmüssen niederschlägt, liegt das eigentliche *nexum* im verpflichtenden Austausch mit den Göttern zugrunde: den Göttern, der Natur, das zurückzuerstatten, was man von ihr erhalten hat. Den ursprünglichen Akt des Schenkens als Einschenken und Zu-Trinken-Geben, wie er sich auch in den ritualisierten Blut- und Menschenopfern zeigt, die den Saft- und Lebensstrom der Natur wiederherstellen und erneuern sollen, finden wir noch bei den Griechen der historischen Zeit wieder. Die Blutopfer der Griechen in Ephyra entstellen zwar durch das Opfer von Widderblut das Menschenblut, aber in der Schenkung dieses Blutopfers an die Majores kehrt der ursprüngliche Akt wieder. Die toten Vorfahren werden als blutleere Schatten erfahren, denen die

28 Vgl. Mauss, 1984. 29 Vgl. Mauss, 1984.

Nachfahren das Trinken des Blutopfers schuldeten, um den lebensnotwendigen Austausch zwischen den Lebenden und den Toten herzustellen. In letzter Abstraktion findet sich dieser Austausch zwischen den Göttern, den Ahnen und den »Geistern« der Natur in der christlichen *communio* wieder, der heiligen Kommunion, in der in einer Transsubstantiation das Blut vom Blut des Gottes getrunken und das Fleisch vom Fleisch des Gottes verzehrt wird. Das heilige Opfer, bei dem der Verzehr des Opfers zugleich die Weihegabe an den Gott bedeutet, ist also die in der rituellen Wiedergutmachung und Wiederherstellung zurückgegebene Gabe. Die heilige *communio* stiftet die Wiederherstellung der Gemeinschaft zwischen den Menschen und (den Geistern) der Natur, die durch die Ausbeutung der Natur verlorengegangen war. In der festlichen Buße, bei der die Weihegaben im Überfluß geschenkt werden, wird die Versöhnung jeweils aufs Neue besiegelt.
Auf dieser sakralen Ebene des Potlatsch wird ein umfassender, konkret-materieller Austausch des Eigentums vollzogen im rituellen Verzehren des Mit-Geteilten – und dies ist die Gemeinschaft stiftende heilige Handlung des Opferns. Aus der Erfahrung der Gaben der Natur erfährt der Mensch, was Eigentum als Mitzuteilendes ist, weil er den Besitz immer schon dem Anderen, der Natur, mithin auch den Anderen in der Gemeinschaft schuldet, die ihrerseits Schuldner des Anderen ist. Die *res*, das Eigentum, sind ursprünglich die geschenkten Sachen der Natur, die Lebensmittel, deren Empfang zum gemeinsamen Verzehr verpflichtet: »Es gehört zum Wesen der Nahrung, geteilt zu werden; wer den anderen nichts davon abgibt, tötet ihr Wesen, zerstört sie für sich und die andern.«[30]
Das Mit-Geben als Mitzuteilendes der ursprünglichen Sachen ist zugleich das Mit-Geben auch von sich selbst, weil man sich selbst dem Anderen wie auch den anderen der Gemeinschaft, die im gleichen Schuldverhältnis stehen, schuldet.
Die Natur des Menschen wird ihm zuteil als Gabe der Natur, sie ist das ihm zugeteilte Los der Naturmacht. Der Mensch wiederholt im Mythos von den Schicksalsgottheiten das ihm verfügte Los als Schicksal: aus den Vegetationsgottheiten, die dem Menschen das materielle Los beschieden, wurden die Schicksalsgöttinnen, die drei Moiren, die das persönliche Los, den Anteil des verfügten Erbes bestimmten: Klotho spinnt den Lebensfaden, verhängt das Verhängnis (des Lebens); La-

30 Mauss, 1984, S. 142.

chesis teilt den Lebensfaden durch Los zu, teilt den Zufall als Zufallendes zu; Atropos schneidet den Lebensfaden ab, besiegelt als Unerbittliche das Unabwendbare. Im Spiegel der Vegetationsgottheiten spiegeln sich die Schicksalsgottheiten, die das Los spinnen, zuteilen und abschneiden, wie die Natur immer wieder geboren wird und stirbt und den Menschen ihre »Zufälle« schenkt.

Diese Verfügung des Loses durch die Natur scheint der Mensch im Los-Werfen ritualisiert zu haben, wie es im germanischen Ritual der Erbteilung als Auslosung wiederholt wurde. Im Los-Werfen wurde der Anteil vom Erbe bestimmt und durch Zu-Fall entschieden. In diesem Zufall des Los-Werfens steht die gegensinnige Bedeutung (der Gegensinn der Urworte) vom Los als *lossein* und *loshaben* im Ausschließlichkeitsverhältnis von Sein und Haben: Los in der Bedeutung von lossein als einer Sache ledig sein und loshaben in der Bedeutung eine Sache zu haben. Jemand hat etwas los kann heißen, daß er über etwas verfügt: Kraft, Ansehen, Mut und so fort, und es kann heißen, daß er über etwas nicht verfügt, einer Sache ledig ist. Das Los bezeichnet also gleichzeitig den Anteil von etwas und den Nicht-Anteil an etwas. Das Erbe wird – materiell gesehen – verfügt im Los-Werfen, und dieses materielle Erbe scheint eine Widerspiegelung des Los-Werfens der Naturmächte zu sein, die dem Menschen Anteil an etwas zukommen lassen oder vorenthalten.

Im Vollzug des aufklärerischen Denkens ist es üblich geworden, die Kantsche Formel von der selbstverschuldeten Unmündigkeit des menschlichen Geistes zu gebrauchen, um mit dieser Formel den Anspruch auf Mündigkeit zu unterstreichen und die Geltung des rationalisierenden Denkens zu rechtfertigen. Unmündigkeit ist in Kants Worten das Unvermögen, sich seines Verstandes ohne Leitung eines Anderen zu bedienen. Aufklärung ist der Ausgang des Menschen aus seiner selbstverschuldeten Unmündigkeit: »›Verstand ohne Leitung eines anderen‹ ist von Vernunft geleiteter Verstand.«[31] Und Mündigkeit[32] wird in der modernisierten Fassung mit Emanzipation gleichgestellt, mit Entlassung aus der Macht

31 Horkheimer und Adorno, 1969, S. 88.

32 Wenn die Geschichte des menschlichen Geistes als eine der selbstverschuldeten Unmündigkeit angesehen wird, dann erhebt sich die

»mythischer Gewalten«. In dieser Hinsicht stünde der Begriff der Tradition im Widerspruch zur Emanzipation, wenn nicht bedacht wird, welche Geschichte in diesem Begriff enthalten ist und in welchem Verhältnis Tradition und Emanzipation stehen.

Ein Blick auf die Bedeutungsgeschichte des Begriffs Vormundschaft zeigt, daß Mund und Mund, der Mund als aufnehmendes Loch und Mündung wie auch der Mund in der Bedeutung von Vor-Mund als Schutz und Beschützung aus derselben Wurzel entsprungen sind wie die Hand (ahd. *munt*: Mund). In diesem Kontext ist auch die von der Psychoanalyse entdeckte erste Integration des menschlichen Ichs als eines Körper-Ichs in der Mund-Hand-Integration zu sehen. Die Körper-Ich-Bildung hat in der Mund-Hand-Integration ihre Grundlegung, und es ist ein Anzeichen von Verselbständigung des erwachenden Subjekts, »von der Hand in den Mund zu leben«, das heißt die Dinge und Sachen dieser Welt vorkosten zu können, letztlich sein eigener Mundschenk zu werden. Der Mensch lernt das »Alphabet« körperlich buchstabieren, er nimmt die Dinge zur Hand und prüft sie durch den Mund. Der Mensch lernt gerade nicht literarisch buchstabieren: das menschliche Alphabet ist ein Körper-Alphabet, das sich einschreibt als Niederschlag von »Sinnen-Proben«.
Die gemeinsame Wurzel von Mund und Hand zeigt sich nicht nur in der Mundschenkfunktion des zuhandenen Mundschenks, der den Souverän mit schützender Hand vor der Einverleibung giftiger Gabe in den Mund zu bewahren hat; die gemeinsame Sprachwurzel von Mund und Hand verweist

Frage, was sich der Mensch an Mündigkeit schuldig geblieben ist und warum er sich die Entlassung aus der Bevormundung immer noch schuldet. Denn die Bemündigung des menschlichen Geistes wäre doch im Prozeß der Selbstreflexion ein jedermann offenstehendes Ziel, sich zum Stand subjektiver Freiheit in der Moderne zu befreien. Die »modernen Zeiten« stehen im Zeichen subjektiver Freiheit, der Befreiung aus uralten Abhängigkeiten, der Emanzipation von »naturwüchsiger« Tradition – eine der uráltesten Abhängigkeiten des Menschen ist aber die von seiner auferlegten Triebnatur, dem »biologischen Fels«. Das Aufhalten bei der wohl urältesten Abhängigkeit des Menschen könnte als störendes Moment nur den Blick trüben bei der emanzipatorischen Arbeit an dem nicht mehr geheimen Bewußtseinsidealismus.

uns auch auf die schützende Hand des Vormunds für sein Mündel. In der gemeinsamen Wurzel offenbart sich auch die Macht des Souveräns, das zu tun, was in seiner Hand liegt als Vormund, und zugleich zeigt sich in der schützenden Hand des Mundschenks als Mündel die Verpflichtungsfunktion in Abhängigkeit von der Herrschaftsfunktion. Die wechselseitige Abhängigkeit von beiden vollzieht sich im Verhältnis von Herr zu Knecht: die Macht des Einen ist die Ohnmacht des Anderen, Bemündigung des Einen ist Entmündigung des Anderen. Aufklärung muß den Blick wenden auf diese dialektische Struktur von Herrschaft, die sich in einem ausschließenden Wechselverhältnis konstituiert. Bemündigung vollzieht sich also nicht in eindimensionaler, linear-diskursiver Entwicklung von Bevormundung zur Mündigkeit. Bemündigung ereignet sich in der Verkehrung von Herr- und Knechtsverhältnissen im Gang der Geschichte, wie es sich an der in der Moderne eingenommenen Macht- und Vorrangstellung des rationalistischen Diskurses zeigt, der das andere Denken aus dem Geltungsbereich des Rationalen ins Irrationale verweist: die Behauptung einer Denkposition ist Bemächtigung von bestimmter Wirklichkeitsweise, die als herrschende andere in Unterdrückung hält.

Erbe als geworfenes Los des Einzelnen hat sich im Rückgriff auf die Ursprungsgeschichte dieses Wortes als das zugeteilte und zufallende Los gezeigt. Das Erbe als Los ist die *res tradita* im engeren Sinne, eine unveräußerliche Sache, aus deren Verfügung wir uns nicht selbst entlassen, emanzipieren können. Die Definition eines solchen Loses meint gerade nicht eine reaktionäre Feststellung des Gegebenen, sondern intendiert die Antwort des Subjekts auf das Erbe als Rückzahlung des Gegebenen in der Abgeltung des Noch-Unabgegoltenen. Der Begriff Emanzipation kennzeichnet in der Moderne buchstäblich eine *e-mancipatio*, ein Absehen und Übersehen des In-die-Hand-zu-Nehmenden. Die Abstrahierung und Distanzierung von der sinnlichen Materialität, vom Körperstoff, bedingt eine Entfernung des Körpers (*e-mancipatio*) als die in die Hand zu nehmende Sache, um zu erfahren, was der Triebnatur gegenüber notwendigerweise abzugelten ist.
Der Körper scheint in der Moderne nur noch ein Moment der Verlegenheit zu sein und wird folgerichtig aus dem reflexiven

Sein des modernen Menschen entlassen – emanzipiert. Diese körperliche Selbstenteignung, die Entlassung der menschlichen Triebnatur aus der Reflexion des aufgeklärten Subjekts, führt zu einer geistigen Selbstbemächtigung, die die körperliche Selbstentmächtigung verklärt: im Gang der Emanzipation wird Triebnatur bewußtlos gemacht, der mythischen Gewalt zugeschlagen – *irratio* schlechthin. Die Entledigung des Körpers im Diskurs der Moderne ist zugleich Erledigung von Natur, die in den Bereich des Geschichtslosen, in den Bezirk des Schweigens verwiesen wird. Die Aufklärung über die *ratio* der Aufklärung zeigt diese allemal am Werk als Instrument der Naturbeherrschung, um die Tatsachen der äußeren Natur wie die der inneren systematisch in den Griff zu nehmen, der Herrschaft des Subjekts zu unterwerfen. An die Stelle der Anschauung von Natur als sich selber ausgebärender Schoß der Materie, anstelle der gärenden Welt setzt sich durch die Entstofflichung die aseptische Welt eines sterilen Denkens. Der Entleiblichung des Denkens entspricht eine Entrealisierung der Welt, weil ihr der »Grund« entzogen ist – insofern geht auch der Diskurs der Moderne als bodenlose Rede ins Leere. Diesem Diskurs entspringt die Vorstellung, daß über »die Ausgestaltung von Expertenkulturen, in denen eine artikulierte Geltungssphäre den Ansprüchen auf propositionale Wahrheit, normative Richtigkeit und Authentizität zu Eigensinn verhilft«, und über »innovativ bereicherte Wertregister der Selbstverwirklichung«[33] sich eine Lebenswelt konstituiert. Lebenswelten wachsen jedoch aus Lebensbewegungen von unten, aus dem Schoß der Natur, die in einer endlosen Latenz realer Möglichkeiten steht – die Natur der Welt ist eine kreißende.[34]

In der Moderne wird im Begriff der Emanzipation die Enterbung und Entmächtigung des Menschen als Progression verklärt und die Enteignung des Eigenen als Dezentrierung gerühmt, wo wir seit Nietzsche wissen, daß der Mensch aus seinem Zentrum ins X rollt. Diese Unbekannte, woraufhin der Mensch sich wirft, ist die vom Körper entleerte Abstraktion.

33 Habermas, 1986, S. 137f.
34 Bloch, 1972.

Nietzsche hat auf den Leib, das Zentrum des Menschen, zurückverwiesen. Emanzipation ist in dieser Weise als Entmächtigung, als Entfernung vom Ursprung zu begreifen. Die Moderne besorgt in einem undurchschauten Emanzipationsbegriff eine radikale Enthistorisierung des Subjekts, die den Menschen in eine totale Unabhängigkeit entläßt. Total meint die Geschichtslosigkeit des modernen Subjekts, das diese als Befreiung erfahren soll. Die Lösung vom Vergangenen will jedermann gleichstellen. Und diese Gleichstellung ist eine Zurichtung des Subjekts auf das Maß des Bestehenden, mit dem jedermann übereinzustimmen hat und aus dessen Übereinstimmung Zukunft suggeriert wird als immerwährende Aktualisierung der Gleichstellung aller Gleichen – ohne Rücksicht auf die Triebnatur des Menschen.

Die Psychoanalyse ist diesem Zug des Zeitgeistes gefolgt, indem sie sich ihres Erbes, dem unauflösbaren Widerspruch zwischen Triebnatur und Kultur, entschlagen und der herrschenden Konsensideologie unterworfen hat. So erscheint in der familientherapeutischen Modernisierung der Psychoanalyse das Erbe als eine pathologische Dimension von »Vermächtnis« (Beauftragung) und »Delegation«, dessen sich das Subjekt in einer Psychoanalyse, die auf ein soziologisches und sozialpsychologisches Paradigma heruntergekommen ist, zu entledigen hat. Die familientherapeutische Version der Psychoanalyse trifft sich in diesem Bemühen mit ihrer gruppentherapeutischen Fassung, Selbstverwirklichung als Befreiung von den alten Abhängigkeiten herbeiführen zu wollen. Die auf eine solche Pragmatik heruntergekommene Psychoanalyse entspricht in ihrem Selbstverwirklichungsgerede dem Diskurs der Moderne: Emanzipation als Lösung von empirisch dingfest gemachten Mächten, die sich in der Psychoanalyse erniedrigt zu Abhängigkeits- und Trennungskonflikten, verdeckt den Blick auf jene uralten Mächte im Unbewußten des Subjekts, die Freud als Urphantasien entdeckte, aus deren Reinkarnation die individuelle Geschichte schöpft.

Die Befreiung als Emanzipation von der Abhängigkeit der Mächte der Tradition kann nicht in der Lösung vom Tradierten bestehen. Die Lösung als Erlösung des Alten löst das Alte nicht auf; denn jedes Erbe ist eine Geschichte – gleich wie sie sich körperlich oder seelisch einschreibt, die Spuren zeichnet, auf denen die je eigene Erzählung geht. Und jede Geschichte ist nicht zu Ende, wenn sie erzählt ist, weil sie immer noch einen »Überschuß«[35] hat, den es zu »merken« gilt. Dieser Überschuß zeichnet eine Spur von etwas, das immer noch bleibt und zur Erfüllung aussteht, wenn die von den Vorfahren ausgetretenen Spuren ausgegangen sind. Erst wenn der Erbe auf den von den Vorfahren gewiesenen Spuren geht, kann er dem auf die Spur kommen, was noch aufzuspüren ist. Jede Geschichte muß immer zu Ende erzählt werden, um zu erfahren, daß sie noch nicht zu Ende ist.[36] Die Wiederholung des Alten im Augenblick ist die Erneuerung des Alten im Hinblick auf seine Bedeutung für das Zukünftige, und das Wiederwollen des Nicht-Gewollten[37] stellt nicht die emanzipatorische Veränderung des Individuums, sondern die Veränderung seines Wollens als »Wille zur Macht« dar, stellt die Veränderung der Triebökonomie in den Mittelpunkt. Wille zur Macht, Wille zur Übermächtigung meint das Begehren. Hier wird deutlich, daß der Begriff Emanzipation im Diskurs

35 Bloch, 1977.
36 Bloch, 1977.
37 Das den Nachkommen übertragene Schicksal ist das »Nicht-Gewollte«, das der Mensch immer wieder – in der Kette der Geschlechter – wiederholen muß. Es ist das Mittel Zarathustras, das Nicht-Gewollte wieder zu wollen, unzählige Male, um das Ein-für-allemal (der Identität) auf sich nehmend »aufzuheben«, ihm die Endgültigkeit zu nehmen. Die Aufhebung des Ein-für-allemal ist seine Vernichtung und stellt das Subjekt in die unendlichen Wiederholungen seiner Schöpfungen unter der Ökonomie der ewigen Wiederkunft (Klossowski, 1986). Im Fluß der ewigen Wiederkehr wiederholt sich im Augenblick die Aneignung des Vergangenen, das sich aufhebt im Hinblick auf das Zukünftige und zugleich aufgehoben (vernichtet) ist als Erinnerung Immer-schon-desselben. Zarathustra will keine Veränderung des Individuums, sondern eine Veränderung seines Wollens; das Nicht-Gewollte wieder wollen heißt, die Erinnerung des »Noch-nicht-Erfüllten« zu wollen – und nicht die Erinnerung des vergessenen Verdrängten. Das Heraufholen des Verdrängten ist in diesem Sinne immer schon das Wiederauflebenlassen im Geiste des Ein-für-allemal und geschlagen von dieser Ordnung der Endgültigkeit des Gegebenen.

der Moderne dort, wo er sich im Anspruch der Ablösung des Alten legitimieren will, gerade durch diese Verwerfung des Alten die Lebensbewegung als einen irreversiblen Prozeß deklariert, der sich herausnimmt aus der ständig sich erneuernd-schöpfenden Kreisbewegung des Lebens.
Die Aufklärung ist im Zeitalter der Moderne zu einer Irreversibilität von Lernprozessen geronnen, die darin begründet sein soll, daß Einsichten nicht nach Belieben vergessen, sondern nur verdrängt oder durch bessere Einsichten korrigiert werden können.[38] Diese irreversiblen »Lernprozesse«[39] verdanken sich der Emanzipation von uralten Abhängigkeiten, zu denen kein Weg zurückführt, da es sich um nicht-umkehrbare Vorgänge handelt. Der Fortschritt der aufklärerischen Vernunft ist in diesen Trennungen begründet und führt zu der die Moderne kennzeichnenden Verselbständigung eines »autonomen Ichs«, das sich seiner Herkunft und Basis entschlagen hat.
Die im Diskurs der Moderne als Einsichten diagnostizierten Veränderungsprozesse müssen deshalb im zwangsnotwendigen Fortgang der Aufklärung ihre Defizite durch Radikalisierung ihrer Ansprüche wettmachen. Der defizitäre Status des modernen Ichs ist danach zu verbessern und zu korrigieren durch Radikalisierung seines Defizits. Denn der Fortschritt der Moderne liegt in der Entfernung des »Vermächtnisses«, und durch diese Abtrennung von der Reversibilität erneuernder Austauschprozesse mit dem Tradierten wird das moderne Ich einer Verselbständigung ausgesetzt, die das von seinem Erbe abgeschnittene, isolierte Individuum nun in den Vorhalt einer grundlosen Zukunft entläßt. Der emanzipatorische Prozeß erweist hier seinen reaktionären Charakter: das von seiner Herkunft (von der »Naturwüchsigkeit tradierter Lebensformen«) abgeschnittene Subjekt weiß sich aufgeklärt für eine Zukunft, die frei ist von der Finsternis der Vergangenheit. Das moderne Ich weiß sich gegen die reaktionäre Ergebung in das Schicksal gefeit, da es sich von den Schicksalsmächten eman-

38 Habermas, 1986.
39 Die Irreversibilität dieses Lernprozesses hat inzwischen einen unaufhaltsamen Prozeß der Vernichtung der Lebensgrundlagen des Menschen – symbolisch wie empirisch – in Gang gesetzt.

zipiert hat. Die Emanzipation vom Schicksal bringt das Individuum zurück (*reactio*) auf die ohnmächtige Abhängigkeit vom Schicksal eines endlosen Aufstiegsprozesses der Aufklärung, den nun die gesellschaftlichen Mächte und Institutionen verbürgen: »in der Gesellschaft als privatrechtlich gesicherter Spielraum für die rationale Verfolgung eigener Interessen, im Staat als prinzipiell gleichberechtigte Teilnahme an der politischen Willensbildung, im Privaten als sittliche Autonomie und Selbstverwirklichung, in der auf diese Privatsphäre bezogenen Öffentlichkeit schließlich als Bildungsprozeß, der sich über die Aneignung der reflexiv gewordenen Kultur vollzieht«.[40] Das Subjekt ist jetzt ergeben in die Auslieferung an eine gesellschaftliche Totalität, wo es früher einer religiösen Totalität ausgesetzt war, deren Tradition je schon im Widerspruch zur gesellschaftlichen Herrschaft stand und aufgrund dieser Dialektik dem Subjekt Opposition offenstellte. In der Moderne dagegen repräsentiert der gesellschaftliche Apparat den Fortschritt und verwaltet in Selbstlegitimation, was dem Subjekt an »Aufklärung« zuteil wird. Die Befreiung des Menschen aus der Gefangenschaft mythischer Mächte und seine Befreiung zu »subjektiver Freiheit« in einem von den gesellschaftlichen Mächten und Institutionen verbürgten Emanzipations- und Bildungsprozeß verklärt die von der Aufklärung herbeigeführten modernen Zeiten: es ist eine Welt, die als »Arbeits- und Zuchthaus« eingerichtet ist nach dem alles umfassenden, ökonomischen Prinzip von Zweckmäßigkeit. Der Mensch der Moderne ist zugerichtet in einer moralischen Gefangenschaft nach einem alles beherrschenden, dem Gemeinwohl dienlichen Nützlichkeitsprinzip, das als sittliche Autonomie ausgegeben wird. Die der kulturellen Moderne eigene Würde besteht nach Habermas[41] in den universalistischen Grundlagen von Recht und Moral (der bürgerlichen Gesellschaft) und in den innovativ bereicherten Wertregistern der Selbstverwirklichung, die dem Subjekt eine illuminierende Wirkung versprechen. Dagegen hat sich der Mensch heute nach Maßgabe einer durchschnittlichen Vernünftigkeit einer Wert- und Arbeitsordnung zu unterwerfen, deren Konsens-

40 Habermas, 1986, S. 104.
41 Habermas, 1986.

verträglichkeit den »privatrechtlich gesicherten Spielraum« eigener Interessen bemißt. Der irrationale Grund dieses Emanzipationsbegehrens, das den Menschen aus der Gewalt seiner persönlichen Überlieferung entlassen will und ihn dabei in die Gewalt anonymer gesellschaftlicher Mächte ausliefert, erhellt sich an der Anonymität unpersönlicher Moralvorschriften, die allemal nichts als den nützlichen Aspekt einer alles durchherrschenden Arbeitsmoral repräsentieren – entgegen dem von der Psychoanalyse erkannten Anspruch der Triebnatur des Menschen, dem das Subjekt etwas schuldet, das jenseits der Oberflächenmoral der Moderne liegt.
Die Feuerbachsche Wende von der Welt, welche die Philosophen nur verschieden interpretiert haben, zur Anschauung von der Welt als einer zu verändernden ist im modernen Denken zurückgebracht auf die Emanzipation des Menschen, der seine Reflexionsgemeinschaft an die Stelle von Welt gesetzt hat. Die Reduzierung des Veränderungsbegriffs auf das Subjekt macht unkenntlich, daß der Mensch diesen Veränderungswillen veräußerlicht lebt in der destruierenden Veränderung der Natur. Und dieser veräußerlichte Veränderungswille übersieht die Notwendigkeiten der Natur dieser Welt, die heute statt der Veränderung sicher der schonenden Pflege bedarf. Freilich kann die zeitgenössische Zuchthausmoral zu einer solchen Blickwendung von der Selbstbefangenheit eines »autonomen Ichs« auf die Welt nicht gelangen, da der Fortschritt in der vernichtenden Ausbeutung der Natur im Dienste des modernen Ichs noch nicht zu seinem Ende gekommen ist. Allerdings könnten wir die dichterische Wahrheit, die das Wesensnotwendige der Natur erscheinen läßt, sprechen lassen, um zu hören, was jenseits der bürgerlichen Autonomie zu vernehmen ist. Das dichtende Wort verkündet ein Bild von der Natur, das der aufgeklärte Mensch gerne an die Abseite der bürgerlichen Welt stellen und als Anheimgeben an die Heteronomie des Seins denunzieren möchte: Ontologie[42] als Wirklichkeitsblick durch die Oberfläche des unmittelbar Gegebenen hindurch wird in der Moderne vulgär gemacht als Ontologisierung der Kunst.

42 Bloch, 1972.

3. Die Kommunikationsgemeinschaft: Das Opfer in der Moderne

3.1 Die Sprachgemeinschaft der Moderne: Die Gesellschaft der Namenlosen

Das dichterische Wort bringt eine Realität zum Vorschein, die hinter dem Schein einer »schönen neuen Welt« verborgen liegt: die poetische Wahrheit entzaubert dieses Blendwerk und ist zugleich der Zauber einer Schönheit, die Licht auf die wahre Natur wirft.

Faulkners Mann im »Strom«: *Eine Fiktion von Autorenschaft*

Wir erzählen hier eine Geschichte nach, die Faulkner im *Strom* erzählt hat, in der er von der Gefangenschaft des Menschen in der Moderne spricht: es ist die Geschichte einer Flucht aus der Freiheit in die Freiheit.
Ein Mann kommt ins Zuchthaus, weil er dem Trugbild des geschriebenen Wortes erlegen ist. Der Mann hatte seine Tat Jahre im voraus geplant, war der gedruckten und falschen Autorität von Romanen bis auf den Buchstaben gefolgt, hatte Handlung und Methode mit Handlung und Methode verglichen und abgewogen und bis zur letzten Minute auf den neuesten Stand gebracht. Als jedoch der große Tag kam, fand er nicht einmal Gelegenheit, seinen Plan auszuführen und die erwarteten Schätze einzusammeln. Beim Eindringen in den Postwagen wurde er bereits ergriffen. In wütender Ohnmacht schwieg er bei Gericht vor sich hin, weil er dort nicht hätte sagen können, was er hätte sagen sollen: »Es war nicht das Geld, das er gewollt hatte. Es waren nicht Reichtümer, nicht bloß die zu erbeutenden Schätze; sie wären für ihn nicht mehr als eine Spange gewesen, die er auf der Brust seines Stolzes hätte tragen können wie der Olympialäufer seine Medaille – ein Symbol, ein Zeichen dafür, daß er auf seine Weise der Beste war, der Beste dieses erwählten, gewagten Spiels in der fort und fort lebenden und fließenden Welt seiner Zeit.«[43]
Ein Namenloser unter den vielen Namenlosen folgte einer Fiktion von Leben nach einem fiktiven Text von Leben und

43 Faulkner, 1961, S. 8.

suchte über ein Verbrechen, das sich als Fiktion erwies, einen Namen zu gewinnen. Der Mann war einer Fiktion traditioneller, überholter Werte von Ruhm, Ehre und Größe aufgesessen, wollte Rang und Ansehen erhalten, seinem Namen Ehre machen, indem er sich in einem gewagten Spiel als der Beste zu bewähren suchte. Es ging ihm nicht um Geld. Er war kein »gemeiner« Dieb, welcher der gewöhnlichen Wertung der bürgerlichen Welt folgte – der Welt des Geldes. Er suchte die Bewährung in einem Spiel und nach den Regeln eines Spiels, das in der Moderne nach dem Maßstab der herrschenden Zweckrationalität in das Reich der Unwirklichkeit verwiesen ist. Denn der Maßstab der Moderne ist – trotz oder gerade wegen des hohen Liedes von subjektiver Freiheit – das Geld und das mit ihm verbundene Zweckdienlich-Nützliche. Der Mann folgte der Fiktion, die Würde eines Namens zu gewinnen und Ehre herzustellen durch eine Tat, in der er sich zu seinem Stolz befreit hätte.

Der Mann suchte die Bewährung in einem Stück, wo Schatten von Menschen Schattenspiele aufführen. Er war »Autoren« gefolgt, denen er glaubte, daß sie ihn zum Autor seiner Geschichte machen würden. Diese Autoren waren aber Pseudonyme, von denen er nicht einmal wußte, daß es Pseudonyme waren; »nicht einmal wußte, daß es keine wirklichen Menschen, sondern lediglich die Namen von Schatten waren, die über Schatten schrieben«[44].

Das fiktive Verbrechen des Mannes brachte ihn vor ein Gericht, das ihn nach einer Fiktion von Recht in die Wirklichkeit dieser Gesellschaft zurückbrachte, die eine des Zuchthauses ist. Im Zuchthaus hatte der Mann Tag für Tag mit seinem Maulesel John Henry – dem Tier konnte er einen Namen geben – das Feld zu bestellen, im Schatten des Deichs jenes großen Flusses, der ihm zum Verhängnis wurde. Der Mann, der in der Abseite des Stroms lebte und ihn nie gesehen hatte, sollte eines Tages diejenigen retten, die am Strom lebten und Opfer seiner Überschwemmung wurden. Den Gefangenen wurde von der Verwaltung des Zuchthauses der Auftrag gegeben, die Opfer der Flutkatastrophe zu retten. Die Opfer der bürgerlichen Gemeinschaft sollten jene retten, deren Opfer sie geworden waren. Der Mann, ausgeschickt zur Hilfe, wurde vom Strom mitgerissen, hierhin und dorthin verschlagen, mitgetrieben von den Schicksalen der Opfer, fortgerissen in die

44 Faulkner, 1961, S. 8.

Wirklichkeit einer Welt, deren Freiheit in der Gemeinschaft des Selbstopfers lag, in der Freiheit der gemeinsamen Unfähigkeit zu leben. Es war die Unwirklichkeit einer Freiheit, die ihm die Unfreiheit dieser Wirklichkeit vor Augen führte: die Gefangenschaft einer Gemeinschaft in einer Zuchthauswelt, die ihre Abseite in den Zuchthäusern der Gesellschaft unterbringt.

Die große Versuchung hätte den Mann überkommen können, den Absprung in diese Freiheit zu wagen. Aber am Ende seiner Fahrt kam der Mann, der schon totgesagt und totgeschrieben war, ins Zuchthaus zurück und wurde, da er von der Verwaltung aus dem Register der Lebenden schon gelöscht war, einem fiktiven Gerichtsverfahren unterworfen, bei dem er sich wegen einer fiktiven Flucht verurteilen lassen mußte zu vielen weiteren Jahren Zuchthaushaft, um wieder in das Register der Lebenden aufgenommen zu werden. Der Mann war aus der Unfreiheit in die Freiheit gestoßen worden und hatte die Flucht ergriffen aus der Freiheit in die Unfreiheit: es ist die Heimkehr aus der Welt als Zuchthaus in eine Welt des Zuchthauses, die ihm noch ein Leben in der Rückverweisung auf das eigene Selbst in der Monotonie der Bestellung der Erde ließ. Es genügte dem Mann, zurückzukommen auf ein Leben im Schatten der Gesellschaft, die ein Schattenleben lebt, es genügte dem Mann, zurückzukehren in die Wirklichkeit zweckloser Tätigkeit, die von unwirklichem Wert ist – ein Dollar pro Tag.

Es bedarf des Zuchthauses, um die zu Ende gedachte Zweckhaftigkeit der bürgerlichen Arbeitswelt als Produktion um der Produktion willen in ihrer ganzen Entleerung zu erfahren. »Der Mensch im Zuchthaus ist das virtuelle Bild des bürgerlichen Typus, zu dem er sich in Wirklichkeit erst machen soll. Denen es draußen nicht gelingt, wird es drinnen in furchtbarer Reinheit angetan.«[45] Aber die gewaltsame Rückverweisung auf das eigene Selbst in der absoluten Einsamkeit des Zuchthauses stellt dem Menschen noch die Möglichkeit der Erkenntnis seiner Existenzweise in der Moderne offen. Denn die zu Ende gedachte bürgerliche Arbeitswelt ist die Welt als Zuchthaus, aber verschönt im Schein subjektiver Freiheit; die elendige Monotonie standardisierter Arbeit, abgelenkt und überhöht in der Illusion von der Mobilität des Aufstiegs und vom Bewegungsspielraum in der Freizeit des Subjekts.

45 Horkheimer und Adorno, 1969, S. 239.

Kann sich der Mensch in der Moderne nur in entstellter Weise und als der Überflüssige der Gesellschaft auf ihrer Abseite bewegen, um zu dem zu werden, was ein »Freund der Erde« (Nietzsche) ist? Es geht um Erde als Natur, um ein Tun des Menschen, das Faulkners Sträfling lebt, indem er einem anderen Auftrag folgt: die Erde zu bestellen, statt sie, gemäß dem Auftrag der Moderne, zu verändern. Die Selbstüberlassenheit, zu der der Mann Faulkners zurückkehrt, ist ihm nur unter der Bedingung der Unfreiheit der bürgerlichen Gesellschaft gegeben. Die subjektive Freiheit des Menschen in der Moderne ist der Zwang zur Veränderung in einer Welt, die nichts mehr sein lassen kann.

In der Feuerbachschen These, daß die Philosophen die Welt nur verschieden interpretiert hätten und daß es darauf ankomme, sie zu verändern, hat sich ein bürgerliches Denken legitimiert, die Natur als ein zu veränderndes Objekt anzugreifen und sie sich zur Verfügung zu stellen – »Angriff«, die Metapher der Moderne (Heidegger). Natur, verfügbar gemacht in der technischen Manipulation endloser Produktionsströme, ist als solche eine für jedermann verfügbare, ist das Vorhandene als das bloß Vorgefundene: »darin keine Welt mehr weltet – vielmehr schaltet und waltet jetzt der Mensch mit dem Verfügbaren«.[46] Das moderne Tun zehrt vom Phantasma einer unermeßlich fließenden, endlos ausbeutbaren Quelle, die dem bürgerlichen Subjekt zu einem Siegel von Unsterblichkeit geworden ist; es hat seine Sterblichkeit entstellt auf den Schauplatz endloser Produktionstätigkeit: das anale Phantasma magischer Selbstschöpfung. Die Wiederholung der Schöpfung im religiösen Ritus zeigt sich hier degeneriert zum ökonomischen Wiederholungszwang, über mechanische Produktion das Leben symbolisch ins Unendliche zu verlängern. Leben ist dinglich, tot geworden, Produktion erhält mythisches Leben.

Dem Freudschen Subjekt, dem Begehren identisch ist mit Leben als »Wille zur Macht«, Herr über etwas zu werden über Aneignung, Übermächtigung, Bereicherung, Vermehrung und Wachstum, erscheint das Leben bestimmt durch das

46 Heidegger, 1981, S. 67.

Grundphänomen von Akkumulation als organismische Einverleibung. Diese Vermehrung oder Verminderung des Subjekts wurde von Freud buchstäblich leibbezogen als Einverleibung oder Ausscheidung erkannt – prototypisch an der Existenzweise der Protoplasma-Tiere abgelesen. Das organismische Prinzip von Akkumulation ist verdrängt durch ein alles durchwaltendes ökonomistisches Prinzip, das sich seiner Leibbasis entledigt hat und gerade dadurch ein unstillbares Verlangen erzeugt, das in ständig sich steigernder Akkumulation von Geldwerten Erfüllung sucht, wo doch Geld die körperlichen Wünsche nicht befriedigen kann. Geld ist kein Kinderwunsch (Freud).

Die Heideggersche Wende vom Menschen als »Hüter und Hirte des Seins« will so begriffen sein, daß der Mensch sich heute wieder in Anspruch nehmen lassen muß für die Aufgabe der »Schonung der Natur«. Die Denunziation dieses Denkens als reaktionäre Gesinnung mag den um Fortschritt bemühten Wortführern des modernen Diskurses nahegelegt sein, aber sie entfernen, in dem sie sich diesem Denken verweigern, das von Heidegger[47] bedachte Wächteramt des Menschen, welches das

47 Heideggers Begriff des Andenkens des Ungedachten, Unerhörten, Ungesagten, das An-Denken des zu Denkenden entspricht der Blochschen Kategorie des Noch-Nicht und dem Begriff Blochs von der Ungleichzeitigkeit, echten Zurückgebliebenheit eines ungleichzeitigen Bewußtseins hinter dem Stand der Gesellschaft, ihrer materiellen Produktion: das darin liegende noch Unabgegoltene ist nach der Vorstellung Blochs noch abzugelten. Dieses Unabgegoltene, die ungleichzeitigen Bestände hat sich gerade der Nazi-Faschist zur betrügerischen Ausbeutung der zurückgebliebenen bäurisch-kleinbürgerlichen Ideologie zunutze gemacht. Die Zurückgebliebenheit, wie sie Marcuse als das zurückgebliebene Bewußtsein, als das Veraltetsein der Psychoanalyse aufgezeigt hat, stellt sich bei Horkheimer und Adorno in nahezu identischer Weise dar unter dem Begriff des Zurückgebliebenen, das deshalb nicht falsch, nicht bloß unwahr sei. Dem Zurückgebliebenen, dem Überholten gegenüber »involviert Anpassung an die Macht des Fortschritts den Fortschritt der Macht, jedesmal aufs neue jene Rückbildungen, die nicht den mißlungenen, sondern gerade den gelungenen Fortschritt seines eigenen Gegenteils überführen. Der Fluch des unaufhaltsamen Fortschritts ist die unaufhaltsame Regression« (Horkheimer und Adorno, 1969, S. 42). Die Ideologie der

Band (*nexum*) des Menschen mit der Natur wiederaufnimmt: indem der Mensch Hüter des Währenden als Überkommenen ist, ist er zugleich Wächter des Kommenden (Heidegger). Der Emanzipationsbegriff der Moderne hat nämlich zum Verschwinden gebracht, daß der Mensch – in welcher Zeit auch immer – jeweils in die Bewährung seiner Aufgabe gestellt ist und daß erst die Auseinandersetzung mit diesem Auftrag die Voraussetzung dafür ist, das notwendig Neue zu besorgen. Der Begriff der Auseinander-Setzung des Erbes steht gegen den der Emanzipation, meint Kampf im ursprünglichen Sinne, den *pólemos* Heraklits: die Aus-Einander-Setzung im Streit des gegeneinander Stehenden läßt auseinandertretend das bisher Ungedachte und Ungesagte hervortreten. In der objektiven Dialektik Heraklits ist das Sein als Einheit der Gegensätze gedacht und das Werden als immerwährender Streit. Die Entzweiung der Einheit des Gegenstrebigen setzt die Welt aus sich heraus: *pólemos* (Feuer) ist der Stachel der Weltbildung im Fluß des Werdens. In der Auseinandersetzung der ursprünglichen Einheit wird Welt, und diese Auseinandersetzung der Einheit »entwickelt« immer neue Einheiten, die zu neuen Entzweiungen führen. Die Welt der Griechen hat sich herausgetrieben aus der Ureinheit eines in dauernder Vereinigung liegenden Urpaares: der Urleib der Welt war gebildet durch die ständige sexuelle Vereinigung von Uranos und Gaia. Die Vereinigung von Himmel und Erde, dieser Leib der Welt, wurde entzweit in der Entmannung des Uranos durch seinen Sohn Kronos. Und die Vereinigung von Kronos und Rhea wurde wiederum entzweit durch den Sohn Zeus. Die Welt der Griechen hat sich in einem immerwährenden Streit herausgesetzt bis zur Bildung der olympischen Gottheiten, deren Himmel aber im »Grunde« von den uranischen Erdgottheiten getragen war, die in ewigem Streit die Macht des olympischen Himmels bedrohten.
Die Entwicklung der Welt der Griechen als Auseinandersetzung steht prototypisch für jede Entwicklung als Entwurf.

Sprachgemeinschaft ist freilich eine gleichzeitige, dem Stand der materiellen Produktion angepaßte: Formalisierung und Standardisierung des vernünftigen Sprechens sind der intellektuelle Ausdruck der standardisierten materiellen Produktion.

»Entwicklung« kann nicht ohne Auseinandersetzung gedacht werden. Sie wäre kein Entwurf, wenn nicht in der Auseinander-Setzung des Überkommenen jeweils das bisher noch nicht Gedachte und Gesagte als Neues entwickelt würde. Entwicklung ohne dieses Novum wäre keine Entwicklung, sondern nur »Auswicklung« des Gegebenen.[48] In diesem Sinne ist sie immer schon Auseinandersetzung im Gegensatz zur Emanzipation, die als Entlassung aus der Abhängigkeit von den Mächten der Überlieferung die notwendige Auseinandersetzung mit ihnen aufhebt, das Subjekt festsetzt in eine Statik des Vorhandenen. Solche Festsetzung erscheint im Begriff von »subjektiver Freiheit«[49] als Freisetzung, der ein prozessuales Geschehen unterstellt wird; wo doch die bürgerliche Aufklärung im Begriff der Emanzipation Entwicklung aufhebt durch Vernichtung von Auseinandersetzung. Das Novum liegt also an dem noch zu Entwickelnden in der Entgegensetzung zum bereits Entwickelten, das nur der Auswicklung bedarf. Diese Dialektik macht Auseinandersetzung des Erbes erst möglich. Und jede Auseinandersetzung führt zu einem neuen Auslegen des Lebens, nicht zu einer Auslegung, wie sie sich in den Denksystemen als Festschreibung der Wertsphären von Wirklichkeit vollzieht.

Emanzipation als Entfernung des Tradierten bezeichnet in der Abtrennung vom Vergangenen den Verlust von Geschichte und ist in der Übereinstimmung mit dem Gegebenen Auslieferung ans Bestehende. Bewährung des Subjekts kann sich heute nur auf der Abseite der Gesellschaft, das heißt aber auch abseits des die Gesellschaft kennzeichnenden Diskurses der Moderne, vollziehen. Zu jeder Zeit ist Denken Überschreiten des Gegebenen und steht notwendigerweise im Widerspruch zum herrschenden Diskurs. Die Behauptung des Einzelnen zeigt sich im Aushalten der Auseinandersetzung, heute im Widerstehen des Konformitätsdrucks der Sprachgemeinschaft, die mit ihren gesellschaftlichen Institutionen eine Rationalisierung totalitärer Fürsorge betreibt. Die gesellschaftlichen Institutionen verwehren dem Einzelnen die Verwirklichung seines Eigensinns: die Einzigkeit eines jeden

48 Bloch, 1977.
49 Habermas, 1986.

Subjekts wird eingeebnet auf ein alle beschränkendes Maß durchschnittlich-vernünftiger Moral, die in ihrem Anspruch keinen Ausschluß zuläßt und im Einschluß aller das Bewußtsein vermittelt, daß man gut ist, wenn man mit der durchschnittlich-gesunden Vernünftigkeit übereinstimmt. Und von diesem gesunden Menschenverstand sagt Freud, daß er all die Leiden schafft, die wir heilen müssen. In der Festlegung des Menschen auf ein fiktives Normal-Ich wird in einer rationalisierenden Reflexivität der Einschluß alles Ausgeschlossenen besorgt in einem Programm der Leidensabschaffung, das dem Leben das Leiden austreiben soll, in der Leidensvermeidung das Freiheitsversprechen einzulösen sucht. In solch hygienischer Behandlung des Themas wird Freiheit frei sein vom Leiden am Ungewöhnlichen des Subjekts durchs Arrangement mit der gesunden Gewöhnlichkeit. Diese zeitgemäße Norm des gesunden Menschenverstandes gibt sich als aufklärerischer Anspruch nach Bemündigung aus; in Wirklichkeit erweist sich dies aber als Mystifikation eines lebenspraktischen Vollzuges, der Mündigkeit nur als identifikatorische Teilhabe in nötigender Übereinstimmung mit dem allgemeinen Konsens duldet.

Faulkners Held dagegen ist ein Überflüssiger in dieser »schönen neuen Welt«; er geht den Weg der Einsamkeit aus Distanz gegen den Betrieb der Vereinnahmung.

Die endlose Diskussion um wahre oder falsche Bedürfnisse des Menschen scheint sich heute auf die Frage zuzuspitzen, was dem Menschen genügt, um zu hören, was er braucht. Dem Mann Faulkners genügte ein Leben außerhalb der Gesellschaft, ein Leben ohne Frauen und Familie, ein Leben ohne »Verdienst«. Die Legende Faulkners untergräbt die Familienideologie einer Gesellschaft, die mit ihrem Familialismus eine grandiose Mystifikation des menschennotwendigen Alleinseins betreibt. Faulkner singt nicht das einfältige Lied vom einfachen Leben, Faulkner spricht hier vom einzigartigen Leiden des Alleinseins, das der Mensch in der Moderne nur im Abseits leben kann. Der Held Faulkners hängt überholten und veralteten Idealen des Subjekts an, ist nach den Maßstäben der Moderne ein wirklich Überflüssiger. In dieser Hinsicht ist auch Psychoanalyse als Theorie und Praxis überflüssig, weil sie überholten Idealen vom Subjekt folgt und in ihrer Theorie ein Ideal von Subjekt abbildet, das unzeitgemäß und veraltet ist. Psychoanalyse hält die Erinnerung an ein Ideal von Subjektivität wach und unterhält in ihrer Kur dessen ständige Wiederbelebung, ohne daß sich die Analytiker in ihrer Tätigkeit jenes rückschrittlichen Ideals bewußt sein müßten, von dem Marcuse sagt: »Die Psychoanalyse kann dem Patienten helfen, mit einem eigenen Gewissen und einem eigenen Ich-Ideal zu leben, was durchaus bedeuten kann, in Absage und Opposition gegenüber dem Bestehenden. So zieht die Psychoanalyse ihre Stärke aus ihrem Veralten: aus ihrer Insistenz auf die individuellen Bedürfnisse und Möglichkeiten, die von der gesellschaftlichen und politischen Entwicklung überholt worden sind. Was veraltet ist, ist deswegen nicht falsch. Wenn die fortschreitende Industriegesellschaft und ihre Politik das Freudsche Individuum und seine Beziehung zur Gesellschaft haben hinfällig werden lassen, wenn sie die Kraft des Individuums, sich von den anderen abzulösen, ein Selbst zu werden und zu bleiben, untergraben haben, dann beschwören die Freudschen Begriffe nicht nur eine hinter uns liegende Vergangenheit, sondern auch eine neu zu beginnende Zukunft.«[50]

Das Ideal des Freudschen Subjekts ist das zeitlose Ideal des Menschen, wie es sich in der Bewährung des Potlatsch zeigt, der das konstitutive Moment, der Felsen ist, auf dem sich die Gemeinschaft der Menschen aufbaut. Den Namen aufs Spiel setzen in einem gewagten Spiel, um seinen Namen zu gewinnen, seinen Rang herstellen, indem man die anderen durch Verausgabung in den Schatten (seines Namens) stellt, macht den Mann Faulkners zu einem Namenlosen in einer Gesellschaft, in der die Menschen Namen tragen, die bloß Schatten von Namen sind, in der die Menschen »Autoren« einer Geschichte sind, die Pseudonyme für sie geschrieben haben – der Mensch ist, was er verlieren kann.

Der Mann findet seinen Namen, indem er ihn verliert: indem er seinen Namen aufgibt, sich in einer Gesellschaft entnennen läßt, die über Benennung alles verfügbar macht, stellt er durch

50 Marcuse, 1968, S. 105f.

den Entzug des Namens seinen menschlichen Rang wieder her. In der selbstgewählten Einsamkeit, die nicht kommunikative Unfähigkeit, sondern Abstand zur Kommunikationsgemeinschaft ist, nimmt er die Härte seines namenlosen Leids auf sich, das ihn zurückbringt auf seine Einzigartigkeit in der Behauptung seines Daseins. In der leidvollen Erfahrung von Alleinsein, das im Diskurs der Moderne nicht mehr vorkommt, bildet sich erst ein Bewußtsein von Einzigkeit des Subjekts: allein sein zu können, ein Selbst sein zu können, ohne sich verlassen und verloren zu fühlen; in diesem Alleinsein die Erfahrung der Selbstverausgabung zu machen, in der die Ichheit des Ichs verschwindet und die dem Menschen entzogene konaturale Erfahrung, mit allem, was ist, wiederkehrt – der Gang einer jeden psychoanalytischen Kur.

In der Wiederholung immer des gleichen Tuns kehrt dem Mann in der Bearbeitung der Erde der »Grund« des menschlichen Schaffens wieder. Der Mann kommt einem Auftrag nach, der überholt ist. Und er bewährt sich in einer Weise, die ihn notwendigerweise zur Abseite der Gesellschaft verurteilt, wo Auseinandersetzung heute mit dem Erbe des Subjekts nur abseitig gelebt werden kann in der die Moderne kennzeichnenden Verwaltung von Abseitigkeit. Der Weg der Einsamkeit als Gang des Menschen zu seiner Einzigkeit führt in die Auswegslosigkeit: »Jeder will das Gleiche, jeder ist gleich: wer anders fühlt, geht freiwillig ins Irrenhaus.«[51] Jeder will das Gleiche müssen, jedermann unterliegt in der »aus sich selbst schöpfenden Normativität«[52] der Moderne dem unerbittlichen Konsenszwang der Vielen mit den Vielen, die sich in der Norm des letzten Menschen wiederfinden. Der »gesunde Menschenverstand«, der im Begriff des *common sense* zum normierenden Bezugspunkt des politischen Bewußtseins der Gemeinschaft geworden ist, hat seine wissenschaftliche Repräsentation im Begriff der *scientific community* erhalten. Auch hier gilt der unerbittliche Konsenszwang in der Festlegung auf ein standardisiertes Maß von objektivierender Wissenschaft, das als Ausweiskriterium die Zulassung zur wissenschaftlichen Gemeinschaft verfügt.

51 Nietzsche.
52 Habermas, 1986.

Nietzsche faßt das Bild der modernen Welt in der Wirklichkeit des letzten Menschen: der letzte Mensch ist der Mensch des eindimensionalen Lebens, dem das versucherische Wagnis ausgetrieben und dem der Geist des experimentierenden Lebens verlorengegangen ist. »Die Moderne kann und will ihre orientierenden Maßstäbe nicht mehr Vorbildern einer anderen Epoche entlehnen, sie muß ihre Normativität aus sich selber schöpfen. Die Moderne sieht sich, ohne Möglichkeit der Ausflucht, an sich selbst verwiesen.«[53] Indem die Moderne nur noch aus sich selbst und in sich selbst begründet ist, ist sie Aktualität schlechthin und hat, da sie das Erbe verwirft, nichts Unabgegoltenes aus dem Erbe noch auszuschöpfen. Die Moderne ist »grundlose« Aktualität geworden. Der Geist des experimentierenden Lebens, der Rückgriff auf das Noch-Unabgegoltene als Vorgriff auf das Noch-Ausstehende, hat sich ihr entzogen: der letzte Mensch Nietzsches ist der Mensch der Moderne, der jeden »Idealismus« verloren hat, der sich selbst keine Aufgabe mehr ist. Der letzte Mensch, der nichts mehr wagt und die Kraft zur Selbstübersteigerung verloren hat, ist der Mensch der gesunden Gewöhnlichkeit: »Man hat sein Lüstchen für den Tag und sein Lüstchen für die Nacht: aber man ehrt die Gesundheit« (Nietzsche). Der »Über-Mensch« Nietzsches, Hoffnung für den »letzten Menschen«, ist der sich selbst übersteigende Mensch, der Mensch des »Überschwangs«.

3.2 Die rationalisierende Diskurspraxis: Das Monopol der Moderne

Die gesunde Gewöhnlichkeit, die Nietzsche im Gesundheitsbegriff der Moderne entdeckt, ist heute im Begriff der Kommunikationsgemeinschaft aufgegangen: es ist von gesunder Vernünftigkeit, an der Kommunikationsgemeinschaft teilzuhaben; es zeugt von ungesunder Unvernünftigkeit, sich der Verständigung im Konsens der Sprachgemeinschaft zu entziehen. Solch »privatsprachlich defomierten« Subjekten droht

53 Habermas, 1986, S. 16.

nicht nur der Kommunikationsausschluß; vielmehr droht kommunikationslosen Individuen, durch Kommunikationsdienste auf die Sprache der Allgemeinheit zurückgebracht zu werden. Kommunikation ist Wert an sich: »Wer nicht kommuniziert, ist verdächtig.«[54] Der Psychoanalyse wird hier die Aufgabe zugewiesen, den individuell verstümmelten Text auf einen kommunikationsfähigen Text zu bringen, der den Einzelnen über rationalisierende Reflexivität zurückbringt in die Übereinstimmung mit dem allgemeinen Diskurs. Dies ist ein Diskurs, den alle beherrschen, von dem alle beherrscht sind und der alles beherrschbar macht, weil die rationalisierende Sprachverfügung das Vokabular ideologisch festlegt, nichtrationalisierende Sprachen ausschließt. Die Monopolisierung einer solchen Diskurspraxis legt die Diskursfähigkeit der Subjekte auf eine rationalisierende Operation fest und denunziert alles andere als irrational. Diese Operation diskriminiert nicht nur alle anderen Denk- und Erfahrungsmodi,[55] sondern bringt

54 Nägele, 1982, S. 36.

55 Die idealistische Verabsolutierung von Sprachreflexion unterschlägt, daß das Sein der Reflexion voraus ist (vgl. Nägele, 1982) und führt zu einer Veräußerlichung des Reflexionsbegriffs, der, gefangen im ideologischen Vorurteil, von allem abstrahiert, was die empirische Kommunikation bestimmt, die sprechenden Subjekte bewegt. Durch die Monopolisierung der rationalisierenden Diskurspraxis wird all das zur Abseite des Sprechens, was sich dem rationalen Zugriff entzieht. Das dem Zugriff Entzogene wird zum Reaktionären deklariert: es sind die Wünsche und Gefühle, Phantasien und Leidenschaften, Träume und Bilder des Menschen, seine Bedürfnisse nach Zugehörigkeit zu einer »Heimat« und nach Verbundenheit mit der Natur. Es ist ein »anschauendes Denken« (Goethe), in dem sich die Erfahrung des Menschen ausspricht und in dem sich der Zusammenhang mit einer »mythischen Tiefe des Wissens« (Nietzsche) herstellt – dieser »reaktionäre« Gegenstandsbereich ist der Erfahrungshorizont von Psychoanalyse. Im Gegensatz dazu hält sich der Diskurs der Moderne auf der Höhe der Progression, indem er das Monopol auf rationale Sprache, unbegrenzte Erkenntnisfähigkeit und volle Begreiflichkeit des Menschen und der Welt besitzt. Über die Vernunftbegriffe, die man seit Descartes nur klar und deutlich einzusehen braucht, kann man der wahren Wirklichkeit gewiß werden. Und aufgrund dieser Seinsgewißheit im Denken erhebt sich der rationale Diskurs zum

all das zum Verschwinden, »was dem Denken eine Basis gibt: die konkrete körperliche Materialität der sprechenden Subjekte und ihrer Sprache«. Denn: »so sehr Habermas Kommunikation und Sprache ins Zentrum seiner Theorie stellt, bleiben sie fast durchgehend Objekte der Theorie, als wäre diese selbst eine Sprache jenseits des Sprechens. Die reale Diskurspraxis bleibt draußen, die eigene wie die fremde.«[56] Die Abstraktion einer idealen Sprachgemeinschaft, die eine idealistische Absolutheit darstellt in der Reflexion vom Sprachkörper, ist eine Entfernung (Sublimierung) der kommunizierenden Körper. Diese Unterdrückung der körperlichen Materialität verdankt sich der Beherrschung all der schlechten, unvernünftigen Triebe, die das gesunde Wohlbefinden stören. Als Sokrates sich den Vorwurf anhören mußte, daß er das Haus aller schlechten Triebe sei, sagte er: »Dies ist wahr... aber ich wurde über alle Herr« (Sokrates). Herrschaft über Beherrschung, Selbstbeherrschung ist das kennzeichnende Moment des »moralischen Sokratismus«: ich herrsche über mich, indem ich »vernünftig« bin; und indem ich mich beherrsche, herrsche ich über andere, die darin »gut« sind, daß sie so »vernünftig« sind wie ich, der ich so vernünftig bin wie alle. Sokrates wurde ihrer aller Herr: der Herr aller seiner Triebe, wie er im »moralischen Sokratismus« der Herr über alle wurde, die so Herr sein wollten wie er.

Nietzsche hat den Blick dafür freigemacht, daß sich mit Sokrates eine Wende der Seinsauffassung im Verhältnis des Menschen zu seiner Triebnatur ereignet hat. Das philosophische Fragen in der Naturphilosophie der Vorsokratiker war auf das waltende Weltganze gerichtet, in dessen Kreislauf von Werden und Vergehen der Mensch eingebunden ist. Mit Sokrates wendet sich der Blick auf das Binnenweltliche und verengt sich das Fragen auf die rationale Durchgliederung und Beherrschung des Seienden. Sokrates ist der Erfinder der Subjektphilosophie, des wissenschaftlichen Menschen in der an-

Richter in allen Bereichen des Lebens. Denn was hinter dem Rücken des Cartesianers und über seinen Kopf hinaus vor sich geht, wird dem nicht reflexionsfähigen Irrationalen zugeschlagen und braucht das Erkenntnisinteresse nicht zu erregen.

56 Nägele, 1982, S. 36f.

thropologischen Optik rationaler Welterfassung. Nietzsche sieht in seinem Auftreten das Ende der tragischen Weltauffassung gekommen, einen ungeheuren Weltverlust eintreten, da nun das Dasein seine mythische Tiefe im Wissen um den dionysisch-apollinischen Lebensgrund, die Nachtseite des Lebens, verloren hat.

Der Rationalist scheint darauf angewiesen, in der Verkleidung der Aufklärung die sokratische Unterdrückung der Triebnatur als emanzipatorischen Akt zur Herstellung subjektiver Freiheit auszugeben. Dieser insgeheime »moralische Sokratismus« durchwaltet als Obsession das moderne Denken und läßt das Subjekt Herr sein, den Kopf bewahren über seinen Körper, dem durch den Kopf die Rechnung aufgemacht wird – und das ist die ursprüngliche Bedeutung von ratio als Rechnung legen. Der »moralische Sokratismus« ist ein Denken als Rechnen, und die Erkenntnisse dieses rationalen Denkens sind die Zinsen (engl.: *interest*). Erkenntnis und Interesse stehen im Zusammenhang dieses Rechnens: das Wort »Interesse« geht zurück auf das lateinische *interest*,[57] das in den Rechnungsbüchern über den einzunehmenden Einkünften geschrieben stand.[58] Erkenntnis bezeichnet Interesse, und In-

57 Die moderne Bedeutung von Interesse läßt sich nach Marcel Mauss nur durch schwerfällige Umschreibungen ins Lateinische und Griechische übersetzen. Es bedurfte erst des Sieges des Rationalismus und Merkantilismus, damit dieses Wort Interesse wie die Begriffe Profit und Individuum Geltung erlangten und zu Prinzipien erhoben werden konnten: »Der Triumph des Begriffs des individuellen Interesses ist ungefähr datierbar: nach Mandeville und seiner Bienenfabel. ... Unsere westlichen Gesellschaften haben erst vor relativ kurzer Zeit den Menschen zu einem ›ökonomischen Tier‹ gemacht. Doch wir sind noch nicht alle Wesen dieser Art. Sowohl in den unteren wie in den höheren Klassen ist die reine, irrationale Ausgabe eine geläufige Praxis; sie ist noch immer charakteristisch für die wenigen Fossile unseres Adels. Der homo oeconomicus steht nicht hinter uns, sondern vor uns – wie der moralische Mensch, der pflichtbewußte Mensch, der wissenschaftliche Mensch und der vernünftige Mensch. Lange Zeit war der Mensch etwas anderes; und es ist noch nicht sehr lange her, seit er eine Maschine geworden ist – und gar eine Rechenmaschine« (Mauss, 1984, S. 172f.).

58 Mauss, 1984.

teresse ist Erkenntnis, die einem rationalisierenden Denken entspringt, das auf Einkunft-Verzeichnen ausgeht. Die Trennung von Erkenntnis und Interesse verdunkelt die Identität von beiden und schließt, da die Bedeutungsgeschichte von Interesse im Dunkeln bleibt, radikale Erkenntniskritik aus. Indem sich nämlich Denken als rationalisierende Reflexivität vollzieht, wird nicht erhellt, daß dieses Denken identisch ist mit einem auf Interesse ausgehenden Denken – wie jedes positive Denken. *Ratio* wird hier zu *irratio,* da durch den Verlust der Seins- und Bedeutungsgeschichte des Denkens und der Sprache der *ratio* als rechnendem Denken unreflektiert Alleinherrschaft zugewiesen ist. Im rechnenden Denken zeigt sich die Umwandlung (Sublimierung) von Natur in Begriffe zum Zwecke der Beherrschung von Natur: rationalisierendes Denken ist Abstraktion vom Leib und verfügt darin Moral als Abstandnehmen vom Körper. Mit diesem Zusammenfallen von Denken und Moral tritt der »moralische Sokratismus« in Erscheinung. *Ratio* bewegt sich zu *irratio* im Verhältnis von oben zu unten, von Höherem zu Niederem in einem Ausschließungsprozeß, dessen Ausgang in der Aufklärung des Schlechten und Bösen als das Nicht-Rationale liegt: das Böse ist das noch nicht aufgeklärte Gute.
Die Sprachgemeinschaft konstituiert sich über die Ausschließung des als »privatsprachlich defomierten« Anderen. Das Andere, das Denken und Sprechen von der Nachtseite des Lebens, wird ins Privatistische verwiesen und damit zum subjektiv Willkürlichen und Nicht-Guten – dies ist jetzt das Böse – gemacht, das seiner Erlösung durch Aufklärung zum allgemeinen Wohl und Nutzen bedarf: das Privatistische ist das für die Allgemeinheit Noch-nicht-dienstbar-Gewordene, subjektiv Unterentwickelte, das in einem Prozeß der Emanzipation sich zum Zweckdienlichen für die Gemeinschaft entwickeln muß, um zum objektiv Guten zu werden. Die philosophische Frage nach der Schlechtigkeit der Welt und der Herkunft des Bösen ist aus der Welt geschafft, indem alles zu einer Frage von Entwicklung geworden ist und damit von Verbesserung. Das unverbesserlich-unveränderbare Böse, das für die Nachtseite des Lebens steht, ist ungeheuer banalisiert im Entwicklungs- und Veränderungsdenken der Moderne, die

selbst den unzivilisierbaren Lebensgrund ihrem Gesetz des Vergesellschaftungsprozesses unterwerfen muß.

Der Mann Faulkners hatte über Autoren, die Pseudonyme waren, Autor seiner Geschichte werden wollen. Er wollte, indem er »Autoren« folgte, die als Schatten über Schatten schrieben, aus dem Schatten der Gemeinschaft heraustreten und sich einen Namen machen: ein Niemand will sich in dieser Sprachgemeinschaft zu einem Jemand machen, indem er nach überholten und veralteten Idealen sich einen Namen aneignen will. Der Mann Faulkners will seinen Namen zur Sprache bringen in der Kommunikationsgemeinschaft und wird gerade dadurch exkommuniziert, weil er übersieht, daß in einer Gesellschaft der Namenlosen jedermann ein Niemand ist, der nicht weiß, daß er einen Schattennamen trägt. Diese Verleugnung der Namenlosigkeit in einer Gesellschaft von Namensträgern, deren Individualität konfektioniert, deren Ich standardisiert ist, unterhält die Verfolgung der Abseitigen als Niemand. Denn in der Verfolgung kann sich jedermann einen Namen machen durch Kennzeichnung des Verfolgten im Namen des anonymen Kollektivs. Der Mann Faulkners kann erst einen Namen gewinnen, indem er in der Kommunikationsgemeinschaft als Niemand erkannt wird und dadurch einen Namen auf sich zieht. Die Entnennung des Subjekts bezeichnet in der Moderne seine Benennung. Die Geschichte der Namengebung ist in die Vorführung von Schattennamen des kleinbürgerlichen Subjekts ausgelaufen: Namen haben ihre Bedeutung verloren. Der bürgerliche Nominalismus, der von der Trennung des Wortes von den Sachen und Dingen zehrt, ist exemplarisch geworden.
Die Geschichte der Namengebung geht weit zurück, bis auf den europäischen Urtext. Bei Homer findet sich die Geschichte von Odysseus, mit dessen Namen sich das Auseinandertreten des mythischen und logischen Wortes verbindet.[59] Horkheimer und Adorno sehen in der List des Odysseus gegenüber Polyphem, das identische Wort des Namens in verschiedener Bedeutung zu gebrauchen, das Auftreten des

59 Horkheimer und Adorno, 1969.

logisch-berechnenden, kalkulierenden Typus von Mensch. In seiner Not vor Polyphem greift Odysseus auf die List des Namens zurück: Odysseus ist austauschbar mit oud-eis, das heißt auch nicht einer, das ist keiner, ein Niemand und Nichts. Im Entzug des Namens drückt sich noch die Identität von Name und Sache des mythischen Wortes aus, durch Entnennung sich tatsächlich zum Verschwinden zu bringen. In dieser Intention ist das Wort auch mythisch, die Sache selbst. Das Wort bedeutet die Sache als ausgesprochene; wer den Namen hat, besitzt das Wesen einer Sache, und wer die Sache hat, besitzt den Namen, das Wesen der Person. Allerdings liegt in dieser Entnennung die Lossage vom eigenen Namen, wiewohl das Wort immer noch im mythischen Sinne als das faktisch Wahre in der Intention des faktischen Sich-Entziehens über den Namen wirksam ist. Aber die Lossage vom Namen im kalkulierend-listigen Gebrauch seiner verschiedenen Bedeutungen zeigt das Auftreten des modernen Sprechens. Denn »die beiden widersprechenden Akte des Odysseus in der Begegnung mit Polyphem, sein Gehorsam gegen den Namen und seine Lossage von ihm, sind doch wiederum das Gleiche. Er bekennt sich zu sich selbst, indem er sich als Niemand verleugnet, er rettet sein Leben, indem er sich verschwinden macht. Solche Anpassung ans Tote durch die Sprache enthält das Schema der modernen Mathematik.«[60] Die Lossage vom Namen, das Auseinandertreten des Wortes in Name und Sache bezeichnet die Absage des Mythischen. Vor dem Auftreten des berechnenden, logischen Wortes war das mythische Schicksal eins mit dem gesprochenen Wort, war das Wort unmittelbares Zeugnis dessen, was war, ist und sein wird, die Wahrheit des Erfahrenen. Die List des Odysseus, sich selbst zu erhalten, indem er sich als Niemand verleugnet, ist die Verkehrung des mythischen Prinzips schicksalshafter Notwendigkeit, an dem die Helden des Mythos zugrunde gehen, in das Prinzip ökonomischer Vernunft, das die bürgerliche Gesellschaft konstituiert. Im Begriff des Risikos repräsentiert sich noch die Möglichkeit des Untergangs, der den Profit moralisch begründen soll, und der Bürger wendet dies – entgegen mythischer

60 Horkheimer und Adorno, 1969, S. 68.

Schicksalsbestimmung – in die Freiheit der Wahl um, zu betrügen oder unterzugehen: »Betrug war das Mal der ratio, an dem ihre Partikularität sich verriet. ... Der listige Einzelgänger ist schon der homo oeconomicus, dem einmal alle Vernünftigen gleichen: daher ist die Odyssee schon eine Robinsonade.«[61] Diese Selbstbehauptung in der Selbstverleugnung, die listige Anpassung, um sein Geschick in der *ratio* der Aufklärung selber zu bestimmen, ist in der Auslöschung des Namens zugleich die Bedrohung, seinen Namen zu verlieren, das Selbst des Subjekts in jene Natur zurückzuverwandeln, die Polyphem darstellt. Der Bekenntniszwang von Odysseus, sich dem Polyphem mit seinem wahren Namen und seiner Herkunft noch im Bannkreis des Riesen zu offenbaren, zeigt zugleich in dieser Selbstgefährdung die Sehnsucht nach Selbstvergessen in der Rückkehr zu jener Natur, die das Subjekt seinem Selbst unterworfen hat. Die Dialektik zwischen Unterwerfung unter Natur oder von Natur unter das Selbst ist die Dialektik von Namen und Namenlosigkeit, die im Mythos von Odysseus im Auseinandertreten des Wortes exemplarisch sich anzeigt. Diese Versuchung, sich der Natur, der man sich mit unsäglicher Anstrengung entfremdet hat, im Akt ihrer Überlistung durch Mimikry wieder für immer anheimzugeben, ist der eigentliche »Grund« dieser Erzählung. Denn die listige Berechnung, sich durch Entzug seines Namens der Vergeltung durch die Sippe des Polyphems zu entziehen, weil ein Niemand nicht schuldig werden kann, ist nichts als dünne rationalistische Hülle,[62] produziert sich als bloße Situationskomik.

Die Versuchung des Odysseus ist die Versuchung des Menschen, sich der Sehnsucht des Selbstvergessens anheimzugeben, das an die Erinnerung des fernsten und ältesten Glücks »an den Rändern der Welt« rührt. Die Erinnerung bewahrt die Versprechungen der Natur, die in der Frühzeit einmal erfüllt waren und im Fortschritt des zivilisierten Subjekts vergessen gemacht wurden, aber niemals ganz dem Vergessen anheimfielen. Im Freudschen Denken wiederholt und bewahrt sich – entgegen der Verleugnung der Triebnatur – das Andenken des polymorph-perversen Glücks der Frühzeit des Menschen.

61 Horkheimer und Adorno, 1969, S. 69.
62 Vgl. Horkheimer und Adorno, 1969.

Und Denken als Philosophieren besteht in einem Erinnern des Zustandes, in welchem der Mensch eins war mit der Natur (Schelling). Erinnern ist Andenken der gewesenen, vergessenen Möglichkeiten, Vorwegnahme von Versprechen fürs Künftige. Aber Erinnerung ist nicht gegen empirische Gegenwart gefeit, die dem Subjekt die Erinnerung destruieren kann: »So ist... keine Erinnerung garantiert, an sich seiend, indifferent gegen die Zukunft dessen, der sie hegt; kein Vergangenes... gefeit vorm Fluch der empirischen Gegenwart. Die seligste Erinnerung... kann ihrer Substanz nach widerrufen werden durch spätere Erfahrung.«[63]

Das Ineinander von Vergangenheit und Gegenwart in der Erinnerung herzustellen, weist Hölderlin dem Dichter zu. Hölderlins letzte Hymnen »Andenken« und »Mnemosyne« bestimmen den Dichter als Bewahrer des Andenkens, exemplarisch in der Erinnerung an die Natur des Griechen. Heidegger hat in Wiederholung Hölderlins die Göttin des Gedenkens, Mnemosyne, das Gedächtnis, als das gesammelte Andenken begriffen und in dieser »Andacht« die Erinnerung an die *physis* bewahrt gefunden. Adorno aber nennt Hölderlins Hymne »die Legitimation des Dichters als des Eingedenkenden«[64]: nicht als »Andenken«, sondern als »Eingedenken« begreift Adorno Mnemosyne. Und das »Eingedenken« gilt nicht der Natur der Antike, es gilt dem Leiden von Natur und Subjektivität. Das »Eingedenken« der Natur ist Aufklärung, die mehr als bloße Aufklärung meint; Natur, die in ihrer Entfremdung vernehmbar wird, »Eingedenken« der beschädigten Natur im Subjekt: »In der Selbsterkenntnis des Geistes als mit sich entzweiter Natur ruft wie in der Vorzeit Natur sich selber an, aber nicht mehr unmittelbar mit ihrem vermeintlichen Namen, der die Allmacht bedeutet, als Mana, sondern als Blindes, Verstümmeltes. Naturverfallenheit besteht in der Naturbeherrschung, ohne die Geist nicht existiert.«[65] Das »Eingedenken« lenkt unseren Blick auf die beschädigte und verstümmelte Natur, und zugleich wird im »Andenken« die Erinnerung an Natur wachgerufen, die sich immer noch – jenseits

63 Adorno, 1973, S. 219.
64 Adorno, 1973.
65 Horkheimer und Adorno, 1969, S. 46.

aller Entstellungen – im alten Namen selber anruft: im magischen Bann des ältesten und fernsten Glücks seliger Sattheit, im (unversehrten) Einssein mit der Natur. So erscheint Natur in der Übersetzung ins Individuelle. Die Übersetzung ins Allgemeine zeigt Natur als Schoß einer sich ständig selber ausgebärenden Materie (Bloch). Und aus dieser Erinnerung an den archaischen, den ungebändigten, vor-ichlichen Impuls, der noch von keinem festen Ich gesteuert wird, nährt sich das dämmernde Freiheitsbewußtsein des Subjekts: »Ohne... (diesen) vor-ichlichen Impuls, der später in die Zone unfreier Naturhörigkeit verbannt ist, wäre die Idee von Freiheit nicht zu schöpfen, welche doch ihrerseits in der Stärkung des Ichs terminiert.«[66] Das verselbständigte Ich ist der Ort der »subjektiven Freiheit«, der zugleich Ort der Unfreiheit ist als verdrängende Instanz, die im Mechanismus der Verdrängung Freiheit des Ichs in der Unterdrückung der Triebnatur sich vortäuscht.

Die Sehnsucht des Selbstvergessens in der Preisgabe an die Erinnerung stellt sich in der Moderne nur auf der Abseite des Lebens dar, auf der Abseite der für die Gesellschaft Überflüssigen. Der Mann Faulkners ist ein Niemand. Denn in der Moderne scheint nur der Namenlose der Erinnerung leben zu können. Im pflegenden Schonen sucht der Mann Faulkners die Natur zu bewahren. In der Rückkehr zur »Stille«, in der sich die Natur zu erkennen gibt, findet er seine »Freiheit« – es ist die »Andacht« Hölderlins, in der Natur dem Dichter »in der Stille« erscheint.

Das Ideal der Sprachgemeinschaft entstellt dem auf unbedingte Kommunikation angewiesenen Subjekt der Moderne, dem die Nicht-Teilhabe an der Gemeinschaft eine unerträgliche, kastrative Bedrohung zu sein scheint, den entsetzlichen Grund des zwischen Tag und Nacht zerrissenen Lebens. Das Ideal der Sprachgemeinschaft verdeckt, daß erst die Exkommunizierten, die »sprachlos Gewordenen«, dadurch, daß sie das Schweigen einlassen, das Unerhörte, bislang Ungesagte und Ungedachte wieder zu Wort bringen. Im Schweigen des

66 Adorno, 1970, S. 219.

Einsamen ereignet sich Sprache und nicht im Sprechen der kommunizierenden Subjekte. Im Schweigen wird der Sprache wieder ihre volle Bedeutung zurückgegeben – die Würde der menschlichen Rede wiederhergestellt: das Diktum der Kartäuser gegen die Geschwätzigkeit der Welt – und die leere Rede der Kommunikation aufgehoben. In der Unsäglichkeit des Sprachgrundes zeigt sich die Entsetzen erzeugende Zerrissenheit des Lebensgrundes, der sich im metaphorisch-dichtenden Sprechen von seinem Schrecken entsetzt. Diese Dialektik von Reden und Schweigen, in der sich das zu Benennende im Benennen entzieht, ist der Sprachgemeinschaft der Moderne abhanden gekommen. Schweigen als der Grund der vollen Rede ist schon als Begriff nicht anwesend und als Wort abwesend, indem es als das Nicht-Gesprochene bloß Leerstellen im Text markiert. Schweigen ist nur noch in seiner Defizienz als Mangel an Sprache erfahrbar.

Über das Schweigen hinaus, aber im Schweigen essentiell gegenwärtig, werden alle Leerstellen als unbesetzte, nicht beherrschte Positionen, das heißt der eigenen wie der fremden Kontrolle entzogene Stellen erfahren. Der nicht beherrschte Text ist auch der nicht beherrschbare Text, der auf das hinweisen könnte, was der Gemeinschaft sich entzieht. Das Geltenlassen der Leerstellen hieße – was das Schweigen für die Gemeinschaft angeht – den Verlust akzeptieren, die Abwesenheit ertragen, die eine Entfernung der Gemeinschaft heißen würde. Für das Subjekt heißt dies: ich bin immer schon das, was ich verlieren kann, und nicht das, was ich gewinnen kann; oder das Subjekt will nur gewinnen, um in der Verausgabung zu erfahren, daß das Verausgabte erst den Wert anwesen läßt – der Grundzug des Potlatsch. Die Versammlung des Subjekts ereignet sich im Schweigen, und dieses Schweigen ist das konstitutive Moment des psychoanalytischen Dialogs, weil im Schweigen das bisher Ungesagte und Unerhörte auf sein Vernehmen wartet. Dieses konstitutive Moment wurde mit der Festlegung der Psychoanalyse auf eine Sprachinteraktion, die bloß verbale Rekonstruktionsarbeit gelten läßt, zum Verschwinden gebracht. Schweigen als Widerstand und Moment der Selbstbewahrung gegen den Totalitätsanspruch der Kommunikationsgemeinschaft scheint so unvorstellbar, weil es

durch die Unterbrechung des endlosen Kommunikationsstroms Abtrennung markiert – die letzte Trennung, den Tod bezeichnet.
Die Erfahrung von Verlust bestimmt die tragische Lebensauffassung, die in einer Gesellschaft unbedingter Integration überholt ist. Das Individuum ist das letztlich Unteilbare, das Getrennt-Einzige, das in seinem Einzelwesen notwendigerweise im Widerspruch zum Gemeinwesen steht. Im tragischen Weltgefühl stand das Gemeinwesen im Schatten der großen Einzelnen, deren Lebenstragik die Wert- und Geltungssphäre des Gemeinwesens bestimmte und deren Weg bestimmend war für die Anerkennung des Einzelnen vor der Gemeinschaft. In der Moderne stehen die Einzelnen im Schatten des Gemeinwesens, dessen Leben durch kollektive Normen der unbedingten und gleichmäßigen Teilhabe an der alle verbindenden Kommunikationsgemeinschaft reguliert wird. Die Anerkennung liegt hier nicht mehr in der Vereinzelung, sondern in der Zugehörigkeit zum Kollektiv. Wenn das Subjekt in seinem Wert danach bemessen wird, daß es sich in Übereinstimmung befindet mit den vielen Gleichen, muß es sich in der Abtrennung vom Kollektiv wertlos erfahren. Demgegenüber wurde das Subjekt der individuellen Wert- und Geltungssphäre danach bemessen, welchen Weg es nahm in der Vereinzelung. Es konnte seinen Wert darin erfahren, das je besondere Eigene in der Wiederholung des Besonderen eines Anderen zu finden – entgegen dem Versprechen auf Selbstverwirklichung, das in der modernisierten Psychoanalyse dem Subjekt die Einlösung dieses Ziels als Ende der Entwicklung glauben macht.
Das Subjekt der Moderne ist geschlagen von der Angst vor Fremdbestimmung, die eine Flucht vor der Identifizierung mit dem Anderen darstellt. Und das Unvermögen zur Aneignung bezeichnet eine Liebesunfähigkeit, den Anderen und die Welt bekömmlich zu finden und sich einzuverleiben. Diese Identifizierung ist das Thema von der Vereinzelung, die Spuren des Anderen aufzunehmen und weiterzuführen auf dem je eigenen Weg.
Freilich muß es für eine Gesellschaft des kommunikativen Wohlbefindens ein großes Vergehen sein, wenn die Subjekte sich als Individuen auf den Weg machen könnten, weil sie

damit den Zusammenhalt der Common-sense-Gesellschaft bedrohen. Das aufwendige Reden um Selbstverwirklichung und Selbstbestimmung – die Hauptwörter psychoanalytischer Progressisten – ist eine Abwehr der Angst vor der möglichen Abtrennung des Einzelnen und wird zur Selbstbefreiung durch Teilhabe am Kommunikationsprozeß der Gruppe deklariert, weil darin die Festlegung des Subjekts auf die Kommunikationsgemeinschaft sichergestellt ist. Mögliche Absonderung des Subjekts wird tabuisiert durch Verruf einer jeden Vereinzelung, besonders in der Stigmatisierung von Identifikation als Fremdbestimmung. Nicht zuletzt wird von psychoanalytischen »Aufklärern« dieser menschennotwendig individuelle Weg als Abweg aus der Normalität diskreditiert und der Vereinzelte als »trostlos vereinsamter Narziß«[67] gekennzeichnet. Dieser Kenntlichmachung des Einzelnen als Abseitiger, wenn er seinen eigenen Weg gehen will, entsprechen die Kommunikationsdienste, die das, was dem Subjekt gesellschaftlich vorenthalten wird, gerade durch Teilhabe an der Kommunikationsgemeinschaft zu ersetzen versprechen.
Die Kommunikationsdienste bieten dem Subjekt in der Industriekultur – nach dem Niedergang der Vater-Imago-Identifizierung über ein Konsumtionsobjekt als gemeinsames Ideal, in dem sich jedes Glied der Masse lieben und bewundern kann und das alle zu lieben und zu bewundern scheint. Das Objekt hat sich in der regressiven Entdifferenzierung der Moderne an

67 Richter, 1979, S. 57. – Nietzsche, der hier als Abseitiger gezeichnet wird, der aus der gewöhnlichen Gesundheit der Kommunikationsgemeinschaft ausgebrochen ist, hat den Weg des Einsamen genommen. An ihm wird symptomatisch, daß der Einzelne in der Moderne, der im Selbstgespräch der Seele mit sich selbst (Platon) dem Wesen des Denkens nachgeht, zur Abseite der bürgerlichen Gemeinschaft geschlagen wird. Progressive Psychoanalyse hat sich auch hier von der Borniertheit alltäglicher Vernunft ergreifen lassen, den Menschen vom Weg zu seiner Besonderheit in die Sprachgemeinschaft zurückzubringen – von der Exkommunikation auf die Standards eines fiktiven Normal-Ichs. Nietzsche, der prototypische Fall eines »privatsprachlich deformierten Subjekts«, wird zum exemplarischen Fall einer Psychoanalyse, die sich modernisiert hat (vgl. H. E. Richters psychiatrisierenden Umgang mit Nietzsche und der Philosophie – Aufklärung ist hier auf Denunziation heruntergebracht).

die Stelle einer Ich-Instanz, des Ich-Ideals, gesetzt, und das Massen-Idol – der Führer als Politiker, als Star, überhaupt die Medienperson als austauschbares Standard-Ideal – repräsentiert im Verhältnis von Führer und Gemeinschaft den allgemeinsten Durchschnitt der Kollektivglieder in idealer Weise. Das Ich-Ideal des Subjekts ist »aufgehoben« im Objekt eines Gleichheitsideals, in dem die repressive Egalität ihren barbarischen Triumph feiert in der Gleichschaltung eines jeden Subjekts unter der nivellierenden Herrschaft eines alles umfassenden Gleichheitsprinzips, wonach »jeder (nur noch) ist, wodurch er jeden anderen ersetzen kann: fungibel, ein Exemplar«.[68] Das Individuum ist in der Moderne das absolut Ersetzbare und Austauschbare – am Ende eines langen Weges des Niedergangs der Vater-Imago. Für das Subjekt, das um das Besondere, sein je Individuelles gebracht wurde, mag es nicht tröstlich sein, ob es im Namen einer sozialistischen oder faschistischen Volksgemeinschaft, deren totalitärer Gleichschaltung es im Wege ist, vernichtet wird. Die Ausmerzung des gesellschaftlich Überflüssigen, des lebensunwerten Lebens hat allemal den sozialen oder körperlichen Tod des Subjekts im Visier.

Im Gegensatz zu den aufgegebenen Objektbeziehungen, die im bürgerlichen Subjekt als Niederschlag die Ich-Bildung bewirken, ist im Falle des modernen Ichs der Verlust des Ideals identisch mit dem Selbstverlust. Das postbürgerliche Ich ist einer Veräußerlichung seiner narzißtischen Erfüllung ausgeliefert, die es ohnmächtig abhängig macht von der Identifizierung mit veräußerlichten Idealen, die allemal Konsumtionsidole sind. Der Zerfall des Subjekts zeigt sich also in der Nivellierung und Standardisierung des Ichs der Vielen, denen der Führer nicht der Vater ist, sondern der bloß kollektive Repräsentant einer »ins Unmäßige gesteigerten Projektion des ohnmächtigen Ichs eines jeden Einzelnen«.[69] Und die Führergestalten der Moderne sind eben Führer-Darsteller als »an sich betrachtet Ohnmächtige, die jedem anderen gleichen, stellvertretend für jene die ganze Fülle der Macht verkörpern, ohne darin selber etwas anderes zu sein als die Leerstellen, auf die

68 Horkheimer und Adorno, 1969, S. 154.
69 Horkheimer und Adorno, 1969, S. 251.

gerade die Macht gefallen ist«[70]: die Führer-Darsteller markieren Leerstellen, sie sind Platzhalter des verschwundenen bürgerlichen Souveräns.
Die Machthaber der modernen Kommunikationsdienste sind wiederum die kleinbürgerlichen Pseudonyme für die vergangenen Führer-Darsteller und kopieren in ihren Kommunikationsangeboten Identifizierungen, welche die Mimikry der Übereinstimmung in der Gleichheit der Vielen mit den Vielen an die Stelle einer wirklichen Identifizierung setzen. Die Mimikry der Übereinstimmung simuliert Identität, und dies wird als Selbst-Erfahrung ausgegeben. Die Identifizierung nach dem Gleichheitsideal erlaubt das Gefühl subjektiver Freiheit in der Anerkennung aller als Gleiche. Unfreiheit erscheint paradoxerweise dort, wo Ungleiches auftritt und als Differentes innerlich wie äußerlich verworfen ist, ausgegrenzt nach dem alles beherrschenden und unterdrückenden Egalitätsprinzip. Das Unrecht der alten Ungleichheit ist in der Gleichheit des Rechts zum Unrecht durch die Gleichen geworden.[71] Die Kommunikationsunternehmen der Moderne sind die Lieferanten von Serienproduktion an standardisierten Identifizierungs- und Identitätsprodukten.
Psychoanalyse hat sich auf diesem Feld längst verdient gemacht, ist dem zeitgemäßen Konformitätsterror dienstbar geworden, zeigt sich in der bloß medizinischen Anwendung auf der Höhe der Zeit und rechnet sich diese multimodale Vernutzung noch als Fortschritt an. Aber die Täuschung des Subjekts in der Psychoanalyse, das dort seine Sehnsucht nach Identität stillen will in dem qualvollen Versuch, immer noch ein Selbst zu werden, ist seine nochmalige Auslieferung als Selbstentmächtigung, wo es doch durch Psychoanalyse sich der eigenen Geschichte zu bemächtigen suchte. Denn Psychoanalyse dient gewöhnlich nur noch der Auszeichnung mit Namen für standardisierte Geschichten, die für jedermann verfügbar gehalten werden. Die Ausrüstung mit standardisierten Geschichten, die serienmäßige psychologische Selbstinterpretation, hält für jedermann eine Geschichte zur Verfügung und verdeckt gerade in dieser Allgemeinheit, daß niemand

70 Horkheimer und Adorno, 1969, S. 251.
71 Horkheimer und Adorno, 1969.

etwas Besonderes ist, jeder geschlagen ist im Bann der Gleichheit aller. Die Auszeichnung mit Namen, die jedem eine Uni-Form geben, können dem Einzelnen durch die Verschiedenheit des Dekors immer noch Autorenrechte vortäuschen. In diesem Licht betrachtet ist es für die Gesellschaft zwingend notwendig, immer umfassendere Kommunikationsdienste zu unterhalten, um auf dem Wege der Psychologisierung den Gliedern des Kollektivs die Vortäuschung von Geschichte für das Subjekt aufrechtzuerhalten. Die Verleihung von uniformer Geschichte an jedermann, die sich in der Psychologisierung vollzieht, ist das tiefergründende Moment als die so viel beredete Tendenz zunehmender psychosozialer Kontrolle, die über die Agenturen der Kommunikationsdienste dem rat- und hilfesuchenden Menschen verfügt werden. Von psychosozialer Kontrolle läßt sich freilich absehen, wenn die narzißtische Befriedigung von Integrität und Identität in Aussicht gestellt wird. Die Aussicht auf solche Lieferungen hält die Menschen der Moderne bei der Stange, läßt sie ans leere Versprechen der Kommunikationsgemeinschaft sich klammern.

Das Prinzip der schicksalhaften Notwendigkeit, an dem die Helden des Mythos zugrunde gehen, spinnt sich weniger als logische Konsequenz aus dem Orakelspruch heraus, wie Horkheimer und Adorno meinen; der Untergang des Helden,[72] der seine Größe erweisen soll am Mißlingen, ist aber

72 Die Helden des Mythos sind Gescheiterte, geschlagen von der Vergeblichkeit ihres Tuns; anders in der Sage von Odysseus: hier hebt allerdings die Geschichte des modernen Menschen an, und Horkheimer und Adorno (1969) haben gerade diesen Mythos gewählt, um an ihm exemplarisch den Weg zum modernen Ich zu verdeutlichen. Odysseus endet ganz und gar bürgerlich in der konjugalen Form eines »Familienglücks«; freilich um den Preis des Opfers der ungetreuen Mägde der Penelope, denen wegen ihres Hetärentums ein brutales Ende bereitet wurde: eine jede von ihnen wurde erdrosselt. Die Treue der Penelope – und dies wird von Horkheimer und Adorno übersehen – ist erkauft um den Preis des Opfertodes ihrer Mägde, die die naturhafte Sinnlichkeit, ungezähmte Wildheit verkörperten: eine exemplarische Form von Verschiebung und Ersetzung. Es liegt nicht fern, in der Opferung der Mägde und der durch sie wiederholten Vervielfältigung unmäßiger Triebnatur die Zähmung und Zurichtung der menschlichen Sexualität in der Deformierung ehelicher Treue und

eine Metapher des Menschlichen, herauszutreten aus dem Schatten des Gemeinwesens. Der Vereinzelte begibt sich seiner »natürlichen« Heimat, bringt sich auf ein Unterwegs, das ihn nach einer Heimat sehnen läßt, in der noch niemand war. Dem Verlassen der »natürlichen« Behaustheit ist das Scheitern notwendig zugehörig auf einem Weg, der den Menschen im Irgendwo ankommen läßt. Der Mensch, unterwegs ins Individuelle, nimmt es auf sich, zu gehen, im Wissen um seine Unbehaustheit. Die Unbehaustheit ist nicht das Kennzeichnende der Moderne, der Mensch ist in dem ihm eigenen Wesen ein Unbehauster in der Entfernung von der Natur. Die logische Konsequenz, die sich aus jedem Orakelspruch herausspinnt, liegt in der Entlassung des Menschen in eine sich selbst erfüllende Prophezeiung, verweist ihn auf die einzig wählbare Freiheit, zu gehen und nicht zu bleiben: nie kommt man so weit, wie wenn man nicht weiß, wie weit man zu gehen hat – der selbstgewählte Orakelspruch Freuds, den er sich von Cromwell zu eigen gemacht hat. Die Weissagung für den Helden des Mythos erweist sich als die menschliche Weissagung schlechthin. Die bürgerliche Interpretation, daß der Held des Mythos mit schicksalhafter Notwendigkeit zugrunde geht, bringt zum Verschwinden, daß in der Metapher des Helden die Unausweichlichkeit im Schicksal eines jeden Menschen gegeben ist: gehen zu müssen und nur diese Freiheit zu haben; wo der bürgerliche Mensch allzu gerne diese Bestimmung des Lebens in den Mythos verweist, um sich das eigene Schicksal als Vollzug beliebiger Selbstbestimmung vorspiegeln zu können. Die im Angebot der Moderne ausliegende subjektive Freiheit ist eine der Zerstreuung und dient in dieser Konsumtion der Verschleierung, daß alles so bleibt, wie es ist. In der vorgefertigten Produktion von Standarderfahrung unterliegt der Einzelne einer Normierung seiner Verhaltensweisen, die nach Maßgabe einer vernünftigen Selbsterhaltung des Menschen in dieser Zeit erfolgt. Für das standardisierte Ich ist die

ehelichen Glücks zu entdecken. Der Homerische Text hat hier buchstäblich das Ende bürgerlicher Besitzverklärung vorweggenommen: die Abtötung des Begehrens zum Zwecke des Besitzes, der Verlust des Besitzes um den Gewinn des Begehrens.

Orientierung an der Normalität als Realität des unmittelbar Vorfindlichen mit dem Vernünftigen identisch. Die Standardisierung der Erfahrung ergibt sich aus dem Schematismus der gleichen Bedürfnisse für alle bei gleicher Ausstattung aller. Jedes Einzelne ist als Besonderes beschnitten nach dem Durchschnittsmuster des Exemplar Mensch. Erfahrung des Menschen ist Ware geworden, wie der Mensch eine Ware ist nach dem Schema der Serienproduktion.[73]

Menschliche Tragik erweist sich nicht im Scheitern, das Einzigartige zeigt sich darin, Vereinzelung auf sich zu nehmen; Scheitern ist dem Weg zum Einzigen inhärent, und die Tragik ist eine diesem Weg eingezeichnete. Die Unermeßlichkeit des menschlichen Weges verwickelt Scheitern notwendigerweise: alle Helden sind Gescheiterte. Der Mensch geht mit Schicksalsnotwendigkeit zugrunde auf diesem Weg zu sich selbst, auf dem der Mensch sich an den Göttern, die Sterblichen an den Unsterblichen messen. Das Scheitern als Kategorie bürgerlichen Denkens nach Maßgabe einer Religion des Erfolgs verdeckt den unterdrückten, unauflösbaren Widerspruch in der Unausmeßlichkeit zwischen dem Menschen und dem von ihm entworfenen Gott. Diese Vermessenheit ist die Maßgabe des menschlichen Geschicks bis zum Auftreten des bürgerlichen Subjekts. Und selbst hier, auf dem Höhepunkt bürgerlicher Macht, bekommen wir noch eine Ahnung dieses Maßnehmens: Nietzsche an Dionysos-Christus, Freud an Moses – paradigmatisch für den Bürger in der Nachfolge des Souveräns.

Der Mensch ist heute ins Leere ausgelaufen, der Zerfall ins Nichts ist die endende Erschöpfung. So ist die Tragik, der bewegende »Grund« des Humanen, versiegt: »Die Liquidation der Tragik bestätigt die Abschaffung des Individuums«[74] … »einmal war der Gegensatz des Einzelnen zur Gesellschaft ihre Substanz. Sie verherrlichte ›die Tapferkeit und Freiheit des Gefühls vor einem mächtigen Feinde, vor einem erhabenen Ungemach, vor einem Problem, das Grauen erweckt‹.«[75] An seine Stelle, an die Stelle des Besonderen, ist Pseudo-

73 Siehe auch Horkheimer und Adorno, 1969.
74 Horkheimer und Adorno, 1969, S. 163.
75 Nietzsche, in Horkheimer und Adorno, 1969, S. 163.

Individualität getreten; Individuation ist ersetzt durch Nachahmung, je nach den modischen Schnittmustern konfektionierter Modelle. Die Individualität von der Stange kopiert sich als Original: »Die Heroisierung des Durchschnittlichen gehört zum Kultus des Billigen.«[76] Reklamefiguren sind nun Markenartikel hervorragenden Lebens, das persönliche Accessoire, die Variation der Mode steht für Individualität, Pseudo-Individualität ist Kennzeichen der Zeit.

3.3 Die Lesart der Moderne: Die Entstellung des Freudschen Textes

Neben den Begriffen der Selbstreflexion und Emanzipation ist der Begriff Kommunikation konstitutiv für den Diskurs der Moderne. Die Zurückführung des Terms Kommunikation und Kommunikationsgemeinschaft im Aufweis der Bedeutungsgeschichte dieses Wortes erhellt deren sinnlichen Grund und klärt zugleich darüber auf, was in der Abstraktion von der sinnlichen Materialität dieses Terms im Diskurs der Moderne verklärt wird.

Wir führen hier keine philosophische Auseinandersetzung; statt dessen untersuchen wir als Psychoanalytiker den triebbedingten Grund dieser Abstraktionen und analysieren, welche unbewußten Mechanismen darin verwickelt sein könnten, daß die Repräsentanten des Rationalismus wie die Menschen dieser Zeit sich mit solchen Begriffsabständen in ihrer Lebenswelt einrichten. Es ist bemerkenswert, daß trotz philosophischer Auseinandersetzungen mit dem Diskurs der Moderne dieser scheinbar unangefochten in seiner rationalisierenden Mystifikation der gesellschaftlichen Verfaßtheit und der Verfaßtheit der Subjekte sein Monopol halten kann. Dies mag beleuchten, in welch umfassender Weise das Subjekt der Moderne der rationalisierenden Verklärung seiner Beschädigung bedarf und wie sehr die institutionalisierte Gemeinschaft die Verklärung der Vernichtung des Individuellen besorgt.

Die konstitutiven Begriffe im Diskurs der Moderne: Selbstre-

76 Horkheimer und Adorno, 1969, S. 165.

flexion, Emanzipation, Kommunikation und Sprachgemeinschaft wurden vor allem von Habermas[77] systematisch expliziert. Eine Auseinandersetzung dieser Begrifflichkeit wird daher auf Schlüsselworte seines Textes, beispielhaft für den Diskurs der Moderne, reflektieren müssen. Diesen Begriffen ist eine systematische Entsinnlichung eigen, eine Abwendung von der sinnlichen Materialität, ein Absehen von der Triebhaftigkeit der miteinander sprechenden und handelnden Körper. Das Rückgrat des Modells der Moderne ist das Konzept eines selbstidentischen Subjekts, das seinen Diskurs voll unter Kontrolle hat. Zugleich ist es das Konzept eines selbstidentischen Textes: die Einheit des sprechenden Subjekts und die Einheit des gesprochenen Textes ist das Postulat »eines Modells kommunikativen Handelns, das einer einheitlichen, widerspruchsfreien Grammatik unterliegt«.[78]

Die Wiedergabe des Freudschen Textes im Diskurs der Moderne ist Rekonstruktion, das ist Wiederherstellung und Vereinheitlichung des Freudschen Textes, wo es sich tatsächlich um Übersetzung handelt. Die moderne Übersetzung Freuds ist die Entstellung des Freudschen Denkens in einen rationalisierenden Text. Die Verwendung des Terms Rekonstruktion ist ein Springpunkt der Aussagen in der modernen Vereinnahmung[79] von Psychoanalyse. Übersetzung ist immer schon eine andere Auslegung und schließt den Verlust von originären Textstellen mit ein; sie schließt aber auch die Leerstellen des ursprünglichen Textes mit ein, dessen unterstellte Ganzheit immer schon eine Auslegung ist. »Rekonstruktion impliziert (aber), daß etwas, was vorher ganz war, wiederhergestellt und ganz gemacht wird.«[80]

Es ist von Bedeutung, daß Habermas von Rekonstruktion spricht, wo Freud von Übersetzung sprach. Denn Freud wußte um die Tätigkeit eines Ichs, das sich als Übersetzer den Text in der entstellenden Tätigkeit einer rationalisierenden Bearbeitung aneignet; er nannte sie »Sekundär-Prozeß«: »Traduttore – Traditore!«, Übersetzer – Verräter! war sein Spruch;

77 Habermas, 1973 und 1986.
78 Nägele, 1982, S. 50.
79 Siehe Habermas, 1973.
80 Nägele, 1982, S. 48.

der Übersetzer ist der Frevler an seinem Autor.[81] Durch die Umwendung des Begriffs der Übersetzung in den der Rekonstruktion soll der Freudsche Diskurs zu einem allgemein argumentativ-zugänglichen Text werden, auf dessen Grundlage man ein rationalisierendes System explizieren kann, das die geltenden sprachlichen Regeln reflektiert. Auf diesem Boden erwächst auch die grundsätzliche Verkennung der analytischen Situation, die als therapeutischer Argumentationstypus gefaßt wird, nach dem »die heilende Kraft des analytischen Gesprächs auch auf der überzeugenden Kraft der in ihm verwendeten Argumente beruht«.[82] In der psychoanalytischen Situation verhält sich Habermas zufolge »der Analysand rational, wenn er bereit und imstande ist, ›sich von Illusionen frei zu machen, und zwar von Illusionen, die nicht auf Irrtum (über Tatsachen), sondern auf Selbsttäuschung (über eigene Erlebnisse) beruhen‹. Aufgabe des Analyticus ist es, den Prozeß der Selbstreflexion auszulösen, und zwar auf dem Wege des Argumentierens.«[83] Der Analytiker wird hier buchstäblich als Sprachlehrer und Gesetzgeber eingesetzt, der den Analysanden dazu anhält, auf die geltenden sprachlichen Regeln zu reflektieren und einen einheitlichen Diskurs für sich als identisches Subjekt herzustellen. Der Analysand wird auf die Sprachregeln der Gemeinschaft verpflichtet, die ihm die Symmetrie mit der Gemeinschaft sicherstellen soll. So gesehen ist es die Fixierung eines jeden Textes auf eine Norm, die jedes Subjekt zu einem »Normalfall« macht, der eigentlich eine »ideale Norm« repräsentiert, da der »Normalfall« an dem absoluten Postulat eines einheitlichen, widerspruchsfreien Textes in einer nicht repressiven Gesellschaft gemessen wird. Vorerst freilich sind die »Normalfälle« Abweichungen von der als Norm absolut gesetzten Sprachgemeinschaft als Ideal-Modell.

Habermas' Modell geht von einem bürgerlichen Selbstverständnis aus, das die Kohärenz des Ichs mit der Kohärenz des Textes gleichsetzt, der wiederum einer Gleichsetzung unterworfen wird in der Identifizierung von Grammatik mit den

81 Freud, GW VI, S. 33.
82 Habermas, 1982, S. 70.
83 Strasser, 1984, S. 156.

Grundregeln der Logik. Die Einheit des sprechenden Subjekts ergibt sich aus der Einheit des gesprochenen Textes, der sich aus einer einheitlichen, widerspruchsfreien Grammatik ergibt. Das selbstidentische Subjekt folgt aus einem selbstidentischen Text: die Kohärenz ist verbürgt, wenn das Subjekt auf die geltenden sprachlichen Regeln reflektiert. Die Fixierung eines Textes als Norm ist das zwingende Ergebnis eines solch identitätslogischen Verfahrens. Allerdings ist sich Habermas bewußt, daß gerade diese Grammatik nach Freud Ergebnis eines rationalisierenden »Sekundärprozesses« ist. Die rationalisierende Tätigkeit des Ichs gestaltet einen lückenhaften, widersprüchlichen Text zu einem geordneten, widerspruchsfreien, nach den Regeln von Kausalität und Raum-Zeit-Ordnung systematisierten, der von seinen »verworrenen« Inhalten[84] zu reinigen ist. Diese rationalisierende Tätigkeit ist eine entstellende, die Freud als Sublimierung beschrieben hat: Sublimierung ist die das Ich auszeichnende Tätigkeit, die Kohärenz produziert.

Nägele[85] lenkt den Blick darauf, daß die Frage nach dem Ort dieser ordnend-entstellenden Instanz den unaufhebbaren Widerspruch dieses Ichs offenkundig macht: daß der Richter Ankläger, Verteidiger und Richter in eigener Sache ist. Es ist die Geschichte vom Richter in Kleists »Zerbrochnem Krug«, der als dieselbe Instanz, die für den Bruch verantwortlich ist, über den zerbrochenen Krug, den zerbrochenen Text, zu Gericht sitzt. In dieser Weise handelt das Selbstbewußtsein des Subjekts als Richter, der in der Grammatik der Umgangssprache operiert und diese zu einer Art neutralen Meta-Instanz erklärt gegenüber der gleichzeitigen, widersprüchlichen Tätigkeit einer den Text herstellenden und zugleich entstellenden Ich-Instanz. Die Objektivation des Sprechens und der Sprache ist die Selbstrettung eines identitätslogischen Konzeptes. Das Dilemma des Freudschen Ichs ist aber, daß es bewußt und zugleich unbewußt ist, Produzent eines unbewußten Textes, von dem sein Bewußtsein eingenommen ist, indem es zensurierend gerade den Textlücken verfällt, die es auszufüllen gälte. Das vom Gegenstand der Psychoanalyse,

84 Habermas, 1973.
85 Nägele, 1982.

dem Unbewußten, sprechende Subjekt ist aber in besonderer Weise von diesem eingenommen und verfällt um so mehr dort den Tücken des Textes, wo es in der Entstellung diesen Lükken entgehen möchte. Dies gilt vor allem für die rationalisierende Vereinnahmung der Psychoanalyse, die in einer sekundären Bearbeitung des »Sekundärprozesses« eine Entstellung des Freudschen Textes besorgt, die durch diese vervielfachtzensurierende Tätigkeit besonders den Textlücken anheimfällt.

Freud hat uns erkennen lassen, daß wir »unsere Beobachtungen mittels desselben Wahrnehmungsapparates (machen), gerade mit Hilfe der Lücken im Psychischen, indem wir das Ausgelassene durch naheliegende Schlußfolgerungen ergänzen und es in bewußtes Material übersetzen«[86] – und gerade nicht das Fehlende rekonstruieren. Diese Lücken sind für den psychischen Apparat ebenso konstitutiv wie die Ergänzungen in den Übersetzungen; die Lücken im Text verdanken sich derselben Tätigkeit des Unbewußten wie die Ergänzungen des Ausgelassenen in den Übersetzungen. Der psychische Apparat des Freudschen Subjekts ist lückenhaft konstituiert, er ist weder im Topischen und Genetischen noch im Dynamischen und Ökonomischen kohärent. Nicht von ungefähr ist Freud zu diesem metapsychologischen Aspekt des Trieblebens gekommen, der ihm als »unheimlicher« Prozeß erschien, als »Hexe« namens Metapsychologie.

Bei der Aufklärungsarbeit des Analytikers geht es um Übersetzung und nicht um Rekonstruktion. Die Übersetzungen des Analytikers sind Konstruktionen als (aus-)deutende Ergänzungen der Textlücken, und nur als solche dienen sie der Rekonstruktion. Die rekonstruierende Arbeit ist – genauer betrachtet – nichts anderes als eine Übersetzungstätigkeit, die sich durch Deutungskonstruktionen vollzieht. Die Übersetzungsarbeit des Analytikers, der das Ausgelassene des Analysanden durch naheliegende Schlußfolgerungen ergänzt, ist den Gesetzen des Unbewußten seines Analysanden wie denen des eigenen Unbewußten unterworfen. Diese Verdopplung der unbewußten Tätigkeit des Analytikers in seiner Überset-

86 Freud, GW XVII, S. 81.

zungsarbeit ist in den Freudschen Bemerkungen als Schlußfolgerung nahegelegt. Aufgabe des Analytikers kann es nämlich gerade nicht sein, seine »heilende Kraft« einzusetzen durch »die überzeugende Kraft« der »von ihm verwendeten Argumente«;[87] denn damit wäre der Analytiker auf einen Platz vor Freud verwiesen, auf eine Persuasionstechnik, die mit vernünftigen Argumenten dem Patienten seine »Unvernunft«, sein falsches Denken austreiben möchte. Die Tätigkeit des Analytikers in den (aus-)deutenden Ergänzungen der Lücken des Anderen korreliert in zwingender Weise mit der Fähigkeit des Analytikers, den Lücken im eigenen Text nachzugehen; das heißt, zu einer Regression auf das Konfliktniveau des Anderen imstande zu sein und von diesem Ort her seine Phantasie über die Lücken des Anderen ins Spiel zu bringen. Treffende Deutungen des Analytikers entstammen der unbewußten Tätigkeit, seine Ergänzungen folgen den Gesetzen des Unbewußten, sind Einrisse, die in ihrer spontanen und flüchtigen Art kaum greifbar sind, praktisch erinnerungslos bleiben – für den Analytiker. Die Umdeutung des Begriffs der Übersetzung in den der Rekonstruktion ist nicht zufällig, da in dieser Entstellung die Tätigkeit des Analytikers wie auch die Tätigkeit des psychischen Apparats unkenntlich gemacht werden.

Freud hat die Tätigkeit des psychischen Apparats in seiner Notiz über den »Wunderblock« mit den Mechanismen dieser allen Kindern bekannten Schreibtafel verglichen: die unbegrenzte Aufnahmefähigkeit und die Erhaltung von Dauerspuren legten für Freud den Vergleich nahe, den Reizschutz der Zelluloidplatte, die reizaufnehmende Schicht des Wachspapiers und die Bewahrung der Dauerspur des Geschriebenen auf der Wachstafel mit dem System W-Bw und seinem Reizschutz, die Wachstafel mit dem Unbewußten dahinter, das Sichtbarwerden der Schrift und ihr Verschwinden mit dem Aufleuchten und Vergehen des Bewußtseins bei der Wahrnehmung gleichzustellen. Freud treibt den Vergleich noch weiter: »Beim Wunderblock verschwindet die Schrift jedesmal, wenn der innige Kontakt zwischen dem den Reiz empfangenden

87 Habermas, 1973, S. 70.

Papier und der den Eindruck bewahrenden Wachstafel aufgehoben wird. Das trifft mit einer Vorstellung zusammen, die ich mir längst über die Funktionsweise des seelischen Wahrnehmungsapparats gemacht, aber bisher für mich behalten habe. Ich habe angenommen, daß Besetzungsinnervationen in raschen periodischen Stößen aus dem Inneren in das völlig durchlässige System W-Bw geschickt und wieder zurückgezogen werden. Solange das System in solcher Weise besetzt ist, empfängt es die vom Bewußtsein begleiteten Wahrnehmungen und leitet die Erregung weiter in die unbewußten Erinnerungssysteme; sobald die Besetzung zurückgezogen wird, erlischt das Bewußtsein, und die Leistung des Systems ist sistiert. Es wäre so, als ob das Unbewußte mittels des Systems W-Bw der Außenwelt Fühler entgegenstrecken würde, die rasch zurückgezogen werden, nachdem sie deren Erregungen verkostet haben. Ich ließ also die Unterbrechungen, die beim Wunderblock von außen her geschehen, durch die Diskontinuität der Innervationsströmung zustande kommen, und anstelle einer wirklichen Kontaktaufhebung stand in meiner Annahme die periodisch eintretende Unerregbarkeit des Wahrnehmungssystems. Ich vermutete ferner, daß diese diskontinuierliche Arbeitsweise des Systems W-Bw der Entstehung der Zeitvorstellung zugrunde liegt.«[88]

Freud ging es in diesem Vergleich um die Aufnahme und um die Bewahrung des Textes, gleichzeitig um die Erinnerung des Textes als Wiedererinnerung der aufzunehmenden Spuren bei Auftreten von Triebspannung, aufscheinender Wunschvorstellung. Freud hat auch das aus aktuellem Anlaß evozierte Erinnerungsbild als Vermittlungsfühler zum Vorkosten des auftauchenden oder aufzusuchenden Wahrnehmungsbildes beschrieben und im Kontext damit die Diskontinuität der Arbeitsweise des seelischen Apparates aufgewiesen, der seine Diskontinuität den diskontinuierlich auftretenden Triebspannungen verdankt. Die Zitierung dieses Freudschen Textes soll vor Augen führen, daß sich der psychische Apparat des Freudschen Subjekts definiert als System von Aufschriften und Umschriften, Durchschriften und Niederschriften und daß

88 Freud, GW xv, S. 7f.

diese Systeme des psychischen Apparates in wechselseitiger Übersetzung und Umschreibung von einem System ins andere tätig sind. Die aktuelle Übersetzung ist jeweils die Übersetzung des wahrgenommenen Erinnerungsbildes der Befriedigung zum Vorkosten eines wahrzunehmenden Befriedigungsobjektes oder der Vermeidung der Versagung von Befriedigung. Und die lebenslange Übersetzung vollzieht sich in der Übersetzungsarbeit der ursprünglichen Niederschriften beim Übergang von einem Kapitel in ein anderes Kapitel der Geschichte. Die ursprünglichen Niederschriften erfahren jeweils beim Übergang von einem Triebkomplex zum anderen eine Umarbeitung durch neues Überschreiben. Die Entstellung des Freudschen Übersetzungsbegriffs bei Habermas verdeckt, daß mit jeder Übersetzung infolge der Entfernung vom Original eben das Original verlorengeht und zugleich doch durch Übersetzung eine Entsprechung gesucht und gefunden wird. So ist für Freud der Lebensprozeß ein lebenslanger Umweg auf der Suche nach dem verlorenen Original, dessen Entsprechung in allen Objektwahlen gesucht wird, bis im Tod als Heimkehr zum verlorenen Original die Lücken geschlossen werden. Übersetzung wird erst hier zur Rekonstruktion: in der Rückkehr und im Zusammenfallen mit dem Original stellt sich Ganzheit und Geschlossenheit wieder her – in der Imagination.

Durch Wiederaufnahme des von Freud[89] verwendeten Begriffs des Palimpsests (griechisch: *palin* = wiederum, erneut und *psestos* = abgeschabt) hat Lacan den Verlust des Originals durch Übersetzung wieder zu Bewußtsein gebracht. Palimpseste sind wiederbeschriebene Handschriften, auf denen die ursprüngliche Schrift – bei Papyrus durch Abwischen, bei Pergament durch Abschaben – beseitigt und durch eine jüngere ersetzt ist. Die Untersuchung von klösterlichen Handschriften zeigte, daß die Originale mehrfach und vielfältig mit neuen Texten überschrieben waren, wobei diese »Übersetzungen« der alten Sätze immer mit Verlusten und Lücken für das Original verbunden waren. Freud spricht davon, daß »Überlebsel«[90] der ursprünglichen Niederschriften als Fixierungen

89 Freud, GW II/III, S. 141.
90 Freud, Briefe an Wilhelm Fließ, 1986, S. 219.

auf dem langen Weg der Geschichte der Libido des Subjekts sozusagen »auf der Strecke bleiben«: sie finden in der Umschrift, im Umbruch zum nächsten Kapitel der Geschichte keine neue Überschreibung. Der Urtext zeigt sich demnach nur in diesen »Überlebseln«, die Spuren auf dem Weg zum Original sind. Die Schreibsysteme Freuds bringen eine Anschauung des psychischen Apparates zur Geltung, die Freuds Übersetzung (und Niederschrift dieser Übersetzung) der Patiententexte darstellt.

Die Hexe namens Metapsychologie ist der unheimliche Prozeß eines Sprechens, das am Orte seiner bewußten Sprache zugleich eingenommen ist von einer Sprache anderen Ortes: Sprachverwirrung ist sozusagen das dem Sprechen Eigentümliche. Die Grammatik des einen Ortes ist immer die Entstellung dieser Grammatik anderen Ortes, dessen Grammatik eine Entstellung der entstellten Grammatik ist; und diese Grammatik des Unbewußten ist ihrerseits eine nicht unentstellte. Sie ist durch die Gesetze der Verschiebung, der Verdichtung, der Darstellung durch das Gegenteil und anderes mehr bereits eine Entstellung des Begehrens, das sich immer schon im Wunsch darstellt und durch diese Darstellung im Kontext des je schon familial, sozial und epochal verfügten Wunschszenariums festgestellt ist. Was vom Begehren zu einer Sprache kommt, seinen Namen im Wünschen findet, unterliegt schließlich kategorial der Entstellung in der Zeit: der Unterschied zwischen Mensch und Tier ist Verdrängung. Unter der Bedingung der Verdrängung bewirkt der Wiederholungszwang die zwanghafte Suche nach Wiederholung des primären Befriedigungserlebnisses, eine Fixierung an die Vergangenheit, die den Menschen der Gegenwart seiner aktuellen Lustbefriedigung entfremdet und ihn treibt, in der Zukunft unbewußt nach der Vergangenheit zu suchen[91]: der Mensch ist das neurotische Zeittier. Durch Verdrängung entstellt der Mensch seine aktuellen Triebbedürfnisse in der Zeit und konstituiert Lebenszeit als historische Zeit im lebenslangen Umweg über alle Ersatz-, Reaktionsbildungen und Sublimierungen auf dem Weg zum primären Objekt, dem Original des

91 Vgl. Brown, 1962.

»primären Befriedigungserlebnisses« – dem Urtext. Die Zeit ist eine Kategorie der Verdrängung, und nur unter der Bedingung von Verdrängung wird historische Zeit – im Gegensatz zum tierischen, organischen Leben, das unverdrängtes Leben, zeitlos ist. Zeit gehört also nicht zu den Dingen an sich, Zeit ist eine Verdrängungskategorie, die den Menschen aus der Kontinuität des organismischen Lebens in die Diskontinuität entstellt. Die Wahrnehmungsweise des menschlichen Bewußtseins ist eine zeitliche, und diese Zeitlichkeit des menschlichen Bewußtseins konstituiert sich unter der Bedingung der Verdrängung. Der Mensch ist das in Zeit und Raum entstellte diskontinuierliche, neurotische Tier, das in der Produktion von Selbstbewußtsein – Produkt einer Entstellung – seine eigene Ursache ist. Es sind die selbstgeschmiedeten Ketten, in die sich der Mensch im Verhängnis seiner Geschichte legt. »Die Unterdrückung des Triebes, die sie (die Menschen – d. Verf.) zum Selbst macht und vom Tier trennt, war die Introversion der Unterdrückung im hoffnungslos geschlossenen Kreislauf der Natur.«[92]

Im Diskurs der Moderne wird ein Modell »kommunikativen Handelns« aufgestellt, das von der Einheit des sprechenden Subjekts und der Einheit des gesprochenen Textes ausgeht. Die sprechenden Subjekte werden einer einheitlichen, widerspruchsfreien Grammatik unterworfen als »Normalfall« einer idealen Sprechsituation: »ein gigantischer, homogener Metadiskurs« wird zur Richtschnur im Tribunal des Sprachrichters, »vor dem alle (anderen) Sprachspiele sich legitimieren müssen«.[93] Im Zweifelsfalle, und das ist der Grenzfall, wird ihnen der Prozeß gemacht, indem aus der Gerichtsverhandlung all das ausgeschlossen wird, was sich der Kohärenz entzieht. Die Ganzheit und Geschlossenheit des Einheitsdiskurses ist gerettet, andere Diskursformen fallen aus dem Gesetzestext heraus, da ihnen die vorgeschriebene Grammatik fehlt. All jene Texte sind ausgelassen, die für den lückenlosen Einheitstext unpassend und störend sind: »verworrene Texte«,[94] die durch rationalisierende Tätigkeit nicht zu systematisieren, deren Lücken

92 Horkheimer und Adorno, 1969, S. 78.
93 Nägele, 1982, S. 43.
94 Habermas, 1973, S. 271.

nicht zu interpolieren und deren Widersprüche nicht zu glätten sind.

Der Richter spricht ihnen im Sprachtribunal die Grammatik ab: es sind entgrammatikalisierte Texte, denen die Syntax aberkannt wird, es ist die »entgrammatikalisierte Sprache des Traumes« (Habermas). Diese gewaltsame Verkürzung der Sprache auf rationalisierendes Sprechen, die Unterdrückung all jener Sprachformen, welche die Kultur einer Gemeinschaft erst zur Sprache bringen – die Syntax der Musik, des Tanzes, der Dichtung, der Malerei, der Architektur, des Films und so fort –, markiert das Sprechen außerhalb dieser fiktiven Idealnorm als Grenzfall, als Abweichung im Kontext einer idealen Sprachgemeinschaft rationalisierender Verständigung.

3.4 Der Grenzfall als Normalfall des psychoanalytischen Textes

Im Rahmen des Diskurses der Moderne muß die Freudsche Psychoanalyse, muß das Ich des Freudschen Subjekts als Grenzfall erscheinen: der »Normalfall« des Freudschen Diskurses ist ein »verworrenes« Ich, das im Verwirrspiel seines Sprechens einem »verworrenen Text« ausgesetzt ist. Der »Normalfall« als Idealfall des Diskurses der Umgangssprache ist ein Ich, das eingebunden ist in die Regeln einer Grammatik dieser idealen Sprachgemeinschaft, die sich den Grundregeln der Logik fügt. Das Ich der modernen Sprachgemeinschaft ist ein festgelegtes, gebändigtes Ich, das sich – um nicht herauszufallen – allemal fügt. Bei der Erörterung der Frage, ob es möglich ist, einen Konflikt des Triebes mit dem Ich oder einen pathogenen Triebanspruch an das Ich durch analytische Therapie dauernd und endgültig zu erledigen, was Freud als die »Bändigung des Triebes« bezeichnet, »das will heißen, daß der Trieb ganz in die Harmonie des Ichs aufgenommen, allen Beeinflussungen durch die anderen Strebungen im Ich zugänglich ist, nicht mehr seine eigenen Wege zur Befriedigung geht«, muß sich Freud sagen: »›So muß denn doch die Hexe dran‹. Die Hexe Metapsychologie nämlich. Ohne metapsychologisches Spekulieren und Theoretisieren – beinahe hätte ich gesagt: Phantasieren – kommt man hier keinen Schritt weiter. Leider sind die Auskünfte der Hexe auch diesmal weder sehr klar noch sehr ausführlich. Wir haben nur einen Anhaltspunkt – der allerdings unschätzbar – an dem Gegensatz zwischen Primär- und Sekundärvorgang, und auf den will ich auch hier verweisen.«[95]

An dieser Stelle, dem Schauplatz der Auseinandersetzung zwischen Triebanspruch (Triebstärke) und Ich-Konstitution (Ich-Zustand), ist das Freudsche Subjekt vom Widerspruch der beiden Texte zwischen Primär- und Sekundärvorgang eingenommen. Das sprechende Subjekt Freud zeigt sich hier als ein Ich, das in seiner Niederschrift zugleich dem Anspruch gerecht werden möchte, zwischen seinem Es und der Außenwelt im Dienste des Lustprinzips zu vermitteln und das Es gegen die Gefahren der Außenwelt zu behüten.[96] Das Ich Freuds spricht hier zugleich auf drei Schauplätzen, denen es zugehört: Ansprüche des Unbewußten, Ansprüche der Außenwelt und Ansprüche des Ichs in der Notwendigkeit seiner Vermittlung. Wo Freud im Text argumentativ diese Ansprüche bändigen will, findet er keine Antwort auf seine Frage und ergänzt diese Auslassung durch die »Zitierung« der Hexe, die sich ihm nur beinahe gesellt: »beinahe hätte ich gesagt: Phantasieren«. Das Phantasieren, das sich hier Freud beinahe einstellt, ist die in der Figur der Hexe sich darstellende Fortsetzung des Textes in einer Sprache anderen Orts. Die Hexe markiert den Wechsel des Schauplatzes im sprechenden Ich, sie ist der Grenzfall als »Normalfall« des psychoanalytischen Textes im Vollzug ihrer Praxis wie in der Übersetzung ihrer Praxis in Theorie. Der Gegensatz zwischen der Sprache des Primär- und Sekundärvorgangs produziert sich in der Figur der Hexe und kommt in ihr zu seinem Ausdruck: die Hexe, Angehörige zweier Welten, entzieht sich der Feststellung und steht für das Ungreifbare in der Entstellung von einem Ort zum anderen. Die Verbannung dieser Hexe aus dem Diskurs der Moderne wird begreifbar; die Hexe entzieht sich dem Zugriff des feststellenden, grenzziehenden Rationalisten, klebt dieser doch an der Begreifbarkeit, um in der Festlegung

95 Freud, GW XVI, S. 69.
96 Freud, GW XVI, S. 80.

der Grenzen seinen Standort sicher zu wissen. Die Metapher der Greifbarkeit, die sich im Begehren darstellt, alles systematisch in den Griff zu bekommen, alles in die Macht des rationalen Begreifens zu stellen, ist nicht zufällig ein bevorzugter Jargon im Diskurs der Moderne.[97] Die Hexe ist der Grenzfall des psychoanalytischen Diskurses, sie ist Grenzgängerin zwischen den Welten, sie steht in einer analogen Reihe mit den Furien, Eumeniden, Erinnyen – dem Gefolge des Dionysos, sie ist eine »Zaunreiterin« zwischen Wildnis und Zivilisation; sie ist die Unheimliche, die »wilde« Frau, die Unbändige, eine Sphinx, deren verderblicher Zauber den Menschen verführt, sich dem Trieb zu überlassen, sich der »Natur« anheimzugeben. Die Frau ist die Repräsentantin der Natur, die noch in der bürgerlichen Gesellschaft auftaucht in der Frage der Unwiderstehlichen, des unlösbaren Rätsels.[98]

Die Hexe Metapsychologie ist Freuds Ergänzung der Textlükke, wo es im Diskurs um die Bändigung des Triebes geht. In diesem Augenblick überträgt sich in der Figur der Hexe die Übersetzung des Diskurses auf die Dimension des Unbewußten und bringt unbewußt die Anschauung Freuds von der Triebnatur zum Vorschein, die sich ihm als Hexe darstellt: die Hexe ist die Wahrheit Freuds, die er im Begehren des Subjekts erkannte und von dessen Unbezwingbarkeit er besessen war. Und diese Bändigung ist es, die Freud im Text verfolgt, zu deren Mitteln die Errichtung von »Dämmen gegen den Andrang der Gewässer«[99] gehört, um deren undichte Stellen sich die Analyse sorgt. Und das Bändigende, das Ich, ist selbst ein von den Trieben gebändigtes; der Ort der Bändigung der Triebe ist zugleich der Schauplatz der Ich-Einschränkung, der Abwehrmechanismen, die sich als der Charakter des Ichs darstellen. Die verschiedenen Formen der Textverfälschung, die Textauslassung, die Freud der Verdrängung gleichsetzt, und die Textentstellung, die er mit den anderen Abwehrmethoden vergleicht (dagegen haben wir jede Textverfälschung als »Entstellung« des Textes gefaßt), setzt Freud in Analogie zur

97 Vgl. auch Nägele, 1982.

98 Vgl. auch Horkheimer und Adorno, 1969.

99 Freud, GW XVI, S. 70.

Mannigfaltigkeit der Ich-Veränderungen. Die Textentstellung ist das Werk einer tendenziösen Zensur, deren Tendenz im psychischen Apparat durch den Zwang des Lustprinzips vertreten wird, die Wahrnehmung der Realität zu opfern, die Unlust bringt. »Gegen die innere Gefahr hilft (aber) keine Flucht, und dann sind die Abwehrmechanismen des Ichs dazu verurteilt, die innere Wahrnehmung zu verfälschen und uns nur eine mangelhafte und entstellte Kenntnis unseres Es zu ermöglichen. Das Ich ist dann in seinen Beziehungen zum Es durch seine Einschränkungen gelähmt und durch seine Irrtümer verblendet.«[100] Der Charakter des Ichs ist also seine Einschränkung, die »Eigenheiten« des Ichs sind zugleich die Widerstände des Ichs im Kampf um die Bändigung des Triebes. Unter diesem Blickwinkel betrachtet ist das Ich in seinem Charakter der Niederschlag des Kampfes, sind seine Eigenheiten die geronnenen Spuren der Auseinandersetzung, zeugen die Widerstände vom fortwährenden Kampf an der Front dieser Eigenheiten (Abwehrmechanismen). Freud kommt zu der Einsicht, daß die »topische Unterscheidung, ob Ich, ob Es viel von ihrem Wert« für die Untersuchung (des Ichs) eingebüßt hat.[101] Das heißt, das Ich als der Ort des bewußten Sprechens ist immer zugleich eingenommen von einem Sprechen anderenorts, indem »Es« der topischen Unterscheidung sich nicht fügt, welche die rationalisierende Tätigkeit unseres Ichs zur Rettung seiner Einheit gerne vornehmen möchte. Die Isolierungsfunktion des Ichs, die durch Affektisolierung, Ungeschehenmachen, Verleugnung und Verschiebung ins Nebensächliche den Diskurs eines identischen Subjekts sicherstellt, ist das von Freud entdeckte Phänomen der Zwangsneurose, das auch ein Phänomen der normalen Denktätigkeit ist. Das Ich gibt sich den Schein, Herr im eigenen Haus zu sein, sich in der Verfügungsgewalt zu haben, das heißt seinen Besitz unter Kontrolle zu wissen: der Ort der Freiheit – im Diskurs der Moderne – ist der Ort des Zwangs. Die Entstellung ist perfekt. Es ist ein »unverdächtiger Text« hergestellt, aber er ist ein »verfälschter«: er »(enthält) nicht mehr, was der

100 Freud, GW XVI, S. 82.
101 Freud, GW XVI, S. 86.

Autor hatte mitteilen wollen, und sehr wahrscheinlich (ist) er nicht zur Wahrheit korrigiert worden«.[102]
Das identische Subjekt, das volle Kontrolle über seine Diskurse hat, sitzt einer Selbsttäuschung auf im Sprechen eines Textes, der immer schon ein verfälschter ist. Das Modell eines kommunikativen Handelns, das einer einheitlichen und widerspruchsfreien Grammatik unterliegt, entspringt einer Textentstellung, die ihrerseits eine solche Entstellung, das ist die Logifizierung der Rede in der sekundären Bearbeitung, zum Maßstab wahrer Aussage macht. Es wird begreiflich, warum die Hexe namens Metapsychologie im Diskurs der Moderne – der auch der Diskurs der ichpsychologisch entstellten Psychoanalyse ist – verbrannt werden muß. Es wird verständlich, warum alle Grammatiken, die sich nicht den Grundregeln rationalisierenden Denkens fügen, zu Entgrammatikalisierten gemacht werden, deren Syntax verleugnet wird. Die Syntax des Mimisch-Gestischen, die Inszenierung von Parade, Verführung und Kampf, die Befindlichkeit und Gestimmtheit des Körperausdrucks, die Körperdarstellung, sind aber offensichtlich Grundelemente der Kommunikation, gerade der psychoanalytischen.

Grammatik und Syntax: Von der maternellen Signifikanz zum phallischen Signifikanten

Grammatik, griechisch: *grammatiké*, Buchstabenkunde und *grammatiké techné*: ursprünglich die Kunst der Auslegung der heiligen Texte; später in der Bedeutung von Sprachlehre, die aus Lautlehre (Phonetik), Formenlehre (Flexion) und Satzlehre (Syntax) besteht. Die Sprache war anfangs eine gesungene, heute noch ein Relikt in der Liturgie; *musiké* bezeichnete im Griechischen die untrennbare Einheit von Vers und Gesang. In der Frühzeit war die *musiké* mit der Körperbewegung, dem Tanz untrennbar verbunden, der auch den Rhythmus des Epischen, auch der Chorlyrik, später den des tragischen Chors bestimmt hat.
Der Satz als Setzung ist je schon ein Tonsatz: die Melodie als Satzmelodie gibt durch ihren Tonverlauf dem Satz die Bedeu-

102 Freud, GW XVI, S. 82.

tung. »Es regnet« kann z. B. ein Aussagesatz sein; »es regnet« kann aber auch je nach Intonation ein Fragesatz sein, wenn sich am Ende des Satzes die Stimme hebt. Und dieser Satz kann im Kontext einer Mimik und Gestik stehen, welche die besondere Intonation ergänzt, z. B. durch verneinendes Kopfschütteln, Schulterzucken, fragendes Händeheben u. a. m. Mit diesem Hinweis soll exemplarisch gemacht werden, daß Sprechen in seinem Grund körperliches Sprechen ist und daß das Subjekt körperlich buchstabieren lernt, bevor überhaupt das abstrahierende Sprechen in der Form der Selbstunterscheidung den körperlich bestimmten Ausdruck beherrscht.

Die Annahme eines Paradigmenwechsels des Denkens »von der subjektzentrierten zur kommunikativen Vernunft«,[103] der Vorgängigkeit kommunikativen Handelns gegenüber aller Subjektivität, verliert aber im Lichte empirischer Forschung jede Berechtigung. Gegenüber der Subjektphilosophie, der unterstellt wird, daß Kommunikation erst dadurch zustande kommt, daß solitäre Subjekte, das sind gesonderte, in Kommunikation miteinander treten, wird von Habermas vertreten, daß die sprachlich organisierte Lebenswelt – ihrerseits selbstgenügsam – Selbstverhältnisse und mit ihnen die Identitäten der Sprecher aus sich hervorgehen läßt. Es läßt sich aber leicht zeigen, daß der Erwerb der Fähigkeit, die grammatische erste Person singularis (das Pronomen »ich«) zu gebrauchen, erst sehr spät im Gang des Spracherwerbs gewonnen wird[104] und daß gerade im Gegensatz zu den Annahmen von Habermas das Selbstverhältnis des Subjekts sich lange vorher konstituiert, so daß seine These vom Vorrang der Sprachinteraktion keine Basis hat, der behauptete Vorrang des phallischen Signifikanten sich nicht bestätigen läßt.

Die Untersuchungen von Spitz[105] haben gezeigt, daß die Selbstdifferenzierung, der Gebrauch der Negation tatsächlich unter Voraussetzung von »Selbstverhältnis« zu sehen ist, das am Ende einer langen Entwicklung zur Objektivation des Ichs als Selbst steht. Das Zusammentreffen von körperlichen Reifungs- und seelischen Entwicklungsprozessen verknotet sich in bestimmten »Legierungen«, die Hauptintegrationsstufen repräsentieren und von Spitz als Organisatoren der Psyche

103 Habermas, 1986.
104 Siehe Henrich, 1987.
105 Spitz, 1960.

bezeichnet werden. Die Ausbildung eines Organisators innerhalb der Psyche wird jeweils angezeigt durch das Auftreten spezifischer neuer Verhaltensphänomene – sozusagen als Symptome der stattgefundenen Integration. Diese kennzeichnenden Verhaltensweisen sind Indikatoren: der Indikator des ersten Organisators der Psyche ist das erste Lächeln des Kindes (4.-6. Woche) als Reaktion auf das Lächeln der Mutter; der Indikator des zweiten Organisators ist das Erscheinen der Achtmonatsangst – das Fremdeln des Kindes; der Indikator des dritten Organisators ist das Nein, das Kopfschütteln um den 18. Lebensmonat. Es ist der Organisator des Spracherwerbs. Sowohl der erste wie der zweite Indikator, das Lächeln und die Achtmonatsangst, äußern sich als Handlung, als körperliches Zuwenden oder Abwenden. Erst der dritte Indikator, gegen Ende des zweiten Lebensjahres, besteht in der Aufnahme von Beziehungen zu einer Umwelt von Nicht-Selbst-Struktur. Die Bildung dieses dritten Indikators ist durch die Erwerbung des semantischen Neins gekennzeichnet und konstituiert die kommunikative Selbstdifferenzierung. In diesem Stadium trennen sich körperliches Handeln und Kommunikation als gerichtete Mitteilung im semantischen Sinne. Sprachgemeinschaft nach dem Modell kommunikativen Handelns setzt erst hier ein – am Ende einer langen Entwicklung zur Selbstdifferenzierung. Begreift man allerdings Sprache und Sprechen als körperlichen Mitteilungsprozeß, dann fallen Sprechen und Ich-Bildung buchstäblich zusammen, aber davon ist im Modell kommunikativen Handelns nicht die Rede.

In eigenen Untersuchungen[106] haben wir aufgewiesen, daß die primäre Konstituierung von Ich über die frühe Differenzierung des Gehörsinns als körperliche Grundgegebenheit für die primären psychischen Prozesse sich vollzieht: in der »rhythmischen Einstimmung« zwischen Mutter und Kind ereignet sich auf dem Wege der Induktion die primäre Strukturierung in der Lautassimilierung als erster Imago des Kindes. Sie bildet die primären Ding- und Sachvorstellungen. Dieser Einstimmungsrhythmus ist das erste organisierende Prinzip. In der rhythmisch wiederkehrenden Lautverbundenheit entsteht ein Kern sich identisch bleibender Zustände als Primordien von Ich und Selbst über die Evokation von Gehörwahr-

106 Pohlen, 1967.

nehmungen. Hier werden auditive Perzepte als früheste Wahrnehmungsweisen »niedergeschrieben«, lange bevor sich die ersten visuellen Wahrnehmungen des mütterlichen Gesichts als Perzepte differenzieren von der Wahrnehmung der mütterlichen Brust. Die Strukturierung dieser Vorformen von Vorstellen und Wahrnehmen als Reproduktion von Zuständen gleichbleibenden Befindens bei der Anmutung durch den Affektklang der mütterlichen Stimme erwies sich als abhängig von der Art der Bedürfnisbefriedigung in der symbiotischen Situation; das heißt die »Gestalt« des Spannungsgefälles zwischen »ruhigem Wohlbefinden« und dem Zustand der »Bedürfnisspannung« bedingt die Ausformung der primären Selbstzustände. In dieser Weise einer rhythmisch einstimmenden Beziehung haben wir Frühformen des Denkens als Sinngebung vor uns. In der verläßlichen Wiederkehr der Lautkontakte ereignet sich in dem Aufeinander-Bezogensein von Klang und Befinden der erste Bedeutungszusammenhang. Und das Lächeln des Kindes zeigt an, daß es sich im selben Befinden wiedergefunden hat, dasselbe Gefühl wieder hat im Affektklang der mütterlichen Stimme. Die gegenseitige Verflechtung der Konstituierung von sich identisch bleibenden Zuständen, in denen wir das bestimmende Selbst entdeckten, und der Konstituierung grundlegender Ich-Funktionen wurde hier sichtbar. Es zeigte sich, daß die Raum-Zeit-Konstitution und kausale Bestimmtheit des Subjekts ebenfalls durch die rhythmische Einstimmung mit der Mutter erworben werden, und zwar an der Motorik ihres Leibes, die das »Sprachschema« des Kindes oder sein »Körperschema« der Sprache prägt. Das Ich läßt sich dabei als die Projektion der körperlichen Zustände begreifen, und die Integration dieser (Ich-)Zustände zum Leiberleben (im Körper-Ich) erwies sich verbunden mit den darin eingebetteten »Sprachzuständen«. In der rhythmischen Einstimmung mit der Mutter vollzieht sich über die Einverständigung die Selbstverständigung des Subjekts. Ich-Bildung ist Sprachbildung in dem Sinne, daß im »Sprechen« der Mutter mit ihrem Kind allemal die Körperbewegung in untrennbarer Einheit mit der verlautbarten Stimmgebung sich niederschreibt: die Sätze erhalten ihre Bedeutung durch die Rhythmik der mütterlichen Motorik, welche die Intervalle in einem System von Tönen (Stimmungen) bildet und zur Melodik von Tonbeziehungen fügt, die sich als Satz-Melodie einschreiben: die Partitur des Lebens – eines Lebens, das vom Vorrang materneller Signifikanz geprägt ist und einer

Welt, die »nachträglich« vom phallischen Signifikanten gezeichnet ist.
Der phallische Signifikant hat seine Grenze in der maternellen Grundlegung des Sprechens durch das mütterliche Zeichensystem. Es gibt also verschiedene Systeme von Signifikanten, und der Imperialismus des Phallischen zeigt sich darin, daß er die anderen Signifikanten, vor allem den maternellen, in Unterdrückung hält. Der phallische Signifikant zeichnet seinen imperialen Charakter nur auf der Oberfläche der Körper, der sprechenden Subjekte ein. Und diese ins Auge springende Repräsentation scheint alle zu blenden, wo doch gerade vom Feminismus zu erwarten wäre, daß er die vielfältigen und verschiedenen Formen psychischer Repräsentanz hinter der Übermächtigung durch den phallischen zum Vorschein brächte. Grammatik und Syntax der Sprache, beschränkt auf die verbale Form des Sprechens, ist Verkümmerung. Sprache als Aussage gründet auf verschiedenen Spuren und Zeichen, die jenseits des phallischen Signifikanten liegen. Und die Überschreitung der im rationalisierenden Sprechen auf Eindeutigkeit festgestellten Sprache kennzeichnet die frei-assoziative Rede der Psychoanalyse, die das Subjekt aus der Eindeutigkeit und Einstimmigkeit seines Sprechens in die Vieldeutigkeit und Vielstimmigkeit der Rede führen soll. Die Überwindung des Sprechens unter dem Diktat des phallischen Signifikanten und die Wiederbelebung der Sprache im maternellen Signifikanten der metaphorischen Rede ist die eigentliche Aufgabe der psychoanalytischen Arbeit.

Der Diskurs der Moderne scheint in endloser Entfernung der Natur des Sprechens vor dem auf der Flucht zu sein, was die logifizierte Rede in eine ungreifbare, methodisch nicht feststellbare Sphäre des Sprechens transzendiert: es ist das Sprechen außerhalb der Einheitsgrammatik, das die verfügte Ordnung transzendiert und die »ordentliche« Einheit der Sprechenden, die Sprachgemeinschaft bedroht. Bedroht ist aber auch die Vorrangstellung des rationalen Denkens, die Machtausübung in der Behauptung und Besetzung der rationalisierenden Position zur Unterdrückung aller anderen Denkpositionen. Die das gesellschaftliche Bewußtsein durchherrschende Vorrangstellung des rationalisierenden Denkens verweist jedes andere Denken aus dem Geltungsbereich des

Rationalen ins Irrationale. Die Bemächtigung einer bestimmten Wirklichkeitsweise, der allein Anerkennung zuerkannt wird, ist identisch mit gesellschaftlicher Gewaltausübung zur Erzwingung einer Monopolisierung des rationalisierenden Diskurses, der allein Zugehörigkeit ausweist zur Gemeinschaft der Sprechenden. Psychoanalyse, der psychoanalytische Diskurs, ist aber gerade nicht aufzuführen als exemplarischer Fall einer auf Sprachregeln reflektierenden Gemeinschaft. Psychoanalyse ist auch nicht vorzuführen »als das einzig greifbare Beispiel einer methodisch Selbstreflexion in Anspruch nehmenden Wissenschaft«.[107] Freilich wird Freud vorgehalten, daß er diese Möglichkeit nicht realisiert habe: »denn das szientistische Selbstmißverständnis der Psychoanalyse, das Freud, der Physiologe, der er von Haus aus war, selber inauguriert hat, hat jene Möglichkeit verstellt«[108].
Wir wollen hier nicht auf den übersehenen physiologischen Grund des Freudschen Denkens eingehen, auch nicht auf die Verkennung der analogisierenden Freudschen Redeweise; die Verkennung des psychoanalytischen Diskurses ist eine grundsätzliche. Die Einführung des freien Assoziierens ist gerade der Kunstgriff Freuds gewesen, die logifizierte Rede zu transzendieren und im freien Assoziationsstrom der Sprechenden, in den Widerständen gegen das freie Assoziieren und vor allem in den auftauchenden Bruchstellen des assoziierten Textes die »Einrisse« des Unbewußten aufzunehmen in das Sprechen von Zweien, das vom Unbewußten eingenommen ist, und im Sich-Einlassen auf die Lücken das eigene Unbewußte jeweils ins Spiel des Sprechens zu bringen. Die Methode des freien Assoziierens ist *die* Bedingung der von Freud gegebenen analytischen Grundregel. Die Aufforderung, alles so zu nehmen, wie es in den Sinn kommt, auch wenn der Analysand es für unrichtig, nicht dazugehörig, für unsinnig hält, vor allem auch dann, wenn es ihm unangenehm ist, sein Denken mit dem Einfall zu beschäftigen. Dieses Prinzip, auf alles bewußte Nachdenken zu verzichten, unter völligem Verzicht auf kritische Auswahl des Gesagten in ruhiger Konzentration der Verfolgung der spontanen und ungewollten Einfälle sich hin-

107 Habermas, 1973, S. 262.
108 Habermas, 1973, S. 263.

zugeben,[109] führt zu einer Rede, in der gerade das Unpassende und Störende das Passende ist und in der die Stockung und Versagung des freien Einfalls, die Einfallslosigkeit, die Projektionsfläche öffnet für das Erscheinen einer anderen Rede. Die Inszenierung des analytischen Dialogs über das Prinzip des freien Einfalls hebt immer neue Vorhänge zu neuen Bühnen des Sprechens, auf denen das Subjekt sich mit seinem »Stück« ins Spiel bringt unter wechselnden Masken im gleichen Stück.

Freud hat durch den Kunstgriff des freien Assoziierens für das Ich wieder den Horizont eines Sprechens eröffnet, das mit dem Gesagten das Ungesagte, mit dem Gehörten das Unerhörte gleichzeitig zur Sprache bringt: das Sprechen hinter dem Gesprochenen, das Hören hinter dem Gehörten. Das Entsprechen des Analytikers auf das bislang Ungesagte und Unerhörte des Analysanden war Freuds großartiger Wurf, mit dem er die von der positiven Rede des rationalen Sprechens verschütteten Dimensionen der Sprache freilegte.

Im Abreißen des Assoziationsstroms, im Stocken der »freien Assoziationen«, im Verstummen der Rede zeigte sich für Freud der Wechsel des Schauplatzes: wenn die »freien Assoziationen stocken«, »weiß (man) sofort, daß (der Analysand) sich in die Übertragung begeben hat, von noch unbewußten Gedanken in Anspruch genommen wird, die sich auf den Arzt beziehen, und sieht die Stockung in den Einfällen des Patienten schwinden, sobald man ihm diese Aufklärung gegeben hat«.[110] Das Abreißen des Fadens verweist Freud in diesen Bruchstellen auf das »Original«, das sich in der Übertragung in den Analytiker entstellt. Übertragung ist danach Übersetzung vom Original, von den primären Objekten auf den Analytiker. Und diese Übersetzung ist als Übersetzungsarbeit das Entsprechen des Analytikers auf die Textlücken des Analysanden. Freuds Aufklärung wirft ein Licht auf seine Konstruktion der analytischen Situation, die sich aus der Übertragung[111] des Analytikers herstellt.

109 Freud, GW VIII, S. 31 und XIII, S. 410f.
110 Freud, GW XIII, S. 141.
111 Die Konstruktion der analytischen Situation durch die Übertra-

Wir wollen an dieser einzigartigen Textstelle, die Freud in einer Fußnote untergebracht hat, innehalten. Die Unterbrechung der Rede konstituiert für Freud Übertragung im Einreißen des Unbewußten, das sich im Schweigen artikuliert: Freud »weiß« sofort, daß der Analysand jetzt von unbewuß-

gung des Analytikers werden wir später (Kapitel III) eingehend erörtern. Es ist hier danach zu fragen, warum Freud beim Auftreten einer »Lücke« sofort »wußte«, daß der Analysand sich in die Übertragung begeben hat. Heißt das, daß Freud sich sofort in die »Lücke« des Analysanden stellen mußte? Denn Freud hatte hier keine Vermutung, sondern er »wußte«. Dieses »Wissen« Freuds, das ihn gerade durch die Verdunklung seines Begehrens, immer dazwischen sein zu müssen, zu seinen Entdeckungen für den Anderen führte, hat durch seine unreflektierte Übernahme eine paranoide Struktur der psychoanalytischen Interaktion tradiert: der Analytiker, der in den »Lükken« immer präsent ist, repräsentiert sich im Bewußtsein des Analysanden als Platzhalter und Usurpator. Diese Konstruktion, in den »Lücken« zwingend anwesend sein zu müssen, macht den Analytiker zum Verfolger der »Leerstellen« des Anderen, inszeniert die analytische Situation als paranoide Bemächtigung, die sich in der Weise für den Analytiker verkehrt, daß er Opfer seiner Verfolgung werden muß. Denn im Objekt der Verfolgung kehrt dem Verfolger die unbewußte Projektion zurück: die Ergänzungen der »Lücken« des Anderen, die der Analytiker aus seinen Phantasien vollzieht, sind seine Unterstellungen und lassen ihn zum Opfer dieser Entstellungen (Deutungen) seiner eigenen »Lücken« werden. In diesen »Lücken« des Analytikers, im Einriß seines Unbewußten stellt sich das unbewußte Übertragungsdispositiv dar, in dessen Rahmen sich seine Konstruktionen bewegen, die den analytischen Prozeß bestimmen und denen er nachkommen muß, um seine Geschichte zu verfolgen. Der Analytiker ist immer schon Opfer seines Übertragungsdispositivs, das von seinem Triebschicksal herrührt. Andernfalls, was nicht selten sein soll, folgt der Analytiker in seinen Konstruktionen den schulmäßig gelernten Deutungsklischees, deren Anwendung er in den »Lücken« des Patienten verfolgt. Im günstigen Fall, und das scheint selten zu sein, weiß und anerkennt der Analytiker, daß sein Übertragungsdispositiv den Prozeß konstituiert und die aus jenem Dispositiv erfolgten Deutungen die analytische Situation inszenieren. In diesem Fall wäre der Analytiker nicht mehr genötigt, sich in jede »Lücke« des Anderen zu zwängen und die Leerstellen als Platzhalter zu füllen, der einen lückenlosen Text durch seine Deutungen herstellen muß. Die Deutungen des Analytikers füllen immer schon die

ten Gedanken an den Analytiker in Anspruch genommen wird. Das Entsprechen Freuds zeigt sich in seiner Deutung dieser Lücke, von der er selber eingenommen ist, und seine

Auslassungen des Analysanden; aber es hängt vom Begehren und von der Persönlichkeit des Analytikers ab, ob er, einer psychoanalytischen Einheitsgrammatik folgend, einen Einheitstext herstellen muß, der lückenlose und standardisierte Geschichten nach dem Entwicklungsschema der Psychoanalyse produziert – von oral über anal nach phallisch-genital und retour – in Rückübersetzung des ödipalen Schemas bis zum empirisch verstandenen »Brust-Penis«. In dieser Hinsicht verifiziert sich die eine Fallgeschichte an der nächsten, und es zeugt sich in Wiederholung vom Analytiker auf den Analysanden und von diesem wiederum auf seinen Analysanden ein lückenloser Text fort, der einem Einheitsschema entspricht, wie es an den homogenen Fallgeschichten psychoanalytischer Ausbildungskandidaten exemplarisch abzulesen ist (ähnlich der Problematik der Fallidentifizierung in der Psychiatrie, siehe Pohlen und Bautz, 1973). Es liegt also am Begehren des Analytikers, welchen Text er herstellt; auch wenn er sich emanzipiert hat von den Fallstereotypien seiner psychoanalytischen Schule, hängt es von den persönlichen Voraussetzungen, der Einbildungskraft, dem Phantasievermögen und dem Lebenswissen des Analytikers ab, zu welchen Entwürfen er in der Konstruktion der Geschichte des Analysanden kommt. Der Analyseprozeß wird demzufolge von Bedingungen getragen, die nicht erlernbar, höchstens formbar sind, da die persönlichen Voraussetzungen des begabten Analytikers in gleicher Weise im Dunkeln bleiben wie die Begabungen des Künstlers und Wissenschaftlers. Dieser Exkurs überschreitet grundsätzlich die gängige Rede von der »Restneurose« – das soll der nicht aufgeklärte Restsatz der Neurose des Analytikers sein. Denn die Konstruktion der analytischen Situation erfolgt generell aus der unbewußten Inszenierung des Analytikers. Die »Restneurose«, ein Akzidens der fundamentalen Neurose des Menschen, wird ins Spiel gebracht als Verschiebung auf das kleinste Detail, um sich der Problematik der psychoanalytischen Inszenierung zu entziehen. Die Diskussion um die sogenannte »Restneurose« kann alle der beruhigenden Erwartung eines Konsens versichern, wo die Diskussion der »Hauptneurose« ausgespart wird: die Inszenierung der analytischen Situation durch die konstruierende Ergänzungstätigkeit aus den Phantasien des Analytikers. Diese interessante Denklinie ist für die psychoanalytische Tradition noch aufzunehmen und auszuführen, aufgrund welches Übertragungsdispositivs des Analytikers sich welcher Analyse-Diskurs für den Analysanden herstellt.

»Aufklärung« bringt die Stockung in den Einfällen des Analysanden zum Schwinden. Freilich sind in diesem Entsprechen, in den passenden Ergänzungen durch den Analytiker, alle erkenntnistheoretischen Fragen der Psychoanalyse aufgehoben, wie wir noch zeigen werden. Das Abreißen des Assoziationsstroms, das Schweigen, ist die Bedingung der Möglichkeit des Sprechens auf anderem Schauplatz, an anderem Ort, der durch die Übersetzungsarbeit des Analytikers in dessen Benennung erst erscheinen kann. Die Entstellung der Lücken des Analytikers selbst, die in dieser Übersetzungsarbeit »aufgehoben« ist, wird von der Anweisung Freuds nicht berührt, sich nichts Besonderes merken zu wollen und allem, was man zu hören bekommt, die nämliche »gleichschwebende Aufmerksamkeit« entgegenzubringen.[112] Denn die Ausschaltung der bewußten Auswahl und das Sich-dem-»unbewußten-Gedächtnis«-Überlassen schließt, indem sie die bewußte Auswahl ausschließt, gerade die unbewußte ein. Die unbewußte Auswahl des Analytikers ergibt sich aus seinen Erwartungen gegenüber der analytischen Situation und gegenüber seinem Analysanden, so daß seine »gleichschwebende Aufmerksamkeit« immer schon eine unbewußt gerichtete ist, die den Assoziationsstrom des Analysanden ausrichtet und durch Deutungen lenkt. In dieser Perspektive ist die analytische Situation an sich eine entstellte, weil beide Interakteure immer auch durch die Übertragung auf anderem Schauplatz sprechen: der Analytiker auf dem des Analysanden und der Analysand auf dem des Analytikers. So erweist sich, daß das Sprechen einem unaufhörlichen Entstellungsprozeß unterworfen ist. In der Unterbrechung der Rede kündigt sich für Freud das Auftreten der Übertragung an, erweist sich ihm die Bruchstelle des Textes als Hinweis auf den Ort des ursprünglichen Textes. Das Weiterreden des Analysanden im Moment der Stockung seines Assoziationsstroms auf das Drängen des Analytikers hin führt buchstäblich zu einem bloßen Weiterreden in allgemeinem Gerede über die Aussicht aus dem Fenster, die Tapete an der Wand, die Lampe an der Decke.[113] Das drängende Moment zum Weiterreden, der Druck auf Ver-

112 Freud, GW VIII, S. 377f.
113 Freud, GW XIII, S. 141.

ständigung im Reden einer Sprachgemeinschaft, führt zu einer unbedingten Veräußerlichung der Rede, zum Vorrang des Faktischen – die Faktizität der Dinge und Sachen wird zum Maßstab ihrer Existenz.

Freud hat aber an dieser Stelle des unterbrochenen Textes das Geheimnis der Dialektik von Reden und Schweigen entdeckt, daß sich eigentliche Rede erst im Schweigen artikulieren kann: Sprechen kommt erst dort zu seiner Bedeutung, wenn sich durch Übertragung zwischen Zweien die festgestellte Rede aufhebt im Schweigen und durch Wiederholung in der Übertragung andere Bedeutungsgeschichten ins Spiel kommen. Wir fragen uns, ob die im Diskurs der Moderne betriebene Rede nichts anderes sein könnte als eine ununterbrochen in Gang gehaltene Weiterrede, die vor dem Einbruch des eigentlichen Wortes schützen soll. Die Kommunikationsgemeinschaft der Moderne ist auf die Diskussion in der politischen Gemeinschaft ausgerichtet und nicht auf Dialog eingestellt: ihre Rede im unbegrenzten Weiterreden scheint zu erweisen, »daß Weiterreden die Weise sein kann, in der sich das Bewußtsein vom Versagen aller Worte artikuliert und ausagiert. Und die eigentlichen Worte der Dichtung stehen an der Grenze zum Verstummen, wo auch nach Wittgenstein alles seinen Ort hat, was dem Leben wesentlich sein kann« ... (Wenn es) »wahr ist, daß Subjektivität nur dort sich ausbildet, wo Menschen als solche angesprochen sind, so ist ebenso wahr, daß nur dort ein Gespräch aufkommt, das diesen Namen verdient, wo die Inter-Akteure anderes sind als die Dramaturgen und ›Sprecher‹ der semantischen Grundtheorie und der Theorie des kommunikativen Handelns«[114].

In der Theorie der Kommunikationsgemeinschaft wird das in rationalisierender Weise ausagiert, was die Subjekte der Gesellschaft der Moderne zu erleiden haben: daß sie Akteure eines Stücks sind, deren Dramaturgen und Autoren nur Pseudonyme sind. Die namenlosen Akteure führen eben Stücke auf, die nicht die ihren sind, müssen sich ständig in der Rede halten, dürfen nicht innehalten, um nicht im Verstummen zur Besinnung darüber zu kommen, was ihnen geschieht. Das

114 Henrich, 1987, S. 39.

Schweigen kommt im Diskurs der Moderne nicht vor. Die Dialektik von Reden und Schweigen, die erst das sprechende Subjekt erscheinen läßt – als Sprecher des eigenen Stücks –, ist vergessen gemacht. Und dieses Vergessen ist ein tendenziöses. Die Konzeption der idealen Sprachgemeinschaft repräsentiert den Normalfall einer Gesellschaft, in der das Individuelle als unpassend und störend aufgehoben ist; die ideale Sprachgemeinschaft ist »die Krankheit, die sich für ihre Heilung hält« (Karl Kraus). »Habermas' Prognosen haben den Charakter einer Mertonschen ›self-fulfilling prophecy‹: sie rufen im gesellschaftlichen Raum das Entstehen gerade der sozialen Pathologien hervor, vor denen sie warnen. Trotz der edlen Absichten unseres Autors könnten seine Scheinideale Prozesse auslösen, die für unsere abendländischen Lebenswelten und deren Kultur verhängnisvoll wären.«[115]

3.5 Das vergessene Schweigen als bodenloser »Grund« des Sprechens: Die *physis* der Psychoanalyse – der unheimliche Ort Freuds

Dem Schweigen auf den Grund gehend, geraten wir an einen bodenlosen Abgrund. Die Bruchstellen im Text waren für Freud Einbrüche des Unbewußten, Zugangsmöglichkeiten zum anderen Ort des Sprechens. In der Traumdeutung entpuppten sich schon für Freud die »stummen Elemente« als tödliche – im Verstummen und Schweigen übersetzt sich Sterben und Totsein. Freud entdeckte im Traum, im Mythos, in der Dichtung die beredte Stille als das Andere, die Schattenseite, die sich als der heimlich-heimische Ort im Bewußtsein des Menschen als das Unheimliche darstellt. In der unbeabsichtigen Wiederholung des Gleichartigen erkannte Freud das Moment, das das sonst Harmlose unheimlich macht und uns die Idee des Verhängnisvollen, Unentrinnbaren aufdrängt, wo wir sonst nur von »Zufall« gesprochen hätten.

Freud erzählt eine Geschichte der unbeabsichtigten Wiederkehr, deren Eigenart das Eigentümliche seines Denkens of-

115 Strasser, 1984, S. 169.

fenbart, das uns über diese Geschichte zur Anschauung des Unheimlichen führt: »Als ich einst an einem heißen Sommernachmittag die mir unbekannten, menschenleeren Straßen einer italienischen Kleinstadt durchstreifte, geriet ich in eine Gegend, über deren Charakter ich nicht lange in Zweifel bleiben konnte. Es waren nur geschminkte Frauen an den Fenstern der kleinen Häuser zu sehen, und ich beeilte mich, die enge Straße durch die nächste Einbiegung zu verlassen. Aber nachdem ich eine Weile führerlos herumgewandert war, fand ich mich plötzlich in derselben Straße wieder, in der ich nun Aufsehen zu erregen begann, und meine eilige Entfernung hatte nur die Folge, daß ich auf einem neuen Umwege zum drittenmal dahingeriet. Dann aber erfaßte mich ein Gefühl, das ich nur als unheimlich bezeichnen kann, und ich war froh, als ich unter Verzicht auf weitere Entdeckungsreisen auf die kürzlich von mir verlassene Piazza zurückfand.«[116]

Freud erzählt diese Geschichte einer »unbeabsichtigten Wiederkehr«, die seine eigene ist, wo sich im Kontext des Erzählungsablaufs der Ort der Sexualität in der Wiederkehr mit dem Gefühl des Unheimlichen verbindet. Der Eindruck des Unheimlichen erhält in dieser Geschichte seine besondere Bedeutung. Er hätte auch eine andere Geschichte einer unbeabsichtigten Wiederkehr erzählen können. Der Erzähler unterliegt hier der unbeabsichtigten Wiederkehr an den Ort des Sexuellen, der der Ort ist, von dem er besessen ist – von dem wir alle besessen sind.

Freud ist der Autor des »Einrisses« des gründenden (begründenden) Denkens eines vernunftorientierten Lebens, dem er im Aufweis des Abgründigen der Triebnatur die Triebbestimmtheit gerade des Denkens vor Augen führt. In diesem Text erzählt sich eine Geschichte, die den Autor im Kontext unheimlicher Faszination abbildet, die im Zwang der Wiederholung liegt, immer denselben (sexuellen) Ort wieder aufsuchen zu müssen. Es ist der geheime Ort, dessen Geheimnis sich entstellt auf den Schauplatz eines verbotenen Ortes: das Bordell ist der verbotene Ort und die Hure die verbotene

116 Freud, GW XII, S. 249.

Frau, die zugleich für den verbotenen Ort in der körperlichen Kennzeichnung des Verbotenen steht. Auf dem Körper der verbotenen Frau schreibt sich die Faszination des Unheimlichen als der Nachtseite des Lebens ein, die zugleich die Frau als Verderberin des Lebens zeichnet; und dieser Text schreibt sich im Werk Freuds unaufhörlich fort. Im »Motiv der Kästchenwahl« wiederholt sich das Thema in der Figur der drei Schicksalsgöttinnen. Klotho, die den Faden spinnt, das Verhängnis; Lachesis, die innerhalb der Notwendigkeit des Geschickten das Zufällige, das zufallende Erleben im Spinnen besorgt; Atropos, die den Faden abreißt, die Unerbittliche, das Unabwendbare, die Verderberin des Lebens, der Tod. Die drei Moiren, die sich aus den Horen, den Vegetationsgottheiten, die später die Zeit bezeichneten, zu Schicksalsgottheiten wandelten, die »über die notwendige Ordnung im Menschenleben so unerbittlich wachen wie die Horen über die Gesetzmäßigkeiten der Natur«,[117] entstellten sich in die Figur der Liebesgöttin, die die Stelle der Todesgöttin einnahm. Freud zeigt in der Bildung des Mythos die Verdichtung und Ersetzung der einen Figur in den drei Figuren und in den drei Figuren die Ersetzung und Entstellung der einen Figur, der großen Muttergottheit, in der Leben und Tod, Zeugung und Vernichtung in eins fallen. Freud zeigt aber auch, daß das Motiv der Wahl im Mythos von den drei Frauen – wie im Urteil des Paris – einer Wunschverkehrung des Menschen entspricht. »Wahl steht an der Stelle von Notwendigkeit, von Verhängnis. So überwindet der Mensch den Tod, den er in seinem Denken anerkannt hat. Es ist kein stärkerer Triumph der Wunscherfüllung denkbar. Man wählt dort, wo man in Wirklichkeit dem Zwange gehorcht, und die man wählt, ist nicht die Schreckliche, sondern die Schönste und Begehrenswerteste.«[118] Die Schönste und Liebenswerteste der Frauen, die an die Stelle der Todesgöttin getreten ist, hat den Zug des Unheimlichen sich bewahrt: die Liebende ist die Stumme, die im Schweigen sich Verbergende. Die drei Göttinnen sind die für den Menschen unvermeidlichen Beziehungen zur Frau. »Die Gebärerin, die Genossin und die Verderberin. Oder die

117 Freud, GW x, S. 32.
118 Freud, GW x, S. 34.

drei Formen, zu denen sich ihm das Bild der Mutter im Laufe des Lebens wandelt: Die Mutter selbst, die Geliebte, die er nach deren Ebenbild gewählt, und zuletzt die Mutter Erde, die ihn wieder aufnimmt.«[119] Die unheimliche Faszination der unbeabsichtigten Wiederkehr, der Zwang zur Wieder-Holung immer desselben Ortes, bringt den Menschen zu jenem unheimlichen Ort, der der heimlich-heimische ist, der verdrängt-heimische: es ist »der Eingang zur alten Heimat des Menschenkindes, zur Örtlichkeit, in der jeder einmal und zuerst geweilt hat«. Es ist der Ort des Déjà-vu, der für das Genitale der Mutter einzusetzen ist: »Das Unheimliche ist also... das ehemals Heimische, Altvertraute.«[120]
Im Tod ereignet sich die endgültige Rückkehr als Wiederkehr der Heimat. Unheimlich erscheint im allerhöchsten Grad dem Menschen, was mit dem Tod, mit Leichen und mit der Wiederkehr der Toten, mit Geistern und Gespenstern zusammenhängt. Und die Todesangst entspricht dem unbewußten Wunsch einer Todesvermählung mit der Mutter. Sie steht in einer von Anfang bis Ende des menschlichen Lebens sich fortsetzenden Reihe von Verlustängsten, die alle für die Angst stehen, mit dem mütterlichen Körper sich nicht vereinigen zu können, oder dem ihr entsprechenden, unbewußten Wunsch, die Verbindung mit dem mütterlichen Körper herzustellen. Und gerade die Kastrationsangst, der drohende Verlust des Teils, der die Wiederherstellung der Verbindung mit dem mütterlichen Körper verbürgt, repräsentiert die Todesangst als äußerste »Sehnsuchtsangst«[121]: die Selbstvernichtung in der Wiederkehr der (endgültigen) Vereinigung mit der Mutter – im Tod. Das Unheimliche, dessen Vorsilbe »un-« die Marke der Verdrängung ist,[122] das Heimlich-Heimische steht für das Sprechen anderen Orts. An den Bruchstellen des Textes ist Freud an einen bodenlosen Abgrund geraten, an dem das andere des (be)gründenden Denkens aufscheint: die »Natur«, die Freud in der Kreisgestalt der Rückkehr des Endes zum Anfang sah.

119 Freud, GW x, S. 37.
120 Freud, GW xii, S. 259.
121 Freud, GW xiii, S. 289.
122 Freud, GW xii, S. 259.

Das Freudsche Denken, das Bedenken der Wiederholung des Gleichartigen, der unbeabsichtigten Wiederkehr als Moment des Verdrängt-Heimischen kommt im *»Jenseits des Lustprinzips«* zur Höhe seiner Anschauung. Im Spiel des Kindes fand Freud die das Lustprinzip überschreitende Lust des »Wiederholungszwangs«, sich immer im Gleichen wiederzufinden. Und in Übertragung auf das Triebgeschehen sah er dieselben Mechanismen am Werke, die den Wiederholungszwang des kindlichen Spiels ausmachen. In der Intention zur Wiederholung des Gleichen erkannte er das Wesen des Triebhaften: ein Trieb ist ein dem belebten Organischen innewohnender Drang zur Herstellung eines früheren Zustandes. Diese Auffassung von der konservativen Natur des Lebenden, aus inneren Gründen ins Anorganische zurückzukehren, läßt Freud sagen: »Das Ziel alles Lebens ist der Tod, und zurückgreifend: Das Leblose war früher da als das Lebende.« Und so begreift er das Leben als Umweg zum Tod: »Die konservativen organischen Triebe haben jede diese aufgezwungenen Abänderungen des Lebenslaufes aufgenommen und zur Wiederholung aufbewahrt und müssen so den täuschenden Eindruck von Kräften machen, die nach Veränderung und Fortschritt streben, während sie bloß ein altes Ziel auf alten und neuen Wegen zu erreichen trachten.«[123]
An dieser Übertragungsstelle des Freudschen Textes von seiner Triebgeschichte, die er uns über seine Erfahrung des Unheimlichen erzählt hat, zur allgemeinen Anschauung vom Wesen der Triebe, die er als Wiederholung des eigenen Triebschicksals auf anderer Bühne zum universalen Geschick entstellte, müssen wir innehalten und fragen, was es bedeutet, daß Freud das Leben im anfänglich verfügten Ausgang (durch die Bestimmung der drei Moiren) als Umweg im Vorlaufen zum Tode begreift. In dieser Sicht ist das Leben ein unheimlicher Prozeß, dessen Zeitlichkeit, das ist Bewußtsein, sich nur der Verdrängung verdankt, die im Festhalten am primären Befriedigungserlebnis besteht: »Der verdrängte Trieb gibt es nie auf, nach seiner vollen Befriedigung zu streben, die in der Wiederholung eines primären Befriedigungserlebnisses bestünde; alle

123 Freud, GW XIII, S. 40.

Ersatz-, Reaktionsbildungen und Sublimierungen sind ungenügend, um seine anhaltende Spannung aufzuheben, und aus der Differenz zwischen der gefundenen und der geforderten Befriedigungslust ergibt sich das treibende Moment, welches bei keiner der hergestellten Situationen zu verharren gestattet, sondern nach des Dichters Worten ›ungebändigt immer vorwärts dringt‹. Der Weg nach rückwärts, zur vollen Befriedigung, ist in der Regel durch die Widerstände, welche die Verdrängung aufrechthalten, verlegt, und somit bleibt nichts anderes übrig, als in der anderen, noch freien Entwicklungsrichtung fortzuschreiten, allerdings ohne Aussicht, den Prozeß abschließen und das Ziel erreichen zu können.«[124]
Die Ableitung des Triebes von dem Bedürfnis nach Wiederherstellung eines früheren Zustandes, die Interpretation des Lebensprozesses als Intention zum homöostatischen Gleichgewicht als Drang nach Herabsetzung, Konstanzerhaltung und Aufhebung jeder Reizspannung, wird zuletzt als Drang zur Wiederherstellung des Ursprünglichen, anorganischen Zustandes absoluter Ruhe gedeutet. Das Denken folgt hier der Kreisgestalt eines geschlossenen Systems, der Rückkehr des Endes zum Anfang: ein Prozeß absoluter Umkehrbarkeit; im Gegensatz zum physikalischen Prozeß, der nie absolut reversibel ist und immer einen irreversiblen Anteil hat, der im Sinne der Entropie letzten Endes zum Aufhören allen materiellen Geschehens in der Welt führen müßte. Freud findet für diese, jetzt einreißende Absolutheit seines Denkens die entsprechende mythologische Gleichung bei Platon im Bild des Kugelmenschen, einer Figur von Vollkommenheit und absoluter Einheit, des Urbilds eines Ur-Einen, seiner Entzweiung und seiner Wiedervereinigung in der Wiederherstellung der ursprünglichen Ganzheit. Die Rekonstruktion erfüllt sich hier im buchstäblichen Sinne als Wiederherstellung und Erneuerung der verlorengegangenen Einheit. In dem Moment, wo Freuds Übersetzungsarbeit zur Rekonstruktion greift, zeigt sich »die infantile Sehnsuchtsangst«[125] im Verlangen, die Trennung rückgängig zu machen, die getrennten Teile wieder zusammenwachsen zu lassen. An dieser Stelle, wo er keine

124 Freud, GW XIII, S. 44f.
125 Freud, GW XIII, S. 289.

Übersetzung mehr suchte und eine Rekonstruktion gefunden hatte, bricht er den Text ab: »Ich glaube, es ist hier die Stelle, abzubrechen.«[126]

Im Bild des wiedervereinten Paares spricht sich das Wesen einer urbildhaften homöostatischen Selbstgenügsamkeit aus. Indem Freud auf den Mythos des Ur-Einen, seiner Entzweiung und seiner Wiedervereinigung zurückgreift, überträgt er darauf die Anschauung seiner Findenslehre: alle Vereinigung ist Wiedervereinigung, alles Finden ist Wiederfinden. Wenn alles Finden Wiederfinden ist, dann ist Libido in der tatsächlichen Bindung an Objekte nicht zu befriedigen. Sie bleibt immer eine unbefriedigte, alle Objektgestaltungen sind Ersatzbildungen für das *eine* Objekt, zu dem der Mensch am Ende zurückkehrt. Und über eine endlose Verkettung von Objektgestaltungen als Ersetzungen des einen Objekts treibt sich das Leben voran zur Wiederherstellung der ursprünglichen Einheit im Tod: die Todesvermählung ist die endgültige Rückkehr als (unbeabsichtigte) Wiederkehr dieser Heimat.

Das Ich, das je schon vor dem Hintergrund des drohenden Zerfalls den Schein seiner Einheit wahrt und in seinen Objektgestaltungen immer schon die Ersetzung der ursprünglichen Verbindung zu finden suchte, sucht in der Vorstellung der endgültigen Aufhebung der Verdrängung im Tod seine Ganzheit wiederzufinden. Die »infantile Sehnsuchtsangst«, die der Trennung vom Körper der Mutter entspricht und zugleich das sehnsüchtige Verlangen nach Wiedervereinigung mit ihrem Körper lebenslang treibt, läßt das Bewußtsein der letzten, arglistigen Täuschung unterliegen: der Täuschung der tatsächlichen Heimkehr zu seinem »Grund«. Freuds Rekonstruktionsversuch an dieser ersten und letzten Stelle – statt der Übersetzungsarbeit, der immer schon der Verlust des Originals inhärent ist – verführt ihn dort, wo der Schein an sein Ende zu kommen scheint, Platons Trugbild vom Kugelmenschen aufzusitzen, in dem sich der »platonische Betrug« (Nietzsche), nämlich die Ausstattung des Seins mit den Attributen von Ewigkeit und Beständigkeit, darstellt. Freud, der

126 Freud, GW XIII, S. 63.

die Ganzheit als Schein, die Einheit des Ichs als seine Einbildung demaskiert hat, scheint der »Sehnsuchtsangst« nachgegeben zu haben, indem er die wiederzugewinnende Ganzheit an eine »Örtlichkeit« zu bannen suchte, die für Unbeständigkeit und Vergänglichkeit, gerade auch in der imaginären Rückkehr zum mütterlichen Körper im sexuellen Akt, steht: es ist der Ab-Grund, der unendliche, alles gebärende und alles vernichtende Schoß der *materia*.

Der Mensch wünscht zu seinem »Grund« zu kommen und endgültig »Grund« zu haben, und dieses gründende Denken, das von Nietzsche radikal aufgehoben wurde, ist die Versuchung des Denkens, entsprungen dem Schauder und dem Entsetzen vor dem Grundlosen. Nietzsche hatte an dieser Bruchstelle des Textes die Antwort des Silen gegeben. König Midas hatte lange Zeit nach dem weisen Silen, dem Begleiter des Dionysos, im Wald gejagt; als er ihm endlich in die Hände fiel, fragte der König, was für den Menschen das Allerbeste und Allervorzüglichste sei. Starr und unbeweglich schwieg der Dämon, bis er, durch den König gezwungen, endlich unter gellendem Lachen in die Worte ausbrach: »Elendes Eintagsgeschlecht, des Zufalls Kinder und der Mühsal, was zwingst du mich, dir zu sagen, was nicht zu hören für dich das Ersprießlichste ist? Das Allerbeste ist für dich gänzlich unerreichbar: nicht geboren zu sein, nicht zu sein, nichts zu sein. Das Zweitbeste aber ist für dich – bald zu sterben.«[127] Diese Antwort setzt sich fort im Chor des »Ödipus auf Kolonos«: Letzten Endes wäre es besser, niemals geboren zu sein und, wenn man geboren ist, so schnell wie möglich zu sterben. Der Mythos von Ödipus vollendet sich im Mythos von Ödipus auf Kolonos. Hier zeigt sich das Begehren *»Jenseits des Lustprinzips«*, erfüllt sich das Schicksal im Jenseits von Ödipus, als dieser, von Antigone geleitet, nach seiner endlosen Flucht von Theben auf Kolonos in Attika Ruhe finden will; Ruhe im Hain der Erinnyen, im Todeshain. Und das Thema von Ödipus auf Kolonos resümiert sich in der radikalsten Verfluchung, in der entsetzlichsten Verwünschung der eigenen Söhne, der Nachkommen. Ödipus geht ein in den Bereich des Schweigens, wo

127 Nietzsche, CM III/1, S. 31.

die Rachegöttinnen wohnen, »die nicht vergeben und das Menschenwesen an jeder Ecke wieder einholen« (Lacan) – um die Moralisten zu enttäuschen: es ist der immer wiederkehrende Schrecken tödlicher Leidenschaften, die schuldig machen und deren unerbittliches Echo die Erinnyen darstellen.[128]

Die Fortsetzung des Freudschen Textes von »Ödipus in Theben« in »Ödipus auf Kolonos« im *»Jenseits des Lustprinzips«* wird in der Tradition der Psychoanalyse übersehen. Freud kommt dieser Auslese seines Textes entgegen, indem er im »Jenseits des Lustprinzips« an der Stelle des »Einrisses« des Bodenlosen das trügerische Bild Platons von der Ganzheit an das Ende seines Entwurfes setzt und den letzten Schein für das bürgerliche Ich wahrt, wo er in den Chor des »Ödipus auf Kolonos« hätte einstimmen können. Die Antwort des Silen öffnet den olympischen Zauberberg und zeigt uns seine Wurzel: der dionysische »Grund« des Lebens, das Grauen und die Schrecken des Daseins, die Maßlosigkeit der titanischen Mächte der Natur, die erbarmungslos herrschende, über Menschen und Göttern thronende Moira, entstellte sich den Griechen – die nur so leben konnten – in den verklärenden Spiegel der apollinischen Götterordnung. Das entsetzliche Übermaß der Natur, die Unmäßigkeit der Lust und die Unermeßlichkeit des Leidens faßten sich in das Maß und die Harmonie apollinischer Ordnung. Der Weg des Menschen im Verlauf seiner Geschichte ist der immerwährende Versuch der apollinischen Bändigung des Dionysischen. Aber diese auf den Schein und die Mäßigung künstlich gebaute Welt enthüllte sich den Griechen in der dionysischen Selbstvergessenheit: im Zerbrechen der Ichheit des Subjekts offenbarte sich der Weg zur »Wahrheit« in der Anschauung des Seins als des ganz Anderen, als Übermaß der Differenz. Die schauderhafte Doppelheit des Gottes Dionysos zeigt ihn als wilden Geist der Gegensätzlichkeit und des Widerspruchs, als grenzenlose Lebensfülle und grausamste Vernichtung zugleich – eben nicht als das ganz Andere der Vernunft, sondern als Inbegriff von Geist in seiner Doppelgestalt. Im »totenstillen Lärm« der dio-

128 Pohlen, 1983, S. 144.

nysischen Erscheinungen tut sich der tragische Lebensgrund auf, der vom Widerspruch der geschlechtlichen »Allgewalt der Natur« zerrissene Mensch, der sich in jedem Akt seiner Schöpfung in die Vernichtung reißt. Nietzsche sah das Leben in der Optik des Tragischen, in der unlösbaren Zerrissenheit von Sein und Schein. Es gibt für ihn keine Koinzidenz zwischen Schein und Sein, kein versöhntes Subjekt, das am Ende zu seiner Ganzheit fände.

An dieser Bruchstelle des Textes kann sich das Subjekt seine Ganzheit weiter einbilden in der Prospektion auf den Gang der Geschichte, in dem sich die Wiederaneignung des Enteigneten vollzieht als wieder in Besitz genommenes Ich, das sich aus der platonischen Trennung von Ideal und Realität zurückgenommen hat. Das Ideal eines Subjekts als versöhntes Selbstbewußtsein ist die Imagination von Ganzheit. Dieses Ideal der Wiederaneignung seiner selbst definiert sich immer schon im Zeichen der Versöhnung – in der metaphysischen Tradition bis Hegel und Marx – und daher notwendigerweise im Zeichen von Selbstbewußtsein,[129] obwohl wir seit Nietzsche dieses Ideal des Ichs als Maskencharakter und seit Freud dieses Ich als Oberflächenphänomen erkannt haben. Trotz der Destruktion des Subjektbegriffs, die das Werk Freuds auszeichnet, scheint er sich selber am Ende von einem Trugbild von Ganzheit faszinieren zu lassen, obwohl sein Denken von der Unterminierung aller Ganzheiten, die die christliche Metaphysik in Fortsetzung der platonischen Täuschung in ihren Trugbildern wiederholte, eingenommen war. Die konstitutive Gespaltenheit des Subjekts in Bewußtes und Unbewußtes bezeichnete *das* Moment seines Denkens.

Das Ideal der unbegrenzten Sprachgemeinschaft in seiner apriorischen Gegebenheit steht in direkter Fortsetzung der metaphysischen Tradition als Idee ursprünglicher Kontinuität und als Idee des selbstgewissen Subjekts. Es leugnet darin den »Einriß« des Textes, der zum Körper, zur Affektivität, zu den Trieben, zum Tod als die Diskontinuität schlechthin die Perspektive öffnen würde. Unter dieser Optik ist die Endlichkeit des Subjekts, das Leben als entschlossenes »Vorlaufen zum

129 Vgl. Vattimo, 1986.

Tode« die einzige, das Subjekt auszeichnende Kontinuität: »Auf diese Weise konstituiert das Vorlaufen zum Tode zwar die Existenz als Kontinuität eines Diskurses, eines Textes, allerdings um den Preis, über einem Abgrund zu schweben, der eben die Möglichkeit aller Unmöglichkeit, des Todes ist. Das Dasein konstituiert sich als hermeneutische Ganzheit nur, indem es entschlossen zur Möglichkeit des Nicht-mehr-Seins vorläuft.«[130]

Wenn wir uns erlauben, gegen Subjekt wie gegen Prädikat nachgerade ein wenig ironisch zu sein (Nietzsche), dann erfüllt sich die »Selbstgewißheit« des Subjekts in dem Moment, in dem die Gespaltenheit des Ichs an ihr Ende kommt: Tod ist Prädikat jeder Aussage über das Subjekt, die Aufhebung seiner Gespaltenheit, weil das Ich nicht mehr ist.

Nietzsches Antwort auf die Bruchstelle im Text mit den Worten des Silen hat die Wurzeln des Zauberbergs freigelegt, die geistige Schöpfung als verklärender Spiegel vor dem triebhaften Hintergrund des Lebens. Die Entdeckung der strukturierenden Gewalt der unbewußten Phantasien auf dem Hintergrund des Schreckens der Kastrationsdrohung, der Abtrennung vom mütterlichen Körper, war Freuds Wiederholung der Spur des Ursprünglichen: die Geburt der Phantasie aus dem Geist des Grauens. Pegasos entsprang dem blutenden Schlund der enthaupteten Gorgo, das geflügelte Roß (der Phantasie), das schneller fliegt, als die Gedanken eilen können.

Dem zeitgenössischen französischen Denken ist dieser »Einriß« des Textes zu einem Fluchtpunkt neuer Metaphysik geraten. Hier die Verabsolutierung des Scheins in der Verherrlichung der Simulacra, die eine Welt für sich geworden sind ohne Rücksicht auf ihren Triebhintergrund; dort die Verklärung der Abwesenheit von Sein, die Verherrlichung der Leere (*béance*),[131] die zu einer Abwesenheit an sich gemacht wird

130 Vattimo, 1986, S. 142.

131 Die Leere, die Kastration stellt sich bei Lacan und in der Lacan-Schule als eine Art negative Ontologie dar. Dieser Ontologisierung der Kastration – als Mangel, Signifikant, Phallus usw. – liegt eine ganz andere Auffassung als die Freudsche zugrunde: »Für Freud ist die Kastration eine Geschichte des narzißtischen Ichs: sie geht aus dem

und kein »Original« mehr zuläßt. Die Abwesenheit als Mangel an sich substituiert sich durch eine bloße Produktion von Differenzen ohne Bezug zu einem wiederzuholenden Original: »In beiden Fällen jedoch wird die These der ›Identität‹ von Sein und Sprache als Auslöschen aller Bezugsmöglichkeiten zu einem ›Ursprünglichen‹ gedeutet zugunsten einer Konzeption von Erfahrung, die sich nur an den Oberflächen bewegt oder dem ›Original‹ nachtrauert und sich selbst als gefallen und entfremdet betrachtet oder aber die Freiheit genießt, die ihr in einer Art Rausch des Simulacrums zugestanden wird.«[132] Eine endlose Ästhetisierung als Reaktionsbildung, ein bodenloses, leeres Reden unterhält die Fluchtbewegung von dieser Bruchstelle des Textes.
An dieser Stelle, wo Freud sagte, daß er abbrechen möchte, hatte er zuvor das Bild vom Kugelmenschen zur Ausfüllung der Lücke seines Textes eingeführt, aber mit diesem Bild, für das es keine Übersetzung mehr gibt, abgebrochen. Die Darstellung des Kugelmenschen ist Rekonstruktion, ist Wiederherstellung einer ursprünglichen Ganzheit. In der Figur von Vollkommenheit bringt sich das gespaltene Subjekt vollendend zu seiner Versöhnung. Die Aufhebung des Tragischen im Menschenleben, das schicksalsnotwendig zugrunde geht, zeigt sich im versöhnten Subjekt, das in der Vorstellung der Rückkehr zum Ursprünglichen seine Erlösung konstruiert.

Narzißmus hervor und bleibt auch diesem maßgeblich verhaftet. Für Lacan hingegen scheint der Narzißmus – als das Imaginäre – eher eine Stufe zu bilden, die das Subjekt zumindest idealiter auf dem Weg zum Symbolischen überwinden soll. Das Begehren des Unbewußten wird von Lacan als ein Jenseits des Narzißmus (des Ichs) dargestellt« (Weber, 1979, S. 204). Und das Weiterreden an dieser »Leerstelle« des Textes, wo sich die Worte versagen müßten im Verstummen an der Grenze zu jenem Ort, an dem nach Wittgenstein alles seinen Ort hat, was dem Leben wesentlich sein kann, wird zum bloßen Weiterreden in allgemeinem Gerede zum Ausfüllen der Lücken. Dieses Weiterreden produziert sich in der Schule Nach Lacan als »gleitendes« Sprechen im Zeichen des unbewußten Signifikanten, das eine neue Rede installieren soll, welche die Entstellung der Entstellungen, die Kette der Entstellungen aufzuheben meint; wo sie in Wahrheit eine Fluchtbewegung im Wort vor dieser Stelle der Leere ist.

132 Vattimo, 1986, S. 100.

Der Weg des Menschen, sein Gang durch die Geschichte ist unumkehrbar, es gibt keine Rückkehr zur ursprünglichen Verbundenheit. Der Mensch sucht in der Rückkehr Selbstvergessen, und er »weiß« zugleich, daß er vergessen muß, was seine Sehnsucht treibt. Seine Natur hat er dem Selbst zum Opfer gebracht, seine Selbstherrschaft verdankt sich der Entsagung eigentlicher Triebbefriedigung. Horkheimer und Adorno[133] legten den Weg des Odysseus als Weg des europäischen Menschen zur Selbstbeherrschung aus, auf dem die Sehnsucht des Selbstvergessens, der Lockruf der Rückkehr zur unterdrückten Natur Vergegenwärtigung von Glück verspricht, wo dieses »Glück« nur Abwesenheit von Unglück heißt. Aus dem Leiden am Bewußtsein gibt es keine Erlösung, die Wiederkehr des ursprünglichen Glücks im Selbstvergessen ist Idylle, unheimlicher Schein des Glücks, Schein von Versöhnung. Das Sich-Anheimgeben an die Natur, dieses »Glück an den Rändern der Welt«, das Odysseus und seine Männer bei den Lotophagen, den Lotosessern widerfährt, diese Erinnerung einer Urzeit vor jeder Produktion, eines Urstandes ohne Arbeit und Kampf, versetzt den Menschen in das älteste, ureigenste organismische »Glück«, aufgehoben zu sein in bewußtloser Sattheit der Seligen – jenseits des Leidens am Bewußtsein der Selbsterhaltung.[134] Die Verlockung der »unbeabsichtigten Wiederkehr«, sich dem ursprünglichen Trieb zu überlassen, widerfährt Odysseus und seinen Männern auch durch den Zauberstab Kirkes, der sie in den Bann tierischer Wildheit schlägt. Der Zauber, der sie zu Schweinen macht (zum heiligen Opfertier der Demeter), entbindet die unterdrückte Triebnatur, ist zugleich Entfesselung des Selbst, das sich einer Entzauberung des Mythischen verdankt und selbst einem mythischen Gebot, dem der Aufklärung, folgt. »Das mythische Gebot, dem sie verfallen, entbindet zugleich die Freiheit eben der unterdrückten Natur in ihnen. Was in ihrem Rückfall auf den Mythos widerrufen wird, ist selber Mythos.«[135] Die Entzauberung des Menschen in der Aufklärung erweist ihre Gebundenheit an den Mythos durch die ständige

133 Horkheimer und Adorno, 1969.
134 Vgl. Horkheimer und Adorno, 1969.
135 Horkheimer und Adorno, 1969, S. 78.

Negation des mythischen Gebotes, sich dem Trieb zu überlassen. Und der Gegenzauber im zwingenden Gebot der Negation produziert ein selbstbezwingendes Subjekt, das durch die Unbezwingbarkeit der Triebnatur immer tiefer in den Zwang zur Triebunterwerfung gezwungen wird. Denn jeder Versuch, den Naturzwang zu brechen, indem Natur gebrochen wird, gerät um so tiefer in den Naturzwang hinein.[136] Am Ende des Aufklärungsprozesses steht das moderne Ich, das den Schein subjektiver Freiheit durch immer umfassendere Isolierung und Verleugnung wahren muß. Im Kreislauf zwingender Selbst-Erhaltung wird das rationalisierende Denken zur notwendig sich steigernden Gewalt in der Niederhaltung des naturnotwendig wachsenden Aufruhrs: Zerstörung des Selbst zeichnet den Ausgang, Opferung der Natur treibt zum Selbst-Opfer.

3.6 Die heilige Sprachgemeinschaft: Moderne Wege der Opferung

3.6.1 Vom »Grund« der Sprachgemeinschaft

Die Monopolisierung rationalisierender Diskursform, die gewaltsame Verkürzung der Sprache auf eine homogenisierende Diskurspraxis, betreibt Unterdrückung und Opferung all jener Sprachformen, welche die Kultur einer Sprachgemeinschaft erst zur Sprache bringen. Die ideale Sprachgemeinschaft besorgt zugleich in der Normierung des Sprechens, in das alle eingeschlossen oder einzuschließen sind, eine vorgefertigte Produktion von Standarderfahrung, die zur Maßgabe vernünftiger Selbsterhaltung wird. Dem standardisierten Ich, das mit Normalität als dem Vernünftigen identisch ist, wird das Individuelle zum Opfer gebracht: die Liquidation des Tragischen bestätigt die Abschaffung des Individuums.[137] Mit der Opferung anderer Diskursformen, mit der Opferung des tra-

136 Vgl. Horkheimer und Adorno, 1969, S. 19.
137 Horkheimer und Adorno, 1969.

gischen Ichs, wird auch der Sprachkörper[138] des Subjekts geopfert. Die Entsinnlichung und Entmaterialisierung der sprechenden Körper produziert eine sich steigernde Abstraktion des Sprechens: die Entstellung vom Körper treibt die Ersetzung der körperlichen Befriedigung in die endlose Verschiebung körperlos sprechender Subjekte. Die Erotisierung des Sprechens, die Ersetzung des Handelns durch Sprechen – das »kommunikative Handeln« der Sprachgemeinschaft – setzt sich an die Stelle körperlicher Lust, deren Bezwingung die Sprachbefriedigung immer zwingender macht.

Der Weg zur Selbstbeherrschung, zum Selbst-Bewußtsein des europäischen Menschen, ist der Gang vom »homerischen Grundtext« zu einer fortschreitenden Entstellung des Originals, eine systematische Entfernung der Triebnatur, die in der modernen Lesart der Ichheit des Subjekts zum Höhepunkt der Entstellung gerade in der Unkenntlichkeit eines Ideals (der »Harmonie« der Sprechenden) gekommen ist. Die ideale Sprachgemeinschaft, die das Opfersystem zur Vollendung gebracht hat, hat darin zugleich ungeschehen gemacht, daß sie ihren Bildungsprozeß einer endlosen Opferverkettung verdankt.

Ein Blick auf die Bedeutungsgeschichte des Wortes Kommunikation führt den sinnlichen Grund vor Augen und soll zugleich darüber aufklären, was in der Abstraktion von der Materialität dieses Terms im Diskurs der Moderne verklärt wird.

138 Es wird noch zu zeigen sein, daß Sprechen eine Ersetzung für den Verlust des mütterlichen Körpers ist und daß sich im Sprechen über die Wortbrücken – von Mund zu Mund – die Verbindung zum mütterlichen Körper imaginativ wiederherstellt: die abwesende Mutter, der »Tod« der Mutter, wird durch die Benennung präsent, im Wort gebannt – das »Opfer(n)« der Mutter ist Voraus-Setzung des Sprechens.

Kommunikation, lat.: *communicatio*, heißt Mitteilung, Anteilnahme und zugleich Gemeinschaft; *communicatio* kommt von *communis* = gemeinschaftlich, gemeinsam, überall üblich und öffentlich; *communicatio* ist eine Verbindung von communis, communio mit dem Wortstamm *cor*; das Wort *cor* bedeutet Herz, Gemüt, Mut, Verstand, Einsicht, Person, Magen (mund); *mihi cordi est*: mir liegt am Herzen; es liegt mir an, heißt zugleich auch aus dem Herzen sprechen = *coram*: mündlich, öffentlich, vor aller Augen – das ist in der alten Bedeutung: aus dem Herzen sprechen = persönlich sprechen (*cor*, *coram*). Persönlich sprechen ist in der vorbürgerlichen Lebensart immer schon vor aller Augen, das heißt öffentlich sprechen; entgegen der Habermasschen bürgerlichen Umdeutung des Verhältnisses von *oikos* und *polis*, nach der *oikos* der verschwiegene, schamhaft verborgene Ort des privaten Lebens ist, von dem die *polis* abgesetzt wird als der Ort im »Licht der Öffentlichkeit«, in dessen Schein all jenes nur zum Vorschein kommt, was zum öffentlichen Diskurs zugelassen ist und Anerkennung, mithin Identität verleiht. Ein Blick auf die Geschichte zeigt, daß gerade die den Bürger als privat erregenden Dinge öffentlich[139] waren: das Lever und Coucher des

139 Es ist für uns nicht von Belang, ob dies symbolisch oder empirisch vollzogen wurde. Die bürgerliche Scham mit ihrer Projektion auf den nackten Körper als Angst vor der Bloßstellung des Sexualkörpers scheint eine Entstellung, eine Verkehrung von Scheu zu Scham gegenüber den einstmals göttliche Verehrung genießenden Genitalien zu sein. Die Sexualorgane des Menschen erregten einst Ehrfurcht als der Ort, an dem sich die Unsterblichkeit des Gattungskörpers repräsentierte. Und jeder Akt der sexuellen Vereinigung war ein Akt der Wiedervereinigung mit dem Gattungskörper und ein Akt der Erneuerung in der endlosen Fortpflanzung des Gattungskörpers. Das Verständnis der menschlichen Sexualität bedarf nach Freud (GW VIII, S. 166f.) urzeitlicher Analogien, um zu begreifen, wie aus dem ursprünglichen Stolz des Menschen auf seine Genitalien, die die Hoffnung der Lebenden verkörperten, und aus ihrer göttlichen Verehrung im Verlaufe der Kulturgeschichte des Menschen durch Sexualverdrängung die Pudenda wurden: Gegenstände der Scham, des Ekels und der Moral. Einer Verwechslung von Scham und Scheu, der Vertauschung der bürgerlichen Angst vor Bloßstellung der Genitalien mit der ehrfurchtsvollen Scheu vor deren Göttlichkeit, scheint auch

Souveräns, die Bezeugung der Defloration beziehungsweise die Bezeugung des körperlichen Vollzugs des Ehekontrakts – repräsentativ für die Gemeinschaft.
In der Bedeutungskette von *cor* und *coram* liegt auch *communicatus*, der Gast, das ist derjenige, der einem am Herzen liegt; Gastlichkeit ist das, was dem Menschen anliegt. *Communicatio* verweist also in allen Bezügen immer auf *communio* in der ursprünglichen Bedeutung einer Gemeinschaft des Mahls, einer Übereinstimmung im Verzehr, verweist im Eigentlichen auf den kultischen Verzehr des Opfers, das im Abendmahl als das letzte Mahl der christlichen Tradition noch sublimiert bewahrt wird. *Communicatio* ist in dieser Bedeutungsgeschichte immer schon Mitteilung als Mit-Teilen im Verzehr und Anteil-Nahme am Verzehr.
Ein anderes Wort für das mittel- und spätlateinische *communicatus*, Gast, ist das ursprünglichere *hostis*, das »im Gegensinn der Urworte« zugleich der Gast und das Andere, der Fremde, der Feind bedeutet. Der Ausdruck *tabu* wird einer Person gegenüber gebraucht, welche die angebotene Nahrung ablehnt, das heißt sich von der Gemeinsamkeit des Mahls ausschließt, tabu ist. An der *mensa* entscheidet sich der Unterschied zwischen *commensale*, Tischgenosse, und dem Nicht-Tischgenossen, das ist der Feind. Die ursprüngliche Urteilsfunktion, die Freud in der Sprache der ältesten oralen Triebregung ausgedrückt hat: das will ich essen oder ich will es ausspucken, das will ich in mich einführen und das aus mir ausschließen, trifft auch die Entscheidung über das Gute, das einzuverleiben ist, und das Schlechte, das von sich zu werfen ist.[140] Gemeinschaft bildet sich durch Übertragung der ursprünglich oralen Urteilsfunktion auf das Urteil über die Teilnahme am gemeinsamen Mahl. *Hostis* ist das Andere, das Schlechte, der Feind, insofern er vom Tisch ausgeschlossen ist; *hostis* ist der Gast, der dem Gastgeber »am Herzen liegt« (*communicatus*), insofern er am Tisch aufgenommen ist. Und das Ritual der Zerteilung, das feierliche Zerlegen der *hostia*, des Opfertiers, des Schlachtopfers, die jedem Teilnehmer am

Duerr (1988) erlegen zu sein, wenn er die bürgerliche Schamproblematik als Vollendung eines Modernisierungsprozesses glaubt widerlegen zu können durch den Hinweis auf die Schamhaftigkeit in primitiven Kulturen und in früheren Epochen der europäischen Kultur.
140 Freud, GW XIV, S. 13.

Mahl seinen gerechten Anteil zuteilt, ist das Wesen der *communio* – als Relikt bewahrt in der patriarchalischen Tischkultur bis in die großbürgerliche Zeit.
Die Urteilsfunktion ist eine orale, triebbedingte, in der durch den Mund Maß genommen wird, was nach dessen Maßgabe das Bekömmliche vom Unbekömmlichen im Vorkosten, im Abschmecken scheidet und danach bestimmt, was zugehörig ist und nicht zugehörig sein soll, was Innen sein darf oder Außen bleiben muß. Die Gemeinschaftsbildung gründet sich auf die Einrichtung der archaischen Essensgemeinschaft und auf das Tabu, den Verstoß, der darin besteht, sich ihr zu entziehen.[141] Die Anteilnahme an der Gemeinschaft ist buchstäblich Anteil-Nehmen als Mit-Teilen der Nahrung. »Es gehört zum Wesen der Nahrung, geteilt zu werden; wer den anderen nichts davon abgibt, ›tötet ihr Wesen‹, zerstört sie für sich und die anderen... Wer ohne Wissen ißt, tötet die Nahrung, und gegessen tötet sie ihn.«[142] Wissen kommt von Essen; derjenige, der um die Nahrung weiß, ist der Wissende, der an der Erkenntnis teilhat im Akt des Essens: in der Wiederholung der Essensgemeinschaft liegt jeweils das Wiedererkennen des Opfers als Nahrung. Essen ist der Sündenfall, von dem sich keiner ausschließen darf, zu dem alle verdammt sind – die Totem-Mahlzeit Freuds. Jedes Essen ist Opfer, und jedes Opfern ist Essen. Die Pflicht des Nehmens ist gebunden an die Pflicht des (Wieder-)Gebens: Gemeinschaft stiftet sich ursprünglich im Nahrung-Geben und im Nahrung-Zurückgeben. Im Essensritual des Essen-Müssens – »lieber sterben als den Schluckauf haben«;[143] denn die Bewährung besteht darin, keinen Schluckauf zu bekommen – gründet sich das Ritual des Nahrungsfestes: im gemeinsamen Mahl die Wiederherstellung der Gemeinschaft zu vollziehen, im Opfermahl den Bund zu erneuern.

141 Mauss, 1984.
142 Mauss, 1984, S. 142.
143 Mauss, 1984, S. 93.

Freud erzählt zur gleichen Zeit (1912/1913) zwei Schöpfungsgeschichten von Gemeinschaft auf zwei verschiedenen Schauplätzen. Der eine Schauplatz ist der des Urheberrechts, einzig legitimer Vater seiner Schöpfung, der Psychoanalyse zu sein, seine Vaterschaft auf Namen und Weg der Psychoanalyse zu bezeugen – Freuds Urheberschaft der Geschichte der psychoanalytischen Bewegung. Auf dem anderen Schauplatz ist Freud der Urheber einer Schöpfungsgeschichte der menschlichen Gattung, die uns zurückführt auf den Urheber der menschlichen Geschichte, den Vater der Vorzeit, den Freud als »Original« der Geschichte bezeugt.

Beide Geschichten stehen im Kontext der Auseinandersetzung Freuds mit Jung, den Freud zu dieser Zeit als Nachfolger »ausgesetzt« hatte: die »Vertreibung« Jungs, der Freud ersetzen sollte und auf den Freud seine Autorität »übertragen« wollte, ist »ein großartiger Fall mißglückter Übertragung«.[144] Die Opferung Jungs ist das Sohnesopfer, das an die Stelle des Vateropfers getreten ist und der psychoanalytischen Bewegung zum Verhängnis wurde, weil durch diese Selbstrettung Freuds der Gründer der Psychoanalyse zum Tabu wurde, von der psychoanalytischen Bewegung nicht mehr »gemordet« werden mußte. Die unterbliebene geistige Überwindung Freuds zeigt sich in jenem, die Orthodoxie auszeichnenden infantilen Dogmatismus. Hier geschieht Freud, was er in *Totem und Tabu* in der Ersetzung des Vateropfers durch das Sohnesopfer erzählt; aber dort ist es die Selbstaufopferung des Sohnes (Christus), die auf eine Blutschuld zurückweist; hier, zwischen Freud und Jung, ist es die vom Vater zur Selbstrettung – der Urheberschaft, der Originalität des Werkes – vollzogene Opferung des Sohnes. An dieser Stelle hätte Freud die Geschichte von der Opferung Isaaks durch Abraham näherliegen können; aber er spricht von der Sühne (des Sohnes) für die alte Blutschuld, wo es um die Aufklärung der Urschuld (Erbsünde) geht. »Und wenn dies Opfer des eigenen Lebens die Versöhnung mit Gottvater herbeiführt, so kann das zu

144 Weber, 1979, S. 20.

sühnende Verbrechen nichts anderes als der Mord am Vater gewesen sein.«[145]

In *Totem und Tabu* erzählt sich die Bildungsgeschichte der menschlichen Gemeinschaft, die sich im Verbrechen gründet: im Urverbrechen des Vatermordes und der kannibalischen Verschlingung des Gemordeten durch die Brüdergemeinde. *Totem und Tabu* ist die Legende einer Urgemeinschaft des Menschen, die von einem Urvater beherrscht wird, der sämtliche Frauen für sich beansprucht und die heranwachsenden Söhne vertreibt. Im Mythos von der Austreibung der Söhne zeigt sich der Sexualstreit in seinem Urbeginn. Dieses Moment der Sexualität ist das Schibboleth Freuds, das Erkennungs- und Losungswort seiner Gefolgschaft, die sich darin im Besitz der Wahrheit weiß. Die Legende setzt sich fort im Aufruhr der Söhne. Eines Tages taten sich die ausgetriebenen Brüder zusammen, erschlugen und verzehrten den Vater und machten so der Vaterhorde ein Ende. Im Akt der zeremoniellen Zerteilung des Leibes, in dem jedem ein gerechter Anteil zukommt, von dem sich keiner ausschließen darf, im Akt des gemeinsamen Verzehrens schließt sich die Blutsbrüderschaft. Das Bindende an der gemeinsamen Mahlzeit liegt also im Akt des Essens selbst, der die Teilnehmer zu Kommensalen mit ihrem Vater (Gott) macht. Die kannibalische Aneignung des Vaters ist die ursprüngliche Weise der Identifizierung, die sich in der Einverleibung des Anteils am Vater vollzieht, so daß ein jeder teilhat an seinem Wesen. Das Urverbrechen, die Tötung und der Verzehr des Vaters, setzt die Söhne in die Urschuld, die ihre Reue darin findet, daß die Söhne das opfern, was der Grund des Verbrechens war: der Besitz der väterlichen Frauen. So bildete sich im »nachträglichen« Gehorsam aus dem Schuldbewußtsein der Söhne durch die Einverleibung des Vaters das Urgesetz: Töte den Vater nicht und schlafe nicht mit deiner Mutter. Die Söhne widerriefen ihre Tat, indem sie die Tötung des Vaterersatzes, des Totem, zu einem fundamentalen Tabu machten ebenso wie die freigewordenen Frauen. Das äußere Gebot wird nun durch die Einverleibung des Vaters zu einem inneren und in der Umkehrung der äußeren Gewalt zur

145 Freud, GW IX, S. 185.

inneren zu einem unumstößlich herrschenden Gesetz. In der Einrichtung der Totemfeste wiederholte sich dieses Urereignis im Ritus, der im Gebot der Überschreitung des bisher Verbotenen die Erinnerung wachhält in der zeremoniellen Wiederholung des Geschehens *in illo tempore*, gerade durch die Freigebung des sonst Verbotenen die Urschuld erneuert, den »nachträglichen« Gehorsam in der Befestigung des verinnerlichten Gesetzes verstärkt.

Freud erzählt seine Geschichte der Kulturwerdung des Menschen in einer mythischen Weise als Begebenheit in jener Zeit. Am Beginn der Gesellschaft stand jenes Urverbrechen, das sich als kollektives Schicksal begab und in jedem individuellen Schicksal als Ödipuskomplex sich wiederholt. Die Nacherzählung der ursprünglichen Erzählung einer Begebenheit wiederholt sich fortgesetzt in den unbewußten Phantasien des Subjekts, welche die Urphantasien fortsetzen und das Verbrechen der Vorzeit zu einem Verbrechen der aktuellen Phantasie umgestalten. Die Einrichtung der Brüdergemeinschaft vollzieht sich somit über das gemeinsame Verbrechen und die gemeinsame Schuld, aus der die Gebote und Verbote der Gemeinschaft gesetzt sind. »Die Gesellschaft ruht jetzt auf der Mitschuld an dem gemeinsam verübten Verbrechen, die Religion auf dem Schuldbewußtsein und der Reue darüber, die Sittlichkeit teils auf den Notwendigkeiten dieser Gesellschaft, zum anderen Teil auf den vom Schuldbewußtsein geforderten Bußen.«[146] Die Totemmahlzeit hat sich im Gang der Geschichte entstellt in die Transsubstantiation der christlichen *communio*, die zugleich eine Ersetzung des Vateropfers durch das Sohnesopfer ist. Die Brüderschar identifiziert sich nun durch den Genuß von Fleisch und Blut des Sohnes und wird in dieser Eucharistie, in der sich jenes Verbrechen sublimiert wiederholt, geheiligt – und die »nachträgliche« Wirksamkeit jenes Verbrechens in der Sprachgemeinschaft der Moderne wird noch zu zeigen sein.

In *Totem und Tabu* erzählt sich die Geschichte vom Urverbrechen schon als Übersetzung in den mosaischen Text einer patriarchalischen Überlieferung, in der der Vater als Prinzip

146 Freud, GW IX, S. 176.

des Lebens, als Gott der Natur in der Verschiebung von den titanischen, den Erdgottheiten steht. Freuds Darstellung der Geschichte der Opfergemeinschaft ist bereits die Umschreibung eines ursprünglicheren Textes, in dem sich das Urverbrechen in der Zerstückelung des mütterlichen Körpers darstellt. Und die Freudsche Umschrift der Urschuld liegt in der Kollektivierung der Urschuld als gemeinsamer Schuld der Brüdergemeinde.

Melanie Klein[147] verfolgt die Spur der Urschuld weiter zurück und findet sie in das je individuelle Geschick gestellt: der Sündenfall des Essens liegt vor der Totemmahlzeit in der Zerstückelung des Urleibs, in der Zerstörung des vereinigten Leibs der Eltern, die in der Frühzeit das »vereinigte Objekt« bilden. Die oral-sadistische Gier des Kindes, die Brust, die Mutter aufzufressen, stellt sich in phantasierten Angriffen auf den vereinigten Leib der Eltern dar, durch welche die Einheit der in ununterbrochener Vereinigung zusammenhängenden Eltern zerstört wird. Im Bild der vereinigten Eltern enthält die Mutter den väterlichen Penis als Repräsentanz des ganzen Vaters, der Vater enthält die mütterliche Brust als Repräsentanz der ganzen Mutter. Es ist das Phantasma des Ineinandersteckens im ewigen Koitus, der gegenseitigen Verschlungenheit im oralen Koitus: der Vagina als verschlingendem Mund und der Brust als Penis der Frau, und dem Penis als Brust des Mannes in Erfüllung der Organgleichung, nach der sich in einer Verschiebungs- und Ersetzungsreihe nach dem Prinzip der Analogie Äquivalenzen bilden, die sich im Psychischen als unbewußte Identität, als Organgleichsetzung in den unbewußten Phantasien niederschlagen. »Vater und Mutter zusammen sind eine Mutter mit einem Penis«[148] und die Frau mit einem Penis ist Mutter und Kind: es ist das Bild der phallischen Mutter, das Freud als konstitutiv für den »Ödipus« beider Geschlechter entdeckte – das Phantasma von Ganzheit deckt den Schrecken der Urtrennung.

Es ist hier weniger von Bedeutung, wie sich im projektiven und introjektiven Spiel das »gute Objekt« in der Imago der guten Brust und das »böse Objekt« in der Imago der bösen

147 Klein, 1962.
148 Brown, 1977, S. 62.

Brust bildet aufgrund des »angeborenen Ambivalenzkonfliktes« (Freud) der oral-sadistischen Phase. Bedeutsamer scheint zu sein, daß hier von Melanie Klein unausgesprochen in einer Figur, der Imago des bösen Kleinen, das Thema von der Urschuld ursächlich zu bestimmen versucht wird. Die Introjektion eines verfolgenden Objekts soll durch Projektion der oral-sadistischen Impulse auf das Objekt bestimmt sein, das heißt, Identifikation durch Introjektion und Identifikation durch projektive Identifizierung entspringen danach einem komplementären Prozeß, in dem der Verfolger, das Kind, die Verfolgung nach beiden Seiten unterhält. Die Verfolgungsphantasien gegenüber dem »vereinigten Objekt« sollen zu Vergeltungsangst führen, die der Schuld der zerstörerischen Angriffe entstammt. Und die phantasierten Vergeltungsangriffe der Mutter als Verfolgerin sollen wiederum oral-sadistische Impulse im verfolgten Kind wachrufen. Der Kreislauf von Verfolgung und Vergeltung wird – so Melanie Klein – durch das Begehren des Kindes nach Trennung des Urpaares aufrechterhalten.
In der mythischen Anschauung ist aber die Mutter, Gaia, die Verführerin des Kindes, die dem Sohn (Kronos) die Sichel in die Hand gibt, um das im ewigen Koitus ineinandersteckende Urpaar (Gaia und Uranos) zu trennen. In der Aufklärung der Herkunft des »Bösen« verweist der Mythos die Schuld der Nachgeborenen auf die Vorfahren. Auch Freud folgt der Logik des Mythos und sieht den Menschen in schicksalshafter Notwendigkeit unentrinnbar verstrickt in die Kette der Verhängnisse. In endloser Übertragung vom Vater auf den Sohn und vom Sohn, der Vater geworden ist, auf dessen Sohn zeugt sich Schuld und Rache in endloser Verkettung fort: der Sohn muß den Vater rächen für dessen Aussetzung, wiewohl er zugleich als Vater selbst ein ausgesetzter Sohn ist und seinen Sohn wiederum aus Angst vor Vergeltung aussetzen muß. Melanie Klein dagegen legt in moderner Weise die Urschuld in das individuelle Geschick der Nachgeborenen, die von Anfang an einer Zweierbezüglichkeit ausgesetzt sind, auch wenn von frühödipalen Stadien die Rede ist. Diese werden jedoch an unbewußten Phantasien konkretisiert, die aus der analogisierenden Organgleichsetzung von Brust und Penis herrühren.

Das Zusammenfließen von oralen und genitalen Wünschen, die zu dieser Zeit schon orale wie genitale Beziehungen in der Übertragung von Brust auf Penis[149] darstellen sollen, entspringt aber Interpretationen, die Phantasien für empirische Tatsachen setzen. Durch die Gleichsetzung von Empirie und Phantasie kommt es zu einer Konfusion der Rede, die analogisierendes, metaphorierendes Sprechen nicht mehr zur Unterscheidung bringt von empirischer Rede. Brust und Penis als empirisches Organ werden in gleicher Rede wie das metaphorische Organ behandelt, so daß sich auf der metaphorischen Ebene der Organgleichsetzung gleichzeitig empirische Bezüge (orale und genitale Beziehungen) scheinbar »beobachten« lassen. Auf diese Weise kommt es zum Sprechen über ödipale Frühstadien, wo es eigentlich nur ums symbiotische Verhältnis geht.

Das ödipale Schema radikalisiert sich durch diese Rückübersetzung zu einer für das Subjekt unentrinnbaren Metaphysik der Psychoanalyse. Die totale Ödipalisierung des Subjekts ist als Reaktionsbildung auf das Phantasma des zerstückelten Körpers zu lesen. Die daraus entstandene Ideologie des corps morcelé, die von Lacan und den Lacanianern übernommen wurde, scheint in dieser Ödipalisierung des Präödipalen einer Ganzheitsideologie zu dienen. Denn die Wendung des Blicks auf den zerstückelten Körper dient der Ablenkung von der Erfahrung der Triebnatur als wesensgemäße Partialtrieborganisation mit Partialobjekten. Die Freudsche Entgegensetzung von infantiler und erwachsener Sexualität, die die Subversion des Sexuellen unterhält, wird in dieser Umdeutung einer Entwicklungspsychologie zum Opfer gebracht, deren affirmatives Streben unter dem Zeichen von Reife auf Einheit und Ganzheit geht. Die Ödipalisierung des sogenannten Präödipalen ist die Rückprojektion der Sehnsucht nach Ganzheit bis in die Frühstadien der Entwicklung, so daß dem Analytiker die Illusion von Kohärenz in der Verschiebung seiner Wahrnehmung vom empirischen Ich auf diese andere Bühne erhalten bleibt. Die Ideologie von Ödipus korrespondiert bei Melanie Klein der Ideologie vom corps morcelé: beide ver-

149 Klein, 1962.

klären die Inkohärenz und konstitutive Gespaltenheit des Subjekts und der Trieborganisation und produzieren die »Theorie« einer therapienotwendigen Konfusion (Wiedervereinigung) zwischen Analytiker und Patient zur Wiedergutmachung der (einstmals) zerstörten Einheit. Die Konfusionsideologie stellt sich in diesem Streben nach Verschmelzung als Ganzheitsideologie dar, die der Analytiker immer wieder aufs Neue wiederholt: es ist das Phantasma von einer ursprünglichen Einheit, das in dieser psychoanalytischen Obsession wiederholt wird.

Melanie Kleins Rückübersetzung hinter Freud zurück, ihre Umdeutung des Freudschen Textes von der Opferung des Urvaters zu einem ursprünglicheren Verbrechen der Zerstückelung[150] des urmütterlichen Körpers, führt in ein Jenseits der

150 Das universelle Verschlingungs- oder Zerstückelungsmotiv, wie es sich im Wiedergeburtsmythos in einer unendlichen Fortsetzung mythologischer Bildungen darstellt, vom Isis-Osiris-Kult bis zur Marien-Christus-Legende, präsentiert sich bei Melanie Klein in psychologischer Verkleidung als Theorie. Symptomatisch für den wissenschaftlichen Zustand der Psychoanalyse scheint zu sein, daß solche Anschauung einen Geltungsanspruch in der Psychoanalyse gewinnen konnte. Dies wirft ein Licht darauf, von welcher Verfaßtheit jene sein müssen, die solches »Wissen« aufnehmen, mit sektiererischem Eifer vertreten und ohne Zweifel und Bedenken einer autokratischen Prophetin folgen. Melanie Kleins »Theorie« repräsentiert die Rationalisierung eines Verfolgungssystems, und dieses dient wiederum zur Rationalisierung der Verfolgungsbeziehungen, von denen die fachlichen und menschlichen Verkehrsformen der Kleinianer besonders gezeichnet sind. Den Kliniker könnte dies gleichgültig lassen, weil solche Ideologie ohnehin belanglos bleibt für die Praxis der Therapie von Verrückten. Die Frage ist trotzdem zu stellen, wie verrückt die Übertragung von Therapeuten und wie groß die Not von Patienten sein muß, daß diese gezwungen sind, sich in einer verrückten Sprache zu verständigen, um in ihrer hilflosen Abhängigkeit die Verbindung mit ihrem Therapeuten nicht zu verlieren. Die Ohnmacht gerade von Kindern und Psychotikern liefert sie jeder Ideologie aus, wenn sie darüber ihre Sehnsucht nach Verbundenheit stillen können. Nach unserer klinischen Auffassung und Erfahrung muß der Psychotherapeut, der mit solchen Regressionen befaßt ist, sein ganzes Tun gerade darauf richten, durch ich-restrukturierende Arbeit die ich-zerstörerischen Prozesse maligner Regression bei Psychotikern aufzuheben,

Freudschen Erkenntnisse, da sie keine Übersetzung des »vereinigten Objekts« mehr sucht und findet. Es ist der Mythos von der Zerstückelung und Verschlingung des urmütterlichen Körpers, der hier als tatsächliche Begebenheit erzählt wird; es ist die Geschichte vom verfolgten Verfolger, wie sie sich in der Entstellung, als Projektion einer Phantasie liest, die sich für empirische Beobachtung hält: Mythos gibt sich hier als Theorie aus. Was Freud als mythische Begebenheit erzählt hat, wird bei Melanie Klein zu einer Theorie, die den Anspruch auf empirische Wirklichkeit stellt. Freilich könnte ein Blick auf die Mythologie die Kleinianer darüber aufklären, welchen Urphantasien sie unwissend folgen und welcher Aufklärung sie dadurch entgehen, daß ihnen der im Mythos erzählte Sinn der Geschichte nicht aufgeht.

Und die Dialektik des Freudschen Ansatzes geht verloren, wenn die Entstehungsgeschichte des Subjekts ins symbiotische Verhältnis verlegt wird, das losgelöst von der wechselseitigen Verschränkung zwischen Subjektwerdung und Gemeinschaftsbildung gedacht wird. Die Bildungsgeschichte der menschlichen Gemeinschaft, das die Psychoanalyse auszeichnende Moment ihrer Kulturtheorie, verliert ihren »Grund«. Der Mythos führt uns aber vor Augen, daß sich im Bild des »vereinigten Objekts« die mythische Figur absoluter Selbstgenügsamkeit darstellt, ein statisches Bild vollkommener Ruhe vor der Schöpfung – eine metaphysische Konstruktion. Dieses Bild absoluter Harmonie dient der Verleugnung, daß jeder mythischen Figur von Einheit der Zwei die Entzweiung inhärent ist. Das heißt, die Urverschuldung, die hier von Kleinianern in das individuelle Geschick verwiesen wird, ist immer schon eingeschlossen in die Gemeinschaft von Dreien, in der das dritte Element die Auseinander-Setzung vertritt: Uranos, der seine Kinder im Bauch der Erde (Gaia) zurückhält, wird von Kronos auf Geheiß der Mutter entmannt. Aus dem abgeschnittenen Glied, das jetzt der Phallus ist, ent-

anstatt fasziniert im Ich-Zerfall der verrückten Patienten eigene symbiotische Bedürfnisse auszuleben und die eigenen regressiven Sehnsüchte in der Theorie einer therapienotwendigen Konfusion unterzubringen.

springt Aphrodite, die Liebesgöttin. Das Entbindende (der Zweiheit) ist das Kind, das zugleich als Kind der Phallus ist – nicht als der empirische Penis, sondern als jene, die Subjekte beider Geschlechter übersteigende und umfassende sexuelle Schöpferkraft. Und Kronos wird in der orphischen Umschrift des Textes zu Chronos. Die Zeit entspringt der Verdrängung des »Urpaares«, das ist die Verdrängung des »primären Befriedigungserlebnisses«, die in lebenslanger Auseinandersetzung der ursprünglichen Einheit (mit der Mutter) Zeit des Lebens schafft auf der ständigen Suche nach der verlorenen Zeit. Aphrodite, der »Phallus«, »das Kind«, die Libido, sucht ständig neue Zusammenschlüsse, Einheiten zu bilden, die jeweils von Thanatos aufgehoben werden, bis sich die Zeit für das Subjekt erfüllt.

Der Umweg über Melanie Klein zeigt, daß die Freudsche Fassung des Opferungssystems einen ursprünglicheren Text umschreibt, in dem die »phallische Mutter« hinter dem Vater zum Vorschein kommt. Die »phallische Mutter«, das »vereinigte Objekt«, ist die Imagination von Vollkommenheit vor dem Hintergrund der Leerstelle: sie ist der Zauber des schönen Scheins über dem Abgrund (Chaos: die gähnende Spalte), sie deckt das Grauen der Kastration für die Subjekte beider Geschlechter. Der Schrecken des Todes, die beide Geschlechter umfassende letzte »Kastration«, verklärt sich im privatistischen Mythos Melanie Kleins vom vereinigten Objekt.

Zur Zeit der ödipalen Konstellation, wo auf den empirischen Penis die vergangenen Erfahrungen von Verlust und Mangel an anderen Organen übertragen werden, verlagert sich das Drama vom inneren, unsichtbaren Schauplatz auf den äußeren, sichtbaren Schauplatz. Nun steht der körperliche Zusammenhang, die körperliche Ganzheit auf dem Spiel, jetzt schreibt sich die Geschichte von Abtrennungen auf dem ganzen Körper des Subjekts ein. Die vergangenen Erfahrungen werden aufgrund dieser neuen, auf den Körper als Ganzes bezogenen Erfahrungen umgearbeitet. Die endlose Verkettung der Verluste, der Verlust des intrauterinen parasitären Gleichgewichts, der Verlust der mütterlichen Brust, der Verlust der Ausscheidungsprodukte und schließlich der Verlust des Penis schreibt eine Geschichte von Abtrennungen, die in den Komplexen (Ablaktationskomplex, Ausscheidungskomplex) neue Überschriften erhalten und im Ödipuskomplex als die Trennung aller Trennungen die Wiederherstellung der Verbindung mit dem mütterlichen Körper radikal aufs Spiel setzen. Der empirische Penis, der nun – entgegen den bisherigen Verschiebungen und Ersetzungen von Organ zu Organ im Unsichtbaren – das sichtbare Mittel der Wiedervereinigung mit dem mütterlichen Körper wird, ist in jedem körperlichen Akt zugleich umfassender Repräsentant der Imago der Wiederherstellung von Ganzheit. Das Wechselspiel von empirischer Erfahrung und imaginärer Gestaltung der Erfahrung hat an diesem Organ beziehungsweise der Leerstelle dieses Organs den Ort seiner Austragung.

In dem Moment, in dem körperlich-empirische Erfahrung und Phantasien als Dichtungen der Leerstelle zusammenfallen, opfert das Subjekt den Anspruch auf die Objekte seiner genitalen Strebungen, um sich in seiner biologischen Hilflosigkeit dieser Schutzmächte nicht zu begeben. Die Urphantasien gewinnen an dieser Stelle solche Gewalt, weil sie sich hier materialisieren an dem Teil, der für das Ganze des (jetzt körperlichen) Zusammenhangs steht und dessen Abtrennung jede Möglichkeit der Imaginierung von Ganzheit vernichten würde, den Tod des Subjekts bedeuten würde.

Im Ödipuskomplex ereignet sich die eigentliche Geschichtsschreibung des Subjekts: die der ödipalen Konstellation vorhergehenden »Komplexe« erhalten ihre definitive Geschichte erst aufgrund der Umschreibung nach dem Ödipus. Unter der Überschrift des ödipalen Kapitels erfahren die vorangegangenen Niederschriften eine grundlegende Umformung. Im Übergang von einem Triebkomplex zum anderen vollzieht sich jeweils eine Umarbeitung der Niederschrift durch eine neue Überschrift. Solche Umordnungen, die »von Zeit zu Zeit« das vorhandene Material der Niederschriften (von Erinnerungsspuren) umarbeiten, sind Umschriften, die im ödipalen Kapitel erst ihre endgültige Gestalt annehmen. Und diese Umschreibungen, die von Zeit zu Zeit, je nach dem Stand der Triebkräfte, die vorhandenen Niederschriften (vorangegangener Trieb- und Objektschicksale) umordnen, hat Freud als »nachträgliche« Umarbeitung der neuen Erfahrung aufgrund der vergangenen begriffen. Im Begriff der »Nachträglichkeit«, den Freud gegen die geschichtslose Mechanik Jungs vom »Zurückphantasieren« als bloße Rückprojektion stellte, gewann Freud seine dialektische Vorstellung von Geschichte und seinen Begriff von Zeitlichkeit – die Bedeutung des »Nachträglichen« ist erst durch Derridas[151] Überlegungen wieder ins rechte Licht gestellt worden.

Der Freudsche Begriff des »Nachträglichen« steht in offensichtlichem Widerspruch zur psychoanalytischen Tradition eines linearen Determinismus, der die Gegenwart des Subjekts auf den Einfluß der Vergangenheit reduziert. In diesem Entwicklungsdenken, das die Geschichte des Subjekts lediglich auf die infantile Vergangenheit zurückführt, ist auch die Tendenz der Infantilisierung der Psychoanalyse enthalten. Psychoanalytiker gehen in ihrer Interpretationsarbeit des Triebgeschicks immer weiter und immer tiefer zurück bis in die intrauterine Stufe als Festlegung des Triebschicksals im Sinne eines eindimensionalen, kausal-deterministischen Denkens. Die Wendung der Psychoanalyse ins bloß Rückläufige ist die Abwendung von der Freudschen Dialektik, entspricht dem Zug ihres medizinalisierten Denkens, nach dem sich die Entwicklung von einfachen zu höheren Formen biologisch automatisch nach einem eingeborenen Schema vollzieht. Diese Infantilisierung des psychoanalytischen Denkens bedeutet die Reduktion der Geschichte des Subjekts auf allgemein bestimmbare und eindeutig nachvollziehbare Schemata, welche die psychoanalytische Arbeit automatenhaft handhabbar macht. Aber diese Vereinfachung des Denkens entspringt der einfachen Rückführung des Triebschicksals auf die frühe Kindheit, hinter der sich Kindheit als Paradies öffnet – die Sehnsucht des Analytikers, der Menschen, wird in dieser Verkindlichung spürbar. Psychoanalyse hat hier etwas Rührendes an sich: entgegen der herrschenden Normen des entwickelten Menschen und des alles umfassenden Fortschritts hält sie an der Kindlichkeit des Menschen, an den Wünschen der Kinder fest.

Freud hat von Anfang an beschrieben, daß »das Subjekt nach-

151 Derrida, 1972.

träglich die vergangenen Ereignisse umarbeitet und daß dieses Umarbeiten ihnen einen Sinn, ja selbst eine Wirksamkeit oder pathogene Fähigkeit verleiht«.[152] Am 6. 12. 1896 schreibt er an W. Fließ: »ich arbeite mit der Annahme, daß unser psychischer Mechanismus durch Aufeinanderschichtung entstanden ist, indem von Zeit zu Zeit das vorhandene Material von Erinnerungsspuren eine Umordnung nach neuen Beziehungen, eine Umschrift erfährt«[153].

Unter der Optik des Ödipus erzählt sich das Ich »nachträglich« seine Triebgeschichte in ihrer letzten Fassung, die Zeitbewußtsein einschneidet unter der Bedingung der endgültigen Verdrängung der ödipalen Objekte. In der Negation des zeitlichen Ödipus ereignet sich Zeitlichkeit: Geschichte wird für das Subjekt auf der Suche nach dem verdrängten Objekt. Die Zeitlichkeit des Bewußtseins, der Raum der Ersatzobjekte, die das entzogene, eigentliche Objekt repräsentieren, tritt unter der Bedingung des Ödipus in die endgültige Scheidung von der »Zeitlosigkeit« des Unbewußten, des Raums der entzogenen Objekte.

Freud hat in der Legende von Ödipus seinen Entwurf von Geschichtlichkeit gefunden, das Wesen der Zeitigung der Zeit in der Negation erkannt. Geschichte des Subjekts ist immer schon »nachträglich« zu erzählen als eine ödipale: Ödipus als strukturales Moment ist von universaler Bedeutung. Das Präfix *prä* oder *post* stellt Ödipus aus seinem Zentrum, will ihn zu einem Endstadium einer individuellen Entwicklungsgeschichte deklarieren, wo sich doch die Geschichte des Subjekts in unserer Kultur je schon als »nachträgliche« unter der Optik von Ödipus schreibt. Ein Jenseits von Ödipus ist durch die Umschreibung der Triebgeschichte unter dem ödipalen Primat immer schon gedacht als »Anti-Ödipus«, weil unter der Vorherrschaft der phallischen Ordnung das Darüberhinaus nur in der Negativität zur Positivität des Ödipus erscheinen kann. Das patriarchalische Prinzip geht in »Ödipus« auf, aber »Ödipus« transzendiert das Patriarchale. Es ist das Paradox der Psychoanalyse: die Anerkennung des Ödipus ist die Bedingung der Dezentralisierung und Enthierarchisierung. Die

152 Vgl. Laplanche und Pontalis, 1972, S. 314.
153 Freud, Briefe an Wilhelm Fließ, 1986, S. 217.

Freudsche Fassung der Geschichte der menschlichen Gattung als Opfergeschichte in der patriarchalen Erzählweise bringt die universelle Geschichte des Ödipus zum Ausdruck. Es ist zur Mode psychoanalytischer Reformatoren geworden, der Psychoanalyse Freuds ein veraltetes »patriarchales« und bloß »individualistisches Konzept« nachzusagen. Dies zeugt weniger von der Kenntnis des Freudschen Werkes als vom gedankenlosen Umgang mit dem Freudschen Denken.

3.6.2 Das Ich in der Sprachgemeinschaft der Moderne

Die sprechenden Lippen der Moderne

In der Nacherzählung Freuds bildet sich die Gemeinschaftsentstehung ab, wie sie sich im Zeichen von Ödipus ereignet. Jede Gemeinschaft ist in psychoanalytischer Sicht die Sublimation der ursprünglichen, sich immer wiederholenden Opfer- und Essensgemeinschaft. In der Gemeinschaft der Moderne zeigt sich aber das auf das anale Niveau des Trieblebens erniedrigte moderne Ich: Ödipus spricht hier unter dem Zeichen der Analerotik. Die Charaktereigenschaften des modernen Menschen haben sich in der Aufzehrung der Analerotik gebildet. Auf Kosten dieser von der Analerotik gelieferten Erregungen werden im Seelenleben Reaktionsbildungen, Gegenmächte geschaffen: Scham, Ekel und Moral, die sich als Dämme der Betätigung der Sexualtriebe entgegensetzen.[154] Der Charakter wird mit dem Material sexueller Regungen aufgebaut und setzt sich aus den perversen Trieben der Kindheit sowie aus solchen Konstruktionen zusammen, die zur wirksamen Niederhaltung perverser Regungen bestimmt sind: »Somit kann die allgemein-perverse Sexualanlage des Kindes als die Quelle einer Reihe unserer Tugenden geschätzt werden, insofern sie durch Reaktionsbildung zur Schaffung derselben Anstoß gibt.«[155] Freud faßte die gesamte Ich-Tätigkeit im Begriff der Sublimierung, die er als den ichgemäßen Weg ansah, über Libido zu verfügen. Und der Weg der Sub-

154 Freud, GW v, S. 27f.
155 Freud, GW v, S. 141.

limierung wird in der Reaktionsbildung gesehen, also in dem, was wir den Charakter eines Menschen nennen. Sublimation als Ablenkung sexueller Triebe auf nicht-sexuelle Ziele, als zielgehemmte Strebung, wie Freud sie bezeichnet, erweist sich in der Tätigkeit der Charakterbildung, die in der sogenannten Gegenbesetzung der Reaktionsbildung die Libido der Partialstrebungen bindet. Die körperliche Grundlage des Charakters, der seine Bildung der Verdrängung perverser Partialstrebungen verdankt, vergegenwärtigt sich in jedem Akt der kommunizierenden Subjekte. Die libidinöse Erregung leitet sich nämlich aus den einzelnen erogenen Zonen ab, deren Organtätigkeit der Grund der Produktion von Libido ist. Freud hat eine ubiquitäre Erogenität des menschlichen Körpers entdeckt, das ist die Produktion von sexueller Energie in allen Organen, auch wenn es bevorzugte und besonders produktive Zonen der Erogenität in der Partialtrieborganisation der Libido gibt. Freud sah in der bevorzugten Ausbildung einzelner Quellen zur Sexualerregung (in den Fixierungsstellen) den Grund zur Differenzierung der verschiedenen Sexualkonstitutionen.

Die Organe des menschlichen Körpers stehen nach unserer Ansicht in der Hierarchie einer Reihe analogisierender Arbeitsweisen; die Bedeutungen der einzelnen erogenen Zonen haben ein Verhältnis der Äquivalenz zueinander: sie übertragen Bedeutung nach der Ähnlichkeit ihrer Tätigkeit aufeinander. Diese »organische Übereinstimmung«[156] zeigt sich im Psychischen als eine »unbewußte Identität«[157] der Organtätigkeit. Der Übereinstimmung in der Tätigkeit von Einverleibung und Ausscheidung entspricht durch Übertragung die Organgleichsetzung und Organvertretung der verschiedenen Körperöffnungen von Mund, After und Genitalien. Es ist die Äquivalenz der Erogenität zwischen dem Lippenorgan der Mundlippen, der Afterlippen, der Genitallippen und der Projektion dieser Organbilder zum Oberflächenwesen des Ichs, dessen Organ des Bewußtseins ebenfalls in analogem Austauschverhältnis zur Organtätigkeit steht. In diesem System sind alle Organe Sexualorgane, und gerade das Organ der

156 Freud, GW x, S. 409f.
157 Freud, GW x, S. 409f.

Denkarbeit ist ein Werkzeug der Einverleibung, das sich in projektiver Abbildung eines Körpervorbildes, dem Bild des Magens, als Werkzeug der Aneignung, gebildet hat. Dieses Bild des Magens als Vorbild einer jeden Assimilation hat sich eingebildet als Erinnerungsbild der niedergeschriebenen Körperempfindungen bei der Einverleibung: »Das Ich ist in letzter Instanz von den körperlichen Empfindungen abgeleitet, vor allem von denen, die von der Oberfläche des Körpers herrühren. Es kann also als eine seelische Projektion der Oberfläche des Körpers betrachtet werden.«[158] Alle Wahrnehmung, sagt Freud, kommt von außen. Die Niederschrift des Bildes vom Magen als einem Organ der Einverleibung ist die Verinnerlichung des Außen, und das Ich wiederum die Veräußerlichung dieser Verinnerlichung. Das Ich ist ein Entwurf der Oberfläche des Körpers und diese Oberfläche wiederum das sich füllende Bewußtsein des wachsenden Ichs. Die Ich-Tätigkeiten fügen sich in direkter Projektion der Organtätigkeiten, sie entlehnen ihre Energie, die immer schon sexuelle Energie ist, der Organfunktion.
Der Sprache kommt zur Klärung des libidinösen Charakters der intellektuellen Arbeit eine besondere Bedeutung zu, da der Akt der Benennung, in dem die Sagekraft des Wortes sich entäußert, unmittelbarer Triebausdruck ist: Interpretation ist Einverleibung als Übermächtigung, Überlagerung und Vergewaltigung des Anderen. Behauptung des eigenen Sinns ist Unterdrückung des anderen Sinns. Das geltende Urteil, der herrschende Diskurs, stellt ein Gewaltphänomen im Sinne der Bemächtigung einer bestimmten Wirklichkeitsweise dar, die in der Aneignung des Eigensinns für die Anderen deren Unterwerfung verfügt, so daß der Eigensinn der Anderen übermächtig wird. Das triebhafte Moment des Sprechaktes, die unmittelbar gegebene Triebbefriedigung des Eigensinns als Entnennung anderer Sinne, bringt uns auf die Bedeutung des Lippenorgans und dessen Abdruck in der Ich-Tätigkeit der Benennung zurück. Der Akt des sprachlichen Verschlingens erscheint als direkte, libidinöse Befriedigung. Solcher Anschauung liegt die Vorstellung eines reversiblen Libido-

158 Freud, StA, III, S. 294.

stroms[159] zugrunde, wie er sich auch für Freud durch die Beobachtung der sexuellen Miterregung bei geistiger Anspannung und umgekehrt durch die intellektuelle Erregung bei sexueller Anspannung ergab. Die sprechenden Lippen der kommunizierenden Subjekte werden in unserer Sicht nach dem Schema der »unbewußten Identität« der Organtätigkeit je nach den bevorzugten produktiven Zonen der Erogenität (Fixierungsstellen der Libido) in »organischer Übereinstimmung« so sprechen, daß sie im Verhältnis der Äquivalenz dem durch Fixierung privilegierten Organ entsprechen: die Tätigkeit des Lippenorgans des Mundes korrespondiert in analogisierender Weise mit der Tätigkeit der Genitallippen und des Afters, beziehungsweise wird die Tätigkeit des privilegierten Organs durch seine Überbesetzung jeweils die Funktionsweise der anderen Organe determinieren. So ist auch zu begreifen, daß die »Sphinktermoral« des analen Charakters seine Mundart darstellt, wenn die Analzone überbesetzt ist und den anderen Organen überträgt, sich gleich dem After zu benehmen. So ist die Gewalt des Sprechaktes äquivalent zur Gewalt sexueller Bemächtigung, und diese wiederum entspricht dem Akt der Benennung, in dem die Bedeutung der sexuellen Objekte auch in ihrem jeweiligen Bezug zu Übermächtigung und Unterwerfung festgelegt wird.
Freud kommt in der Beschreibung des analen Charakters in der Trias von ordentlich, sparsam und eigensinnig zu der Vorstellung, daß diese Charaktereigenschaften sich gebildet haben mit der Aufzehrung der Analerotik mit Beginn der sexuellen Latenzperiode, die das Ende der infantilen Sexualblüte markiert (um das 5. Lebensjahr). In dieser Latenzperiode sollen auf Kosten der von der Analerotik gelieferten Erregungen die besagten Reaktionsbildungen von Scham, Ekel und Moral als Gegenmächte gegen die Betätigung der Sexualtriebe geschaffen werden.[160] An dieser Stelle des Freudschen Textes wird unabweisbar, daß die Reaktionsbildung eine Sublimierung ist, in der sich die von der analen Erogenität ausgehenden Erregungen aufzehren zugunsten einer Symbolisierung, die in ihrer Negation die Abstraktion und Isolierung vom Körper

159 Freud, GW v, S. 107.
160 Vgl. Freud, GW vii, S. 205.

aufbaut. Freud gelingt in der Beschreibung des analen Charakters die Bestimmung des neuzeitlichen Menschen, der sich durch die Charaktereigenschaften der Ordentlichkeit (Sauberkeit), Sparsamkeit und Eigensinnigkeit eine »Reaktionsbildung gegen das Interesse am Unsauberen, Störenden, nicht zum Körper gehörigen (›Dirt is matter in the wrong place‹)«[161] geschaffen hat. Das eigensinnige Kotinteresse, die besondere Vorliebe für Abfall und Schmutz, hat im Reinlichkeitskomplex der Moderne die sie kennzeichnende Entsprechung gefunden.

Dieser Reinlichkeitskomplex bedient sich der Isolierung, um sich vor der Berührung mit der eigenen Anrüchigkeit zu schützen. Das Subjekt in der Sprachgemeinschaft der Moderne ist das ordentlich sprechende. Es gehorcht der Syntax eines durchrationalisierten Einheitstextes, dessen Grammatik sich nach den Regeln des Reinheitsgebots durch Sublimation der Ausscheidungsvorgänge bestimmt, die jede Verunreinigung und Ansteckung des vernünftigen und reinen Diskurses durch unsauberes Begehren ausschließen. Der Sublimation der Ausscheidungsvorgänge entspricht eine Verschiebung von unten nach oben, die zugleich auch die Affektisolierung von den Ausscheidungsvorgängen sichert: der Charakter des modernen Ichs, des modernen Sprechens, ist Entfernung von allem zum Körper Gehörigen.

In der distanzierenden Aufwärtsverschiebung von unten nach oben vollzieht sich eine »organische Übereinstimmung« der oberen mit den unteren Körperregionen, eine unbewußte Identität von Mund und After. Der Grundstruktur der Sublimation, der Verschiebung von den niederen Regionen des tierischen Körpers, von dem wir uns durch den aufrechten Gang – den »organischen Faktor der Verdrängung« – entfernt haben, zu den höheren Regionen des Kopfes, entspricht der Grundkonflikt des Menschen zwischen seinem tierischen Körper und seiner Geistigkeit. Mund und After liegen beim Tier auf einer Ebene, der Geruchssinn wie alle Nahsinne (die protopathischen Qualitäten) bestimmen das sexuelle Verhalten. Mit der Aufrichtung des Menschen stehen Mund und

161 Freud, GW VII, S. 206.

After vertikal zueinander. Die Entwertung des Geruchssinns, der Nahsinne, ist auch die Entwertung des tierischen Sexualkörpers und setzt zugleich die neue Wertung der Sinne in der Konzentration der Libido in den Fernsinnen. Das Auge bestimmt in der vertikal-hierarchischen Kommunikation das sexuelle Verhalten des Menschen. Und das Sehen und Sprechen ersetzt nun die anale Geruchsprüfung des Objekts. Die unmittelbare Sinnenprobe hat sich von den analen Duftdrüsen verschoben zu der durch das Auge vermittelten, die eine doppelte Vermittlung ist, denn das Bild des gegenwärtigen Objekts wird immer schon gemessen am Bild des vergangenen. Die Wahrnehmung des Objekts unterliegt in ihrer Vermittlung einer Distanzierung, die in der Benennung des Gesehenen einer nochmaligen Abstraktion ausgesetzt ist. In der Benennung durch Sprache schreibt sich das Bild in die Schreibsysteme des Subjekts ein, die den Niederschlag der Anschauungen bilden.

In den psychoanalytischen Untersuchungen von Sprachstörungen zeigt sich am Beispiel der systematischen Unterbrechung des ordentlichen Sprechens, woher die für die Aufrechterhaltung des reinen Diskurses unpassenden Kontaminationen rühren: die Psychoanalyse des Stotterns hat die unbewußte Organgleichsetzung von Mund und After, die Ersetzung des Analsphinkters mit seiner »Sphinktermoral« durch den Mundsphinkter, ans Licht gebracht. Die unbewußte Äquivalenz von Winden und Gerüchen, von Sprechen und Musik, von Atmen und Furzen, die blasende Bewegung der Hervorbringung des Flatus ist zugleich ein ausscheidender, alles durchdringender, die Distanz aufhebender körperlicher Akt. Das Denken wird in dieser Sphäre des Sprechens als Flatuleszenz »ausgedrückt«, ausgeschieden als geblähte Rede wie die Ausdünstungen der verdauten Nahrung: es ist der »Flatus-Komplex« als analer Triebgrund des Sprechens.[162] Anzeichen für die unbewußte Äquivalenz von Atmen[163] und

162 Jones, 1912, S. 563f.

163 In der deutschen Sprache haben die Worte Atmen und Sprechen eine gemeinsame Wurzel, leitet sich Sprechen als tönendes Atmen in seiner gegensinnigen Bedeutung von einem gemeinsamen Stamm ab: Sprechen als Ausatmen in der blasenden Bewegung des Ausstoßens

Sprechen mit der Hervorbringung eines Flatus fand Jones in Ausdrücken wie: *poetic afflatus*, *clat fart* (Staffordshire Dialektausdruck für Geschwätz), *flatulent speach* oder *a windy discourse* (»windiges Gerede«) und in den Slangphrasen dafür, nämlich *gas* (im Englischen) und *hot air* (im Amerikanischen). Das Wort *ventriloquism* (wörtlich *bellyspeaking*, deutsch Bauchreden) ist im gleichen Zusammenhang beachtenswert, und es ist interessant, daß Ferenczi zeigt, wie während einer Analyse die Unterdrückung einer Bemerkung sich durch Magen-Darm-Geräusche verraten kann.[164] Die Unterdrückung des Sprechens, die zurückgehaltenen Worte, entsprechen, wie Stotterer zeigen, unbewußten Phantasien über Blähungen als giftige Ausscheidungsprodukte, von denen die Vergasung des Objekts befürchtet wird. Der unbewußte »Flatus-Komplex« stellt sich in der (charakterologischen) Reaktionsbildung als Reinlichkeitskomplex des Analsadisten dar, die Reinheit der Welt herzustellen durch Ausmerzung, Vergasung alles Unreinen. Dem »Flatus-Komplex« entspricht im bürgerlichen Denken die Entgiftung von allem unreinen Denken; es ist das Denken und Sprechen in der Perfektion einer Rationalisierung, die die Entfernung des Körperlichen als Unreines schlechthin herstellen soll.

Das »physikologische Schema« (Swift) des modernen Sprechens, die »physiologische« Herkunft des »windigen Gere-

und Sprechen als Einatmen in der schlürfenden Bewegung des Aufnehmens konstituiert schon eine Dialektik der Lautbildung, die als Vor-Worte der Grund des Gegensinns der Urworte sind und die »angeborene orale Ambivalenz« zur Darstellung bringen (siehe das »O« als Laut der Lust und »O« als Laut des Schmerzes). Dieser oralen Ambivalenz bemächtigt sich die anale Ambivalenz in der Moderne; die ausstoßend-abstoßende Bewegung in der Intonierung der Laute wird zum beherrschenden Zug des Sprechens als Ausscheidung und läßt – im Gegensinn der Urlaute – die ausstoßende Bedeutung gegenüber der aufnehmenden zur Vorherrschaft gelangen. Die Laute als Wirklaute sind zugleich Bedeutungslaute im hinweisend-aufzeigenden, im buchstäblich körperlichen Sinne: anziehend-abstoßend, aufnehmend-ausstoßend, lockend-drohend und so fort (Pohlen, 1967).

164 Jones, 1970, S. 63.

des« beschrieb Jonathan Swift in einer Vorwegnahme der Freudschen Sublimationstheorie: »Zu anderen Zeiten konnte man einige Hundert von ihnen zu einem Kreis zusammengeschlossen sehen, jedermann hatte einen Blasebalg an seines Nachbarn Hintern angebracht, womit sie sich gegenseitig zu Form und Umfang einer Tonne aufbliesen, und aus diesem Grunde nannten sie mit großer Sprachgenauigkeit ihre Leiber gewöhnlich ihre Gefäße. Wenn sie bei diesen oder ähnlichen Verrichtungen genügend voll geworden waren, pflegten sie sofort wegzugehen und für das öffentliche Wohl einen ergiebigen Teil des Erworbenen in ihrer Anhänger Maul zu ergießen.« Eine andere Methode der »Eingebung« von unten nutzt ein Faß statt eines Blasebalgs. »Diese Tonne betritt ihr Priester an festlichen Tagen, nachdem er sich nach den bereits beschriebenen Methoden entsprechend vorbereitet hat: ein geheimer Trichter führt nämlich, an seinem Hintern angebracht, zum Boden der Tonne zu einer Ritze, durch die von Norden her neue Zufuhr von Inspirationen hereinweht. Dann sieht man ihn zum Umfang einer Tonne anschwellen, und er beginnt, ganze Stürme auf seine Zuhörerschaft zu entladen, wie der Geist von unten sie ihm eingibt. Dieses Einströmen ex adytis penetralibus geht nicht ohne viel Schmerz und Bauchzwicken vor sich.«[165]

Die Einnahme der oralen Sphäre durch das Anale in der Moderne, diese Bemächtigung des Sprechens und Denkens durch die analen Partialstrebungen ist die neuzeitliche Umwälzung im Charakter der europäischen Kultur seit der Renaissance. Sie steht im Kontext des drohenden Verlustes des christlichen Askesegottes, der als Gegenmacht des Teufels die von diesem repräsentierte sündige Natur bis zur Renaissance noch im Gleichgewicht hielt. Der drohende Entzug dieses Askesegottes durch die Renaissanceidee der Entsündigung und Verweltlichung der Welt führte durch Reformation wie Gegenreformation als gleichsinnige Bewegungen gegen den »Renaissancemenschen« zur Rettung des christlichen Askeseideals, zu einem erneuten Verdrängungsschub des Sinnlichen und zu einer entsprechenden Verteufelung des unterdrückten Körpers.

165 Swift, 1962.

Der Verdrängungsaufwand zeigt sich in der progredienten analen Sublimationsbildung der Nach-Renaissance. Die sündige Natur, die sich vor der Renaissance im Bewußtsein des Menschen als sein anderer Teil, als Gegenmacht des christlichen Gottes noch zeigen durfte und dadurch für den Menschen noch erfahrbar war, konnte sich in der Nach-Renaissance nur noch in der analen Reaktionsbildung entäußern: der Körper, das Bewußtsein von ihm, ist in dieser analen Reaktionsbildung so isoliert von einer ins Körperlose abstrahierten Seele, und der Geist ist von seinem Körper so entfernt, daß das bürgerliche Ich in der letzten Entfremdung des Menschen von seiner Triebnatur auftreten kann.
Der Umwertung des oralen Triebgrundes der Kultur in den analen entspricht die Umwertung des oralen Sprechens in die anale Dominanz des Sprechens. Sie ist die letzte Entfernung des tierischen Körpers, die endgültige Selbstbezwingung auf dem Weg zur Sublimation der menschlichen Natur. Die Wiederkehr des Verdrängten in der Überschwemmung mit Schmutz und Unflat findet in gereinigter Form als Überflutung mit Informationsströmen toter und leerer Worte ihren Ausdruck. Die Informationsexplosion der Moderne ist ein nicht endender Ausstoß von Abfall, dessen Magie alle in Bann schlägt: es ist die anale Magie, die »Allmacht der Gedanken«, alles verfügbar zu haben und sich verfügbar zu machen im Wort.

Gullivers Reisen: Die science fiction der bürgerlichen Welt

Vor Beginn der bürgerlichen Herrschaft schrieb Jonathan Swift einen Roman (*Gullivers Reisen*) über eine Reise zu den Yahoos, einer merkwürdig menschenähnlichen Tierart mit seltsamen Gewohnheiten, die als Untertanen im Reich einer »gesegneten Pferderasse«, der Houmyhnhms, leben. Auf dem Weg dorthin begegnete Gulliver diesen abscheulichen Tieren, vor denen er sogleich einen unüberwindlichen Ekel empfand; zum Schutz gegen diese Monster stellte er sich mit dem Rükken gegen einen Baum. Daraufhin ergriffen einige dieser verfluchten Brut von hinten her die Äste, kletterten den Baum hinauf und begannen, ihre Exkremente auf seinen Kopf zu entleeren. Gulliver erfuhr, daß es kein Tier auf der Welt gibt, das so unsauber und dreckig ist wie der Yahoo. Denn das Wesen des Yahoo ist seine seltsame Neigung zu Unflat und Schmutz, die ihn von allen anderen Tieren unterscheidet.

Die Kinder der Yahoos waren gräßlich stinkende Tierchen, wie Wiesel oder Füchse, nur noch durchdringender und ekelhafter. Es geschah Gulliver, als er einen dieser widerlichen Würmer auf den Arm nahm, daß er von diesem genauso begrüßt wurde wie von den alten Yahoos. Während er den ekelhaften Wurm in seinen Händen hielt, entleerte dieser einen abscheulichen, dünnflüssigen, gelben Kot über Gulliver. Diese seltsamen Sitten setzten sich in den Gemeinschaftsritualen der Yahoos fort. In den Herden gab es eine Art Yahoo-Führer, der den anderen an Häßlichkeit und Heimtücke weit überlegen war. Als Günstling hatte dieser Führer gewöhnlich einen anderen, ebenso häßlichen und gemeinen Yahoo bei sich, der die Pflicht hatte, die Füße und den Hintern seines Herrn zu lecken und ihm die Yahoo-Frauen in den Zwinger zu treiben. Die ganze Herde haßte diesen Burschen, der sich deshalb immer in der Nähe des Führers aufhielt. Der Führer blieb nur so lange im Amt, bis sich ein noch schlimmerer fand. Wenn der alte Führer der Herde abgesetzt wurde, kam sein Nachfolger an der Spitze aller Yahoos, der Männer und Weiber, der Jungen und Alten in geschlossener Masse, und alle entleerten ihre Exkremente über ihn von Kopf bis Fuß. Gulliver konnte sich nicht genug darüber wundern, daß sich die Yahoos untereinander mehr hassen als irgendwelche anderen Tiere. Nichts machte ihm die Yahoos abstoßender als ihre ekelhaften Eßgewohnheiten, die Gier, mit der sie alles, was ihnen in die Finger kam, wahllos hinunterfraßen, seien es Gräser, Wurzeln, Beeren, verdorbenes Tierfleisch oder alles durcheinander. Dabei fraßen sie irgendwo in der Nachbarschaft gestohlene Nahrungsmittel viel lieber als das bessere Futter, das sie zu Hause hatten. Sie schlangen den Kram wahllos hinunter, bis ihnen fast der Bauch platzte, anschließend benutzten sie als Brech- oder Abführmittel eine bestimmte im Wald wachsende Wurzel.

Unerträglichen Ekel erregte bei Gulliver die widerwärtige Habsucht der Yahoos: wenn man fünf Yahoos so viel Futter hinwarf, daß fünfzig davon hätten bequem satt werden können, dann fraß nicht etwa jeder friedlich vor sich hin, sondern alle fielen sie übereinander her, weil jeder alles für sich haben wollte. Ganz wild waren die Yahoos auf gewisse buntfarbige

Steine auf den Feldern. Tagelang durchwühlten sie die Erde und schleppten die Steine in ihre Ställe, wo sie sie ängstlich vor ihren Mit-Yahoos versteckten. Dabei blickten sie wild um sich, ob nicht einer von ihnen den Schatz entdeckte. Gulliver konnte sich diese Gier zuerst gar nicht erklären und wußte nicht, was sie mit diesen Steinen anfingen. Er konnte beobachten, daß gerade in den Gegenden, wo es besonders viele solche Steine gibt, die meisten und furchtbarsten Schlachten geschlagen wurden, und zwar durch die dauernden Übergriffe benachbarter Yahoos. Und wenn zwei Yahoos einen solchen Stein fanden und sich um ihn schlugen, kam es oft vor, daß ein Dritter ihnen unterdes den Schatz stahl und davonrannte. Der widerliche und gräßliche Geruch der Yahoos steckte Gulliver so in der Nase, daß er bei seiner Heimkehr den Geruch der Leute nicht ausstehen konnte und immer nahe davor war, in Ohnmacht zu fallen. Wenn er auf die Straße ging, hielt er sich die Nase zu, gut verstopft mit Raute, Lavendel oder Tabakblättern. Als ihn seine Frau bei der Heimkehr umarmte und küßte, fiel er, da er seit Jahren nicht mehr an die Berührung eines so scheußlichen Tieres gewohnt war, auf der Stelle ohnmächtig um. Während der Jahre konnte er weder seine Frau noch die Kinder in seiner Nähe ertragen, ihr Geruch war ihm zuwider, und es war ihm unmöglich, in einem Zimmer mit ihnen zu essen. Mit dem ersten Geld kaufte sich Gulliver zwei junge Hengste, mit denen er sich täglich vier Stunden unterhielt und deren Geruch ihn belebte. Seine Pferde verstanden ihn gut, sie mochten ihn gern, und er war mit ihnen so befreundet wie mit den Houmyhnhms, dieser »gesegneten Pferderasse« aus der »Vollkommenheit der Natur«, unter deren Herrschaft die Yahoos als Vieh lebten.

Swift, ein Zeitgenosse von Ephraim Chambers, dem ersten englischen Enzyklopädisten im Übergang vom 17. zum 18. Jahrhundert, dessen Übersetzung durch Diderot zur Grundlegung des französischen Enzyklopädismus wurde, zeichnet das Zerrbild dieser sich abzeichnenden Sammelwut und Habgier der bürgerlichen Moderne, deren ungeheure Anhäufung das Maß ihres Bedürfnisses nach maßloser Ausscheidung[166]

166 Der ungeheuren Anhäufung in der bewußten Tätigkeit entspricht der verdrängte, unbewußte Wunsch nach maßloser Ausscheidung. Die Aufladung der Analität, der Vorrang von Kotvisionen in der

ausdrückt. Swift sah den Menschen der Moderne in unverstellter Analität als »exkrementales Tier«,[167] das zu seiner Zeit schon den Geruch für sich selbst verloren hatte in der Sublimation einer endlosen Produktion von Worten, die ihre Anrüchigkeit vergessen macht: »Geschriebene Scheiße stinkt nicht« (Apollinaire). Swift freilich hat gerochen, daß in dieser bürgerlichen Habsucht der anale Wunsch nach überwältigender Entleerung verborgen ist. Er hielt den Menschen seiner Zeit den Spiegel seiner unverdrängten »Reiseerfahrungen« vor.

De Sades apokalyptische Vision der Moderne

Akkumulieren, um zu akkumulieren; produzieren, um zu produzieren; anhäufen, um zu entleeren: die Erotisierung der Ausscheidung, die Wollust des Kalküls, die Monstrosität der großen Zahl, die Heiligung des Ausstoßes findet bei de Sade

unbewußten Produktion, erweist den Vorgang der Ausscheidung als das Moment der Moderne (Nietzsche). Die Vorherrschaft des Quantitativen, die bestimmende Dimension von Ausdehnung und Zahl, die öde Mechanei der bloß quantitativ bestimmten Materie ist die Unterdrückung ihrer Qualifizierung, wie sie in der Renaissance als Wiederholung antiker Anschauung wiederbelebt wurde. Mit der Unterwerfung der Renaissanceideen ist auch die Verdrängung einer qualitativen Materieidee verbunden. Eine Erinnerung an die blühende Vielfalt der Materieanschauung enthält die Renaissanceliteratur, in der die Darstellung des Leiblich-Materiellen, einer Ästhetik des Grotesken folgend, durch Übertreibung deren Überfluß zum Ausdruck brachte. Der groteske Körper ist ein Grundzug der Renaissanceästhetik. Die Figuren bei Rabelais exkrementieren, urinieren, koitieren in exzessiver Weise; die Rede ist überschwemmt von Geschlechtsteilen, Bäuchen, Kot und Urin, die grotesken Organe geben sich einer sinnlosen Verschwendung hin, alles ist gezeichnet von zweckloser Verausgabung – eine verschwenderische Fülle von Materie. Das Exkrementale ist ein Stilmittel der Travestie: die Welt der Groteske folgt der Logik der Umkehr von oben nach unten, von Gesicht und Hintern, so daß die Materie in einen endlosen Kreislauf des Austauschs gebracht ist (siehe Bachtin, 1987).

167 Vgl. Brown, 1962.

am Ende des 18. Jahrhunderts ihre endgültige Definition. Es ist der schwarze Katechismus der bürgerlichen Religion, der heiligen Ökonomie. Das planend-kalkulierende Denken des von seiner Unmündigkeit emanzipierten bürgerlichen Subjekts wird herrschend: »Das Werk des Marquis de Sade zeigt den ›Verstand ohne Leitung eines anderen‹, das heißt, das von Bevormundung befreite bürgerliche Subjekt.«[168]
Die Figuren der de Sadeschen Stücke folgen einer Grammatik, leben in einem Text, der die Ansprüche auf einen durchrationalisierten Text und auf eine logifizierte Grammatik der sprechenden Subjekte in der Moderne exemplarisch und perfekt erfüllt. De Sade führt den Diskurs des Ordentlichen, er repräsentiert die gesammelte Ordnung der bürgerlichen Leidenschaft des Enzyklopädischen. Der de Sadesche Diskurs ist die Einführung einer geordneten Totalität der Ausschweifung im Lexikon der Perversionen. Die Syntax dieses Textes, das heißt die Ordnung eines jeden Satzes, sagt im Prädikat eine Beziehung zwischen Subjekt und Objekt aus, gibt eine Tätigkeit des Subjekts an, die je schon eine totalitär bemächtigende ist gegenüber den Objekten der Welt. Die ganze de Sadesche Syntax wird so zur Suche nach der totalen Figur, und die de Sadesche Grammatik folgt vor allem zwei Handlungsregeln, nach denen der Erzähler die Einheiten seines Lexikons (Stellungen, Figuren, Episoden) wiedergibt. Die eine Regel ist eine der Vollständigkeit: in einer Operation muß die größtmögliche Zahl von Stellungen gleichzeitig von den Mitspielern ausgeführt werden; die andere Regel schreibt die unbedingte Wechselseitigkeit vor, nach der jeder Mitspieler allen Funktionen in einem vorgeschriebenen Austausch genügen soll, jeder muß abwechselnd Handelnder und Leidender sein.[169] Durch diese Funktionalisierung kommt es zu einer erotischen Kombinatorik, deren Dramaturgie sich nach den Regeln einer alles kalkulierenden Vernunft vollzieht. »Vernunft ist das Organ der Kalkulation, des Plans, gegen Ziele ist sie neutral, ihr Element ist die Koordination. Was Kant transzendental begründet hat, die Affinität von Erkenntnis und Plan, die der

168 Horkheimer und Adorno, 1969, S. 93.
169 Barthes, 1974, S. 36f.

noch in den Atempausen durchrationalisierten bürgerlichen Existenz in allen Einzelheiten den Charakter unentrinnbarer Zweckmäßigkeit aufprägt, hat mehr als ein Jahrhundert vor dem Sport de Sade schon empirisch ausgeführt. Die modernen Sportsriegen, deren Zusammenspiel genau geregelt ist, so daß kein Mitglied über seine Rolle einen Zweifel hegt und für jeden ein Ersatzmann bereitsteht, finden in den sexuellen Teams der *Juliette*, bei denen kein Augenblick ungenützt, keine Körperöffnung vernachlässigt, keine Funktion untätig bleibt, ihr genaues Modell.«[170] Das Werk de Sades repräsentiert die vorwegnehmende Geschichtsschreibung der bürgerlichen Ordnung, welche die Vernunft vollends funktionalisiert hat. »Sie ist zur zwecklosen Zweckmäßigkeit geworden, die eben deshalb sich in alle Zwecke spannen läßt. Sie ist der Plan an sich betrachtet.«[171] Diese inhaltsleere Formalisierung von Vernunft als ritualisierendes Planen ist das auszeichnende Moment analer Ordentlichkeit. Die de Sadesche Gesellschaft ist eine ideale Sprachgemeinschaft, eine Gesellschaft kommunikativen Handelns. Es geht nicht darum, zu erzählen; es geht darum, zu erzählen, daß erzählt wird, und nach der Liturgie dieser Erzählungen vollzieht sich der Exzeß, der wiederum den Stoff der Erzählungen bildet. Für die Textur des de Sadeschen Sprechens ist von Bedeutung, daß der Fluß der Erzählung niemals abreißt und daß die Erzählerinnen – wie die nach diesem Text handelnden Libertins – nicht zu Tode kommen, alle anderen aber in einer zeremoniellen Orgie ihr Ende finden. In der Feudalgesellschaft de Sades ist Herr, wer spricht, wer über die Gesamtheit des Sprachsystems verfügt.[172] In der bürgerlichen Gesellschaft ist Herr, wer schreibt, wer über die Gesamtheit des Schreibsystems verfügt. Sprechen und Schreiben sind aber imaginäre Akte, in denen sich die Imagination an die Stelle des Handelns gesetzt hat, die Verfügung über Worte und Buchstaben an die Stelle von Macht und Lust getreten ist – identisch mit dem Zwangsdenken und Zwangshandeln in der Zwangsneurose. Im endlosen Strom der Worte treten die

170 Horkheimer und Adorno, 1969, S. 95.
171 Horkheimer und Adorno, 1969, S. 96.
172 Vgl. auch Bataille, 1963 und Barthes, 1974.

Worte an die Stelle von Wirklichkeit, das Alles-Sagen[173] im Text de Sades gewinnt hier den Rang einer exzessiven Totalität in der Verschiebung ins Detail, in der nichts ausgenommen sein darf, in der alles in Sprache gefaßt wird und dem Subjekt nichts Unaussprechliches, Unfaßbares mehr bleibt. Das »Licht der Öffentlichkeit« hat die sprechenden Subjekte bis in den letzten Raum ausgeleuchtet, sich ihrer bis in die kleinsten Einzelheiten bemächtigt. Das Alles-Sagen in der Verschiebung ins Detail versucht über Worte die Wirklichkeit systematisch in den Griff zu bekommen: es ist der bezwingende Diskurs eines lückenlosen Textes, der alles im Griff hat und alles begreifbar macht. Dieser Zugriff erhitzt die Köpfe und nicht die Körper der Sprechenden: »Wie diese Details doch meinen Kopf erhitzen!« (de Sade). In der Magie des analen Sprechens, im Wortzauber, liegt jene magische Machtausübung, die durch die Kenntnis und das Benennen das Geschehen selbst ersetzt. Sprechen ersetzt Wirklichkeit.[174] In der endlosen Verschiebung ins Detail liegt zugleich die Affektentziehung, die Isolierung der sprechenden Subjekte von ihren Sinnen und Körpern, wie denn das Sprechen de Sades über die Leidenschaften einen leidenschaftslosen Diskurs führt, dem der Körper entzogen ist und bei dem sich an die Stelle erfahrbarer Wirklichkeit eine Wortproduktion gesetzt hat. Eine Ökonomie der Leidenschaften ist konstruiert, eine Besessenheit des Zerlegens, Zergliederns und eine Klassifizierungssucht, wie sie uns in der rationalisierenden Diskurspraxis der Moderne entgegentritt.
Der Schauplatz der de Sadeschen Romane liegt jeweils an unzugänglich-abgeschlossenen Orten, Schloß Silling, das Kloster Sainte-Marie-des-Bois, Schauplätze erbarmungsloser Iso-

173 Das Alles-sagen-Müssen, das unbedingte Hergeben-Müssen, der »geile Grimm« im Sprechen de Sades ist nicht gleichzusetzen mit dem Prinzip des freien Einfalls im Freudschen Diskurs, der sich gerade in der Dialektik zwischen Einfall und Einfallslosigkeit, zwischen Reden und Schweigen bewegt und aus der Störung, dem Einriß im Text, die Übertragung des Sprechens auf einen anderen Schauplatz vollzieht, mithin eine andere Dimension als die einer rationalisierenden Verständigung bezieht.
174 Freud, GW IX, S. 107f.

lierung, an denen de Sade seine Bildungsromane inszeniert: Orte des Terrors und des Privilegs zugleich, an denen den Sprechenden alles erlaubt ist in einer Schule der Ausschweifungen, die nach der Liturgie der katholischen Messe im Bildungsprozeß voranschreiten bis zur letzten Passion, der »Höllischen«, der 147. in den *120 Tagen von Sodom*. Die Figuren de Sades sind Verdammte und Ausgeschlossene, die nach dem Modell einer geschlossenen Gesellschaft funktionieren, deren Zentrum der Abtritt ist, an dem sich alles scheidet, die Hierarchie der Macht sich ausdrückt. Die Kapelle wird zum Abort, die Entsakralisierung des heiligen Raums ist zugleich die Inthronisierung des Abtritts zum heiligen Ort. Der Kot wird im de Sadeschen Text zum inbrünstigen Gegenstand des Begehrens. Höhepunkt der Lehrjahre von *Juliette* ist eine Orgie mit dem Papst auf dem Altar des Peterdoms: der Papst betet verzückt den Kot an und erklärt zugleich den Abfall vom Glauben. In den *120 Tagen von Sodom* reguliert ein bürokratischer Apparat die Ausscheidungstätigkeit der Opfer, deren Eßgewohnheiten einer totalen Reglementierung unterworfen werden, um die Qualität der Produktion zu sichern. Erzeugung, Verteilung und Verzehr der Fäces erfolgen nach dem durchrationalisierten Schema der Marktökonomie. Und die Herrschaft der Libertins etabliert sich über die Kalkulation, Planung und Koordination der Kotfabrikation der Opfer. Die Ökonomisierung des Körpers treibt in ihren Exzeß, wo in einer Maximalisierung die Verwertung die körperlichen Abfallprodukte nicht beseitigt werden, vielmehr der Kot als Nahrung in den Kreislauf der Produktion zurückgegeben wird. Freuds Formel: »Exkrement wird Aliment« hat hier ihre totale Verifizierung gefunden.

Swift widmete 1731 einem damals berühmten Medicus zu London, Doctor Woodward, *»Einen curieusen Entwurff, wie die Secreter bequem und nützlich anzulegen«*. Im Titel dieser Studie ist all das resümiert, was Swift im Gang seiner Untersuchung entfaltet: »Das im Menschen-Koth gefundene Gold oder das große Geheimnis aus Des Menschen Unflath und Urin, Desselben Temperament, Gedancken Thun und Lassen, Glück und Unglück zu erkennen, wobey allerhand Curieuse, Historische, Politische, Moralische und Ernsthaffte Anmerckungen mit vorkommen, auch das Alter dieser Wissenschafft, und desselben Gebrauch bey verschiedenen Nationen, gezeiget wird.«[175]

Swift ersucht zu Beginn seiner Studie den berühmten Doctor um Billigung und Schutz des Vorhabens, die Materie in der Weise zu traktieren, wie er die unterirdischen Dinge zu erforschen sich anschicke. Dabei legitimiert er sich unter Verweis auf den Standpunkt des Philosophen, dem keine Sache geringschätziger sein könne als die andere, daß der Gegenstand seiner Forschung, der Koth, als Materie von gleichem Wert sei wie die Nahrung: »Die Materie mag eine Form haben, welche sie will, so dienet sie einem Weisen doch allemal zu einem Vorwurff seiner Betrachtungen, und die in dem menschlichen Leibe vorgehende Verwandlung eines Puddings oder Wurst, in Menschen-Koth, verdienet eben so wohl untersucht zu werden, als die nährende Krafft des Korns, von welchem das Mehl zu dem Pudding genommen wird.«[176] Swift ergeht sich dann in einer gelehrten Ausführung über die diagnostische Bedeutung der Beschaffenheit des Koths, insbesondere seiner Geruchsqualitäten für die Beurteilung der menschlichen Temperamente, Denk- und Erfahrensweisen und vor allem über die Haltung des Volkes zu seiner Regierung; denn »durch den Geschmack, Geruch, die Farbe und Natur des Unflaths, so aus dem menschlichen Leibe kommt, von der Beschaffenheit des politischen Cörpers, oder des Volcks, urtheilen, und dadurch der Regierung Nachricht von den heimlichen Verschwörungen, die von unruhigen und ehrgeitzigen Leuten angesponnen werden, ertheilen könten.«[177]

Im Zusammenhang dieses unverstellten analen Diskurses über die Organisationsform von Herrschaft und Gewalt kommt Swift auch auf die Bedeutung des Riechens als Schnüffeln. Es ist ihm wichtig zu zeigen, daß man schon von weitem an den Ausdünstungen riechen kann, welche Gedanken in jemandes Kopf herumlaufen, um die geheimen und verborgenen Absichten zu entdecken. Das Inwendige der Menschen zu entdecken über die Erforschung der unterirdischen Dinge heißt für Swift, die verborgenen, zukünftigen Dinge zu entdecken, durch Schicksalsvorhersage über die Analyse des Unflaths den Lauf der Geschichte, insbesondere für die Herrschenden, zu

175 Swift, 1731.
176 Swift, 1731, Vorrede.
177 Swift, 1731, S. 5f.

bestimmen und der Regierung zu Diensten zu sein durch ein nicht verfälschbares Wissen um die Geheimnisse des Unflaths der Bürger. Die Entlarvung durch solchen Schnüffeldienst[178] nimmt dem Subjekt die letzten Eigenheiten, da das »Licht der Öffentlichkeit« nun den individuellen Raum bis ins Letzte ausleuchten kann.
Zum Abschluß seiner Studie bringt Swift den »curieusen Entwurff, wie er in der Stadt London und Westmünster und derselben Vorstädten, auch andern grossen Orten, öffentliche Secreter erbauet und unterhalten werden können«.[179] Durch die Einrichtung öffentlicher Secreter, Aborte, in denen eine Unzahl von Bediensteten nach bestimmten Regularien die Ausscheidungen der Bürger regeln, wird auch der letzte Unflat in den Griff der öffentlichen Ordnung gebracht. Und durch die Gründung einer Kapitalgesellschaft zur Errichtung und Verwaltung der Secreter wird die Koth-Produktion verwertet. Nach dem Entwurf von Swift konstituiert sich die Compagnie durch privilegierte Subskription von Einlagen verschiedener Höhe an Pfund Sterling. Diese Gesellschaft führt den Namen der »Unentbehrlichen«, erhält einen Gouverneur und einen Unter-Untergouverneur und dreißig Direktoren, die alle drei Jahre aus den Interessenten, die eine Einlage von zehntausend Pfund Aktien in der Compagnie haben, erwählt werden sollen. Die Beschreibung der Regularien zur Benutzung der Secreter reflektiert eine durchorganisierte Machthierarchie. Swift empfiehlt seinen Entwurf den Regierenden und Wohlhabenden durch die in Aussicht gestellte Vermögensbildung ihres eingelegten Kapitals aufgrund der von ihm angestellten Berechnungen über die durchschnittliche Inanspruchnahme der Secreter und der sich daraus ergebenden Rendite. Die außerordentlichen Einkünfte der Compagnie von errechneten jährlich 1.433.333 Pfund Sterling, 6 Schilling und 8 Pfennig könnte nach Swifts Empfehlung noch gesteigert werden durch den Verkauf von Unflath und der Erlaubnis, aus ihm Salpeter zu machen und Wacholder-Brandtwein zu brennen.

178 Psychotherapie in ihrer Normalisierungsarbeit für die Gesellschaft hat sich auch diesem »Schnüffeldienst« integriert, indem sie die letzten Geheimnisse des Subjekts, seine Triebeigenheiten, die »Perversionen«, aufspürt, um sie dem Maßstab des »Lichts der Öffentlichkeit« auszusetzen und dadurch anzugleichen.
179 Swift, 1731, S. 30.

Swift hat mit diesem »curieusen Entwurff« die Ökonomisierung und Durchrationalisierung des Menschen in der Moderne und die radikale Egalisierung in der Bewertung der Dinge und Sachen bis zur Gleichsetzung von Nahrungsmitteln und Kot vorweggenommen. Die schwarzen Texte Swifts und de Sades zeigen den Menschen nicht im Dreck, wie es eine aus Ekel geborene bürgerliche Interpretation nahelegen könnte; ihre Texte zeigen den Schrecken der »grenzenlosen Anmaßung der Begierde«,[180] die auf der Dimension anal-sadistischer Bemächtigung den Menschen einem alles umfassenden Ordnungszwang unterwirft, der sich als vernunftgeregelte Lebenspraxis zu rationalisieren weiß. Die Usurpation der elementaren körperlichen Produktionen durch Willkürherrschaft[181] legitimiert sich als vernunftgerechte, gesunde Lebensführung zur Selbsterhaltung. Unterdrückung physischer Freiheit ist der Preis des aufgeklärten Bewußtseins, frei zu sein von der Unwillkürlichkeit des Körpers. Die Vernunftkritik Swifts und de Sades ist in ihrem Text als Exzeß planerischer Vernunft aufgezeichnet.
Die Gemeinschaftsbildung in der de Sadeschen Gesellschaft vollzieht sich unter dem Zeichen exkrementaler Ordnung: das Opfermahl der Essensgemeinschaft, die ihre Teilnehmer durch nährende Teilhabe verbindet, hat sich in der Moderne entstellt in die Gemeinschaft der Koprophagen, die sich mit ihren Ausscheidungen gegenseitig vergiften. Was sich bei Swift als Moderne ankündigte, spricht sich bei de Sade vollendend aus und zeigt sich nach de Sade in der typischen, von Freud beschriebenen verdrängten Analität der bürgerlichen Kultur.
De Sade arbeitet mit dem Skalpell des Pathologen, um die Scheidewand zwischen den geschlechtlich differenten Subjekten aufzutrennen (125. Passion): die Wand, die Anus und Vagina trennt, wird zerstört, und durch die Herstellung einer eingeschlechtlichen Öffnung wird dem Trieb ein Einheitsobjekt geschaffen, das die Geschlechterdifferenz transzendiert; zugleich konstituiert sich dem Trieb ein Einheitsziel der Befriedigung beider Geschlechter in einer austauschbaren Ein-

180 Foucault, 1978.
181 Vgl. auch Carter, 1981.

heitsöffnung. De Sade errichtet den »Palast der Liebe am Ort der Exkremente« (de Sade), die Geschlechtsorgane sind in einer absoluten Fungibilität austauschbar geworden in einem durchrationalisierten Körper – der Penis mit der Klitoris, die Afterscheide mit dem Mund und umgekehrt. In einer weiter fortschreitenden Rationalisierung wird der Penis zu einem mechanischen Penetrationsinstrument, zur Imago des analen Phallus – ob Godemiché als mumifizierter Penis der Juliette, als einbalsamierter der Clairvil oder als tatsächlicher: ein vom Körper abgelöstes, verselbständigtes Instrument, das beiden Geschlechtern verfügbar gemacht wird und beiden beliebig zur Verfügung steht im Sinne des (androgynen) Einheitssubjekts Mensch. Die *ratio* der Aufklärung in der Aufhebung des Differenten und in der radikal-egalitären Tendenz einer durchrationalisierten Welt, wie sie heute die westliche Kultur präsentiert und der Welt in einer Einheitskultur mit Einheitsklassen und Einheitssubjekten aufzuzwingen sucht, hat de Sade vorwegnehmend ins Bild gesetzt.
Die de Sadeschen Subjekte sind von einem ungeheuren Zwang besessen, Abfall zu produzieren. Sie produzieren unheimliche Haufen von totem Fleisch, ihre Produktionsverfahren sind beherrscht von systematischer Zergliederung und Zerstückelung des menschlichen Körpers. Die Orgien der de Sadeschen Helden sind Vernichtungsorgien; von planetarischem Ausmaß im Wunsch der Durand, die Menschheit auf einen Schlag zu vergiften; in der Vorstellung Juliettes, den Kopf der Menschheit mit einem Hieb abzuschlagen, und von universellem Ausmaß in der Idee von Curval, die Sonne angreifen zu können, um sie dem All zu entreißen oder die Erde damit in Brand zu setzen. Die de Sadeschen Kot-Visionen von der Vergiftung, Vernichtung und Zerstörung des Menschen und seiner Welt, die Vision vom Griff nach der Sonne, all diese analen Phantasmen sind im Zeitalter der technisch-instrumentellen Vernunft bereits in die industrielle Produktion gegangen.
Die Enträumlichung und Entvölkerung der Welt findet sich wieder in der individuellen Übersetzung de Sades in der Ausräumung des inneren Raums, in der körperlichen Entleerung des mütterlichen Objekts. Die de Sadesche Dramaturgie inszeniert den mütterlichen Körper in verschiedenen Räumen.

In der Topographie der Schauplätze gibt es in der Abgeschiedenheit des Ortes einen geheimnisvollen letzten Ort, an dem der Libertin mit seinem Opfer unwiderruflich allein, vor aller Augen verborgen ist. Dieser innere Raum steht im Zusammenhang der äußeren Räume, die in ihrer Anordnung zu diesem dunklen und geheimen Ort einem dramaturgischen Gesetz folgen. Die Topographie der Schauplätze spiegelt die körperliche Topographie im Ablauf des Geschehens. Die Reise der Libertins mit ihren Opfern an diesen letzten Ort ist eine Reise in das Innere der Erde, ans Ende der Welt. Die Choreographie de Sades führt sie immer vor diesen ersten und letzten Ort des Lebens: es ist der Schoß des mütterlichen Objekts. Im letzten Exzeß, im Angriff auf den inneren Raum des mütterlichen Objekts, transzendiert der de Sadesche Diskurs die anale Dimension der Bemächtigung und Zerstörung und führt das Sprechen an den Abgrund des Lebens. Das Ausräumen und Ausschlachten der Vielzahl von Objekten steht für das Ausweiden des einen mütterlichen Objekts, dessen Eingeweiden, dessen Gebärorgan die Vernichtung gilt. Es ist die ungeheure Wut auf das Gebärorgan der Mutter, die den Menschen »wider seinen Willen in dieses traurige Universum geworfen« hat (de Sade). An dieser Stelle seines Textes gibt de Sade auf die Frage »Man sollte also die Menschheit aussterben lassen?« die Antwort: »Das wäre das beste. Eine Pflanze, die nur Gift hervorbringt, kann nicht früh genug ausgerottet werden.«[182] Es ist die Antwort des Silen (Nietzsche),[183] die Antwort des Chors im Ödipus auf Kolonos – das Phantasma der ausgeräumten Mutter, des toten Schoßes findet sich wieder in Apollinaires[184] Geschichte von jener wahnsinnigen Frau, die in dem verrückten Bewußtsein lebt, eine Latrine zu sein und deshalb eingeliefert wird, weil sie glaubt, daß die Latrine voll sei und geleert werden müsse.

Das Ideal de Sades war das Verbrechen aller Verbrechen: die Auslöschung des Universums, der Tod der Materie. Der de Sadesche Text ist nach dem Gesetz der großen Zahl hergestellt. Die Vielzahl der Worte steht für die Unzahl der Verbrechen.

182 de Sade, 1970 (Die Philosophie im Boudoir).
183 Nietzsche, 1972, CM Bd. III, 1 (Die Geburt der Tragödie).
184 Apollinaire, 1985.

Und die Vielheit der Verbrechen wiederum steht für das eine, große Verbrechen der geplanten Zerstörung des Universums. Die Monstrosität der Zahl, die Zählmanie, die Buchführung über die maschinelle Produktion von Totem verdankt sich dem von jeder Leidenschaft gereinigten Sprechen, das in der Abstraktion vom Körper die Vielzahl der Toten erst in der seriellen Produktion im Text ermöglicht. Denn der Tod ist wie die Liebe von singulärer Erfahrung, ereignet sich als einzigartiges Erleben des Subjekts. Der Pluralismus der Libertinage der de Sadeschen Gesellschaft ist ohne Raum für die Liebe und die Leidenschaft des einen Menschen, da im Diskurs der Moderne, prototypisch von Swift und de Sade erzählt, Thanatos den Eros in Verdrängung hält, die Triebentmischung in der anal-regressiven Entstellung absolut geworden ist.

De Sade hat die Welt des reinen und perfekten Verbrechens im Schreiben geschaffen durch die Abstraktion in die unvorstellbare Vielheit der Worte. Die fiktive Welt des monströsen Verbrechens im Text de Sades entspricht der Welt fiktiver Zahlen in der Buchführung des kapitalistischen Systems, die losgelöst von realen Warenströmen ein System von Zahlenströmen unterhält. Formalisierung und Abstrahierung sind die Bedingungen des fiktiven Diskurses, in dem abgetrennt von der sinnlichen Materialität der Körper sich die Beziehung zwischen Begriff und Inhalt gelöst hat. Die Inhaltsentleerung der Vernunft, die zu einer rein instrumentellen geworden ist, hat ihren intellektuellen Ausdruck in der maschinellen Produktionsweise gefunden.[185]

Das Unwirklichwerden des Wirklichen und die Ersetzung des Wirklichen durch das Fiktive ist im Zusammenhang dieser Abstrahierung und Formalisierung zu sehen, die im Zuge der Entfernung des Körpers durch die Aufwärtsverschiebung von den niederen zu den höheren Regionen vorherrschend geworden sind. Die Durchrationalisierung des Körpers erweist sich als Reaktionsbildung, Sublimation des Analen. Die Entwirklichung in der Sprachmagie exzessiver Wort- oder Zahlenproduktion stellt sich im kapitalistischen Text als Exzeß der Produktionsziffern dar. Diese *ratio* des Kapitals ist die *irratio*

185 Vgl. Horkheimer und Adorno, 1969, S. 112.

des Faschismus: was de Sade im Text als Sprachüberschreitung in der Entwirklichung der materiellen Welt produziert hat, haben die Nazi-Faschisten in einer maschinellen Produktion mit unvorstellbaren Produktionsziffern[186] durch planerische Vernunft exekutiert – in der tatsächlichen Entwirklichung menschlicher Körper. In der rechnenden Vernunft werden Körper wie Ware als Produktionszahlen kalkuliert, tot oder lebend, gleichwie. Es ist die Logik anal-sadistischer Herrschaft, auf der die Logik ökonomischer Herkunft gründet.

Die ideale Sprachgemeinschaft ist Abbild der de Sadeschen Gesellschaft. Das de Sadesche Werk ist die vorwegnehmende Geschichtsschreibung moderner Gemeinschaftsbildung. Die Sprachgemeinschaft stellt sich unter dieser Sicht als eine Zwangsgemeinschaft der Sprechenden in einer rationalisierenden Diskurspraxis vor. Diese Zwangsgemeinschaft verdankt sich der Verdrängung der ursprünglichen, oralen Opfergemeinschaft. Aber die Wiederkehr des Verdrängten holt das Subjekt ein in der Opferung seines je besonderen Triebgeschicks zum Wohl eines homogenen Diskurses der Gemeinschaft; sie zeigt sich an der Oberfläche in der Opferung aller anderen Diskursformen, aller anderen Lebenswelten. So gesehen ist die Sprachgemeinschaft der Moderne ein Zerrbild der religiösen Gemeinschaft, wie das Zwangsritual ein Zerrbild des religiösen Rituals (Freud) ist: die Säkularisierung einer religiösen Gemeinschaft, deren manichäischer Lichtmythos sich in der dualistischen Auffassung niederschlägt, das Subjekt über einen rationalisierenden Diskurs aus der Finsternis ins Licht einer fortschreitenden Emanzipation zu führen.

186 Die Vorherrschaft des Quantitativen, das Riesige der Zahl als die »Größe« der Moderne (Heidegger); dieser europäische Nihilismus hat in Auschwitz seinen singulären Höhe- und Endpunkt erreicht. Auschwitz ist die Existenz gewordene Unwirklichkeit eines mythischen Verbrechens (siehe Derrida, 1988). Die historische Realität ist aufgehoben in unfaßbarer Monstrosität der Zahl, die in ihrem Unmaß das Ausmaß mythisch gewordener Produktion anzeigt, in der der Mensch so dinglich geworden ist, kalkuliert gleich jeder anderen Produktionszahl.

Der »Sündenfall« des Essens im oralen Koitus der Einverleibung der heiligen Opfermahlzeit hat sich entstellt in den »Sündenfall« des Sprechens im analen Koitus der Übermächtigung durch vergiftende Ausscheidung. Worte sind unter der exkrementalen Ordnung im Redestrom der unbegrenzten Sprachgemeinschaft Mitteilungen, die in überflutender Produktion ausgeschieden werden. Es ist die anale Magie maßloser Selbstschöpfung, alles verfügbar zu haben und sich verfügbar zu machen im Wort. Der Informationsstrom der Moderne ertränkt die Sinne in der Flut ihres Auswurfs an leeren Worten. Der Abfall produzierende Gesellschaftskörper, der den Geschmack am Ungenießbaren zum Ideal des Geschmacks erhoben hat, nötigt den Menschen, »Exkrement für Aliment« zu nehmen, sich von solcher »Kommunikation« zu nähren. Durch ihre Isolierung von jeder Affektivität und Körperlichkeit sind Worte zu toten Zeichen geworden; das Wort ist aus seiner Sagekraft herabgesunken zum bloßen Zeichen (Heidegger). Die Worte haben auf dem Weg der sinnlichen Entleerung im Dienste der Eindeutigkeit ihre letzte Reinheit erreicht in einer formelhaften Begrifflichkeit. Das affektbereinigte, von der Vieldeutigkeit der Worte gesäuberte Sprechen, in dem die Mehrdeutigkeiten gelöscht sind, stellt die Sprache in zweckdienlicher Klarheit fest.

Die Emanzipation des Subjekts von uralten Abhängigkeiten, den Naturmächten, hat es befreit vom Opfermythos, dem zwingenden Gebot der Rückgabe an die Natur im Opfern. In der Negation dieses Naturzwangs hat sich das emanzipatorische Ich eingerichtet als das selbstbezwingende Subjekt, das immer tiefer in den Zwang zur Triebunterdrückung getrieben wird durch die Unbezwingbarkeit der Triebnatur. »Die Geschichte der Zivilisation ist die Geschichte der Introversion des Opfers. Mit anderen Worten: die Geschichte der Entsagung«[187] – der Triebnatur.

Das selbstidentische Subjekt ist in der Sicht Freuds seine Selbsteinschränkung, seine Eigenheiten sind Reaktionsbildungen im Kampf um die Triebbändigung – Niederschlag der Entsagung. Die Befreiung vom Opfermythos ist die Preisgabe

187 Horkheimer und Adorno, 1969, S. 62.

an den Mythos vom Selbstopfer, der Selbstunterdrückung: Opfern ist in der Moderne radikal geworden. Mit der Verleugnung der Natur im Menschen kommt der Zwangscharakter des bürgerlichen Subjekts auf seine Höhe. »Die Herrschaft des Menschen über sich selbst, die sein Selbst begründet, ist virtuell allemal die Vernichtung des Subjekts, in dessen Dienst sie geschieht, denn die beherrschte, unterdrückte und durch Selbsterhaltung aufgelöste Substanz ist gar nichts anderes als das Lebendige, als dessen Funktion die Leistungen der Selbsterhaltung einzig sich bestimmen, eigentlich gerade das, was erhalten werden soll.«[188]

188 Horkheimer und Adorno, 1969, S. 62.

II. Freuds Naturgeschichte und die Aufklärung von Naturgeschichte im Mythos – ein Gegendiskurs zur Moderne

> Schon der Mythos ist Aufklärung, und:
> Aufklärung schlägt in Mythologie zurück.[189]

1. Freuds Gott Libido – die Wiederholung der *materia*

Das Denken der Wissenschaft reflektiert sich in der Referenz auf das Objekt – nicht auf die Methode. Das Objekt der psychoanalytischen Wissenschaft ist die Natur, die sich dem Denken Freuds in der Lebensmacht der Triebe zeigt. Der Trieb, das Treibende im Begehren, das unbewußt auf ein Ziel gehende und das objektsuchende, drängende Verlangen, wird von Freud im Begriff der Libido gefaßt. Libido ist die jeden Organismus auf ein Ziel treibende, elementare Kraft des Sexualtriebes, dem die Bestimmung durch das beunruhigende Lustmoment, die Wollust der Begierde, entzogen würde, wenn sie im Jungschen Sinne als allgemeine psychische Energie neutralisiert wäre.

Freuds Gott Logos übersetzten wir als Gott Libido, und es ist sicher nicht fernliegend, im Logos Freuds seine Anschauung von *physis* zu finden. Im Gegensatz zur konventionellen Bedeutung von Logos, die wir als Reduktion des ursprünglichen Sinns von Logos,[190] der mit Mythos identisch war, kennzeichnen, und im Gegensatz zur Wende des *meta logon* als Nacheinander im Zeitlichen, das das endgültige Auseinandertreten von Logos und Mythos in der Rede des Griechen anzeigt, tritt bei Freud wieder der ursprüngliche Sinn von Logos als fleischgewordenes Wort (Gottes), Logos als Schöpferkraft (Libido) der Natur in Erscheinung. Freilich lassen sich bei Freud ge-

189 Horkheimer und Adorno, 1969, S. 6.
190 Siehe unseren Nachtrag: Ein psychohistorischer Exkurs zur Moderne.

nügend Belege für logozentrisches Denken finden,[191] wenn es um die Legitimation der Psychoanalyse als Wissenschaft geht; aber diese affirmative Haltung, die aus Freuds Stellung zu den Wissenschaften seiner Zeit und auch seiner menschlichen Situation begreiflich wird, ist ein zeitgebundenes Moment im Freudschen Werk, das für die Bestimmung seines Denkens ohne Belang ist. Freuds Denken entspringt einer biozentrischen Weltanschauung, in der die Erhaltung und Steigerung des Lebens im Zentrum steht, Denken und Moral in ihrer Abhängigkeit von den Trieben als entstellte Triebabkömmlinge ihre Bewertung erhalten – der Geist im Sinne ordnender Weltvernunft wird dem Leben unterstellt. Die Libido, die der *materia* immanente Kraft, bringt die Lebenserscheinungen hervor und nicht der Geist, den Freud als Sublimation des Sexualtriebes erkannte.

Der Freudsche Gott Logos ist an der Stelle, wo er im Text[192] auftritt, dem Gott der Religion entgegengesetzt; indem aber Freud ihn in dieser Entgegensetzung auftreten läßt, gesellt er ihm zugleich den Gott Ananke, die dunkle Seite der Stimme des Intellekts, bei. In dieser Komplementarität, die Freud in die Fußnote vom Götterpaar Logos-Ananke verbannt, äußert sich die Dialektik des Freudschen Gottes, die ihn die Ananke oder Moira als tragenden Untergrund der Naturmacht sehen läßt. Der Verweis in die Fußnote gibt gerade den Hinweis darauf, was den Diskurs über den Logos trägt: es ist das Verhältnis der tragenden Macht des Triebes zu der von ihr auf die Welt des Geistes übertragenen. Freud wird an diesem Ort seines Sprechens immer im Hinblick auf den Primat des Intellekts zitiert, daß »die Stimme des Intellekts leise (ist), aber sie ruht nicht, ehe sie sich Gehör geschafft hat«.[193] Indem aber Freud so rationalistisch gelesen wird, ist die Doppelbödigkeit seines Sprechens zum Verstummen gebracht, und die Ausschließung des sich selbst widersprechenden Freud schließt auch eine über diese für jedermann eingängige Interpretation hinausgehende Bedeutung aus. Die Stimme des Intellekts, die

191 Vgl. auch Freud, GW VIII, S. 67 und S. 236; GW XIII, S. 69; GW XIV, S. 100, S. 218 und S. 378f.; GW XV, S. 184f.
192 Freud, GW XIV, S. 378.
193 Freud, GW XIV, S. 377.

sich Gehör verschaffen muß, ist sicherlich nicht mit dem banalen Sinn einer mit *ratio* als Denkfunktion zusammengeworfenen Bedeutung als bloß verstandesmäßiges Denken zu lesen; vielmehr geht aus der Freudschen Textur hervor, daß Intellekt (*intellegere* = dazwischenlegen, sammeln des Dazwischenliegenden, auslesen, unterscheiden) vom Einsehen haben herrührt, sich auf etwas zu verstehen, hier auf die Natur und Lebenskräfte, denen Freud durch seine Stimme Gehör verschafft hat. Psychoanalyse ist eine Vindizierungslehre und vertritt den Anspruch, das dem Subjekt Enteignete wieder zurückzufordern, das Dazwischenliegende auszulesen: psychoanalytische Arbeit ist die Auslese des noch nicht Gelesenen, nicht Gesagten, nicht Gehörten. Die Bedeutung von Intellekt als Einsehen in die »Natur« wird durch Freud wieder lebendig, und das Schauen der »Natur«, des »Gottes«, war noch bis zum Anfang der Moderne, bis Kant, die gebräuchliche Verwendung dieses Terminus. Dieses Einsehenhaben bringt die Wissenschaft der Psychoanalyse vor ihr Dilemma, daß sie ihren Erkenntnisgegenstand, die Natur der Triebe, nur »spekulativ« erschließen kann, so wie die Naturphilosophie sich auf die Natur verstand, das heißt ein Einsehen mit der Natur hatte.

Freud beharrte in seinem Wissenschaftsverständnis darauf, daß die Psychoanalyse ihr Objekt der Erkenntnis auf dem ihr eigenen Weg der analytischen Arbeit zu finden habe, wie der Künstler aus seinen Vorentwürfen durch immer neue Gestaltungen sich dem idealen Entwurf annähert: der Wissenschaftler arbeitet in der Regel »wie der Künstler am Tonmodell, wenn er am rohen Entwurf unermüdlich ändert, aufträgt und wegnimmt, bis er einen befriedigenden Grad von Ähnlichkeit mit dem gesehenen oder vorgestellten Objekt erreicht hat«.[194] Darin ist aber zugleich die Frage verwickelt und ungelöst, wie denn der Analytiker zur Anschauung der idealen Imago, des Entwurfs der Entwürfe kommt. Freud griff in seiner analytischen Praxis auf den Satz des Michelangelo zurück: »Diesen Engel muß ich aus dem Marmor befreien.«[195]

Die Objektgestaltungen in der psychoanalytischen Kur wie-

194 Freud, GW xv, S. 188f.

195 Persönliche Mitteilung durch einen Analysanden Freuds.

derholen in dieser Sicht die Objektgestaltungen im Triebschicksal des Einzelnen, das seinen Ausgang nimmt von der idealen Imago und dessen Ende die Rückkehr zu diesem Anfang ist. Hier spricht sich eine Anschauung von Natur aus, die als eine kreißende Welt voller Gestalten gesehen wird, die es zu befreien gilt (Bloch). Den der Psychoanalyse eigenen Weg muß sie »fara da se« unternehmen: Psychoanalyse wird es aus sich besorgen, zur Anschauung der Natur zu gelangen. Freud schreibt an C.G. Jung: »Am bedenklichsten erscheint mir, daß sie (die Psychoanalytikerin Spielrein) das psychologische Material biologischen Gesichtspunkten unterordnen will; diese Abhängigkeit ist ebenso verwerflich wie die philosophische, physiologische oder gehirnanatomische. Psychoanalyse fara da se.«[196] Psychoanalyse muß es also selber machen und findet auf ihrem Weg eine Naturwissenschaft, deren Mythos nicht weniger mythisch ist als die Mythologie einer jeden Naturwissenschaft.[197] Psychoanalyse ist hier in eine Reihe mit Kunst und Religion gestellt und gehört zu den mächtigen Ablenkungen – das sind die Umlenkungen der Libidoströme in der notwendigen Sublimation, die Entstellung der Triebziele –, um der Notdurft des Lebens Herr zu werden, im »Chaos der Natur« der entfesselten und auf Befriedigung drängenden Triebmächte einen festen Punkt zu gewinnen. Und dieser feste Punkt der Interpretation der Naturphänomene, der den Menschen eine Durchblickbahn offenstellt, diese mächtigen »Ablenkungen«, die Kunst, die Religion und die Wissenschaft, auch die Wissenschaft der Psychoanalyse, sind unerläßlich für den Menschen: »Auf (diese) Ablenkungen zielt Voltaire, wenn er seinen ›Candide‹ in den Rat ausklingen läßt, seinen Garten zu bearbeiten; solch eine Ablenkung ist auch die wissenschaftliche Tätigkeit.«[198] Freud läßt den rationalen Spötter sprechen, der sich des Einfältigen bedient, um die Ablenkung des Menschen in seiner Kulturarbeit zurückzulenken auf den Grund seiner Arbeit: die Bearbeitung von Natur.

196 Jones, 1962, Bd. II, S. 528.
197 Freud, GW XVI, S. 22.
198 Freud, GW XIV, S. 432f.

Der Freudsche Gott Logos zeigt sich zugleich als Gott Ananke, und darin liegt die Doppelgesichtigkeit eines jeden Gottes. Psychoanalyse will hier verstanden sein als Übersetzungsarbeit zwischen diesen beiden Ansichten der verhüllten, elementaren Naturgewalten und der enthüllten, sublimierten Natur des Geistes, in den sich der Trieb entstellt.

Das Tätigsein des Analytikers ist Denken in diesem Sinne von Übersetzen; und die Freudsche Übersetzungsarbeit bedenken heißt: Denken wieder denkend zu machen, den alten Text in neuen Übersetzungen, die für uns von Bedeutung sein können, erscheinen zu lassen. Daß Denken Übersetzen ist und daß das Wort Logos in der Übersetzung von Ananke oder Moira steht, verbindet Freud mit Heidegger.

Das Philosophieren Heideggers macht sinnfällig, daß Denken ein Übersetzen ist. Heideggers Übersetzung des griechischen Textes in den lateinischen und des lateinischen in den deutschen[199] führt den Grundzug seines Denkens vor Augen: die (Be-)Deutung liegt in der Übersetzung, und darin zeigt sich die Seins- und Bedeutungsgeschichte des Wortes, der Sprache, des Menschen, der in der Sprache zu Hause ist. Heideggers Übersetzung des Freudschen Gottes Logos finden wir in seinem Aufsatz über Logos,[200] der eine Übersetzung des Namens Logos in einem Spruch von Heraklit[201] ist.

Der Anspruch im Logos des Heraklit liegt danach im *legein* als legen, das heißt nieder- und vorlegen. *Legein* heißt legen, zum Liegen bringen, zusammenlegen. Legen ist »lesen«, und die Lese der Frucht, das Auflesen, übersetzt sich in das Lesen einer Schrift, in der sich etwas gesammelt ins Vorliegen bringt (Heidegger). Sammeln ist aber mehr als bloßes Anhäufen, die Lese ist immer schon eine Auslese. Das Sagen und Reden, das sich in der gängigen Bedeutung von *legere* zeigt, transzendiert sich nach Heidegger je schon durch das in der Rede nach Heraklit anwesende *en panta* – Eins: Alles, Alles: Eins. *En panta* besagt die Weise, in der der Logos präsentisch ist. *Legein* will hier verstanden sein als »das Wesen des Einens, das alles ins All des einfachen Anwesens versammelt«.[202] Das Ein und

199 Siehe Heidegger, 1967, Bd. I, S. 41f.
200 Heidegger, 1967, Bd. III, S. 3f.
201 Heidegger, zit. Heraklit Fragment 50, 7, 112, 32, 64.
202 Heidegger, 1967, Bd. III, S. 16.

Alles, das Einzig-Eine, steuert nach Heraklit jedoch der Blitz ins Anwesen (*panta oiakizei keraunos*).[203] Der Blitz steht hier als nennendes Wort für Zeus, das heißt das Anwesen (die Natur) ins Anwesende bringen, Erscheinen lassen und ins Licht bringen: Logos bringt das Anwesen, das Sein in sein Erscheinen, die *physis* wird durch Zeus (Logos) ins Licht gebracht. Zur Sprache bringen oder ins Licht bringen heißt, daß der Logos der Moira als Geschick entspricht und dadurch *physis* vernehmbar macht. Die *physis* ist das Hervorgehen und Aufgehen, das sich ins Licht bringt; der Gott Logos, Zeus, die Weise, in der sich die Moira anwesend macht – Zeus scheint in die »Wildnis«, und die »Wildnis« erscheint in Zeus, so bewegt sich das Götterpaar Logos-Ananke in dialektischer Umwendung. Wildnis bezeichnet elementare Naturgewalt; das Attribut des Heiligen, die »heilige Wildnis« Heideggers wäre jedoch eine romantische Verklärung, wenn das Heilige nicht im »Gegensinn der Urworte«[204] bedacht wird: *sacer* ist das Verfluchte, Unreine der »niedrigen Region« und zugleich die Bedingung des Geweihten, Reinen der »erhabenen Region«.

In der Übersetzung des Freudschen Gottes Logos durch die Lesart Heideggers, die eine Übersetzung des Spruches von Heraklit ist, wiederholt sich in der Übersetzung Heraklits eine mythische Vorlage. In der mythischen Vorlage ist der Fährmann Charon der erste Übersetzer: er fährt die Seelen von einem Ufer zum anderen, er ist der Übersetzer zwischen zwei Welten, er überträgt den Text vom Reich der Lebenden ins Reich der Abgeschiedenen. In der Gestalt des Charon erscheint die ursprüngliche Fassung von *meta pherein*: etwas anderswohin tragen, das heißt von einem Bereich in einen anderen. Darin liegt seine Verbindung zwischen den Oberirdischen und Unterirdischen, zwischen dem oberirdischen Zeus (Logos) und dem unterirdischen Zeus, Hades (Ananke).

Charon ist der Übersetzer des Styx, des Acheron, der die Unterwelt neunmal umfließt und sie zusammenhält. Die Unterwelt heißt auch das Gefilde oder das Haus der Lethe, und Lethe verweist in ihrer Genealogie über die Mutter Phoibe auf Hekate: »die in der Ferne«, die »Einzig-Geborene«, die Herrin der Unterwelt, die nächtlicherweise mit den Totenseelen

203 Heidegger, 1967, Bd. III, S. 18.
204 Freud, GW VIII, S. 213f.

umherschwärmte; sie hieß auch die Hündin und Wölfin. Hekate ist zugleich »die in der Nähe« und zeigt in ihrer dreigestaltigen Figur, dargestellt in hölzernen Masken mit drei Gesichtern nach drei Richtungen, ihre Stellung als allmächtige, dreifaltige Mondgöttin, der Herrin über Leben und Tod. Lethe, die Wolfsgöttin, gebar Apollon im Wolfslicht, und darin offenbart sich die Herkunft des apollinischen aus dem dionysischen Untergrund. Und in den Gefilden der Lethe, der Unterwelt, die umschlossen sind von Styx/Acheron, entspringen die rechtsfließende Quelle der Mnemosyne und die linksfließende Quelle der Lethe: aus Lethe stammen das Gedächtnis (Mnemosyne) und die Vergessenheit (Lethe). Die ineinanderfließenden Ströme der Lethe lassen die Erinnerung aus dem Fluß der Vergessenheit schöpfen und das Gedächtnis dem Fluß des Vergessens anheimgeben. Die beiden Ströme der Lethe, die eins zu sein scheinen mit dem neunmal die Unterwelt umkreisenden Styx, verzweigen sich in zwei Verbindungslinien mit dem olympischen Gott: die Mnemosyne gebar Zeus die neun Musen (den olympischen Zauberberg), und Styx gebar dem Pallas (Zeus) Zelos und Nike (Eifer und Sieg), Kratos und Bia (Stärke und Gewalt), die ständigen Begleiter von Zeus. Die Eigenschaften des olympischen Gottes waren ihm von der Unterwelt zugeeignet, und er blieb durch sie mit der Unterwelt stets verbunden.

Es ließen sich noch vielfältige Verbindungslinien[205] zwischen Logos und Ananke aufweisen, um darzustellen, daß der Gott Logos die Lichtseite der unterdrückten und gefesselten chthonischen Macht ist, von der seine Kraft zehrt. Der Freudsche Anspruch: »Flectere si nequeo superos, acheronta movebo«[206] – wenn ich die Oberen nicht beugen kann, werde ich die Unteren bewegen, zeigt den Standort seines Denkens: die Psychoanalyse Freuds schöpft aus dem Fluß der titanischen Mächte und setzt auf die Entfesselung der Triebnatur, auch wenn Freud den aufgeschreckten Bürger durch beschwichtigende Erklärungen immer wieder zu beruhigen suchte. Freud und der Psychoanalyse ergeht es wie dem Zauberlehrling Goethes, der die Geister, die er rief, nicht mehr los ward – »Herr, die Not ist groß!/Die ich rief, die Geister/Werd' ich

205 Siehe auch Ranke-Graves (1955) und Kerényi (1966), die das mythologische Material jedoch nicht durch Deutungslinien verknüpfen, d.h. nicht übersetzen.

206 Freud, GW II/III: Leitspruch der Traumdeutung.

nun nicht los.«[207] Und Freud sagt: »Zur Triebunterdrückung, zum Verzicht und zur Sublimierung auffordern, sobald die Patientin ihre Liebesübertragung eingestanden hat, hieße nicht analytisch, sondern sinnlos handeln. Es wäre nicht anders, als wollte man mit kunstvollen Beschwörungen einen Geist aus der Unterwelt zum Aufsteigen zwingen, um ihn dann ungefragt wieder hinunterzuschicken. Man hätte ja dann das Verdrängte nur zum Bewußtsein gerufen, um es erschreckt von neuem zu verdrängen.«[208]

Das »Eins ist Alles«, das All-Eine des Heraklit, bringt der Mythos von der heiligen Dreifaltigkeit der Mondgöttin lebensmächtiger, triebnäher zur Anschauung als die Übersetzung Heideggers in die Abstraktion des philosophischen Sprechens, die die schreckenerregende Präsenz der Triebkräfte wieder entfernt. Die Götter der Christen und ihre Philosophen scheinen im Denken ihr Geschlecht zu vergessen, die Erinnerung im körperlosen Sein zu haben; der Gott der Antike war gedacht in vielgestaltiger Sexualität, und das Denken des Griechen lebte aus dem Eros. Das ausgetrocknete Denken der Askese muß wieder »aus Leben trinken«, um sich zu erinnern, was dem Denken aussteht – gleich den blutleeren Schatten des Hades, die Blut trinken müssen, um die Erinnerung ins Leben zu rufen.

Nietzsche dachte, daß Leben aus Leben trinkt (Eros) und Leben in Leben schneidet (Thanatos). Nietzsche erinnerte sich des Gottes der Wollust der Natur und des Menschen: als er trunken und nackt mit erigiertem Phallus wie ein Satyr tanzend die Dithyramben des Dionysos sang, an jenem Ende »Zarathustras« in Turin, wurde er vom erschreckten Bürger[209] rasch in die Heilanstalt »heimgeholt«. Unterwegs sang er sein

207 Goethe, I, S. 150.

208 Freud, GW X, S. 312.

209 Verrecchia (1986), der Nachfahre dieser Bürger, hat Nietzsche in eine Krankengeschichte heimgeholt wie ein anderer »Mediziner« (Schulte, 1982), der in seinem »Krankenjournal« die Zitierung des Heilanstaltberichtes über die unter der Norm liegende Gliedlänge Nietzsches für wesentlich hielt. Dieser Enthüllungsjournalismus, der sich auch gegenüber Freud zeigt, ist, indem er uns den Heros durch die Darstellung seiner Schwächen scheinbar näherbringen möchte, eine Erniedrigung des Ideals und entstammt der unaufgelösten Ambivalenz von infantiler Verehrung und feindseliger Abwertung des Vaters (siehe Freud, GW XIV, S. 547).

letztes Lied aus dem Land jenes Gottes, von dem er sagt: »Und wenn ich jenseits der Alpen sage, sage ich eigentlich nur Venedig. Wenn ich ein andres Wort für Musik suche, so finde ich immer nur das Wort Venedig« – es ist das Lied des Gondoliere, des Fährmanns: »An der Brücke stand/jüngst ich in brauner Nacht./Fernher kam Gesang:/goldener Tropfen quoll's/über die zitternde Fläche weg./Gondeln, Lichter, Musik –/trunken schwamm's in die Dämmerung hinaus...«[210] Und Nietzsche verstummte.

Der Gott der Psychoanalyse wiederholt eine Erfahrung, die das Denken wieder aus Leben trinken läßt; und die Psychoanalyse Freuds bringt diese Allgewalt der unterdrückten Naturkraft – hinter der christlichen Verblendung – in ihrem Diskurs wieder zum Vorschein. Die Bedeutung Freuds für die Neuzeit, am Ende der Moderne, liegt im subversiven Moment seiner Sexualtheorie, in der Übersetzung der unbewußten, vergessenen Triebkräfte in das Bewußtsein des Subjekts, dem der Trieb als Faktisch-Nacktes, nicht bloß Repräsentiertes zurückgegeben wird.

Charon, der Fährmann, ist die Personifizierung des Acheron, des die Welten trennenden Flusses; er ist die mythische Figur der ängstigenden Andersheit als Zugehöriger zweier Welten: er ist der Fremde. Freud, der Erfinder der Psychoanalyse, ist der erste Übersetzer für die christlich-bürgerliche Kultur, der Charon zwischen den Welten von Vernunft und ihrem Anderen: der Bürger hat sich in dieser, durch Vernunft verwalteten Welt so eingerichtet, daß er ihr Anderes zur *irratio* machen mußte. Freud ist der Überbringer einer beunruhigenden Botschaft, den der Haß und die ohnmächtige Wut all derer trifft, die sich als Herr im Hause wähnen, wo doch dessen Fundament sich vor dem archäologischen Blick Freuds als haltlos erwiesen hat. Der Übersetzer Freud ist zu einer kategorialen Projektionsfigur geworden wir andere Fremde, die ihm vorausgingen: die Hexe und der Jude. Und in der Person Freuds treffen sich alle Ressentiments der in ihrer Welt Bedrohten angesichts eines Fremden, der Jude und zugleich Aufrührer ist. Und, da Freud frühzeitig mit dem Los vertraut war, in der Opposition zu stehen und in Bann[211] getan zu werden, war er auch gerüstet, der Begründer einer anderen Naturwissenschaft vom Menschen zu werden, die dem Bürger die Aufklä-

210 Nietzsche, CM VI 3, S. 289.
211 Freud, GW XIV, S. 35.

rung über den unzivilisierbaren Grund seiner Triebnatur besorgt.

In seiner Selbstdarstellung erzählt Freud die Legende, wie er zu seiner Anschauung von Natur gekommen ist: »daß der Vortrag von Goethes schönem Aufsatz ›Die Natur‹ in einer populären Vorlesung kurz vor der Reifeprüfung die Entscheidung gab, daß ich Medizin inskribierte.«[212] Diese Erzählung ist aber auf dem Hintergrund einer viel früheren Geschichte zu lesen, die Freud in der *Traumdeutung* als erste Erfahrung mit der *materia* festhält. Im Zusammenhang eines Traums, in dem das sein Werk kennzeichnende Moment der drei Frauen auftritt – eine unendliche Reihe von Gestalten der Drei: Parzen, Horen, Moiren, Chariten, Graiai, Gorgonen, die für die Eine, Gaia, stehen –, erinnert Freud: »Als ich sechs Jahre alt war und den ersten Unterricht bei meiner Mutter genoß, sollte ich glauben, daß wir aus Erde gemacht sind und darum zur Erde zurückkehren müssen. Es behagte mir aber nicht und ich zweifelte die Lehre an. Da rieb die Mutter die Handflächen aneinander – ganz ähnlich wie beim Knödelmachen, nur daß sich kein Teig zwischen ihnen befindet – und zeigte mir die schwärzlichen Epidermisschuppen, die sich dabei abreiben, als eine Probe der Erde, aus der wir gemacht sind, vor. Mein Erstaunen über diese Demonstration ad oculos war grenzenlos und ich ergab mich in das, was ich später in den Worten ausgedrückt hören sollte: Du bist der Natur einen Tod schuldig.«[213] Freuds Zitierung Shakespeares ist offensichtlich eine Reminiszenz an Prinz Hal's Bemerkung zu Falstaff in Henry IV: »Thow owest God a death.« Und diese Entstellung des Textes deutet darauf, daß für Freud Gott und Natur identisch sind und daß das späte Zitat aus Henry IV für das frühe aus der Genesis steht: »Denn du bist Erde und sollst zu Erde werden«, das er durch die Mutter kannte, bevor er Shakespeare lesen konnte.[214]

Eine jüdische Tradition wird hier sichtbar, die über das Christliche hinausweist, in ihrer Vorgeschichte aus Quellen lebt, die Freud eine andere und tiefere Anschauung von Natur wieder-

212 Freud, GW XIV, S. 34.
213 Freud, GW II/III, S. 211.
214 Vgl. Schur, 1973, S. 41.

holen lassen. Die Einleitung seiner Selbstdarstellung ist nämlich ein Bekenntnis: »Meine Eltern waren Juden, auch ich bin Jude geblieben«[215] und eine Grundsatzerklärung gegen die Selbstauslöschung des Jüdischen durch Assimilation in die christliche Kultur: »Vor allem traf mich die Zumutung, daß ich mich als minderwertig und nicht volkszugehörig fühlen sollte, weil ich Jude war. Das erstere lehnte ich mit aller Entschiedenheit ab. Ich habe nie begriffen, warum ich mich meiner Abkunft oder wie man zu sagen begann: Rasse, schämen sollte. Auf die mir verweigerte Volksgemeinschaft verzichtete ich ohne Bedauern.«[216] Wenn sich auch in Freuds Rückgriff auf Goethe, dessen kosmopolitischer Humanismus und erotischer Freigeist ihn faszinierte, eine Assimilationstendenz Freuds anzeigen könnte, so scheint Goethe vielmehr eine ideale Imago gewesen zu sein, in der sich forscherische und künstlerische Neigungen für Freud ideal zur Deckung brachten. Und der Naturforscher Freud erweist sich als »Doppelgänger« Goethes, dessen Naturbetrachtung sich in den Anschauungen Freuds widerspiegelt. Die Gestalt Goethes als Dichter scheint die Figur Shakespeares zu verdecken; eine Figur, die hinter dem Olympier den wilden Dichter des Dramas von Mord und Inzest, den tödlichen Leidenschaften, in Verdrängung hält. Shakespeares Hamlet ist das zentrale Drama Freuds und der Psychoanalyse. Und die apollinische Bändigung der dionysischen Erfahrung ist das treibende Moment des Freudschen Werkes.

»Goethes schöner Aufsatz«, der die Entscheidung gab, daß Freud Medizin studierte, stammte, wie wir heute wissen, nicht von Goethe, sondern gilt als romantisches Fragment. Die Lektüre dieses Fragments, in dem die Natur als Urmutter erscheint, knüpft an jene erzählte, faktische Begebenheit mit der Mutter, die der Erde wieder ihre buchstäbliche Bedeutung gab. Von der Urmutter heißt es im Fragment: »Wir leben mitten in ihr und sind ihr Fremde. Sie spricht unaufhörlich mit uns und verrät uns ihr Geheimnis nicht. Wir wirken ständig auf sie und haben doch keine Gewalt über sie.«[217] Die Natur ist

215 Freud, GW XIV, S. 34.
216 Freud, GW XIV, S. 34.
217 Binswanger, 1957, S. 55f.

hier dargestellt als urmütterliche Macht, die ihre Geschöpfe gebiert und wieder in ihren Schoß zurücknimmt.
Freuds Vorstellung vom Ende als Rückkehr zum Anfang ist die Wiederholung einer alten mythologischen Anschauung, die auch Goethe im *Faust* wieder aufgreift, wenn er Faust zur »Mater gloriosa«, zur »Jungfrau«, »Mutter«, »Königin«, »Göttin« zurückkehren läßt; aber die Freudsche Naturbetrachtung wird allzu leicht in eine Naturmystik umgedeutet, wie es integrativen Bemühungen, gerade der Daseinsanalyse und ihr verwandter metaphysischer Strebungen dienlich ist. Freuds Mythos von der Natur ist nirgends eine verklärende Huldigung der Natur. Freuds Mythos gibt den unentrinnbaren Kampf zwischen Ananke und Logos wieder, und die das individuelle Geschick des Subjekts struktuierenden Urphantasien oder Mythologeme sind für Freud jeweils Reinkarnationen von Triebkonstellationen, die im empirischen Verhältnis des Einzelnen zu seinen Vater- und Mutterobjekten von zwingender sexueller Kraft sind.
Wir sehen nicht nur bei philosophisch geprägten Therapieschulen, auch bei vielen anderen, nicht zuletzt aber bei der strukturalistischen Schule Lacans, die es sich gerade zur Aufgabe gemacht hat, die lebendigsten Begriffe Freuds, nämlich die der Sexualität, nicht verdunkeln zu lassen, eine konformistische Bestrebung am Werke, die Freudsche Theorie zu entsexualisieren. So ist die Lacansche Erzählung vom großen Anderen (*le grand Autre*) die Nacherzählung der Freudschen Geschichte von *Totem und Tabu* (in der Übersetzung von de Saussure auf Freud), in der der empirische Vater und die empirische Mutter zwar noch auftreten, aber letztlich nur noch Statthalter sind im Kontext eines strukturalen Prinzips, das die empirischen Objekte nur noch als Signifikate des phallischen Signifikanten erscheinen läßt. Das logozentrische Denken Lacans ist in Zusammenhang zu lesen mit der cartesianischen Tradition einer Logokratie, der auch der Freudsche Text unterworfen wurde; und so beherrscht die phallozentrische Interpretation des Freudschen Textes die Auseinandersetzung mit Freud im französischen Strukturalismus. In dieser Entsexualisierung der Freudschen Theorie ist auch verlorengegangen, daß für Freud die Objekte der psychischen Realität,

besonders der infantilen Phantasie, von gleichrangiger sexueller Bedeutung waren wie äußere Objekte: die Gestalt der phallischen, bisexuellen Mutter, die Freud als konstitutiv ansah für die sexuelle Entwicklung beider Geschlechter und die die volle Identität der präödipalen Phase für beide markiert,[218] wiederholt die mythische Figur urmütterlicher Gewalt. Sie ist von empirisch wirksamer sexueller Macht für die Entwicklung des Subjekts und konstituiert eine maternelle Signifikation, bevor überhaupt die paternelle Signifikation im Lacanschen Sinne sich Geltung verschaffen kann. So ist die Theorie der phallischen Signifikation Lacans eine Rationalisierung des Dramas auf anderem Schauplatz. Die maternelle Signifikation, die Freud ahnungsvoll begriffen hat, weist auf urtümlichere Zeiten zurück, in der die Dreifaltigkeit Signum materneller Allmacht war, bevor sie von der paternellen Dreifaltigkeit verdrängt wurde. Die Einsicht in die präödipale Vorzeit wirkte für Freud so überraschend wie auf anderem Gebiet die Aufdeckung der minoisch-mykenischen Kultur hinter der griechischen:[219] der Vorhang hinter der phallozentrischen Szene hebt sich für einen neuen Auftritt anderen Orts, der Szene des Unheimlichen. Die bisexuelle Mutter verkörperte für Freud die Allgewalt der sexuellen Triebkraft, wie sie sich in den mythologischen Vorlagen für den Menschen ausspricht; und nicht, wie es sich in der christlichen Mystifikation im *Faust* ausdrückt, das Urbild des Weiblichen als Symbol absoluter Harmonie. Das Drama von Mord und Inzest, das Freud als Triebschicksal des Subjekts erkannte, ist getrieben vom empirischen Inzestbegehren des Einzelnen und nicht getragen von einer symbolischen Tendenz vom Einswerden mit der Mutter als Signum letzter Befriedigung des Eros – in dieser Fassung von Eros ist die Freudsche Libido als sublimierte schon ungefährlich gemacht.

Die Trieblehre Freuds ist nur »sozusagen« seine Mythologie: »Die Trieblehre ist sozusagen unsere Mythologie. Die Triebe sind mythische Wesen, großartig in ihrer Unbestimmtheit. Wir können in unserer Arbeit keinen Augenblick von ihnen absehen und sind dabei nie sicher, sie scharf zu sehen.« »Uns

218 Freud, GW XIV, S. 535.
219 Freud, GW XIV, S. 519.

hat immer die Ahnung gerührt, daß hinter diesen vielen kleinen ausgeliehenen Trieben sich etwas Ernsthaftes und Gewaltiges verbirgt, dem wir uns vorsichtig annähern möchten.«[220] Diese Stelle wird immer als Beleg für die mythologische Trieblehre Freuds zitiert; aber nur dann mit Recht, wenn gesehen wird, daß die Trieblehre nur »sozusagen« die Mythologie Freuds ist. Das heißt, Freud weist auf die hinter den Naturerscheinungen liegende Gewalt der Naturkräfte, die er als Naturwissenschaftler nur spekulativ erahnen und nie bestimmen kann, und verweist zugleich auf die vielen kleinen ausgeliehenen Triebe, die den Menschen ständig in Konflikte treiben. Andernfalls, wenn das »sozusagen« überlesen würde, könnte Freuds Triebmythologie als Geschichtsmetaphysik mißdeutet werden. Die vielen kleinen ausgeliehenen Triebe, die empirischen Triebkonstellationen im Vordergrund des Lebens, sind nämlich für Freud die Reinkarnationen des mythologischen Hintergrunds: Abbilder der Urphantasien, der Ananke entliehen und zehrend aus ihrer Gewalt. Und die Objekte des Subjekts sind die entliehenen Objekte des einen und einzigen Objekts, des primären Objekts, in dem sich jeweils eine Reinkarnation der idealen Imago darstellt. Die Objektwahl des Individuums wiederholt in »unbeabsichtigter Wiederkehr« die Beziehung zum primären Objekt in einer unendlichen Reihe. Denn »der verdrängte Trieb gibt es nie auf, nach seiner vollen Befriedigung zu streben, die in der Wiederholung eines primären Befriedigungserlebnisses bestünde; alle Ersatz-, Reaktionsbildungen und Sublimierungen sind ungenügend«,[221] weil jedes Surrogat doch die erstrebte Befriedigung vermissen läßt. Das »im Unbewußten wirksame Unersetzliche« bringt sich im Bewußtsein durch die Auflösung in eine unendliche Reihe zur Geltung.[222] Der Sexualtrieb ist gekennzeichnet durch dieses Bedürfnis nach Wiederherstellung eines früheren Zustandes, der nur in der Befriedigung an und mit den primären Objekten sein Genüge finden kann.

Die Faszination der unendlichen Wiederholung des primären Befriedigungserlebnisses auf anderem Schauplatz mit anderen

220 Freud, GW XV, S. 101f.
221 Freud, GW XIII, S. 44.
222 Freud, GW VIII, S. 71.

Darstellern liegt in der uneinlösbaren Spannung nach dem unerreichbaren und »unersetzlichen Objekt«, dessen Örtlichkeit das Unheimliche ist, das Heimlich-Heimische des Subjekts. Zur Kategorie des Unheimlichen gehört die Erfahrung des Déjà-vu, die Empfindung des schon einmal Erlebten, ohne sich des Gesuchten erinnern zu können. Das unerklärliche Bekanntheitsgefühl entspricht der unbewußten Phantasie von jenem bekannten Ort, der sich durch die Verdrängung im Bewußtsein als der unbekannte darstellt: der Ort des Déjà-vu ist für das Genitale der Mutter einzusetzen, von dem die Faszination des Unheimlichen ausgeht und das durch seinen Zwang zur Wiederholung dem Trieb den dämonischen Charakter des Wiederholungszwangs leiht.[223] Die »infantile Sehnsuchtsangst«,[224] die dem ersten großen Angstzustand entspringt, der Trennung vom mütterlichen Körper, treibt den unbewußten Wunsch, die Verbindung mit dem mütterlichen Körper wiederherzustellen. Und der Verlust des unheimlichen Lebens ständiger Verbundenheit mit der Mutter vor der Geburt ist die tiefste unbewußte Begründung des Glaubens an ein Fortleben nach dem Tode, welches nur die Projektion in die Zukunft dieses unheimlichen Lebens darstellt.[225] Der Glaube verkörpert immer schon die Hoffnung auf Wiederherstellung eines früheren Zustandes unauflösbarer Einheit, unendlicher Kontinuität. Und der Ursprung einer maternellen Gottesidee, wie sie Freud nahelegt, scheint in dieser kategorialen Projektion des *en panta* Heraklits, des »mütterlichen« Eins ist Alles begründet.

Die Geburtsangst als Quelle und Vorbild eines jeden Angstaffektes wiederholt sich in der Kastrationsangst, im drohenden Verlust jenes Teils, der die Wiederherstellung der Verbindung mit dem mütterlichen Körper verbürgt: »Die Vagina wird nun als Herberge des Penis geschätzt, sie tritt das Erbe des Mutterleibs an.«[226] Die Frau wird zur Mutter des Mannes und – dieser Umkehrschluß ist nahegelegt, wird aber erstaunlicherweise gerade von Feministinnen nicht gedacht –

223 Freud, GW XII, S. 251.
224 Freud, GW XII, S. 289.
225 Freud, GW II/III, S. 406.
226 Freud, GW XIII, S. 298.

der Mann wird zum Vater der Frau: die Mutter ist die Scheide des Vaters für den Mann (Sohn), der Vater ist das Glied der Mutter für die Frau (Tochter). Die Wiederaneignung der Verbundenheit mit der Mutter verbürgen Penis und Vagina in dialektischer Komplementarität. Die Rückkehr in die Vagina ist die Wiederherstellung der Verbindung mit dem mütterlichen Körper für den Mann, die Aufnahme des Penis in die Vagina ist die Schließung der Lücke für die Frau. Das heißt, die Subjekte beider Geschlechter vergewissern sich einer Illusion von Ganzheit[227] jeweils im Sexualakt. Das narzißtische Streben nach Wiederherstellung von Vollständigkeit und Einheit imaginiert sich in endloser Fortsetzung der »infantilen Sehnsuchtsangst« auf dieser Bühne des sexuellen Begehrens. Das Schließen der mütterlichen Spalte füllt für die beiden Subjekte die Leerstelle, stellt für beide die ursprüngliche Imago der »präödipalen Mutter« wieder her: der Penis ist Platzhalter der Lücke, er schließt die narzißtische Wunde für beide Geschlechter, bannt für beide die Angst vor dem Nichts, die sich als Todesangst hinter der Kastrationsangst verbirgt – die Angst vor der Trennung vom mütterlichen Körper. Denn die Angst vor dieser Vernichtung umfaßt beide Geschlechter in gleicher Weise, die sich ohne die Befriedigung ihres sexuellen Begeh-

227 Die präödipale, phallische Mutter ist der Grund der unbewußten bisexuellen Verfaßtheit beider Subjekte, die in dem Phantasma von Ganzheit in der sexuellen Komplementarität der Geschlechter die körperliche Verbundenheit mit der Mutter jeweils imaginativ wiederherstellen – entgegen feministischen Vorstellungen (vgl. z. B. Irigaray, 1979, 1987), die von der phallischen Markierung des imperialen Signifikanten so geschlagen zu sein scheint, daß ihrem Vorstellen der Blick auf den maternellen Signifikanten entzogen ist. Die Rede über den penetrierenden Phallus und des Penetriertwerden der Frau bleibt, was im feministischen Diskurs nicht gesehen wird, an der Oberfläche der Erscheinungen einer phallozentrischen Rede vom Penisneid der Frau und von der Kastrationsangst des Mannes. Es lassen sich bei Freud unzählige Stellen als Beleg einer logozentrischen Rede finden. Solche Enthüllungen können aber nicht von Belang sein, wenn wir den Freudschen Diskurs daraufhin ergründen wollen, was er darüber hinaus zu sagen hat, was Psychoanalyse über eine vordergründig-phallische Signifizierung hinaus an hintergründig-materneller Signifikanz zu erhellen vermag.

rens ihrer Unvollständigkeit und Versehrtheit ansichtig werden müßten. Der Mangel entstellt sich also nicht im phallozentrischen Sinne als das Fehlende (Glied) in die Frau; der Mangel, das Abwesende umfaßt beide Geschlechter radikal. Das eine und einzige Objekt, das Nicht-Ersetzliche, zu dem die Libido der beiden Geschlechter im Sexualakt zurückzukehren scheint, sind die nicht-getrennten Zwei in der Konfusion einer ursprünglichen Einheit, deren Wiederholung beide Subjekte in einer unendlichen Reihe sexueller Objektbeziehungen zu finden suchen: die Sexualität des Subjekts ist geschlagen von der Imagination des Wiederfindens im Finden.

Wenn alles Finden ein Wiederfinden, jedes Erkennen ein Wiedererkennen, alles und jedes ein Wiederholen des heimlich-heimischen Ortes ist, dann taucht die Frage auf nach der Natur dieser »Heimat«, außerhalb deren alles Surrogat ist. In welcher Welt ist der Mensch zu Hause, welche Natur macht er sich zu Hause? Das eine und einzige Objekt, das Nicht-Ersetzliche, scheint für Freud die Allgewalt der Natur, die Allmacht des Bisexuellen im allgemeinen zu sein und im besonderen die Imago der präödipalen, phallischen Mutter, aus der sich die maternellen und paternellen Imagines differenzieren als Oppositionssysteme unter der Suprematie phallischer Signifikation: der empirische Vater, die empirische Mutter repräsentieren im strukturalen Sinne den untersagenden Vater und die zu ihm in Opposition stehende gewährende Mutter. Die präödipale Mutter imaginiert aber, jenseits dieses patriarchalen Systems, die dem Vater vorausliegende, ihm zugrundeliegende Sphinxgestalt des Maternellen, die nicht empirisch-mütterlich zu begreifen ist, vielmehr eine Gestalt der Frau als Natur verkörpert: das Rätsel des Weiblichen als Natur, die entfesselte Gewalt der Natur, die durch »Ödipus«, das heißt durch Kulturarbeit gefesselte, abgetötete Natur- und Triebmacht.

In der phallischen Signifikation Lacans ist die Rätselfrage der weiblichen Sexualität, die für Freud unlösbar schien, durch Unterwerfung von weiblicher Natur unter ein phallisch-imperiales Zeichensystem »gelöst«. Das Weibliche ist in den Untergrund verbannt, noch einmal bei Lacan zum »schwar-

zen Kontinent« gemacht, zeichenlos und ohne Signatur; wo Freud das Rätsel der Weiblichkeit in der Fassung der Sphinx für das Bewußtsein »aufgehoben« hat. Die Beunruhigung, die von dieser Rätselfrage ausgeht, treibt das aufrührerische Fragen weiter, was der Mensch, die Natur des Menschen ist.
In Freuds Sprechen über die Vorgeschichte der weiblichen Sexualität bewahrt sich eine Ahnung von dem, was sich im Mythos über die Genealogie der *materia* zur Anschauung bringt: das nicht-ersetzliche Objekt, das ein jedes andere zu einem Surrogat macht und dadurch die erstrebte Befriedigung vermissen läßt, bedingt die unstillbare Fragelust (Sexualforschung) der Kinder, daß sie eine einzige Frage zu stellen haben, die sie nicht über ihre Lippen bringen[228] – woher die Kinder kommen, die Grundfrage des Lebens um das Rätsel der Herkunft und die Erscheinung des Sexuellen.

2. Das Ursprungsdenken der Psychoanalyse: Die »psychische Urbevölkerung« Freuds – von der Naturgeschichte der Gattung zur Naturgeschichte des Subjekts

Freud schreibt eine Naturgeschichte des Menschen, die eine Geschichte der Natur ist; statt der Antithese von Natur und Geschichte der Gedanke, daß »alle Natur... als Geschichte zu sehen und alle Geschichte als Natur,... das geschichtliche Sein in seiner äußersten geschichtlichen Bestimmtheit, da, wo es am geschichtlichsten ist, selber als ein naturhaftes Sein begreifen, oder die Natur, da, wo sie als Natur scheinbar am tiefsten in sich verharrt, begreifen als ein geschichtliches Sein«.[229] Adorno schließt sich dem Gedanken des jungen Marx an, der die unaufhörliche Verschlingung beider Momente, die der Natur und der Geschichte so zur Sprache gebracht hat, daß es dogmatische Materialisten irritieren muß: »Wir kennen nur eine einzige Wissenschaft, die Wissenschaft der Geschichte. Die Geschichte kann von zwei Seiten aus betrachtet, in die

228 Freud, GW VIII, S. 72.
229 Adorno, 1970, S. 351.

Geschichte der Natur und in die Geschichte der Menschheit abgeteilt werden. Beide Seiten sind indessen nicht zu trennen; solange Menschen existieren, bedingen sich Geschichte und Natur und Geschichte der Menschen gegenseitig.«[230]
Freud hat eine Geschichte des Menschen geschrieben, die eine Theorie der menschlichen Natur ist, einer Natur, die als Urnatur erscheint, einer Geschichte, die als Urgeschichte gefaßt ist: aus dem Familiendrama der ödipalen Inszenierung erschloß sich für Freud die Gestalt vom Urvatermord und Inzestbegehren, aus der Verdrängung erschloß sich die Urverdrängung, aus den Phantasien die Urphantasien, aus den Trieben die Urtriebe, aus den empirischen Objekten die Primärobjekte. Die Phänomene der Welt stehen als sekundäre je schon im Verhältnis zu den primären Phänomenen, und das Faktische ereignet sich immer schon als Sekundärprozeß im Verhältnis zu einem primärprozeßhaften Geschehen. Der Naturgang ist in der Dualität der Erscheinung als Gegensatz vorgestellt. Die Polarität entstammt einer »anschauenden Urteilskraft«, in der das Anschauen selbst ein Denken, das Denken ein Anschauen ist.[231] Dieses rastlose Drängen aus innerem Trieb auf jenes Urbildhafte, um zu einer naturgemäßen Anschauung der schaffenden Natur zu gelangen,[232] ist der gemeinsame Grundzug in der Naturbetrachtung von Freud und Goethe. Es ist ein Ursprungsdenken, das immer schon auf ein »Original« geht: aus den Gestalten die Urgestalten zu erschließen, aus den Urphänomenen die Phänomene zu entwerfen, dem Auf- und Niedersteigen der Figuren im Fluß des Lebens zu folgen; der Weg hinauf und hinab ist ein und derselbe (Heraklit). Der psychoanalytische Erkenntnisgang ist kein Reduktionismus, er führt nicht das Komplexe auf das Einfache zurück, im Gegenteil, er erschließt das Komplexe aus dem Einfachen; erkenntnismethodisch eher eine eidetische Reduktion, die von den empirischen Bildern zu den eigentlichen, zugrundeliegenden Bildern führt und in dieser Sicht eine Imaginationslehre darstellt.
Der Erkenntnismodus der Psychoanalyse ist ein bildhaft-ge-

230 Marx, zitiert nach Adorno 1970, S. 349.
231 Goethe, 6, S. 438.
232 Goethe, 6, S. 434.

genständlicher: der »gegenständlich Denkende«[233] sondert sich nicht von den Gegenständen, ihre Anschauung geht in sein Denken ein, er macht sich ihnen gleich, er macht sie sich gleich – der Modus der narzißtischen Identifizierung, der nach Ähnlichkeit erkennt. Das Ich wie der Andere wird durch Angleichung beeinflußt statt der Sonderung von Subjekt und Objekt durch Distanzierung, die das Objekt, die Objekte der Natur als Beherrschte im Verhältnis zum herrschenden Subjekt zur Vorstellung bringt und dadurch der Bearbeitung verfügbar macht – Natur ist in bloßer Objektivität »festgestellt«. Das »gegenständliche Denken« erkennt die Bilder als Abbilder eines Urbildes; Bilder, die sich immer umgestalten, ohne sich zu verändern, einer reineren Form, einer entschiedeneren Darstellung entgegenreifen.[234] Das Urphänomen Goethes ist »ideal als das letzte Erkennbare, real als erkannt, symbolisch, weil es alle Fälle begreift, identisch mit allen Fällen«.[235] Die Phänomene werden als wiederholte Spiegelungen gesehen, Abspiegelungen der Urphänomene, deren endlose Verwandlungen noch wahrzumachen sind, dem Menschen in seiner Geschichte noch ausstehen: »Hieraus entfaltet sich ein Trieb, alles, was von Vergangenheit noch heranzuzaubern wäre, zu verwirklichen« ... »Bedenkt man nun, daß wiederholte sittliche Spiegelungen das Vergangene nicht allein lebendig erhalten, sondern sogar zu einem höheren Leben emporsteigern, so wird man der entoptischen Erscheinungen gedenken, welche gleichfalls von Spiegel zu Spiegel nicht etwa verbleichen, sondern sich erst recht entzünden, und man wird ein Symbol gewinnen dessen, was in der Geschichte der Künste und Wissenschaften, der Kirche, auch wohl der politischen Welt sich mehrmals wiederholt hat und noch täglich wiederholt.«[236] Die Fixierung an den Anfang, ans primäre Befriedigungserlebnis, ist das Vor- und Urbild einer jeden libidinösen Befriedigung. Und diese Rückwendung und stete Rückbindung an die Vergangenheit bedingt durch die Verdrängung den Drang, in der Zukunft das Vergangene zu wiederholen, das

233 Goethe, 6, S. 438.
234 Goethe, 6, S. 439.
235 Goethe, 6, S. 446.
236 Goethe, 6, S. 442f.

heißt durch die Objektbeziehungen der Gegenwart das Ideal immer reiner und entschiedener auszugestalten, das immer noch Unabgegoltene herauszutreiben und den fortwirkenden Überschuß dieses Traums von einer Sache zur Nachreife zu bringen.[237] Die Gier nach Neuem speist die Kategorie des Noch-Nicht in der Wiederholung des Noch-Nicht-Gewordenen (Bloch).

Die Not Freuds, sich vom inzestuösen Objekt zu entfernen und die Entfernung dieses Objekts zu besorgen in Fortwirkung der Verdrängung, ist zugleich das innere, ruhelose Drängen, die empirische Mutter in endlosen Ersetzungen ins Urbild zu verfolgen; das heißt, das rastlose Suchen – unter der Bedingung der Verdrängung – nach der empirischen Mutter ist das Überschreiten dieser Bindung ans Faktisch-Gegebene durch die Rückbindung an das ihm vorausliegende Imaginäre, dessen vielfältige Spiegelungen noch zu wiederholen sind. Die rückwärtsgewandte Bindung, die rückläufige Tendenz als Verdrängungswirkung, ist die Bedingung einer Bewegung nach Vorwärts, das Neue unentwegt im Alten suchen zu müssen, notwendig andere Tatsachen schaffen zu müssen. Die Psychoanalyse Freuds lehrt gerade nicht das Verfallen ans Gegebene, das Sich-Ergeben in Immer-Dasselbe. Blochs Ressentiment gegen die Psychoanalyse gründet darin, daß er die psychoanalytische Theorie mit der Abbildung des Schauplatzes eines empirischen Ödipus identifiziert und die psychoanalytische Praxis mit der Wiederholung des Immer-schon-Gewesenen gleichsetzt – für die verschulte Psychoanalyse eine treffende Kennzeichnung.

Freuds Betrachtung der menschlichen Triebnatur bestimmt sich durch das Verhältnis des Menschen zur Natur auf der Grundlage einer Anschauung von *materia*, in der der alte, vorchristliche Gaia-Mythos wiederkehrt, Natur als Mutter erscheint, wie sich Demeter/Isis säkularisiert bei Giordano Bruno zur irdischen Materie.[238] Die Wiederholung der in der Renaissance wiedergekehrten antiken Tradition ist das bestimmende Moment des Freudschen Denkens. Der »organische Naturgedanke« (Bloch), Materie als Schoß der Formen ge-

237 Bloch, 1972, S. 404 und 415.
238 Bloch, 1972, S. 170f.

dacht und das Dasein der bewegten Materie als Leben, wiederholt sich im Gedanken der Freudschen Libidotheorie, die das wahre Wesen der Materie im Trieb, in der Begierde entdeckte und in der Lehre von Eros und Thanatos, Anziehung und Abstoßung, Vereinigung und Trennung als Grundkräfte der Materie bestimmte. Der Freudsche Materialismus zeigt sich in dieser Theorie der Libido, nach der jedes Begehren sich als Produkt eines organischen Prozesses herausbringt. Mit der Wiederentdeckung der *physis,* des Prozeßcharakters der *materia,* der Wiederholung des zyklischen Denkens antiker Mentalität, stellte sich Freud in äußersten Widerspruch zur Finalität der christlichen Kultur, ihrem Entwicklungs- und Vervollkommnungsdenken, der Fortschrittsmechanik[239] der positiven Wissenschaften, zu der das Freudsche Denken die kritische Negativität schlechthin darstellt: »Vielen von uns mag es auch schwer werden, auf den Glauben zu verzichten, daß im Menschen selbst ein Trieb zur Vervollkommnung wohnt... Allein ich glaube nicht an einen solchen inneren Trieb und sehe keinen Weg, diese wohltuende Illusion zu schonen. Die bisherige Entwicklung des Menschen scheint mir keiner anderen Erklärung zu bedürfen als die der Tiere, und was man an einer Minderzahl von menschlichen Individuen als rastlosen Drang weiterer Vervollkommnung beobachtet, läßt sich ungezwungen als Folge der Triebverdrängung verstehen, auf welche das Wertvollste an der menschlichen Kultur aufgebaut ist.«[240]

Die Triebtheorie von Eros und Thanatos ist die absolute Gegenfinalität. Der Geschichtsgang des Subjekts ist darin als Wiederholung gedacht und nicht als Entwicklung, die das Vergangene als Vorstufe des Unterentwickelten zum Höherentwickelten der Gegenwart macht; es ist jenes kolonial-imperiale Denken, das im Bewußtsein von entwickelter Hochkultur alles Andere zu einer unterlegenen Kultur des Primitiven prägt. Freud betrachtet die Geschichte des Menschen als Triebgeschichte naturnotwendiger Wiederholung im

239 Das rationalistische Entwicklungsdenken erscheint unter dieser Perspektive als Säkularisierung der christlichen Entwicklungsidee.

240 Freud, GW XIII, S. 44.

unversöhnlichen Gegensatz zu dem Gedanken, daß die Vernunft die Welt beherrsche, daß es in der Weltgeschichte vernünftig zugehe und daß sie der vernünftig-fortschreitende, notwendige Gang des Weltgeistes sei (siehe Hegel). Mit dem Gedanken der Wiederholung läßt Freud das tragische Menschen- und Weltbild der Antike wiederkehren, das der Geist der Renaissance schon wiederholt hatte und das – im radikalen Widerspruch zur christlichen Auffassung – keine Versöhnung und keine Erlösung kennt.

Das Experiment des Renaissancemenschen, die Wiedergewinnung der menschlichen Selbstbemächtigung, ging in den Bewegungen von Reformation und Gegenreformation als Gegenwurf zur Renaissance wieder unter; das christliche Askese-Ideal war gerettet. Die Freudsche Psychoanalyse greift den Renaissancegedanken der Verweltlichung und Entsündigung der Welt wieder auf, die Diesseitswendung des Blicks durch die Hinwendung zur schaffenden Natur der sexuellen Triebkraft. In der Wiederentdeckung eines vielgestaltigen, polyvalenten Lustkörpers setzt das Denken Freuds die Tradition der Utopie eines seligen Leibs fort, der die Seligkeit vom Jenseits auf diese Erde herniederholen will. Diese Überlieferung wurde von der Antike über die Renaissance, die Ketzerbewegungen und Mystiker wachgehalten und für die Neuzeit von Freud wieder in lebendige Erinnerung gerufen. Die kulturhistorische Bedeutung Freuds liegt in dieser Wiederholung des Renaissancedenkens, in der Erinnerung antiker Mentalität. Und die Sprengkraft seiner Triebtheorie für die christliche Kultur kann dem Erfinder der Psychoanalyse nicht verborgen geblieben sein.

Der Diskurs der Subversion gegen die herrschende Rationalität und der Bruch mit der christlichen Entwicklungsidee ist nur denkbar durch diesen Rückgriff Freuds auf eine außerchristliche Tradition, die dem Subjekt in der Moderne eine Vorstellung bewahrt, was Selbstmächtigkeit des Individuums sein könnte – jenseits der von Freud gekennzeichneten Selbstentmächtigung des modernen Ichs der »Selbstbeherrschung«. Die Freudsche Triebtheorie, in der das Wesen der *materia* als Trieb und Begierde wiedererkannt wird, gibt der bloß leblos-mechanisch und quantitativ gedachten Materie ihre Qualität zurück in der Anschauung als sexuelle Triebkraft. Libido ist im Sinne eines energetischen Vitalismus die bewegende Kraft der *materia*, die als einziges substantielles Prinzip alle Formen aus sich hervorgehen und wieder in sich zurückkehren läßt. Und die Libidinisierung der *materia*, die Sexualisierung der Objektwelt bringt der menschlichen Erfahrung jenen Animismus zurück, der ihr durch die Entseelung und Entgeistigung der Materie seit Descartes verlorgengegangen ist.

Die *materia* ist der gärende Schoß einer Substanz, die sich aus sich selbst gebiert: sie ist der Muttergrund aller Dinge.[241] Und die Freudsche Fassung des Unbewußten macht dieses zum Fundus der »Archetypen der Phantasien« (Bloch). Das Unbewußte Freuds, jener »Kessel voll brodelnder Erregungen«,[242] ist das Gärende als das Subjekt der *materia*: der »Kern des Unbewußten«[243] ist von einer »psychischen Urbevölkerung« besetzt, »ererbten psychischen Bildungen«, die die phylogenetische Erbschaft des Menschen ausmachen, die vom Individuell-Unbewußten, dem Verdrängt-Unbewußten, zu scheiden ist. Diese »psychische Urbevölkerung« steht mit dem unbewußten Ich in Zusammenhang und Austausch: »Das Verdrängte ist nur vom Ich durch die Verdrängungswiderstände scharf geschieden, durch das Es kann es mit ihm kommunizieren.«[244] Das Freudsche Unbewußte umfaßt also das Verdrängt-Unbewußte des Individuellen und zugleich im Es den »Kern des Unbewußten« als das eigentliche Unbewußte, das mit dem verdrängten Unbewußten und dem unbewußten Ich ständig kommuniziert. Der »Kern des Unbewußten« ist von Freud als Natur begriffen, die in ihrer Erbschaft für den Menschen noch zu beerben ist; sie ist der Vergesellschaftung noch entzogene Natur, während das Verdrängt-Unbewußte der Niederschlag der Auseinandersetzung von Natur und Gesellschaft im Subjekt ist. Das Es beherbergt die Urphantasien als die schlafenden Möglichkeiten des Subjekts. Und es ist nahegelegt, auch wenn es in den Texten Freuds unverbunden bleibt, diese Urphantasien in Beziehung zu setzen mit der

241 Bloch, 1972, S. 375f.
242 Freud, GW XV, S. 80.
243 Freud, GW X, S. 294f.
244 Freud, GW XIII, S. 252.

Urverdrängung, mit der das Individuell-Verdrängte in ständiger Korrespondenz steht, so daß über diese Kommunikation ein stetes Vordrängen des Urverdrängten zum nachdrängenden Verdrängten denkbar ist – woraus ein Erscheinen des Noch-Nicht-Erschienenen in Möglichkeit stünde. Psychoanalyse, ohne diesen »Kern des Unbewußten« gedacht, wäre eine banale Verdrängungslehre, deren Unbewußtes identisch gesetzt wird mit dem Verdrängt-Unbewußten, also ein total vergesellschaftetes. Psychoanalyse, ohne jene von Freud zitierte »psychische Urbevölkerung« gedacht, wäre die Auslieferung des Subjekts ans herrschende Jetzt und zugleich die Entleerung der Theorie zur Pragmatik eines klinischen Konzepts, dessen Gültigkeit nach den Maßstäben wissenschaftsmethodischer Überprüfung einfach zu erledigen wäre.[245] Die klinische Psychoanalyse, wie sie sich heute als offizielle akademisch darstellt, hat sich gedankenlos dieser Erbschaft entschlagen: indem sie die Geschichte ihrer eigenen Begriffe aufgegeben hat, hat sie den in diesen Geschichten liegenden »Überschuß« verloren, das zu merken, was es immer noch zu erzählen gilt. Eine Psychoanalyse, die nichts mehr zu erzählen weiß, gäbe nichts mehr zu merken auf und wäre an ihr Ende gekommen – eines unter vielen Instrumenten im psychosozialen Reparaturbetrieb der Gesellschaft. Aber sie verdient ein besseres Schicksal als diese Reduktion auf bloße Therapie, die sie ihrer klinischen Grundlagen beraubt, wenn sie ihren theoretischen Anspruch aufgibt. Das Aufgeben der theoretischen Durchdringung der menschlichen Lebenswelt würde Psychoanalyse auf den Stand einer psychodynamischen Verhaltensmedizin bringen, die dadurch, daß sie von der Herkunft der Verhältnisse absieht, ihrem gesellschaftlichen Auftrag nach Beseitigung des Abweichenden wirkungsvoll nachkommen könnte. Psychoanalyse mit ihrem überschüssigen Denken, darin bisher für die Kulturwissenschaften anstoßend, würde sich tatsächlich für die Gesellschaft überflüssig machen. Die Entlastung von der Geschichte des Subjekts macht die anderen Verfahren von Psychotherapie, die nur der wirkungsvollen Konformierung dienen, nämlich interessanter für die Gesell-

245 Vgl. Grünbaum, 1988.

schaft. Die üblichen Psychotherapien versprechen nicht nur geringeren Zeit- und Geldaufwand und höhere Effektivität; die üblichen Psychotherapien versprechen vielmehr dem Auftraggeber eine stille und unauffällige Sanierung, die unabhängig von den gesellschaftlichen Verhältnissen abläuft und – im Gegensatz zur Psychoanalyse – nichts an- noch aufrührt, das ein Unbehagen am Zustand der Gesellschaft wecken könnte.

Die Entdeckung der unbewußten Phantasien als wirksames Moment der Verdrängung statt verdrängter Ereignisse als pathogener Faktor ließ Freud die üblichen Neurosen als bloß pathologisch-beeindruckenden Vorfall der gemeinen neurotischen Verfaßtheit des Menschen erkennen, die sich für ihn nur im Zusammenhang der Naturgeschichte der Gattung ergab. Im Rückblick auf die Gattungsgeschichte begriff Freud den Menschen als neurotisches Tier, dessen aktuelle Verfaßtheit in seiner gemeinen Neurose nur auf dem Hintergrund jener Menschheitsneurose zu begreifen ist, so daß Therapie, die auf Entledigung pathologischer Vorfälle tendiert, immer nur zu einer bloßen Erniedrigung auf das Niveau der gemeinen Neurose des Menschen führen kann. Psychoanalyse, ohne den Freudschen Interpretationsrahmen, wäre eines unter vielen Instrumenten von Therapie geworden, die die Symptome als Ergebnis aktueller Beschädigung auffassen und das Subjekt noch einmal beschädigen durch die Festlegung auf den jetzt herrschenden Kodex von Gesundheit, dessen Einlösung die üblichen Psychotherapien dem Einzelnen und der Gesellschaft versprechen. Die »Feststellung« aufs Normale ist die Markierung des Gesund-Gewöhnlichen, die alles Andere zum aktual-pathologisch Aufhebbaren macht; das Andere als Pathologisches wäre demnach nur das Abwesend-Gesunde, dessen Ungesundes rückgängig zu machen wäre. Der Freudsche Interpretationsrahmen des Subjekts transzendiert jedoch die Naturgeschichte des Menschen in seine Gattungsgeschichte. Er gewinnt von daher einen Standort, das Pathologische nicht als bloß individuelles Triebschicksal zu begreifen und das Triebschicksal der Gattung aus der Natur des Wünschens zu verstehen, deren Gang sich jenseits positiver Heilsvorstellungen bewegt und die Dimension des Pathologischen als Moment der Entgrenzung in ihrer Triebfassung immer schon einschließt. Die Kulturtheorie der Psychoanalyse, die eine Naturgeschichte des Menschen erzählt, überschreitet das herrschende Jetzt in einer unbedingten Relativierung des Gegebenen.

Die Entledigung der Urphänomene wäre Enthistorisierung, Abschaffung der Kulturtheorie, in der sich die Naturgeschichte der Gattung erzählt, die sich jeweils in der Geschichte der Natur des Menschen wiederholt. Die strukturierende Macht der das Triebschicksal des Einzelnen bestimmenden individuellen Phantasien speist sich aus der Macht der Urphantasien. Gerade die überraschende Entdeckung von verdrängten Phantasien als Grund der Neurose anstelle von verdrängten traumatisierenden Ereignissen brachte Freud in die Notwendigkeit, sich von der Fesselung ans Faktisch-Gegebene zu lösen, und zu der Erkenntnis, psychische Realität und empirische Realität[246] gleichrangig sehen zu müssen – die Wirklichkeit der Träume ist der Antizipationsstoff des empirisch Wirklichen. Und die Erfahrung des Wirklichen auf dem Hintergrund des in ihm wirksamen Antizipationsstoffes ist allein Bedingung von Neuerfahrung und Erneuerung. Die Praxis der Psychoanalyse ist in solcher Sicht die Erfahrung eines zu antizipierenden Horizonts, ist Freilegung und Freisetzung der noch nicht entdeckten, unbewußten Phantasien für den Einzelnen.

Die topische Stellung dieser Phantasie ist ohne Belang, der strukturierende, formende Charakter der unbewußten Phantasien für das Leben des Subjekts ist allein von Bedeutung. Durch den Zusammenhang des Individuell-Unbewußten mit dem »Kern des Unbewußten« kommunizieren Phantasien und Urphantasien, bewegen sich die Wunschinszenierungen, das sind die Phantasien, in ständigem Austausch: die infantilen Wünsche sind die Wünsche aus der individuellen Vorzeit und zugleich aus der Urzeit der Gattung. Jeder Wunsch ist in dieser Betrachtung ein infantiler, das heißt vor- und urzeitlicher, der nach Erfüllung drängt und sich in den Wunschinszenierungen (Phantasien) niederschlägt. Das individuelle Triebschicksal

246 Die faktisch-materielle Realität Freuds: Freud, GW XI, S. 383.

wird immer schon transzendiert durch die Urphantasien, und diese Ureinwohner des Unbewußten gelangen je schon zu ihrer Aktualisierung unter der Einwirkung der individuellen Phantasien. Die Basis der klinischen Arbeit bei der Freilegung von unbewußten Phantasien sind die Urphantasien: Psychoanalyse arbeitet in der mythischen Tiefe des Wissens, die erst Geschichte erzählen läßt.

Die Phantasien hat Freud als typische Formen von Wunschinszenierungen von ihrem individuellen Charakter (Familienroman, Urszene) zurückverfolgt in die »ererbten psychischen Bildungen«, die Urphantasien (Urfamilie, Urvatermord), die als unbewußte Schemata aufgehoben sind im infantilen Wünschen des Subjekts: das individuelle Wünschen ist die Reinszenierung des Urbildes der Wünsche, wiederholt die Urzeit des Wünschens; die »Drachen der Urzeit«[247] sterben nicht aus. Der »Kern des Unbewußten«, das ist die noch nicht vergesellschaftete Natur, beherbergt diese »psychische Urbevölkerung«, die dem Gattungskörper eingeschrieben ist als das der leiblichen *materia* Noch-Ausstehende. Der Gattungskörper ist der gärende Leib, das stets noch Unfertige, Unabgeschlossene, wesensgemäß über das Gegebene hinauswachsend: aus dem Überfluß der *materia* wächst der Überschuß der Wünsche. Und dieser Gattungskörper ist fortwirksam im individuellen und biologischen Körper, der in seiner Endlichkeit nur ein Moment der ewigen Wiederholung des Wachsens und der Erneuerung des Gattungskörpers ist; im materiell-leiblichen Substrat gewinnt *materia* ihren historischen Charakter.

Die Erinnerung des Ursprünglichen wiederholt sich für Freud in der Wiederkehr des Verdrängten, aber durch Verdrängung in einer Entstellung, die das Wiederkehrende im Vergleich zum Ursprünglichen erfahren hat: die »Entlegenheit in der Zeit« ist »das eigentlich maßgebende Moment«;[248] das heißt, die Wiederkehr früherer Erinnerungsspuren ist jeweils die Rückübersetzung zu einer späteren Erweckungszeit.[249] Kraft

247 Freud, GW XVI, S. 73.
248 Freud, StA IX, S. 571 f.
249 Freud, GW I, S. 552 f. Auf Goethes Frage: »Warum gabst du uns die tiefen Blicke« gibt sich Freud dessen Antwort in der Wendung des

dieses Gehalts an »historischer Wahrheit«[250] widersteht das aus der Vergessenheit wiederkehrende Stück ursprünglicher Erinnerung jedem logischen Einspruch.[251] Diese »archaische Erbschaft«, die Weitergabe früherer Erfahrungen der Menschheit, hat Freud im Zusammenhang der Analyse des Wolfsmannes am Thema der Urphantasien erörtert und die Urphantasien als phylogenetischen Besitz begriffen. Im Fortbestand solcher Erinnerungsspuren in der archaischen Erbschaft ließ sich die Kluft zwischen Individual- und Massenpsychologie überbrücken, kam die Bildung von Individual- und Volkscharakter zur Deckung, tritt der individuell-empirische Körper vor dem Hintergrund des Gattungskörpers in Erscheinung. In dieser Optik hat das Instinktleben der Tiere seine Entsprechung in der archaischen Erbschaft des Menschentieres.[252] Die Freudsche Psychoanalyse überschreitet in ihrer Naturgeschichte der Gattung die individuell-subjektive Erfahrung, transzendiert die bürgerliche Ideologie des autonomen Ichs, des autonomen Körpers in die umfassende Geschichte von der Natur des Gattungskörpers – Freud wiederholt die Naturerfahrung der Renaissance, die durch den bürgerlichen Rationalismus zum Verschwinden gebracht wurde.

Die unbewußten Wünsche, von Natur aus »infantil«, dem nie fertigen Gattungskörper entstammend, sind unsterblich: »immer rege, jederzeit bereit, sich Ausdruck zu verschaffen, wenn sich ihnen Gelegenheit bietet, sich mit einer Regung aus dem Bewußten zu alliieren, ihre große Intensität auf deren geringere zu übertragen.«[253] Die unbewußten Wünsche stellen Wege dar, die immer gangbar sind, so oft sich eine Erregung ihrer bedient: »Es ist sogar eine hervorragende Besonderheit unbewußter Vorgänge, daß sie unzerstörbar bleiben. Im Unbewußten ist nichts zu Ende zu bringen, ist nichts vergangen

Blicks aus der »Erweckungszeit« in die Tiefe der Zeit: »Du warst in abgelebten Zeiten meine Schwester oder meine Frau« (Freud, StA IX, S. 571).

250 Freud, StA IX, S. 507.

251 Freud, StA IX, S. 533.

252 Freud, StA IX, S. 547.

253 Freud, GW II/III, S. 558.

oder vergessen.«[254] Für diese Unzerstörbarkeit des Wünschens kennt Freud keine »andere Art der Vernichtung als für die Schatten der odysseischen Unterwelt, die zu neuem Leben erwachen, sobald sie Blut getrunken haben.«[255] Die unsterblichen Wünsche des Unbewußten schöpfen aus dem Fundus der unterdrückten titanischen Naturmacht, auf der seit Urzeiten die schweren Gebirgsmassen lasten, die einst von den siegreichen Olympiern auf sie gewälzt wurden.[256]

Unter der Sicht, daß die Urphantasien mit jener »psychischen Urbevölkerung« identisch sind und daß die Urverdrängung als Urfixierung, als ursprüngliche Niederschrift des Triebes ins Unbewußte mit ihnen korrespondiert, ist der »Kern des Unbewußten« der Grund der *materia,* das »Selbst« der Sache, die ungekommen, noch im Dunkel ist: »Dieses Selbst ist allemal das Selbst des Materiellen, noch immanentest durch dessen verschiedene Stufen hindurchlaufend, ein noch nirgends extravertierter Kern in ihm, der sich als das Urrätsel seiner selbst in den Geschichts- und Weltprozeß seiner versuchten Lösung hinausschickt, eben zur Lösung durch Reflexion, Manifestation, ja, Horizonte betreffend, Antizipation. Derart also ist dieses X dessen, woher jeder Anfang ist, mit dem, was den noch ungekommenen Kern von allem ausmacht, bedeutungsidentisch, sowohl im subjektiven Faktor des menschlichen Agens wie im Naturfaktor, der hypothetisch natura naturans getauft wurde.«[257] Die Psychoanalyse bedarf des philosophischen Blicks, um zur Tiefe ihrer Anschauung zu gelangen, um das auszuloten, was philosophische Erfahrung überschreitet: indem sie das Denken auf seine triebbedingten Wurzeln zurückbringt, rückt sie zugleich durch philosophische Reflexion ihre Triebtheorie ins rechte Licht und kann so die Grundfrage des Lebens und das Rätsel der Herkunft und die Erscheinung des Sexuellen beleuchten.

Das Urrätsel der *materia* ist in der Sphinxgestalt verborgen, deren Geheimnis Ödipus nicht mit der vordergründigen Feststellung entschleiern will, daß es der Mensch sei. Eine solche

254 Freud, GW II/III, S. 583.
255 Freud, GW II/III, S. 558.
256 Freud, GW II/III, S. 559.
257 Bloch, 1972, S. 465 f.

Aufklärung verdunkelt nur die Antwort der Frage nach der Herkunft von *materia*, die in einem endlosen Strom der Formen kommt und vergeht: »Es gibt die Welt nur als Strom der Welt.«[258] Und in der Erfahrung dieser Vergängnis von Natur erschien Freud das Moment des Ewigen[259] – und nicht im Zeichen des Kugelgottes Platons, der ihn für einen Augenblick in das Denken des Absoluten fortreißen konnte. Das Schöne der Natur ist der bestrickende Zauber, in den sich der Tod[260] verhüllt.

3. Sphinx und Ödipus: Naturmythos oder Kleinbürgerkolportage

Die Rätsel auferlegende Sphinx ist eine Gesandte des delphischen Apollon , dessen Orakelstätte die Inschrift trägt: »Erkenne dich«, übersetzt: erkenne, daß du ein Mensch bist, indem du erkennst, was der Mensch ist. Die Natur des Menschen ist das, was der Mensch mit der Natur macht. Und hier, in der Rätselfrage an Ödipus, liegt der Scheideweg des Subjekts zwischen Unterwerfung der Natur oder der Natur unter das Selbst.[261] In der bürgerlichen Lesart wird der Ausspruch des delphischen Apollon als der Anspruch subjektiver Selbsterkenntnis gedeutet und durch diese individualisierend-psychologisierende Sicht die Aufforderung überhört, die Naturgeschichte der Gattung zu lesen.

Der Zusammenstoß von Ödipus mit seinem unerkannten Vater an dieser Wegscheide war unausweichlich. In der Auseinandersetzung zwischen Vater und Sohn treffen zwei gegensätzliche Prinzipien des menschlichen Naturverhältnisses aufeinander. In der Figur des Laios ist die chtonische Macht der Ureinwohner gegenwärtig, zeigt sich die Naturverfallenheit in der Auslieferung an sexuelle Gewalt, die den Einzelnen in unbeherrschbare Leidenschaft verstrickt, in Bann schlägt und verzehrend der Gewalt des Geschehens aussetzt. Die elementare Sexualität der titanischen Zeit, die später, in die

258 Bloch, 1972, S. 367.
259 Freud, GW x, S. 358f.
260 Freud, GW x, S. 24f.
261 Siehe Horkheimer und Adorno, 1969, S. 38.

Unterwelt verbannt, von den olympischen Göttern unter ihrem Zauberberg begraben wurde, ergriff den Menschen der Urzeit gegenüber den Objekten und Zielen seiner Sexualität unterschiedslos; das von den Göttern Geschickte war für den Menschen unentrinnbar und heiligte jedes Begehren: im psychoanalytischen Jargon des Polymorph-Perversen wird zur bloßen Redensart, daß die Libido die Objekte ihrer Lust tatsächlich undifferenziert »wahrnimmt«, ein jedes jenseits jeder Hierarchie nur nach der Möglichkeit der zu erwartenden Lust bemißt.
Die Gestalt der Sphinx verkörpert in ihrer menschenfressenden Unersättlichkeit die Unstillbarkeit der »natürlichen« Begierde, und in der Figur der Rätselaufgebenden ist zugleich schon eine Aufklärung über diese Natur zugegen. Die Rätselfragen der Sphinx sind bereits eine Rationalisierung dafür, wie der Mensch Natur zu interpretieren habe: die Rätselfragen führen den Menschen schon aus der bewußtlosen Verfallenheit an »chaotische« Natur heraus. Und im magischen Ritual des Menschenopfers für die Sphinx zeigt sich der menschliche Gegenzauber gegen die Zaubermacht der Natur, um die »chaotische« Natur der Begierde durchs Ritual in Bann zu nehmen. Die Gestalt des Laios steht in ihrer Verfallenheit an chthonische Sexualität im Übergang zur aufgeklärten Sexualität der olympischen Götter, wie sie sich im Mythos von Ödipus darstellt. Die Geschichte der Sphinx wird in der mythischen Erzählung des Laios einer erneuten Rationalisierung unterworfen. Das Auftreten der Sphinx wird nämlich als Rache und Bestrafung dafür erklärt, daß der von Laios geliebte »Sonnenknabe« Chrysippos im Haus des Laios gewaltsam zu Tode kam, so daß der Beschützer der Knaben und Jünglinge, Apollon, in Haß gegen den König entbrannte. Und den vernichtenden Haß der Hera zog Laios auf sich, weil der geraubte und mit Gewalt zurückgehaltene Chrysippos dem König die Ehefrau ersetzen sollte. So schickten beide Götter das Ungeheuer der Sphinx nach Theben, um das Volk des Laios für die Untat des Königs zu bestrafen. In dieser Wendung des Mythos wird die Naturgewalt der Sphinx zur Sanktionsgewalt einer neuen gesellschaftlichen Moral, die den Trieb in Ehe und Gattenliebe bannen möchte. Die Sphinx als Verkörperung der

Unersättlichkeit von »natürlicher Begierde« wird zum Verschwinden gebracht: die Rationalisierung des Mythos wird zur Aufklärung, die die Rätselfragen nach dem »Grund« der *materia* wieder ins mythische Dunkel taucht.
In der mythischen Geschichte von Laios ereignet sich das Wirken der Naturmacht noch bewußt und offensichtlich; im Mythos von Ödipus vollzieht sich im Sturz der Sphinx und in der Befreiung des Menschen von der Abhängigkeit mythischer Gewalt eine grundlegende Verbannung der Naturmächte in die Unterwelt: unterworfene Natur ist bewußtlos gewordene Naturmacht.

In allen Mythen erzählt sich der Übergang von der Naturverfallenheit zur Naturbeherrschung, zeigt sich die Wendung von der äußeren Naturbezwingung zur Bezwingung der inneren Natur, der Selbstbezwingung: in der Genealogie der Götter- und Heroengeschichte als Projektionsfläche entwirft sich die Schöpfungsgeschichte von der Selbstbezwingung des Menschen. Im Ödipus-Mythos stellt sich im unbewußt gewordenen Inzest, im unbewußt gewordenen Gewaltakt die Introversion des Opfers dar durch Opferung der menschlichen Natur, von der sich das erwachende Subjekt entsagt. Der unbewußte Inzest und der unbewußte Mord von Ödipus bringt die Pest über Theben, das heißt die Schuld des Menschen; das Schuldigwerden aus der Gewalt der Triebnatur wird mit der unterworfenen Natur bewußtlos gemacht und ist die Pest des erwachenden, bürgerlichen Subjekts, das ständig unbewußt getrieben ist, als »bleicher Verbrecher« seine unbewußte Schuld durch Selbstopferung zu befriedigen. Der »Verbrecher aus Schuldgefühl«, der »bleiche Verbrecher« Nietzsches, dem die Schuldverstrickung aus der Triebgewalt unbewußt geworden ist, muß aus unbewußter Schuld schuldig werden: »ich muß behaupten, daß das Schuldbewußtsein früher da war als das Vergehen, daß es nicht aus diesem hervorging, sondern umgekehrt, das Vergehen aus dem Schuldbewußtsein.«[262] So lenkt die Genealogie des Gewissens aus dem Ödipuskomplex, der verbrecherischen Absicht des Vatermordes und des Mut-

262 Freud, GW x, S. 390.

terinzests, davon ab, daß die Schuld fundamentaler ist, aus der Verschuldung durch die »Absichten« der elementaren Triebkräfte entsteht. Und dieser Triebnatur entspringt das Begehren gewalttätiger Übermächtigung, unterschiedslos den Objekten der Welt gegenüber, unter denen das inzestuöse als eines unter vielen von übermächtigten steht – im Mythos zeigt sich jede Entäußerung des Triebes als Akt sexueller Übermächtigung.

Freuds Fixierung des Schuldgefühls am Ödipuskomplex, aus dessen Schuldverstrickung die begangenen Verbrechen als Erleichterungen für »den Verbrecher aus Schuldgefühl« gesehen werden, ist in der Rückwendung so zu lesen, daß sie wiederum eine Erleichterung für den bürgerlichen Interpreten des Ödipus-Mythos bedeutet; denn »die beiden großen verbrecherischen Absichten, den Vater zu töten und mit der Mutter sexuell zu verkehren«[263] sind doch nichts als Fixierungen für die dahinterliegenden, generell verbrecherischen Absichten der Triebnatur. Mit solchen Textstellen, daß das Gewissen am Ödipuskomplex erworben wird, begnügt sich die psychoanalytische Konvention. Die dunklen Seiten des Ichs, von denen Freud den Blick nicht abgewandt hat, bieten der mit dem Praktisch-Faktischen konformen Psychoanalyse keinen Halt; sie hält sich lieber an Textstellen, die den Freudschen Text im klaren Licht erscheinen lassen.

Freud jedoch begreift den individuell-historischen Ödipuskomplex als Abkömmling des mythischen Ödipuskomplexes. Er verfolgt die Ursprungsgeschichte von Schuld in ihre mythischen »Gründe«, aus denen das Ich mit Hilfe des Über-Ichs »in einer für uns noch dunklen Weise aus den im Es angehäuften Erfahrungen der Vorzeit (schöpft)«.[264] Der Mensch als Gattungswesen beherbergt in seinem Es »die Reste ungezählter vieler Ich-Existenzen, und wenn das Ich sein Über-Ich aus dem Es schöpft, bringt es vielleicht nur ältere Ichgestaltungen wieder zum Vorschein, schafft ihnen eine Auferstehung«.[265] Das Freudsche Ich des bürgerlichen Subjekts, das er zutreffend durch die ödipale Konstellation gezeichnet sah, wurde

263 Freud, GW X, S. 390.
264 Freud, GW XIII, S. 285.
265 Freud, GW XIII, S. 267.

aber von ihm, jenseits der individualpsychologischen Darstellung, in den Kontext eines Gattungswesens gestellt. Die phylogenetische Erbschaft, das heißt in Übersetzung: der Mensch als Träger des Gattungskörpers, unterliegt in seinem individuellen Über-Ich »den phylogenetischen Erwerbungen des Es und macht es zur Reinkarnation früherer Ich-Bildungen, die ihre Niederschläge im Es hinterlassen haben«.[266] Freud bleibt der Gattungsgeschichte des Menschen auf der Spur, die eine Geschichte dessen ist, was der Mensch mit der Natur macht und was die Natur mit dem Menschen macht.
Die psychoanalytische Konvention reduziert den Ödipuskomplex auf eine Legende von Ödipus, die als bürgerlicher Familienroman kolportiert wird. In den Standardausführungen über Ödipus finden sich alle schultypischen Deutungsklischees, in denen der Ödipus-Mythos klinifiziert wird als uniformer Vorfall einer Geschichte für jedermann. Die Legende von Ödipus wird zu einer bürgerlichen Krankengeschichte, nach der sich sein Schicksal als einfacher Trennungs- oder Bindungskonflikt liest, der »Kastrationskomplex« zur Insertionsstelle einer bloßen Geschlechtsrollendifferenzierung wird und die Sphinx sich als Projektionsfigur darstellt, in der sich je nach Schulklischee Mutter- und Vatersubstitute spiegeln oder die vierfüßige Sphinx – Exzeß des Banalen – die vereinigte Elternimago abbilden soll; zuguterletzt wird die Gestalt der Sphinx in die Mechanik der Repräsentanzenlehre eingereiht. Der Ödipus-Mythos, in solcher Weise[267] zur klinischen Anwendung gebracht, wird im Absehen von seiner natur- und kulturgeschichtlichen Bedeutung von den Analytikern bequem in den Dienst[268] einer bürgerlichen Familienideologie gestellt und von der Gesellschaft bequem in Dienst

266 Freud, GW XIII, S. 278.
267 Ein psychoanalytisches Beispiel dafür, wie der Mythos auf Kleinbürgerkolportage heruntergebracht wird, lieferte zuletzt Vogt (1986).
268 Die Modernisierung der Psychoanalyse in der familientherapeutischen Anwendung ist Symptom einer affirmativen Entwicklung der Psychoanalyse, die das Transzendierende, das Individuell-Psychologische Überschreitende ihres kulturtheoretischen Denkens als Ballast abgeworfen hat. Psychoanalyse ist nicht nur für diesen Fall der Familientherapie, sie ist überhaupt in Übereinstimmung mit den empi-

genommen. Ödipus, derart klinisch aufgearbeitet, hat in der psychoanalytischen Tradition Nach Freud eine solch unreflektierte Zustimmung gefunden, weil er für die bürgerliche Familienstruktur das Konfliktschema bietet, das über den oberflächlichen Mord- und Inzestkomplex eine allgemeine Erklärung für das menschliche Schuldthema hergibt. Die Familialisierung des Ödipus entzieht dem Mythos das »religiöse Problem«, den kulturhistorischen Gehalt. Die Schuldbannung im Inzest fixiert die Schuld im bürgerlichen Familienroman in den empirischen Verhältnissen, so daß über diese Psychologisierung der Schuld als eines individuell-familialen Vorfalls die der ödipalen Konstellation ausgeliehenen Schuldgefühle nicht zurückgeführt werden müssen auf die ihnen zugrunde liegende unbewußte Urschuld. Die Zurückverfolgung auf jene Schuldverstrickung, die sich aus der Gewalt der Triebe ergibt, eröffnet erst die Projektionsfläche für die Inszenierung der eigentlichen Triebwünsche, der unbewußten Phantasien aus dem »Kern des Unbewußten«. Die Freudsche Sexualtheorie wird üblicherweise auf eine solche Schuldinterpretation der biologischen Kernfamilie beschränkt, die den Schuldkomplex auf die familialen Gegebenheiten, mithin gesellschaftlichen Einrichtungen, so feststellt, daß das Subjekt durch die psychoanalytische Arbeit noch einmal auf die empirischen Verhältnisse festgelegt wird. Und auch die Rückwendung des Ödipus-Mythos ins Präödipale stellt das Phan-

rischen Verhältnissen und bildet diese in ihrer Psychologie bloß ab, wenn sie sich der transzendierenden, die realen Verhältnisse übersteigenden Tendenz ihrer imaginativen Erkenntnislehre entledigt. Im psychosozialen Reparaturbetrieb gehören die von der Psychoanalyse entwickelten klinischen Anwendungsformen, die schon dort von ihren kulturtheoretischen Wurzeln abgeschnitten wurden, längst zur Standardtechnologie, die, bar jeder Theorie, nur noch bloße Pragmatik ist und um so »selbstverständlicher« zur Reparation des Bestehenden nutzbar ist. Psychoanalyse, die früher, zwar störend für die Gesellschaft, überflüssig war als luxuriöse Erkenntnislehre, hat sich heute überflüssig gemacht, weil sie ihr »anstößiges« Denken eingestellt hat und in einer psychodynamischen Verhaltensmedizin aufgeht, die in ihrer Fungibilität beliebig austauschbar und durch andere Therapiestrategien jederzeit ersetzbar ist.

tasma der phallischen Mutter auf die empirische Mutter fest und verdinglicht die Imago jenes Urbilds von sexueller Natur zu einem historischen Objekt in Fortsetzung der phallozentrischen Achse von Ödipus. Die bürgerliche Klinifizierung von Ödipus, die als Mittel der Aufklärung des Bürgers über seine Triebnatur zu dienen hat, degradiert durch solche Aufklärung den Ödipus-Mythos zum bloßen Inzest-Opus.[269] Aufklärung im Kontext dieser Klinifizierung ist Remythologisierung des Ödipus, macht diesen großartigen, aufklärerischen Entwurf über das Erwachen des bürgerlichen Subjekts zu einem privatistischen Mythos bürgerlicher Selbstverklärung: »Wie die Mythen schon Aufklärung vollziehen, so verstrickt Aufklärung mit jedem ihrer Schritte tiefer sich in Mythologie.«[270]

Die Freudsche Reinkarnationslehre faßt die ödipale Geschichte von Mord und Inzest, in der sich Tod und Erneuerung von Natur ausdrücken, als Wiederholungsfall der Gattungsgeschichte, in der sich Naturgeschichte darstellt. Das Ursprungsdenken Freuds, nach dem das aktual-historische Ereignis die Wiederholung eines urgeschichtlichen Vorfalls darstellt, konstituiert einen Modus geschichtlicher Erfahrung, die das subjektiv-individuelle Geschehen immer schon unter die Bezugsmöglichkeit zu einem »Ursprünglichen« stellt. Im Begriff der Urverdrängung, die als Urfixierung die ursprüngliche Niederschrift des Triebes ins Unbewußte ist, scheint sich jener urgeschichtliche Vorfall für Freud zu fassen. Es ist jener

269 In der fortgeschrittensten Zivilisation des Westens ist der »mother fucker« der gemeinste Verbrecher, kennzeichnet sich in dieser schlimmen Degradierung des Subjekts die gemeinste Absicht: die Fixierung der Schuld im historisierten Inzest zeigt sich in einer Gesellschaft exzessiv dargestellt, die eine einzigartige, weltumspannende Gewalttätigkeit in der Ausbeutung von Natur organisiert. Diese Entstellung von Schuld in das bürgerliche Inzestopus entzieht Schuld durch solche Moralisierung, macht sie durch Individualisierung scheinbar ansehnlich, in Wahrheit aber unansehnlich, weil ihre Psychologisierung in der Übertragung auf die Figur des »mother fucker« der Gemeinschaft die Erfahrung ihrer Schuld aus der Gewalttätigkeit gegen Natur (*materia*) ersetzt.

270 Horkheimer und Adorno, 1969, S. 18.

Vorfall, auf den als Ursprung sich das zurückführen läßt, was man später Seele nennt. Diese Urverdrängung hat Freud durch eine »ökonomische« Konzeption zu klären versucht, die jenen Vorfall als traumatische Bildung zu begreifen sucht: »Es ist durchaus plausibel, daß quantitative Momente, wie die übergroße Stärke der Erregung und der Durchbruch des Reizschutzes, die nächsten Anlässe der Urverdrängungen sind.«[271] Die ökonomische Definition des Traumas als Reizüberflutung und Einbruch, der Schock für den Organismus, verweist auf die Dynamik eines Geschehens, das nicht aus dem Widerstreit gegensätzlicher Triebimpulse – als Konflikt – zu begreifen ist, vielmehr als energetisches Geschehen, das die Bildung jener Spaltung, die Differenz des Seelischen konstituiert. Der Einriß in der Dynamik des tierischen Instinkts, die Wendung der Kraftentfaltung des tierischen Instinkts von der Entäußerung in die Verinnerlichung der Kraftentfaltung des menschlichen Triebes führt im Spannungsrückschlag der ungelösten Triebenergie »reflektorisch« zur Gegen-Besetzung des Triebes. Eine solche Vorstellung ist bereits eine Übersetzung jenes dunklen Geschehens, das mit der Urverdrängung einbricht, den Menschen als diskontinuierliches, »nicht festgestelltes Tier« (Nietzsche) aus der Kontinuität der organismischen Reihe heraustreten läßt, den Menschen wesenhaft als Gespaltenen erscheinen läßt. Freud sieht den Mechanismus der Urverdrängung in der Gegenbesetzung, die »den Daueraufwand einer Urverdrängung repräsentiert, aber auch deren Dauerhaftigkeit verbürgt. Die Gegenbesetzung ist der alleinige Mechanismus der Urverdrängung; bei der eigentlichen Verdrängung (dem Nachdrängen, das ist das nachdrängende Verdrängen – d. Verf.) kommt die Entziehung der vorbewußten Besetzung hinzu.«[272]

Freud meint damit, daß ausschließlich bei der eigentlichen Verdrängung, dem nachdrängenden Verdrängen im Gefolge der Urverdrängung, ein Entzug, eine Umsetzung, Gegenbesetzung im psychologischen Sinne vorkommt. Dagegen ist die Gegen-Besetzung alleiniger Mechanismus der Urverdrängung, das heißt die Gegenbesetzung der Urverdrängung kann

271 Freud, GW XIV, S. 121.
272 Freud, GW X, S. 280.

nicht entzogen, umbesetzt werden. Der geläufige Gebrauch von Gegenbesetzung ist der einer energetischen Besetzung mit der Möglichkeit einer Umbesetzung zu anderen Vorstellungen. Die Gegen-Besetzung der Urverdrängung ist aber – und darin liegt der essentielle Unterschied – als alleiniger Mechanismus das strukturierende Moment, das den »seelischen Apparat« konstituiert. Die »primäre Fixierung« des Triebes begreift sich nicht als Fixierung eines Triebes auf eine Libidophase oder an das jeweilige Objekt einer Libidophase, diese Urfixierung ist die erste Niederschrift des Triebes ins Unbewußte. Gegen-Besetzung des Triebes ist hier buchstäblich zu nehmen als Umwendung der Triebdynamik, die sich von der Entäußerung in die Verinnerlichung »fixiert«. Der Originalvorfall ist dieses Urtrauma der Verkehrung der Triebdynamik in der Richtung der Kraftentfaltung. Die Urverdrängung ist kein psychologisches Geschehen und als solches nicht interpretativ zu fassen; sie ist, sie wird nicht repräsentiert. Die Natur dieser Gegen-Besetzung ist der gedachte Ursprung, ein Original, das immer schon als übersetztes erscheint. Es gibt nichts, was nicht schon Übersetzung wäre: alles ist Übersetzung, aber keine Übersetzung ist ohne Original-Vorfall denkbar.

Die Urverdrängung ist ein »reflektorisches Geschehen«: die Introversion des Triebes, der sich in der Gegen-Besetzung der Urverdrängung als Gegen-Satz zur Extraversion des Triebes in der Urfixierung niederschlägt, der primären Niederschrift. Der Gedanke der Introversion bei Horkheimer und Adorno[273] bewegt sich in die gleiche Richtung wie Nietzsches Gedankengang von der Verinnerlichung. Die Kontinuität reißt ein, Diskontinuität tritt auf, indem der Ort des Triebgeschehens in das Subjekt verlegt wird. Diese Verlegung konstituiert Raum und Zeit des Psychischen, durch Verdrängung auf der Spur der Urverdrängung ereignet sich Geschichte für das Subjekt: auf der Suche nach dem entzogenen Original findet sich das Subjekt notwendig wieder in der Differenz mit jenem, da alle Ersetzungen, die das »primäre Befriedigungserlebnis« wiederholen wollen, Übersetzungen des verschwundenen Ursprünglich-Einen sind. Die konstitutive Gespaltenheit des

273 Horkheimer und Adorno, 1969.

Menschen als Subjekt vollzieht sich – wie wir meinen – in der Urverdrängung, die sich als Urmasochismus in der Inversion des Triebes niederschlägt. Der Urmasochismus scheint die erste Repräsentanz des Triebes zu sein. Diese Beziehung von Urverdrängung und Urmasochismus, der eigentlich ein Ursadismus ist, ist nahegelegt und gibt der Urverdrängung als primärem Schöpfungsakt erst ihre eigentliche Bedeutung, wiewohl Freud zu keiner theoretischen Konzeption dieser in seinem Werk verstreuten Begriffe findet.

Nach der Entfaltung seiner Todestrieblehre reduziert Freud den Masochismus nicht mehr auf eine Rückwendung des Sadismus gegen die eigene Person – der sekundäre Masochismus; er spricht davon, daß der im Organismus wirkende Todestrieb, der Ursadismus, mit dem Masochismus[274] iden-

274 Die Domestikation des Subjekts verdankt sich der Inversion des Triebes, dargestellt im primären Masochismus als Umwendung des ursprünglichen tierischen Sadismus. Der Trieb geht immer schon auf Übermächtigung, Einverleibung und Bereicherung, auch wenn Freud die Bemächtigung als Bemächtigungstrieb dem Destruktionstrieb zuordnet und als Wille zur Macht zeichnet. Freuds Konstruktion, daß ein Anteil des primären Masochismus diese Verlegung nach außen nicht mitmacht, im Innern der eigentliche erogene Masochismus als sein Residuum verbleibt, der einerseits eine Komponente der Libido geworden sein soll, andererseits noch immer das eigene Wesen zum Objekt habe (vgl. Freud, GW XIII, S. 377), ist eine Hilfskonstruktion gegen die intellektuelle Bedrohung einer monistischen Triebauffassung. Freuds Triebdualismus, der von ihm nicht dialektisch gefaßt werden kann, bringt ihn nach Einführung der Todestrieblehre immer mehr in die Bedrängnis, sich dem Jungschen Triebmonismus zu ergeben. So schreibt er auch im Zusammenhang der eben zitierten Textstelle: »So wäre dieser Masochismus (der nicht nach außen verlegte, eigentliche erogene – d. Verf.) ein Zeuge und Überrest jener Bildungsphase, in der die für das Leben so wichtige Legierung von Todestrieb und Eros geschah« (Freud, GW XIII, S. 377). Freud gelangt nicht zu der Auffassung, daß Eros und Thanatos dialektische Ausdrucksgestalt ein und desselben Triebes sein könnten. Ein Trieb ohne Vorzeichen scheint für ihn nicht vorstellbar. Die »sadistische« Natur des Triebes, die hier nicht in der für den Bürger klinisch bestimmten Ausschließung des Perversen gemeint ist, ist eine Erscheinungsweise des Lebendigen, das im Triebbegriff Nietzsches jenseits von Moral aufgehoben ist. Freuds Begründung für die Entfaltung des Triebge-

tisch sei. Dieser primäre Masochismus folgt also nicht auf eine Zeitphase, in der die Destruktivität gegen ein äußeres Objekt gerichtet war, er ist ein ursprünglicher, der sich nach außen auf die Objekte verlegt und als projizierter Ursadismus oder Destruktionstrieb die Entäußerung des Urmasochismus darstellt. Daraus folgt, daß der Destruktionstrieb immer schon ein sekundärer ist als ein projizierter, daraus ist auch zu erschließen, daß die Inversion des ursprünglichen Sadismus des tierischen Instinkts, der sich in den menschlichen Trieb wendet, der eigentliche Ursadismus ist, der in den menschlichen Trieb gebrochen wird als Ur-Masochismus.
Im Ödipus-Mythos erzählt sich die Geschichte von der Wendung der Entäußerung der Triebgewalt in ihre Verinnerlichung: der Mensch ist seit dieser Wendung gegen sein Selbst

schehens unter dem Begriff des erogenen Masochismus ist Enfaltung der Libido in ihrer Doppelgestalt. Libido geht auf Einverleibung und Übermächtigung und im Zuge dessen auf Aufhebung und Vernichtung des Objekts. Das Andere sich durch Übermächtigung anzueignen, angeeignet zu werden in der Übermächtigung durch den Anderen, ist der Gang der Libido, die wechselnd sich entäußert als Objektlibido oder in der Verinnerlichung als narzißtische Libido sich befriedigt. Freud bedient sich der Hilfsvorstellung des erogenen Masochismus, weil er keine Übersetzung des Triebdualismus in die Triebdialektik findet und ihm der Begriff der Legierung eine Anschauung ermöglicht über die Verbindung von Eros und Thanatos.
Im Kontext der Explikation des erogenen Masochismus beschreibt er die wechselnden psychischen Umkleidungen, in denen sich der erogene Masochismus darstellt: die Angst, vom Totem-Tier gefressen zu werden in der oralen Trieborganisation, der Wunsch, vom Vater geschlagen zu werden auf der sadistisch-analen, die Kastrationsphantasie in der phallischen und die für das »Weibliche« charakteristische Phantasie des Koitiertwerdens und Gebärens in der Genitalorganisation (Freud, GW XIII, S. 377). Es sind Beschreibungen von Darstellungsformen des sogenannten erogenen Masochismus, die jeweils passive Triebziele der Libido darstellen, in der übermächtigenden Aneignung durch den Anderen, der das aktive Triebziel der übermächtigenden Aneignung des Anderen repräsentiert; in beiden Aspekten stellt sich jedoch die Libido in ihrer »sadistischen« Natur dar.

der »bleiche Verbrecher«, der aus unbewußter Schuld schuldig werden muß. Die tierischen Instinkte, die sich nicht nach außen entladen, wenden sich nach innen. Durch diese Verinnerlichung, »Selbst-Vergewaltigung«, wächst erst das an den Menschen heran, was man später seine Seele nennt.[275] Der Weg zum Menschen ist das Selbstopfer, die Introversion des Opfers statt der Extraversion, Selbstübermächtigung, die dem Rückschlag aus der Übermächtigung der Objekte der Welt entstammt.

Das Verhältnis des Menschen zur Natur ist das des Schuldners zu seinem Gläubiger, des Empfangenden zum Gebenden, das Verhältnis der Gegenwärtigen zu ihren Vorfahren, aus deren Opfer die Schuld der Nachfahren wächst.[276] Und das Erwidernmüssen, die Rückgabe der Gabe, ereignet sich im Ritus des kultischen Opfers, in dem die Schöpferkraft der Natur sich wiederholt, der Kreislauf von Tod und Erneuerung in Bewegung gehalten wird. Dieser Naturzwang von der Extraversion des Opfers, Leben durch Leben zu entgelten, im kultischen Ritus die erste Frucht, das Erstlingsopfer dem Gott der Natur darzubringen, bricht sich im Prozeß der Aufklärung durch die Introversion des Opfers: an die Stelle des äußeren Opfers tritt das Opfern der inneren Natur, Verinnerlichung verdankt sich der Entsagung von Natur. Und die Aufklärung des Menschen ist die Befreiung vom äußeren Opfer, die Entsagung der mythischen Gewalt. Die Beeinflussung der Natur durchs rituelle Opfer verlegt sich ins Subjekt durch die Selbstbezwingung der menschlichen Natur, aus deren Gewalt der Unterdrückung sich Unterwerfung aller Natur herleitet: indem Natur in bloße Objektivität übergeführt, dem Subjekt entgegenstehend gemacht ist, wird sie Opfer menschlicher *ratio*.

275 Nietzsche, ed. Schlechta, II, S. 825 und 828.
276 Nietzsche, ed. Schlechta, II, S. 829f.

4. Die Entstellung des maternellen Signifikanten in den phallischen – von der Selbstabwehr des Maternellen an ihm selbst

Im Mythos erzählt sich der Übergang von der Selbstvergessenheit des Menschen zur Selbstbeherrschung, die Wendung von der äußeren Naturbezwingung durch das Opfer in die Bezwingung der inneren Natur: Naturopfer wird Selbstopfer. Freud, der Übersetzer des bürgerlichen Subjekts, erzählt in der Psychoanalyse einen Familienroman, der zugleich seine eigene Legende darstellt, und fand im Inzestthema des Ödipus die das aufgeklärte Subjekt kennzeichnende Unbewußtheit von Mord und Inzest. Der Ödipus-Mythos stellt die Legende des fortgeschrittenen Subjekts dar, die die Vorlage für den bürgerlichen Roman abgibt; andere Mythen zeigen die Aufklärung des weniger fortgeschrittenen Subjekts in einer Tiefendimension und lassen die Ödipus-Sage im Fortschritt der Aufklärung als Erzählung an der Oberfläche des Bewußtseins erscheinen. Allen gemeinsam ist die Aufklärung des Übergangs von der Abhängigkeit mythischer Gewalt, dem Blut- und Menschenopfer zur Selbstbefreiung des Subjekts durch Introversion des Opfers.

Die in den mythischen Erzählungen enthaltene Aufklärung soll durch den Text selber sprechen, den wir unter der Perspektive der Entstellung des maternellen Signifikanten lesen. Eine solche Lesart ist nahegelegt, wenn man der Vorrangstellung des phallischen Signifikanten auf die Spur kommen will. Den wissenschaftlichen Feststellungen empirischer Ethnologie zufolge soll es niemals ein Matriarchat gegeben haben, so daß von daher kein Licht auf die Geschichte der phallischen Markierung geworfen werden kann. Schon der Mythos ist Aufklärung (Adorno): wenn wir Aufklärung über die Geschichte der verschiedenen Zeichensysteme des Subjekts finden wollen, dann müssen wir diese in der Verkleidung des Mythos suchen, in den sie sich verhüllen.

Die Aussetzung des Heros – Theseus, Perseus, Ödipus, Moses – steht in einer unendlichen Reihe von Heroen, deren Aussetzung sie als Heros zeichnet; diese steht immer im Kontext des delphischen Orakels, das durch seine Prophezeiung

über die Entthronung des Vaters die Erklärung abgibt für die Aussetzung des Sohnes zur Lebensgewähr des Vaters. Die Rationalisierung des Mythos verweist in dieser Verschiebung und Verkehrung ins Gegenteil auf das ursprüngliche Motiv des Kindesopfers in der Mutterreligion. Der weitere Gang der mythischen Erzählung scheint dies zu erweisen, da alle Heroen Zweimal-Geborene sind, Wiederauferstandene und Angehörige zweier Welten; von einer sterblichen Mutter geboren, der ein Gott beiwohnte, werden die Heroen noch einmal anderenorts zur Welt gebracht (in einer Lade vom Meer an Land geschwemmt oder von Unbekannten zu den Eltern der zweiten Geburt gebracht). Im Ödipus-Mythos wiederholt sich zwar die Doppelgeburt, aber das Doppelwesen, die göttliche Abkunft des Heros, ist schon verlorengegangen. Der Mythos, der auf diese Weise entmythologisiert ist, historisiert sich durch den Verlust des religiösen Ursprungs; die sich hier zeigende Entsakralisierung des Mythos macht ihn für die Nacherzählung des säkularisierten bürgerlichen Romans so faszinierend. Der sich ehemals im Heros reflektierende Mensch, der seiner göttlichen Abkunft durch die Wiederholung des Mythos gewiß war, gewinnt nun in der säkularisierten Legende von Ödipus seine erste Unabhängigkeit, indem Vatermord und Mutterinzest unbewußt geworden sind. Das Kindesopfer, das in der Rationalisierung des Mythos sich ins Vateropfer entstellt, ist hier bereits übergeführt durch den Prozeß des Unbewußtwerdens von Gewalt in die Selbst-Vergewaltigung von Ödipus, in die Selbstverstümmelung des erwachenden Subjekts, das seine Triebnatur dem Selbstbewußtsein zum Opfer bringt.
Der Theseus-Mythos erzählt das Kindesopfer in einer weniger entstellten Weise. Androgeos, der Erdsohn, der Sohn des König Minos von Kreta, fiel, als ihn Aigeus, der König von Athen, gegen den Stier von Marathon ausschickte, diesem zum Opfer. Es ist derselbe Stier, den Theseus später besiegte. Wegen des Frevels an Androgeos wurde den Athenern von Minos ein fürchterlicher Tribut auferlegt. In jedem neunten Jahr mußten die Athener sieben Jünglinge und sieben Jungfrauen nach Kreta entsenden, die dem Minotaurus zum Opfer gebracht wurden. Androgeos ist ein Stiefbruder des stierköp-

figen Minotaurus, der von Herakles in Gestalt des schönen Stiers mit der Königinmutter Pasiphae gezeugt wurde. Für den Sohn der Pasiphae, Androgeos, wurden die Opfer verlangt, die dem Minotaurus, dem anderen Sohn, geopfert wurden. Der geopferte Androgeos »begründet« die Opfer, die ihm selbst in der Gestalt des Minotaurus zum Opfer gebracht werden: Opferer und Opfer scheinen hier in der »Zwillingsgestalt« von Androgeos und Minotaurus zusammenzufallen.
Die Befreiung der Kinder Athens durch Theseus gelang mit Hilfe von Ariadne, der Schwester des Minotaurus. Ariadne ist die Unberührt-Unberührbare, das ist die dem Menschen entrückte, fremde Natur,[277] die »Überaus-Reine«, das heißt der göttlichen Natur Naheliegende: sie steht in einer Reihe mit den großen weiblichen Gottheiten, die ihre Wesensverwandtschaft untereinander durch ihre Verbindung mit den Unterirdischen ausdrücken. Ariadne ist die Königin der dionysischen Frauen und wurde von Dionysos als Einzige in die Unsterblichkeit erhoben. In der Gestalt des Theseus verkleidet sich Androgeos, der Bruder Ariadnes, und der Kampf mit dem Stier von Marathon ist eine Verschiebung und Wiederholung anderenorts, so daß die Deutung nahegelegt ist, daß Theseus-Androgeos als Bruderpaar des Minotaurus mit sich selbst im Kampfe liegt.
Der Minotaurus ist noch Tier und schon Mensch, und Ariadne scheint Dionysos in weiblicher Gestalt zu sein. Dionysos ist nämlich der Mann-Weibliche, dem sich das Weibliche in der Figur der Ariadne gegenüberstellt, mit der er sich selbst begattet: das Dionysische ist ein Prototypus der Androgynie, der Prototypus der Übermächtigung als Selbstübermächtigung, der Ungeschiedenheit von Opferer und Opfer.
Der Mythos von Minotaurus erzählt eine dionysische Geschichte, die sich im Stierkultus rituell darstellt: Dionysos, der »wild-rasende« Gott, der als »königliches Kind« in Stiergestalt von den Titanen, den chthonischen Gottheiten, niedergerungen, in Stücke gerissen und verschlungen wurde, erleidet in der mythischen Erzählung die Opferung, die sich in den Opferhandlungen seines Kultus wiederholen. Die »wild-ra-

277 Otto, 1960, S. 166.

senden« Mänaden des Mythos verzehren das Fleisch ihrer eigenen Kinder; im Kultus des Dionysos zerreißen und verschlingen die »wild-rasenden« Frauen das rohe Fleisch junger Opfertiere – die Entstellung des Kindesopfers ins Tieropfer. Die kretischen Stieropfer sind eine kultische Nachahmung des dionysischen Mythos. Und die Tragödie erscheint als Übersetzung des kultischen Stieropfers ins »Schauspiel«, bei dem die Schauspieler als Nachfolger des Opfertieres die Attribute des Gottes, Kothurne (die Jagdstiefel des Gottes mit überhöhter Sohle) und Maske (Dionysos der Gott der Maske) zur Darstellung brachten – im Stierkultus wurden dem jungen Opfertier Kothurne angezogen.[278] Der Ursprung der Tragödie ereignet sich im Schauspiel der Opferhandlung, der Schauspieler führt eine heilige Handlung auf, bei der er zugleich Opferer und Opfer ist: die Mimesis des Zauberpriesters ist Ursprung von Kunst.

Im Stierkultus vollzieht sich die Transfiguration des Kindesopfers, der Kampf um die Bezwingung der dionysischen Natur findet seine Form in der kultischen Aufführung: die Übermächtigung und Bezwingung des Menschenkindes in Stiergestalt[279] bringt die Selbstbezwingung des urzeitlichen

278 Siehe Otto, 1960, S. 174.

279 Eine letzte Ahnung solch ritueller Wiederholung der Bändigung und Fesselung von Natur hat sich in der Tauromachia, dem spanischen Stierkampf, bewahrt, der eine Erinnerung des kretischen Stierkultus ist. Dieser ist im Zusammenhang zu sehen mit der indoiranischen Mithras-Religion, die in spätrömischer Zeit (im 3. Jh. n. Chr. unter Aurelian) zum Bestand der Staatsreligion wurde. Im Mithras-Kult vollzog sich die rituelle Tötung des Urstieres in der Reinkarnation des jeweils konkret geschlachteten Stieropfers unter dem Einfluß durch Rauschtrank gesteigerter Ekstase, die die Gemeinde orgiastisch vereinte. Im Mithras-Kultus, Grundlage der christlichen Religion, verwandelte sich das Blut des Opfertieres in Wein und dessen Fleisch in Brot. Im Christentum vollzieht sich dagegen eine Transsubstantiation von Wein und Brot des Opferpriesters in Fleisch und Blut des imaginären Opfertieres (Christus). Das christliche Opfer ist eine Sublimation der Sublimation des Mithras-Kultus: wo dort sich Blut und Fleisch in Wein und Brot verwandelt, steht im Christentum Brot und Wein für Fleisch und Blut; das heißt, die Sublimate des Mithras-Kultes, die sich im sinnlichen Genuß der Teilhabe

Ichs zur Darstellung. Die Opferung der ursprünglichen, gewalttätigen Kind-Natur des Menschen wiederholt sich im Dionysos-Mythos und, im Abbild dessen, im Ritus des Kindesopfers. Dionysos ist die »feurige Wahrheit« (Bloch) der *materia*. Der Mythos des Minotaurus berichtet vom Übergang der Fruchtbarkeitskulte und Menschenopfer einer matriarchalen Religion zur aufkommenden patriarchalen. Die Wendung des Matriarchalen vollzieht sich aber an ihm selbst, sie ist nicht einfache Ablösung[280] durchs Patriarchat.

Theseus, griechisch der Stifter – der Vereiniger der attischen Dörfer zu Athen als Stätte einer *politeia*[281] –, der Schutzbefohlene Athenes, entstammt der Verbindung Poseidons mit Aithra, die mit Hilfe Athenes von Poseidon vergewaltigt wurde. Theseus gilt als Sohn des Aigeus, aber durch eine List der Athene wohnten Aigeus und Poseidon Aithra in derselben Nacht bei. Athene hatte die Hand im Spiel bei dieser chthonischen Hochzeit zwischen Himmel und Erde. Sie führte auch Theseus die Hand, als er dem Auftrag zur Rettung und Befreiung der athenischen Jünglinge und Jungfrauen nachkam. Athene trägt auch den Beinamen Apaturia, weil sie mit *apate*, mit List, die Jungfrauen als künftige Mütter in die *politeia*, in das von Männern repräsentierte Gemeinwesen einführte[282] – das Patriarchale stellt sich hier als Vertreterfunktion des Matriarchats dar.

Das Doppelwesen des Weiblichen offenbart sich in der Figur der Athene, die Theseus die Hand führt bei der Bewerkstelligung seiner Aufgabe; ins Werk gesetzt hat aber Medea, die Gattin des Aigeus, die Geschichte der Opferung der sieben Jünglinge und sieben Jungfrauen. Medea, der Archetypus der Zauberin, deren Attribut, der von Schlangen gezogene Flügelwagen, ihre Abkunft von der Mondgottheit ausweist, wie ihre 14 Kinder der Zahl der Kinder der Titanen entspricht, ist eine Schwester der Pasiphae, der Mutter des Minotaurus. Die dritte Schwester in der lunaren Dreifaltigkeit ist Kirke, eine

an der Opfermahlzeit vollziehen, werden im Christentum durch die Transsubstantiation noch einmal sublimiert.

280 Bahr, o.J., S. 44.

281 Kerényi, 1984, II, S. 192.

282 Kerényi, 1984, II, S. 175.

andere Zauberin der Demeter. Diese Verwandtschaftsgeschichte beschreibt an deren wechselnden Personen und Schauplätzen jeweils die Entstellung der Geschichte durch Verschiebung auf andere Schauspieler und Schauplätze. Pasiphae und Medea bringen die Kinder dem Ungeheuer, dem Minotaurus zum Opfer, den sie opfern, um sich von der Opferung zu befreien. Sie bringen ihre Natur zum Opfer, um dem Naturzwang des Opferns zu entsagen: diese Wende des Matriarchalen vollzieht sich also immer nur an ihm selbst; das Patriarchale verdankt sich einer »List« des Weiblichen.

Theseus, der am achten Tag des Monats, dem heiligen Tag des Poseidon, seines Vaters, nach Athen heimkehrte, um die Anerkennung vor dem anderen Vater, Aigeus, als Thronfolger zu erlangen, entkam dem Gifttrank der Medea nur dadurch, daß ihn der Vater am Schwert mit den Erechtheidenschlangen, dem Wahrzeichen der Mutter, erkannte, das Theseus vor allen Anwesenden gezogen hatte – die phallische Signifikation erweist sich hier als bloße Verschiebung der maternellen. Der Auftrag des Theseus zur Rettung und Befreiung der athenischen Kinder erfolgt in der Repräsentation nach dem väterlichen Gebot, nachdem er in dessen Namen anerkannt war. Die Vollbringung des Werkes zeigt indes, daß Theseus dem Geheiß der Mutter folgte. Theseus, der Ariadne beim Spinnen antrifft, der maternellen Signifikation schlechthin, in der sich das Spinnen und Abreißen des Fadens signiert, erhält gerade dieses Attribut des Weiblichen, die Spindel mit dem Faden, zum Geschenk, um den Ausgang zum Eingang des Labyrinths zu finden. Denn der Eingang war nicht das Schwierige, sondern der Rückweg zum Ausgang, der mit dem Eingang identisch ist. Ariadne (die Parzen), die Moira als Signatur des Weiblichen, spinnt den Faden als ein im Anfang verfügter Ausgang; sie spinnt den Faden, aus dem die Textur der menschlichen Psyche gewoben ist. Ariadnes Faden, dieser Schicksalsfaden, jener Faden der Freudschen Spule im Fort-Da-Spiel, ist er jener Identitätsfaden, an dem entlang sich die Signifikate des phallischen Signifikanten aufreihen? Ariadne gibt die Spindel aus der Hand, um Theseus die Rückkehr nach der Vernichtung des Ungeheuers sicherzustellen; denn es ist ja ein einfaches, in den innersten Winkel des Labyrinths einzudringen, aber es ist unmöglich, dem Ungeheuer zu entkommen und zurückzukehren. Die Bezwingung des Naturzwangs erfolgt am Leitfaden des Maternellen. Der Faden, den Ariadne spinnt, ist die Textur des Lebens, aus dem es kein Entkommen gibt. Es ist die Architektur des labyrinthischen Lebens, aus dem das Subjekt, indem es den Faden der Ariadne zurückspult, seinen Ausgang sucht, das heißt seiner Natur zu entkommen sucht, dessen (tödlicher) Ausgang im Eingang schon besiegelt ist. Das »Chaos« der Natur, das ewige Aus-sich-Hervorgehen und In-sich-Zurücknehmen, dieser Kreislauf, den der Mensch zu unterbrechen sucht, ist der Faden, den Ariadne spinnt und abreißt. Die Figur der Ariadne verkörpert ein aufklärerisches Moment. Ariadnes Schicksal zeigt die Unterdrückung der menschenopfernden Mutterkulte durch das Matriarchale selber. Die Befreiung vom Menschenopfer ist die Opferung der Stiernatur durch die »List« des Weiblichen.

Theseus hat den Faden zum Ausgang zurückgespult. Es ist der Faden der Identität, der das Subjekt sich immer in Demselben wiederfinden läßt, im Schein einer Identität, der sich daraus herstellt, daß es buchstäblich keine Trennung mehr vom maternellen Element gibt – das Leben stellt sich nun im Gedanken der »ewigen Wiederkehr« dar. Denn der Mensch hat sich mit Theseus von der Entäußerung der Opferung befreit, die ehemals die naturnotwendige Vernichtung bedeutete. Diese Emanzipation vom Naturopfer läßt den Faden nicht mehr abreißen, produziert am umgewendeten Faden der Ariadne einen Text endloser Umschreibungen: die phallische Signifikation ist eine Verschiebung der maternellen, eine Umschreibung des maternellen Textes in der Umwendung des unentrinnbaren Endes, das sich aus der Vernichtung entstellt in die ewige Verbundenheit mit einer uranfänglichen Einheit. Diese Entstellung des Maternellen ist die Geburtsstunde der Sublimation. Sie ist das Auftreten des phallischen Signifikanten, der die Entstellung bezeichnet und in seiner Symbolisierungsarbeit die Sublimation besorgt als Ersetzung des ursprünglichen Textes durch einen »meta-physischen«, der immer schon einer von Identität ist, das heißt einen Schein von Einheit und Ganzheit repräsentiert. Die Errichtung phallischer Herrschaft ergibt sich durch die Wende, die das Matriarchale an ihm selbst herbeiführt. Das Maternelle wird nicht vom Paternellen abgelöst, die phallische Signifikation ist nur eine Verschiebung und Ersetzung der maternellen. Der Heros Theseus, Sohn des Meeres, ist der Stifter der patriarchalen *politeia*, er verkörpert die Sublimation des Maternellen, zeigt die maternelle Signifikation als elementare und die phallische als ihre Entstellung und das Triebschicksal je schon durch das Maternelle bestimmt. Der phallisch signierte Text ist also nichts als eine Entstellung des maternell signierten: »Ein labyrinthischer Mensch sucht niemals die Wahrheit, sondern immer nur seine Ariadne – was er uns auch sagen möge«;[283] sie wäre wahrlich der Minotaurus, noch Tier und schon Mensch, der Übergang vom Ursadismus tierischer Natur zur sadistischen Natur des Freudschen Sexualtriebs. Der rote Faden, der sich sprichwörtlich durch die Weltgeschichte zieht, repräsentiert sich als Phallus, in Wahrheit verdeckt er die »Spindel« der Frau, aus der sich das Leben spinnt. Die Spindel ist der eigentliche Signifikant, nicht der Phallus, das Triebschicksal ist maternell signifiziert: Tethys und Amphitrite sind die Beherrscher des Meeres und seiner Ungeheuer, und Poseidon wird als »Gatte der Amphitrite mit der goldenen Spindel«[284] angeredet – das phallische Szepter[285] erweist sich als bloße Repräsentanz der Spindel. Poseidon erhält seine Zuschreibung als Gott des Meeres durch seine Verbindung mit dem maternellen Element, deren Signatur im Untergrund die bestimmende bleibt, auch wenn im Vordergrund nur noch die phallische in Erscheinung tritt. Der Grieche wußte noch um die ständig drohende Übermächtigung des phallischen Signifikanten durch den titanischen und sah die Naturgeschichte in einem steten, labilen Gleichgewicht zwischen dem maternellen und paternellen Signifikanten sich bewegen, so daß trotz der Überschreibung der maternellen Signatur durch die phallische die ursprüng-

283 Nietzsche, CM III, 1.
284 Kerényi, 1984, 1, S. 148.
285 Die Insignie religiöser Macht, der Krummstab des Bischofs, ist als Mischbildung die Verbindung beider Elemente, während die säkularisierte Insignie von Macht sich nur noch im Stab (Szepter) des Souveräns darstellt.

liche Niederschrift[286] seinem Bewußtsein nicht entzogen war.

5. Das Auftreten des athenischen Menschen: Perseus und der Wechsel des Augen-Blicks gegenüber Natur

Die Wende des Matriarchalen an ihm selbst verkörpert sich ausdrücklicher noch in der Ursprungsgeschichte der Pallas Athene, die in ihrer Aufklärung über das Geschick der menschlichen Natur Vor-Geschichte des Perseus-Mythos ist,

286 Dem Subjekt in der Moderne ist das Bewußtsein der maternellen Signatur entzogen, so daß den Frauen im Emanzipationsbegehren gerade die Gewalt des ursprünglichen Signfikanten zurückkommt, die sie in den Schatten der Repräsentanten des ehemaligen Paternellen bekämpfen. Im Streit um die Ablösung des Patriarchats verfallen die Frauen dem phallischen Signifikanten. Diese Selbsttäuschung in der Ideologie vom herrschenden Mann als bösem Menschen und von unterdrückter Frau als gutem Menschen läßt sie der List des Unbewußten aufsitzen; denn die Auseinander-Setzung des Phallokratischen würde die Emanzipation der Frau tatsächlich vor ihren Grund bringen: der Ansicht eines maternellen Signifikanten, der sich in der Erinnerung der Gestalt der Entsetzen erregenden Gorgo, der gewalttätigen mythischen Weiblichkeit, darstellt. Im Kontext des zeitgenössischen Emanzipationsbegehrens der Frau ist die Wende des Paternellen an ihm selbst zu beobachten. Im Diskurs der weiblichen Emanzipation geht nämlich völlig unter, daß dieser Diskurs geführt wird auf dem Hintergrund der Selbstabwehr des Paternellen. Die Verschränkung beider Diskurse lenkt den Blick ab auf die lärmenden Erscheinungen des weiblichen Begehrens und läßt diese Wende des Paternellen an ihm selbst übersehen. Es scheint sich im Dunkel des historischen Augenblicks eine Verschiebung des Patriarchalen ins Matriarchale zu ereignen, die das männliche Subjekt durch diese Selbstabwehr des Phallischen selber mitbesorgt: auf dem historischen Hintergrund exzeßhafter bürgerlicher Phallizität, deren universelle Destruktivität sich nicht zuletzt in universellen Kriegen und totalitären Systemen niedergeschlagen hat, die sich, nach Entledigung des fürsorglichen Prinzips im Patriarchat, als pure Gewalttätigkeit selber entlarvt hat. So ist die Selbstabwehr des Phallischen die konsequente Entsagung von einem Herrschaftsprinzip, das in ungeheurem Ausmaß versagt hat.

in dem der »athenische Mensch« auftritt. Die Geburt der Pallas Athene ist die Geburt des »athenischen Menschen«: die Verschlingung der schwangeren Metis durch Zeus, der die Titanin, die Meist-Wissende,[287] die Göttin der Weisheit und List sich einverleibte, weil ihm »ein Orakel der Mutter Erde verkündete... daß es ein Mädchen sein würde und daß Metis, sollte sie wieder empfangen, einen Sohn gebären würde, der vom Schicksal bestimmt wäre, Zeus zu entthronen, so wie Zeus Kronos entthront hatte und Kronos den Uranos. Daher lockte Zeus sie mit honigsüßen Worten auf sein Lager, öffnete plötzlich seinen Mund und verschlang sie.«[288]

Die Einverleibung der Metis ist die Verschlingung des eigenen Schicksals, Selbst-Verschlingung, die buchstäblich die »Selbst-Vergewaltigung« (Nietzsche) der menschlichen Natur bedeutet. Die Verschlingung der Metis ist der einzigartige Vorfall der Selbstbestimmung des Geschicks, der Aussetzung des göttlichen Spruchs der Moira, dem sich bis dahin der Mensch wie der Gott ergeben mußten. Die Strafe für diesen Frevel büßt das Subjekt durch den Verlust seiner Natur, die ihn nun, ohne sein Wissen, unbewußt bestimmt, das Subjekt im trügerischen Schein von Selbstmächtigkeit bewußtlos der Abhängigkeit von seiner Natur als einer nun fremden aussetzt. Zeus verschlang die Metis und mit ihr die Weisheit des Weiblichen; das heißt, die kultische Verehrung des Matriarchalen als Natur wird unterdrückt, Weisheit als Wissen um Natur wendet sich ins Denken als kontrollierende Bemächtigung durch den »Kopf« des Patriarchalen. Die Entrückung von Natur zeigt sich in der Geburt der Athene aus dem Haupt des Zeus: dem von Hephaistos gespaltenen Schädel des Gottes entsprang Athene in voller Rüstung »mit weit schallendem Schlachtruf, daß der Himmel davon erschauerte und die Mutter Erde«.[289]

287 Griechisch *mätis*: Klugheit; *mätiomai*: ersinnen und ausdenken; gemeinsame Sprachwurzel *mätär*: die Mutter der Götter, der Menschen, der Tiere, die Mutter von allem, was ist; die Erdmutter, die Nacht als die Mutter des Tages, die Hades-Mutter, die auf Tod und Verderben Sinnende. Die Mutter in dieser vielerlei Gestalt ist die »weise Frau«, die Natur als *materia* verkörpert.
288 Ranke-Graves, 1960, 1, S. 37f.
289 Kerényi, 1984, 1, S. 96.

Der »athenische Mensch«, das vollgerüstete Subjekt ist entbunden, das durch Lossagung von der äußeren Opferverkettung der Natur, dem Naturzwang, sich wendet in den Selbstzwang der Opferung der inneren Natur. Pallas Athene ist Tritogenaia, das heißt griechisch *gennaios*, der Abkunft gemäß Eine von Triton, dem Flußgott, an dessen Ufer Zeus Athene gebar und an dessen Ufer Athene ihre Ziehschwester, die Tritontochter Pallas, im Kampf tötete. Im Streit der beiden Frauen siegte Athene, da Zeus die Aufmerksamkeit der Pallas ablenkte, indem er seine Aigis zeigte, einen magischen Ziegenfellsack, der eine Schlange enthielt und von einer Gorgonenmaske geschützt wurde. Es ist das Attribut der Athene, das sie auf ihrem Schild trägt. Athene nimmt den Namen der Pallas auf sich, deren Natur der Name entzogen ist in der Umbenennung auf Athene. Die Auseinandersetzung des Weiblichen mit sich selbst, die zum Sieg der Pallas Athene geführt hat, ist jene Wende des Matriarchalen an ihm selbst, die den »Grund« gibt für seine Entstellung in die phallische Herrschaft. Pallas Athene ist die erste Göttin, die ihre Herkunft aus dem chthonischen Ursprung schon durch den Akt ihrer Geburt gewaltsam unterdrückt. Sie repräsentiert die Verschiebung des Geburtsortes von unten nach oben, die phallische Entstellung des Schöpferischen vom ausgebärenden Schoß der *materia* zum Kopf als Produktionsstätte von Geist. Die Entfernung von Natur, die sich in der Entgeistigung von *materia* oder in der Entstofflichung des Geistes zeigt, markiert sich in der Geburt des »athenischen Menschen«. Der Kopf wird nun alleiniger Ort der Produktion von Werten, und *materia* in ihrer entsinnlichten Form ist nur mehr Gegenstand der ausgedachten Verwertung. Athene ist die Handlangerin der Wende des Maternellen an ihm selbst, die sich in der Unterdrückung von Natur als Entwertung von *materia* vollzieht. Sie ist die erste Frau, die sich als gehorsames Instrument des Patriarchalen (Zeus) verstellt – ihr dienten Priester, keine Priesterinnen mehr. Das Attribut dieser Göttin ist das Gorgonenhaupt, der Entsetzen erregende Blick der Medusa.

Im Perseus-Mythos betritt der »athenische Mensch« den Schauplatz. In diesem Mythos erzählt sich wiederum eine Geschichte von Doppelgeburt und Doppelwesen: das Orakel von Delphi prophezeite Akrisios, dem Vater Danaes, der Perseus-Mutter, daß der Tochter-Sohn ihm zum Verhängnis gereichen solle. Aus Delphi heimgekehrt, ließ Akrisios im Hof seines Palastes ein ehernes, unterirdisches Gemach anlegen, in das er seine Tochter einschloß. Zeus aber, den es nach Danae verlangte, verwandelte sich in goldenen Regen, floß in das unterirdische Gemach und wohnte ihr bei. Das Grab wurde zur Hochzeitskammer. Perseus, der Sohn des Zeus, wurde geboren. Akrisios, der dem Schwur seiner Tochter nicht glaubte, daß Zeus der Vater des Kindes sei, ließ Mutter und Kind in einer geschlossenen Arche auf dem Meere aussetzen. Perseus und Danae wurden auf Seriphos an Land geschwemmt und von Diktys, dem Netzmann, aufgenommen, einem Zwilling des Polydektes, des »Viel-Empfängers«, einer der vielen Namen des Unterweltkönigs: was der Eine fing, mußte zur Beute des Anderen werden. So gelangte Danae, die Gefangene des Polydektes, zum dritten Mal in die Unterwelt. Die Dreimaligkeit bezeichnet Danaes Abkunft aus der Unterwelt und stellt ihre Geschichte scheinbar noch in die Reihe der großen lunaren Fruchtbarkeitskulte wie die von Demeter und Persephone, die auch vom Abstieg in die Unterwelt und vom Aufstieg im vegetativen Rhythmus der Jahreszeiten erzählen, Tod und Erneuerung wiederholen.

Im Perseus-Mythos treten aber zwei neue Elemente auf: die Mutter wird gemeinsam mit ihrem Sohn in der Arche ausgesetzt, und Perseus wird von seiner Mutter Danae, die in der Unterwelt bleibt, getrennt in der Oberwelt im Tempel der Athene erzogen. Die gemeinsame Wiedergeburt von Mutter und Sohn kündigt eine Wandlung des Weiblichen an unter dem Zeichen der Athene. Danae wurde von Diktys, dem Netzmann, aufgenommen. Dieser Name verweist auf die Mondgöttin Diktynna, in deren Namen *diktyon*, das Netz, aufgehoben ist. Die Göttin jagte ehemals den heiligen König mit dem *diktyon*. Und »nach Einführung des patriarchalen Systems wurde die Göttin in der Liebesjagd vom heiligen König verfolgt«.[290] Danae repräsentiert in ihrer Wiedergeburt die Frau, die sich verfolgen und einfangen läßt: es ist die Frau als

290 Ranke-Graves, 1960, 1, S. 273.

gehorsames Instrument des Patriarchalen, die mit Danae auftritt.
Athene hatte die Hand im Spiel, als der Jüngling seine Mutter aus der Macht des »Viel-Empfängers« befreien soll. Bei der Einladung zu einem *eranos* des Polydektes versprach Perseus dem König der Unterwelt, ihm als Gastgeschenk das Haupt der Medusa zu bringen. Die Geschichte der Befreiung aus der Unterwelt als Wiederholung des vegetativen Rhythmus der Natur wird hier zwar noch erzählt, um eine Erklärung darzustellen für den Auftrag des Perseus; die Begründung des Auftrages ist jedoch eine Rationalisierung des Mythos, die das eigentliche Motiv verstellt. Perseus folgt dem Geheiß der Athene, das Entsetzen erregende Haupt der Medusa (der »Herrscherin«, der »Listigen«) den chthonischen Mächten (in Gestalt des Polydektes) zurückzugeben. Und darin, wie sie Perseus ausstattet, zeigt sich, daß die Listige durch die List des Perseus überlistet werden soll. Mit Hilfe der Frau wird das weibliche, das »listige« Element durch das männliche überlistet – der Perseus-Mythos klärt über den »Grund« der modernen Rationalität auf.
Die Opfergabe des Perseus für den *eranos* des Polydektes, dessen Einladung den Grund des Gastmahls so unbestimmt ließ, daß es unklar wurde, ob dies den Hochzeitsvorbereitungen mit Hippodameia oder Danae galt, mußte um so ungewöhnlicher sein, weil davon die Rettung der Mutter von der Unterwelt abhängig zu sein schien. So findet sich im Rettungsversuch der Mutter eine Erklärung für die ungewöhnliche Tat des Sohnes, aber dies scheint Athene nur dienlich, um Perseus als Werkzeug ihrer Vernichtungsabsichten gegen Medusa, die Vertreterin der von ihr so verfolgten weiblichen Natur, zu gebrauchen. Medusa, die Schönste der drei Gorgonen – wie Atropos, die Schönste der drei Moiren, die den Tod bezeichnet –, zog die Vernichtungswut von Athene auf sich, weil sie sich im Tempel der Athene mit dem Meeresgott Poseidon vermählte. Für diesen frevlerischen Rückfall des Weiblichen in die von Athene gewaltsam unterdrückte Tempelprostitution der Mondpriesterin wurde Medusa mit einer ungeheuerlichen Entstellung bestraft: die Schönste wurde zur Schrecklichsten. Das Gesicht der Medusa wurde von Athene in eine Entsetzen

erregende Maske verwandelt: Medusa hatte schreckend aufgerissene Augen, Schlangenhaare, ein klaffendes Maul mit riesenhaften Zähnen und weit heraushängender, bleckender Zunge, einen vierfüßigen, geflügelten Leib – wie die Sphinx. Ihre Erscheinung war so grauenvoll, daß bei ihrem Anblick ein jeder vor Schrecken versteinerte.
Athene gab Perseus die Mittel zur Übermächtigung der Gorgo zur Hand, die die Macht der Gorgo darstellten: die geflügelten Sandalen des Hermes, den dunklen Helm der Unsichtbarkeit, der dem Hades gehörte, die diamantene Sichel, die Harpe (die Mondsichel), die auch Gaia Kronos in die Hand gab, um Uranos zu entmannen, die Kibisis, der Zaubersack für das abgeschlagene Haupt der Medusa und ihren Schild, um den versteinernden Blick der Gorgo zurückzuwerfen. Athene führte Perseus nach Samos, wo Abbilder der drei Gorgonen ausgestellt waren. So konnte Perseus Medusa von ihren unsterblichen Schwestern Stheno und Euryale unterscheiden. Die Unterweisung der Athene zur Unterscheidung der drei Gorgonen sollte Perseus darauf vorbereiten, die Richtige zu töten. Die Sterbliche, Medusa, war die Tödliche, die ehemals Schönste, und die Vernichtung richtet sich hier wie im Falle des Minotaurus auf eine Figur des unentrinnbaren, unumkehrbaren Geschicks des Menschen – Atropos als die Schönste der Moiren ist die Verderberin des Lebens, der Tod. Versehen mit den Zaubermitteln der Gorgo als Abwehrzauber[291] gegen ihre Zaubermacht, macht sich Perseus auf den Weg.

291 Die Angleichung des Zauberers an Naturmacht versetzt ihn in die Macht, den Gang der Natur zu beeinflussen. Im Akt der Angleichung vollzieht sich das »Unkenntlichmachen« des Zauberers, der sich durch seine Mimikry der Naturmacht so anpaßt, daß er als unkenntlich Gewordener selbst Herrschaft über sie ausüben kann – der unsichtbar machende Helm des Hades verweist auf die der chthonischen Macht entliehene Kraft des Zauberers. Mimikry als Naturphänomen der schützenden Nachahmung von wehrhaften Tieren durch wehrlose hat seine Entsprechung in der Mimesis, das ist die schützende Nachahmung von Naturgewalt durch den wehrlosen Menschen, der sich in der Gestalt des Zauberers die Mimikry der menschlichen Gattung geschaffen hat. Die Mimesis des Zauberers ist keine passive Nachahmung der Natur, vielmehr aktive Wiederholung der Naturmacht für den Menschen, durch den Akt der Angleichung:

Wir wollen beiseite lassen, wie dem Heros der Gang durch die heiligen Bezirke von jeweils drei Göttinnen lunarer Abkunft mit Hilfe Athenes gelang. Der Mythos gibt für den Augenblick der Annäherung von Perseus an die schlafenden Gorgonen unterschiedliche Darstellungen: hat Perseus den Blick abgewandt und den Blick der Gorgo mit dem von ihm gehaltenen Schild der Athene gespiegelt, hat Athene ihm das Haupt der Gorgo in ihrem blanken Schild gezeigt oder hat Athene selbst den Schild für ihn gehalten? Die Erzählung läßt offen, in welchem Augenblick zwischen Schlafen und Erwachen der Gorgo sich der Heros nähert. Perseus rührt an den Schlaf der Naturgewalt, die er überlistet in dem ungeschiedenen Augenblick zwischen Schlafen und Erwachen der Medusa, indem er ihr den Schild der Athene entgegenhält. In der Abfolge der mythischen Erzählung wird diese Szene schon rationalisiert, indem erst nach der Tat die Aigis mit dem Gorgonenhaupt auf dem Schild der Athene erscheinen soll – als Weihegabe des Heros an die Göttin nach seiner Rückkehr.
Wir nehmen an, daß Athene, die Perseus die Hand mit der Sichel führte, um Medusa zu enthaupten, auch den Schild hielt, um die erwachende Medusa in der Reflexion ihres eigenen Blickes zu entsetzen, so daß sie, an sich selbst versteinert, dem Zugriff Perseus mit der Harpe wehrlos ausgesetzt war. Der Augenblick der Annäherung von Perseus an Medusa vollzieht sich nicht in der logischen Abfolge, daß der Heros, nachdem er Medusa enthauptet, deren Blick mit dem Gorgonenhaupt als Weihegabe Athene zurückgibt; der Augenblick der Annäherung zeigt vielmehr, daß Athenes Schild den Blick der Medusa auf sich selbst zurückwirft.

der Ursprung der Kunst liegt in diesem Gegenzauber des Zauberers, der, indem er Natur sich angleicht, diese in ihrem Zauber nachahmend für sich rituell wiederholt. Aus den kultischen Beschwörungstänzen entstand auf dem Wege der Mimesis Kunst. Die Bändigung von Naturgewalt vollzieht sich als künstlerischer Akt in der Schöpfung menschlicher Ausdrucksformen – Kunst entspringt der Magie. Der kultische Ritus wiederholt jeweils den Kampf des Menschen um die Bezwingung der Naturmacht und entwirft im Mythos, der im Ritus immer wieder erneuert wird, in den verschiedenen Ausdrucksformen eine Naturgeschichte der Gattung.

Der Mensch entzieht sich mit der Tat des Perseus dem Anblick des Grauens der Natur durch Reflexion: die Gegenmacht des Menschen in diesem mimetischen Moment liegt in der Rückwendung des Entsetzen erregenden Anblickes von Naturgewalt auf sie selber. Die Rückgabe dieses Blickes der Natur an sie selber befreit den Menschen von der Ansicht der gewalttätigen Natur und stellt dem von mythischer Gewalt emanzipierten Subjekt einen Blick auf die Natur frei, in der nun der Mensch sich als Subjekt den Objekten der Natur entgegenstellen kann, sie als Gegenstände seinem Zugriff aussetzen kann. In der Tat des Perseus ist der wissenschaftliche Mensch »aufgehoben«, wird der Blick des Subjekts frei für moderne Rationalität, auch wenn ihre Niederschrift im europäischen Urtext erst mit der Machtergreifung des bürgerlichen Subjekts gesellschaftliche Geltung erlangt. Durch die Reflexion des gorgonischen Blickes kann der Mensch von der Tiefe des dionysischen Untergrundes von Natur absehen und seinen Blick auf die Oberfläche der Erscheinung wenden, die ihn die Subjekte der Natur in pure Objektivität feststellen lassen – in der Wiederkehr des Verdrängten kommt dem bürgerlichen Subjekt am Ende eines langen Prozesses totaler Objektivation von Natur der »versteinernde Blick« im Anblick der Entsetzen erregenden, totgemachten Natur zurück.

Der Mensch, der den Blick der Medusa zurückwirft, entzieht sich dem Blick in die Natur, bringt durch Introversion des Naturopfers eigene Natur zum Opfer, so daß dem menschlichen Blick, vollendet in der modernen Rationalität, die um ihr Opfer gebrachte Natur in purer Auswendigkeit[292] erscheint. Der Grieche hat sich noch das Verhältnis von »Grund« zu Spiegel bewahrt, im Mythos von Perseus eine Anschauung darüber aufgehoben, daß der um seinen »Grund« gebrachte Blick nur noch Spiegelung des Scheins eines Scheins ist und nicht mehr Reflexion der dionysischen Natur in der Reaktions-Bildung des olympischen Zauberbergs.

Der Ausgang des Augenblicks der Annäherung zwischen Athene und Medusa – der Mann Perseus ist nur Werkzeug des Maternellen – bringt uns zu einer umfassenden Ansicht der

292 Siehe auch Bahr, o.J.

Bedeutung der Wende des Weiblichen an ihm selbst. Aus dem Schlund der enthaupteten, von Poseidon schwangeren Gorgo entspringen Pegasos und Chrysaor; der Paarung des geflügelten Ungeheuers (Gorgo) mit dem wilden Hengst (Poseidon) entstammen Pegasos, das schöne, den Dichter beflügelnde Roß, und sein Begleiter Chrysaor, der kleine Mondsichelmann, der nur noch ganz entfernt an den die Harpe schwingenden, entmannenden Titanen der Vorzeit erinnert. Auf dem Hintergrund des Grauens erscheinen die sublimierten Gestalten, die für die Entfernung von der Natur stehen: der Mensch als Dichter seiner selbst (Nietzsche) richtet sich ein.

Im Schicksal der Pallas Athene verkörpert sich all jenes, was der Mensch in dieser Wende des Maternellen an ihm selbst mit seiner Natur gemacht hat. Der Beiname der Athene, Pallas, vertritt die Bezwingung des Alter-Ego, der Ziehschwester Pallas, der wilden Tochter des Flußgottes Triton; der Beiname Pallas steht aber auch für die Bezwingung des Alter-Ego Pallas, eines anderen Namens für Zeus, der im Titanen Pallas die dunkle Seite seines Wesens und seiner Herkunft offenbart. Die Übertragung der Beinamen, die Athene auf sich nimmt, läßt die Seins- und Bedeutungsgeschichte dieser Beinamen, in denen sich der eigentliche Name verbirgt, erst erkennen, wenn wir der Ursprungsgeschichte des Opferns nachgehen. Wahrscheinlich ging dem kretischen Stierkult der Ziegenkult voraus, so daß ehemals Pasiphae, bevor sie sich mit dem Stierkönig vermählte, sich mit dem Ziegenkönig in heiliger Hochzeit paarte. Athene trägt auch den wenig bekannten Beinamen Laphria, das ist diejenige, »die die Beute gewinnt«. Der Name Laphria läßt darauf schließen, daß die Göttin im ursprünglich maternellen Sinne die Verfolgerin des ziegenhaften Pallas war und nicht die Verfolgte, obwohl es ihr nur dadurch gelang, den Pallas, der auch ihr Vater war, niederzuringen, daß die Olympier ihr beistanden.

Athene trug den Beinamen Pallas, weil sie die Haut des Pallas, die sie ihm bei lebendigem Leibe abgezogen hatte, in ihre Aigis[293] verwandelte. In diesem Schicksal mit dem ziegenhaften Pallas zeigt sich aber auch in der Inzestabwehr als Selbst-

293 Ranke-Graves, 1960, 1, S. 273.

abwehr der Übergang vom Matriarchalen zum Patriarchalen. Denn die Bezwingung des Mannes dient hier nicht mehr der Wollust der männerjagenden Frauen im Matriarchat. Sie ist Selbstbezwingung der weiblichen Natur, die in dieser Selbstabwehr zur unbezwungenen werden kann. Der Inzest, im Mythos bis dahin ein nicht tabuisiertes sexuelles Geschehen, wird mit dieser Selbstabwehr zum Tabu. In der Gestalt der Demeter, die eine Gestalt der Rhea ist, zeigt sich noch der Inzest in vielfältiger Weise: Poseidon vereinigte sich in Gestalt des Zeus mit seiner Mutter Demeter und zeugt Persephone, und Persephone wiederum paart sich mit Hades, dem unterirdischen Zeus, einer anderen Gestalt des Poseidon, so daß der Sohn mit der Mutter eine Tochter zeugt, die wiederum als Frau des Vaters Tochter der Mutter des Vaters ist. Die Verwandtschaftsbeziehungen stehen hier nicht im patriarchalen Sinne unter dem Namen des Vaters, für die »Große Mutter« des Matriarchats waren Gatte und Sohn noch identisch.

Die Aigis, griechisch das Ziegenfell, die Athene aus der abgezogenen Haut[294] des ziegenhaften Pallas fertigt, ist das magische Schutzgewand der Göttin, die auch darin sich als Vater-Tochter und nicht mehr als Mutter-Tochter erweist, daß sie die Aigis des Vaters trägt. Mit dieser Aigis lenkte auch Zeus den Blick der Triton-Tochter Pallas ab, so daß Athene dieses Alter-Ago töten konnte. Auf der Aigis, die an ihrem Schild befestigt war, trug Athene auch das von Perseus zurückgegebene Haupt der Medusa. Der kretisch-minoische Brauch, eine Aigis zu tragen, geht zurück auf den Kultus der libyschen Frauen, die sich mit der Aigis als Herrschaftsgewand kleideten – und nicht mit einem »Keuschheitskittel« oder »Schamgürtel«, wie bürgerliche Interpretation diese Insignie weiblicher

294 Im Fruchtbarkeitskultus der mexikanischen Maisgöttin wurde dem Opfer die Haut abgezogen, in die sich der aztekische Priester hüllte, um die Wiedergeburt des Mais im Ritus zu wiederholen und den Kreislauf von Saat und Ernte aufrecht zu erhalten (Eliade, 1954, S. 395). In diesem Maisritus geht es um die Identifizierung mit der Maisgöttin, im Ritus der Pallas Athene geht es um die Identifizierung der göttlichen Jungfrau mit dem Ziegengott, dem Urbild des Phallischen. Diese Umkehrung von Opfer und Verfolger kündigt die Vorrangstellung des Paternellen als Identifikationsprototypus an.

Macht ins Gegenteil verkehrt durch die Umwertung im moralischen Machtanspruch des Mannes. Die libyschen Frauen bestraften jeden Mann mit dem Tode, der diese Aigis ohne Zustimmung der Frau zu entfernen wagte. Die Aigis ist hier das Signum des Matriarchats, in dem die den Mann jagende Frau bestimmt, wann und wie sich der Mann ihr zu nähern habe. In der Übernahme dieses libyschen Aigis-Kultes in die kretisch-minoische Kultur wird die Aigis, die die libyschen Frauen noch an ihrem Körper trugen, im Zuge ihrer Verwandlung von Athene vom Körper entfernt, auf dem Schild[295] vor sich hergetragen. Durch die Entfernung vom Körper kann die körperlich sich kennzeichnende Signatur weiblicher Macht erst zu einem symbolischen Zeichen von Gegenmacht sich abstrahieren, in dem das Weibliche schon seine Ohnmacht anzeigt – statt der Aigis am Körper als Zeichen der Macht nun die Aigis auf dem Schild als Schutz vor der Macht des Anderen zur Abwehr eigener Ohnmacht. Die libysche Aigis, eine Signatur weiblicher Herrschaft, wird also in der Verwandlung bei Athene durch die Entfernung vom Körper zu einem Fetisch entstellt, der dem Abwehrzauber dient. Der Übergang der Insignien des Weiblichen ins Patriarchale stellt sich in der Aigis von Zeus dar: Zeus trug diesen magischen Ziegenfellsack, der eine Schlange enthielt und von einer Gorgonenmaske gezeichnet war; freilich hatte er diese Insignien, wie der Mythos zu berichten weiß, von Athene übernommen, die diese schon getragen hatte, lange bevor Zeus als ihr Vater in Erscheinung trat. Die Umkleidung der Aigis zum Phallischen kann aber die Attribute des Weiblichen nicht verbergen. Die Schlange ist zwar im Ziegenfellsack versteckt und dem Sack das Medusenhaupt aufgeprägt, dennoch ist die weibliche Signatur unverkennbar.

295 Ein klassischer Vorfall von Verschiebung anderen Orts (= Sublimierung): das auf dem Körper getragene Tierfell, mimetisches Moment par excellence, Machtinsignie und Schutz in einem, verschiebt sich immer mehr in die Schutzfunktion. Aus dem um den Arm gewickelten Tierfell, der Vorform des Schildes, entwickelt sich der Schild, ein mit Fell bespanntes Holz, in dessen Signatur sich das Erkennungszeichen des Trägers zugleich als Abschreckungszeichen für den Anderen darstellt – Mimesis in der letzten Sublimation.

Die Schlange, die im Griechischen den Namen Echidna[296] trägt, ist universell in jeder mythischen Begebenheit die Weltenschlange, in der sich die *ur-materia* ausdrückt: der Sohn-Gatte ist einst die in diesem ur-weiblichen Körper ihr selbst gegenübergestellte Männlichkeit gewesen, mit der sich *materia* selbst begattet. Das Geheimnis der Urzeugung ist die Selbstvereinigung, die immerwährende Selbstbegattung der sich selbst genießenden *materia*. Im Symbol der in ewiger Paarung zusammensteckenden göttlichen Schlangen[297] (griechisch *symbolon*: das Kennzeichen des Verkehrs, des Zusammentreffens) ist die *ur-materia* gekennzeichnet. Das phallische Moment ist im Kreislauf der *ur-materia* ein Zufallsobjekt – in der ursprünglichen Fassung der Freudschen Libidotheorie das reine Triebobjekt, das allein dadurch definiert ist, daß es dem in Frage kommenden Trieb Befriedigung verschaffen kann; es ist also nicht das Objekt als Liebesobjekt einer Libido, die in Ehe und Gattenliebe gebannt ist, wie es das Gesetz der Hera als Vorlage der bürgerlichen Familie vorschreibt. Im Kontext solcher Anschauungen zeigt sich der zugrundeliegende maternelle Signifikant entstellt in den phallischen, der gerade im Symbol des Phallus die maternelle Signierung durch die Schlange, das Zeichen der *ur-materia* überdeckt. Und diese Signierung der *materia* unter dem Zeichen der Schlange verweist wiederum auf die Spindel der Ariadne als den eigentlichen maternellen Signifikanten – die Schlange ist Signatur des Lebendigen.

Die Wende des Maternellen an ihm selbst, die Entstellung des Maternellen ins Paternelle – und nicht die einfache Ablösung

296 Echidna ist die Mutter der Sphinx.

297 Hermes, der göttliche Bote zwischen den Oberirdischen und den Unterirdischen, trägt als Insignie am Hermesstab die ineinander steckenden göttlichen Schlangen – das *symbolon* der Libido, die sich hier als weibliche, ewig schaffende Naturkraft darstellt. Freud gab der Libido freilich einen männlichen Artikel, sah die Schaffenskraft männlich signifiziert wie er auch den Gang der Naturgeschichte im Zeichen des phallischen Signifikanten nacherzählte. Diese patriarchale Erzählweise in *Totem und Tabu* haben wir anderenorts (vgl. 1, 3.6.1) als Umschreibung des Matriarchalen ins Patriarchale dargestellt.

des Matriarchats durchs Patriarchat – verkörpert im umfassenden Sinn die Gestalt der Pallas Athene. An ihrem Schicksal stellt sich die Naturgeschichte der Gattung in ihrem entscheidenden Übergang vom Matriarchalen zum Patriarchalen dar, als ein Geschehen von Selbstbezwingung. Das Phallische erweist sich in diesem Kontext nur als Werkzeug des Maternellen. Die Verwandlung am Gattungskörper schreibt sich nieder im Triebschicksal von Athene, in deren Gestalt all jene Prozesse eingeschrieben sind, die das Erwachen des Subjekts kennzeichnen unter phallokratischem Vor-Zeichen. Dieses Vorzeichen ist eine Verkehrung der eigentlichen Signatur: die Aigis der Athene auf ihrem Schild ist gekennzeichnet durch das Medusenhaupt. Diese Signatur auf dem Schild, das Gorgoneion, ist das Erkennungszeichen des Trägers im Sinne der Abschreckung für den Anderen, der zugleich den Träger an diesem Zeichen erkennt – die Funktion des Schildes als Schutzwaffe. Das Gorgoneion mit dem Schlangenhaar, den weit aufgerissenen Augen, dem klaffenden Maul, den hervorstehenden Zähnen, der weit heraushängenden Zunge ist der alles vernichtende Schlund, dessen Kehrseite, der ausgebärende Schoß, durch diese Negation des Lebendigen in Verdrängung gehalten wird. Athene trägt das Kennzeichen der alles verschlingenden Vulva und hält unter diesem Vorzeichen die andere Signatur des Maternellen, den wollüstigen Aspekt der Baubo verdeckt. Baubo ist die mythische, personifizierte Vulva,[298] die der verzweifelten, um ihre verschwundene Toch-

298 Vgl. Devereux, 1981. Der Baubo-Mythos, der die positiven Aspekte der Sexualität (die Vulva mit und ohne Jakschos) und die negativen Aspekte (die Vulva als Medusenhaupt) in der mythischen Vulva personifiziert, weist auf eine dialektische Verknüpfung, die sich im schöpferischen Prozeß von Geburt und Tod darstellt. Diese den Bürger beunruhigende »animalische« Natur im Phantasma weiblicher Sexualität wird auch von der Psychoanalyse ausgeklammert und beschränkt auf den isolierten, tödlichen Aspekt der Sexualität, wie er sich in einer empirisch dingfest gemachten, verschlingenden Mutter darstellt. In dieser Hinsicht entspricht eine solche krude Vorstellung von weiblicher Sexualität der Abspaltung der produktiven sexuellen Elemente und der Zerreißung der Dialektik der Wollust in der Tradition der christlichen Kultur und zeigt zugleich die phallische

ter Persephone trauernden Demeter auf Geheiß des Gottes Trost und Erheiterung spendete. Sie zeigte ihre Vulva mit und ohne Jakschos – Jakschos ist das aus der Vulva herausragende göttliche Kind. Die Figur des Baubo drückt in der Darstellung der Vulva ohne Jakschos die Unzerstörbarkeit und Unermeßlichkeit des Wünschens aus, sie ist die Personifizierung der sexuellen Wunschkraft, die aus einem endlosen Strom von Befriedigung lebt; sie drückt in der Darstellung mit Jakschos den den individuell-endlichen Körper überschreitenden, unsterblichen Gattungskörper aus mit der endlosen Fülle seiner noch auszuschöpfenden Möglichkeiten. Der Baubo-Mythos transzendiert das individuell-psychologische und körperliche Geschick des Menschen in den Horizont einer immer noch ausstehenden Geschichte von der Entfaltung des Gattungskörpers und des Gattungswesens. Der Baubo-Mythos repräsentiert den maternellen Signifikanten als Schöpfer der Mimesis.

Das negative Vorzeichen der weiblichen Signatur im Gorgoneion der Athene hält die andere, die positive Signatur des Maternellen verdeckt und repräsentiert in dieser eindimensionalen Tendenz eine Erfahrung des Sexuellen, die aus der Abwehr ihrer Lebenswollust zehrt. Die wollüstige Seite des Sexuellen wird zur Abseite des Menschlichen verkehrt, und auf der Spur dieser Verkehrung geht die lebensverneinende Tradition christlicher Askese. Im Zuge dieser eindimensionalen Entwicklung des Sexuellen, das sich nun unter dem Namen der Scham einer Hierarchie zu unterwerfen hat, die phallozentrisch den Trieb nur bemißt nach dem Wert der Objekte und Ziele, wurde dem Trieb seine göttliche Herkunft ausgetrieben und die Fülle seiner libidinösen Kraft heruntergebracht auf die Zweckmäßigkeit bürgerlicher Familienerhaltung. Die Signatur der Athene stellt die Verkehrung dieser anderen Signatur des Maternellen dar und ist der Grund der Entsetzen erregenden Ansicht des Sexuellen, das gleichgesetzt mit dem puren tödlichen Aspekt, gerade die phallische Sexualität in ihrer zentralisierenden Funktion erzeugt. Die Wende des Maternellen an ihm selbst ist in der Selbstabwehr des Projektion in das Eindimensional-Sexuelle eines tödlichen Verschlingens.

Weiblichen die Bedingung phallozentrischer Sexualität, die sich gesellschaftlich als Patriarchat in der Selbstbezwingung von Natur des Menschen und in der durch Objektivation bezwungenen äußeren Natur niederschlägt. Der Anblick der Genitalien, die als Stätte der Triebdarstellung ehemals öffentlich göttliche Verehrung genossen, sind schließlich zum Ort eines Scham erregenden Ärgernisses geworden, den der Bürger privatistisch einschließt: »Anders… in den Urzeiten des menschlichen Geschlechts… (wo, d. Verf.) die Genitalien ursprünglich der Stolz und die Hoffnung der Lebenden waren, göttliche Verehrung genossen und die Göttlichkeit ihrer Funktionen auf alle neu erlernten Tätigkeiten der Menschen übertrugen… geschah es im Laufe der Kulturentwicklung, daß soviel Göttliches und Heiliges aus der Geschlechtlichkeit extrahiert war, bis der erschöpfte Rest der Verachtung verfiel.«[299]

6. Ödipus: Die Metaphysik der Psychoanalyse und die Rückübersetzung ins Präödipale

Wir haben einen mythischen Text sprechen lassen, der die Wendung des maternellen in den phallischen Signifikanten als Sage faßt. Wir lesen diesen Text freilich mit den Augen des ödipalisierten Subjekts, dem sich der phallische Signifikant zwar als entstellter materneller darstellt, die phallische Signifizierung ihm aber immer noch darin zustößt, daß sich eine Negativität (das Phallische) an eine Positivität (das Maternelle) gebunden zeigt. Das Bedenken dessen reflektiert aber den Umbruch, auch wenn der maternelle Signifikant noch aus dem Blickwinkel des phallischen gesehen wird; die maternelle Signatur als solche immer noch in ihrer Anbindung an die paternelle vorgestellt wird. Die Aporie im Begriff der Signifikation zwischen paterneller und materneller liegt nämlich darin, daß die phallische Signifizierung alle Erscheinungen des Triebes unter der Suprematie phallisch-genitaler Zeichengebung zentralisiert – entlang der Achse von Ödipus; und daß die maternelle Signifizierung alle Erscheinungen des Triebes

299 Freud, GW VIII, S. 166f.

dezentralisiert in den endlosen Disjunktionen der Partialtriebe, die eben nicht ihre Signatur finden in der gewaltsamen Vereinigung unter ein einheitliches Zeichen.
Unsere Lesart des Theseus- und Perseus-Mythos im Kontext der Geschichte von Pallas Athene zeigt in der Gegenüberstellung zum Ödipus-Mythos, daß dieser am Ende der Aufklärung steht, wo das erwachte Subjekt, das sich nun in Ödipus endgültig paternell definiert, seiner Triebnatur unbewußt geworden ist; zeigt aber auch, daß die Fülle der Wunschproduktion reduziert und zentralisiert ist auf Inzest und Mordbegehren. Mutterinzest und Vatermord stellen sich in den anderen Mythen eher beiläufig dar. So kommt der Vater von Theseus, Aigis, durch ein Versehen zu Tode. Theseus hatte bei der Heimfahrt vergessen, die weißen Segel als Zeichen der gelungenen Aufgabe zu setzen, so daß sich der Vater aus Verzweiflung über den vermeintlichen Tod des Sohnes ins Meer stürzte. Und so kommt der Vater-Großvater von Perseus, Akrisios, auch durch ein Versehen zu Tode: nach der Heimkehr warf Perseus bei einem Fest, das Akrisios für ihn veranstaltete, den Diskus so unglücklich, daß er Akrisios tödlich an der Ferse traf. Der Vatermord ereignet sich in diesen Mythen im Vergessen und Verwerfen, in klassischen »Fehlleistungen«, die aber den Vatermord als Triebziel im Kontext vieler anderer Triebwünsche aufführen und ihm gerade in dieser beiläufigen Offenkundigkeit keine zentrale Stellung beimessen.
Im Ödipus-Mythos reduziert sich die ganze Weite der Wunschwelt auf zwei Triebziele, die des Vatermordes und des Mutterinzests, beschränkt sich die Fülle der Triebobjekte auf das eine Liebesobjekt,[300] die Mutter, das nur durch die Vernichtung des Anderen, des Vaters, erreichbar ist. Zugleich vollzieht sich diese Zentrierung der Libido als unbewußter Prozeß, ist die Bewußtlosigkeit des Triebwunsches Voraussetzung für die Befriedigung seines Zieles. Unter dieser Perspektive stellt sich die Erzählung von Ödipus als eine Geschichte an der Oberfläche des Bewußtseins dar, dem sich das Wünschen entzogen hat durch die Konzentration der Libido auf

300 Muttermord und Vaterinzest sind die komplementäre Seite des Weiblichen, die durch die vorherrschende phallische Signifizierung nicht in den Blick kommen.

das eine Objekt, das jede Wunschproduktion an sich gerissen hat, für alle Wünsche steht und durch seine Verdrängung all diese ins Unbewußte mitreißt. Eine solche Lesart des Ödipus – und nicht die Ansicht der tiefgründigen Sphinx-Gestalt – hat ihn in dieser Oberflächlichkeit zu jener gefälligen Vorlage für das bürgerliche Inzest-Opus werden lassen.

Die von Freud entdeckte ödipale Struktur der bürgerlichen Familie, die ödipalisierte Natur des Subjekts ist in der Nachfolge Freuds in der Klinifizierung des Ödipus zu einer repressiven Ideologie geworden. Das Übersehen der Vor- und Frühgeschichte des ödipalen Signifikanten in jener von Freud Jenseits von Ödipus entdeckten Signatur der sogenannten präödipalen Mutter hat der Ödipalisierung der Psychoanalyse einen weiteren Schub gegeben, der die Erinnerung der wirklichen Bedeutung dieser androgynen Gestalt noch einmal entfernt. Freuds Fassung dieser androgynen Gestalt des Weiblichen, die signifizierend ist für die Subjekte beider Geschlechter, ist im Koordinatensystem von Ödipus und dessen Fortsetzung ins Prä- oder Postödipale immer noch eingeschlossen. Dem Psychoanalytiker wird aber durch die Aufdeckung dieser Figur eine Botschaft zur Kenntnis gebracht, die – wenn sie denn vernommen wird – eine Erfahrung jenseits des ödipalen Familialismus eröffnen würde. Freud, der wider Willen erfahren mußte, daß das Pathogene nicht von verdrängten Ereignissen, vielmehr von verdrängten Phantasien herrührt; Freud, der wider Willen erfahren mußte, daß der individuell-historische Ödipuskomplex des Subjekts ein Abkömmling des Ödipus-Mythos ist, der wiederum auf einen Urmythos zurückgeht, mußte die psychische Realität als gleichrangig der empirischen gegenüber anerkennen. Die Psychoanalyse Nach Freud hat dagegen den Ödipus-Mythos durch seine Klinifizierung zu einer empirischen Realität der Familienstruktur gemacht, in der sich der Mythos ständig »realisiert«[301] durch die Festlegung der Familienorganisation auf diesen Mythos: Familialismus ist die sich perpetuierende Ödipalisierung der Familie durch die Mythisierung der Bezie-

301 Es ist bemerkenswert, wie bedenkenlos über die Triangulation geschrieben wird von Klinikern, die dieses Dreieck als Realität darstellen und in ihrer Praxis so behandeln.

hungen zwischen Eltern und Kind – psychoanalytische Aufklärung erweist sich hier als Remythologisierung. Die Wunschproduktion des Subjekts, die immer schon eine »anödipale« ist, reproduziert durch ihre Übersetzung ins Ödipale diesen Familienmythos immer aufs Neue: (denn) »die eigentliche Verdrängung (bleibt) nicht dabei stehen, die wirkliche Wunschproduktion zu verdrängen, sondern gibt zudem ein entstelltes Bild vom Verdrängten wieder, indem sie die Wunschaufnahme durch die familiale Aufzeichnung ersetzt. Nur im Zuge der familialen Übersetzung seiner Aufzeichnung nimmt das Ensemble der Wunschproduktion die wohlbekannte ödipale Figur an: Übersetzungsverrat.«[302]

Der Ödipus-Mythos in der klinischen Anwendung der Psychoanalyse klärt nichts mehr auf, verklärt die »Natur« der Beziehungen, verklärt die Triebnatur der Subjekte. Ödipus ist zu einer grandiosen »Deckfigur« geworden, die die eigentliche Triebnatur, die sich in der Wunschproduktion des Subjekts Jenseits von Ödipus entäußern könnte, verdeckt. Psychoanalyse ist in dieser Sicht eine repressive Ideologie, die in ihrer Praxis der Ödipalisierung das Begehren des Subjekts Jenseits von Ödipus auf die ödipale Fixierung zurückbringt und durch solche Arbeit an Ödipus die Befreiung des Subjekts aus der Gefangenschaft präödipaler, perverser Strebungen als »Nachreifung« des bürgerlichen Subjekts besorgt, Unterwerfung als Erfolg ausgibt. Die »präödipale Mutter« Freuds, ein Phantasma bisexueller, omnipotenter Grandiosität, wird unter solcher Handhabung der Psychoanalyse zu einem historisch festgestellten Vorläufer der empirischen Mutter, die in Nachfolge dieses Vorbildes steht: die Verheißungen polymorpher Sexualität werden entstellt in eine krude Entwicklungspsychologie. Die Wendung von Ödipus ins Präödipale, die heute die Psychoanalyse so ins »Frühgestörte« treibt, repräsentiert eine Pathologisierung der infantilen Sexualität, die vordem als Reservoir sexueller Potentialität in Entgegensetzung zur phallozentrischen Erwachsenensexualität begriffen war. Das Phantasma sexueller Allmacht in der Imago der präödipalen Mutter wird klinifiziert in der Fassung einer pathologisierten

302 Deleuze und Guattari, 1974, S. 156.

Instanz, die naiv als eine das Subjekt fesselnde und verschlingende, individuelle Mutter gesehen wird. Das Begehren des Subjekts Jenseits von Ödipus wird gerade durch eine solche, als Theorie verkleidete Regression Ödipus unterstellt und seiner Natur beraubt. Diese Mystifikation erweist Ödipus als die Metaphysik[303] der Psychoanalyse, zeigt, daß Psychoanalyse mit ihm zu einem Instrument gesellschaftlicher Repression[304] geworden ist und diese verstärkt, indem sie über Ödipus das Ensemble der Triebe zentralisiert und durch diese hierarchisierende Autorität ihn auch als Agenten der gesellschaftlichen Autorität im Subjekt aufrichtet. Die Wunschproduktion des

303 Siehe Deleuze und Guattari, 1974.

304 Freuds Entdeckung des Ödipus soll sich seiner Selbstanalyse verdanken, die mehr den Charakter einer Selbsterfindung im Sinne des sich selbst erzeugenden Heros hat, als den einer von der psychoanalytischen Bewegung so verklärten wissenschaftlichen Selbsterforschung. Freud folgt nämlich auch hier den Spuren Goethes in *Dichtung und Wahrheit* und dichtet für sich einen Familienroman, in dem er den Typus der bürgerlichen Familie entdeckt, der sein eigener ist. Die psychoanalytische Bewegung hat aus dem Familienroman Freuds, der in diesem Ansatz eine Ödipalisierung der Triebinszenierung aufweist, ein durchgängig linearisiertes, ödipales System mit empirischem Geltungsanspruch gemacht. Der von Freud entdeckte Familienroman, in dem Ödipus zunächst nur eine Variante war, wurde schon bei ihm Zug um Zug zu einer »Filiale von Ödipus« umgewandelt, jedoch hat erst die psychoanalytische Tradition »alles im Unbewußten (neurotisiert), (es) ödipalisiert, es... in das familiale Dreieck (eingeschlossen)« – entgegen Deleuze und Guattari (1974, S. 69) wenden wir das Zitat über Freud auf seine Nachfahren, die tatsächlich das Unbewußte, das eine Werkstatt und Fabrik der Wunschproduktion ist, zu einem Theater ödipaler Inszenierung mit der klassischen Ordnung der Repräsentation gemacht haben (vgl. Deleuze und Guattari, 1974). Die metaphysische Wende in Ödipus ist schon in Freud begründet, aber die idealistische Ausarbeitung des Ödipus hat sich erst im Zuge der gesellschaftlichen Etablierung der Psychoanalyse vollzogen. Denn das Freudsche Unbewußte in seiner Differenzierung zwischen dem verdrängten und dem eigentlichen Unbewußten kennt in letzterem keine Eltern, vielmehr eine »psychische Urbevölkerung«, unter der die Vorfahren von Ödipus nur eine Variante von »Archetypen der Phantasien« sind.

Subjekts wird in und durch die Psychoanalyse mit Hilfe der Ödipalisierung, die sich als Heilen darstellt, unterdrückt in dem Wunsch des wünschenden Subjekts, die eigene Repression zu wünschen[305] – die Unterdrückung des Triebes unter das phallisch-genitale Primat. Daran mag man sehen, daß der Ödipus-Mythos für die Psychoanalyse Nach Freud zu einem elementaren Glaubensartikel und daß der Analytiker zu einem Priesteranalytiker geworden ist – wie Nietzsche[306] sagt, gab es stets nur eine Psychologie, die der Priester.

Die subversive Sexualtheorie Freuds, die die Geschichte von der Natur des menschlichen Begehrens erzählt und den unbedingten Widerspruch zwischen infantiler und erwachsener Sexualität aufrechterhält, wurde von den Nachfahren »nachträglich« zu einer Entwicklungspsychologie umgeschrieben, die sich quasi naturwüchsig in Ödipus vollendet. Die infantile Sexualität ist »anödipal«, auch wenn sie auf den Koordinaten von Ödipus aufgetragen wird. Aber der Trieb kennt keine Zentrierung und Organisation. Er ist im Eigentlichen immer ein Partialtrieb, der mit allen anderen gleichberechtigt auf eigene Faust dem Lusterwerb nachgeht. Der Trieb kennt auch keine Hierarchie: der eine kann für den anderen eintreten.[307] Seiner Natur gemäß geht er immer auf Partialobjekte und Partialziele, die einander ergänzen, ersetzen, verstärken, in einem Objekt zusammenfließen, sich auf mehrere Objekte verteilen. Der Trieb fluktuiert in seiner Aktivität zwischen vielfältigen Zentren, in denen sich die Libido im Augenblick konzentriert, je nachdem wie der Trieb sich notwendigerweise in der aktuellen Objektbeziehung situieren muß: der Trieb ist immer schon Partialtrieb, der sich aus Partialströmungen speist und in Partiallüsten seine Befriedigung findet. Die Partialisierung des Triebes wird erst als solche eingeschrieben durch die Unterordnung unter das ganze Objekt, so daß der Trieb sich immer nur im Mangel repräsentieren kann in Bezug auf ein fehlendes Ganzes, da die Anhäufung von Libido im Totalobjekt als Ausweis vollzogener Reife gedacht ist. Die

305 Deleuze und Guattari, 1974.
306 Nietzsche, CM v, S. 2.
307 Freud, GW xi, S. 334 und S. 358.

Ideologie des Totalobjekts, die eine Psychologie der Objektkonstanz ist, entspringt solchem Denken, das nur die perpetuierende Objektbeziehung, die ödipalisierte, als erfüllte ansieht und in dieser Konstanz das Zeichen reifer, gesunder Ichfunktionen, die Stabilität eines zuverlässigen Ichs gewährleistet sieht. Die Psychologie der Objektkonstanz enthüllt sich als die Idealisierung einer Beziehungsform, die durch Besitzgarantie konstante Befriedigung verspricht.

Die phallische Signifikation der polyvoken Sexualität zu einer univoken unterwirft die Vielfalt der Partialobjekte dem einen totalen Objekt der phallozentrischen Sexualorganisation. Die gesamte Wunschproduktion wird auf ein erstes Totalobjekt ausgerichtet, das zugleich einem unbedingten Verbot unterliegt. Die vielen Objekte des Begehrens werden auf ein Totales begrenzt, das unerreichbar[308] gemacht wird: das Liebesobjekt

308 Diese ödipale Fixierung des Triebobjekts unterbricht, indem sie die Imagination des Subjekts in seinen Objektgestaltungen als Wiederholung des »primären Befriedigungserlebnisses« »realisiert«, den schöpferischen Lebensprozeß ständig neuer Objektgestaltungen in der Annäherung an die ideale Imago. Ödipus, eigentlich ein Imaginationsrahmen, innerhalb dessen sich ein Subjekt, wie es der Mythos erzählt, situiert, wird durch Überführung in die Objektivation der biologischen Kernfamilie des Bürgers zu einem realen Objekt, auf das sich Libido fixiert. Eine Verschiebung vom imaginären, primären Objekt auf das empirische der ödipalen Konstellation der bürgerlichen Kleinfamilie macht aus dem endlosen Prozeß von Objektgestaltungen im Entwurf auf die ideale Imago eine mechanische Repetition des empirischen Vaters und der empirischen Mutter in jedem Liebesobjekt. Durch diese historisierende Feststellung der ödipalen Figuren wird das imaginative Spiel der menschlichen Objektgestaltungen ans Ende gebracht. Die Einführung des sogenannten Symbolischen in der ödipalen Situation nach Lacan entstammt diesem ödipalisierten Denken, das jene Konstruktion vom Ende des Imaginären bedingt. Die Konstruktion des symbolischen Stadiums ist die idealistische Verkleidung eines realen Prozesses empirischer Libidofixierung, die das Subjekt ans ödipale Triebobjekt fixiert und den von Freud entdeckten Imaginationsprozeß in den Objektgestaltungen anhält, die Feststellung des Subjekts auf den Familienkomplex als Naturgesetz verklärt. In diesem Kontext ist bemerkenswert, wie bedenkenlos klinische Psychoanalyse ein solches Konstrukt für Naturerscheinung hält und diese

ist als Triebobjekt untersagt. Das, was man liebt, darf man nicht begehren, und das was man begehrt, kann man nicht lieben.[309] Diese Aufspaltung von sinnlicher und zärtlicher Sexualität, die sich aus der Ödipalisierung des Triebobjekts ergibt, zeigt sich in der »allgemeinsten Erniedrigung des Liebeslebens« (Freud), wie sie für die ödipale Sexualität des Bürgers kennzeichnend ist. Die endgültige und ausschließliche Aufrichtung des phallischen Signifikanten bedingt jene Natur von Sexualität, die sich immer schon als Mangel definieren muß, wenn die dem Trieb als Partialtrieb wesensgemäße Befriedigung an Partialobjekten ihre Bewertung am Maßstab eines Totalobjekts erfährt, das nie jemals erreichbar ist – eine Mangelmetaphysik ist die Folge.

Die Despotie des phallischen Signifikanten, der das Ensemble der polyvoken Triebe im Diktat eines univoken Begehrens einschließt, schließt alles Andere als fragmentarisch aus, macht es zum Defizit[310] des Totalen, so daß in solcher Art ödipalisierter Psychoanalyse sich die Entfernung der Triebnatur in der Moderne perpetuiert. Dieser Gewalt der Unterdrückung entspricht der gewalttätige Aufruhr der unter-

einfältige Vorstellung von Triangulation zur Grundlage psychoanalytischer Arbeit macht. Auf solches Niveau gebracht ist Psychoanalyse mit Recht als »Anpassungspolizei« (Mannoni) zu bezeichnen.

309 Siehe auch Freud, GW VIII, S. 82.

310 Konzeptuelle Antworten in einer psychoanalytischen Tradition, die diese Grundlagen nicht mehr reflektiert, zeigen sich entweder in Ganzheitsideologien wie bei Kohut oder in einer Fragmentpsychologie, die im Kontext einer allgemeinen Psychiatrisierung der Psychoanalyse die Fragmentierungen als Defizienzen beschreibt, die es ungesagt auf eine ideelle Einheit und Ganzheit zurückzubringen gilt – wie bei Kernberg. Die eine wie die andere Richtung, beispielhaft herausgegriffen aus vielen anderen Konzeptionen undifferenzierter Übernahme dieser Subjektkonstituierung in Ödipus, unter denen die Variante der Ichpsychologie eine besondere Verklärung des sogenannten autonomen, triebunabhängigen Ichs ist, nehmen die Fiktion für empirische Realität. Sie dienen durch solch rationalisierende Übersetzungen der gesellschaftlichen Autorität, der sie therapeutisch entsprechen in ihrem Bemühen nach Wiederherstellung der ödipalen Autorität eines fiktiven Normal-Ichs, eines mit sich selbst identischen Subjekts.

drückten Triebnatur, die sich nie wirklich der Diktatur des despotischen Signifikanten unterwerfen wird; auch wenn das Subjekt sich durch die herrschenden Verhältnisse gezwungen zeigt, sich durch den Schein von Einheitssexualität zu legitimieren. Das »Perverse«, die Sexualität jenseits ihrer Funktionalisierung im Generativen, schließt sich in der bürgerlichen Gesellschaft privatistisch ein, ist exkommuniziert.

Der Ödipus-Mythos ist im europäischen Urtext der Einschnitt, der das Subjekt an den Familienkomplex schmiedet: die lunare Dreifaltigkeit[311] des Maternellen wendet sich in die Heilige Trinität des Christlichen, in der das maternelle Element in das Symbol des Heiligen Geistes, die Taube, entstellt ist, den Vogel der antiken Liebesgöttin. Und die christliche Trinität übersetzt sich in den Heiligen Ödipus, die Dreifaltigkeit[312] (Papa-Mama-Kind) der Heiligen Familie der bürgerli-

311 Die heilige Dreifaltigkeit des phallischen Signifikanten überdeckt das Delta der maternellen Signifikanz: die heiligen Drei des Weiblichen als Abbild der drei Mondphasen sind Zeichen des vegetativen Rhythmus der Natur von Zeugung, Reife und Tod, wie sie in Delphi unter dem Namen »Die Drei« verehrt und auch zur Signatur des Dreifußes wurde, der Signatur der weiblichen Spalte, über der die Pythia weissagte. Das Delta als dreieckiger Einschnitt ist die Signatur der mythischen Vulva, die unter dem Zeichen des Triangels sowohl Zeichen der empirischen wie der kosmischen Vulva war und im Delta der Venus göttliche Verehrung genoß. Die ineinandergesteckten Dreiecke, der später so bezeichnete Davidstern, sind das Zeichen der vollkommenen Vereinigung als vollendeter Dreiheit der *materia*: der nach oben strebende, feurig-männliche Teil und der nach unten rinnende, weibliche Teil des Delta signifizieren das Bisexuell-Weibliche. Das Delta als Bezeichnung der Flußmündung finden wir schon bei Herodot als Übertragung vom Delta der Frau auf die Flußmündungen. An der Verschiebungsreihe, in der sich das Delta entstellt von der weiblichen Spalte über die Erdspalte, dem Dreifuß über der Spalte zur männlichen Dreifaltigkeit läßt sich die Symbolisierungsarbeit als Sublimation von der maternellen Signatur zur phallischen erkennen: das phallische Symbol der Dreiheit verdankt sich der Entstellung des weiblichen Doppeldreiecks, an dessen Stelle sich durch Isolierung der eine, männliche Teil des Dreiecks in Suprematie gesetzt hat.
312 Das heilige Dreieck der bürgerlichen Familie dekliniert sich bei

chen Gesellschaft – dem Bürger kehrt hier das verdrängte religiöse Problem in der Sakralisierung der Familie zurück.

Im Ödipus-Mythos tritt der Patriarch in seiner endgültigen Gestalt auf, zeigt sich das Erwachen des patriarchalen Bewußtseins paradoxerweise in dem Moment, wo der Sohn seinen Vater, seine Vorfahren, nicht mehr erkennt, das heißt die Überlieferung von der Abhängigkeit mythischer Mächte unbewußt geworden ist. Das erwachende, sich aufklärende Subjekt richtet sich in der Selbstbeherrschung seines Verstandes ohne Leitung eines Anderen ein durch Unterwerfung der eigenen Triebnatur, die ins Unbewußte verbannt wird. Ödipus wird zum europäischen Kulturheros, der den Menschen von der Naturgewalt der Sphinx befreit und – der Fluch der guten Tat – die Pest ödipaler Schuldverstrickung über die Gemeinschaft bringt.

In Ödipus erscheint der Prototypus des aufgeklärten Menschen, der seine Natur der Selbstbeherrschung zum Opfer gebracht hat und dem durch diese Entsagung der Macht seiner Triebkräfte die gewaltige Fülle des sexuellen Wünschens bewußtlos geworden ist. Die Vorfahren des Ödipus wußten noch um Vatermord und Mutterinzest. Ödipus, dem die Ge-

Lacan nach dem Schema: Mutter-Kind-Phallus. Das Kind steht für den Wunsch der Mutter nach dem Phallus, in den das Kind hineingeboren wird. Er repräsentiert das, was das Kind, Knabe wie Mädchen, symbolisch bedeutet; das Kind verkörpert also Mutters Phallus. Es ist die Geburt der Repräsentanz des Mangels, des Phallus als Mangelsymbol, aus dem repräsentativen Mangelorgan, der Vulva. Die Phantasie der Frau, im Kind (potenziert im Sohn) den Phallus des Vaters zu reproduzieren, repräsentiert eine typische Phantasie; aber dieses Phantasma entspringt der unbewußten Gleichung der Herstellung von Ganzheit entlang der phallischen Achse. Dahinter kommt das Phantasma der androgynen Gestalt des Sexuellen zum Vorschein, wenn der Analytiker das phallozentrische Denken für sich übersteigen kann. Die phallische Signifizierung ist die Rationalisierung der maternellen Signatur. Die Übermächtigung des Maternellen durch den »blöden Signifikanten«, wie Lacanianerinnen sagen, gilt es aber im Aufweis der Geschichte der Zeichensysteme zu untersuchen, statt über jenen zu lamentieren und doch an der Suprematie Lacans festzuhalten.

walt des Begehrens unbewußt geworden war, erkannte nicht Vatermord und Mutterinzest. Er verkannte die Gewalt des sexuellen Begehrens, die unterschiedslos alle Objekte behandelt, vor Vater und Mutter nicht haltmacht und gerade in der Überschreitung der durch Ödipus markierten Grenze die Macht der Triebnatur erfährt: das Gewünschte ist das Begehrte, und das Verbot des Begehrens gilt der Untersagung dessen, was gewünscht ist. Die Kraft des Triebbegehrens erweist sich gerade in der Überschreitung des Verbotenen, in der Überwindung von Scham, Ekel und Moral.[313] Freud folgt in der Erklärung des Inzestverbots Frazers Auffassung, daß »das Gesetz dem Menschen nur (verbietet), was sie unter dem Drängen ihrer Triebe ausführen könnten... daß das Verbrechen, die durch ein Gesetz verboten werden, Verbrechen sind, die viele Menschen aus natürlichen Neigungen... begehen würden. Anstatt also aus dem gesetzlichen Verbot des Inzests zu schließen, daß eine natürliche Abneigung gegen den Inzest besteht, sollten wir aber den Schluß ziehen, daß ein natürlicher Instinkt zum Inzest treibt.«[314] Der Trieb behandelt die Objekte unterschiedslos, kennt keine Eltern,[315] differenziert nur nach Maßgabe der Befriedigung des Begehrens. Für den Trieb gibt es keine Hierarchie von hohen zu niedrigen Objekten, Sexualität ist im Eigentlichen eine Wertlose.[316]

313 Freud, GW v.
314 Freud, GW IX, S. 150.
315 »Es klingt wenig anmutend und überdies paradox, aber es muß doch gesagt werden, daß, wer im Liebesleben wirklich frei und damit auch glücklich werden soll, den Respekt vor dem Weibe überwunden, sich mit der Vorstellung des Inzests mit Mutter oder Schwester befreundet haben muß« (Freud, GW VIII, S. 86).
316 Die Idealisierung des Triebobjekts dient mit Beginn der christlichen Tradition der Legitimation von Sexualität, zeigt sich in der bürgerlichen Kultur in der Überbesetzung des Liebesobjekts, die allen anderen Objekten die Besetzung entzieht, sie zu entwerteten macht; ein Prozeß, der radikal wird im Rassismus, der nur noch differenziert zwischen Differenzierten, das sind wertvolle Objekte, und allen Anderen, den Undifferenzierten, das sind wertlose: Neger, Zigeuner, Juden und dergleichen, deren Gleichschaltung zur objektivierten, wertlosen Natur die Bedingung der Annullierung ihrer Natur ist. Der Idealisierung des einen Objekts entspricht die Ver-

In der bürgerlichen Gesellschaft wird die triadische, biologische Familie, die ödipalisierte, als Kern der Gesellschaft angesehen, und von der Psychoanalyse wiederum wird diese symmetrische Struktur der Gemeinschaftsbildung als universeller Ödipus interpretiert, der sich in einem allgemeinen gültigen Inzesttabu niederschlagen soll. Die Gemeinschaftsbildung hat aber eine asymmetrische Struktur, unterscheidet sich grundlegend von der herrschenden ödipalen Fiktion des Papa-Mama-Kind-Schemas. Denn das Inzesttabu der Gemeinschaft und die sich daraus ergebenden Regeln der Verwandtschaftsbeziehungen entspringen nicht einer Angst der Gemeinschaft vor der narzißtischen Zirkularität des Inzests, der die Subjekte zirkulär an die ödipalen Objekte fixiert. Die Ursachen für die Reglementierung der Beziehungen zwischen den Geschlechtern gründen in dem alles umfassenden, allem zugrundeliegenden Prinzip der Gegenseitigkeit, das soziale Organisation herstellt. Das Inzesttabu wird in ödipalisierter Lesart als Gesetz zum Schutz vor sexueller Anarchie gedeutet, das Inzestverbot als Instrument der Unterdrückung anödipaler Sexualität ausgelegt. Und die Moralisierung des Inzestverbots zeigt sich auch in der biologischen Rationalisierung, daß Inzest für die menschliche Art degenerativ sei. Das Exogamiegebot, das sich aus Inzestabwehr ableitet, wäre demnach eine Flucht vor der moralisch und biologisch verderblichen Endogamie. Die Gemeinschaftsbildung unterliegt aber einer asymmetrischen Struktur, die gerade die Symmetrie der biologischen Kernfamilie dadurch aufhebt, daß sie dem Prinzip der Gegenseitigkeit notwendigerweise folgen muß: es ist der Potlatsch als gemeinschaftsstrukturierendes Prinzip des Gebens und Erwidernmüssens, der »gegenseitigen Gaben« (Lévi-Strauss), der in systematischer Weise durch die Gegenverpflichtung »Prestige« stiftet, das heißt soziale Organisation bildet. Die Heirat, die Gründung von Verwandtschaftsbeziehungen, zeigt die »Struktur der Reziprozität« (Lévi-Strauss)

nichtung des anderen Objekts. Und die Annullierung des Anderen ist Bedingung des rassistischen Ichs, das sich darin seine narzißtische Befriedigung sichert. In der Endzeit des Bürgerlichen, in der verkleinbürgerlichten Massengesellschaft der Nazi-Faschisten, ist dieser Prozeß der Wertfestsetzung zum Exzeß gebracht in der Differenzierung vom Herrenmenschen zum entdifferenzierten Untermenschen.

als das umfassende und mächtige Mittel der Gegenseitigkeit. Die Heirat[317] ist die Ur-Sache der Gabe-Gegengabe, sie ist der Tausch allen Tauschs. Die Frau ist in diesem System von Gabe und Gegengabe die »Kategorie der kostbarsten Güter« (Lévi-Strauss) und die Heirat die Gelegenheit, einen Tauschzyklus (mit den Hochzeitsgeschenken) zu eröffnen und fortzuführen: »Das Inzestverbot hat zunächst logisch das Ziel, die Frauen (als ›Kategorie der kostbarsten Güter‹ eines Clans – d. Verf.) innerhalb der Familie einzufrieren, damit ihre Verteilung oder der Wettbewerb um sie in der Gruppe oder unter Kontrolle der Gruppe und nicht privat erfolgt.«[318] Das Inzestverbot entspringt demnach der verpflichtenden Regel, den Tausch dieser kostbarsten Güter, der Frauen, nach dem Prinzip der Gegenseitigkeit zu regulieren. Heirat ist eine Form der Gegenseitigkeit, die durch Inzestverbot und Exogamiegebot den Tausch einer Gabe sicherstellt, die grundlegend, auch im reproduktiven Sinne, den gemeinschaftsbildenden Zwangsumlauf[319] von Gaben unterhält.

Die »Verteilung« der Frauen als *die* Güter der Gemeinschaft ist nicht als Diskriminierung der Frauen anzusehen. Denn die Güter werden in den sogenannten primitiven Gesellschaften nicht im kapitalistischen Sinne als ökonomische Werte gesehen, ihre Verteilung erfolgt nach dem Prinzip von Gegenseitigkeit, auf der die soziale Organisation beruht. Das Phänomen des Tauschs konstituiert die Stellung in der Gemeinschaft, die Güter des Tauschs werden als »Träger und Instrumente von Realitäten ganz anderer Art: Stärke, Macht, Sympathie, Status, Emotion«[320] bewertet. Es ist nach Lévi-Strauss der Tausch und immer wieder der Tausch, der als die

317 Die etymologische Ableitung des Wortes Heirat entspricht den Entdeckungen von Lévi-Strauss über die Bedeutung des Frauentauschs. Heirat, das allein schon mit dem Grundwort Rat Vermählung bedeutet, verweist auf den Hausstand, das Hauswesen, all jenem, das dem Haus als Rat zugehörig ist. Der Rat bezeichnet den Vorrat des Hauses, bedeutet auch, den Vorrat besorgen und Vorsorge treffen (im buchstäblichen Sinne des Ratens); der Rat sind die Dinge und Sachen des Hauses, die zum »Grund« des Lebens gehören. Sache hängt nämlich mit Suchen zusammen, zurückgehend auf das Aufspüren der Sachen (»Lebensmittel«) (siehe Kluge, 1963).

318 Lévi-Strauss, 1981, S. 90f.

319 Mauss, 1984.

320 Lévi-Strauss, 1981, S. 108.

fundamentale und gemeinsame Basis aller Modalitäten der Institution der Ehe hervortritt. Und hinter dem oberflächlichen negativen Ausdruck der Exogamieregel läßt sich der Endzweck erkennen, »der darauf zielt, durch das Verbot der Heirat innerhalb der verbotenen Verwandtschaftsgrade die totale und kontinuierliche Zirkulation jener höchsten Güter der Gruppe zu gewährleisten, nämlich ihrer Frauen und Töchter«.[321] Das Totalphänomen des Tauschs, wie es sich in der Heirat paradigmatisch ausdrückt, überschreitet im Charakter der Gesamtheit gegenseitiger, verpflichtender Leistungen, aus denen sich die Gemeinschaft aufbaut, die oberflächliche Bestimmung des Inzesttabus, wie es sich in der ödipal sexualisierten Form des psychoanalytischen Familienmythos darstellt. Die fundamentale, universale Bedeutung des Inzestverbots zeigt nach den Entdeckungen von Lévi-Strauss den Übergang von Natur zur Kultur der menschlichen Gattung: »Der grundlegende Schritt, dank dem, durch den und vor allem in dem sich der Übergang von der Natur zur Kultur vollzieht.«[322] Dieser Übergang organisiert sich im Akt des Austauschs des kostbarsten Guts, jener Gaben, die nur in Form gegenseitiger Gaben zu erhalten sind,[323] und durch dieses Prinzip verpflichtender Gegenseitigkeit bildet sich eine soziale Organisation, geht Natur in Kultur über. Das Inzestverbot reguliert in totaler Weise alle sozialen Bedingungen, seine Befolgung ist die Bejahung der Gemeinschaft, der Verstoß gegen es ist deren Verneinung: die Überschreitung des Inzesttabus ist sozialer Inzest und nicht sexueller.

Aus dem Phänomen des Frauentauschs darauf zu schließen, daß nie jemals ein Matriarchat bestanden haben könnte, heißt schon, diesen grundlegenden Austausch des kostbarsten Gutes mit phallisch-ödipalem Blick zu lesen. Es geht bei Lévi-Strauss nicht darum, daß Frauen nicht auch Männer tauschen könnten, es geht ihm auch nicht darum, daß dies, weil es empirisch in keiner menschlichen Gesellschaft nachzuweisen ist, gegen die Tatsache eines Matriarchats spräche. Vielmehr sagt die Tatsache, daß nur Frauen getauscht wurden, etwas darüber aus, daß die Frau als Kategorie der kostbarsten Gabe im Mittelpunkt der Gemeinschaftsbildung stand. Der feministische Blick ist hier ein phallokratischer, der die Stellung der

321 Lévi-Strauss, 1981, S. 639.
322 Lévi-Strauss, 1981, S. 73.
323 Lévi-Strauss, 1981, S. 125.

Frau im Tauschsystem nur als empirisches Objekt[324] des Patriarchalen wertet und aus dem Blickwinkel der ödipalisierten, bürgerlichen Frau übersieht, daß es jenseits des kapitalistischen Ökonomieprinzips tatsächlich um die Kategorie des kostbarsten Objekts geht, der Frau als Inbegriff des Gattungskörpers. Unter dieser Ansicht geht es beim inzestuösen Objekt nicht um das sexuell-ödipale. Das Inzesttabu ist das gemeinschaftsunterhaltende Gebot, die Frau als Gattungsobjekt aus dem Kreislauf des Clans, der Familie herauszustellen, um den Zwangsumlauf von Gaben und Gegengaben aufrechtzuerhalten.

Der Gattungskörper transzendiert die individuelle Psychologie des Begehrens gegenüber der Mutter als inzestuöses Objekt in eine umfassendere Dimension des Sexuellen. Das inzestuöse Objekt des Gattungskörpers ist für den »Wilden« und »Primitiven« die schaffende Naturkraft (die Libido), die der bürgerliche Mensch auf das reproduktive Moment der Mutter der biologischen Familie reduziert hat. Das kostbarste Gut der Frau verkörpert für die primitive Gesellschaft, und diese Tradition[325] läßt sich bis in die Renaissance noch verfolgen, eine ununterbrochene Existenz in der endlosen Repro-

324 Die Frau als Objekt des Tauschs im patriarchalen System hat selbstredend Abwehrfunktion der homosexuellen Hierarchie, weil die Frau als Objekt des Tauschs in der Übertragung für den Mann zwischen den männlichen Subjekten den sexuellen, sozialen Verkehr regelt, der die Homosexualität zwischen den Männern ausschließt und die das Homosexuelle ausschließende Frau zum Ausgeschlossenen macht. Freilich wirft diese im psychoanalytischen Diskurs gewöhnliche Interpretation ein Licht auf den phallokratischen Blick der Frau, die sich scheinbar nur in Negation zum Phallischen (z. B. Irigaray, 1979) bestimmt; wo der Hinweis auf die Abwehr der männlichen Homosexualität in der Hierarchie die Frage nach der Abwehr der männlichen Sexualität der Frau überdeckt. Der Mann verdrängt über die Abwehr des Homosexuellen seine weibliche Sexualität und kann sich dadurch in der Gliederhierarchie seiner Homosexualität durch Projektion auf die Frau entziehen. Die Frau scheint sich – und dies zeigt sich besonders im feministischen Diskurs – durch ihre Projektion auf das männliche Gliederwesen ihrer eigenen männlichen Sexualität entziehen zu wollen, die um so drängender für die Frau werden dürfte, je mehr das männliche Gliederwesen seine homosexuelle Isolierung aufgeben wird.

325 Bachtin, 1987.

duktion eines Gattungskörpers, in dem sich der kollektive Körper der Gemeinschaft wiederholt. Das Fortleben der Gemeinschaft jenseits des individuellen und privaten Körpers projiziert sich in die Gestalt des unsterblichen Körpers der Frau. Die Beschränkung der Frau auf das Reproduktive ist eine Entsexualisierung, die sich über die Idealisierung des mütterlichen Objekts vollzieht. Sexualität ist aber in der Weise eine wertlose, weil sie jenseits der ödipalen Moral nicht auf das wertvolle, heilige Mutterobjekt zielt. Das sexuelle Begehren hat vielmehr sein Genügen in sich, bedarf keiner Veredelung des Objekts. Und die Frau, Subjekt und Objekt des Gattungskörpers, zeichnet jene sexuellen Wünsche ein, die aus der polyvoken Natur des Triebes dem Subjekt noch ausstehen: die Frau als »Kategorie der kostbarsten Güter« verkörpert im Tauschsystem der Gemeinschaft eine konkrete Utopie, die sie zum Tauschobjekt schlechthin macht. Jenseits einer ökonomistischen Perspektive vertritt die Frau als Zentrum des Tauschs die maternelle Signifikanz des schöpferischen Gattungswesens. Die Frau transzendiert als Objekt des Tauschsystems das individuelle Subjekt der phallozentrischen Gemeinschaftsorganisation und repräsentiert den maternellen Signifikanten als Schöpfer der Mimesis. Die Frau, Objekt der Reproduktion, ist das Subjekt der Mimesis, der schöpferischen Entfaltung des Gattungskörpers.

Der Ödipus-Mythos erzählt die Geschichte der letzten Domestikation der Triebnatur, der bürgerlichen, die sich vor allem als Deformation der weiblichen Natur einschreibt. Die unter der maternellen Signatur erscheinende Sexualität des Weiblichen ist elementar eine bisexuelle: es ist die omnipotente und polyvoke Sexualität, die ehemals als Göttliche verehrt wurde und deren Erinnerung sich in der unterdrückten, infantilen Sexualität der Partialströmungen bewahrt hat. Die Vielheit dieser Sexualität mit ihren endlosen Partialströmungen und Partialobjekten ist der Einheit eines Totalobjekts unterstellt, das sich im Phallus repräsentiert. Das dem Mann Anhängende und vom Verlust Bedrohte wird für die Frau zum Fehlenden gemacht. Ein ablösbares Partialobjekt gelangt in die Position eines ganzen, abgelösten Objekts[326] (Phallus), in-

326 Siehe Deleuze und Guattari, 1974, S. 77.

dem dieses abgelöste Teil das Ganze repräsentiert und das Ganze den abgelösten Teil – das Partiale ist nun das fehlende Ganze.

Das Einzige, worin das Männliche seine Differenz hat, wird zum Differenzierungsmerkmal zwischen differenziert oder undifferenziert, Einheit/Ganzheit oder Vielheit. Die Identität des ödipalen Subjekts ist Differenz zur Vielheit, die alles Andere zum Undifferenzierten macht, Frauen, Perverse, Neger und alle Anderen, mit einem Wort: ein »weißer Rassismus«. Das Andere steht als Undifferenziertes für die Abwesenheit von Einheit. Der Phallus, auf diese Weise zum Differenzierungsmerkmal geworden, differenziert alle Objekte im Hinblick auf Anwesenheit oder Abwesenheit des Phallus, unterwirft die Triebnatur einer Definition, die sich aufgrund dieses Mangels (Fehlen oder drohender Verlust) bestimmt. Aus der bisexuellen Natur, ihrer Vielheit, ist eine defizitäre Natur geworden, die ihre Bestimmung durch den ablösbaren oder von der Ablösung bedrohten Teil des Männlichen erfährt: in der Ödipalisierung der weiblichen Sexualität wird das Bisexuelle entstellt in den Wunsch des Weiblichen nach dem fehlenden Penis, um zur Vollständigkeit zu gelangen; mit anderen Worten, das »gemeinsame Etwas, der große Phallus«,[327] das Mangelsymbol, kastriert die bisexuelle Natur (des Weiblichen) zu einer defizitären, die des Penis teilhaftig werden muß, um teilzuhaben an der Einheit des Menschlichen. Das Eine, das beschränkte Partialobjekt, wird zum Symbol des Großmächtigen, das nur eine Entstellung der Einschränkung und Unterdrückung der Vielheit ist. Die endlose Repräsentanzenverkettung des Phalluswunsches des Weiblichen, die sich hier ergeben soll aus dem Begehren der Frau nach dem Penis des Patriarchen, in seiner Ablösung auf die Kotstange und in seiner Übertragung auf den Kinderwunsch der Frau, stellt eine angemessene Beschreibung Freuds der deformierten Triebnatur des Weiblichen dar. Sie bringt diese aber nicht in Zusammenhang mit der von ihm entdeckten bisexuellen Figur des Weiblichen, der sogenannten präödipalen Mutter, in deren Deformation die Domestikation der Triebnatur des Weibli-

327 Deleuze und Guattari, 1974.

chen, mithin auch der Triebnatur des Männlichen eingeschrieben ist. Die phallozentrische Sexualität hat die Subjekte beider Geschlechter um die Vielheit ihres sexuellen Begehrens durch die Subordination unter das Eine gebracht.
Der Ausgang der Ödipusgeschichte liegt darin, daß das eine Subjekt, der Mann, sich selbst verstümmelt und stirbt, während das andere Subjekt, die Frau, sich buchstäblich um ihre Natur bringt, sich entleibt. Das Schicksal von Jokaste ist das Schicksal der Heiligen Mutter der bürgerlichen Familie, die ihre Natur opfert für die Einrichtung der Familie, die der Gesellschaft zur letzten Zurichtung des Subjekts zu dienen hat: die Verklärung des Weiblichen zur Familienmutter ist die Pervertierung und Reduzierung der weiblichen Sexualität auf das bloß Zweckmäßige der Fortpflanzung, der die »animalische Sinnlichkeit« des Weiblichen zum Opfer gebracht wird. Die Einrichtung der Familie ist die Zurichtung der weiblichen Natur, der schöpferischen Macht menschlicher Triebkraft, die sich in der *materia* verkörpert, zu einer ödipalisierten Sexualität, die eine Kastration der Triebnatur der Subjekte beider Geschlechter einzeichnet.

III. Die Transzendierung der Autorität Freuds in der Übertragung seines Begehrens: Die als Übertragung wirkende Suggestion – das okkulte Problem der Psychoanalyse

Das Beste, was du wissen kannst,
Darfst du den Buben doch nicht sagen.
Mephisto[328]

1. Psychoanalyse als hermeneutische Vindizierung

Die Aufspaltung des wissenschaftlichen Denkens in Natur- und Geisteswissenschaften entspricht dem Dualismus zwischen Körper und Seele. Das machinale Denken der Neuzeit ist dieser Aufspaltung zwischen Denken und Materie entsprungen. Die Zerreißung des wissenschaftlichen Denkens in die nomothetische Wissenschaft von der Natur und die idiographische von Geist und Seele ist das Produkt des Dualismus. Und in der Auseinandersetzung mit der hermeneutischen Vereinnahmung der Psychoanalyse im scheinbaren Gegensatz zur positivistisch-medizinischen Vereinnahmung zeigt sich für uns eine Auslieferung dieser zwei Aspekte des wissenschaftlichen Denkens an die herrschende Rationalität der Aufklärung. Sollte es denn ein Zufall sein, daß Aufklärer im hermeneutischen Anspruch und Aufklärer im Anspruch eines rationalen Empirismus von den gleichen Voraussetzungen in der wissenschaftstheoretischen Festlegung der Psychoanalyse ausgehen und zu den gleichen Ergebnissen kommen? In beiden Herangehensweisen des wissenschaftlichen Rationalismus wird die Freudsche Psychoanalyse auf die Grundhypothese der Verdrängung festgelegt.[329] Die Überprüfung dieser Grundhypothese führt zu dem Ergebnis, daß es sich hier um

328 Freuds immer wiederholter Ausspruch Mephistos und seine Bemerkung dazu, daß der Dichter (Goethe) ein großer Bekenner und sorgsamer Verhüller sei, wirft ein Licht auf Freud.
329 Siehe Habermas, 1973 und Grünbaum, 1988.

eine Hypothese handelt, die sich nicht bewährt und daher nicht bestätigt werden kann. Die hermeneutische Zugangsweise mystifiziert die Nicht-Bewährung im Terminus vom Fortgang eines Selbstbildungsprozesses der Erinnerungsarbeit, in dem sich die Hypothese zu bestätigen habe; die positivistische kommt explizit zu dem Schluß, daß die Verdrängungshypothese sich nicht bestätigen lasse.

Wir finden es bemerkenswert, von welchen Standorten aus die wissenschaftstheoretische Diskussion über die Psychoanalyse geführt wird und wie diese Diskussion an der Psychoanalyse vorbeigeht. Ein Grund mag darin liegen, daß sich nichtanalytische Wissenschaftler der Psychoanalyse bemächtigen, weil das psychoanalytische Denken als Gegendenken zur herrschenden Wissenschaftsmethode so faszinierend zu sein scheint, daß man über die Erörterung des wissenschaftlichen Status der Psychoanalyse die eigene naturwissenschaftliche Position durch Negation glaubt dingfest machen zu können; oder durch die Bestimmung des wissenschaftlichen Status der Psychoanalyse den eigenen, hermeneutischen Anspruch zur Grundlage der Sozialwissenschaften erheben möchte. Die Psychoanalyse scheint ein solch offenes Wissenschaftsfeld zu sein, daß hier jeder glaubt, im Trüben fischen und seinen Fang machen zu können. Daß dieser Fang immer zu irgendwelcher Beute führt, liegt an dem nicht vermessenen und nicht auszumessenden Feld psychoanalytischer Erfahrung; und daß die Ausbeutung dieses Feldes jedermann fündig werden lassen kann, zeigt schon die Tatsache, wie viele Netze immer wieder ausgeworfen werden. Wir können dabei aber nicht übersehen, daß es sich anscheinend immer um denselben Fang handelt, der alle so anzulocken scheint: es ist die Faszination der Verdrängung von traumatischen Kindheitsereignissen, die das Leben der Forscher zu traumatisieren scheint: es ist die nie endende Sehnsucht der Rückfrage und der Rückversicherung nach dem Jenseits dieses Einbruchs in das Paradies der Kindheit. Dieser Mythos vom Verlust der Unversehrtheit ist der Mythos von der nicht selbstverschuldeten Vertreibung[330] aus

330 Die modische Version dieses Themas zeigt sich in der Diskussion um den faktisch-sexuellen Kindesmißbrauch.

einer ursprünglichen Einheit, die selbst hartgesottene empirische Rationalisten umzutreiben scheint in der Frage nach dem Warum, wofür Psychoanalyse die Antwort bereithalten soll und sich der Verfolgung aussetzen muß, weil sie seit Freud den Menschen immer auf sich selbst verweist. Die Warum-Frage an die Psychoanalyse wegen der Daseins-Verfehlung und Entfremdung des Menschen, die Frage nach der Ursache des menschlichen Schicksals als eines neurotischen Triebschicksals, will schon in einer solchen Frage die umstürzende Entdeckung Freuds nicht zur Kenntnis nehmen, daß nämlich die Ursache der Verdrängung nicht in der äußeren Realität, sondern in der psychischen Realität, in der Realität der Phantasien gründet. Freud hat diese veräußerlichte Warum-Frage in eine verinnerlichte des Triebschicksals gewandt als eines der verdrängten Phantasien, die ihrerseits wiederum in einer endlosen Kette verdrängter Phantasien bis zu den Urphantasien stehen. Die Freudsche Psychoanalyse, die dem positiven Denken der Wissenschaftler zumutet, die Frage nach den Ursachen der menschlichen Bedingtheit anders zu stellen, um andere Antworten zu bekommen, erntet die ganze Enttäuschungswut derer, die in der Psychoanalyse eigentlich die Antwort auf ihre Wozu-Frage suchen.

Es scheint offensichtlich, daß Psychoanalyse heute das Erbe von Theologie und Philosophie angetreten hat; vor allem in einer Zeit psychologischer Selbstdefinition des Menschen, dem religiöse und philosophische Selbstbestimmung abhanden gekommen ist. Die Antworten Freuds sind nur zu begreifen, wenn man die Fragen versteht, die er nach den Ursachen der menschlichen Natur gestellt hat. Bei Hermeneuten wie bei Positivisten finden wir eine fundamentale Unkenntnis des Freudschen Denkens und zugleich eine systematische Fehlrezeption seines Werkes. Die Erfahrung der Anschauung der Freudschen Begrifflichkeit hat sich entleert in eine formelhafte Verwendung seiner Begriffe. Die Fehlrezeption Freuds hat weniger ihre Ursache darin, daß diese Wissenschaftler bar jeder psychoanalytischen Erfahrung sind; der Grund des Unverständnisses liegt vielmehr in einer schematisierten Anwendung von Freudschen Begriffen, die in ihrer Bedeutungsgeschichte und Mehrdeutigkeit überhaupt nicht vergegenwärtigt werden. So wird der Umgang mit der Freudschen Begrifflichkeit willkürlich, weil die Freudschen Terme geschichtslos und eindeutig wie Gegenstände benutzt werden. Diese Verdinglichung von psychoanalytischen Begriffen finden wir gleichermaßen bei Hermeneuten, die dies erklärtermaßen gerade nicht besorgen möchten, wie bei logischen Positivisten, die sich zumindest ihrer methodisch ausschließlichen Vorgehensweise bewußt sind. Es geht in der Fehlrezeption Freuds also nicht um den bloßen Mangel an klinischer und theoretischer Erfahrung in der Psychoanalyse, es geht bei der soziologischen Vereinnahmung der Psychoanalyse vor allem um eine beschränkte Vorurteilshaltung gegenüber der Psychoanalyse. Wenn der Mangel an Erfahrung hinsichtlich der klinischen und theoretischen Psychoanalyse die Ursache für eine Fehlrezeption wäre, dann könnten wir nicht mehr erklären, warum Psychoanalyse vor allem in ihrem Beginn wie auch heute die entscheidenden Impulse von Außenseitern erhalten hat. Der Anspruch der Hermeneuten und Positivisten in der Vereinnahmung der Psychoanalyse scheint sich im Literaturbetrieb so etablieren zu können, weil die Psychoanalyse selbst das Feld wissenschaftlicher Auseinandersetzung unbesetzt läßt.

Die Repräsentanten der psychoanalytischen Vereinigungen stützen sich auf eine sterile Freud-Exegese, eine scholastische Auffächerung der klinischen Begrifflichkeit – ähnlich den endlosen Differenzierungen einer deskriptiven Psychiatrie – und auf einen klinischen Pragmatismus, in dem Psychoanalyse als Technik verkommen ist. Hermeneuten wie Positivisten können so zu Platzhaltern einer Diskussion um die Psychoanalyse werden, während in der Psychoanalyse selbst keine Auseinandersetzung mehr stattfindet und die Vergegenwärtigung des Freudschen Denkens so abgewiesen wird, daß Psychoanalyse zur Zeit zwischen Kulturtheoretikern und Klinikern sich aufzuspalten scheint. Die Frontstellung in der Psychoanalyse von Theorie gegen Praxis hieße: »den Teufel Medicozentrismus mit dem Belzebub Hermeneutik auszutreiben«,[331] denn Psychoanalyse würde sonst zu einer praxislosen Theorie oder zu einer theorielosen Praxis werden.

331 Claussen, 1988, S. 33.

Psychoanalyse kann sich als Wissenschaft nur lebendig erhalten und erneuern durch die beunruhigende Erfahrung der anstößigen Sexualität ihrer klinischen Praxis, welche die jeder etablierten Wissenschaft immanente Tendenz zu konformistischer Theoriebildung immer wieder aufheben könnte. Freilich unter dem Vorbehalt, daß sie in ihrer Praxis nicht zu einer psychoanalytischen Polizei geworden ist, die im Aufspüren von perversen Partialtrieben als gesellschaftliche Ordnungskraft in Erscheinung tritt und nicht die totale Integration der das Subjekt störenden, perversen Sexualtriebe reguliert in der Einordnung unter das Primat zweckmäßiger Genitalität. In diesem Zusammenhang ist zu bedenken, in welcher Weise Psychoanalyse durch ihre Ausbildung ein Verwertungsdenken tradiert und gerade durch diese Verschulung vorwiegend Kandidaten wählt, die ihrerseits Gewähr dafür sind, daß kein ungewöhnliches Denken Beunruhigung in die Psychoanalyse bringt.

Der Pragmatismus der Psychoanalyse ist ein innerer wie ein äußerer. Ihre Medizinalisierung führt zum Legitimationszwang, und dieser Legitimationszwang zwingt sie in Beweisnot; die Behebung dieser Beweisnot durch positive Beweiserhebung als Wissenschaft im methodischen Sinne und klinische Praxis im Sinne der Effizienz entleert die psychoanalytische Theorie wiederum und bringt sie auf einen bloßen Pragmatismus. Und diese Entleerung der psychoanalytischen Theorie führt dazu, daß Psychoanalyse nur noch in ihrer unmittelbaren klinischen Anwendungsform von Relevanz zu sein scheint. Diese Beschränkung der Psychoanalyse auf klinische Anwendung entspringt ihrem Pragmatismus; die Klinifizierung der Psychoanalyse, die als Medizinalisierung beschrieben wird, entspringt wiederum ihrer Verschulung – was überhaupt nicht in den Blick genommen wird; und diese Verschulung wiederum ist zu begreifen als Ergebnis einer Hinausverweisung des unzweckmäßigen Denkens aus der Psychoanalyse. Denn Psychoanalyse hat sich gerade dadurch etabliert und gesellschaftliche Anerkennung gefunden, indem sie nur ihre klinische Dienstbarkeit verfolgt hat. Die Identifizierung mit dieser klinischen Dienstbarkeit ist zum allgemeinen Bewußtsein geworden, und Psychoanalyse als eine Denkmethode wider das Geläufige ist im Zuge ihrer Verschulung, die nur Pragmatiker anzieht und nur Pragmatisches vermittelt, verschüttet worden. Freud wollte verhütet wissen, daß die Therapie die Wissenschaft erschlägt, daß die Psychoanalyse von der Medizin verschluckt wird und eines Tages – und dabei scheinen wir heute zu sein – ihre endgültige Ablagerung im Lehrbuch der Psychiatrie finde im Kapitel Therapie neben allen möglichen Verfahren. Psychoanalyse verdient nach Freud ein besseres Schicksal, ihr Gebrauch zur Therapie ist nur eine ihrer Anwendungen: als Tiefenpsychologie, als Lehre vom seelisch Unbewußten ist sie nach Freud unentbehrlich all den Wissenschaften, die die Entstehungsgeschichte der Kultur und ihrer Institutionen zu bedenken haben[332] – das individuelle wie das kollektive Triebschicksal in der Kulturwerdung des Menschen.

Das heutige Unbehagen in der Psychoanalyse ist ein von außen formuliertes und verordnetes, von dem die Analytiker sich zurückziehen können auf eine verstärkte Identifzierung mit einer bloß klinisch verstandenen Psychoanalyse, die sich für die eigentliche hält und psychoanalytisches Denken als praxisferne Kulturtheorie ignoriert. Diese Ignoranz dem psychoanalytischen Denken gegenüber hat aber Psychoanalyse gerade dahin gebracht, daß diese Leerstellen von außen besetzt werden. Psychoanalyse wird im wissenschaftstheoretischen Sinne von der Hermeneutik und dem logischen Positivismus vereinnahmt. In ihrer klinischen Anwendung geht sie zunehmend in integrativen Psychotherapiekonzepten der verschiedenen Schulen auf. Psychoanalyse macht sich im klinischen Bemühen um Integration (von der Familien-Therapie über die Paar-Therapie und Gruppen-Therapie und ähnliches mehr bis zu Balint-Gesprächen für jedermann) besonders unkenntlich und zeigt ihre zunehmende Gesichtslosigkeit in dieser allgemeinen Psychiatrisierung darin, daß sie sich als Technik in eine Reihe therapeutischer Verfahren eingeordnet hat und ihre Bestimmung nur noch über eine bloß technische Abgrenzung sucht. In diesem Prozeß der Integration wird übersehen, daß

332 Vgl. Freud, GW XIV, S. 283f.

die Angleichung der Psychoanalyse an ein gemeinsames psychotherapeutisches »know how« als allgemein und jedermann zugängliche technische Verfügbarkeit durch Übertragung der psychoanalytischen Begriffe auf das Feld anderer Verfahren, beispielsweise der Verhaltenstherapie, die für die Psychoanalyse grundlegenden Begriffe, die nur in Verbindung mit der Lehre vom Unbewußten ihre Bedeutung haben, beliebig und austauschbar macht. Der Begriff des Triebes, der Übertragung, des Widerstandes und der Wiederholung ist nicht zu begreifen ohne den Zusammenhang, in dem er unabdingbar steht mit dem Unbewußten und der Dialektik zwischen bewußt und unbewußt. Wenn Verhaltenstherapeuten nun ihr Methodenarsenal um den »unspezifischen Faktor« von Übertragung, Widerstand und Wiederholung im Gegensatz zum spezifischen Faktor der Technik im Zuge der Integration erweitern und Psychoanalytiker glauben, ihnen diese aus Legitimationsnot wegen ihrer Zugehörigkeit zur »scientific community« anbieten zu müssen, dann zeigt dies den Stand der akademischen Psychoanalyse an: statt auf psychoanalytisches Denken als Grundlegung der Wissenschaft vom Menschen zu bestehen, hat sich Psychoanalyse heute durch ihre medizinische Einverleibung zu einem bloßen Aspekt der medizinisch-akademischen Psychologie gemacht.
Psychoanalyse, deren Gegenstand bisher in der Freudschen Tradition das Unbewußte war, ist es im Verlauf ihrer Erhebung zur universitären Vertretung gelungen, sich als anerkennenswerte Wissenschaft auszuweisen durch eine positive Bestimmung als Methode, beispielsweise die Anstrengungen jener süddeutschen Werkstatt für Psychoanalyse um die Anwendung des Hempel-Oppenheim-Schemas auf die Psychoanalyse. In der Verkehrung der Bestimmung von Wissenschaft, sich über die Methode statt über den Gegenstand des Denkens zu definieren, scheint sich nun auch für Psychoanalyse ihr wissenschaftlicher Status geklärt zu haben und ihr Begehren um Aufnahme in den Kanon der Wissenschaft befriedigt zu sein. Die zwanghafte Bemühung um Logifizierung der Psychoanalyse erhält sicher ihre Anerkennung und ihren Lohn in der »scientific community«. Aber dieser Weg der Anpassung des psychoanalytischen Gegenstandes an die vor-

geschriebene Methodologie verkürzt die Psychoanalyse zur Unkenntlichkeit, bringt all jenes zum Verschwinden, das sich der verfügten Einheitswissenschaft nicht mehr unterordnen läßt – und das sind die essentiellen Sätze der Psychoanalyse: das Unbewußte, der Trieb, die Verdrängung, die Übertragung und der Widerstand. Der gesellschaftlichen Tendenz der Homogenisierung und Rationalisierung entspricht die von Popper propagierte Einheitswissenschaft, welche die gegenstandsspezifische Heuristik der Einzelwissenschaften dem Anspruch auf Standardisierung und allgemein-argumentative Zugänglichkeit opfert. So wurde der Versuch unternommen, mit der Einführung des Hempel-Oppenheim-Schemas eine Forschungsplanung in der Psychoanalyse zu etablieren. In dieser Konzeption von Forschung verliert der Inhalt der psychoanalytischen Wissenschaft seine Bedeutung. Denn mit dem Hempel-Oppenheim-Schema wissenschaftlichen Erklärens wird nur die Struktur wissenschaftlich gültiger Erklärung bestimmt. Diese Forschungslogik ist allen naturwissenschaftlichen Erklärungen gemeinsam: es ist die gemeinsame Art der logischen Deduktion aus vorgegebenen Prämissen; wobei nicht in Frage zu stellen ist, daß wissenschaftliche Erklärungen Ableitungen des zu Erklärenden (Explanandum) aus allgemeinen Gesetzesaussagen und aus spezifischen Anfangsbedingungen (Explanans) sind.
Die Unterordnung der Psychoanalyse als Wissenschaft unter das logifizierende Einheitsschema zeigt, daß diese Eingliederung ihren Anwälten zwar vorübergehende akademische Anerkennung bescheren kann, der Psychoanalyse selbst aber keinen Erkenntnisgewinn. Der psychoanalytische Dialog und seine strukturellen Elemente, vor allem seine spezifische Wahrnehmungsweise, die ihr Objekt gerade im Nicht-Gesellschaftsfähigen hat, sind in diesem Schema nicht unterzubringen. Das gesellschaftlich Unverträgliche des psychoanalytischen Erkennens fällt freilich aus dem Rahmen solcher Logifizierungsbemühungen. Denn die Wahrnehmung der Psychoanalyse situiert sich in den Widersprüchen zwischen Bewußtem und Unbewußtem, zwischen innerer und äußerer Realität, zwischen gesellschaftsunfähigen Triebansprüchen und der Repression gesellschaftlicher Institutionen, zwischen

dem gesellschaftlich Gegebenen und den aufrührerischen Impulsen nach dessen Überschreitung. In dieser besonderen Wahrnehmungsweise setzt Psychoanalyse für die Beleuchtung der Widersprüche des Gegenstandes für andere Wissenschaften einen besonderen Anspruch.[333] Psychoanalyse, einem einheitswissenschaftlichen Anspruch unterworfen, indem ihre besondere Heuristik als der Stein des wissenschaftlichen Anstoßes aufgegeben wird, darf sich für diesen Fall einer allgemeinen akademischen Psychologie zurechnen, die nicht mehr aneckt, aber auch nichts mehr zu sagen hat, was nicht schon bekannt wäre.

Die Verfechter der Eingliederung der Psychoanalyse in die Einheitswissenschaft scheinen nicht bedacht zu haben, daß sie mit ihrem Anspruch auf Transparenz und Nachprüfbarkeit einem alles beherrschenden Kontrollprinzip folgen, das in der Verkleidung der wissenschaftlichen Legitimation das wissenschaftliche Denken über die Methodologie diszipliniert. Das wissenschaftliche Denken ist unter Kontrolle gebracht, die Anpassung an die verordnete Methodologie legt den Kurs des Denkens fest, aber auch alles, was von dieser offiziellen Kursbestimmung abweicht. Methodologie wird zum gesellschaftlichen Kontrollinstrument von Forschungsdisziplin. Der Wissenschaftler beweist in der Wahl der Methode den Standort seines Denkens, seine Konformität mit der »scientific community«, die ihm Gesellschaftsfähigkeit in der Übereinstimmung mit der Einheitsgrammatik der Wissenschaft garantiert. Die Abdankung des psychoanalytischen Denkens, das in einem obligat widersprüchlichen Verhältnis zum positiven Denken steht, zeigt sich hier in der Referenz an den wissenschaftlichen Zeitgeist. Diese Auslieferung und dieses Verfallensein der Psychoanalyse an den Zeitgeist macht sie ohnmächtig in ihrer intellektuellen Besinnung auf das, was sie in der Vergegenwärtigung der Freudschen Begrifflichkeit zu bedenken hätte, um sich vor solcher Vereinnahmung zu bewahren.

Psychoanalyse hatte – bisher wenigstens – Verunglimpfung und Verfolgung auf sich geladen, weil sie sich vom Grunde

333 Vgl. Devereux, 1967.

her, in ihrer Begrifflichkeit, in der Eigenart ihres Denkens kontrollierender Vereinnahmung entzieht: das psychoanalytische Denken ist ein Quer-Denken, das wegen seiner Triebbestimmtheit sich der Affirmation von selbst entzieht – auch wenn manche Repräsentanten der Psychoanalyse durch ihre medizinische Dienstbarmachung, die auch eine der Medizinalisierung in ihrer Verwissenschaftlichung ist, das Denken der Psychoanalyse dem allgemeinen Konsens einpassen möchten. Die Empörung und der Haß galten ehemals einem Denken, das die triebbedingten Wurzeln der Welt des Geistes, der moralischen und religiösen Ideen freigelegt und durch die Analyse dieser Verklärungen dem Subjekt eine Ahnung von seinen verschütteten Wünschen vermittelt und damit Phantasien wachruft und wachhält auf ein weniger entfremdetes Leben. Aber solch utopisches Denken ist dem positiven Denken grundverdächtig. In der »offenen Gesellschaft« reguliert sich das Leben der Gemeinschaft im vernünftigen Interessenausgleich nach dem Prinzip von Transparenz und Nachprüfbarkeit. Dieses Prinzip ist auch die Maxime der »scientific community« und sichert den Konsens der Forschungsgemeinschaft.

Die Integration der Psychoanalyse in eine solche Einheitswissenschaft, ihre Einpassung in allgemeine wissenschaftstheoretische Erklärungsmuster wie das H-O-Schema, schließt die spezifische, Psychoanalyse auszeichnende Heuristik aus und bringt die Einheitswissenschaft gerade um den Aspekt, den Psychoanalyse als Wissenschaft von der Heuristik auf dem Feld der Wissenschaften beizutragen hätte. Psychoanalyse ist eine *ars inveniendi,* eine Findenslehre vom Auffinden und Erfinden neuer Erkenntnisse. Sie ist eine Vindizierungslehre, sie vertritt buchstäblich den Anspruch im Sinne des alten römischen Rechts der Vindikation: es ist der Anspruch des nicht-besitzenden Eigentümers einer Sache gegen deren Besitzer; der Anspruch der Psychoanalyse, das dem Subjekt Enteignete wieder zurückzufordern. Das heißt, Psychoanalyse als »hermeneutische Vindizierung« (Lacan) stellt den Entdeckungsanspruch unter dem Überbau von Kultur, hier dem Überbau von Wissenschaft, das ihr, der Psychoanalyse Eigentümliche für den Menschen wiederzufinden. Es ist die Basis, der triebbedingte Unterbau (des wissenschaftlichen Denkens), den Psychoanalyse als das ihr Eigene aufzufinden beansprucht, um dadurch andere Horizonte des Denkens zu finden. Psychoanalyse hat es als Wissenschaft mit dem Entdeckungszusammenhang zu tun und nicht mit dem Begründungszusammenhang, unter dem die Naturwissenschaften im engeren Sinne ihre wissenschaftliche Legitimation erweisen müssen. Und es wird noch zu zeigen sein, daß Psychoanalyse auch Wissenschaft von der Natur ist, aber nicht in dieser Beschränkung klassischer Auffassung von Naturwissenschaft, sondern in der Aufklärung von Geschichte der Natur als Naturgeschichte des Menschen.

Die Psychoanalyse wird als eine Theorie definiert, die ihre Praxis erzeugt, und als eine Praxis, die ihre Theorie erzeugt. Das Tätigwerden des Analytikers ist daraufhin zu untersuchen, von welchem Standort aus er seine Erfahrungen macht und wie er diese Erfahrungen in der analytischen Situation in seiner intervenierenden Tätigkeit, in der Deutungsarbeit, dem Analysanden vermittelt. Wir werden wissenschaftstheoretisch die Gültigkeit der Freudschen Verdrängungslehre, den »Grundpfeiler, auf dem das Gebäude der Psychoanalyse ruht«,[334] untersuchen,den Komplex der Suggestion aufklären als Moment der Einflußnahme über die als Übertragung wirkende Suggestion und der Suggestion als dem okkulten Problem der Psychoanalyse nachgehen. Zunächst fragen wir aber nach der Validität psychoanalytischer Interpretationen und klären erkenntnistheoretisch, welchen Wissenschaftscharakter das heuristische Tätigsein des Analytikers hat.

334 Freud, GW x, S. 54.

2. Der Psychoanalytiker als Übersetzer: Von der Mythisierung der Deutungspraxis, rhetorischer Diskursart und Übersetzungsverrat

Die Psychoanalyse ist ein Diskurs der Deutung, es ist der Diskurs ihrer Praxis. Deuten ist das ausschließliche, vorherrschende Mittel der psychoanalytischen Technik,[335] und die Deutungspraxis bewegt sich auf zwei Ebenen: Im Zusammenhang einer allgemeinen Hermeneutik hat sie den unbewußten Gehalt geistiger Schöpfung zum Gegenstand (Kulturtheorie), »zielt letztlich auf den Wunsch ab, der sich in jeder Bildung des Unbewußten ausdrückt«; und in einer spezifischen Hermeneutik ist sie klinische Intervention, dient in der Behandlung als Mitteilung für den Analysanden (klinische Theorie), »um ihm zu dieser latenten Bedeutung (der Worte und Verhaltensweisen, d. Verf.) Zugang zu verschaffen«.[336] Dies soll nach den Regeln geschehen, die sich aus der Leitung und Entwicklung der Behandlung ergeben.
Regeln bleiben jedoch abstrakt, wenn nicht die basalen Bedingungen, unter denen die Methode angewandt wird, analysiert werden: Setting und Arbeitsbündnis sind die Konkretion psychoanalytischer Praxis. Diese scheinbar invariablen Faktoren werden als konstante, der Deutung entzogene Elemente des analytischen Prozesses behandelt und damit für die wissenschaftliche Befragung unzugänglich gemacht, obwohl sie die Grundbedingungen für die Anwendung der Deutungsmethode darstellen. Denn die Deutung wiederum ist als spezifische Intervention des Analytikers nicht losgelöst vom Setting zu betrachten, weil sie sich nur in der durch die psychoanalytischen Settingbedingungen strukturierten Übertragungssituation vollzieht. Deutung ist in der Praxis der Psychoanalyse immer schon eine Deutung in der Übertragung. Sie erhält demnach nur Gültigkeit[337] in der vom Analytiker konstruier-

335 Eissler, 1958, S. 611.
336 Laplanche und Pontalis, 1973, S. 117f.
337 Untersuchungen zur Gültigkeit von Deutungen unter dem naturwissenschaftlichen Anspruch von Validität und der durch sie begründeten Wirksamkeit (Bernfeld, 1932; Waelder, 1939; Isaacs,

ten Übertragungssituation, die eine der Wiederholung als Übertragung ist.[338] Die Deutungspraxis des Analytikers entspringt dem Widerspruch zwischen Wesen und Schein, latent und manifest, bewußt und unbewußt, und die Tätigkeit des Analytikers ist darauf gerichtet, dem sinnlos Erscheinenden Sinn zu übertragen, das Bedeutungslose auf Bedeutung hin zu entziffern. Die Übertragung von Sinn begreift den Prozeß der Bewußtmachung als Einfügung in den bewußten Sinnzusammenhang im Gegensatz zum unbewußten, der vor der bewußten Kohärenz als sinnloser erscheint. Danach geht es um die Übersetzung von einem System ins andere und nicht um einen »Doppelsinn«[339] zwischen bewußt und unbewußt, da jedes System Sinn hat. Die psychoanalytische Deutungspraxis unterliegt der Notwendigkeit allgemeiner Hermeneutik, die chaotischen Lebensphänomene in einen sinnvollen, intelligiblen Zusammenhang zu bringen, Kohärenz für das Subjekt herzustellen.

Wir haben nicht die Absicht, hier eine Analyse psychoanalytischer Deutungstechnik vorzulegen und zu untersuchen, welches Gewicht den verschiedenen Modi der Intervention im Deutungsprozeß zukommt, welchen Regeln die verschiede-

1939; Schmidl, 1955; Marmor, 1955; Brosin, 1955; Hook, 1959; Eskalona, 1959; Bellak, 1961; Thomä und Kächele, 1973 u.a.) lenken den Blick auf das Begehren, einer Methode Validität zukommen zu lassen, deren Invalidität die wissenschaftliche Existenz der Psychoanalyse für diese Autoren in Frage zu stellen scheint. Pohlen (1972) hat in einer wissenschaftstheoretischen Auseinandersetzung die Frage der Validierung von Deutungen zum Aufweis einer wissenschaftlich begründeten, psychoanalytischen Verfahrensweise untersucht und aufgezeigt, daß Deutungen als angebotene Interpretationsmöglichkeiten Verhalten erklären sollen, dem bisher die erklärte Sinnzuschreibung fehlte. Bedeutungsübertragung erfolgt aufgrund der theoretischen Anschauung der Psychoanalyse, und die Bewertung von Deutungen ergibt sich aus der Übereinstimmung mit der Theorie, der sie entstammen, mit der Situation, auf die sie angewandt werden, und diese wiederum stellt sich her als Übereinstimmung mit der Wirklichkeit im Analysanden durch die Ergänzungen des Analytikers.

338 Vgl. hierzu III, 4.2.

339 Ricoeur, 1969.

nen Interventionstypen von den vorbereitenden Schritten bis zur eigentlichen Deutung folgen, und die Diskussion um die Art der Deutung: Widerstandsdeutung, Übertragungsdeutung und Inhaltsdeutung aufzuwärmen; auch nicht zur endlosen Debatte über den Vorrang von Ich-, Über-Ich- und Es-Analyse beizutragen. Die interpretierende Rede der Psychoanalyse soll hier auf sie selbst gewendet werden als psychoanalytische Deutung zur Aufklärung ihrer Deutungspraxis.

Das Deuten des Analytikers vollzieht sich im Rahmen eines Settings, das bisher in der analytischen Tradition der Forschung entzogen wurde, da seine Bedingungen zu einem Prinzip unabweisbarer Evidenz gleich einem Axiom gemacht wurde, das eines Beweises weder fähig noch bedürftig ist. Die Selbstevidenz des Settings, die Couch-Sessel-Anordnung, die Zeit- und Geldordnung, die Grundregel des freien Assoziierens erscheinen als nicht befragbare, materielle Bedingungen der analytischen Praxis. In der Settingdiskussion werden nur die Abweichungen des Analysanden Gegenstand der Deutung; das Setting selber scheint so unmittelbar einleuchtend, daß seine Elemente als Konstanten des analytischen Arrangements begriffen werden. Das Setting, eine Konstruktion zur Anwendung der analytischen Methode, wird in seinen Entstehungsbedingungen und in seinem Beziehungsgefüge nicht reflektiert, so daß der von Freud eingeführte operationale Rahmen der psychoanalytischen Deutungspraxis unhintergehbar erscheint. Das Settingprinzip ist nicht Resultat einer rationalen Begründung und Anerkennung; es situiert sich aufgrund der Glauben beanspruchenden Macht der Freudschen Autorität. Es ist der Niederschlag des Geltungsanspruchs der Freudschen Konstruktion, die als unabdingbare Notwendigkeit rationalisiert wird. Die gemeinsame Unterwerfung unter diese konstituiert die Gemeinschaft der Analytiker und schafft die Konformität ihrer Anschauung. Das Settingprinzip hat eine den Axiomen analoge Aufgabe: ihr Gebrauch steht im Dienste der Sicherung der Konformität und der Ausschaltung von Widersprüchen und mystifiziert nicht zuletzt Unterdrükkung jeglichen Widerspruchs. Der Mythisierung der Freudschen Autorität über die Axiomatisierung des Settings entspricht die Mythisierung der Rolle des Analytikers in diesem Setting als Lehrer und Gesetzgeber.[340]

Das ein-für-allemal festgelegte Setting ist eine ideale Konstruktion,[341] nach der der Analytiker als Interpret eines Textes

340 Loch, 1974.

341 Das Standardsetting ist in der Orthodoxie das Gütesiegel für Psychoanalyse, wenn diese dem formalen Kriterium von mindestens vier Stunden pro Woche genügt; Analysen mit geringerer Frequenz gelten nur als Psychotherapie. Diese Deklarierung des sogenannten Standardsettings als gängige Praxis wurde durch die Prognos-Studie (1988) als Idealisierung aufgedeckt: danach behandeln Analytiker nur 7,1% ihrer Patienten im Standardsetting, 18,1% mit drei Stunden, 37% mit zwei Stunden, 29,5% mit einer Stunde und 8,2% mit weniger als 1 Stunde pro Woche. Bei den 7,1%, die mit mindestens vier Stunden pro Woche analysiert werden, ist noch zu klären, ob es sich hierbei um Ausbildungsfälle von Psychoanalysekandidaten handelt. Die Prognos-Studie führt die von der Orthodoxie kultivierte Settingideologie vor Augen. Sie zeigt auch, daß die Analysekandidaten in ihren Lehranalysen und in ihren Ausbildungsfällen auf eine fiktive Praxis hin sozialisiert werden, die keinerlei Bezug hat zur tatsächlichen Praxis des Analytikers: Analytiker lernen eine ideale Praxis, die sie nicht praktizieren, und praktizieren eine Psychoanalyse, die im Ideal der Ausbildung nicht vorkommt. Die Ideologisierung des Settings entspringt einer Ausbildungsideologie, deren Doktrin bestimmt ist von der alles beherrschenden Maximalisierung im quantitativen Anspruch; wobei es noch der empirischen Überprüfung bedürfte, ob die seit Freuds Zeiten vollzogene Steigerung der Lehranalysestunden auf das Zehn- bis Zwanzigfache auch zu einer entsprechenden Steigerung des Erfolgs geführt hat. Freuds Lehranalysen dauerten höchstens an die 100 Stunden, heute sind Lehranalysen mit 1000 Stunden die Regel; bei den Kleinianern, die die Analyse als Lebensersetzung sektiererisch betreiben mit ritualisierten Zusammenkünften zur Versicherung von Zugehörigkeit und Einheit, dauern sie an die 2000 Stunden. Eine solche Inflation von Analyse in der Ausbildung verschärft die illusionäre Verkennung der Realität, produziert ein Phantasma von Allmacht und magischer Größe des Analytikers, das religiösen Heils- und Erlösungserwartungen entspricht. Das Askeseideal der Analyse, die auferlegte Selbstbeschränkung und über Jahre erduldete rigorose Entbehrung treiben ihrerseits wiederum zur Verleugnung der progredienten Infantilisierung und ständigen narzißtischen Kränkung infolge solch extremer Abhängigkeit. Die Infantilisierung des Analytikers vertieft sich durch die endlose Ausdehnung

auftritt, der im Rahmen dieser Bedingungen mit gleichmäßiger und neutraler Modalität präsentiert wird.[342] Die lapidare Entledigung[343] des Settingsproblems mit der Begründung, daß der nur ganz sporadisch aufgetretene Meinungsstreit über das Setting ein Hinweis dafür sei, daß dieses den Bedürfnissen der psychoanalytischen Methode entspreche,[344] zeigt den Stand des Problembewußtseins in der Psychoanalyse: eine Wissen-

der Analyse, die im Gefühl von Unendlichkeit infantile Zeitlosigkeit vortäuscht. Die narzißtische Verklärung dieser Ohnmachtserfahrung und kontinuierlichen Entmündigung durch die Idealisierung der Lehranalyse und des analytischen Apparates bedingt auch die ideologische Überfrachtung des Settings, weil durch solche Idealisierung die Aggression wegen der vom Apparat verfügten Abhängigkeit und der selbstvollzogenen Unterwerfung niedergehalten werden kann. Infantilisierung durch Ausbildung führt durch das infantile Entgegenkommen der Kandidaten zu einem sich selbst verstärkenden Prozeß, dessen Auswirkung in jenem infantil-autoritären Verhalten von Orthodoxen so auffällt.

Analytiker gewinnen ihre Erfahrung in diesem idealisierten Setting, und der Vorrang dieser Erfahrung bestimmt ihr Praxisverhältnis, das fraglos bleiben kann, weil ihr Verständnis von Praxis an der idealen Konstruktion festhält. Solange Psychoanalyse mit dem Standardsetting identisch gesetzt wird, kann der Analytiker seine tatsächliche Praxis unbefragt lassen, muß er sich nicht der Arbeit unterziehen, die praktizierte »wilde Psychoanalyse« als Psychoanalyse zu realisieren mit der notwendigen Durchdringung des je spezifischen Praxisfeldes nach den Kategorien der Analyse. Analytiker müßten sich in der Konkretion ihrer Praxis fragen, was die Essenz der Psychoanalyse ist und wie diese sich in den verschiedenen Anwendungsformen (Settings) realisieren läßt. Die Konfrontation einer zu realisierenden psychoanalytischen Praxis mit der idealen Konstruktion des Standardsettings würde all jene Fragen aufwerfen, die sich mit dem ideologisierten Setting verbinden und die fundamentale Fragwürdigkeit der Ausbildung zur Diskussion stellen. Wir sehen schon die Auguren in der Orthodoxie am Werke, die eine Aufklärung dieser verborgenen Praxis als emanzipatorischen Fortschritt würdigen und damit zudecken, daß das der Psychoanalyse aufgegebene Problem in den zu befragenden Bedingungen der gewöhnlichen Praxis verborgen ist.

342 Vgl. Codignola, 1986.
343 Siehe Codignola, 1986.
344 Lorenzer, 1970, S. 46.

schaft, die sich für eine emanzipatorische hält, läßt den Ort der aufklärerischen Arbeit unaufgeklärt. Das ein-für-allemal festgelegte Setting setzt das Denkverbot: bis hierher und nicht weiter. Die Verdunklung des Ortes der Aufklärungsarbeit verklärt die dort herrschenden Wirkmechanismen und bedingt die Unhintergehbarkeit des Settings. Dabei sollte eine Analyse der Konstruktion der psychoanalytischen Situation gerade bei der Durchleuchtung der Settingbedingungen anfangen. In der Abstraktion von den konkret-materiellen Bedingungen psychoanalytischer Arbeit wird auch der Diskurs über die Deutungspraxis der Psychoanalyse zu einer abstrakten Rede über die Rekonstruktion einer Sprachzerstörung.[345] Abgesehen von dem Problem, daß die Tätigkeit des Analytikers keine rekonstruktive,[346] das heißt Wiederherstellung von verlorener Ganzheit ist, vielmehr eine Übersetzungstätigkeit für eine andere Lesart des Textes, wird durch solche Abstraktion der Deutungspraxis die Tätigkeit des Analytikers hinsichtlich ihrer konkreten Bedingungen des festgestellten Settings der Kritik entzogen.

Freud, der nicht von Rekonstruktion, sondern von Konstruktion sprach, mußte einsehen, daß die psychoanalytische Arbeit nicht eine einfache Entschlüsselung der Lebensgeschichte im Hinblick auf pathogene, äußere Traumatisierungen ist. Das pathogene Moment stellte sich ihm bei der Entschlüsselung der Lebensgeschichte vielmehr in den pathogen wirkenden, verdrängten Phantasien dar. Und diese wiederum brachten ihn zurück auf die Urphantasien, die sich in den verdrängten Phantasien jeweils reinkarnieren. Psychoanalyse, die sich als Hermeneutik versteht, scheint heute die Entschlüsselung lebensgeschichtlich wirksamer, äußerer Traumatisierungen auf das Feld des geistigen Lebens verschoben zu haben: statt der Illusion lebensgeschichtlicher Faktizität nun die Metaebene einer symbolischen Faktizität des geistigen Lebens, die Entzifferung eines Textes als sprachrekonstruktive Arbeit.[347] Die Gleichsetzung von Sprachrekonstruktion mit analytischer Arbeit ist die Abstrahierung von der psychoanalytischen Si-

345 Siehe Lorenzer, 1970.
346 Siehe dazu, 1, 3.3-3.5.
347 Siehe Lorenzer, 1970.

tuation des Ein-für-allemal eines Settings und zugleich die Idealisierung des Praxisfeldes. Die Verallgemeinerung der psychoanalytischen Tätigkeit als hermeneutische Wissenschaft mit einem Universalschlüssel zur Entzifferung führt zu einer Verallgemeinerung von Deutungspraxis, die das Persönliche der Einflußnahme des Analytikers bei der Textherstellung zum Verschwinden bringt. In dieser Sublimation des materiellen Prozesses der Textproduktion liegt die Entfernung des persönlich wirksamen Phantasieschlüssels, der Einbildungs- und Wunschkraft des Analytikers.

Eine kritische Theorie der Psychoanalyse müßte zuallererst die Bedingungen, unter denen sie ihre Theorie bildet, untersuchen und sich damit emanzipieren vom Mythos der Unhintergehbarkeit ihrer Grundlagen – Selbstbefragung ist Grund und Voraussetzung eines jeden wissenschaftlichen Denkens. Die Settingbedingungen sind die basalen Bestandteile des psychoanalytischen Prozesses, die die Wahrheit ihrer Praxis erzeugen, die allzu bequem als allgemeine Konsenswahrheit ausgegeben werden kann. Es wird aber noch gezeigt, wie die als Übertragung wirkende Suggestion des Analytikers zu Übereinstimmung in der Analyse führt, psychoanalytische Konsenswahrheit sich durch die »Suggestion« des Analytikers einstellt. Die Elemente des Settings scheinen für den Analytiker offenbar so positiv bestimmt zu sein, daß ihnen gegenüber eine kritische Negativität erst gar nicht aufkommen kann. So wird das Setting als unumstößliche Tatsache behandelt, obwohl es eine deutbare Konstruktion Freuds ist und obwohl eine innere Beziehung[348] zwischen der Deutungspraxis und

348 Das Verhältnis von Zeitordnung (Stundenfrequenz) zum Phänomen der Regressivierung wird nicht reflektiert als Problem einer Regressionsideologie in der Psychoanalyse – eine Rationalisierung zur Abwehr des aktuellen Triebkonfliktgeschehens zwischen Analytiker und Analysand. Das Verhältnis von Geldordnung zum Phänomen infantiler Abhängigkeit wird nicht als Machtproblem untersucht, besonders im Hinblick auf die Komplizierung in der heutigen Krankenkassenpsychoanalyse, in der der Analytiker die Finanzierung der Analyse durch Antrag sicherstellen muß, der durch einen Analytiker der Krankenkasse wiederum begutachtet wird. Dieser repräsentiert aber eine »festgestellte«, das ist symptomorientierte Psy-

der Struktur des Settings besteht. Das Ein-für-allemal des Settings wird legitimiert durch einfache Analogisierung mit der naturwissenschaftlichen Experimentalanordnung; es ist die Fiktion einer Versuchsanordnung, die der psychoanalytischen Kur den Status eines »Forschungsunternehmens«[349] aufprägen soll.

Ein symptomatischer Diskurs, repräsentativ für die Orthodoxie, da er als Lehrmeinung synkretistisch vorgetragen und unwidersprochen blieb, wird hier aufgeführt, um einen Eindruck vom offiziellen Umgang mit dem Deutungsproblem zu vermitteln. Die unentrinnbare, immer tiefer ziehende Ver-

choanalyse, die als psychodynamische Verhaltensmedizin fungiert. Das Macht- und Abhängigkeitsproblem ist hier in vielfältiger Weise aufgeladen: Analytiker wie Analysand sind gemeinsam abhängig von der Zustimmung des Gutachters der Krankenkasse, und der Analytiker wiederum befindet sich in einem narzißtischen Macht/Ohnmachtskonflikt gegenüber dem Analysanden, weil von seiner »Grandiosität« die Genehmigung der Analyse abhängig ist – in der bewußten wie unbewußten Gleichung des Analysanden. Daraus resultiert als Anpassungsleistung des Analytikers eine Unterwerfung unter analysefremde Kriterien, um den Glauben an seine Autorität, von der die Übertragungsbereitschaft des Analysanden abhängig ist, nicht zerstören zu lassen. Die Techniktheorie der Konfliktualisierung des Analytikers durch die Krankenkassenpsychoanalyse ist noch zu schreiben. Ein anderes Element des Settings, die Couch-Sessel-Anordnung, die Freud damit rationalisierte, daß er sich nicht stundenlang anstarren lassen könne, ist in ihrer Beziehung zur Deutungspraxis von gleichem Rang wie die Stundenfrequenz, weil beide Modi das Ausmaß der Regression organisieren und zeigen, daß die Regressivierung einer bestimmten Deutungspraxis (sukzessiver Infantilisierung) entspricht, die wiederum zurückwirkt auf die theoretische Anschauung des Analyseprozesses. Und nicht zuletzt können wir nur darauf verweisen, daß die freien Assoziationen des Analysanden immer schon gebahnt werden durch die Deutungen des Analytikers und daß die ihr entsprechende freischwebende Aufmerksamkeit des Analytikers je schon eine gelenkte ist durch dessen Erwartungen. Dieser Abriß soll nur ein Hinweis darauf sein, daß eine kritische Negativität gegenüber den positiv bestimmten Settingelementen eine unabdingbare Notwendigkeit ist, um die Voraussetzungen von Erfahrung in der Deutungspraxis zu reflektieren.

349 Loch, 1974.

strickung in die Zirkularität der Deutungspraxis wird von Loch vor Augen geführt, wenn er die Rolle des Analytikers als Gesetzgeber und Lehrer zu einer »prozeßunabhängigen Konstanten«[350] deklariert und im Kontext gleichzeitig beschreibt, daß der therapeutische Prozeß auf der Introjektion des Wertsystems des Therapeuten beruhen soll, daß der Analytiker durch seine Deutungen den Unterschied zwischen Phantasie und Realität, zwischen wahrer und neurotischer Übertragung definiere, daß er durch die Einführung seiner analytischen Begriffssprache eine neue Sprache in der Interaktion mit den Patienten benütze, die eine gemeinsame, von beiden geteilte Realität schaffe und so fort.
Aus der »Erkenntnis«, daß die Vorurteile und Interessen des Analytikers determinieren, wie der Patient gesehen wird, macht Loch den Sprung von der Konkretion des Prozesses in die Abstraktion der Methode: statt der Analyse der Wirkmechanismen einer Deutungspraxis, die eine »Über-Ich-Intropression« (Ferenczi), eine Deformierung der Persönlichkeit des Analysanden durch den »furor sanandi« bedingen könnte, nun der Anspruch der Übertragung des analytischen Prozesses auf die Methode, die Umwendung des »furor sanandi« in den *furor explorandi* (d. Verf.), die Identifikation des Analysanden mit dem »Untersuchungseifer« des Analytikers, der dem Analysanden den Freiheitsspielraum gegenüber den Aussagen des Analytikers einräumen soll. Der wohl gefürchtete Manipulationseinwand gegenüber der beschriebenen Deutungsfunktion wird durch die Übertragung des Patienten auf die Methode, der er sich zur »Korrektur aller Befunde, aller Aussagen des Analytikers«[351] bedienen soll, aufgelöst. Die Machtausübung des Analytikers wird aber in zweifacher Hinsicht aufgelöst: die Umwendung der Psychoanalyse von der Heilmethode zur Forschungsmethode, mit der sich der Patient identifizieren soll, liefert die Rechtfertigung für die Machtausübung des Analytikers;[352] zugleich soll die Identifizierung des Analysanden mit der Forschungsmethode seines

350 Loch, 1974.
351 Loch, 1974, S. 441.
352 Siehe Codignola, 1986.

Analytikers dazu dienen, dessen Deutungen durch seine Zustimmung zu validieren. Der Analysand wird hier zur »letzten epistemischen Autorität«,[353] der das »kognitive Monopol« im analytischen Prozeß besitzt und von dessen Urteil die interpersonale Übereinkunft als Konsenswahrheit abhängig ist. Die Wahrheit, die einem solchen Verfahren entspringt, soll also auf dem Wege einer interpersonalen Verifizierung zustande kommen und die Wahrheit eines Konsenses sein, der sich dem »Vorgriff eines Realitätsprinzips« verdankt, das die »Idee des wahren Lebens«[354] einschließen soll. Und die Zitierung Nietzsches an dieser Stelle über die Wahrheit in einer Therapie als »Wille, Herr zu werden«, bringt eine solche Rede über die Deutungspraxis unfreiwillig auf ihren wahren Kern zurück: das Begehren der Interpretation als »Wille zur Macht«, das ist für Nietzsche Aneignung, Einverleibung und Übermächtigung des Anderen zur Bereicherung, Vermehrung und Wachstum des eigenen Ichs.

Mit der idealistischen Konstruktion des Analyseprozesses wird die Herrschaftsposition und der Herrschaftsanspruch des Analytikers ausgeklammert und Deuten als Machtausübung ins Gegenteil verkehrt: in die Macht des Analysanden als letzter Autorität im psychoanalytischen Urteilsprozeß. In Wahrheit wird durch diese Verkehrung die Konfrontation mit der zweifachen Abhängigkeit des Analysanden umgangen. Dieser wird nämlich der ihm übertragenen Heilmethode ausgesetzt und ist zugleich auf die passenden Deutungen des Analytikers angewiesen, von deren Güte die Übereinstimmung abhängt. Die Konsenswahrheit des Analyseprozesses

353 Die idealistische Konstruktion eines »privilegierten epistemischen Zugangs« des Analysanden hat Grünbaum (1987, 1988) in der Auseinandersetzung mit Habermas als dessen wissenschaftliche Position gegenüber dem Psychoanalyseprozeß zugeschrieben, wo es doch um eine von der offiziellen Lehrmeinung vertretene, genuine Selbstidealisierung der Psychoanalyse geht, die durch diese Rationalisierung der Auseinandersetzung mit dem Phantasma der Allmacht: Befreiung des wahren Selbst (Loch, 1979), und der magischen Praxis: Transzendierung zum freien Selbstsein (Loch, 1965), nicht entgehen kann.

354 Loch, 1974.

gründet in der epistemischen Vorrangstellung des Analytikers und nicht im »kognitiven Monopol« des Analysanden. Freilich scheinen solche Überlegungen überflüssig angesichts einer lapidaren Entledigung des Settingproblems. Das Ein-für-allemal des Settings scheint dem Bewußtsein des Analytikers die Identität des Verfahrens sicherzustellen: auch wenn Analytiker überall und immer das Gleiche tun, nämlich deuten, so ist es doch nicht dasselbe. Der Phantasieschlüssel des Analytikers, dem die Deutungsperspektive entspringt, repräsentiert nämlich sein Triebschicksal. Die Deutungsperspektive[355] ist Ausdruck seiner Lebensperspektive, und dieser scheint seine Schulzugehörigkeit zu entsprechen, die er je nach dem besonderen Triebgrund seiner Weltanschauung wählen wird (Freudianer, Adlerianer, Jungianer und so fort).
Zur ideologischen Fixierung des Settings als Apriori psychoanalytischer Praxis trägt die Verschulung der Psychoanalyse entscheidend bei, indem die Zulassung zur psychoanalytischen Tätigkeit rituell verbunden ist mit der Erlaubnis, das psychoanalytische Setting anzuwenden. So verknüpft sich für den Analytiker die analytische Identität mit der Anwendung eines analytischen Schemas. Die Identifizierung analytischer Tätigkeit mit einem Standardschema gibt diesem die alleinige Legitimationsgrundlage für die wahre, regelrechte Anwendung von Psychoanalyse, diskriminiert letztlich alle anderen Anwendungsformen als Abweichungen von diesem Ideal. Die Gleichsetzung von Psychoanalyse mit dem analytischen Setting bedingt eine verhängnisvolle Veräußerlichung der Legitimation analytischer Tätigkeit, die nicht mehr im analytischen Denken gesucht wird, im Bedenken des triebhaften Hintergrundes aller Erscheinungen, auch der Phänomene der analy-

355 Die Deutungsperspektive des Analytikers scheint durch den Ausgang seines Triebschicksals, die leitende Abwehrstruktur (Charakter), determiniert zu sein, und gemäß dieser wird der Analytiker dem Analysanden seine Deutungsangebote machen: vom Standort des »oralen Typus«, »des analen Typus«, des »phallisch-narzißtischen« und so fort. In dieser verkürzten Begriffssprache soll nur auf den Hintergrund der Handhabung der Deutungsfunktion verwiesen sein. Die genannten typologischen Klischees bedürfen freilich einer Befragung.

tischen Praxis. Psychoanalyse repräsentiert sich in bloßem Statusdenken, das sich an die Stelle der notwendigen Selbstaufklärung des unbewußten Begehrens in der psychoanalytischen Einflußnahme gesetzt hat: der Bewußtmachung der triebhaften Bedingungen psychoanalytischer Praxis.
Freuds Konstruktion des analytischen Settings wurde in der Tradition der Psychoanalyse zu einem unbefragten Instrument rationalisiert. Die Übertragung des Freudschen Instruments auf seine Schüler autorisiert diese als Analytiker. In diesem Übertragungsmoment liegt der autoritäre Charakter psychoanalytischer Tätigkeit, die in ihrer Abstraktion den Diskurs einer allgemeinen Textinterpretation führt und dabei den gesprochenen Text zwischen den Interakteuren wie einen literarischen behandelt, dessen Auslegung in die Autorität des Analytikers als Sprachlehrer gestellt ist. Gesprochene Texte werden wie literarische behandelt, deren Lesart der Interpret als Gesetzgeber der Sprachregelung bestimmt. Diese Funktion des Analytikers als Sprachlehrer und Gesetzgeber, die immer schon die Deutungspraxis der Psychoanalyse bestimmte, wird nun entgegen der Freudschen Erfahrung als prozeßunabhängiges Element des Settings explizit gemacht und dadurch der Deutung entzogen. Der insgeheime Autoritarismus der psychoanalytischen Praxis, der herrührt aus der Übertragung des Freudschen Settings auf seine Schüler, die dieses Setting durch die unbewußte Identität des Instruments mit der Person Freuds zu einem unangreifbaren Phänomen gemacht haben, radikalisiert sich bei Loch zu einer autoritären Pädagogik mit dem Analytiker als prozeßunabhängiger Größe. In der Logik solch absurder Perspektive wird der Analysand am Ende vom Schwindel der Freiheit ergriffen, wenn er durch die emanzipativen Bemühungen seines Analytikers mit sich selbst und der Welt zur Versöhnung gebracht ist, der Analytiker als Sprachlehrer den schöpferischen Augenblick des Sprungs vom Nichtsein zum Sein eingestellt hat und durch seine Interventionen das bisherige Sein transzendiert zu einem freien Selbstsein[356] in einer Bewegung, in der Freiheit sich zu Freiheit wirken soll.[357] Im Kontext dieser Freiheitslyrik,

356 Loch, 1965, S. 58.
357 Loch, 1965, S. 63.

Blendwerk eines anmaßenden Herrschaftsdenkens, das die autoritäre Pädagogik schmückt, wundert nicht die Rede vom »unaufdringlichen Analytiker«, der sich selbst – nach dem Ideal der Herstellung einer herrschaftsfreien Kommunikation mit dem Unbewußten seines Patienten[358] – nicht ins Spiel zu bringen hat. Unter dem Blick idealer Sprachgemeinschaft wird der analytische Dialog zu »intakten Sprachspielen« (Lorenzer), in denen die tatsächliche Asymmetrie der Kommunikation verleugnet wird. Wie sollte auch der »unaufdringliche Analytiker« sich selbst nicht ins Spiel bringen, in einem Spiel, dessen Fäden er in der Hand hält: der analytische Dialog ist ein prototypischer Vorfall einer asymmetrischen Kommunikation, der Wiederkehr archaisch-infantiler, gläubiger Erwartung an die Macht der Autorität. Im Diskurs mit dem Unbewußten geht es nicht um ein Nicht-Sein, noch um ein Sein, sondern um das Nicht-Realisierte,[359] das der Analytiker durch seine Deutungen zum Sprechen bringt und dessen Artikulierung dem Sprachvermögen des Analytikers entspringt.

Der psychoanalytische Diskurs ist kein Sprachspiel,[360] er ist eine rhetorische Diskursart, die, wie jede Diskursart, nach »Spieleinsätzen« die Sprachsituation auf Zwecke ausrichtet: im Falle der psychoanalytischen Situation geht der »Spieleinsatz« auf Überreden und Überzeugen zum Zwecke der Übereinstimmung, die sich nach der Maßgabe (Einbildungskraft) des Analytikers bestimmt, der seinerseits den Maßregeln (»Spielregeln«) der rhetorischen Diskursart folgt. Mit dem Begriff des »Sprachspiels« verbindet sich in der reflexions-

358 Loch, 1974, S. 450f.

359 Lacan, 1978b, S. 36.

360 »Man spielt nicht mit der Sprache. Und es gibt in diesem Sinne kein Sprachspiel. Es gibt Spieleinsätze, die an Diskursarten gebunden sind« (Lyotard, 1989, S. 229f.). Diese Spieleinsätze sind zweckgerichtet auf einen Erfolg, in der rhetorischen Diskursart auf den Gewinn der Übereinstimmung; in der deduktiven Diskursart ist der Spieleinsatz ein syllogistischer, auf den Zweck der Beweiserhebung gerichtet. Der Mensch ist situiert in Regelsystemen von heterogenen Sätzen, und das Subjekt ist von Spieleinsätzen aus heterogenen Diskursarten in Anspruch genommen, die miteinander im Widerstreit liegen.

ideologischen Psychoanalyse eine Tradition der Gedankenlosigkeit, die sich wegen der Scheinplausibilität dieser Metapher so langlebig halten kann. Der Term »Sprachspiel« ist so allgemein, daß er für die Sprachuniversen schlechthin steht und das Besondere des psychoanalytischen Spieleinsatzes darin untergehen läßt: das Moment des auf Übereinstimmung gerichteten, als Übertragung wirksamen Spieleinsatzes der Suggestion, wie wir noch zeigen werden. Der Begriff »Sprachspiele« assoziiert die Vorstellung eines Freiheitsspielraums und einer herrschaftsfreien Kommunikation und scheint auch deshalb so faszinierend zu sein, weil er die fundamentale Abhängigkeit des Analysanden von der Macht des Sprachvermögens des Analytikers verschleiern kann. Die Reflexion des psychoanalytischen Einsatzes, der auf Überzeugen und Überreden (*persuasio*) durch Glauben (*pistis*) beruht und Übereinstimmung (*consensio*) im Sinne der rhetorischen Diskursart bezweckt, brächte erst die Auseinandersetzung der tatsächlichen psychoanalytischen Situation mit sich: die Konkretion eines Prozesses von Benennen, Zeigen und Deuten, der aus der Abstraktion des Deutens als allgemeiner Entzifferung zurückgeholt werden muß in die empirische Interaktion zwischen Analytiker und Analysand. Das Aufdecken der inneren Beziehung zwischen Benennen, Zeigen und Bedeuten in ihrer Abhängigkeit vom verfügten Setting, in dem sich die Herrschaftsposition des Analytikers niederschlägt, wäre ein Indiz für das Ingangkommen von Aufklärung psychoanalytischer Praxis. Der Analytiker betritt hegemonial die Szene der analytischen Situation: was er auch benennt und im Benennen zeigt und dadurch dem Benannten Bedeutung überträgt, hängt davon ab, aufgrund welcher Anschauung des Lebens und der Welt der Analytiker Bedeutungen zuschreibt, im Benennen den passenden Namen findet, der dem Analysanden ein Hinweis sein kann, das Gezeigte zur Bezeichnung des Nicht-Realisierten werden zu lassen.

Die Analyse der Herrschaftsorganisation des Settings mag zwar eine Bedingung sein für passende Benennung, und das Bewußtsein von Macht und Anerkennung von Macht ist sicher eine unerläßliche Voraussetzung; die allem vorangehende notwendige Bedingung, über eine auszeichnende Wunsch-

und Phantasiekraft des Analytikers hinaus, ist aber die Selbstautorisierung dieses Sprachlehrers. Der Analytiker spricht so lange als Sprachlehrer und Gesetzgeber im blinden Gehorsam der Nachfolge, als er sich nicht aus der unbewußten Abhängigkeit von dieser uralten Macht der Freudschen Autorität befreit hat. Das Symptom des Autoritarismus der psychoanalytischen Praxis hat seinen Grund in der Übertragung des Freudschen Settings auf seine Schüler, die dieses Setting durch die unbewußte Identität des Instruments mit der Person Freuds unhintergehbar gemacht haben in einer ein-für-allemal festgelegten Anordnung. Auch wenn Nach Freud von der klassischen Anordnung abweichende Settings als neue wissenschaftliche Paradigmen deklariert wurden, so bestimmen sich diese allemal in der Negation zur Position des eigentlichen Freudschen Settings und bleiben derselben Tendenz in der modernisierten Psychoanalyse verhaftet: die Technik, die materiellen Bedingungen der analytischen Erfahrung für Psychoanalyse zu setzen und psychoanalytisches Denken mit Technik zu identifizieren. In dieser Hinsicht, der Vernunft der Praxis folgend, ist Psychoanalyse in ihrem Denken zu einer Technik verkommen und unterliegt gerade darin dem Zeitgeist. Das Bedenken der praktischen Anordnung (Setting) der psychoanalytischen Erfahrung brächte jenseits der deklarierten Unhintergehbarkeit die Ideologie einer solchen Praxis ans Licht, die sich hinter einer neutralen, scheinbar ideologiefreien Technik verbirgt und sich dadurch unangreifbar zu machen versucht. Die Machtfrage liegt in der Technik: Machbarkeit und Verfügbarkeit durch Technik ist die eigentliche Ideologie; denn in der Zweckrationalität von Technik und der darin liegenden Entzauberung aller Ideologie verbirgt sich die eigentliche Verzauberung[361] durch Technik als Mittel und

361 Die Verzauberung durch Technik ist die letzte Täuschung, die von der Metaphysik ausgeht (Heidegger), und die Entzauberung aller Ideologie durch technisch-instrumentelle Vernunft mystifiziert den totalitären Herrschaftsanspruch einer machinalen Ökonomie. Die ideologiekritische Analyse der im Gefolge der Aufklärung zur Herrschaft gelangten Zweckrationalität hat Heidegger als aufklärerischer Kritiker der Aufklärung (siehe Vietta, 1989) radikalisiert im Aufweis des durch Technik verdeckten totalitären Herrschaftsdenkens. Und

Zweck der Beherrschbarkeit. Der Psychoanalyseprozeß als Übertragungsgeschehen ist verfestigt in seiner Handhabung als Technik, indem alle Konflikte in der Interaktion zu technischen gemacht werden, deren Lösung wiederum im bloß technischen Umgang mit den Konflikten gesucht wird. Das heißt, die aktualisierten Konflikte werden als technisch hervorgerufene und technisch behandelbare erledigt. Die Phänomene der psychoanalytischen Situation sind dann nur eine Frage technischer Anwendung, eine Frage der Steuerbarkeit. Verschulte Psychoanalyse zeigt sich im Auftreten des Analytikers als Sprachlehrer und Gesetzgeber der Lehrmeinung, der sich in der Anwendung der gelernten Kategorien ausweist und diese am Patienten als jeweilige Norm exekutiert. Die vollzogenen Benennungen wiederholen am Analysanden festgestellte Begriffe, die ihn als Fall bezeichnen und dem Geschehen eine Bedeutung übertragen, die dem gelernten Register der Fallkonstruktion entspricht. Der Analytiker als Sprachlehrer, der immer schon alles weiß, was es zu bedeuten hat, wovon der Patient sprechen könnte, zeigt in diesem Anspruch des alles schon Gewußthabens seine gesetzgebende Funktion als bestallter Wissensvermittler der psychoanalytischen Agentur. Diese Herrschaftsausübung in der Konfektionierung von Wissen verleiht »Autorenrechte« für standardisierte Geschichten, in denen sich die eigene Uniformierung wiederholt – Analytiker praktizieren als Pseudonyme Freudscher Autorenschaft. Eine Psychoanalyse, die sich in solcher Weise fraglos gibt, bedarf der Analytiker, die sich eines unbefragten Settings bedienen, um sich keine Fragen über den Standort

die Verelendung des psychoanalytischen Denkens zur Technik zum Zwecke der Verfügbarkeit und Beherrschbarkeit zeigt das Ausmaß der Ökonomisierung in der Psychoanalyse, deren Wissen zunehmend dem totalitären Aspekt der Verwertbarkeit unterliegt: Psychoanalyse folgt dem Zeitgeist einer Wissensökonomie und erliegt dem Zauber ihrer Technik, die den Machtanspruch der aufklärerischen Entzauberung in der Scheinneutralität einer Technik verbirgt. Das Ein-für-allemal des unhintergehbar gemachten Settings zeigt den durch Technik verdeckten Herrschaftsanspruch des Analytikers. In diesem Kontext ist die Abhandlung des Settingproblems als Diskurs einer Freiheitsbewegung Travestie.

ihrer Erfahrung aufgeben zu müssen. Das Aufgeben der Frage wäre die Besinnung auf das Wesen der Technik und damit auf den Ort der Macht.[362] Die Auseinandersetzung der Technik ist die Voraussetzung für die Überwindung des Sprachlehrers und die Rückführung des Analytikers auf die Aufgabe als Übersetzer seines Analysanden.

Die Einführung des Analytikers als Übersetzer führt die Doppelbödigkeit der analytischen Tätigkeit vor Augen. Freuds Hinweis: »Traduttore – Traditore« zeigt den Übersetzer als Frevler an seinem Autor,[363] den Übersetzer als Verräter. Das Tätigsein des Analytikers ist Übersetzungsarbeit als Übertragung von einem Bereich in einen anderen: vom Unbewußten zum Bewußten, vom Analytiker zum Analysanden. Der Übersetzungstätigkeit inhärent ist der Verlust des Originals, weil die Umschreibung von einem Bereich in den anderen nicht einfache Übersetzung des Originals ist, sondern Überschreibung des alten Textes durch die Ergänzungen des Analytikers, die immer schon eine Entstellung des ursprünglichen Textes des Analysanden bewirkt. Denn die Ersetzung der Auslassungen des Analysanden durch die Nachdichtungen (Deutungen) des Analytikers stellen, indem sie einen Text nachschaffen, einen neuen Text und eine neue Lesart her, die immer schon Entstellung ist. Übersetzungsverrat ist konstitutiv für die Übertragungstätigkeit des Analytikers: was der Analytiker wiederholt aus seiner Einbildungskraft, um es dem

362 Psychoanalyse hat in ihrer Kulturtheorie – ähnlich wie die marxistische Ideologie, die immer schon Ausbeutungs- und Unterdrükkungsverhältnisse der anderen kritisch reflektierte und nicht die eigenen – die gesellschaftlichen Machtverhältnisse analysiert und durch deren Aufklärung einen Beitrag zu ihrer Überwindung leisten wollen. Die analytische Untersuchung von gesellschaftlichen Phänomenen der Macht wird als Ausweis fortschrittlicher politischer Gesinnung gepflegt, aber die Aufklärung der psychoanalytischen Herrschaftsverhältnisse blieb davon ausgeschlossen. Die Legitimationskrise steht jedoch einer Psychoanalyse bevor, die es bis heute unterlassen hat, die Ideologisierung ihrer Praxisbedingungen aufzuklären – die Machtfrage stellt sich aktuell besonders eindringlich angesichts der praktizierten »wilden« Psychoanalyse.

363 Freud, GW IV, S. 33.

Analysanden als Deutung wiederzugeben, ist daran gebunden, welche Übersetzungsmacht der Analytiker für sich selber hat, um das für den Anderen ausfindig zu machen, was diesen in Übereinstimmung mit den Übersetzungen des Analytikers bringt. Das Feld des Sprechens strukturiert sich im Analyseprozeß als Übersetzungsverrat vielfacher Dimension. Allgemein plausibel ist die Reflexion der Ebene, daß der Analytiker den Analysanden auf jene Fährte setzt, auf deren Spur er selbst durch sein Triebschicksal geht, und daß jene Erfindungen, die ihm naheliegend sind, zu Schlüssen führen, die er dem Analysanden nahelegt. Der Übersetzungsverrat liegt hier in der Differenz zwischen dem, was dem Analytiker naheliegend ist, und dem, was dem Analysanden nahegelegt sein könnte. Über diese persönlichkeitsspezifische Differenz selbsttäuschender Auslegung hinaus, die sich aus der mangelnden Selbstaufklärung des Analytikers ergibt, ist der Übersetzungsverrat das Grundphänomen jeglicher Interpretation. Im Aufnehmen von Deutungslinien über das Triebschicksal des Anderen spiegelt der Analytiker die Aufzeichnungen der infantilen Wunschproduktion und wiederholt jene Aufzeichnungen, die im Feld der familialen Übersetzung die Wunschproduktion figuriert haben. Eine solche Wunschaufnahme gibt den gesellschaftlich vorgezeichneten, der Familie übertragenen Übersetzungsverrat[364] wieder. Das Dilemma der Macht des Analytikers als Übersetzer liegt weniger in der Festschreibung dieser familialen Wunschaufzeichnung, im Übersetzungsverrat der wiederholten Festlegung in den Deutungslinien; das Dilemma des Übersetzungsverrats ist ein unentrinnbares: auf dem Hintergrund dessen, daß durch die Übersetzung nicht das Original rekonstruiert wird, vielmehr durch Umschreibung von einem Bereich zum anderen eine Konstruktion gefunden

364 Deleuze und Guattari (1974) beschränken den Übersetzungsverrat auf die familiale Übersetzung der Wunschproduktion in der Figur von Ödipus, wo doch der Übersetzungsverrat das Grundphänomen jeder Übertragung in der Aufzeichnung von Wunschproduktion ist. Unter diesem Aspekt erscheint es besonders problematisch, wenn in der Ethnopsychoanalyse die Aufzeichnung der Wunschproduktion fremder Kulturen aus dem Blick des europäischen Triebgeschicks übersetzt wird.

wird, ist jede Übersetzung als Auslegung schon Auslese, eine andere Lesart. In dieser Sicht ist Übersetzung immer Verrat am Original, Täuschung und Schwindel, je nachdem, von welchem Standort aus die Perspektive (Deutungslinie) gelegt wird. Der Übersetzer ist immer in der Klemme, da die Aufnahme der einen Durchblickbahn die andere ausschließt,[365] das heißt, die Übersetzertätigkeit folgt einem disjunktiven Schließen, das einer disjunktiven Erfahrensweise entspricht. Das Dilemma des Übersetzers liegt in diesem Perspektivismus, daß die Aufnahme einer Perspektive Verrat an den anderen, die Übersetzung einer Perspektive die Wahrheit der einen und die Lüge der anderen ist. Denn die einzelnen Lebenslinien sind in einem ausschließenden Verhältnis von bewußt zu unbewußt, weiblich zu männlich, Lebenstrieb zu Todestrieb und so fort polarisierend als Gegensätze geschieden, wiewohl sie im inneren Verhältnis als komplementäre Gegensatzbildung zueinander stehen. In der Bewußtseinstätigkeit erhalten sie aber durch konjunktive Arbeit den Anschein von Kohärenz und Einheit. In dieser Vereinheitlichung des diskontinuierlichen Trieblebens, in der letzten Übersetzung von Bewußtseinskontinuität eines mit sich identischen Ichs, liegt die große Fälschung. Der Psychoanalytiker als Übersetzer ist dem unentrinnbaren Dilemma ausgesetzt: was er auch als Wunschaufzeichnungen übersetzen mag, ist an sich schon Verrat am Original und Verrat an anderen Wunschaufzeichnungen. Die Einführung des Sprachlehrers ist eine pädagogische Reaktion auf das Dilemma des Übersetzers, der auf der Flucht vor dem »labyrinthischen Menschen« sich dem

365 Dieser Aspekt ist von großer klinischer Bedeutung, weil zum Beispiel die Übersetzungsarbeit an der männlichen Identifizierungslinie oder am Vaterbild Verrat an der weiblichen Identifizierungslinie oder am Mutterbild darstellt und die eine Übersetzung die andere ausschließt. Das heißt aber auch, daß die psychoanalytische Übersetzungsarbeit in der gewöhnlichen Zielvorstellung einer Konjunktion der Elternimagines Täuschung ist, dem Trugbild von narzißtischer Ganzheit folgt. Dagegen steht, daß das Ziel rechtverstandener psychoanalytischer Arbeit die Anerkennung der Disjunktion, die Zulassung verdrängter multipler Identitäten und damit die Anerkennung wechselnder Identitäten in der Selbstwahrnehmung sein müßte.

fiktiven Normal-Ich des psychoanalytischen Bildungsromans ergibt. Auf diesem Hintergrund ist die Machtfrage als Thema der Selbstbemächtigung des Analytikers durch seine Einrichtung des Settings so aufdringlich. Und in diesem Zusammenhang wird auch die Idealisierung des Settings und die Selbstidealisierung des Analytikers als Sprachlehrer begreiflich, dient sie doch der Aufrechterhaltung der fraglosen Herrschaftsausübung durch Technik. Die Einführung des Übersetzers brächte den Analytiker – entgegen der totalitären Herrschaftsgeste auf Entdeckung des »wahren Selbst« – auf die Gelassenheit des Interpreten zurück, der als Übersetzer um den Übersetzungsverrat weiß, daß im Sinne des Perspektivismus eine Sinnübertragung immer nur in der jeweiligen Perspektive des Erkennenden gegeben ist. Die Analyse der wechselseitigen Bedingtheit von Setting und Deutungspraxis würde die Machtausübung des Analytikers in der Einrichtung des Settings wie in der Handhabung der Deutungsfunktion aufzeigen und in Abhängigkeit davon die sukzessive Infantilisierung durch systematische Regressivierung als Wechselwirkung dieser beiden Momente aufklären.

Lochs wunderliches Paradoxon, daß die autoritäre Bemächtigung, die Unfreiheit des analytischen Prozesses, die Bedingung der Bemündigung des Analysanden und der Freiheit des Subjekts sei, weil am Ende die Rolle des Sprachlehrers als unabhängige Bedingung gleich den anderen des Settings aufgehoben sei, will einem nun als grandiose Rationalisierung erscheinen. Die Frage, in welchem Auftrag und nach wessen Gesetz der Analytiker spricht, worauf seine Sprache gründet und was es heißt, daß er zu einer »prozeßunabhängigen Konstanten« instrumentalisiert wird gleich den anderen Elementen des Settings, wirft ein Licht auf die Mythisierung der Deutungspraxis: Aufklärung über die bedingungslose Übernahme des Freudschen Instruments und die reflexionslose Unterwerfung unter seine Autorität scheint eine unerträgliche Zumutung für Orthodoxe zu sein, Entzauberung der Psychoanalyse scheint mit ihrem Ende gleichgesetzt zu werden.

Die Emanzipation von der Autorität Freuds wäre die Entkleidung der religiösen Macht der Psychoanalyse und brächte den Analytiker erst in die Reflexion des eigenen Sprachvermögens

und an seine Grenze, die sich durch die Erfahrung des Ausmaßes seiner Phantasiekraft markiert. Die Unbewußtheit der Ambivalenz gegenüber der Freudschen Autorität ist aber der Grund, daß die Rolle des Analytikers der Deutung entzogen wird. Die Idealisierung Freuds und die autoritäre Verwendung des psychoanalytischen Verfahrens scheint einer unbewußten Feindseligkeit gegen den Gründer zu entsprechen. Die Analyse der Tätigkeit des Analytikers würde diesen jedoch aus dem autoritären Anspruch als Sprachlehrer, der die Position Freuds im System der Psychoanalyse in Verdrängung hält, entfernen; denn der autoritäre Analytiker inszeniert sich in unbewußter Identifizierung als Platzhalter Freuds. Freud, »der Mann Moses« der Psychoanalyse, ist nämlich nicht nur der politische Führer der Psychoanalytiker, er ist auch ihr Gesetzgeber, Erzieher, der sie in den Dienst einer neuen Religion zwingt.[366] Der befreiende Schritt zur Überwindung der Ambivalenz gegenüber dem Gründer wäre die Wendung der psychoanalytischen Erkenntnismittel gegen die Schöpfung Freuds, die Psychoanalyse, und damit die Ersetzung seiner unbewußten Autorität durch ein analytisches Subjekt, das die Kraft zu einem Bewußtsein hätte, die sogenannten Tatsächlichkeiten der Psychoanalyse zu durchdringen und sich mit der Wirklichkeit Freuds auseinanderzusetzen – endlich Aussicht auf wirkliche Autorisierung des Analytikers.
Freud, der Gesetzgeber und Sprachlehrer der psychoanalytischen Deutungspraxis, hat durch die Konstruktion seines Settings die Bedingung geschaffen für die Konstruktion der analytischen Situation, die ihm deren Deutung als Wiederholungsfall in der Übertragung von Früher auf Jetzt ermöglichte:

366 Freud, GW XVI, S. 115. Wir dürfen hier Freud für Moses einsetzen, durch den Freud an dieser Stelle für sich selbst und über sein Verhältnis zum Volk der Analytiker spricht, das sich wie das Volk der Juden gegenüber Moses verhält. »Der Mann Moses« ist auch als unbewußte Selbstdarstellung des Gründers der Psychoanalyse zu lesen: »Der Mann Moses«, jene Legende eines fremden Herrschers, der sich ein fremdes Volk auserwählte, dem er seine für es fremde Religion übertrug, ist auch die Legende Freuds, der psychoanalytische Familienroman des Gründers über seine Schöpfung, die Psychoanalyse, und seine Geschöpfe, die Psychoanalytiker.

eine Geschichte zu erzählen, die das, was jetzt ist, erscheinen läßt als das, was gewesen ist und sein wird. Diese Erzählung ist nach dem Vorbild aller mythischen Geschichten gebildet und überträgt den sinnlos erscheinenden Phänomenen der Triebnatur Bedeutung in der Gestalt eines schicksalhaft notwendigen Gangs der menschlichen Triebe – Psychoanalyse ist ein gestaltschaffendes Prinzip.

Die Freudschen Deutungen bewegen sich in Übereinstimmung mit seiner Anschauung einer triebhaften Lebenswelt des Menschen und in Übereinstimmung mit den Beobachtungen, auf die sie angewandt werden, und die Deutungen entfalten ihre Wirksamkeit wiederum durch die Veränderung der Anschauung des Analysanden, der sich zunehmend in Übereinstimmung mit der Theorie Freuds begibt. Die gemeinsame Anschauung ist Voraussetzung und Bedingung des analytischen Prozesses, der sich erfüllt in der Übereinstimmung einer Erzählung: nach der Theorie Freuds ergibt sich die Erzählung aus den passenden Ergänzungen der Geschichte des Analysanden durch die Konstruktionen des Analytikers. Der Geist des Freudschen Denkens ist erfinderisch und dichtend, nicht analytisch.

Psychoanalyse ist, psychologisch verkleidet, eine Lebens- und Wissenslehre, die den Platz von philosophischer und religiöser Sinnbestimmung eingenommen hat, nachdem diesen Systemen der Glaube entzogen worden ist.

Interpretation: Bedingung des Menschlichen zur Logisierung des Chaos

Alle Erfahrung von Welt ist schon Auslegung (Nietzsche), und Auslegung (von Wahrnehmung) ist die Erfahrung von Welt. Der Mensch ist das sich selber und die Welt auslegende Wesen, und dieses interpretierende Subjekt selber ist schon Interpretation. Es gibt kein Faktum an sich, wir finden immer nur Erscheinungen, die von uns ausgelesen sind nach ihrer Interpretationsfähigkeit im Kontext unseres jeweiligen Interpretationssystems, um gemäß diesem System gedeutet zu werden. Die Erscheinungen der Lebenswelt setzen zu ihrer Auslese daher fortwährend Interpretieren (Auslegung) voraus: »In Wahrheit ist die Interpretation ein Mittel selbst, um

Herr über etwas zu werden.«[367] Es gibt kein offenkundiges Ereignis an sich, wir finden nur Erscheinungen, die von uns ausgelesen sind, um von uns gedeutet zu werden. Der mythische, philosophische wie auch der wissenschaftliche Diskurs sind Ausdeutungen, Ausdichtungen der Welt der Erscheinungen: der *homo natura* ist der Wille zur Macht, sich die Erscheinungen übermächtigend einzuverleiben, ihrer Herr zu werden über interpretierende Aneignung. Und die Diskriminierung des mythischen und philosphischen Diskurses als Auslegung – im Gegensatz zur wissenschaftlichen, empirisch-objektivierten Feststellung der Phänomene als Tatsachen – verdeckt, daß die »Dingheit« erst vom Subjekt geschaffen ist. Was die Dinge als solche setzt, diese »zurecht gemachte Scheinwelt ist eine Zurechtmachung und Überwältigung« als »eine Art Defensiv-Maßregel« des Subjekts (Nietzsche) – gegen das Chaos der Erscheinungen. »Das Subjekt allein ist beweisbar: Hypothese, daß es nur Subjekte gibt – das ›Objekt‹ nur eine Art Wirkung von Subjekt auf Subjekt ist... ein modus des Subjekts«[368] – Objekt ist Modus des Subjekts.

Im Mythos ist noch sinnlich erfahrbar, daß die Interpretation eine Logisierung des Chaos ist; im Mythos ist die Schöpfung der Welt und des Menschen aus dem Chaos im Augenblick des Nachbildens unmittelbar gegenwärtig. Die Welt der Erscheinungen ist eine vom Menschen zur Mitteilung zurechtgemachte Welt, die als solche real empfunden wird, weil das Subjekt stets den von ihm zurechtgelegten Dingen, den ähnlichen und verwandten, wiederbegegnet, eben dem »logisierten Charakter der Wirklichkeit«: Die Undeutlichkeit und das Chaos des Sinneseindrucks wird vereinfacht, präzisierbar und durch diese Zurechtmachung wieder erkennbar gemacht. »Das Chaos... wird gleichsam logisiert.« »Die Realität liegt in dem beständigen Wiederkommen gleicher, bekannter, verwandter Dinge, die in ihrem logisierten Charakter, im Glauben, daß wir hier rechnen, berechnen können.«[369] Der Gegensatz zu dieser Phänomenal-Welt, dieser Welt des Scheins, ist nicht die »wahre Welt« hinter dieser Welt, sondern die »formlos-unformulierbare Welt des Sensationen-Chaos – also eine andere Art Phänomenal-Welt, eine für uns ›unerkennbare‹«.[370]

367 Nietzsche, ed. Schlechta, III, S. 489.
368 Nietzsche, ed. Schlechta, III, S. 535.
369 Nietzsche, ed. Schlechta, III, S. 534.
370 Nietzsche, ed. Schlechta, III, S. 534.

Die »Realität« liegt im beständigen Wiederkommen des Gleichen, im beständigen Sich-Wiedererkennen im Gleichen: »Der Mensch findet zuletzt in den Dingen nichts wieder, als was er selbst in sie hineingesteckt hat: – das Wiederfinden heißt sich Wissenschaft, das Hineinstecken – Kunst, Religion, Liebe, Stolz. In beidem, wenn es selbst Kinderspiel sein sollte, sollte man fortfahren und guten Mut zu beidem haben, – die einen zum Wiederfinden, die andern – wir andern! – zum Hineinstecken!«[371] Es ist das Spiel der narzißtischen Ich- und Weltschöpfung, wie es Freud im Fort-Da-Spiel wiederentdeckt hat. Und das Spiel vom Verschwinden und Wiederkommen inszeniert sich in der geschichtlichen Perspektive als mythische Erzählung, nach der der Mensch im Augenblick der rituellen Wiederholung so ergriffen ist von seiner Schöpfung, daß ihm die Welt begreifbar wird als beständiges Wiederkommen.

Seit Descartes geht aber das, was überhaupt vom Menschen begriffen ist, genau so weit, wie es machinal begriffen ist. Auf dem Weg dieses rationalistischen Denkens ist der Mythos – die Selbstschöpfung des Menschen im Kultus – zu einem bloßen Aberglauben, zu einer Abartung des Lebens geworden; wo doch der Mensch sich seine Welt zurecht- und auslegen muß, um den notwendigen Bedürfnissen seines Lebens gerecht zu werden, die ein Wiedererkennen zur Wirklichkeitserfahrung voraussetzen. Die Auslegung der Welt unterliegt auch in der vorgeschichtlich-mündlichen Überlieferung einem Kodex; in der geschichtlich-schriftlichen Überlieferung unterliegt sie dem Kodex der Grammatik, die ursprünglich die Anweisung zur Auslegung des Urtextes, des heiligen Textes, ist. Daß die mündliche Überlieferung in der Auslegung der Welt nicht eine beliebige ist und daß auch ihre Geschichte keine beliebige ist, zeigt die Herkunft und der Kultus der Urstätte der Weissagung in der europäischen Tradition: das Heiligtum des Apollon und der Artemis in Delphi. Apollon und Artemis sind die Kinder der Nacht, der Lethe; was sich hier dem Lethe-Strom des vorbegrifflichen Denkens entreißt, dem Vergessen entzieht, kehrt jeweils in der Doppeldeutigkeit einer jeden Weissagung dem Menschen zurück. Was in den Fluß der Erinnerung durch die Weissagung der Pythia gebracht wird, ist zugleich immer bedroht, aus dem Strom der Mnemosyne zurückzufließen in den Strom der Lethe: es ist dem Menschen in

371 Nietzsche, ed. Schlechta, III, S. 482.

der Weissagung der Pythia anheimgestellt, aus der Weissagung die Wahrsagung für seine Lebensgeschichte zu finden oder die Deutung nicht zu vernehmen und sich zu verderben, das heißt ins Vergessen zurückzufallen.
In dieser Doppelgestalt von Lethe und Mnemosyne ist die Herkunft des Apollon von den Unterirdischen immer gegenwärtig. Die Unterirdischen sind die von den Oberirdischen in Unterdrückung gehaltenen: zugleich stellen sich die Oberirdischen immer in einem Doppelaspekt dar, dessen eine Seite jeweils der Nacht zugekehrt ist. Der delischen Artemis entspricht die lunare Artemis, die der Hekate besonders nahe steht; der delische Apollon verweist in seinem Beinamen Phoibos auf die Mondgöttin Phoibe, die Mutter der Leto. Das Zwillingspaar Artemis und Apollon zeigen also neben ihren delischen Attributen die lunaren Attribute der Mond- und Erdgottheiten. Der oberirdische Zeus hat mit den Gottheiten der Nacht die Göttin des Gedächtnisses, Mnemosyne, gezeugt und mit der Göttin des Vergessens, Lethe, Apollon, den Gott des Lichts und der Klarheit, der aber gleich wie seine Zwillingsschwester Artemis seine lunare Seite nicht verliert. In dieser Hinsicht ist von Bedeutung, daß Apollon der Bruder des Dionysos ist, den Zeus mit Lethe oder mit Semele (selene = der Mond) gezeugt hat. Die Genealogie des delischen Gottes weist ihn als Kind der Nacht aus. In der Herrschaftabfolge in Delphi steht Apollon als Nachfolger der Erdgottheiten an letzter Stelle. Die männliche Vorrangstellung ist der Ausgang einer Tradition der Herrschaft von Muttergottheiten, die mit Gaia und ihrer Tochter Themis beginnt und auf Phoibe, die Mutter der Leto, übergeht, die sie ihrem Sohn Phoibos Apollon vermacht. In der Gestalt der Themis zeigt sich besonders, daß der Untergrund des olympischen Mythos Naturmythos ist: Themis ist das Bild für die Ordnung und Gesetzmäßigkeit der Natur, wie der Grieche sie interpretiert hat, der die Götter wie die Menschen unerbittlich unterworfen sind. Und die Tätigkeit der Pythia, die Wahrsagung auf einem Dreifuß, der über einer Erdspalte stand, war an diese Verbindung mit dem Mutterboden geknüpft und zeigte darin die ununterbrochene Tradition der Priesterinnen der Erdgottheit. Aus dem Mund der Pythia sprach der Gott der Klarheit und der Ordnung entstellt in der Vieldeutigkeit des Wortes, das immer schon in der ursprünglichen, metaphorischen Sprache artikuliert war und von daher die Weisung erhielt für die Ordnung der apollinischen Welt. Dem Menschen ist es offengestellt, aus der

rechts fließenden Quelle der Mnemosyne zu trinken oder aus der links fließenden Quelle, der Lesmosyne, das Wasser der Vergessenheit. In der Rede der Pythia ist gleichzeitig die Syntax des Bewußten und die Syntax des Unbewußten gegenwärtig. Und es oblag dem Ratsuchenden, die Aussage der Syntax zu vernehmen, auf die er hören konnte. In der Deformierung des logifizierten Sprechens erfahren wir nur noch das Sibyllinische des Sprechens und nicht mehr die doppeldeutige Rede der Sibylle. Denn die Sprache ist von der Sagekraft des Wortes herabgesunken zu einem bloßen Zeichen. Der Herr, dem das Orakel von Delphi gehört, sagt nichts und verbirgt nichts, sondern er weist, er zeigt (*semainai*) – Heraklit.
Der bürgerliche Mensch, der »wissenschaftliche Mensch«, lebt in einer eindimensionalen Welt verkümmerten Sprechens, festgestellt in der Syntax einer eindeutigen Rede. Aber der Mensch steht ganz woanders als seine Syntax, er ist – zu jeder Zeit – ihr weit voraus (Benn). Es spricht in der Rede immer schon eine andere Syntax mit, die unter und vor der festgestellten liegt und über sie hinausgeht. In dieser »überschüssigen Rede« verweist das Suffix des »über« auf die Subversion des Analogischen, die in jeder Rede gegenwärtig ist. Und in der metaphorischen Rede des psychoanalytischen Diskurses öffnet sich gerade die Vielstimmigkeit und Vieldeutigkeit des menschlichen Sagens. Der Freudsche Diskurs nimmt gegenläufig zum Diskurs der Moderne die Erfahrung des Konaturalen wieder auf, findet auf seinem Weg zur Geschichte der Natur des Subjekts eine Naturgeschichte, die nicht weniger mythisch ist als die Mythologie einer jeden Naturwissenschaft.

3. Der Augenblick der psychoanalytischen Situation: Von den drei Momenten der Zeit – das rhetorische Moment der Psychoanalyse

Die psychoanalytische Situation ist eine des Augenblicks, der von drei Momenten der Zeit[372] geschlagen ist: Von der Vergegenwärtigung der Vergangenheit als dem »Nicht-Mehr« und der Vergegenwärtigung der Zukunft als dem »Noch-Nicht« in

372 Grassi, 1979a, S. 106.

der Vergegenwärtigung des »Jetzt«. Die psychoanalytische Situation ist davon in Anspruch genommen, was im Augenblick von der Vergangenheit von bestimmter Bedeutung für die Zukunft ist, das heißt, Vergangenheit lebt immer nur aufgrund einer Bewertung, die sich als gegenwärtige Stellungnahme für eine mögliche Zukunft darstellen soll. Vergangenheit wird an die Zukunft angeschlossen, diese aber wiederum an die Gegenwart; oder Vergangenheit vergegenwärtigt sich in der analytischen Situation als Wiederholung Immer-Desselben, wie es sich in der auf die Vergangenheit eingeschränkten Perspektive psychoanalytischer Deutungsarbeit darstellen kann. Erinnern wäre in diesem Falle die Repetition des Immer-schon-Gewesenen. An diesem Punkt wird schon deutlich, daß die Deutungsperspektive des Analytikers darüber entscheidet, in welcher Perspektive sich die Vergegenwärtigung des Triebkonflikts vollzieht: in einem linearen Determinismus, der die Bedeutung der Gegenwart auf den Einfluß der Vergangenheit reduziert in der Art, daß der Analytiker immer weiter zurückgeht bis zur Bestimmung des Triebschicksals in den ersten Lebensmonaten oder bereits intrauterin; oder ob der Psychoanalytiker der Versuchung dieses bloßen Rückphantasierens widersteht und das Wesen der Zeit in der Gegenwart zu begreifen vermag, in der sich der Triebkonflikt aktualisiert und insofern nur von der Vergangenheit geschlagen ist, wie diese Bedeutung erlangen kann für zukünftige Lösungen. Eine Vergangenheit aufzubewahren und sie eben nicht im Hinblick auf eine gegenwärtig zu lösende Aufgabe zu betrachten, wäre das Kennzeichen einer stehengebliebenen Geschichte, auch einer steril gewordenen Kultur,[373] die sich in der Bewahrung der Überlieferung genüge tut. Zeit ist also – und nicht nur in der analytischen Situation – das Wesen des Augenblicks, der seine Deutung verlangt im Hinblick auf die mögliche Bedeutung einer für die Zukunft zu lösenden Aufgabe. Es wird deutlich, daß hier die konservierende Haltung des Analytikers oder seine »seherische«, zukunftsweisende Intention zur Diskussion gestellt ist. Das heißt, ob er im Hinblick auf die Infantilgenese des Triebschicksals die Welt des Menschen als eine

373 Grassi, 1979a, S. 106.

ewig sich wiederholende Vergangenheit deutet oder ob er im Augenblick der Vergegenwärtigung eines vergangenen Konflikts eine Bedeutung aufzeigen kann, die für den Analysanden einen prospektiven Weg weist. Inwieweit die psychoanalytische Rede eine aufzeigende, semantisch-weisende Rede ist und keine rationale Rede, wird noch zu zeigen sein. Und es wird auch noch zu klären sein, daß Deutungen, die sich nur auf das »Nicht-Mehr« beziehen, das Subjekt in die Geschichte des Gewesenen einschließen und in dieser Konservierung verkümmern lassen. Psychoanalyse wird hier zur Denkmalspflege: es ist die Herrschaft der Erinnerung als Waffe des Nachgefühls, der Ressentiments (Nietzsche). Das Erinnern als Stehenbleiben bei der Vergangenheit bedeutet ein Erstarren in der Vergangenheit: es ist jenes Interesse für Geschichte, das sich aus der Bemühung ergibt, zu retten, was gewesen ist. Die museale Welt des Spätbürgertums, dem selbst Stadtlandschaften zu Museen werden, ist Ausdruck dieses verzweifelten Versuches, aus der geschichtslosen Gegenwart sich in die Geschichte der Vergangenheit zu retten.

Deshalb gilt allein die Dimension des Gegenwärtigen, des im Augenblick Geschehenen, das sich der Vergangenheit erinnert, um sie für die Zukunft zu vergessen, das heißt, das von ihr Gültige im Augenblick für die Zukunft aufzuheben. Das Reden im Augenblick ist zugleich immer ein ständiges Erinnern und Vergessen. Und der Augenblick, in immer neuen und verschiedenen Situationen, vertreibt aus dem Stehenbleiben in der Vergangenheit, fordert zu immer neuen Bedeutungen heraus, die einleuchten, das Dunkel des gelebten Augenblicks erhellen müssen. Das »Seherische«[374] des Augenblicks ist das Schöpferische im buchstäblichen Sinne, das heißt, der Situation einen Sinn zu übertragen, erfinderisch tätig zu werden. Und es wird noch zu fragen sein, was und wozu vom Analytiker jeweils geschöpft wird in seinen Deutungsangeboten. Hier wird die Kluft deutlich zwischen einer semantischen, aufzeigenden und hinweisenden Rede, die dem Augenblick Bedeutung überträgt in der Auseinandersetzung zwischen den

374 Das metaphorische Sprechen in der Psychoanalyse in seiner mantisch-prospektiven Funktion ist an anderer Stelle ausführlich dargestellt (Pohlen, 1984).

Zeitmomenten, und der rationalen, begründenden und begründbaren Sprache, die sich in der Weise logischer Deduktion bewegt. Das semantische, deutende Sprechen im Hier und Jetzt wird traditionell als Rhetorik beziehungsweise als *persuasio* definiert (in der lateinischen Tradition), mit anderen Worten: deutendes Sprechen bewegt sich immer schon auf die Überzeugung hin und nicht auf die Gewißheit einer beweiserhebenden Rede. Das semantische Sprechen ist ein metaphorisch-bildhaftes Denken und Sprechen, das zur Evidenz führt. Es ist das Herausscheinen (*e-videre*), der Augenschein, eine Deutlichkeit, die auf unmittelbarer sinnlich-figürlicher Anschauung beruht und zur Einsichtigkeit, zum Überzeugungsbewußtsein führt: das Bild ist unwiderruflich,[375] es hat immer das letzte Wort, der Augenschein der Szene oder Figur enthält die Überzeugung. Die Auseinandersetzung von Vergangenheit (Erinnern) und Zukunft (Voraussicht) eröffnet sich in der augenblicksgebundenen Fähigkeit des Metaphorierens, des deutenden Auslesens aufgrund dieser unwiderruflichen Einsicht im Bilde. Und dieser gegenwärtige Augenblick im Sinne des unterscheidenden Sehens (daher auch Augenblick) kann niemals vergegenständlicht werden.[376]

Psychoanalyse ist wie jeder Dialog in der Gemeinschaft ein Prozeß der Auseinandersetzung um Erinnern und Vergessen im Augenblick, dem durch Einsicht metaphorierend Bedeutung übertragen wird. Es gibt in diesem interpretierenden Denken, in dem sich der Mensch von Augenblick zu Augenblick notwendigerweise seine Welt deutend, das heißt sinnübertragend aufbauen muß, keine Gewißheit, sondern nichtbegründbare Einsicht. Dagegen hat das Verlangen nach Gewißheit in der Feststellung des Vergangenen die Interpretation des Gewesenen in der Erfindung der Schrift konserviert und in

375 »Das Bild ist unwiderruflich, es hat immer das letzte Wort; kein Wissen kann ihm widersprechen, es zurechtrücken, es verfeinern« (Barthes, 1986, S. 63). Mit meiner Sprache kann ich alles machen, d. h. alles widerrufen, nicht aber mit meinem Körper: die verstohlene Geste des Geliebten zur Anderen, der verführerische Blickwechsel der Geliebten mit einem Anderen ist unwiderruflich, während Worte der Eifersucht beliebig austauschbar und widerrufbar sind.

376 Grassi, 1979a, S. 134.

der Feststellung dieser überlieferten Rede Zug um Zug die Vorrangigkeit des rationalen, abgeleiteten und begründeten Denkens und Sprechens festgelegt. Platon hat im *Phaidros* den Mythos des ägyptischen Gottes Teuth erzählt, der den Menschen die Schrift schenkte.[377] Sie erscheint hier als ein im höchsten Maße gefährliches Geschenk, denn mit ihr läuft der Mensch Gefahr, das ursprüngliche Erinnern der gewesenen Möglichkeiten und Verheißungen zu verlieren und sie endgültig dem Vergessen anheimzugeben. Die Schrift in der verwalteten Überlieferung der bestallten Exegeten schreibt die Interpretation für die Gemeinschaft fest: alle Macht geht durch die Hände der Interpreten, die früher die Priester waren. Die fluktuierende Evidenz des dialogischen Prozesses der Auseinandersetzung zwischen Erinnern und Vergessen entspricht den unendlichen Möglichkeiten des Menschen, die Welt endlos zu interpretieren, aber sie schüren zugleich das Verlangen nach Gewißheit, wie sie sich in einem codifizierten[378] Text niederschlägt. Die Verfügung über die Interpretation des Textes zeichnet Priesterherrschaft, repräsentiert in der

377 »Diese Kunst (des Schreibens), oh König, wird die Ägypter weiser machen und gedächtnisreicher, denn als ein Mittel für Erinnerung und Weisheit ist sie erfunden. Jener aber habe erwidert: Oh kunstreicher Teuth, einer weiß, was zu den Künsten gehört, ans Licht zu bringen; ein anderer zu beurteilen, wieviel Schaden und Vorteil sie denen bringen, die sie gebrauchen werden. So hast auch du jetzt, als Vater der Buchstaben, aus Liebe das Gegenteil dessen gesagt, was sie bewirken. Denn diese Erfindung wird den Seelen der Lernenden vielmehr Vergessenheit einflößen aus Vernachlässigung der Erinnerung, weil sie im Vertrauen auf die Schrift sich nur von außen vermittels fremder Zeichen, nicht aber innerlich sich selbst und unmittelbar erinnern werden« (Platon, *Phaidros*, in Grassi, 1979, S. 144) – der ägyptische Gott Thot kehrt griechisch als Hermes wieder: er ist der Gott aller Zauberei und Täuschung, der Erfinder von Maß, Zahl und Schrift, der Affengott der Schreiber und Schriftgelehrten.

378 Den Schlüssel zur codifizierten Schrift halten die »Priester« in ihren Händen, Herrschaft ausübend über die Auslegung der Welt im Absolutheitsanspruch einer Wahrheit, die die Heilserwartungen der Menschen befriedigen. In diesem Kontext stehen auch die Heilserwartungen einer säkularisierten Gesellschaft gegenüber den »Wahrheiten« der Psychoanalyse.

Herrschaft von Schriftgelehrten, die den herrschenden Diskurs und dessen Auslegung verwalten.
Die verfügten Signaturen in den Händen der »Priester« bringen Gewißheit in der Auslegung von Welt, sie lassen den Menschen aber ihre Erinnerungen vergessen, die als Versprechungen und Möglichkeiten noch unausgeschöpft im Gewesenen liegen. Das noch Unabgegoltene im individuellen Schicksal entspricht dem noch Unabgegoltenen im Schicksal des Kollektivs: Erinnern ist Eingedenken (Bloch), etwas nicht zu vergessen, was noch aussteht. Und dieses Eingedenken als Erinnerung ist zugleich das Vergessen des als gegeben Überlieferten, ist das Vergessen des Immer-Desselben, daß also alles sicherheitshalber so bleibt, wie es ist[379] – Kennzeichen einer steril gewordenen Kultur, die sich in der Konservierung ihrer Überlieferung genügt.

4. Die Aufklärung der Suggestion: Von der Einflußnahme des Psychoanalytikers

4.1 Die Konstruktion der psychoanalytischen Situation durch die Übertragung des Analytikers

Wenn die Verdrängungslehre, wie Freud sagt, der Grundpfeiler ist, auf dem das Gebäude der Psychoanalyse ruht, dann ist die Erinnerungsarbeit in der psychoanalytischen Situation der treibende Anspruch für den Analytiker wie für den Analysanden. Die Technik der Psychoanalyse ist in diesem Kontext eine Praxis der Erinnerung, die sich der Verdrängungstheorie verdankt, und die Verdrängungstheorie erzeugt die Praxis als Erinnerungsarbeit.
Freud ist einer Analogieschluß-Theorie des fremdseelischen Erfahrens und gleichzeitig einer Theorie des Verstehens gefolgt, indem er seinen Entwurf der analytischen Situation auf zwei Grundpfeiler stellte. Mit ihm sind die beiden Zielvorstellungen gemeint: erstens, »daß das scheinbar Harmloseste und Willkürlichste, das (der Analysand) berichtet, im Zusammenhang mit seinem Krankheitszustande steht«. Und zwei-

379 Bloch, 1978.

tens »die andere Zielvorstellung, von der dem Patienten nichts ahnt, ist die meiner Person«.[380] Das heißt: der Analysand wird innerhalb eines solchen Deutungsrahmens immer von seiner Krankheit und immer von seiner Beziehung zum Analytiker sprechen, auch wenn das Mitgeteilte auf anderem Schauplatz stattzufinden und etwas anderes auszusagen scheint. Freud hat die Wahrnehmung des Fremdseelischen unter das Analogieschluß-Verfahren gestellt: Übertragung der früheren Situation auf die jetzige und der jetzigen auf die frühere. Diese Vorstellung von der Wiederholung in der Übertragung auf den Analytiker läßt diesen die »Krankheit nicht als eine historische Angelegenheit, sondern als eine aktuelle Macht«[381] behandeln. Freuds Konstruktion der analytischen Situation hat eine dialogische Kommunikation konstituiert, in der sich die Angelegenheit der Krankheit zur aktuellen Macht, das heißt zu einem aktualisierten Übertragungskonflikt gestalten läßt: »Diese Neuauflage der alten Affektion hat man von Anfang an verfolgt, man hat sie entstehen und wachsen gesehen und findet sich in ihr besonders gut zurecht, weil man selbst als Objekt in ihrem Mittelpunkt steht. Alle Symptome des Kranken haben ihre ursprüngliche Bedeutung aufgegeben und sich auf einen neuen Sinn eingerichtet, der in einer Beziehung zur Übertragung besteht.«[382] Unter dieser Ansicht einer Wiederauflage, daß der Patient immer über seine Krankheit und immer über seine Beziehung zum Analytiker spricht, werden alle Mitteilungen des Analysanden im Sinne solcher Übertragungsdeutung des Geschehens zu Wiederholungen früherer Gefühle und Reaktionen gegenüber den primären Beziehungspersonen, die jetzt auf den Analytiker übertragen werden, ehemals aber den kindlichen Vorbildern gegolten haben.[383] Und die Kunst des Analytikers soll in der Überwindung dieser Übertragung liegen: »indem wir dem Kranken nachweisen, daß seine Gefühle nicht aus der gegenwärtigen Situation stammen und nicht der Person des Arztes gelten, sondern daß sie wiederholen, was bei ihm bereits früher einmal vorgefallen ist.

380 Freud, GW II/III, S. 537.
381 Freud, GW X, S. 131.
382 Freud, GW XI, S. 462.
383 Freud, GW XVII, S. 100.

Auf solche Weise nötigen wir ihn, seine Wiederholung in Erinnerung zu verwandeln.«[384] Die Mitteilungen des Analysanden sind in der Übertragung eine unbewußte Verführung für den Analytiker, so zu reagieren, wie die früheren Beziehungspersonen reagiert haben. Die Überwindung dieser Übertragung liegt demnach in den Deutungen des Analytikers, das dargebotene Material in der Hinsicht zu deuten, daß sich aus den Gefühlsreaktionen des Analytikers die Reaktionen der primären Beziehungspersonen auf den Analysanden erschließen lassen.

Freud folgt hier einer Theorie des Verstehens, indem er auf dem Hintergrund seiner Übertragungsinterpretation des Geschehens dem dargebotenen Material im Sinne eines verstehenden Erschließens einen Sinn unterlegt. Wenn es der Sinn der analytischen Arbeit ist, das bisher Unerhörte zu hören, das bisher Ungesagte zu sagen, dann ist zu fragen, wie der Analytiker aus den Mitteilungen des Analysanden dieses vernehmen kann; denn das Gesagte und Gehörte soll doch daraufhin empfangen werden, was aus dem dargebotenen Text auszulesen ist. Diese Auslese entstammt freilich den Erwartungen Freuds aus der Deutung der analytischen Situation als einer Übertragungssituation. So sind wir auf die unbewußten Erwartungen Freuds verwiesen, wenn wir nach den Regeln für die Auswahl des Textes suchen. Freud sagt dazu: »Wie der Analysierte alles mitteilen soll, was er in seiner Selbstbeobachtung erhascht, mit Hintanhaltung aller logischen und affektiven Einwendungen, die ihn bewegen wollen, eine Auswahl zu treffen, so soll sich der Arzt in den Stand setzen, alles ihm Mitgeteilte für die Zwecke der Deutung, der Erkennung des verborgenen Unbewußten zu verwerten, ohne die vom Kranken aufgegebene Auswahl durch eine eigene Zensur zu ersetzen, in eine Formel gefaßt: er soll dem gebenden Unbewußten des Kranken sein eigenes Unbewußtes als empfangendes Organ zuwenden, sich auf den Analysierten einstellen, wie der Receiver des Telephons zum Teller eingestellt wird. Wie der Receiver die von Schallwellen angeregten elektrischen Schwankungen der Leitung wieder in Schallwellen verwan-

384 Freud, GW XI, S. 461.

delt, so ist das Unbewußte des Arztes befähigt, aus den ihm mitgeteilten Abkömmlingen des Unbewußten dieses Unbewußte, welches die Einfälle des Kranken determiniert hat, wiederherzustellen.«[385]

In diesem Vergleich mit der telefonischen Kommunikation sucht Freud die Voraussetzung für den Verständigungsprozeß im Dialog zu klären. Die Erfordernis, daß der Analytiker auf derselben Frequenz empfangen und senden soll, auf der der Patient sendet und empfangen kann, führt uns jenseits des physikalischen Prozesses der Übermittlung sogleich in die Schwierigkeit der psychoanalytischen Übersetzung. Der Receiver des Analytikers ist nämlich dessen eigenes Unbewußtes als empfangendes Organ, und der Analytiker soll mit diesem Unbewußten, das er sich selbst übersetzen muß, die Übersetzungsarbeit für das Unbewußte des Analysanden leisten. Freud stellt hier den Anspruch, daß der Analytiker seine unbewußten Erwartungen, die er durch den Interpretationsrahmen der psychoanalytischen Situation dem Analysanden als Übertragungsprozeß anbietet, sich übersetzt und fordert zugleich, daß die unbewußten Erwartungen des Analysanden, die er im Analytiker durch dessen Gegenübertragung auf seine Übertragung evoziert, für sich und wiederum für den Patienten gleichermaßen übersetzt; mit Freuds Worten: aus den ihm mitgeteilten Abkömmlingen des Unbewußten dieses Unbewußte des Analysanden wiederherzustellen. In dieser Konstruktion übersieht Freud, daß seine Annahme: die psychoanalytische Situation als Wiederholung in der Übertragung, bereits eine Auswahl des zu interpretierenden Materials des Analysanden festlegt; daß seine gemachten Voraussetzungen für die Beobachtungssituation bereits Interpretationen sind; und daß er das vom Patienten Dargebotene in diesem Interpretationsrahmen wahrnimmt. Freud übersieht aber auch, daß der Analysand wiederum seine Mitteilungen macht im Rahmen der angebotenen psychoanalytischen Übertragungssituation, die ihn unbewußt eine Auswahl des Gebotenen treffen läßt, um sich mit dem Analytiker in Übereinstimmung mit dessen durch die Rahmenbedingungen bestimmter Auswahl

385 Freud, GW VIII, S. 381f.

zu bringen – im Kontext des Drucks auf intersubjektive Verständigung. Freud führt hier einen Schwierigkeitsgrad in die konstitutiven Bedingungen der von ihm gewählten psychoanalytischen Situation ein, der in seiner Bedeutung von der verschulten Psychoanalyse überhaupt nicht mehr wahrgenommen wird. Wiederholung in der Übertragung wird nur noch als technisches Moment der Analyseführung begriffen, und es wird nicht mehr reflektiert, daß die der psychoanalytischen Wahrnehmung zugrundeliegenden Bedingungen schon Interpretationen sind. Die Freudschen Erfahrungen haben sich einer Psychoanalyse entzogen, die das von Freud auf diesem Weg Entdeckte für Tatsachen nimmt. Und die Verwendung von anschauungsentleerten Begriffen ersetzt die abhandengekommene Erfahrung, an deren Stelle sich das Hantieren mit psychoanalytischen Begriffsschablonen gesetzt hat. Freud hat uns mit seinen Aussagen über das Unbewußte des Analytikers als Empfangsorgan für den Analysanden eine Schwierigkeit hinterlassen, die die Unbekannte in der analytischen Gleichung ist, eine »Größe«, die es für uns jenseits der Freudschen Erfahrung zu bestimmen gilt. Begibt man sich in die Schwierigkeiten der Freudschen Begrifflichkeit, dann bewegt man sich schon jenseits der psychoanalytischen Begriffsschablonen und ist genötigt, die Leerstellen Freuds mit lebendiger Erfahrung zu füllen – wie Psychoanalyse überhaupt nur die Erfahrung ihrer Begrifflichkeit wiederfinden kann, wenn sie sich besinnt auf die Leerstellen Freuds, die er den Nachfahren zum Neubedenken aufgegeben hat.

Wenn wir uns auf Freuds Bild des Übermittlungsgeschehens im psychoanalytischen Dialog einlassen, können wir uns der Einsicht nicht verschließen, daß die psychoanalytische Situation in jeder Hinsicht durch die Erwartungen, das ist die Übertragung des Analytikers, konstruiert wird. Die psychoanalytische Situation als Wiederholung in der Übertragung entstammt der Übertragung des Analytikers. Die Vorstellung, daß die Darbietungen des Analysanden Reize für den Analytiker darstellen sollen, genauso wie die primären Objekte zu reagieren, entstammt ebenfalls der Übertragung des Analytikers. Und die Grundlegung dieses Übertragungsgeschehens entstammt der Übertragung des Analytikers, mit seinem Unbewußten als Empfangsorgan die Abkömmlinge des Unbewußten des Analysanden so aufzunehmen, daß er dieses Unbewußte des Analysanden wiederherstellen kann. Freud meint hier, daß es der Analytiker vermöge, aus den Derivaten des Unbewußten des Anderen mit Hilfe seines eigenen Unbewußten dessen unbewußte Gestalten zu erschließen, von denen der Analysand entstellte Abkömmlinge darbietet. Freud hat hier das Fundament des psychoanalytischen Verstehensprozesses, die Erschließung der unbewußten Gestalten eines Anderen mit der Behauptung begreiflich machen wollen, daß es im Vermögen des Psychoanalytikers liegen soll, aufgrund seiner eigenen unbewußten Tätigkeit die Tätigkeit des Unbewußten eines Anderen zu erschließen. Der psychoanalytische Prozeß konstituiert sich demnach aus dieser Übertragung des Analytikers, mit Hilfe seiner eigenen unbewußten Phantasien die Bruchstücke aus dem Unbewußten des Analysanden zu einem Bild zu ergänzen, das dem Unbewußten des Anderen entsprechen soll. Wenn wir dieser Auffassung folgen, heißt das aber, daß Freud hier eine Fähigkeit und ein Vermögen des Analytikers voraussetzt, die in einer spezifischen Einbildungskraft[386] des Analytikers liegen. Daraus wird auch

386 Dieses Moment, die spezifische Einbildungskraft des Analytikers, ist eine Herausforderung für empirische Untersuchungen über die kognitive Strukturierung des analytischen Prozesses durch die Phantasiebildung des Analytikers. Die phantasiegeleitete Tätigkeit des Analytikers ist das prozeßbestimmende Moment, das wir empirisch untersuchen. Dies sei gesagt, damit wir nicht leichthin einer radikal-hermeneutischen Position zugeschlagen werden, da es in unserem Erkenntnisinteresse liegt, das zu prüfen, was wir denken, und das zu bedenken, was wir prüfen. In der Prüfung soll sich bewähren, was Bestand haben kann. Die Bewährung des im Moment Gültigen ereignet sich in der hermeneutischen Reflexion wie in der empirischen Überprüfung, wenn auch in der Hermeneutik die Voraussetzungen der Erfahrung zum Gegenstand der Reflexion gemacht werden. Freilich hat die Zurichtung des Freudschen Textes zu Gesetzestexten, die damit unhintergehbar gemacht werden sollen, in der orthodoxen Psychoanalyse zu einer Freud-dies- und Freud-das-Exegese geführt, die den Analytiker vom Nachdenken suspendiert. So hört man von jenem Institut, das den Namen Sigmund Freuds trägt, nach 25 Jahren »For-

verständlich, daß es im Zuge der Verschulung der Psychoanalyse zu einem von jedermann erlern- und anwendbaren Verfahren dazu kommen mußte, daß die von Freud gemachten Voraussetzungen für die Person des Analytikers, was sein Vermögen für dieses Tätigwerden angeht, heute in einem Verfahrenskanon festgelegt sind. Dieser regelt, wie Analytiker die zu machenden Wahrnehmungen lernen sollen, so daß schließlich die schultypisch gelernten Wahrnehmungen, die an jedem Fall repetiert werden, für individuelle Phantasien gehalten werden. Indem von der Psychoanalyse nicht mehr reflektiert wird, was für Freud die gültigen Voraussetzungen des analytischen Tätigseins sind, entzieht man sich nicht nur den Grundlagen der Psychoanalyse und bringt damit ihre Essenz zum Verschwinden, vielmehr betreibt man durch seine Flucht vor diesen Einsichten eine Aufhebung der Psychoanalyse in ihrem spezifischen Wissenschaftscharakter. Ein schlagender Beweis gerade für die Ignoranz gegenüber diesem konstitutiven Moment der Übertragung des Analytikers zur Grundlegung der psychoanalytischen Situation ist die Erfindung der Gegenübertragung, deren mechanische Handhabung heute die Psychoanalyse wiederum einer psychodynamischen Psychiatrie näher gebracht hat.[387] Freud hat mit Bedacht den Begriff der Gegenübertragung nur im Zusammenhang und als einschränkende Bedingung der günstigen Wahrnehmungsvoraussetzungen für die Wiederherstellung des Unbewußten eines Anderen eingeführt. Als einschränkende Bedingung dieser Voraussetzungen nennt Freud die eigene Erfahrung des Analytikers in dem Sinne, »daß jeder Psychoanalytiker nur so weit

schen und Heilen«, daß naturwissenschaftliche Prüfverfahren mit dem Charakter der Psychoanalyse »inkommensurabel« seien. Abgesehen von der Fragwürdigkeit solch kategorischer Aussagen, die die Kenntnis naturwissenschaftlicher Vorgehensweise auch in der Psychoanalyse missen läßt, weist eine solche Vermeidung wissenschaftlicher Auseinandersetzung auf ein fehlendes Potential kritischer Reflexivität den eigenen Grundlagen gegenüber.

387 Der Kandidat der Psychoanalyse kann jetzt neben den Schablonen von oral nach phallisch-genital genauso die Gegenschablonen der Gegenübertragung von oral nach phallisch-genital lernen und dies für seine individuelle Wahrnehmung halten.

kommt, als seine eigenen Komplexe und inneren Widerstände es gestatten«.[388] Freud erkannte, daß der Analytiker das beim Anderen nicht erfahren kann, was er selbst nie erfahren hat und daß der Analytiker den Anderen nicht das wahrnehmen lassen kann, was nie Gegenstand seiner eigenen Wahrnehmung war. Und darin liegt die unbedingte Grenze des Verstehens im analytischen Dialog. Voraussetzung psychoanalytischer Wahrnehmung ist für Freud, daß der Analytiker »von jenen Eigenkomplexen Kenntnis genommen habe, die geeignet wären, ihn in der Erfassung des vom Analysierten Dargebotenen zu stören«[389] – die Notwendigkeit einer Lehranalyse soll sich daraus ergeben.

Die allem zugrunde liegende und allem vorangehende Bedingung psychoanalytischer Wahrnehmung ist jedoch das Schwingen zwischen zwei Wahrnehmungs- und Einstellungsweisen: der psychoanalytischen und wissenschaftlichen. Freud meint dazu, daß die Analyse jener Fälle am besten gelinge, »bei denen man wie absichtslos verfährt, sich von jeder Wendung überraschen läßt, und denen man immer wieder unbefangen und voraussetzungslos entgegentritt. Das richtige Verhalten für den Analytiker wird darin bestehen, sich aus der einen psychischen Einstellung nach Bedarf in die andere zu schwingen, nicht zu spekulieren, solange er analysiert, und erst dann das gewonnene Material der synthetischen Denkarbeit zu unterziehen, nachdem die Analyse abgeschlossen ist. Die Unterscheidung der beiden Einstellungen würde bedeutungslos, wenn wir bereits im Besitze aller oder doch der wesentlichen Erkenntnisse über die Psychologie des Unbewußten... wären.«[390]

Freuds Unterscheidung ist hinfällig geworden in einer Psychoanalyse, die sich im Besitz des Wissens über das Unbewußte weiß, deren Ausbildungsapparat einen Umgang mit dem psychoanalytischen Wissens- und Erkenntnisgewinn lehrt, der sich durch die Beherrschung der psychoanalytischen Technik sozusagen von selber einstellen soll: anstelle des Er-

388 Freud, GW VIII, S. 108.
389 Freud, GW VIII, S. 382.
390 Freud, GW VIII, S. 380.

lernens einer für die Psychoanalyse spezifischen Methode von Erfahrungswissen lernen Psychoanalytiker das von ihrem Apparat verwaltete formelhafte Wissen. Es ist nicht erstaunlich, daß Psychoanalytiker in der Praxis ihrer Erfahrung nicht mehr überrascht werden können durch Wahrnehmungen, die aufgrund der von Freud geforderten »Voraussetzungslosigkeit« eintreten müßten, weil der Analytiker seine Wahrnehmung macht aufgrund eines kanonisierten Wissensbestandes, den er an jedem Fall im Sinne einer sich selbst erfüllenden Prophezeiung zu bestätigen sucht. Das »absichtslose« Wahrnehmen, das den Analytiker von jeder Wendung überraschen würde, wäre ein Wahrnehmen, das den Analytiker seinem eigenen Unbewußten, das sind seine einreißenden Phantasien, überraschend aussetzen würde – jenseits der unbedingten Zuordnung zu den gelernten Wahrnehmungsklischees. Die suspendierte wissenschaftliche Erfahrung des Analytikers, die sich der Ausbildung verdankt, korrespondiert aus den gleichen Gründen einer durch Klischees bestimmten Erfahrung in der Lehranalyse, in der für gewöhnlich die eine Generation der Analytiker an die nachfolgende den vom Apparat verwalteten Katechismus weitergibt. Das so tradierte Wissen konserviert »Erfahrung« als Weitergabe des von der psychoanalytischen Bürokratie registrierten Katalogwissens.

Freud hat dagegen das analytische Verfahren als ein heuristisches entworfen, als Erfindungskunst, Neues zu finden und zu erfinden. Und in der gefundenen Technik, in der Kunstfertigkeit der konstruierten psychoanalytischen Situation – und das ist sein heuristisches Prinzip – hat er für sich ein Wahrnehmungsfeld organisiert, das zugleich eine Beziehung stiftet als eine artifizielle Form des Dialogs: alles Wahrnehmen unter den Gesichtspunkt einer analogisierenden Übertragungssituation zu ordnen und das Wahrgenommene einer Verstehensarbeit[391] zu unterwerfen, die dem in dieser Weise

391 Die Freudsche Verstehensarbeit kann nicht auf den Begriff der Empathie gebracht werden, vielmehr fängt das psychoanalytische Begreifen dort an, wo das naive Verstehen nach dem gesunden Menschenverstand der einfühlenden Teilnahme aufhört. Die Kluft zwischen der Freudschen Differenziertheit in der Explikation der spezifischen psychoanalytischen Wahrnehmungsweise und der gän-

dargebotenen Material einen Sinn durch Deutung, das heißt Bedeutung überträgt.
Psychoanalytische Erfahrung stellt sich demgegenüber nicht ein durch stereotype Wiederholung der Freudschen Technik. Die Anschaulichkeit der Freudschen Begrifflichkeit kann nicht dadurch wiedergewonnen werden, daß der Analytiker die psychoanalytische Situation nur nach dem Schema von Wiederholung in der Übertragung situiert. Die Freudsche Technik kann nur in der Weise eine günstige Voraussetzung für die analytische Erfahrung sein, wenn der Analytiker in jedem Einzelfall des von ihm konstruierten Übertragungsgeschehens über die Kunstfertigkeit verfügt, mit seinen Phantasien dem Unbewußten des Anderen zu entsprechen und die Bedeutung dieser Phantasien für die Konstellierung der psychoanalytischen Situation zu erkennen. Die wissenschaftlichen Schwierigkeiten der Psychoanalyse liegen in der Beson-

gigen Auffassung von Verstehen durch Schulrepräsentanten zeigt sich z.B. in Kohuts undifferenzierter psychoanalytischer Wahrnehmungstheorie: Kohut sieht das Feld der psychoanalytischen Wissenschaft abgesteckt zwischen der Empathie des Analytikers und der Introspektion des Analysanden. Solche Empathievorstellung kulminiert in der Feststellung: »Ich weiß, was du fühlst«, die bei geglückter Empathie vorherrschen soll. Dieses Zitat von Schafer, das Loch (1965) bestätigend für eine recht verstandene Empathie wiedergibt, macht Psychoanalyse mit der Gefühlsemphase der humanistischen Psychologie identisch. Lacan geißelt die Vertreter einer solchen Einfühlungspsychologie als Propheten der Unmittelbarkeit und deren Vorstellungen als eine Psychologie der Umarmung von Felsen und Bäumen. Freud folgt dagegen einem klassischen Analogieschluß-Verfahren, das, durch eine Verstehenstheorie ergänzt, zu einer Anschauung, zum Begreifen der Geschichte eines Anderen führt, die im Rahmen dieser Technik gefunden werden soll. Der Analytiker muß also durch seine Deutungen (Ergänzungen) einen Text herstellen, den er nur finden kann, wenn er über die »begreifende Eigenschaft«, das ist die erfinderische Einbildungskraft verfügt, um mit Hilfe seiner Phantasien die unbewußten des Anderen »wiederherzustellen«. Das Begreifen liegt dem Erklären voran (vgl. Grassi, 1979b). Die psychoanalytische Tätigkeit ist keine Textinterpretation, vielmehr die Erfindung eines anderen Textes, auch einer neuen Lesart des alten Textes.

derheit ihres intersubjektiven Verständigungsprozesses, der sich gerade jenseits der für gewöhnlich als Merkmal der positiven Wissenschaften geforderten Reproduzierbarkeit bewegt. Das Ungewöhnliche des psychoanalytischen Verständigungsprozesses, das in den Standardbedingungen von Wissenschaft nicht unterzubringen ist, kann auch nicht dadurch in den Griff gebracht werden, daß die psychoanalytische Situation als standardisierter Übertragungsprozeß ausgegeben wird, um sich darin eine legitimierende Rationalität des Vorgehens zu verschaffen. Die Schwierigkeit der Freudschen Hinterlassenschaft, die Grundlegung des analytischen Dialogs durch die Fähigkeit des Analytikers, dem Unbewußten des Anderen zu entsprechen und Es wieder herzustellen, muß sich Psychoanalyse vor Augen halten, um zu wissen, auf welchem Hintergrund psychoanalytische Erinnerungsarbeit sich vollzieht und welchen Status von Wissenschaft Psychoanalyse einnimmt.

4.2 Freuds Not der Interpretation: Die Erfindung der psychoanalytischen Situation aus der Triebnot des Analytikers

Die Freudsche Verstehenstheorie, das dargebotene Material des Analysanden zu deuten im Sinne der Übertragung des Kindes auf die Eltern und die eigenen Reaktionen in Gegenübertragung als Identifizierung mit den elterlichen Reaktionen zu sehen, stellt den Analytiker in den Mittelpunkt des Geschehens. Auch Ferenczi hat gezeigt, daß der Analytiker alle Fäden in der Hand hält, indem jede seiner Interventionen eine Wahrnehmungslenkung des Analysanden ist im Sinne der Wahrnehmungsbahnung.

Der Freudsche Satz, daß der Analytiker nur so weit kommt, als seine Eigenkomplexe es gestatten, ist auch so zu lesen, daß der Analytiker aufgrund seiner Struktur oder »Konfliktneigung« (Morgenthaler) das Reizmaterial des Analysanden durch seine Interventionen, die seinen spezifischen Wahrnehmungs- und Sehweisen entsprechen, so organisiert, daß er den unbewußten Erwartungen des Analysanden entsprechen kann. Die »gleichschwebende Aufmerksamkeit« entspringt nicht einer ungelenkten Wahrnehmungsweise des Analytikers: sie ist immer schon eine gelenkte im Sinne der persönlichen Gleichung, die ihm die Schlüsse nahelegt, die seiner Struktur entsprechen. Es war immer schon eine bekannte Erfahrung, daß in den Freudschen Analysen die infantile Sexualität Gegenstand der Analyse war, in den Jungschen Analysen die Archetypen und bei Adler wiederum die Überkompensation des Minderwertigkeitskomplexes. Das Dargebotene des Analysanden ist die Antwort auf die Angebote des Analytikers. Analysanden scheinen in Abhängigkeit von den Anschauungen des Analytikers das Material darzubieten, das den Theorien und Interpretationen ihrer Analytiker entspricht. Diese Phänomene könnte man zwar so interpretieren, daß jede psychoanalytische Theorie zur Selbstvalidierung neigt, indem eben Freudianer Material über den »Ödipuskomplex«, Rankianer über »Trennungsangst«, Sullivanianer über »gestörte zwischenmenschliche Beziehungen«, Lacanianer über den abwesenden »Anderen«, Kleinianer über die »verfolgte Brust« bringen. Auf dieser Dimension des Vorwurfs einer Selbstvalidierung[392] von Theorie ist aber die Einflußnahme des Analytikers, die er aufgrund seiner Anschauung durch Deutungen ausübt, nicht zu erledigen. Vielmehr stellt sich hier eine ganz andere Wissenschaftsfrage, ob und wie Psychoanalyse im Kanon der traditionellen Wissenschaften zu beurteilen ist. Im Sinne der psychoanalytischen Wissenschaftsmethode ist systemimmanent danach zu fragen, aufgrund welchen Begehrens der Analytiker zur Deutung welcher Phänomene kommt, und wie es zu begreifen ist, daß die deutende Rede der Psychoanalyse zu solch unterschiedlichen Auslegungen führt.

Die Annahme Freuds, daß sich die psychoanalytische Situation durch Wiederholung in der Übertragung und Übertragung in der Wiederholung konstituiere, ist nicht begründbar, entspringt der Einsicht Freuds in die Notwendigkeit der Interpretation zur Ordnung des Reizmaterials, entspringt aber auch der Not Freuds in der drängenden Situation mit dem Analysanden.

392 Vgl. Grünbaum, 1987.

Ein Blick auf die Entwicklungsgeschichte der Freudschen Technik mag dies verdeutlichen. Freud begann mit induzierenden Verfahren der Hypnose, dem Handauflegen und anderem mehr, in denen die aktuelle Triebnot des Patienten durch Katharsis bereinigt werden sollte. Die Symptome sollten durch Bewußtmachen, Wiedererinnern der zugrundeliegenden Traumatisierungen in ihrem Affektbetrag abgeführt und dadurch aufgelöst werden. Aus der Affektnähe dieser Arbeit wandte sich Freud in die Abstraktion der Übertragungstechnik und des Verfahrens der freien Assoziationen, um sich der eigenen aktuellen Triebnot mit dem Analysanden zu entziehen – die Umarmung[393] durch eine Patientin ist hier nur als Anlaß zu sehen für die tiefergründende Freudsche Angst vor der eigenen Triebverwicklung mit dem Analysanden.

Von der aktuellen Not der Triebsituation zwischen Analytiker und Analysand wandte sich Freud zur infantilen Not: durch Distanzierung in der Zeit vollzog er die Abstraktion von der aktuellen Konfliktsituation, indem er alles als Wiederholung der ehemaligen Übertragung deutete. Der Widerspruch zwischen aktuellem Konflikt und Aktualgenese einerseits und infantilem Konflikt und Infantilgenese des augenblicklichen Triebkonflikts andererseits wurde durch Verschiebung in der Zeit aufgelöst. Freud hat damit den Konflikt aktueller Triebprovokation, der sich in der analytischen Situation zwischen ihm und dem Analysanden herstellte, in die Vergangenheit

393 Freud mußte die Entdeckung machen, »daß die persönliche affektive Beziehung (zwischen Arzt und Patient) doch mächtiger war als alle kathartische Arbeit, und gerade dieses Moment entzog sich der Beherrschung. Sodann machte ich eines Tages eine Erfahrung, die mir in grellem Lichte zeigte, was ich längst vermutet hatte. Als ich einmal eine meiner gefügigsten Patientinnen, bei der die Hypnose die merkwürdigsten Kunststücke ermöglicht hatte, durch die Zurückführung ihres Schmerzanfalls auf seine Veranlassung von ihrem Leiden befreite, schlug sie beim Erwachen ihre Arme um meinen Hals. Der unvermutete Eintritt einer dienenden Person enthob uns einer peinlichen Auseinandersetzung, aber wir verzichteten von da an in stillschweigender Übereinkunft auf die Fortsetzung der hypnotischen Behandlung« (Freud, GW XIV, S. 52 und siehe auch Freud, GW XI, S. 468).

verbannt, um sich durch diesen Kunstgriff seiner Triebprovokation zu entledigen. Freud war gedrängt, indem er die eigene Triebversagung nicht erkannte, seinen Konflikt in der Entdekkung der Geschichte der infantilen Sexualität des Anderen zu »lösen«. Durch diesen Kunstgriff der Wendung in die Vergangenheitsperspektive löste er seinen aktuellen Triebkonflikt und erlöste damit die infantile Sexualität für sich und die Anderen aus ihrer Unbewußtheit.

Die Einführung des Übertragungsbegriffs, mit dem sich die aktuelle Situation als Wiederholung der infantilen fassen ließ, ermöglicht, Gegenwart zu Vergangenheit werden zu lassen. Das Zurückholen der Vergangenheit aus der Entfernung ermöglichte die Entfernung der Nähe, ließ Nähe für Freud und vor allem für die Nachfahren, die dieses nicht mehr reflektieren, aushaltbar werden. Diese Tendenz, den aktuellen Triebkonflikt zu einer bloß historischen Angelegenheit zu machen, ist in der modernisierten Psychoanalyse zu einem technischrationalisierten Vermeidungsritual geworden. Im Gegensatz zu einer solchen Tradition, die die Freudsche Technik aus Widerstand in mechanischer Repetition handhabt, war sich Freud der Problematik dieses Schemas der analytischen Situation bewußt. Im Begriff des »Nachträglichen« hat er zu fassen versucht, daß die Infantilgenese des Triebschicksals in allen Lebensepochen immer unter neuen Überschriften umgeschrieben, umorganisiert und in neuen Niederschriften aktualisiert wird. Durch den Begriff des »Nachträglichen«, auf den uns besonders Lacan hinweist, hat sich Freud noch die Dialektik der geschichtlichen Bewegung des Subjekts bewahrt. Und dieser Begriff des »Nachträglichen« ist die Antwort Freuds auf die eindimensionale Vorstellung Jungs vom bloßen Rückphantasieren von Jetzt auf Früher, obwohl dies immer das Grundproblem bei der Deutung aller auftauchenden Phänomene in der Psychoanalyse ist und bleibt. Gleichzeitig ist an dieser Stelle auch der Streit mit Reich verwickelt, der tiefergründend ist als es die Hagiographen der Freudschen Bewegung in der Diskriminierung des gesellschaftskritischen Denkens Reichs als politischen Fanatismus diagnostizieren möchten. Wenn es auch oberflächlich darum gegangen sein mag, das politische Interesse seitens der Psychoanalyse ständig zu dementieren, so ging es jedoch auf anderer Ebene um einen Weltanschauungskampf, der bis heute in der Psychoanalyse nicht ausgetragen worden ist: Aktualgenese, aktuelle gesellschaftspolitisch bestimmte Triebunterdrückung gegen Infantilgenese und infantile Triebunterdrückung, die bereits durch diese Verweisung von Unterdrückung in die Vergangenheit Repression zu einer bloß historischen Angelegenheit macht. Analytiker haben sich in Nachahmung der Freudschen Situation aus dem aktuellen Triebkonflikt mit ihren Analysanden zurückgezogen auf die Schemata der Vergangenheit. Gleichzeitig haben sie sich damit zurückzunehmen versucht aus dem aktuellen Konflikt der Psychoanalyse aufgrund ihrer anstößigen und aufrührerischen Wahrheiten gegenüber den repressiven Mechanismen der Gesellschaft ihrer Zeit. Die Verleugnung der aktuellen Triebprovokation in der analytischen Situation, die Verweisung des aktualisierten Übertragungskonfliktes in die Vergangenheit, hat zur unbedingten Folge, daß Analytiker die Konflikte der Gegenwart nur als ungelöste Konflikte der Vergangenheit begreifen können. Durch diese Pathologisierung des Gegenwärtigen als Ausdruck des Infantilen können sie sich der Auseinandersetzung mit der Repression der Gegenwart entziehen. Diese Abstinenz ist die stumme, aber eigentliche Affirmation der Psychoanalyse.

Das Wiederholen der Vergangenheit aus der Entfernung ermöglichte Freud die Entfernung der Nähe, und diese Lösung des aktuellen Triebkonflikts für Freud wurde in seiner Nachfolge zu einem für den Analytiker triebunabhängigen Mechanismus der Analyseführung neutralisiert. So kann davon abgesehen werden, daß es das Begehren des Analytikers ist, die analytische Situation in dieser Weise für sich herzustellen, und daß der Analysand auf diese Weise genötigt ist, seine Konflikte als vergangene zu inszenieren. Die Dialektik des Vergangenen im Gegenwärtigen und des Gegenwärtigen im Vergangenen wäre damit aufgehoben in der eindimensionalen Blickrichtung ursächlicher Bestimmung in der Vergangenheit, von der die Gegenwart abgelöst ist: weil es früher so gewesen war, muß es heute so sein. Das Bedürfnis, die Gegenwart zu entfernen, um der aktuellen Triebnot zu entgehen, schlägt dem Analytiker in die mechanische Notwendigkeit um, die Konflikte in die Vergangenheit zu verlegen. Indem auf diese Weise Ursache und Wirkung scheinbar auseinandergehalten werden können, wird die aktuelle Triebinszenierung, die sich nur der Wiederholung einer ehemaligen verdanken soll, zum fiktiven Ausdruck jener früheren Kausalität gemacht.

Die vom Analytiker hergestellte analytische Situation kann in der Übertragung des Analytikers auch die Wiederholung der vergessenen, für die Zukunft noch zu erinnernden Vergangenheit sein. Freuds Bemerkung, daß die Übertragung selbst nur ein Stück Wiederholung und die Wiederholung die Übertragung der vergessenen Vergangenheit nicht nur auf den Analytiker sei, sondern auch auf alle anderen Gebiete der gegenwärtigen Situation,[394] ist auch so zu verstehen: daß die Wiederholung in der ständigen Erinnerung die vergessenen Ansprüche mahnt. Denn der Analytiker ruft, indem er mit der Übertragung arbeitet, gleichzeitig auch die Wiederholung des Vergessenen hervor. Und diese Wiederholung des Vergessenen ist nicht aufzuspalten in das, was »der Analysierte wiederholt, anstatt zu erinnern«,[395] und in das, was er erinnert, um es nicht mehr zu wiederholen. In der Übertragung zeigt sich dagegen immer wieder wiederholend der Anspruch des Vergessenen auf Aufnahme und Aufhebung in doppeltem Sinne: es aufzuheben in der Anerkennung und aufzubewahren als ständiger Anspruch. Diese Übertragung wird aber als Wiederholungsgeschehen vom Analytiker unterhalten durch seine intervenierende Tätigkeit. Entgegen einer Praxis der »Abstinenz des zugenähten Mundes« (Lacan), die die Abstinenz als Absehen von den eigenen Wünschen des Analytikers betreibt, ist zu fragen, was denn der Analytiker in seiner intervenierenden Tätigkeit dem Analysanden »auftischt«.[396] Der Analytiker kann nämlich in einem Spiel, dessen Fäden er alle in der Hand hält, nicht aus dem Schneider sein, indem er sich auf Abstinenz beruft.

Was erinnert sich nun in dieser, vom Analytiker strukturierten Situation für den Analysanden? Wiederholt er nur am Ana-

394 Freud, GW x, S. 130.
395 Freud, GW x, S. 131.
396 Morgenthaler, 1978.

lytiker die Schablone der »Uhlandschen Kleinfamilie« (Morgenthaler), und was wiederholt sich darin für den Analytiker, wenn er die Wiederholung Immer-Desselben, die Wiederholung der Triebunterdrückung als Erinnerung deutet im ständigen, historischen Verweis auf die Vergangenheit.
Die vom Analytiker für den Analysanden bereitete Bühne der analytischen Situation ist der Schauplatz der Wiederholung. Der Analytiker wiederholt in der Herstellung identischer Übertragungssituationen, sich immer im Selben und Gleichen mit dem Analysanden wiederzufinden: es geht um die narzißtische Lust der Wiederholung eines primären Befriedigungserlebnisses, in dem Freud die konservierende Natur des Triebgeschehens sah. Für den Analytiker wiederholt sich in der ständigen Wiederholung identischer Übertragungssituationen die Anerkennung seiner Identität vor dem Analysanden, und es wiederholt sich auch für den Analysanden in der ständigen Wiederholung identischer Übertragungssituationen, sich immer im Selben und Gleichen wiederzuerkennen und darin seine Anerkennung zu finden. In diesem Sinne wäre die psychoanalytische Situation die Wiederholung des Fort-Da-Spiels des Kindes, dessen eigentliche Lust in der ständigen Wiederholung des gleichen Spiels liegt, eine Lust für das Ich herzustellen, sich immer im Gleichen wiederzufinden.[397] Der Analytiker ist tatsächlich das Subjekt, das sich durch seine Tätigkeit immer im Gleichen[398] wiederfindet und dessen Tätigkeit darauf gerichtet ist, für das Ich, für das eigene wie das des Anderen, die gleiche Lust in der Wiedererkennung herbeizuführen. Die Aufgabe des Analytikers, das Unbewußte des Anderen aufzufinden, beschränkt sich für gewöhnlich darauf, sich mit dem Anderen immer im gleichen Arrange-

397 Freud hat im Fort-Da-Spiel des Kindes, in seiner lustvollen Wiederholung, ein Moment der Lust erkannt, das über die Bemächtigung in der Umkehrung von Passivität in Aktivität und über die Befriedigung des Rachebedürfnisses am abwesenden Anderen hinausgeht. In der Wiederholung entdeckte er einen andersartigen, aber direkten Lustgewinn für das Ich, indem die Wiederholung, das Wiederfinden der Identität, die Lustquelle für das Ich bedeutet (Freud, GW XIII, S. 14f. und S. 37).
398 Vgl. auch Weber, 1979.

ment wiederzufinden. Im Kontext dieser Veräußerlichung ist auch die gewöhnlich anzutreffende narzißtische Idealisierung der analytischen Situation zu sehen, die um so aufgeladener ist, je abhängiger beide von der ständigen Wiederholung der analytischen Situation sind und je drängender für beide die Einsicht werden könnte, daß möglicherweise außer diesem narzißtischen Genuß sich nichts ereignen könnte. Die Wiederholung als mechanische Repetition des verhängten Papa-Mama-Kind-Schemas, die nichts bringen mag außer diesem narzißtischen Genuß, ist hier strikt zu unterscheiden von der Wiederholung, die im Wieder-Heraufholen der vergessenen Ansprüche und Möglichkeiten liegt – das wäre die Erinnerung des noch ausstehenden Vergessens. Und diese Unterscheidung strukturiert sich durch die intervenierende Tätigkeit des Analytikers, der alles im Sinne der Wiederholung des kleinfamilialen Schemas deuten kann und damit die Wiederholung Immer-Desselben besorgt – oder die analytische Situation als Wiederholung der an ihm wachgerufenen, auf ihn übertragenen, vergessenen Versprechungen wahrnimmt. Eine solche Übertragung des Analysanden jenseits der Wiederholung der »Uhlandschen Kleinfamilie« hat freilich zur Voraussetzung, daß der Analytiker nicht von der Erwartung besessen ist, daß der Analysand das ödipale Schema an ihm zu wiederholen habe, weil er selbst von seinem Ödipuskomplex nicht lassen kann. Es hängt von der Übertragungsbereitschaft des Analytikers ab, ob der Analysand sich der anödipalen Wünsche erinnern darf und sich seiner aktuellen Triebwünsche innewerden kann. Die Frage, was der Analysand zu erinnern wünscht, reflektiert sich in der Frage, was der Analytiker für den Analysanden an Erinnerung wünschen könnte. Jenseits der Wiederholung infantiler Konflikte können Analysanden zum Beispiel tatsächlich wünschen, den Analytiker zu verführen, zu erobern, zu übermächtigen und sich einzuverleiben, wenn der Analytiker sich dies auch wünschen könnte. Warum sollten sich Analysanden gerade die Wiederauflage der alten Ambivalenzkonflikte[399] wünschen und nicht eine ambivalenzfreie Beziehung zum Analytiker, in der sie sich wohlfühlen

399 Morgenthaler, 1978.

können in einer konfliktfreien und entspannten Sphäre, die erst Neu-Erfahrung[400] möglich macht.
Der Analytiker bereitet den Schauplatz der analytischen Situation durch seine Deutungen; er muß den Analysanden verführen, sich auf ihn und die Analyse einzulassen, sich mit ihm zu identifizieren und die analytische Situation in Identifizierung mit dem Analytiker als Wiederholungsfall anzusehen im doppelten Sinne: der Wiederholung Immer-Desselben und der Wiederholung der vergessenen Ansprüche. Diese Identifikationen im analytischen Prozeß sind das tragende Moment der analytischen Situation, und die Einsichten folgen den identifikatorischen Schritten,[401] die der Analysand in seiner Beziehung zum Analytiker eingehen kann. Und die Verführung zur Analyse vollzieht sich als Einflußnehmen über die Interpretation der Situation, von der der Analysand zu überzeugen ist. Die Grundannahmen über die psychoanalytische Situation als Wiederholungsfall entspringen nämlich einer Anschauung, die einleuchtend, scharfsinnig und überzeugend ist und von der erfinderischen Tätigkeit Freuds zeugt; aber diese semantische Rede ist nicht begründet, nicht abgeleitet, nicht ableitbar und auch nicht begründbar[402] – auch wenn sie noch so glänzend und erhellend sein mag. Sie ist der Notwendigkeit Freuds zur Interpretation entsprungen, um sich aus dem Chaos des Reizmaterials einen Kosmos stichhaltiger Interpretationen der Phänomene aufzubauen. Die Psychoanalyse ist hier nur ein Sonderfall der Not des Menschen, seine Welt durch Deutung der Erscheinungen selber aufzubauen – im Gegensatz zum Tierreich. Erst die gedeutete Außenwelt erhebt sich dann zur Bedeutung seiner (Um-)Welt, aber jeweils situationsgebunden wie auch die Deutung der

400 Die Aufgabe des Analytikers besteht nach Morgenthaler darin, unter allen Umständen dafür zu sorgen, daß diese spezifische affektive Entspannung eintritt, indem jede Konfliktneigung im Übertragungsbezug, der aktualisierte Übertragungskonflikt, in jeder Phase des analytischen Prozesses durch Deutungsarbeit sofort aufgelöst wird.
401 Siehe Morgenthaler, 1978.
402 Siehe die Unterscheidung Grassis zwischen semantischer und begründender Rede (Grassi, 1979a und b).

psychoanalytischen Situation sich jeweils aus den (Trieb-) Umständen ergibt. Und Verständigung tritt erst auf, wenn in der analytischen Situation von gemeinsamen Signaturen, von der Übereinstimmung in der Zuweisung der Bedeutungsgehalte, das heißt von einer gemeinsamen Theorie ausgegangen wird. Hier ist die Ansatzstelle der Überzeugungsarbeit des Analytikers, den Analysanden von seiner Anschauung der Dialogsituation, die bereits eine vom Analytiker gedeutete ist, durch Deutungen zu überzeugen und den Analysanden zu bewegen, sich auf die Auffassung des Analytikers vom analytischen Prozeß als Übertragungsgeschehen einzulassen.

4.3 Die Konstituierung der Übertragung des Analysanden durch den Glauben an die Autorität des Analytikers

Im Receiver-Gleichnis stellt Freud den Anspruch, daß der Analytiker dem gebenden Unbewußten des Kranken sein eigenes Unbewußtes als empfangendes Organ zuwendet und aus den mitgeteilten Abkömmlingen des Unbewußten des Analysanden dieses Unbewußte wiederherstellen muß. Freud fordert also vom Analytiker, daß er mit Hilfe seines eigenen Unbewußten die unbewußten Gestalten eines Anderen zu erschließen habe, mit seinen eigenen unbewußten Phantasien die Bruchstücke aus dem Unbewußten des Analysanden zu einem Bild ergänzen muß, das dessen Unbewußtem entsprechen soll. Die analytische Kur besteht aus zwei Stücken: »aus dem, was der Arzt errät und dem Kranken sagt, und aus der Verarbeitung dessen, was er gehört hat, von seiten des Kranken... wir geben dem Kranken die bewußte Erwartungsvorstellung, nach deren Ähnlichkeit er die verdrängte unbewußte bei sich auffindet.«[403]
Wie kommt der Analytiker dazu, aus den Mitteilungen des Analysanden das Unbewußte zu erraten und die diesem entsprechenden, bewußten Erwartungsvorstellungen zu finden; oder was hält den Analytiker davon ab, dem Analysanden auf die Spur zu kommen, wie im Falle von Freuds Dora-Analyse,

403 Freud, GW VIII, S. 105.

in der er nach eigenem Bekunden versäumt hatte, rechtzeitig zu erraten und mitzuteilen, daß die homosexuelle Liebesregung die stärkste der unbewußten Strömungen ihres Seelenlebens war.[404] Der Analytiker hatte in diesem Fall nicht den passenden »Phantasieschlüssel«,[405] um den unbewußten Phantasien des Analysanden zu entsprechen, das Bild zu ergänzen. Freud konnte in diesem Fall das eigene Unbewußte nicht rechtzeitig für sich übersetzen und versäumte es daher, für den Analysanden den Zusammenhang rechtzeitig herzustellen, der diesem die »Wiederherstellung« der unbewußten Phantasie ermöglicht hätte. Die bewußten Erwartungsvorstellungen, die der Analytiker dem Analysanden anbietet, entstammen der Übersetzungstätigkeit des eigenen Unbewußten des Analytikers und führen beim Anderen zur Einsicht, wenn sie aufgrund ihrer Ähnlichkeit zu dessen unbewußten Erwartungen passen, so daß sich Übereinstimmung einstellen kann.

Freud, der im Begriff des »Phantasieschlüssels« eine Vorstellung darüber gewann, was den Analytiker befähigen müsse zum Erraten des Unbewußten, beruft sich in der *Traumdeutung* auf Aristoteles[406] und dessen Bemerkungen über die Voraussetzungen des Traumdeuters: der beste Traumdeuter zeichnet sich dadurch aus, daß er Ähnlichkeiten am besten auffassen kann.[407] Und diese Eignung zum Deuten erweist sich

404 Freud, GW V, S. 284.
405 Freud, Briefe an Wilhelm Fließ, 1986.
406 »Aristoteles hat sich dahin geäußert, der beste Traumdeuter sei der, welcher Ähnlichkeiten am besten auffasse: denn die Traumbilder seien, wie die Bilder im Wasser, durch die Bewegung verzerrt, und der treffe am besten, der in dem verzerrten Bild das Wahre zu erkennen vermöge« (Büchsenschütz in Freud, GW II/III, S. 102). Und Aristoteles bezeichnet in der *Poetik* denjenigen, der die Verbindung zwischen den Dingen durch die Metapher am besten zustande bringt, als »Meister der Metapher«: »Aber die bei weitem größte Sache ist die, ein Meister der Metapher zu sein. Das ist die einzige Sache, die nicht von anderen gelernt werden kann; und sie ist ein Zeichen des Genius, da eine gute Metapher eine intuitive Wahrnehmung der Ähnlichkeit in Unähnlichem beinhaltet« (Aristoteles, in Grassi und Schmale, 1982, S. 151).
407 Freud, GW II/III, S. 102.

als Fähigkeit des Analytikers, die Relation des »Gleichwie«,[408] der Ähnlichkeit und der Gemeinschaft aufzufassen, so daß sich zwischen Analytiker und Analysand Übereinstimmung ergeben kann: »Jedesmal gibt der Arzt in der Psychoanalyse dem Patienten die bewußten Erwartungsvorstellungen, mit deren Hilfe er im Stande sein soll, das Unbewußte zu erkennen und zu erfassen.«[409] Die Einflußnahme des Analytikers vollzieht sich über dessen Übersetzungstätigkeit der eigenen unbewußten Erwartungen (Phantasieschlüssel), und dies ist die allem vorausgehende, notwendige Bedingung für das Wirksamwerden des psychoanalytischen Interpretations- und Behandlungsverfahrens. Diese Aussage umfaßt eine Voraussetzung als vorangehende Bedingung, die der von Grünbaum[410] aufgestellten »These von der notwendigen Bedingung« (Necessary Condition Thesis) voraus- und zugrundeliegt und ohne deren Berücksichtigung die Wirkmechanismen des psychoanalytischen Prozesses überhaupt nicht zu begreifen sind beziehungsweise die kausale Relevanz der psychoanalytischen Theorie erst gar nicht anzugehen ist. Den Ausgang des psychoanalytischen Verfahrens (Wiederholung des früheren Konfliktschemas oder Neuformulierung der Konflikte) bestimmt nicht »seine (des Analysanden) intellektuelle Einsicht – die ist weder stark noch frei genug für solche Leistung –, sondern einzig sein Verhältnis zum Arzt. Soweit seine Übertragung von positivem Vorzeichen ist, bekleidet sie den Arzt mit Autorität, setzt sie sich im Glauben an seine Mittteilungen und Auffassungen um. Ohne solche Übertragung, oder wenn sie negativ ist, würde er den Arzt und dessen Argumente nicht einmal zu Gehör kommen lassen«.[411] Freud fährt fort – und dies führt uns in die innerste Auseinandersetzung mit der Übertragungsbereitschaft des Analysanden: »Der Glaube wiederholt dabei seine eigene Entstehungsgeschichte; er ist ein Abkömmling der Liebe und hat zuerst der Argumente[412] nicht

408 Freud, GW II/III, S. 324.
409 Freud, GW VII, S. 339.
410 Grünbaum, 1988, S. 232.
411 Freud, GW XI, S. 463.
412 An anderer Stelle bemerkt Freud: »Logische Argumente seien ohnmächtig gegen affektive Interessen und darum sei das Streiten mit

bedurft. Erst später hat er ihnen soviel eingeräumt, daß er sie in prüfende Betrachtung zieht, wenn sie von einer ihm lieben Person vorgebracht werden. Argumente ohne solche Stütze haben nichts gegolten, gelten bei den meisten Menschen niemals im Leben etwas. Der Mensch ist also im allgemeinen auch von der intellektuellen Seite her nur insoweit zugänglich, als er der libidinösen Objektbesetzung fähig ist, und wir haben guten Grund, in dem Ausmaß seines Narzißmus eine Schranke für seine Beeinflußbarkeit auch für die beste analytische Technik zu erkennen und zu fürchten.«[413] Der Glaube an die Autorität[414] des Analytikers, aus dem die Übertragungsbereit-

Gründen, die nach Falstaffs Wort so gemein sind wie Brombeeren, in der Welt der Interessen so unfruchtbar« (Freud, GW x, S. 339).

413 Freud, GW xi, S. 463.

414 Freud hat die Suggestion unter den verschiedenen Bedingungen der Libidobesetzung untersucht: im Phänomen der Hypnose, der Verliebtheit, der Massenbildung. Unter diesen Erscheinungen zeigt sich die als Übertragung wirksame Suggestion. In der Hypnose ist es die passive Auslieferung in der uneingeschränkten Übertragungsbereitschaft auf ein übermächtiges Objekt, in der Analyse ist es die Abhängigkeit von einem die Übertragung aktiv handhabenden mächtigen Objekt. Beide Prozesse zehren aus der Macht der Suggestion, in beiden Fällen geht es um Identifizierung und Ich-Ideal-Ersetzung durch das Objekt. Die Ersetzung des Ich-Ideals durch das Objekt des Analytikers ist die Idealisierung des Analytikers, wie sie sich gleichermaßen in der Verliebtheit und in der Hypnose als Sexualüberschätzung ereignet. Die Sexualüberschätzung ist die Entleerung des Ichs und die Überfüllung des geliebten Objekts mit Libido: das Objekt hat das Ich sozusagen aufgezehrt (Freud). Das Objekt, das in der Verliebtheit ganz an die Stelle des Ich-Ideals gesetzt wird und sich gesetzt hat, gewinnt seine Mächtigkeit durch den Entzug der Libido des Anderen. Die Entleerung des »Verliebten«, seine Entmächtigung, ist der Überfluß und die Übermacht des »Geliebten«, des Hypnotiseurs, des Zauberpriesters wie des Analytikers. Freud hat in *Massenpsychologie und Ich-Analyse* (Freud, GW xiii) für den Gläubigen darüberhinaus aufgezeigt, daß er Christus zum Ideal nimmt und zugleich mit Christus identifiziert ist (Nachfolge Christi). Und dies scheint sich für den Analysanden analog zu konstituieren: der Analysand nimmt den Analytiker zum Ideal (= Ersetzung des Ich-Ideals durch das Objekt des Analytikers), und zugleich ist er mit dem Analytiker identifiziert, der wiederum mit ihm identifiziert ist, so daß auf

schaft des Analysanden zehrt, ist die Grundlegung des Verhältnisses zum Arzt und allein von Bedeutung für die Einsichtsfähigkeit des Patienten – wie überhaupt die Bedingung des Aufnehmens in jedem therapeutischen Verfahren, gleichgültig welcher Herkunft.

Die »Gläubigkeit der Liebe« ist die »uranfängliche Quelle« der Autorität.[415] Und die hoffnungsvolle und gläubige Erwartung[416] ist die wirkende Kraft, die dem Einfluß des Arztes entgegenkommt, dessen Autorität gerade in der gläubigen Erwartung ihm gegenüber besteht, so daß durch dieses Ansehen sein Einfluß von unbedingter Geltung ist. Die Übertragungsbereitschaft des Analysanden ist die Übersetzung der uranfänglichen Gläubigkeit gegen die geliebten Eltern, und die Überzeugung von den »Übersetzungskünsten« (Freud) des Analytikers geht zurück auf die Abhängigkeit von der Macht der Eltern. Diese Interpretation der Übertragungsbereitschaft des Analysanden wäre unvollständig, wenn wir nicht berücksichtigen würden, daß über die Internalisierung der geliebten, bewunderten, aber auch gefürchteten Eltern im Ich-Ideal und Über-Ich hinaus eine Liebesbedürftigkeit Autoritätspersonen gegenüber sich erübrigt, die aus der Unbefriedigung den primären Objekten gegenüber stammt. Denn die lustvolle Unterwerfungsbereitschaft zeigt, daß die Liebesbedürftigkeit gegenüber den ursprünglichen Objekten in der Internalisierung allein nicht befriedigt werden kann. Die erotische Gefügigkeit verweist auf die passiv-masochistische Komponente eines Libidoüberschusses im Verhältnis zu den Eltern, dessen überschüssige Besetzungen sich im Bewußtsein durch die

diesem Wege die Suggestion als Prozeß des Überzeugens in gegenseitiger Identifizierung vor sich geht. Die Übertragung des Ich-Ideals auf den Analytiker scheint neben der Identifizierung das entscheidende Moment für den Analysanden zu sein, Einsicht in seine verdrängten Phantasien zu gewinnen, da die Abtretung des Über-Ichs die Kritik des Analysanden zum Schweigen bringt und der Abwehr den von der Familie, der Gesellschaft bestallten Wächter nimmt. Die psychoanalytische Beziehung situiert sich als Glaubensgemeinschaft auf Zeit.

415 Freud, GW v, S. 50.

416 Freud, GW v, S. 297 und S. 301.

Auflösung in eine unendliche Reihe von Autoritätsunterwerfungen zur Geltung bringt, während die aktiv-sadistische Komponente des Libidoüberschusses sich durch Auflösung in eine unendliche Reihe von Objektbemächtigungen Geltung verschafft. Das »im Unbewußten wirksame Unersetzliche«,[417] das ist das ursprüngliche Objekt, wird also auf diese Weise in einer unendlichen Reihe von Ersetzungen wirksam, weil es der verdrängte Trieb nie aufgibt, nach seiner vollen Befriedigung zu streben, und jede Ersetzung des Unersetzlichen und Unerreichbaren die erstrebte Befriedigung vermissen läßt. Die Übertragungsbereitschaft des Analysanden rührt also an »die tief im unbewußten Elternkomplex begründete Gefügigkeit gegen den Arzt«,[418] der in die für den Patienten typische Elternreihe eingefügt wird. Es ist eine »reale Beziehung« zum Analytiker, wenn für diese Übertragung die Vater- oder Mutter-Imago maßgebend wird.[419] Die Übertragungsbereitschaft des Analysanden, die nur aus der Stellung des Analytikers in dieser unbewußten Elternreihe zu begreifen ist, korrespondiert mit dem besonderen, persönlichen Einfluß des Analytikers, der in der Reihe der Autoritätspersonen Repräsentant der geschichtlich ältesten Autoritätsfigur ist, nämlich der des ärztlichen Zauberers, dessen »Ansehen … sich direkt von der göttlichen Macht ableitete, da die Heilkunst in ihren Anfängen in den Händen der Priester war«.[420] Der besondere, persönliche Einfluß des Analytikers verdankt sich diesem archaischen Erbe und ist die »stärkste dynamische Waffe, er ist dasjenige, was wir neu in die Situation einführen und wodurch wir sie in Fluß bringen. Der intellektuelle Gehalt unserer Aufklärungen kann das nicht leisten, denn der Kranke … macht sich an die Arbeit, weil er dem Analytiker Glauben schenkt, und er glaubt ihm, weil er eine besondere Gefühlseinstellung zu der Person des Analytikers gewinnt. Auch das Kind glaubt nur jenen Menschen, denen es anhängt. Ich sagte Ihnen schon, wozu wir diesen besonderen großen ›suggestiven‹ Einfluß verwenden. Nicht zur Unterdrückung …, sondern als Triebkraft,

417 Freud, GW VIII, S. 71.
418 Freud, GW XIII, S. 18.
419 Freud, GW VIII, S. 366.
420 Freud, GW V, S. 301.

um das Ich des Kranken zur Überwindung seiner Widerstände zu veranlassen.«[421]

Der »besonders große suggestive Einfluß« des Analytikers entstammt der besonderen archaischen und infantilen Übertragungsbereitschaft des Analysanden; zugleich zehrt er aus der besonderen Übertragungsbereitschaft des Analytikers, der als Nachfahre des ärztlichen Zauberers Übersetzungskünstler im »Zauber des Wortes«[422] ist. Die Überzeugung des Analysanden durch die Übersetzung (Deutung) der ihm entsprechenden, unbewußten Phantasien durch den Analytiker entspringt der gläubigen Erwartung an die Macht der »uranfänglichen Autorität«, deren Quelle, die »Gläubigkeit der Liebe«, in jeder Übereinstimmung aufs Neue bestätigt wird. Die Übertragung ist hier auf die Suggestion zurückgeführt und die Suggestion auf die Übertragung, mit anderen Worten: das Phänomen der Übertragung unterliegt denselben psychischen Mechanismen wie die Wirkungsweise der Suggestion. Das »Zauberwort der Suggestion« erklärt aber nichts, bringt uns vielmehr unter das »Verdikt der Suggestion«, das die psychoanalytische Bewegung als Tabu handhabt, um ein Denkverbot über jede mögliche Reflexion der Grundlagen ihres Verfahrens zu setzen. Freud hat sich freilich mit diesem Phänomen in seinem gesamten Werk ständig auseinandergesetzt und die psychoanalytische Suggestion von der hypnotischen immer wieder zu differenzieren gesucht. Die Anwendung des Zauberwortes Suggestion führt nicht zur Denkersparnis, vielmehr zwingt es uns, zu all den komplizierten Bedingungen Stellung zu nehmen, die das Phänomen der Übertragung bestimmen.

421 Freud, GW XIV, S. 255f.
422 Freud, GW V, S. 301f.

5. Die Metaphorierung: Vom arché typos des Denkens und der Analogie als Erkenntnisprinzip der Psychoanalyse – die Übersetzung einer vergessenen Wissenschaftstradition

Freud stellte ungehalten fest, daß die Suggestion, die alles erklärte, selbst der Erklärung entzogen sein sollte und suchte eine Aufklärung darüber, ob die Suggestion (die Suggerierbarkeit) ein Urphänomen, eine Grundtatsache des menschlichen Seelenlebens sei. In *Massenpsychologie und Ich-Analyse* untersuchte er in umfassender Weise das Rätsel der Suggestion und wandte sich gegen die immer weitere Verwendung des Begriffs der Suggestion, die bald jede beliebige Beeinflussung bezeichnete: »Aber über das Wesen der Suggestion, das heißt über die Bedingungen, unter denen sich Beeinflussungen ohne zureichende logische Begründung herstellen, hat sich eine Aufklärung nicht ergeben.«[423]

Die etymologische Ableitung des Wortes Suggestion führt uns in seiner Bedeutungsgeschichte vor seinen sinnlichen Grund. Suggestion kommt von lateinisch *suggestio*: die Einflüsterung und Überredung. Das Verbum *suggerere* bezeichnet im Lateinischen: von unten herantragen, darunterlegen, eingeben; ursprünglich in der Verbindung mit: zu essen und zu trinken geben, an die Hand geben, darreichen; später in der übertragenen Bedeutung: die Worte eingeben, anraten und überreden; die Macht der Rede als Fähigkeit des Einflußnehmens, des Überredens und Überzeugens. Der *suggestor* ist der Ratgeber und das *suggestum* ist die Rednertribüne, die Tribüne, von der durch die Rede Einfluß genommen wird. Zusammengefaßt: *suggerere* als suggerieren heißt darunterlegen, der Rede etwas unterlegen, und Suggestion heißt Willensübertragung, Beeinflussung durch Bemächtigung im Wort. Suggestibilität ist Empfänglichkeit für die Willensübertragung. Und die Frage des *suggestors,* die sogenannte Suggestivfrage, legt dem Befragten doch nur die Antwort in den Mund, die diesem nahegelegt ist; das heißt, nur das, was dem Befragten naheliegend ist, kann ihm als Antwort in den Mund gelegt werden.

423 Freud, GW XIII, S. 97f.

Die Entsprechung zwischen Frage und Antwort in der Rede ist unabdingbar.
Der im Begriff Suggestion beziehungsweise der Suggestivfrage enthaltene Vorwurf der Verführung und Bemächtigung des Anderen ist eine Rationalisierung des Geschehens, das durch eindimensionale Erklärungen die Dialektik[424] zwischen Frage und Antwort in der Rede übergehen und die Antwort nur zu einer Resultante der Fragemacht der Autorität machen möchte. Die Dialektik von Frage und Antwort jedoch hebt sich jeweils in der Übereinstimmung auf, aus der die neue Frage wiederum hervorgeht.
Die Nivellierung des »Urphänomens« der Suggestion als einer Grundtatsache des menschlichen Seelenlebens hat sich auch ergeben aus dem Vergessen der rhetorischen Tradition, wie sie die humanistische Philosophie auszeichnete – im Gegensatz zum cartesianischen, logisch-begründeten Denken.
Freuds Bemerkungen über die persönlichen Voraussetzungen des Analytikers als Deuter, daß sich nämlich dessen Eignung in der Fähigkeit erweise, Ähnlichkeiten aufzufassen, die Relation des Gleichwie, der Berührung, der Gemeinsamkeit und Übereinstimmung herzustellen, knüpft ungewußt an die rhetorische Tradition der Unterscheidung zwischen semantisch-weisender und logisch-beweisender Rede an. Der Analytiker muß dem Analysanden solch bewußte Erwartungsvorstellung geben, nach deren Ähnlichkeit er die verdrängte unbewußte bei sich auffinden kann, muß in seiner erfinderischen Tätigkeit Deutungen geben, die in der Relation des »Gleichwie« dem Unbewußten des Anderen so ähnlich und passend sind, daß sich der Zusammenhang in der Übereinstimmung herstellen kann: die Tätigkeit des Analytikers ist weniger ein Kampf um die Erinnerung, sie ist eine Kunst der Entsprechung.

424 Diese Dialektik gilt für die Einzelrede wie für die Kollektivrede. Goebbels' Suggestivfrage im Berliner Sportpalast zum Beispiel: »Wollt Ihr den totalen Krieg?« und die Antwort des Kollektivs mit »Ja« gibt keine bloße Empfänglichkeit der Masse für manipulierte Beeinflussung wieder; vielmehr entsprechen sich Frage und Antwort, zeigt sich darin die Übereinstimmung zwischen Führer und Gefolgschaft im gemeinsamen Faszinosum des Nazi-Faschismus.

Die Erkenntnisweise des Analytikers ist demnach eine narzißtisch-identifizierende, sich gleichwie dem Anderen zu machen, das Andere gleichwie Ich zu machen; im Gegensatz zur sondernden, projizierenden Objektbeziehungsweise, wie sie den positiven Wissenschaften eigen ist. Der identifizierende Geist nimmt die Welt nach Ähnlichkeiten auf und teilt sie nicht nach Verschiedenheiten. Den unterschiedlichen Objektbeziehungsweisen entsprechen die unterschiedlichen Redeweisen der semantischen und der logifizierten Rede.

Die metaphorische Rede als konstitutive Bedingung zum Aufbau der menschlichen Lebenswelt

Die Differenzierung dieser beiden Redeweisen entfaltet Grassi[425] auf dem Hintergrund der Wiedererinnerung der humanistischen Tradition, ausgehend von der Bestimmung der Verschiedenheit der Rede in der Antike und der Vollendung dieser Tradition in der humanistischen Philosophie der Renaissance.

Wenn wir uns mit Grassi diese Grundlegung der europäischen Rede vor Augen führen, können wir entdecken, welcher Tiefendimension das Freudsche Denken verbunden ist. Die bestimmenden Kategorien der beiden Redeweisen, die Grassi aus dem Vergessen holt, um den Vorrang der logifizierenden Rede im Wissenschaftskanon der Moderne in Frage zu stellen, übersetzen wir im Hinblick auf die Freudsche Erfahrungsweise, um aufzuzeigen, daß die semantisch-weisende Rede der Psychoanalyse inhärent ist.

Die Sprache des konventionellen wissenschaftlichen Denkens, die Alleingültigkeit beansprucht, ist die Sprache syllogistischen Schließens: aus Vordersätzen oder Prämissen einen Schlußsatz abzuleiten, dem durch diese Ableitung begründender und beweisender Charakter zukommt. Allerdings können in diesem Verfahren die vorausgesetzten Prämissen keinen Anspruch auf Wissenschaftlichkeit erheben, da sie unableitbar sind. Die Struktur der rationalen Rede beruht auf diesem beweisenden Vorgehen und führt immer zur Eindeutigkeit. Der streng deduktive Charakter dieser Sprache muß sich nach traditioneller Auffassung von Metaphern freihalten, denn der

425 Grassi, 1979a und 1979b.

Gebrauch von Metaphern würde Vieldeutigkeit einführen, die dem syllogistischen Verfahren widerspricht. Deshalb ist die letzte Konsequenz einer Theorie der rationalen Rede die Forderung nach einer mathematisch-symbolischen Sprache, in der aus den vorausgesetzten Prämissen Folgerungen gezogen werden.[426]

Die metaphorische Rede dagegen, die der rationalen Rede vorausliegt, ist diejenige, in der die ursprünglichen Prämissen der rationalen Rede ausgedrückt werden, denn diese Prämissen haben unableitbaren Charakter, sind selbst nicht beweisbar und begründbar. Die metaphorische Rede hat Evidenzcharakter, unmittelbare Einsichtigkeit und Offenkundigkeit. Sie läßt etwas augenscheinlich werden, und dieses Sehenlassen und Zeigen drückt sich in ihrer bildlichen Sprache aus. Die metaphorische Rede ist in ihrem Wesen eine semantische, Zeichen setzende und Zeichen gebende, in der griechischen Bedeutung auch im Sinne des sakralen Vor- und Wahrzeichens, das aller Bezeichnung in seiner Vorbedeutung zugrundeliegt. *Semainei* heißt ein Zeichen geben, verkünden; bedeutet aber auch: die Vor- und Anzeichen, die jeder Verständigung vorausgehen, kundtun. Dem Anspruch der logifizierten Rede auf Gültigkeit, die sich in der Wahrheit ihres Beweisgrundes legitimiert, steht der Anspruch der semantischen Rede auf Ursprünglichkeit entgegen, daß heißt der Geltungsanspruch einer allem voraus- und zugrundeliegenden Rede, die die Signaturen der menschlichen Welt bildet. Die Vieldeutigkeit der semantischen Rede, die in der Gleichzeitigkeit mehrfacher Bedeutung liegt, schließt sie aus der Rede des rationalen Denkens aus, da diese Rede der Eindeutigkeit in ihrem Schlußverfahren bedarf. Und diese Ausschließung der metaphorischen Rede aus dem Wissenschaftskanon ist ein die Moderne seit Descartes kennzeichnender Zug. Im Rahmen dieser Entwicklung wurde das wissenschaftliche Denken identisch gesetzt mit dem syllogistischen Verfahren, das als Ausweis des Rationalen und der Logik galt, während die metaphorische Rede zur arationalen, alogischen, mithin unwissenschaftlichen gemacht wurde. Die das gesellschaftliche Bewußtsein durchherrschende Vorrangstellung des rationalen Denkens verweist jedes andere Denken aus dem Geltungsbereich des Rationalen ins Arationale. Das vorherrschende Urteil aufgrund dieses begründeten und abgeleiteten Denkens erweist sich als Machtphänomen in der

426 Vgl. Grassi, 1979a, S. 26.

Bemächtigung einer bestimmten Wirklichkeitssicht, der allein Sinn zuerkannt wird. Andere Wirklichkeitssichten werden ausgeschlossen und, indem sie zu Rand- und Außenständigen gemacht sind, werden sie zum Gegenteil des Rationalen deklariert, was ihnen implizit den Charakter des Irrationalen unterlegt. Dadurch macht sich die rationale Rede in ihren Voraussetzungen unangreifbar, weil die Bedingungen ihrer Prämissen, die der metaphorischen Rede entstammen, nicht mehr innerhalb des wissenschaftlich zulässigen Denkens bedacht werden können. Von daher ist Heideggers Satz zu begreifen: »Wissenschaft denkt nicht.«

Die metaphorische Rede ist die Grundart der menschlichen Aussageweise, die sich analogisierend vollzieht. Der Terminus Metapher bezeichnet ursprünglich eine konkrete Handlung, und zwar das Tragen eines Gegenstandes von einem zum anderen Ort,[427] das Überführen im buchstäblichen Sinne, im Griechischen: den Leichnam überführen, das ist die letzte Übersetzung vom Leben zum Tod; in der übertragenen Bedeutung, das Anderswohintragen von der sinnlichen zur unsinnlichen Anschauung. Das richtige Übertragen wird in dem Vermögen gesehen, das Ähnliche zu schauen, das Entfernteste durch Ähnlichmachen zu verknüpfen. Und diese Sicht des »Gemeinsamen«, die durch Übertragung im Ähnlichmachen zustande kommt, ist der Grund der metaphorischen Fähigkeit, die durch Aufdecken der Ähnlichkeiten Verknüpfungen herstellt, die einen neuen Zusammenhang zeigen. Dieses Schließen ist ein Erschließen aufgrund von Ähnlichkeiten, die zur Übereinstimmung gebracht werden in einer neuen Sicht. Das analogische Denken kann nur zu Wahrscheinlichkeitsschlüssen führen, da das Sehen von Beziehungen, zum Beispiel zwischen den entferntesten Dingen, eine Ähnlichkeit herstellt, die der Einbildungskraft (Phantasie) entspringt und durch nichts zu begründen ist. Die Wahrheit erscheint hier als das, was in der Situation, unter den Umständen (*circumstantia*), wahrscheinlich ist: dies ist das Wahr-Scheinliche.[428] Die Analogie gibt nur empirische Gewißheit, keine Wahrheit, da sie es mit der konkreten Wirklichkeit des Existierenden[429] zu

427 Vgl. Grassi, 1979a, S. 52.

428 Vgl. Grassi, 1979a, S. 105.

429 In seiner Erkenntnismethode, Analogie als Erkenntnisprinzip zu benützen, folgt Freud wiederum Goethes Spuren (*Maximen und Reflexionen*), für den jedes Existierende ein Analogon alles Existie-

tun hat, in der es nichts absolut Gleiches, sondern nur Ähnliches gibt – im wissenschaftstheoretischen Sinne. Die Analogie als Erkenntnisprinzip sucht die Entsprechung nach dem Grundsatz der Ähnlichkeit in der Übereinstimmung ähnlicher Merkmale, die den Schluß auf Zusammenhang nahelegen. Die exemplarische Form der Metapher ist die Analogie, durch die die Ähnlichkeit aufgrund der hergestellten Verknüpfungen sichtbar wird.
In Vicos[430] Sicht, die für Grassi als Vollendung der humanistischen Philosophie der Renaissance steht, ist die Metapher und nicht der Begriff das, was am Anfang des Denkens steht. Nach dieser sinnlich-materialistischen Anschauung Vicos dachten die Menschen mit ihren Körpern, und sie faßten die Welt als Übertragung ihres Körpers auf. In Analogie zum menschlichen Körper und seiner Paarung imaginiert sich die Anschauung der Welt als Übertragung dieser komplementären Paarung: Uranos und Gaia sind keine Symbole, sondern Übertragungen vom menschlichen Körper auf den Kosmos, in dem oben und unten, Uranos und Gaia, als ewig sich vereinigende Körper erscheinen. Die Metaphorierung entspringt der universalen Imagination des Menschen (Phantasie); sie ist eine Projektion, die Entäußerung eines inneren Bildes, und auf diese Weise hat jedes Volk seinen Zeus.
Vicos Vorstellung, daß alle Metaphern in Analogie zum menschlichen Körper entstanden sind und daß diese körperliche Einbildungskraft Quelle und Ursache aller Metaphorierung ist, stimmt in überraschender Weise mit Freuds Vorstellung der Metaphorierung überein; so zum Beispiel, wenn Vico darauf verweist, daß in Analogie zum menschlichen Haupt alle Erhebungen und Gipfel gebildet sind, in Analogie zum Mund alle Öffnungen, in Analogie zu den menschlichen Leidenschaften das Dürsten der Natur, das Leiden der Früchte oder das Strotzen der Saaten und anderes mehr.[431] Die Menschen dachten ursprünglich mit ihren Körpern und faßten die Welt als einen Körper auf. Diese Metaphorierung ist die Grundlegung jedes Sprechens und Denkens, hervorgebracht aus der körperlichen Einbildungskraft (Phantasie). Und die

renden ist und für den die Analogie den Vorteil hat, daß sie nicht abschließt und eigentlich nichts Letztes will – im Sinne der letzten Gedanken der Metaphysik.

430 Vico, 1965.

431 Vgl. Vico, 1965.

abstrakten Begriffe verweisen auf Bedeutungen zurück, die ursprünglich sinnlicher Erfahrung zugehörten und durch Rückübersetzung wieder versinnlicht werden können. Vicos imaginative Kraft entdeckte die Geographie der Welt und die Topographie der Erde als Analogie der körperlichen Geographie und Topographie des Menschen. Diese körperbestimmte Metaphorik entspringt der konaturalen (narzißtisch-identifizierenden) Erfahrensweise des Menschen, die durch die Übertragung von den Erscheinungen und Erfahrungen des Körpers auf die Naturerscheinungen diesen durch imaginative Einsicht Bedeutung geben. In Analogie zum menschlichen Körper werden Geographie und Topographie beseelt: Flüsse haben Mündungen, das Land besitzt Zungen und Hälse, das Meer hat Busen, Metalle und Mineralien haben Adern, die Erde Eingeweide, die Landschaft hat Talsohlen, Gebirgskämme und Gipfel, Höhlen und Spalten, Hügel und Furchen. Diese metaphorische Rede ist keine eindeutige und abschließende wie die logifizierte, vielmehr sind ihre Signaturen immer vielfältig bestimmt: Der Fluß ist der Fluß und zugleich der Fluß aller Flüsse in der Gestalt des Flußgottes, der eine generierende Übertragung als Abstraktion des Bildes vom Fließen darstellt; Ceres ist das Getreide und zugleich die Fruchtbarkeit der Erde, Kybele ist die Erde und zugleich die Mutter der Erde, Neptun ist der Ozean und die Seen und zugleich der Gott aller Seen und Meere. Die Analogie zwischen Makrokosmos und dem individuellen Mikrokosmos, daß also die Phylogenese der Ontogenese gleiche, ist eine Renaissanceidee, ein Wiederholungsgedanke, wie ihn Freud wieder aufgegriffen hat und der die Psychoanalyse als Erbin des Renaissancedenkens ausweist. Die »Symbolisierung der Leiblichkeit« oder die »architektonische Symbolik des Körpers« entdeckt Freud in der Bildersprache des Traums wieder und begreift die Traumrede als Projektion, Entäußerung dieser inneren, körperbestimmten Bilder, so daß Pfeiler und Säulen Beine bedeuten (wie im Hohen Lied), jedes Tor an eine der Körperöffnungen (Loch), jede Wasserleitung an den Harnapparat denken läßt; in diesen Fällen »hat der Sprachgebrauch, der Niederschlag von Phantasievergleichungen ältester Zeiten, reichlich vorgearbeitet (der ›Weinberg‹ des Herrn, der ›Samen‹, der ›Garten‹ des Mädchens im Hohen Lied)«.[432] Und die Freudsche Darstellung der Traumsymbole ist eine Sammlung

432 Freud, GW II/III, S. 352.

von metaphorischen Redensäußerungen, die ungewußt Vicos Tradition von der grundlegenden Bedeutung der metaphorischen Sprache wiederaufnimmt. An diesem Beispiel zeigt sich, daß der Mensch seine Anschauung von Natur gewinnt, wie er überhaupt nur Anschauung gewinnen kann über die Herstellung von Ähnlichkeitsbezügen, die einen Zusammenhang sichtbar machen zwischen dem Entferntesten, der vorher nicht gegeben war, wodurch sich Gemeinsamkeit herstellt in der Übereinstimmung zwischen der menschlichen Natur und der kosmischen. Die Natur von Himmel und Erde erscheint durch das Aufdecken dieser Ähnlichkeitsbeziehung gleich der menschlichen gemacht und die menschliche gleich der kosmischen. Diese Metaphorierung entspringt dem Begehren der sexuellen Triebnatur nach Vereinigung und Übereinstimmung: das Sexualziel, mit dem Anderen zur Deckung zu kommen, hat sich hier entstellt in das sublimierte Ziel des sublimierten Eros, des kosmogonischen, der an die Stelle des entfernten empirischen Sexualziels die Vereinigung der Himmlischen gesetzt hat.
Diese Weise der Metaphorierung bestimmt auch Freuds großartigen Entwurf seiner Imaginationslehre: aus der Ähnlichkeitsbeziehung des Entferntesten einen Zusammenhang zu knüpfen, der eine völlig neue Sicht der menschlichen Natur zeigt. Freud fand im Bild von der menschlichen Natur als Haus das Urbild der Natur als Haus wieder: es ist ein mythisches Bild vom Mikrokosmos des Hauses[433] als Wiederholung des Makrokosmos, wie es sich im analogischen Denken des Mythos in jeder Behausung, individuell wie kollektiv, als eine Wiederholung der »imago mundi«[434] darstellt. Und die »imago mundi« ist die Metaphorierung (Übertragung) der »imago corporis«.
Die psychischen Akte[435] spielen sich in einem Haus ab, dessen einzelne Räume an ihren Schwellen Türhüter haben, Zensoren, die den Einlaß (des lärmenden Volkes der Triebe) regeln. In der weiteren Entfaltung seiner Anschauung von der Natur des menschlichen Hauses sieht Freud das Triebschicksal als Kampf widerstreitender Kräfte zwischen den Instanzen sich bilden. Zuletzt entwirft er ein Strukturmodell eines hierar-

433 Vgl. »die architektonische Symbolik des Körpers« und die »Symbolisierung der Leiblichkeit« in Freud, GW II/III, S. 351f.

434 Vgl. Eliade, 1954.

435 Vgl. hierzu Pohlen, 1969, S. 191f.

chisch geordneten Hauswesens, für dessen Zusammenleben in über- und untergeordneten Instanzen es unbedingt erforderlich sei, »daß die oberste Instanz von allem Kenntnis erhalte, was sich vorbereitet, und daß ihr Wille überall hin dringen könne, um seinen Einfluß zu üben«.[436] Freilich kann die Ordnung dieses Zusammenwohnens gestört werden, wenn ein Teil der Bevölkerung im eigenen Haus sich der Herrschaft des Ichs entzieht und wie ein fremder Gast selbstmächtiger als die dem Ich unterworfenen Bewohner zu sein scheint. Das Ich hat seine Kraft überschätzt, wenn es geglaubt hat, es könne mit den Sexualtrieben anstellen, was es wolle, und brauche auf ihre Absichten nicht die mindeste Rücksicht zu nehmen: »Da haben sie sich denn empört und sind ihre eigenen dunklen Wege gegangen, um sich der Unterdrückung zu entziehen.«[437] Ein Ich, das sich wie ein absoluter Herrscher benimmt, der es sich an den Informationen seiner obersten Hofämter genügen läßt und nicht zum Volk herabsteigt, um dessen Stimme zu hören, kann nicht begreifen, daß dieses Volk nicht zu bändigen ist und muß ohnmächtig (krank) werden, wenn es die Macht dieser Triebe nicht berücksichtigt.[438]

Freud begreift die seelischen Mechanismen nicht anthropomorphisierend, wie unter anderem Rapaport[439] meint. Freuds Sprache[440] ist metaphorisch, er begreift in Bildern, die einleuchtend sind und durch die »Versinnlichung« der seelischen Mechanismen diese einsichtig machen. Freud war sich dieser »Versinnlichung«[441] seines Begreifens bewußt, und in der Darstellung seiner Arbeit wählte er Bilder, die durch das Aufdekken von Ähnlichkeiten zur Evidenz führen. Und diese Zurückführung des Hauses auf das Urbild des Hauses entspricht dem Freudschen Denken, das immer auf der Suche nach den Urphänomenen ist. In der Selbstdarstellung seiner psychoanalytischen Arbeit geht Freud über eine archäologische Intention hinaus, wenn er davon spricht, daß er sich immer nur im Parterre und Souterrain des Gebäudes aufgehalten habe, von dem die Bürger behaupten, wenn man den Gesichtspunkt wechsle, sehe man auch ein oberes Stockwerk,

436 Freud, GW XII, S. 9.
437 Freud, GW XII, S. 10.
438 Siehe Freud, GW XII, S. 11.
439 Rapaport, 1961.
440 Siehe Pohlen, 1969.
441 Freud, GW XII, S. 6.

in dem so distinguierte Gäste wie die Religion, Kunst und anderes hausen. Und Freud fährt in seinem Brief an Binswanger fort, daß er (Binswanger) nicht der Einzige sei, der so denke wie die meisten Kulturexemplare des homo natura. »Sie sind darin konservativ, ich revolutionär. Hätte ich noch ein Arbeitsleben vor mir, so getraute ich mich, auch jenen Hochgeborenen eine Wohnstatt in meinem niedrigen Häuschen anzuweisen. Für die Religion habe ich es schon gefunden, seitdem ich auf die Kategorie Menschheitsneurose gestoßen bin.«[442] Und an anderer Stelle lesen wir: »Ich kann nur mit dem Wunsche schließen, daß das Schicksal allen eine bequeme Auffahrt bescheren möge, denen der Aufenthalt in der Unterwelt der Psychoanalyse unbehaglich geworden ist. Den anderen möge es gestattet sein, ihre Arbeiten in der Tiefe unbelästigt zu Ende zu führen.«[443]
Die Psychoanalyse belehrt das bürgerliche Ich, daß es nicht Herr in seinem eigenen Hause sei; Psychoanalyse erhebt mehr noch den Anspruch, dieses Haus durch ihre »Konstruktionen« von Grund auf umzubauen; das heißt, es geht nicht um die archäologische Arbeit der Wiederherstellung eines alten Gebäudes, die Freudsche Arbeit ist auf die Konstruktion eines neuen Hauses und auf eine andere Deutung der Geschichte des alten Hauses gerichtet.

Die Ähnlichkeit, in der humanistischen Tradition *similitudo*, das Aufdecken von Ähnlichkeiten, ist die Voraussetzung, um überhaupt die Erscheinungen in ihrer Bedeutung, das ist ihre positive oder negative Bestimmung für das menschliche Leben (als Ursprung des Wissens) zu identifizieren.[444] Die psychoanalytische Deutung ist nur ein Sonderfall dieser allgemeinen menschlichen Notwendigkeit, aufgrund von Ähnlichkeiten den Erscheinungen Bedeutung zu übertragen und sie dadurch identifizieren zu können. Und das Deuten, auch das psychoanalytische Deuten, ist eine Auslese im Vergleichen durch die Sicht des Ähnlichen, die Übertragung (*metapherein*) von Bedeutungen erst möglich macht. Metaphorische Rede ist demnach die Übertragung aufgrund der Aufdeckung von Gemeinsamkeiten, die das dem Anderen Entsprechende als Deutung

442 Freud an Binswanger, 1960, S. 424.
443 Freud, GW x, S. 113.
444 Vgl. Grassi, 1979a.

mitteilt und dadurch Übereinstimmung bewirken kann. Die Wahrheit der Deutung liegt in dem, was dem Analytiker für wahr erscheint und dem Anderen wahrscheinlich ist, je nach dem, was er für sich wahrmachen kann. Die Tätigkeit des Analytikers ist eine vergleichende Auslese, die das zu verknüpfen sucht, was der Analytiker als zusammengehörig, mithin ähnlich ansieht. Die semantische, zeigende Rede wurzelt in einem weisenden Sehen; das heißt, der Analytiker überträgt nur dem Bedeutung, was eine Gestalt des Unbewußten des Analysanden zusammenfügt, eine ergänzende Wiederherstellung des Unbewußten im Hinblick auf eine nun für das Bewußtsein wirksame Gestalt einsichtig macht. Unter diesem Gesichtspunkt ist jede Bedeutung von prospektiver Natur, da sie als neue Sicht eine zukunftsweisende Versprechung ist. Psychoanalyse führt also weniger zu neuen Erkenntnissen als zu immer neuen Geschichten,[445] die durch Verknüpfung unerwarteter Zusammenhänge ständig neue Aussichten eröffnen. Die Deutungen entspringen der Erfindungskraft des Analytikers, die sich in der Aufdeckung des Ähnlichen im Unähnlichen erweist und dadurch neue Auffassungen sichtbar macht, die von unmittelbar einleuchtender Überzeugung[446] (im humanistischen Terminus *persuasio*) für den Analysanden sind. Die hier gewonnene Überzeugung[447] bildet ein Wissen,

445 Vgl. Weber, 1979.

446 Dabei ist es uninteressant, ob die Stichhaltigkeit der Deutung unmittelbar anerkannt, verworfen, aus Gefälligkeit oder Auflehnung für den Analysanden triftig ist oder nicht, da sich, vom topischen Standpunkt aus gesehen, das unmittelbar Einleuchtende erst herausstellt im Fortgang des analytischen Prozesses, in dem sich erfahrungsgemäß erst nachträglich die Integration der unbewußt ergänzten Phantasien im Bewußtsein darstellt.

447 Psychoanalyse, die hier auf die rhetorische Tradition des Humanismus zurückgefüht wird, ist in ihrer Lebenslehre auf Überzeugung (*persuasio*) und Glaube (*pistis*) angewiesen, um zu ihrem Einfluß zu gelangen; und sie ist denselben Anfechtungen ausgesetzt wie die Sophistik, die ursprünglich auch eine »Weisheitslehre« war und durch die Tätigkeit der Sophisten zu einem Gewerbe wurde zur Ausbildung von formaler Beredsamkeit und zur Technik einer bloßen Überredungskunst. Die üble Bedeutung hat Sophistik durch diesen sophi-

das sich der Übersetzungskunst des Analytikers verdankt und die gläubige Erwartung an die Autorität (im humanistischen Terminus *pistis*) des Analytikers zur Voraussetzung hat, daß er die Fähigkeit besitzt, den unbewußten Erwartungen des Anderen zu entsprechen.

Freuds Bemerkung zur Eignung des Analytikers als Traumdeuter bezieht sich auf dessen Fähigkeit, Ähnlichkeiten zu entdecken, um Verknüpfungen herzustellen, und verweist uns wiederum auf die Einbildungskraft (Phantasie) des Analytikers, sein Vermögen, Bilder und Gestalten zu sehen im Hinblick auf eine Übertragung von Bedeutung, das heißt Sinngebung. Der *noûs*, der Verstand, ist in der antiken Tradition die Fähigkeit des Sehens und zwar als das höchste Vermögen der Einsicht in jene Bilder, durch die den Erscheinungen Bedeutungen übertragen werden:[448] »Die Psyche hat keine Einsicht (*noûs*) ohne Phantasma, ohne Bild… Das einsehende Vermögen sieht die Bilder in den Erscheinungen.«[449] »Der ›Noûs‹ hat die ›Bilder‹ inne, die der Außenwelt einen Sinn übertragen. Das Bild verbindet das, was erscheint, mit dem, was zu klären ist, das heißt mit den andrängenden Fragen und Bedürfnissen des Menschen: der umfassende griechische Ausdruck für Wissen ist ›eidénai‹, das Sehen von Gestalten (›eîde‹) im Hinblick auf eine Sinngebung. … So ist von Anfang an dem Leben das ›metaphérein‹, die übertragende Fähigkeit, wesentlich. Nur durch den Bezug auf seine vitalen Bedürfnisse nach Nahrung, Arterhaltung und so fort wird für ein Lebewesen aus der Außenwelt eine ›Umwelt‹. Da dieser Bezug durch Bedeutungsübertragung hergestellt wird, ist die ›Umwelt‹ in ihrem Wesen

stischen Charakter der Rhetorik erhalten, da sie sich durch die Wandlung zu einem Gewerbe von ihrem eigentlichen Inhalt, der Erkundung von Wahr und Falsch, gelöst hat und sich deshalb die unerbittliche Gegnerschaft der philosophischen Wahrheitssucher einhandelte. Eine analoge Entwicklung hat Psychoanalyse durchgemacht, die heute auf eine klinische Technik heruntergebracht ist und sich in formaler Ausbildung genügt, indem sie sich von der ursprünglichen Freudschen Aufgabe der Wahrheitssuche entfernt und aus der Psychoanalyse ein Gewerbe gemacht hat.

448 Grassi, 1979a, S. 185.

449 Aristoteles, in Grassi, 1979a, S. 185.

eine ›metaphorische Realität‹.«[450] Die psychoanalytische Deutungskunst bewegt sich im Kontext dieser Ansichten über die Notwendigkeit des Menschen, seine Umwelt durch Bedeutungsübertragung aufzubauen, wie sie im Falle der sakralen und philosophischen Interpretation der Erscheinungen eine Ausarbeitung dieser Notwendigkeit darstellt – und darin liegt die Humanisierung der Natur. Im Falle der Psychoanalyse handelt es sich um ein Interpretationssystem, das, als therapeutische Interventionsmethode verkleidet, dem in der modernen Rationalität unterdrückten Phantasievermögen des beschädigten Subjekts eine lebensnotwendige Ersetzung sein muß.

Diese allgemeinen Überlegungen zur Notwendigkeit der Deutung haben ungeklärt gelassen, was die subjektiven Bedingungen des Analytikers sind, die ihn zur Deutung nötigen. Was drängt den Analytiker, das Unbekannte des Anderen zu entdecken, und was treibt seine Erwartungen, das Unbewußte des Anderen zu ersetzen?

Die Erwartungsvorstellungen, die der Analytiker nach Freud dem Anderen zur Wiederherstellung von dessen Unbewußtem zu geben hat, sind die Wunschvorstellungen des Analytikers, die die verdrängten Phantasien beziehungsweise deren Abkömmlinge im Bewußtsein des Anderen zu ergänzen haben. Der psychoanalytische Prozeß lebt also vom Erwartungs- und Wunschpotential des Analytikers, wird in unbedingter Abhängigkeit von dessen Phantasievermögen in Bewegung gehalten, so daß die Einflußnahme des Analytikers die Güte und das Maß seiner Einbildungskraft ausweist. Die Phantasietätigkeit des Analytikers, die ihn zur Übersetzung nötigt, um die unbewußten Phantasien des Analysanden wiederherzustellen, rühren von seinem Begehren, Übereinstimmung herzustellen durch das Sichtbarmachen des Ähnlichen zwischen sich und dem Anderen. Diese narzißtische Dimension der Interaktion setzt eine »Wunschkraft«[451] als generelle Übersetzungsmacht im Analytiker voraus, die für den analytischen Prozeß konstitutiv ist in dem Sinne, daß nur Gleiches Gleiches erkennen, nur Ähnliches ähnlich machen kann; das

450 Grassi, 1979a, S. 185f.
451 Freud, GW II/III, S. 610.

heißt, das Übertragungsvermögen des Analytikers bestimmt Intensität und Ausmaß der Spiegelung. Der Analysand tritt als Spiegelbild des Analytikers auf, und der Analytiker ist der Spiegel des Analysanden. In dieser Verdoppelung muß die Freudsche »Spiegelfunktion« übersetzt werden, ähnlich dem »Theater der Grausamkeit« von Antonin Artaud, wo der handelnde Mensch auf der Bühne als unser Spiegelbild auftritt. Auf der Ebene der libidinösen Objektbeziehung entspringt der Drang nach Übereinstimmung dem Verlangen der Libido nach Vereinigung, wobei die Vereinigung in der Übereinstimmung des psychoanalytischen Erkenntnisaktes die Sublimierung der sexuellen Befriedigung ist.
Im Lichte dieser Überlegungen von der Bedeutung der analogischen Rede für die Grundlegung des Denkens, auch des wissenschaftlichen Denkens, wird der wissenschaftliche Status der Psychoanalyse offenkundig: Psychoanalyse ist eine Findenslehre (Vindizierungslehre), eine *ars inveniendi,* die sich der metaphorischen Rede bedient, um durch die Einbildungskraft (Phantasie) jeweils Neues zu finden durch überraschende Verknüpfung nach dem Prinzip der Ähnlichkeit. In dieser Sicht wird auch klar, daß Psychoanalyse wegen ihres besonderen Wissenschaftscharakters in einem unlösbaren und unversöhnlichen Konflikt mit dem konventionellen Wissenschaftsverständnis steht, das seit Descartes die Vorrangstellung der begründeten und abgeleiteten Rede, die Suprematie des deduktiven Denkens festgelegt hat. Ihrem wissenschaftlichen Status hat es auch Psychoanalyse zu verdanken, daß sie so spät erst zu Anerkennung gekommen ist und diese nur dort erlangt hat, wo sie den ihr eigenen Wissenschaftscharakter verleugnet. So ist es auch zu verstehen, daß nur die Tendenzen in der Psychoanalyse sich Geltung verschaffen konnten, die sich dem rationalistischen Wissenschaftsbegriff angepaßt haben; das heißt den Modus einer scheinbar sich verwissenschaftlichenden Psychoanalyse vorgeben, die diese als eine auf dem Wege zur positiven Wissenschaft befindliche Disziplin ausgibt. In dieser Aufwertung, die man der Psychoanalyse hier nach dem konventionellen Wissenschaftskanon angedeihen lassen möchte, liegt die ganze Entwertung der besonderen psychoanalytischen Erkenntnisweise.

Die Vorherrschaft des begründenden Denkens, das seit Descartes dazu geführt hat, nur noch dem Glauben zu schenken, was durch die Beweiserhebung aufgrund von Prämissen gewußt werden kann, hat zu einer Überzeugung geführt, daß die Wahrheit nur durch solche Ableitungen zu suchen und zu finden ist: »Man glaubt und weiß eine Sache, wenn man eine Ableitung vollzieht, die wir Beweis nennen.«[452] Die Zitierung von Aristoteles soll die bei ihm noch offenliegende Vermittlung zwischen rationalem und metaphorischem Denken vorführen. Und mit Bedacht läßt Grassi Aristoteles sprechen, der aus einer besonderen Perspektive den Begriffen *pistis* (Überzeugung und Glauben) und *eidenai* (Erkennen und Wissen) einen rationalen Charakter zuweist, indem er als bestimmenden Faktor dafür die Deduktion aufführt und das Beweisen im »Angeben des Grundes« sieht. Der Grund jedoch wird ersichtlich im Zusammenhang mit der Deduktion, die notwendigerweise von Voraussetzungen ausgeht und damit von deren Gültigkeit abhängt.[453] Diesem Satz von Aristoteles folgt nämlich ein nächster, aus dem hervorgeht, daß dieses beweiserhebende Verfahren auf Voraussetzungen beruht, den Prämissen, denen wir dadurch notwendigerweise in einem stärkeren Maße Glauben schenken müssen als den daraus erfolgenden Ableitungen: »wenn wir mittels des Ersten und Unvermittelten einen Gegenstand kennen und glauben, wissen und glauben wir notwendigerweise durch dieses Erste in stärkerem Maße als das, was sich aus ihm ableitet; dieses Letztere wissen und glauben wir daher aufgrund jenes Ersten.«[454] Glauben (Überzeugung) und Wissen entstehen also nicht nur aus dieser heute ausschließlich für gültig erklärten Methode des rationalen Schließens; viel ursprünglicher als diese Form von Wissen und Glauben ist jene, die dieser voranliegt und sich in ihrer Struktur radikal von jener unterscheidet, weil die Prämissen sich nur aufgrund des metaphorischen Denkens ergeben. Sie verdanken ihre Bildung einer unmittelbar einleuchtenden Gewißheit und sind auf diese Weise überzeugend und glaubwürdig. Den Prämissen, den Prinzipien, muß man also notwen-

452 Aristoteles, in Grassi, 1979b, S. 100.
453 Vgl. Grassi, 1979b, S. 100.
454 Aristoteles, in Grassi, 1979b, S. 100f.

digerweise mehr Glauben schenken als dem aus ihnen Abgeleiteten. Die Vorrangstellung des rationalen Prozesses kehrt sich bei dieser Analyse um in die Vorrangstellung des metaphorischen Denkens, das jenen erst hervorbringt: »Den Prinzipien – allen oder einigen – muß man notwendigerweise mehr Glauben schenken als dem Abgeleiteten. Wer durch den Beweis zu einem Wissen gelangt, muß notwendigerweise... in höherem Grade die Prinzipien wissen und glauben als das, was sich aus ihnen ableitet.«[455] Die höhere Glaubwürdigkeit der Prinzipien situiert sich, wie wir an anderer Stelle (Nachtrag, 2.3) zeigen, aufgrund der Glauben beanspruchenden Macht der Autorität, deren Souveränität im Geltungsanspruch ihrer Behauptung liegt.

Für das griechische Denken, das bestimmend war für die humanistische Philosophie der Renaissance, war die Vorrangstellung des metaphorischen Denkens eindeutig. Und die beiden kontradiktorischen Denkweisen, aus denen die verschiedenen Weisen des Glaubens und Wissens hervorgehen, waren in ihrer Bedeutung für die Struktur der Rede in ihrem Rang gewußt und anerkannt. Seit Descartes,[456] der selbst noch darum wußte, aber systematisch die Entwertung des metaphorischen Denkens durchgesetzt hat, ist nur noch das glaubwürdig und

455 Aristoteles, in Grassi, 1979b, S. 101.

456 »Die Beredsamkeit schätzte ich sehr und war in die Poesie verliebt; aber ich dachte mir, daß beides eher Geistesgaben sind als Früchte des Studiums. Jemand, der schärfsten Verstand hat und seine Gedanken am besten zu ordnen versteht, um sie klar und verständlich zu machen, kann die Leute am besten von dem, was er vorbringt, überzeugen, selbst wenn er nur niederbretonisch spräche und niemals Rhetorik studiert hätte, und jemand, der die ansprechendsten Einfälle hat und sie am zierlichsten und anmutigsten auszudrücken weiß, wird allemal der beste Dichter sein, selbst wenn er von Poetik nichts wüßte« (Descartes, *Discours de la Méthode*, 1960, S. 13). Descartes' Entwertung der Rhetorik, Geschichtswissenschaft und aller anderen Disziplinen, die für die Anwendung des syllogistischen Verfahrens unbrauchbar sind, wird auch durch jene Bemerkung Descartes' illustriert, daß heutzutage jedes Schulkind in Geometrie mehr wisse als Pythagoras, und durch die Frage, was wohl die großen Altertumsforscher unserer Zeit über das alte Rom wüßten, was nicht auch Ciceros Dienstmagd wußte. Wenn das Frühere nur als die Vorform

überzeugend, was aus einer einzigen Methode, nämlich der der logischen Beweiserhebung, zur Wahrheit führt.
Es gibt also zwei Arten des Glaubens, von dem die eine, die der anderen zugrundeliegt, im Diskurs der Moderne unterdrückt worden ist: jener, der durch die beweisende Rede entsteht, und dieser, der jenen durch seine Einbildungskraft, die die bedeutungsvollen Bilder erfindet, konstituiert. Auf dem Hintergrund dieser Tradition ist die Entdeckung Freuds die Wiedererinnerung eines »ursprünglichen« Denkens, nach dem sich die Welt des Menschen in einer metaphorischen Realität bildet.
Vor dem Katechismus der positiven Wissenschaften ist die Erfahrung der Psychoanalyse genauso ein müßiges Spiel wie das der Dichter, das der Werte ermangelt, da die Phantasie, aus der sie entspringt, nichts Wahres, sondern nur Mögliches darstellt.[457] Die »Dichtungen« der Psychoanalyse sind mögliche Geschichten, die nur wahrscheinlich, aber nicht wahr sind. Sie sind nicht: sie sind möglich, auf eine mögliche Zukunft gerichtet. Wenn nach Descartes[458] alles Wahrscheinliche praktisch falsch ist, dann ist Psychoanalyse wie all jene Wissenschaftsdisziplinen, die auch »Dichtungen« sind – Philosophie, Philologie, Geschichtswissenschaft, Rhetorik, Jurisprudenz und alles andere – als »literarisch« diskreditiert, da sie außerhalb des dogmatischen Wahrheitsanspruchs eines beweiserhebenden Verfahrens stehen. Unter diesem Aspekt bleibt die Natur, die menschliche Natur, außerhalb eines wirklichen Wissens, wenn Natur nur innerhalb der Grenzen jener Fragen in Erscheinung treten kann, die der Mensch im Rahmen des naturwissenschaftlichen Experiments im strengen Sinne stellt. Die menschliche

des Jetzigen gedacht wird, dann ist im Sinne dieses Entwicklungsdenkens das Heutige immer schon das Entwickelte einer Hochkultur gegenüber dem Unterentwickelten einer früheren Primitivkultur: all diese »gelehrten Anstrengungen«, die sich mit der Überlieferung befassen, sind ohne Nutzen, und die Beschäftigung mit ihnen dient den Menschen in derselben Weise zur Zerstreuung, die nicht schlechter ist, als einen wunderlichen Dialekt zu lernen, etwa Schweizerisch oder Niederbretonisch (siehe Berlin, 1981, S. 165).
457 Vgl. Grassi, 1979b, S. 195.
458 Descartes, 1960.

Natur, das menschliche Verhalten, konstelliert sich freilich je nach der *circumstantia*, das heißt im Rahmen einer orts- und zeitgebundenen Situation, aus der die Übertragungen des Menschen hervorgehen, die sein Handeln bestimmen. Und für dieses motivgebundene Handeln ist nicht das rational-ableitbar Wahre, sondern einzig das Wahrscheinliche maßgebend.[459] Das Maß der Einbildungskraft des Menschen ist bestimmend dafür, welche Entsprechungen er in der Phantasie für die Situationen seiner Zeit findet, um das jeweils Wahrscheinliche, für die politische Gemeinschaft Notwendige zu erkennen.

Das Thema von Glauben, Überzeugung und Wissen ist mit der Explikation der humanistischen Tradition auf einen anderen »Grund« gestellt, der der Bedeutung der analogischen Rede für die Psychoanalyse ihren ursprünglichen Rang zurückgeben soll. Und das Thema der Suggestion ist von Freud entfaltet worden in der Beschreibung vom Glauben, der gläubigen Erwartung und der Überzeugung als konstitutiven Momenten der psychoanalytischen Einflußnahme. Die Diskriminierung des Suggestionsbegriffs in der Psychoanalyse beziehungsweise seine Tabuisierung führt die Entwertung der analogischen Rede in der psychoanalytischen Bewegung vor Augen, zeigt auch an, in welcher Weise sich Psychoanalyse dem Machtanspruch des herrschenden rationalen Diskurses unterworfen hat. Psychoanalyse, die sich des Themas der Suggestion selber entledigt hat, hat sich damit eines »Urphänomens«, einer »Grundtatsache des menschlichen Seelenlebens«[460] begeben, die als fundamentale Bedingung der menschlichen Interaktion der Gegenstand ihrer Wissenschaft ist. Durch dessen Eliminierung hat sie das entfernt, was sie in die schärfste Auseinandersetzung mit dem positiven Denken bringen würde. An dieser Stelle müßte nämlich Psychoanalyse ihre kritische Negativität gegenüber den geltenden Maßstäben von kontrollierter, transparenter und argumentativ zugänglicher Einflußnahme, bei der sich nichts dem rationalen Zugriff entziehen darf, offenbaren.

Wenn die Übertragung der zentrale Begriff der Psychoanalyse ist und die Übertragung auf die Suggestion und diese wie-

459 Siehe auch Grassi, 1979b, S. 198.
460 Freud, GW XIII, S. 96.

derum auf die Übertragung zurückzuführen ist, dann würde sich Psychoanalyse durch die Entfernung dieses Themas der Suggestion unter Selbstaufhebung am Anspruch des Kanons rationaler Wissenschaft messen lassen. Die Psychoanalyse leugnet darin ihre Legitimität, die sich an dem Anspruch erweisen würde, die Maßstäbe einer ganz anderen Wissenschaftstradition, das ist die der humanistischen Philosophie, für sich gelten zu lassen. Dieses wissenschaftstheoretische Moment der Psychoanalyse ist in seiner Subversivität überhaupt noch nicht aufgenommen, weder in der Subversion eines offensiven Bekenntnisses ihrer analogischen Rede gegenüber der logifizierten, noch in der Subversion des herrschenden, rationalistischen Denkens der Wissenschaft.

6. Die Suggestion als Wirkmechanismus des Übertragungsgeschehens

Das Verbum *suggerere* bezeichnet in seiner konkreten Bedeutung Eingeben im Sinne von zu essen und zu trinken geben, an die Hand geben; in der Abstraktion Eingeben als Anraten und Überreden im rhetorischen Sinne des Überzeugens. Die Vertiefung der an anderer Stelle schon ausgeführten etymologischen Ableitung erweist den widersprüchlichen Aspekt in der Bedeutung von *suggerere*. In der »Übersetzung« von *suggerere* als von unten herantragen, darunterlegen, zeigt sich ein Bedeutungswandel, und zwar in der Darstellung durch das Gegenteil: die ursprüngliche Bedeutung des In-den-Mund-Legens und Einflößens von etwas, das dem Anderen schmekken soll, verkehrt sich hier in ihr Gegenteil, das Einflößen wider Willen, das Eingeben unter Ausschaltung der Verstandeskontrolle des Anderen – in der üblen Bedeutung von »in den Mund legen« als Bezeichnung der Suggestivfrage. Ursprünglich bezieht sich die Bedeutung von *suggerere* auf das Einflößen von etwas, das schmeckt,[461] und es wird nur das

461 Freuds genetische Zurückführung der Urteilsfunktion meint diesen Sachverhalt, wenn er davon spricht, daß die Urteilsfunktion im wesentlichen zwei Entscheidungen zu treffen habe: »In der Sprache

verkostet, was man lieben kann. Der Gegensinn der Urworte ist im Lateinischen *suggerere* noch anzutreffen, aber nicht mehr so präsent wie in der Bezeichnung des deutschen Wortes Gabe zum Beispiel, das in der substantivischen wie in der verbalen Form das Schenken als Einschenken von Nahrung wie von Gift bedeutet, je nachdem, ob das Eingegebene bekömmlich oder nicht bekömmlich ist. Und das Verkosten des Bekömmlichen führt zu »Geschmack« (*sapientia*), das ist die Übersetzung des Schmackhaften, wie es sich in der Abstraktion der lateinischen Bedeutung als Einsicht im Sinne des Einsehenhabens ausdrückt, letztlich Verstand und Klugheit bezeichnet – das Verb *sapere* heißt konkret schmecken, in der Abstraktion bedeutet es einsichtig und verständig sein, Weisheit haben.

Freuds Auseinandersetzung der psychoanalytischen Suggestion und der hypnotischen Suggestion führt in den Kern des Problems: die Unterscheidung zwischen psychoanalytischem und hypnotischem Einfluß durch Suggestion gibt den Unterschied wieder zwischen der dem Patienten bekömmlichen und der ihm nicht bekömmlichen Einflußnahme.
Freud geht davon aus, daß der Therapeut bei der Hypnose sich der direkten Suggestion bedient und diese vom »Zustande der Übertragungsfähigkeit des Kranken abhängig (ist), ohne daß wir auf diese selbst einen Einfluß üben könnten«. »... in der Psychoanalyse arbeiten wir an der Übertragung selbst, lösen auf, was ihr entgegensteht, richten uns das Instrument zu, mit dem wir einwirken wollen. So wird es uns möglich, aus der Macht der Suggestion einen ganz anderen Nutzen zu ziehen; wir bekommen sie in die Hand; nicht der Kranke suggeriert sich allein, wie es in seinem Belieben steht, sondern wir lenken

der ältesten, oralen Triebregungen ausgedrückt: das will ich essen oder will es ausspucken, und in weitergehender Übertragung: das will ich in mich einführen und das aus mir ausschließen. Also: es soll in mir oder außer mir sein. Das ursprüngliche Lust-Ich will, wie ich an anderer Stelle ausgeführt habe, alles Gute sich introjizieren, alles Schlechte von sich werfen. Das Schlechte, das dem Ich Fremde, das Außenbefindliche, ist ihm zunächst identisch« (Freud, GW XIV, S. 13).

seine Suggestion, soweit er ihrem Einfluß überhaupt zugänglich ist.«[462]

Unter der Bedingung, daß die Einflußnahme in der Psychoanalyse über die als »Übertragung wirkende Suggestion«[463] sich vollzieht, ist die für Freud »ungemein interessante«[464] Frage der Suggestion doch so zu beantworten, daß wir es gerade nicht als gleichgültig ansehen, ob die treibende Kraft der Analyse Übertragung oder Suggestion heißt.[465] Unter der Bedingung, daß Suggestion auf Übertragung und Übertragung auf Suggestion zurückzuführen ist, muß der Begriff der Suggestion, der immer noch als »kruder Einwand«[466] leichtfertig abgetan wird, sorgfältig im Hinblick auf das völlig ungelöste Problem der epistemischen Kontamination untersucht werden. Denn mit dem Einwand der epistemischen Kontamination durch Suggestion[467] ist ein Grundeinwand gegen den Wissenschaftscharakter von Psychoanalyse vorgebracht, wenn Suggestion das zentrale Phänomen der psychoanalytischen Interaktion ist und damit keine unkontaminierten Daten aus dem psychoanalytischen Prozeß überhaupt zu gewinnen sind. Denn jede wissenschaftliche Untersuchung, die Wirkfaktoren eliminieren will, ist unbedingt darauf angewiesen, die jeweiligen Einflußgrößen isoliert prüfen zu können, um unkontaminierte Daten zu gewinnen, das heißt Daten, die unmittelbar kausal relevant für die in Frage stehende Wirkvariable sind. Es geht also bei nichtkontaminierten Daten um Material, das einzig und allein im Zusammenhang mit der zu untersuchenden Einflußgröße steht und auf keinen Fall mit anderen Wirkfaktoren (als Störgrößen) vermischt sein darf.

Wir greifen das Receiver-Gleichnis Freuds wieder auf, um die Einflußnahme (Suggestivität) des Analytikers und die Empfänglichkeit (Suggestibilität) des Analysanden als die Einflußgrößen des psychoanalytischen Prozesses vor Augen zu

462 Freud, GW XI, S. 469f.
463 Freud, GW XIII, S. 16.
464 Freud, GW XI, S. 465.
465 Freud, GW XIII, S. 470.
466 Ricoeur, 1981, S. 270.
467 Vgl. Grünbaum, 1988.

führen. Der Unterschied zwischen der direkten Suggestion in der Hypnose und der indirekten in der Psychoanalyse besteht nach Freud in der Handhabung der Übertragung, indem in der hypnotischen Suggestion die Übertragungsfähigkeit des Patienten nur benutzt wird, während in der psychoanalytischen Behandlung an der Übertragung selbst gearbeitet wird und so die Macht der Suggestion in den Dienst der an der Übertragung sich abspielenden psychoanalytischen Arbeit gestellt wird. So wird aus der Macht der Suggestion die treibende Kraft der Übertragung gezogen. In Freuds Bild vom Receiver, wonach der Analytiker dem gebenden Unbewußten des Kranken sein eigenes Unbewußtes als empfangendes Organ zuwendet und aus den mitgeteilten Abkömmlingen des Unbewußten des Analysanden dieses Unbewußte wieder herstellt, findet die psychoanalytische Interaktion ihren exemplarischen Ausdruck. Wir hatten gesagt, daß die Fähigkeit des Analytikers, dem Analysanden die bewußte Erwartungsvorstellung zu geben, nach deren Ähnlichkeit er die entsprechende unbewußte bei sich auffinden kann, wäre die allem vorangehende, notwendige Bedingung für das Wirksamwerden des psychoanalytischen Interpretations- und Behandlungsverfahrens. Diese Einflußgröße, die Einbildungskraft (Phantasie) des Analytikers, wird in ihrem imaginierenden Vorausgreifen[468] als erkenntnistheoretische Dimension von Grünbaum[469] überhaupt nicht in Betracht gezogen.

Wenn wir die Übertragungsbereitschaft des Analysanden in den Blick nehmen, dann ist diese von der gläubigen Erwartung bestimmt an die Autorität des Analytikers, die sich aus der Quelle der infantilen Erwartung, dem Elternkomplex, und der archaischen Erwartung, dem Priesterkomplex, speist. Ohne diese Übertragungen, in denen sich der Glaube an die Autorität des Analytikers fortsetzt in den Glauben an seine Mitteilungen, würde der Analysand die Argumente des Analytikers nicht einmal zu Gehör kommen lassen. Denn in der Wiederholung der Entstehungsgeschichte dieses Glaubens wiederholt sich auch die ursprüngliche gläubige Erwartung an die geliebte Person, von der man sich wünscht, nur das zu

468 Vgl. hierzu Pohlen et al., 1980.

469 Grünbaum. 1988.

bekommen, was einem bekömmlich ist. Dieser besonderen, archaischen und infantilen Übertragungsbereitschaft des Analysanden verdankt sich der besondere Einfluß des Analytikers, der aus der Stellung in dieser unbewußten Reihe von Autoritätsfiguren als Übersetzungskünstler dem Analysanden die »Argumente« (Deutungen) in den Mund legen kann, die ohne diese libidinösen Objektbesetzungen nichts gelten, das heißt nicht aufgenommen würden. Die Übertragungsbereitschaft aus dem Eltern- und Priesterkomplex erhält noch eine besondere Besetzung durch den genannten Libidoüberschuß, der aus dem Erbe der Liebesbedürftigkeit gegenüber dem ursprünglichen Objekt herrührt und der durch keine Ersetzung dieses unersetzlichen, primären Objekts je zu befriedigen ist. Und der Analytiker, der aus derselben Übertragungsbereitschaft, aber mit dem Unterschied der Wendung in die Aktivität der Suggestivität tätig wird, kann dem Anderen nur dann bekömmliche »Argumente« in den Mund legen, wenn sie ihm selbst bekömmlich sind; das heißt, im günstigen Fall[470] kann der Analytiker dem Analysanden das »einflößen«, was diesem naheliegend ist, beziehungsweise das, was ihm naheliegt – und das ist die Verbindung des Ähnlichen, die das Gemeinsame herstellt.

Die kontaminierende Wirkung der Suggestion bringt uns vor das Grundphänomen der psychoanalytischen Wissenschaft: gerade das, was den psychoanalytischen Prozeß trägt und wis-

470 Wir sind hier auf die »Konfliktneigung«, das ist die persönliche Gleichung des Analytikers, und auf seine Einbildungskraft (Phantasie) verwiesen, die als die entscheidenden, einschränkenden Bedingungen die Grenzen des Verständigungsprozesses setzen. Die eine Bedingung, die Eigenkomplexe des Analytikers, sind durch Lernprozesse (Selbstanalyse) in Grenzen modifizierbar, aber grundsätzlich nicht überschreitbar. Die andere Bedingung, die Wunschkraft und Übersetzungsmacht als Begabung des Analytikers, ist nicht erlernbar, nur begrenzt bildbar, auch wenn den Kandidaten der Psychoanalyse glauben gemacht wird, daß durch Ausbildung Einbildungskraft sich einstellen könnte. Im Gegenteil, selbst das vorhandene Phantasievermögen scheint in jeder Verschulung in den erwünschten und zu lernenden Code umprogrammiert zu werden: der jeweilige Chiffrierschlüssel zur Entzifferung der Bedeutungsgehalte (Signaturen) ist Markenzeichen der Schulzugehörigkeit.

senschaftlich bestimmt, gilt nach dem Anspruch methodischer Rationalität als unwissenschaftlich. Wenn aber die Suggestion, das Agens der Übertragung, als Störgröße angesehen wird und die Beweiskraft[471] der psychoanalytischen Methode davon abhängig ist, daß die zu gewinnenden klinischen Daten unkontaminiert, das heißt von der Suggestion nicht »verunreinigt« sind, dann muß das aus dem psychoanalytischen Prozeß eliminiert werden, was Träger und Förderer des Geschehens ist. Die treibende Kraft des psychoanalytischen Prozesses ist die Suggestion als Katalysator, ist der Arzt als »katalytisches Ferment (Ferenczi), das die bei dem Prozesse frei werdenden Affekte zeitweilig an sich reißt«[472]: »An Stelle der eigenen Krankheit des Patienten tritt die künstlich hergestellte der Übertragung, die Übertragungskrankheit, an Stelle der verschiedenartigen irrealen Libidoobjekte das eine wiederum phantastische Objekt der ärztlichen Person. Der neue Kampf um dieses Objekt wird aber mit Hilfe der ärztlichen Suggestion auf die höchste psychische Stufe gehoben, er verläuft als normaler seelischer Konflikt.«[473]

Die widersprüchliche Formulierung Freuds in dieser Aussage, daß der Arzt zu dem einen phantastischen Objekt werde anstelle verschiedenartiger irrealer Libidoobjekte und daß das Geschehen sich auf höchster psychischer Stufe als normaler seelischer Konflikt vollziehe, zeigt sich auch andernorts, wo er davon spricht, daß es eine »reale Beziehung« zum Analytiker sei, wenn für diese Übertragung die Vater- oder Mutter-Imago maßgebend werde.[474] Der Analytiker als das phantastische Objekt einer phantastischen Übertragungskrankheit steht in einer realen Beziehung zum Analysanden, der mit ihm die phantastischen Konflikte als normalen (realen) seelischen Konflikt austrägt. Durch den Kunstgriff der Übertragung von früher auf jetzt, den der Analytiker mit Hilfe der Suggestion ausübt, macht er aus der »phantastischen« eine »reale Beziehung«, in der durch die Wiederholung der Libidobesetzungen der Einfluß materiell, »real« wird, das heißt wirksam wird

471 Vgl. Grünbaum, 1987, S. 121.
472 Freud, GW VIII, S. 55.
473 Freud, GW XI, S. 473.
474 Freud, GW VIII, S. 366.

durch Übereinstimmung mit der inneren Wirklichkeit des Patienten. Und nur in dieser Sicht ist die Freudsche Bemerkung zu lesen, daß die Lösung der Konflikte und die Überwindung der Widerstände doch nur glücke, wenn man dem Analysanden solche Erwartungsvorstellungen gegeben habe, die mit der Wirklichkeit in ihm übereinstimmten.[475]

Das »tally argument«: Die Übersetzung der Übereinstimmungsmetapher Freuds in die logifizierte Rede

Grünbaums Darstellung dieser Textstelle Freuds ist eine rationale Übersetzung: »Die Lösung seiner Konflikte und die Überwindung seiner Widerstände glückt doch nur, wenn man ihm solche Erwartungsvorstellungen (das heißt erklärende Beschreibungen der analytischen Bedeutung) gegeben hat, die (objektiv und subjektiv) mit der Wirklichkeit in ihm übereinstimmen« ... »man kann die Annahmen, die Freud in diesem Zusammenhang aufstellt, als Konjunktion (Satzverbindung durch ›und‹) zweier kausal notwendiger Bedingungen formulieren, deren Teilsätze folgendermaßen lauten: (1) Nur die psychoanalytische Interpretations- und Behandlungsmethode kann dem Patienten die richtige Einsicht in die unbewußten Pathogene seiner Psychoneurose gewähren oder vermitteln, und (2) die richtige Einsicht des Analysanden in die Ätiologie seines Leidens und in die unbewußte Dynamik seines Wesens ist ihrerseits kausal notwendig für die therapeutische Überwindung seiner Neurose.«[476] Die Auslese dieser Freudschen Textstelle läßt Grünbaum zwei kausal notwendige Bedingungen als Auslegung formulieren, die sich beide auf die Einsicht des Analysanden beziehen: die erste setzt die psychoanalytische Behandlungsmethode als ausschließliche Bedingung für die Vermittlung von richtiger Einsicht des Patienten in seine unbewußte Dynamik; die zweite postuliert diese richtige Einsicht als kausal notwendig für die Auflösung seiner Neurose. Die Konjunktion dieser beiden Freudschen Behauptungen wird von Grünbaum als »These von den notwendigen Bedingungen«, *necessary condition thesis,* abgekürzt TNB, bezeichnet. Grünbaum hat den Anspruch der Psychoanalyse, daß sie

475 Freud, GW XI, S. 470.
476 Grünbaum, 1988, S. 232.

allein eine auf Einsicht zielende Einflußnahme sei, in ein rationales Schlußverfahren übersetzt. Es geht hier nicht darum, ob die Wahrheit der Psychoanalyse sich darin erweist, daß die vom Analytiker vermittelten Einsichten zum Erfolg führen, das heißt ihre Richtigkeit in der Überwindung der Neurose bestätigen – dies ist im Sinne des deduktiven Verfahrens sicher ein legitimer Anspruch. Grünbaum wirft aber durch diese Übersetzung die Grundfrage der psychoanalytischen Einflußnahme auf: die Frage nach den Bedingungen von Einsicht, deren Prüfung freilich von ihm nicht zu vertreten ist. Denn diese Klärung[477] ist der Psychoanalyse auferlegt; mithin auch die Aufklärung darüber, von welchem wissenschaftlichen Standort her dieses auf Einsicht zielende Verfahren zu begreifen ist und wie sich dadurch der wissenschaftliche Status von Psychoanalyse bestimmt.

Hier helfen auch ausweichende Manöver nicht weiter, daß

477 Die Antworten, die Wurmser (1989) u. a. auf Grünbaums philosophische Kritik an der Freudschen Psychoanalyse gegeben haben, nehmen die Auseinandersetzung mit dessen differenzierter Analyse erst gar nicht auf. Sie bewegen sich entweder in der Vorwurfshaltung, daß eben Grünbaum einem Pars-pro-toto-Denken erlegen sei, ähnlich der von Cassirer beschriebenen Form mythischen Denkens; oder ziehen sich, wenn sie nicht symptomatisch reagieren, auf solch allgemeine Rationalisierungen zurück wie die Erklärung, daß die multikausale Komplexität der Phänomene multivariate Methoden erforderlich mache – im Gegensatz zu der Grünbaum unterstellten unilinearen Analyse; oder verweisen auf eine in Aussicht zu stellende, systematische Beforschung dieses komplizierten Netzwerks multipler Wirkfaktoren. Die Einflußgrößen des psychoanalytischen Prozesses, die Einflußnahme über die als Übertragung wirkende Suggestion als *das* strukturierende Moment, wird überhaupt nicht in den Blick genommen, vielmehr als »Monster der Kontamination« abgetan. Die Absurdität des Vorgehens liegt darin, dem naturwissenschaftlichen Vorgehen das vorzuwerfen, was deren gegenstandsangemessene Forschungsmethode ausmacht, und zugleich eine rationalisierend-kausalistische Einstellung der Psychoanalyse gegenüber vorzuführen, anstatt sich auf den eigenen wissenschaftlichen Status, den Gegenstand des psychoanalytischen Denkens und die ihm angemessene Forschungsweise zu besinnen. Die Abweisung naturwissenschaftlicher Befragung der Psychoanalyse kann den eigenen, fehlenden wissenschaftlichen Standort und den Mangel an psychoanalytischem Denken nicht bemänteln.

einer ganzen Reihe anderer Bedingungen jenseits von wahrer Einsicht eine bedeutende Rolle zugesprochen wird, daß die Richtigkeit von Grünbaums Kontaminationsthese auf dem Boden empirischer Prozeßforschung zu entscheiden sei und nicht im Rahmen philosophischer Diskussionen; wie auch vertreten wird, daß der Suggestionsvorwurf erst noch empirisch zu erhärten wäre, bevor er erhoben wird.[478] In Anbetracht der differenzierten Freudschen Überlegungen zum Phänomen von Einsicht und Suggestion und deren Zusammenhang ist es bezeichnend für die von Thomä und Kächele vorgeführte psychoanalytische Standortlosigkeit, die Klärung der essentiellen Phänomene der psychoanalytischen Wissenschaft in die philosophische Diskussion zu verweisen und die Entscheidung über das Wahrheitsproblem auf dem Boden der empirischen Prozeßforschung zu suchen. Die Verschiebung der Klärung der psychoanalytischen Grundphänomene in die Forschung zur »psychoanalytischen Technik und Technologie« hieße doch, wie wir sagten, das als Gegenstand der Forschung auszuschließen, was das essentielle Agens des psychoanalytischen Prozesses ist. In solch positivistischer Handhabung von Psychoanalyse, die konsequent ihre konstitutiven Begriffe umgeht, indem sie diese zu »Omnisbusbegriffen« (Suggestion und Einsicht) deklariert, deren Schicksal es sein soll, sich in einem »breiten Spektrum von Kommunikationsprozessen aufzulösen«,[479] wird die besondere Erfahrensweise der Psychoanalyse, ihr besonderer Wissenschaftscharakter, in eine allgemeine Kommunikationstheorie aufgelöst. Wenn gesagt wird, daß auch die psychoanalytische Therapie von »allgemeinen Ingredienzen hilfreicher Therapie« wie der »helping alliance« (Luborsky) lebt, dann bringt dieser Verweis auf die unspezifischen Wirkfaktoren in Kommunikationsprozessen eine Begriffsverwässerung mit sich, da eine solche Verallgemeinerung die noch zu klärenden, spezifischen Bedingungen der Psychoanalyse als Gegenstand der Forschung entfernt. Diese »Spezifika« der Psychoanalyse werden unter einem »darüber hinaus« geführt, zu einem »mehr oder weniger deutlichen« Unterschied von anderen Therapieformen. Und die Klärung der psychoanalytischen »Spezifika« wird von detaillierten Studien mit verschiedenen Untersuchungsebenen erwartet. Freilich treibt diese Umgehung der Klärung der

478 Siehe Thomä und Kächele, 1985, S. 380f.
479 Siehe Thomä und Kächele, 1985, S. 381.

psychoanalytischen Begrifflichkeit durch den Verweis auf deren empirische Überprüfung die Forscher in eine ausweglose Situation: Wenn die Effizienz psychotherapeutischer Verfahren auf der Bedingung unspezifischer Wirkfaktoren beruht – und solche Deutungen scheinen zahlreiche empirische Untersuchungen[480] nahezulegen –, dann rücken die ökonomischen Bedingungen (Zeit- und Geldaufwand) in den Vordergrund der Beurteilung von Therapieformen; das heißt, die Bewertung psychoanalytischer Therapie nach den Maßstäben von Effizienz müßte Psychoanalyse nach dem Prinzip der ökonomischen Aufwandsersparnis zum Verschwinden bringen. Wenn die Psychoanalyse ihren Legitimationsanspruch in der Effizienz sucht und über die empirische Klärung der Wirkfaktoren ihre Begrifflichkeit definieren möchte, dann wird das als Ergebnis eines wissenschaftlichen Prozesses erwartet, was gemeinhin Voraussetzung einer jeden wissenschaftlichen Untersuchung ist: die für die jeweilige Wissenschaftsdisziplin konstitutiven, spezifischen Begriffe, das sind im Falle der Psychoanalyse »Einsicht« und »Suggestion«, zu klären. Unter der Voraussetzung, daß diese »Spezifika« in Omnibusbegriffe aufgelöst werden, bedarf es allerdings keiner Klärung mehr. Die Legitimation der Psychoanalyse auf der Dimension empirischer Verifikation und die darin liegende Sackgasse, daß Psychoanalyse auf diesem Weg ihre »Spezifika« nicht klären kann beziehungsweise ihre »Ingredienzen« verliert, bringt dem Analytiker die Frage nach dem Inhalt der sogenannten »Ingredienzen« zurück, konfrontiert ihn mit dem besonderen inhaltlichen Anspruch der Psychoanalyse, der im unlösbaren und unversöhnlichen Gegensatz zur wissenschaftlichen und gesellschaftlichen Konformität steht. Allerdings führt der Weg einer konfirmierten Psychoanalyse, wie sie sich in einer derart positivistischen Auslegung gefällig macht, konsequent in eine psychodynamische Verhaltensmedizin, die sich des Ballastes ihrer unwissenschaftlichen Begriffe entledigt weiß. Psychoanalyse hat für diesen Fall das von Freud prognostizierte Schicksal sich selbst bereitet, im Lehrbuch der Psychiatrie als eine unter vielen Therapieformen abgelegt zu sein.

Wenn man dagegenhält, in welch subtiler Weise Grünbaum als Naturwissenschaftler und Nicht-Psychoanalytiker die Freudschen Begriffe untersucht und den konstitutiven Bedingungen der psychoanalytischen Wissenschaft auf der Spur bleibt,

480 Vgl. Sloane at al., 1975, u.a.

dann wird ersichtlich, daß er, bei aller methodischen Kritik, dem Freudschen Denken gerecht zu werden sucht. Und das *tally argument* Grünbaums stellt den Brennpunkt des auf Einsicht zielenden Verfahrens der Psychoanalyse ein. Freud hat für die Einflußnahme des Analytikers dessen Übersetzungstätigkeit (Phantasieschlüssel) als die allem vorausgehende, notwendige Bedingung erkannt, der dieser nur mit der Einschränkung genügen kann, wenn er über die von Freud geforderten Eignungsvoraussetzungen, die Auffassungsfähigkeit für die Entdeckung des Ähnlichen, verfügt. Und die Einsichtsfähigkeit des Patienten für die vom Analytiker vermittelten Einsichten steht in Abhängigkeit vom Glauben des Patienten an die Autorität (Übersetzungskunst) des Analytikers.

Die Lesart Grünbaums dieser Textstelle Freuds als »tally argument« demonstriert, daß die metaphorische Rede Freuds in die logifizierte übersetzt ist in dem Sinne, daß Freuds Bemerkung »mit der Wirklichkeit übereinstimmen« als argumentative Aussage in einem rationalen Schlußverfahren benutzt und geprüft wird. In der methodischen Bemühung, die Freudsche Metaphorik einem deduktiven Prüfverfahren zu unterziehen, wird aber übersehen, daß der einzig zur Diskussion zu stellende Gegenstand der Untersuchung: die Suggestion, deren Eliminierung das ganze Interesse gilt, als essentielles Agens in der Aussage Freuds steckt. Und wir haben im Gang der Auseinandersetzung des Suggestionsbegriffs viele andere Textstellen Freuds zitiert, die ähnliche Aussagen über die »als Übertragung wirkende Suggestion«[481] machen. Grünbaums Psychoanalyse-Kritik entspringt dem Versuch, der Psychoanalyse den Status einer Wissenschaft nach den Standards methodischer Rationalität nahezubringen, wenn Psychoanalyse doch nur solchen Voraussetzungen genügen könnte.
Es muß gesagt sein, daß Grünbaum auf bemerkenswertem Niveau eine kenntnisreiche Auseinandersetzung mit dem Freudschen Text führt, wie es kaum mehr in der psychoanalytischen Diskussion anzutreffen ist. Es soll aber auch gesagt sein, daß Grünbaum an der passenden Stelle sein beweiserhebendes Verfahren (*tally argument*) ansetzt, wo die kontami-

481 Freud, GW XIII, S. 16.

nierende Wirkung der Suggestion in der Aussage Freuds die entscheidende Frage nach dem Wirksamwerden des psychoanalytischen Prozesses aufwirft. Mit der Methode seiner rationalen Beweiserhebung ist freilich das Thema von der Vermischung in der Interaktion nicht aufzuklären. Denn die Interferenz der interagierenden Subjekte läßt keine Isolierung der Einflußgrößen zu, vielmehr ist die der Suggestion inhärente Kontamination *der* Wirkmechanismus der Interaktion. Die psychoanalytische Interaktion zielt grundsätzlich auf Aufhebung der Isolierung, sie ist verunreinigende Berührung an sich: psychoanalytische Arbeit richtet sich auf die Herstellung des Zusammenhangs zwischen dem durch Verdrängen unberührbar Gemachten und dem durch die Integrationsleistung des Analytikers mit dem Bewußtsein in Berührung zu Bringenden. Psychoanalytische Kontamination ist ansteckende Berührung, Zusammenfluß der Einflußgrößen als konstitutiver Wirkmechanismus einer jeden Interaktion.

Der Wirkmechanismus der Einflußnahme ist auf dem Hintergrund der triebbedingten Urteilsfunktion der oralen Rezeption zu lesen: Kontamination bedeutet ursprünglich Berührung, Verschmelzung, im Gegensinn Bedecken und Beflecken, bezeichnet im übertragenen Sinne als Wortkreuzung die Verschmelzung zweier bedeutungsverwandter Wörter zu einem Wort (zum Beispiel »vorwiegend« aus »vorherrschend« und »überwiegend«). Die Wortkreuzung im buchstäblichen Sinne bezeichnet die Überlagerung des Redeflusses und der Sprechakte. Im Terminus Kontamination ist die gegenseitige Übertragung als Transfer der sprechenden Interakteure enthalten. Ähnlichmachen heißt, die Dinge und Sachen »überführen« (übertragen), in der Interaktion zusammenbringen. Interferenz, Überlagerung[482] tritt dann ein, wenn die beiden Subjekte

482 Die narrative Wollust (Barthes, 1984), die Wollust des deutenderzählenden Sprechens, in immer neuen Geschichten die anderen zu überlagern und umzudeuten, kommt hier ins Spiel; es ist auch die Lust der Überlagerung in der Übereinstimmung, der Vereinigung (Kontamination), die dem sexuellen Begehren entspringt, mit dem Anderen zur Deckung zu kommen. Und die Deckungsgleichheit im Zusammenfallen der imaginierten Figuren von Analytiker und Ana-

dieselbe Wellenlänge und Polarisation[483] haben, die innere, unbewußte Ausrichtung kohärent ist.
Freuds Receiver-Gleichnis von Sender und Empfänger meint diesen Rückkopplungsprozeß und Entsprechungseffekt. Wenn also der Analytiker mit dem entsprechenden »Phantasieschlüssel« in passender Weise mit dem Analysanden spricht, wird dieser ihm in passender Weise entsprechend antworten. Von dieser Stimmigkeit im Verhältnis der Interakteure spricht auch Morgenthaler, wenn er an den Analytiker den Anspruch stellt, daß er sich zum Analysanden so einzustellen habe, wie es zu ihm passe und dem Analysanden entspreche, so daß die Beziehung »stimme«.[484] Der »Phantasieschlüssel« (Einbildungskraft) des Analytikers muß also so weit reichen, daß er den Analysanden erreichen kann. Das Phantasievermögen des Analytikers darf daher in seiner »Phallizität«, das ist in seiner antizipierenden Eroberungs- und Entdeckungslust, nicht gehemmt sein, im Gegenteil, man erwartet vom Analytiker umfassende »Triebfreundlichkeit« und gerade keine »Exhibitionshemmung«.[485] Übertragung, Einflußnahme sind immer schon Kontamination als »anstekkende Berührung« durch den Einfluß des Anderen, der in jeder Deutung auch eine Mitteilung von sich macht. Der ansteckende Charakter von Übertragung, wie er in der negativen Bedeutung von Kontamination als verunreinigende Berüh-

lysand ist allemal die treibende erotische Sehnsucht, das immer aufgeschobene Triebziel, dessen Verschiebung den analytischen Prozeß unterhält. Die narzißtische Dimension der Interaktion stellt sich dar im Sichtbarmachen des Ähnlichen, im »Gleichwie« mit dem Anderen. Und die libidinöse Objektbeziehung entspringt dem Verlangen der Libido nach Vereinigung, von dem die Vereinigung in der Übereinstimmung des psychoanalytischen Erkenntnisaktes die Sublimierung der sexuellen Befriedigung ist.

483 Das vom Polarisator (Analytiker) kommende Licht wird von dem zweiten Polarisator, dem Analysator (Analysand) nur dann durchgelassen, wenn dessen Vorzugsrichtung der ersten parallel steht (Parallelstellung): die Terminologie der Optik kann auf die analytische Situation übertragen werden und entspricht der Freudschen Intention im Receiver-Gleichnis.

484 Morgenthaler, 1978, S. 139.

485 Morgenthaler, 1978, S. 140.

rung zum Ausdruck kommt, zeigt sich auch im Begriff der Gegenübertragung, der nichts ist als eine Ablenkung von der Doppelbödigkeit der Übertragung des Analytikers und von deren Charakter als unabweisbare und notwendige Bedingung für das Ingangkommen und Unterhalten des psychoanalytischen Prozesses. Das infektiöse Moment der Übertragung ist in der gegensinnigen Bedeutung von Transfer als »Sendung« enthalten; in der substantivischen wie in der verbalen Form (*infectio, inficere*) bedeutet *infectus* das gefärbte wie das ungefärbte, das verdorbene wie das unverdorbene Hineintun, so daß das Eingeben das Vergiften wie das Tränken bezeichnen kann.

Die psychoanalytische Einflußnahme als Kontamination (Verschmelzen und Verderben) rührt an die ursprüngliche Form von Gabe und Gift, das Aushändigen und das Einhändigen zwischen dem Geber des Übergebenen und dem Nehmer des Übernommenen. In der römischen Tradition des *tradere* und der *res tradita,* die dieser Übergabe und Auslieferung zugrundeliegt, entdeckte Marcel Mauss[486] ein grundlegendes Prinzip der Dialektik von Übergabe und Übernahme, wie es im Potlatsch als Gemeinschaft stiftendes Prinzip kollektiver Regel von verpflichtendem Geben und Erwidernmüssen wirksam wird.

Jede Interaktion, auch die psychoanalytische, steht in der Erbschaft dieses archaischen Prinzips von Geben, Übergeben und Übernehmen in einem Rückkopplungsprozeß, der das Erwidernmüssen einschließt, weil dem Übernommenen, das ist das Mitgeteilte, das Wesen der gebenden Person anhaftet. Ursprünglich hatten alle Sachen selbst Persönlichkeit – die Persönlichkeit des Gebers –, und entsprechend mußte sich der Nehmer von dieser Ansteckung durch den Anderen vom Geist dieser Sache lösen, indem er seinerseits Sachen mitteilte, von denen der Andere sich wieder zu befreien hatte.[487] Die dialektische Struktur dieser archaischen Mitteilungsform eignet besonders der psychoanalytischen Interaktion, da sie durch die »als Übertragung wirkende Suggestion« unmittelbar in der Fortsetzung des Eltern- und Priesterkomplexes

486 Mauss, 1984.

487 Siehe Mauss, 1984, S. 35f.

steht – und nicht so mittelbar wie die gewöhnlichen Interaktionsformen, denen dieses archaische Erbe auch unterlegt ist. Aber im psychoanalytischen Dialog wird gerade durch dessen artifizielle Kommunikation die Übertragung des archaischen Erbes auf die jetzige Beziehung bewußt gehandhabt, um durch die Wiederholung der infantilen und archaischen Geschichte eine Neuformulierung in der jetzigen Beziehung zu gewinnen. In den Deutungen des Analytikers vollzieht sich die Einflußnahme im Eingeben von Mitteilungen, die dem »Phantasieschlüssel«, dem Geist und der Einbildungskraft des Analytikers entspringen. Interpretationen wirken nur dann ansteckend, wenn sie als solche Erwartungsvorstellungen gegeben sind, daß sie mit der Wirklichkeit im Analysanden übereinstimmen und dessen Unbewußtes wiederherstellen können. Und für diesen Fall kann der Analysand in passender Weise, das ist entsprechend, antworten. Für den Fall jedoch, daß die Einflußnahme des Analytikers in den gegebenen Deutungen dem Analysanden nicht entspricht, sagt Freud: »Was an den Vermutungen des Arztes unzutreffend war, das fällt im Laufe der Analyse wieder heraus, muß zurückgezogen und durch Richtiges ersetzt werden.«[488] Und Freud fährt beschwichtigend fort, daß man durch eine sorgfältige Technik das Zustandekommen von Suggestionserfolgen zu verhüten suche; wie überhaupt bei jeder anderen Suggestionsbehandlung die Übertragung geschont, unberührt gelassen würde, während sie bei der analytischen selbst Gegenstand der Behandlung wäre und in jeder ihrer Erscheinungsformen zersetzt würde. Diese Bemerkungen Freuds beziehen sich auf die Technik des Vorgehens, die Handhabung der Suggestion in der Hypnose im Gegensatz zur Handhabung bei der analytischen Suggestion, lassen aber das Grundphänomen der »als Übertragung wirkenden Suggestion« (Freud) außer acht – und dies ist und bleibt das ungelöste Grundproblem der psychoanalytischen Situation.

Freud kann mit Recht behaupten, daß, was an den Vermutungen des Arztes unzutreffend war, im Laufe der Analyse wieder herausfallen, zurückgezogen und durch Richtiges ersetzt wer-

488 Freud, GW XI, S. 470f.

den kann. Aber im Zusammenhang der grundlegenden Funktion von Einflußnahme durch den Analytiker geht es doch darum, ob es Kriterien für richtige oder falsche Deutungen gibt, und darüber hinaus, ob es Indikatoren für eine förderliche oder schädliche Grundhaltung des Analytikers gibt; das heißt, ob seine Einflußnahme über das Mitgeteilte und Eingegebene bekömmlich ist und den Patienten wachsen lassen kann oder unbekömmlich ist und den Analysanden paralysiert.

Es geht uns nicht um gelegentlich falsch oder unzeitig geäußerte Vermutungen des Analytikers, die gewiß korrigiert werden können oder im Gang der Analyse sich von selber korrigieren. Unsere Frage richtet sich elementar auf die Grundgleichung, die der Analytiker dem Analysanden aufmacht unter dem Aspekt seines habituellen Modus von Einflußnahme, von welchem »Geist« das Mitgeteilte getragen ist und welche Beziehung (z.B. ambivalenzfrei oder ambivalent) im Regelfall der Analytiker für den Analysanden durch seine »emotionalen Angebote« stiftet.

Wissenschaftlich können wir heute nach den vorliegenden Untersuchungen sagen, daß es keine Kriterien für richtige oder falsche Deutungen gibt oder geben kann. Wissenschaftlich können wir aber nicht sagen, daß es Indikatoren für eine nährende oder paralysierende Grundhaltung des Analytikers gibt, da hierüber keine Untersuchungen vorliegen. Wir wissen aber aus der klinischen Erfahrung, daß die paralysierende Grundhaltung des Analytikers, der die Übertragung bloß als repetitives Schema der an ihm wiederholten, immer gleichen Infantilkonflikte handhabt, in die »Identifikation mit dem Aggressor« ausgeht. Aus der Resignation der immer gleichen Erfahrung von Unterdrückung, die sich in der Analyse wiederholt, rettet sich der Analysand in die Internalisierung des Aggressors, die ihm nun eine haltbare Verdrängung seines Begehrens gewährleistet und eine ichgerechte Stabilität der Abwehr sichert. Dies ist eine Deutungsperspektive der Konsequenzen einer nichtförderlichen Grundhaltung bei der Einflußnahme des Analytikers, obwohl diese doch zu einem »beachtlichen Erfolg« führen kann; nämlich dem einer Optimierung der Anpassungsfähigkeit des Analysanden. Ironischerweise demonstriert hier die Effizienz gerade nicht die Richtigkeit der Einsicht, vielmehr ist ein solcher Erfolg, der sich der Zunahme von Verdrängung verdankt, in gleicher Weise ein Ergebnis von Suggestion, wie er auch durch Auflösung von Verdrängung sich einstellen könnte.

Die »als Übertragung wirkende Suggestion« kann also auf dem Hintergrund gegensätzlicher Grundhaltungen des Analytikers wirksam werden. Das psychoanalytische Geschehen ist essentiell ein durch Suggestion kontaminiertes, unabhängig davon, welche richtige oder falsche Einsicht den Erfolg bestimmt hat beziehungsweise welche Effizienz sich gerade einer Nicht-Einsicht verdankt. In Anbetracht dieser Überlegungen relativiert sich das Prädikat der von Grünbaum als *tally argument* bezeichneten Aussage Freuds, daß die Lösung der Konflikte nur glückt, wenn der Analytiker solche Erwartungsvorstellungen gegeben hat, die mit der Wirklichkeit im Analysanden übereinstimmen.

Das »Glück« als Prädikat der Aussage verweist auf den Zufall, daß dem Analysanden ein Analytiker zufällt, der über solche Einbildungskraft (Phantasie) verfügt, daß er ihm jene Erwartungsvorstellungen zur Wiederherstellung seines Unbewußten geben kann, und daß der Analytiker über eine solche Grundhaltung verfügt, die dem Analysanden die Voraussetzung der Einsichtsfähigkeit gibt: die »gläubige Erwartung an die Autorität des Arztes«, der ihm durch die passenden Mitteilungen das Entsprechende eingeben soll.

Das »Geheimnis« eines geglückten psychoanalytischen Prozesses liegt in den Wirkmechanismen der Suggestion, die wir einsichtig machen, aber nicht beweisen können.

7. Die Suggestion als »Grund« der Erinnerung: Von der Überzeugung der Konstruktionen, die als Erinnerung erscheinen

Bevor wir dem Freudschen Erinnerungsbegriff nachgehen, wollen wir den bisherigen Gedankengang resümieren, um den Hintergrund der Freudschen Konstruktion der psychoanalytischen Situation im Auge zu behalten.

Die von Freud konstruierte psychoanalytische Situation als Wiederholung in der Übertragung ist ein fundamentaler Interpretationsrahmen, dem eine Deutung zugrundeliegt, auf der die Deutungen des Analytikers aufbauen; das heißt, die Beobachtungssituation ist bereits Interpretation, und die Auswahl des zu interpretierenden Materials des Analysanden ist determiniert durch die vorgegebenen äußeren Bedingungen des Interpretationsrahmens und die vorgegebenen inneren Bedingungen der Einbildungskraft (Deutungskunst) des Analytikers. Und der Analysand wiederum macht seine Mitteilungen im Rahmen der angebotenen psychoanalytischen Übertragungssituation, die ihn unbewußt eine Auswahl des Gebotenen treffen läßt, um sich mit dem Analytiker in Übereinstimmung zu bringen mit dessen durch die Rahmenbedingungen bestimmte Auswahl – im Kontext des Drucks auf intersubjektive Verständigung. Der Analytiker bereitet den Schauplatz der psychoanalytischen Situation durch seine Deutungen, die dieser Grundkonstellation entspringen. Und die Grundvoraussetzung für das In-Gang-Kommen des analytischen Prozesses liegt in der Identifikation des Analysanden mit diesem Interpretationsrahmen und den daraus für den Analysanden entspringenden Erwartungen. Verständigung tritt erst auf, wenn in der analytischen Situation Übereinstimmung sich herstellt über den Glauben des Analysanden an die Autorität des Arztes, die sich in den Glauben[489] an seine Mitteilungen und Auffassungen umsetzt. Das In-Gang-Kommen des analytischen Prozesses für den Analysanden bestimmt »einzig sein Verhältnis zum Arzt« (Freud).[490] Und die Aufgabe

489 Freud, GW XI, S. 463.

490 Die empirisch nachgewiesene Wirksamkeit von sogenannten un-

des Analytikers liegt in der Überzeugungsarbeit, den Analysanden von seiner Anschauung der Dialogsituation, die bereits eine von ihm gedeutete ist, durch Deutungen zu überzeugen und den Analysanden zu bewegen, sich auf die Auffassung des Analytikers vom analytischen Prozeß als Übertragungsgeschehen einzulassen.

Freuds Konstruktion der psychoanalytischen Situation als Wiederholungsfall bestimmt den psychoanalytischen Prozeß als »Übertragungskrankheit«: anstelle der verschiedenartigen irrealen Libidoobjekte tritt nun das eine wiederum phantastische Objekt der ärztlichen Person. Und der Kampf um dieses Objekt wird mit Hilfe der ärztlichen Suggestion auf dem Schauplatz der Auseinandersetzung zwischen dem Analytiker und dem Analysanden als normaler seelischer Konflikt[491] ausgetragen. Durch den Kunstgriff der Übertragung wird aus der

spezifischen Faktoren (vgl. Sloane et al., 1975 u. a.) bedarf einer psychoanalytischen Deutung. Wahrscheinlich zeigen sich in diesen sogenannten unspezifischen Faktoren die persönlichkeitsspezifischen in der »als Übertragung wirkenden Suggestion«, die jede psychotherapeutische Kommunikation, auch wenn sie sich lerntheoretisch begründet, konstituiert und zu deren Aufklärung nur die Psychoanalyse mit den ihr eigenen Erkenntnismitteln imstande ist; anderen Theorien fehlen die Voraussetzungen solcher Erkenntniskritik. Die persönlichkeitsspezifische Wirkung der Suggestion erweist sich von Fall zu Fall in der besonderen Einsichtsfähigkeit des Patienten, die aus der »gläubigen Erwartung« an die besondere Glaubwürdigkeit des Analytikers und aufgrund dessen an seine besondere Wirkung herrührt. Der Überzeugung des Analysanden vom Analytiker entspricht dessen Überzeugung von seinem Tun und dadurch vermittelt sich die Erwartung, daß der Arzt für den Analysanden ein Einsehen haben kann, so daß der Patient die Erwartung haben kann, für sich ein Einsehen zu gewinnen. In der Herstellung dieses Hoffnungspotentials liegt die Anerkennungsdialektik, daß durch die Anerkennung der Könnerschaft des Arztes der Patient die Gewißheit erhält, in dieser Beziehung zu seinem Erfolg zu kommen, zur Anerkennung seiner Geschichte. Der Analytiker ist eben nicht das Subjekt, dem unterstellt wird, daß es weiß (Lacan); er ist das Subjekt, von dem erwartet wird, daß es »verstehen« (deuten) kann.

491 Freud, GW XI, S. 473.

»phantastischen« eine »reale Beziehung« (Freud), in der sich die Konflikte, die zur Neurose geführt haben, an der Person des Analytikers wiederholen. Freuds Vorstellung von der Verdrängung entspringt seiner Erfahrung dieser Wiederholung von Affekten und Kräften, die er in der Übertragung erfahren mußte – in der Handhabung der Suggestion durch Hypnose wie durch psychoanalytische Suggestion.

Wenn »die Verdrängungslehre nun der Grundpfeiler (ist), auf dem das Gebäude der Psychoanalyse ruht, so recht das wesentlichste Stück derselben und selbst nichts anderes als der theoretische Ausdruck einer Erfahrung, die sich beliebig oft wiederholen läßt«,[492] dann ist die psychoanalytische Arbeit die Rückübersetzung des Verdrängten in Erinnerung. Diese Übersetzungstätigkeit macht Freud im Receiver-Gleichnis exemplarisch; er stellt darin den Anspruch, daß der Analytiker dem gebenden Unbewußten des Anderen sein eigenes Unbewußtes als empfangendes Organ zuwendet und aus den mitgeteilten Abkömmlingen des Unbewußten des Analysanden dieses Unbewußte wiederherstellen muß.

Die Rekonstruktion dieses Unbewußten des Anderen geschieht über die Ergänzungen des Analytikers: das, was sich für den Anderen erinnert, setzt sich zusammen aus den Abkömmlingen seines Unbewußten und den Abkömmlingen aus dem Unbewußten des Analytikers, der aus dem Fundus seiner Phantasien die passenden Ergänzungen hinzufügt. Die Einflußnahme des Analytikers ist eine Übersetzungstätigkeit, die aus diesem Fundus von Einbildungskraft des Analytikers erfolgt und wissenschaftlich betrachtet eine imaginierende Antizipation darstellt. Sie ist – wie in jedem wissenschaftlichen Entdeckungsprozeß – eine ungerechtfertigte Hypothese, die allerdings im Falle der psychoanalytischen Wissenschaft nicht gerechtfertigt werden kann durch ein beweiserhebendes Verfahren. Die Deutungen des Analytikers geben den »Erinnerungen« des Patienten Bedeutung. Die Problematik des Erinnerns liegt in dieser Deutungstätigkeit des Analytikers, der durch seine Übersetzungen (Phantasietätigkeit) den Analysanden an das zu Erinnernde erinnert. Und diese »Erinne-

492 Freud, GW x, S. 54.

rungen« (Phantasien) des Analytikers haben ihren »Grund« in seinen Überzeugungen. Die Tätigkeit des Analytikers führt also nicht zu Erkenntnissen im wissenschaftlichen Sinne, sondern zu immer neuen Entdeckungen. Der Analytiker (er-) findet mit dem Patienten eine andere und neue Geschichte, die sich immer weiter erzählt, da es in jeder Geschichte immer noch etwas zu merken gilt, was fortzusetzen wäre, so daß eine Geschichte, wenn sie erzählt wird, nie zu Ende ist. Jede Geschichte hat ihren »Überschuß«, den es zu merken gilt (Bloch); und in der Analyse gilt es aufzumerken, sich den je individuellen Überschuß einer Geschichte nicht entgehen zu lassen. Die Erinnerung der entgangenen Geschichte des Analysanden schöpft aber aus dem Überschuß des Analytikers, der durch seine Deutungen den Überschuß des Analysanden in Erinnerung ruft. Die Überzeugung des Analytikers beruht auf diesem Glauben an den Überschuß von Geschichte, die für das Subjekt immer noch aussteht, und die Deutungen des Analytikers sind die Ergänzungen der Phantasien des Anderen, die diesen zur Überzeugung von seiner entgangenen Geschichte führen sollen. Aus dieser Überzeugungsarbeit des Analytikers entspringt die gläubige Erwartung des Analysanden an die für ihn noch zu gewinnende Geschichte. Wir sehen: die Erwartungspotenz des Analytikers an das Noch-Ausstehende im Lebensprozeß, seine Substanz an vorausgreifender Imagination, ist grundlegend für die Prospektion des Analysanden, der in der Überwindung des Gegenwärtigen durch die Vorausschau des Entgangenen sich seiner zu gewinnenden Geschichte erinnert. Das heißt, er gibt sich seine Geschichte in der Konstruktion von Erinnerungen. Das Verhaftetsein ans Gegenwärtige dagegen versteinert in einer Analyse, die in der Absenz von Phantasiepotenz des Analytikers sich ans Gegebene hält und dadurch einer mechanischen Repetition Immer-schon-Desselben ausgesetzt ist. Der Analysand kann unter solch beschränktem Horizont aufgrund des Phantasiemangels des Analytikers sich keinen Weitblick eröffnen und ist denselben Ohnmachtserfahrungen ausgesetzt, die er in seinem Lebensprozeß als Wiederholung des Immer-schon-Gewesenen ständig vergegenwärtigen muß.

Freuds Überlegungen zum Problem der Konstruktion (Deutungen) sind in den Zusammenhang dieser Grundüberzeugung vom »Überschuß« zu stellen, wenn er analysiert, »auf welchen Wegen sich unsere Vermutung in die Überzeugung des Patienten verwandelt«. »Der Weg, der von der Konstruktion des Analytikers ausgeht, sollte in der Erinnerung des Analysierten enden; er führt nicht immer so weit. Oft genug gelingt es nicht, den Patienten zur Erinnerung des Verdrängten zu bringen. Anstatt dessen erreicht man bei ihm durch korrekte Ausführung der Analyse eine sichere Überzeugung von der Wahrheit der Konstruktion, die therapeutisch dasselbe leistet wie eine wiedergewonnene Erinnerung.«[493] Diese Schwierigkeit der Erinnerung tatsächlicher, für die Lebensgeschichte beziehungsweise Erkrankung relevanter Ereignisse wird hier von Freud so formuliert, wie wenn es für ihn die Möglichkeit gäbe, daß der Patient die Erinnerung an tatsächliche Vorkommnisse wiederfinden könnte. Und an anderer Stelle heißt es, daß der Kranke von dem in ihm Verdrängten nicht alles erinnern könne, vielleicht gerade das Wesentliche nicht, und so könne er keine Überzeugung von der Richtigkeit der ihm mitgeteilten Konstruktionen erwerben.[494] An dieser Textstelle setzt Grünbaums Kritik der Verdrängungslehre Freuds an, weil er in dessen Bemerkungen ein Eingeständnis sieht, daß die Konstruktionen des Analytikers die bestätigenden Erinnerungen des Patienten nicht hervorrufen können.[495]

Freuds Gleichsetzung von Überzeugung und Erinnerung, daß eben »eine sichere Überzeugung von der Wahrheit der Konstruktionen ... dasselbe leistet wie eine wiedergewonnene Erinnerung«, führt aber vor Augen, daß Überzeugung und Erinnerung nicht zu trennen sind; vielmehr wird offensichtlich, daß das durch die Deutung zu Erinnernde nicht objektivierbar, sondern als Konstruktionen immer schon »Erinnerungen« des Analytikers in ihrer Entsprechung zu möglichen »Erinnerungen« des Analysanden sind. Diese Anspielung auf die fragliche Authentizität der Erinnerung soll besagen, daß wir Erinnerung je schon als Deckerinnerung in einer endlosen

493 Freud, GW XVI, S. 52f.
494 Vgl. Freud, GW XIII, S. 16.
495 Vgl. Grünbaum, 1988, S. 51f.

Verschiebungsreihe und »nachträglichen« Interpretation sehen müssen. Freud schreibt, daß »unsere Kindheitserinnerungen uns die ersten Lebensjahre (zeigen), nicht wie sie waren, sondern wie sie späteren Erweckungszeiten erschienen sind. Zu diesen Zeiten der Erweckung sind die Kindheitserinnerungen nicht, wie man zu sagen gewohnt ist, aufgetaucht, sondern sie sind damals gebildet worden, und eine Reihe von Motiven, denen die Absicht historischer Treue fernliegt, hat diese Bildung sowie die Auswahl der Erinnerungen mit beeinflußt.«[496]
Die Tragweite dieses Erinnerungsbegriffs Freuds hat Grünbaum nicht erkannt, da er bei seiner kausalen Analyse von der Voraussetzung ausgehen muß, daß Erinnerung und Überzeugung in einem Ausschließungsverhältnis zueinander stehen. Er wendet nämlich gegen die Fehlrezeption durch Habermas[497] ein, daß der Patient nicht einen kausalen Zusammenhang auflöse, sondern daß die therapeutische Leistung des Patienten gerade darin bestehe, daß er von einem kausalen Zusammenhang Gebrauch mache, indem er durch die Einsicht in die kausale Verkettung von erinnerter pathogener Ursache und Neurose die Verdrängung aufheben kann. Der offensichtlichen Unlogik der Aussage von Habermas, daß ein therapeutischer Erfolg eine ätiologische Verknüpfung »überwinden« könne, indem er sie auflöse, stellt Grünbaum[498] entgegen, daß der Patient sein therapeutisches Ziel genau dadurch erreiche, daß er Gebrauch mache von einem kausalen Zusammenhang. Die Herstellung des Zusammenhangs zwischen verdrängter Erinnerung und neurotischem Symptom ist also das Ziel der psychoanalytischen Entdeckungsarbeit, und der Gebrauch dieser erkannten Verknüpfung ist die Bedingung der Aufhebung der Verdrängung. Freilich unterliegen Grünbaum wie Habermas derselben Täuschung im Hinblick auf den Freudschen Erinnerungsbegriff, weil sie ihn nicht aus der klinischen Theorie Freuds erschließen; vielmehr ihn als theoretischen Begriff von außen in die Freudschen Aussagen einführen. Der

496 Freud, GW 1, S. 553f.
497 Siehe Grünbaum, 1988, S. 26f.
498 Siehe Grünbaum, 1988, S. 29.

Vorwurf von Grünbaum,[499] daß Habermas die ätiologischen und therapeutischen Hypothesen von Freuds klinischer Theorie als gegeben annehme und sie auf keinen Fall in Frage stelle, trifft aber auch auf Grünbaums Umgang mit dem Freudschen Erinnerungsbegriff zu. Auch wenn Grünbaum an späterer Stelle davon ausgeht, daß das Pathogen Phantasien und nicht traumatisierende Ereignisse sind, die zur Verdrängung führen, befragt er diesen Erinnerungsbegriff nicht, weil er jetzt nur an die Stelle von Ereignissen Phantasien setzt. Dabei übersieht er, daß die Einführung der Bedeutung von verdrängten Phantasien durch Freuds Erfahrung bedingt war, die Verführungsphantasien seiner Patienten für reale Vorkommnisse gehalten zu haben. So mußte Freud entdecken, daß diese »Täuschungsmanöver« Übertragungsphänomene sind, daß aus der Einflußnahme des Analytikers in der Aktualität des Übertragungskonflikts gegenwärtig etwas wiederholt wird, anstatt daß es, wie der Arzt es lieber sähe, als ein Stück der Vergangenheit erinnert würde. Diese Fortsetzung des Freudschen Zitats,[500] daß der Kranke von dem in ihm Verdrängten gerade das Wesentliche nicht erinnern könne, zeigt doch Freuds Wunsch, daß der Patient das lieber (für den Analytiker) als »Erinnerung« bringen sollte, was er statt dessen mit dem Analytiker gegenwärtig inszenieren könnte. Freud mußte wider Willen feststellen, daß der Arzt trotz allem Bemühen, möglichst viel in die Erinnerung zu drängen und möglichst wenig zur Wiederholung, das ist Triebinszenierung, zuzulassen, den Patienten ein gewisses Stück seines vergessenen Lebens wieder erleben lassen muß.[501]

Der Prozeß der »Erinnerung« spielt sich also allein auf dem Gebiet der Übertragung, das heißt in der Beziehung zum Arzt ab. Und Freud bemüht sich um Distanzierung in der Sorge, daß ein Maß von Überlegenheit dem Analytiker erhalten bleiben muß, »kraft dessen die anscheinende Realität doch immer wieder als Spiegelung einer vergessenen Vergangenheit erkannt wird«[502] – die Entfernung der Nähe macht Nähe in

499 Siehe Grünbaum, 1988, S. 23.
500 Vgl. Freud, GW XIII, S. 16.
501 Freud, GW XIII, S. 16f.
502 Freud, GW XIII, S. 17.

dieser Ferne (als Wiederholungsfall) der Vergangenheit aushaltbar. Das Gegenwärtige wird unter dieser Perspektive immer zum Anschein des Vergangenen, dem erst unter der Bedingung des Vergangenen Realität zuerkannt wird. Freuds Verschiebung aus der aktuellen Not mit dem Analysanden in die infantile Not zeigt, daß sich Vergangenheit für ihn erzeugt in der Übertragung von Bedeutung aus dem Gegenwärtigen auf das Frühere. Und dies ist die Freud bestimmende Blickrichtung, aus der sich die Geschichte des Einzelnen erzählt im Zurückgehen zu den Vorfahren (den primären Objekten) und sich davor zurückhält, bei diesem Abstieg (zu den »Toten«) durch deren Mund zu erfahren, was sein wird, wie es der antike Ritus vorgibt. Freud scheut sich vor dieser »Wahrsagung« in der Enthüllung der Geschichte durch den Mund der »Toten«: er will nur hören, was gewesen ist, und nicht wissen, was sein wird. Wenn wir aber wissen wollen, was sein könnte, müssen wir gerade darauf hören, was nicht gewesen ist, um zu erfahren, was für den Einzelnen sein müßte. Freuds Lösung der aktuellen Triebnot mit seinen Analysanden durch die Wendung ins Vergangene führte ihn zur Entdeckung der vergangenen Sexualität. Die Dogmatisierung der Freudschen Blickrichtung in der psychoanalytischen Tradition hat zu einer verhängnisvollen Entstellung der psychoanalytischen Situation geführt, die nur noch im Hinblick auf das Frühere gehandhabt wird. Diese Entaktualisierung der gegenwärtigen Triebnot durch ihre Verweisung ins Vergangene ist eine Enthistorisierung und bedingt eine systematische, regressive Infantilisierung des Analysanden. Psychoanalytische Technik stellt sich hier als ein grandioses Vermeidungsritual dar, um sich der Vergegenwärtigung des Triebkonflikts in der Übertragungssituation zu entziehen. Freuds Lösung der Entfernung von Nähe im Triebkonflikt mit dem Analysanden hat sich als eine sterile Praxis überliefert, wenn nicht reflektiert wird, daß ihre Techniken dem Schutz des Analytikers dienen vor der Ansteckung durch die Übertragung. Gewiß ist jeder aktualisierte Triebkonflikt die Wiederholung eines früheren in der Übertragung; er ist aber auch ein aktueller Triebkonflikt zwischen Analytiker und Analysand, der nur aushaltbar und lösbar ist durch die körperliche Distanzierung im Arrangement der psychoanalytischen Situation. Der Analytiker ist hier in die Konfrontation gestellt, das Begehren des Anderen nicht durch Infantilisierung zu entwerten, um sich zu schützen; vielmehr ist der Analytiker gefordert, das Begehren des Analysanden anzuerkennen, ihm eine Prospektion zu eröffnen, indem er dem Anderen zugestehen kann, daß er fähig und mächtig ist, den Analytiker beispielsweise zu verführen und zu übermächtigen – entgegen der Versagungstradition in der Analyse, die durch die Entwertung des Triebanspruchs als bloße Repetition des Infantilen den Analysanden in der resignativen Ohnmacht infantiler Versagenserfahrung festhält.

Die prospektive Funktion der psychoanalytischen Hermeneutik, die nicht nur auslegend, sondern vielmehr zeigend und zukunftsweisend sein könnte, wird von Freud mit äußerster Scheu behandelt. So verwirft er auch den prophetischen Traum als »vorwissenschaftlich« zu Beginn der *Traumdeutung*. Am Schluß will er diesen jedoch nicht mehr grundsätzlich verwerfen; wie er auch davon spricht, daß man durch die Analyse nicht einen Geist aus der Unterwelt zum Aufsteigen zwingen dürfe, um ihn dann erschreckt und ungefragt wieder hinunterzuschicken.[503] Freud entzieht sich auch hier nicht einer widersprüchlichen Betrachtung, während seine Epigonen, die ihn kanonisiert haben, durch eindeutige Feststellungen den Widersprüchen zu entgehen suchen.

Freuds Vergleich der Tätigkeit des Analytikers mit der des Archäologen ist insofern nicht stimmig, als der Archäologe seine Rekonstruktionen des Gewesenen durch Ergänzung und Zusammenfügung der erhaltenen Reste betreibt, die empirische Realität sind. Der Analytiker dagegen rekonstruiert das Gewesene durch Ergänzung und Zusammenfügung von erhaltenen Resten, die ihm zufallen als »Erinnerung« im Prozeß der Übertragung: die durch die Phantasie (Ergänzungen) des Analytikers wachgerufenen Erinnerungen des Analysanden ergeben sich also aus der Beziehung zum Arzt. Die Materialien, die den Analytiker auf den Weg führen, die verlorenen Erinnerungen des Analysanden wiederzugewinnen,

503 Freud, GW x, S. 312.

sind nach Freud[504] Bruchstücke von Erinnerungen in dessen Träumen, in der Regel schwer entstellt, Einfälle aus den »freien Assoziationen«, aus denen sich die Anspielungen auf verdrängte Erlebnisse und Abkömmlinge unterdrückter Affektregungen herausfinden lassen; endlich Andeutungen von Wiederholungen der dem Verdrängten zugehörigen Affekte in den Handlungen des Analysanden innerhalb und außerhalb der analytischen Situation. Aus solchen Materialien, Produkt des Übertragungsgeschehens, stellt der Analytiker seine Rekonstruktionen her: »Aus diesem Rohstoff – sozusagen – sollen wir das Gewünschte herstellen.«[505] Und Freuds Unterscheidung des analytischen vom archäologischen Gegenstand zeigt zutreffend, wie die analytische Arbeit jenseits einer platten archäologischen Definition zu bestimmen ist: beim psychischen Objekt ist im Gegensatz zum archäologischen alles Wesentliche erhalten, »selbst was vollkommen vergessen scheint, ist noch irgendwie und irgendwo vorhanden, nur verschüttet... Man darf ja bekanntlich bezweifeln, ob irgendeine psychische Bildung wirklich voller Zerstörung anheimfällt. Es ist nur eine Frage der analytischen Technik, ob es gelingen wird, das Verborgene vollständig zum Vorschein zu bringen.«[506]

Die analytische Technik, das ist die Handhabung des Übertragungsprozesses, in dem die »Übertragungskrankheit« an die Stelle der verschiedenen irrealen Liebesobjekte das eine, wiederum phantastische Objekt der ärztlichen Person setzt, konstruiert den neuen Kampf um dieses phantastische Objekt als »normalen« und »realen« seelischen Konflikt. Auf dem Hintergrund dieser Übertragungsbeziehung zum Arzt bilden sich die Konstruktionen (Deutungen) des Analytikers, der die vergessenen Erinnerungen des Anderen zu erraten, zu konstruieren hat. Die Entscheidung über den Wahrheitswert der Konstruktionen, ihre Richtigkeit oder Unbrauchbarkeit, vollzieht sich nur in der »Fortsetzung der Analyse« (Freud), die sich als Geschichte dann fortsetzen kann, wenn die Deutungen für den Analysanden brauchbar, passend sind: »Wir geben

504 Freud, GW XVI, S. 44.
505 Freud, GW XVI, S. 44.
506 Freud, GW XVI, S. 46.

die einzelne Konstruktion für nichts anderes aus als für eine Vermutung, die auf Prüfung, Bestätigung oder Verwerfung wartet. Wir beanspruchen keine Autorität für sie, fordern vom Patienten keine unmittelbare Zustimmung, diskutieren nicht mit ihm, wenn er ihr zunächst widerspricht. Kurz, wir benehmen uns nach dem Vorbild einer bekannten Nestroyschen Figur, des Hausknechts, der für alle Fragen und Einwendungen die einzige Antwort bereit hat: Im Laufe der Begebenheiten wird alles klar werden.«[507] Danach geht es nicht um den Unterschied zwischen wahr und falsch bei den Deutungen des Analytikers, vielmehr allein um die Differenz zwischen brauchbar und unbrauchbar. Und weiß der Analytiker dem Patienten immer nur irrige Kombinationen zu erzählen, wird er ihm keinen guten Eindruck machen und es in seiner Behandlung nicht weit bringen[508] – sofern der Analysand kein Lehrkandidat ist, der auf der Couch bleiben muß, oder kein Krankenkassenanalysand, der ohnehin bleibt. Für den Fall, daß der Analytiker sich gelegentlich einmal irrt und dem Patienten eine unbrauchbare Konstruktion mitteilt, bringt dies dem Patienten nach der Meinung Freuds keinen Schaden, da er ihm bei passender Gelegenheit eine bessere Konstruktion und somit die Korrektur des Irrtums anbieten kann. Und die falsche Konstruktion falle solcher Art heraus, als ob sie nie gemacht worden wäre, ja, in manchen Fällen gewinne man den Eindruck, als hätte man, mit Polonius zu reden, gerade den Wahrheitskarpfen mit Hilfe des Lügenköders gefangen.[509] Freud behauptet hier nichts weniger, als daß sich der Erfolg auch durch falsche Konstruktionen einstellen kann.

Diese Textstelle ist von besonderer Bedeutung, weil sie auf Shakespeares Hamlet anspielt, wo ein Stück in einem Schauspiel als Lüge aufgeführt zur Wahrheit wird: die inszenierte Lüge Hamlets vom Tod des Königs wird nachträglich zur Wahrheit des Königs und der Königin. So erweist sich am Ausgang des Schauspiels, daß die Lüge Hamlets zur Wahrheit der Anderen wird. Ähnlich situiert sich für Freud die psychoanalytische Beziehung, in der sich dann Wahrheit einstellt,

507 Freud, GW XVI, S. 52.
508 Vgl. Freud, GW XVI, S. 48.
509 Vgl. Freud, GW XVI, S. 48.

wenn sich der Analytiker mit dem Analysanden in Übereinstimmung befindet, die die Ausschließung der Wahrheit des Anderen zur Bedingung hat, mithin zur Lüge macht. Freuds wiederholter Ausspruch: »Das Beste, was du wissen kannst, darfst du den Buben doch nicht sagen«,[510] zeigt Freud auf dem Platz Hamlets und demonstriert den großen Enthüller als sorgsamen Verhüller in eigener Sache; die ureigenste ist seine Erfindung der psychoanalytischen Situation, aus der sich das ergab, was man Psychoanalyse nennt. Und die Herstellung der psychoanalytischen Situation schien ihm identisch zu sein mit dem Moment der Übereinstimmung, das er in der Tiefe seiner Bedeutung in seinen Schriften nicht veröffentlichte. Freud hat auch in dieser späten Arbeit der »Konstruktionen in der Analyse« sein Geheimnis nicht gelüftet, es bei der Anspielung auf den Lügenköder für den Wahrheitskarpfen belassen. Denn die Wahrheit einer Wissenschaft darf doch nicht auf einer Lüge beruhen, obwohl es dem Dichter erlaubt ist, die Wahrheit zu sagen, indem er lügt, und zu lügen, indem er die Wahrheit spricht. Die Textstelle über den »Wahrheitskarpfen« folgt ein nächster Satz, der in merkwürdigem Widerspruch zum vorhergehenden Satz steht: »Die Gefahr, den Patienten durch Suggestion irre zu führen, indem man ihm Dinge ›einredet‹, an die man selbst glaubt, die er aber nicht annehmen sollte, ist sicherlich maßlos übertrieben worden ... Ich kann ohne Ruhmredigkeit behaupten, daß ein solcher Mißbrauch der ›Suggestion‹ in meiner Tätigkeit sich niemals ereignet hat.«[511]
Diese Bemerkung fällt aus all dem heraus, was Freud zu dem ihn immer beschäftigenden Problem der Suggestion in differenzierender Weise geäußert hat. Freud ist sich dessen wohl bewußt, daß man den Anderen nur das glauben machen kann, was man selber glaubt, und daß man den Anderen nur von dem überzeugen kann, von dem man selbst überzeugt ist. Diese Rahmenbedingungen der Psychoanalyse haben wir im Sinne der »als Übertragung wirkenden Suggestion« aus den Freudtexten eingehend aufgewiesen. Heißt dieser Nachsatz nun, daß der Andere nicht von dem überzeugt werden soll, was der Analytiker für seine eigene Wahrheit hält; heißt dies

510 Freud, GW XIV, S. 550.
511 Freud, GW XVI, S. 48f.

auch, daß die Wahrheit des Analytikers eine Lüge für den Analysanden sein könnte und dessen Wahrheit eine Lüge für den Analytiker? Dieses Fragen bewegt sich solange im Kreis, wie nicht zum Vorschein gebracht wird, daß der Wissenschaftler Freud mit diesem Nachsatz die kritische Negativität seines relativierenden Wahrheitsbegriffes verdecken konnte, der ihn unausweichlich vor der Öffentlichkeit in unbedingten Widerspruch zum Wahrheitsbegriff der positiven Wissenschaften gebracht hätte.

8. Die Kunst der Übereinstimmung und die rhetorische Wahrheit der Psychoanalyse: Freuds Parabel vom Aal, der ein Karpfen ist

Die nachfolgende Wiedergabe aus einer bisher nicht veröffentlichten Analyse Freuds bei einem seiner letzten großen Analysanden[512] wirft ein Licht auf die Tiefe der Bedeutung des Übereinstimmungsmoments und des darin verwickelten Wahrheitsgehaltes der Analyse. Bei der ersten Gelegenheit der

512 Diese Analyse wurde mit Freuds Erlaubnis vom Analysanden nach den Sitzungen im Detail stenographiert. In den siebziger Jahren ist diese Analyse von Pohlen mit dem Analysanden rekapituliert und auf Tonband aufgezeichnet worden. Die stenographischen Protokolle aus den zwanziger Jahren und deren Übersetzung durch den Analysanden ins Schriftdeutsch decken sich mit den Übersetzungen, die inzwischen durch einen Stenographen vorgenommen wurden. Und diese Übersetzungen durch den Analysanden wie durch den Stenographen weichen nicht von dem ab, was in der Wiederholung der Analyse Freuds im Gespräch zwischen Pohlen und dem Analysanden Freuds von diesem wieder zur Erinnerung gebracht worden ist. Die hier zitierten Bemerkungen Freuds stammen nur aus den stenographierten Protokollen. Aus Diskretionsgründen soll der Name des Analysanden nicht genannt werden. Es ist auch von Bedeutung, daß die Übergabe dieser Aufzeichnungen an das Freud-Archiv über Eissler, der auf Herausgabe gedrängt hatte, aus der Sorge verhindert wurde, daß dieses bedeutsame Dokument unzugänglich gemacht werden könnte. Diese Aufzeichnungen werden von Pohlen voraussichtlich im nächsten Jahr publiziert. Nach der Veröffentlichung besteht kein Anlaß mehr, die Dokumente dem Freud-Archiv vorzuenthalten.

Übereinstimmung zwischen sich und dem Analysanden eröffnete Freud konstitutiv für diese Analyse das Wahrheitsthema, indem er gleichnishaft eine jüdische Geschichte erzählte: in dem Moment, wo der Analysand auf eine Bemerkung Freuds erwiderte, daß er dasselbe gerade auch sagen wollte, sagte Freud: »Also das ist ein Aal. Kennen Sie die Geschichte vom Aal? Ein Jude wird von seiner Frau in die Stadt geschickt, um für Sabbath einen Karpfen einzukaufen. Zwei Juden bemerken ihn mit einem schönen Karpfen nach Hause gehen und beschließen, ihm diesen Fisch ›abzuschwindeln‹. Sie kennen sich, der eine spricht ihn wie zufällig an: was hast du eingekauft? Einen Karpfen. Zeig her, aber das ist ja ein Aal (Aal ist eine für den Juden verbotene Speise, eine Schlange). Ein Aal, und noch am Sabbath, nun, ich will nichts gesehen haben. Und er kehrt sich von ihm ab. An der nächsten Ecke begegnet ihm der zweite Jude, der ebenfalls, diesmal empört, ihm Vorwürfe macht, daß er einen Aal eingekauft hat und ihm den Vorschlag macht, ihm den Aal zu überlassen. Ohne Fisch nach Hause zurückgekehrt, argumentiert der Mann gegen die Vorwürfe seiner Frau: Wenn zwei Juden sagen, es ist ein Aal, dann ist es ein Aal!« (Freud).[513]

»Nicht nur ein guter Witz«, bemerkt der Analysand Freuds in seiner Nachkommentierung, »sondern die analytische Situation kann nicht besser zum Ausdruck gebracht, ›gedeutet‹ werden: er und ich sind zwei Juden, die vorgeben, etwas gefunden zu haben, das sie fälschlicherweise und absichtlich schwindelnd als Aal bezeichnen, der aber keiner ist, und nur insofern damit Erfolg haben, einen Dritten zu prellen, der mit seiner sturen und gläubigen Rechtfertigung (seiner Frau gegenüber!) schließlich über den Aalschwindel doch zum ›Wahrheitskarpfen‹ (Polonius im *Hamlet*) zu gelangen. Um

513 Eine scheinbar typisch jüdische Anekdote, die wegen der in der Unterdrückung ausgebildeten jüdischen Gedankenschärfe zu einer Relativierung von Wahrheit gelangt, die dem gemeinen Denken allzugerne als bloßer jüdischer Witz erscheinen mag. Wahrscheinlich konnte Freud in dieser Analyse bei einem jüdischen Analysanden, der dafür in besonderer Weise die Voraussetzungen mitbrachte, mehr von seinem ureigenen, aus der subversiven Tradition geborenen Denken zeigen.

den Karpfen ist er zwar betrogen, aber er findet sich durch seine Argumente gerechtfertigt. Das heißt: im Grunde wissen wir alle, daß der Aal ein Karpfen ist. Eine vorzügliche und tiefsinnige Parabel über Wert und Sinn einer Deutung als gemeinsames Übereinstimmen« (Analysand Freuds).
Die gläubige Erwartung des einen Juden an die Autorität des Anderen, die der Argumente nicht bedarf, sondern nur der »Gläubigkeit der Liebe« (Freud), hat diesen zwar um seinen Karpfen gebracht, aber in seinem Glauben gegenüber seiner »Frau« gerechtfertigt. Die Tiefe der Bedeutung der Übereinstimmung enthüllt sich in dieser Freudschen Parabel, daß sich zwei je schon in der gläubigen Erwartung treffen, diesen Glauben auf Kosten eines Dritten zu rechtfertigen. Die zwei Juden sind der Eine (der Analytiker), der mit dem Zweiten, das ist der Jude mit dem Karpfen (der Analysand), gegenüber dem abwesenden Dritten (dem ödipalen Objekt), der gerade durch seine Absenz determinierend präsent ist, ihre Wahrheit nur finden können durch den Schwindel an diesem Dritten. Danach erscheint die Wahrheit der psychoanalytischen Situation ödipal konstelliert, hätte der phallische Signifikant die Wahrheit bezeichnet. Zwei stimmen überein durch Ausschluß des Dritten: die imperialen Grundsätze des väterlichen Logos, der Satz von der Identität, vom Widerspruch, vom ausgeschlossenen Dritten hätten sich nach dem Gesetz des phallischen Signifikanten erfüllt, und der Satz vom zureichenden Grund, daß der ausgeschlossene Dritte die Ursache der Vereinigung von Zweien (Identität zur Differenz) und der Ausschließung des Dritten ist, hätte seinen phallischen »Grund« gefunden. Diese Übersetzung der Aalgeschichte ist die Rationalisierung ihrer metaphorischen Realität, die sich auch in die logifizierte Rede übertragen läßt. Davon können wir nicht absehen, weil der phallische Signifikant uns auf der Bewußtseinsebene immer schon bestimmt und auch unbewußt beherrschen kann. Die psychoanalytische Situation ist aber grundlegender bestimmt durch ihre Strukturierung auf der Ebene der metaphorischen Realität, die eine Transzendierung des ödipalen Sprachschemas offenstellt und andere, weiterführende Deutungen der Aalgeschichte bereithält. Das ödipale Schema ist das Schema der für die patriarchale Kultur konstitutiven

Grundlüge, die immer schon mit der Wahrheit den Gewinn des Einen und mit der Lüge den Verlust für den Anderen verbindet. Die ödipale Rede ist eine kastrative, rationalisiert in den logischen Sätzen, die den Fisch zu einer verbotenen Schlange (Phallus) macht, die der Frau (Mutter) vorenthalten werden muß, um sie für den Sohn zu retten, der sich dadurch in Übereinstimmung mit dem Vater halten kann. In dieser Perspektive einer banalen Triangulation ließe sich die Aalgeschichte auch lesen. Die Banalität dieser stereotypen Interpretation enthält die eigentliche Lüge, daß dem ödipalen Objekt der Karpfen abgeschwindelt wird, weil er ein Aal sein soll, so daß der beschwindelte Dritte, auf dessen Kosten sich die Zwei einigen, als Verlierer erscheint, um die Lüge der Übereinstimmung aufrechterhalten zu können. Alle »wissen«, daß der Aal ein Karpfen ist. Alle wissen, daß die Wiederholung des Gleichen in der Übereinstimmung die ständig wiederholte Lust, sich im Gleichen wiederzufinden, das »primäre Befriedigungserlebnis« mit dem ursprünglichen Objekt nicht wiederholen (zurückholen) kann und auch im Tod die erwartete Wiedervereinigung nicht eintritt; trotzdem hält jedermann am metaphysischen Schwindel von Platons Kugelmenschen, der Wiedervereinigung der getrennten Körper, fest.

Unter der Perspektive des maternellen Signifikanten, der unter dem phallischen liegt, weiß das Subjekt, die Frau als Subjekt jenseits des Phallischen, daß der Aal ein Karpfen[514] ist. Das Subjekt als Frau weiß, daß es nichts zu verlieren hat, wo der Mann immer schon zu wissen glaubt, daß er etwas verlieren könnte, dessen Verlust er sich durch die Verschiebung auf

514 Der Karpfen ist das heilige Tier der Venus, ein Signum der Fruchtbarkeit des Weiblichen; wie überhaupt der Fisch unter diesem Zeichen des Schöpferischen in allen Kulturen Mittel der Übertragung war im Hinblick auf den Anbruch des Neuen und das Ende des Alten. Im Tierkreiszeichen repräsentiert der Fisch die Erneuerung im Frühjahr, den aufsteigenden Aspekt im vegetativen Rhythmus des Jahres. Der Karpfen hat insofern eine innere Verbundenheit in seiner Metaphorik mit dem Aal, als der Aal durch seine Eigenart, die eigene Brut zu verschlingen, zum Signum des negativen Aspekts des Weiblichen werden konnte. Aal wie Karpfen sind demnach in der Metaphorik die zwei differenten Aspekte des einen Bisexuell-Weiblichen.

die Frau verleugnen kann. Denn die Frau ist unter phallischer Perspektive das Objekt, das den für den Mann drohenden Verlust zu repräsentieren hat. Die kastrative Gleichung des phallischen Signifikanten erfüllt sich solange, wie diese illusionäre Verschiebung für die Subjekte beider Geschlechter sich nicht aufklärt, das heißt die Ohnmacht für die Subjekte beider Geschlechter angesichts der ihnen gemeinsam drohenden Kastration im Tod nicht endgültig realisiert wird – der Tod ist jene die Subjekte beider Geschlechter umgreifende Differenz.

Die Aalgeschichte Freuds wird in ihrer Bedeutung für die Konstruktion der Freudschen psychoanalytischen Praxis erst erkennbar, wenn man bedenkt, daß Freud die analytische Arbeit auf die ödipale Konstellation einstellte und für ihn diese Arbeit beendet war, wenn der Analysand die für ihn typische Konstellation des Ödipus erfahren hatte. Der Ödipuskomplex erscheint unter diesem Aspekt als die für unsere Kultur typische neurotische Konstitution, in deren gemeines Elend es das Individuelle zu überführen galt. Die Einsicht in den Ödipuskomplex war ihm identisch mit dessen Abfindung, wie es Analysanden (zum Beispiel Kardiner)[515] so beklagen, weil sie nicht begreifen konnten, daß dies die Feststellung eines unabänderlichen Triebschicksals ist und das Abfinden mit diesem nicht einer passiven Ergebung gleichzusetzen ist. Die Anerkennung des in unserer Kultur verhängten Triebschicksals beendet vielmehr die Auflehnung dagegen, die das individuell-neurotische Elend unterhält: die Anerkennung[516] des Ödipus

515 Siehe Kardiner, 1979.

516 Die endlosen Analysen, die heute die Ausbildung in der Psychoanalyse bestimmen, scheinen eine Flucht vor der Einsicht in die Unveränderbarkeit des Triebschicksals zu sein, eine Flucht vor der Anerkennung dieses Geschicks und ein Ausweichen vor der Überschreitung des Ödipuskomplexes, an dem sich Analytiker wie Analysand festhalten, um nicht Unwägbarkeiten auf sich nehmen zu müssen. Der Freudschen, eindeutig ödipalen Perspektive ist heute in der Psychoanalyse eine allgemeine Perspektivlosigkeit gefolgt, die sich in ihren vielfältigen »Konzeptionen« als Rationalisierung darstellt, in der die allgemeine Orientierungslosigkeit in einem endlosen

nimmt ihm die Überbesetzung in der Einstellung des Triebschicksals, entzieht ihm die zentralisierende Libidoverteilung und hat eine Umbesetzung und Umlenkung der dem Ödipus entzogenen Libido in anödipale Ströme zur Folge. Freuds Einstellung der Analyse auf den Ödipus wiederholt die Lüge der Kultur, die ihre Wahrheit herausbringt.

Freud hat die Aalgeschichte in dem Moment erzählt, als der Analysand die Übereinstimmung feststellte, und ihm damit angedeutet, daß die Herstellung der psychoanalytischen Situation, in der die Geschichte gedichtet wird, ein »Schwindel« ist, und zwar ein doppelter: die erzählte Geschichte hat sich aus der Übereinstimmung zwischen dem Analytiker und dem Analysanden hergestellt, diese den Eltern abzuschwindeln. Und die Übereinstimmung zwischen beiden ist ein »Schwindel«, der sich dem narzißtischen Begehren verdankt, sich dem Anderen gleich und den Anderen gleich sich zu machen, um dem Fortgang der Geschichte einen gemeinsamen Grund zu geben, das ist Übereinstimmung im Hinblick auf eine das Fortlaufen der Geschichte tragende Identität. Der Bildungsprozeß in psychoanalytischen Verfahren unterliegt denselben Bedingungen wie der narzißtische Bildungsprozeß des Ichs, das sich ebenfalls ständig in seiner Geschichte den Schein von Identität herstellen muß, um sich seiner Ganzheit zu versichern vor dem Hintergrund der ständigen Bedrohung[517] seiner Einheit.

Freuds Satz, daß die Lösung der Konflikte doch nur glücke, wenn man dem Analysanden solche Erwartungsvorstellungen gegeben habe, die mit der Wirklichkeit in ihm übereinstimmen, ist jetzt so zu lesen: die Lösung des Ödipuskomplexes gelingt doch nur, wenn sich das Subjekt entbindet von den ödipalen Objekten, indem es sich an das eine phantastische Übertragungsobjekt, den Analytiker, bindet. In der Bindung

Getriebe von Auf- und Durcharbeiten mit den entsprechenden »Theorien« geschickt untergebracht werden kann.

517 Und diese Bedrohung seiner Illusion von Einheit scheint für das bürgerliche Ich gleich zu sein mit der Angst vor dem Ich-Zerfall. Diese Angst verstellt den Blick für die Einsicht in die Wirklichkeit multipler Individualitäten des Subjekts jenseits der Welt idealistischer Konformität.

an den Analytiker wird »nachträglich« eine Geschichte jener ödipalen Bindungen erzeugt, die, indem sie jetzt einen Namen haben, das heißt bewußt geworden sind, sich entbunden haben in jener Legende von Ödipus. Der Ödipuskomplex löst sich in der analytischen Situation durch die Entbindung seiner Geschichte, und zugleich erzeugt sich eine andere und neue Legende, die die Entbindung von diesem einen phantastischen Übertragungsobjekt, dem Analytiker, darstellt. Übereinstimmung gründet also in der Übertragung, und die Übertragung vom ödipalen auf das Übertragungsobjekt ist die Bedingung der Entbindung jener Legende, die sich nur bilden kann, indem durch die Übereinstimmung mit dem einen phantastischen Objekt sich eine neue Legende erzeugt, die wiederum entbunden wird durch neue und andere Bindungen: die analytische Beziehung steht in einer Reihe endloser Geschichten, die durch Übertragung Übereinstimmung herstellen, aus der sich die Entbindung immer neuer Geschichten zeugt durch die Bindung in immer neuen Übertragungen. Übereinstimmung in der Übertragung organisiert sich als endlose, immer wieder imaginierte Fortsetzung von Bindung und Entbindung. Und dieses Bestreben des Ichs, seinen Zusammenhalt zu wahren, ist die eigentliche Bindung des Ichs durch und als Wahrnehmung. Die Bindung des Ichs gründet in der Angst vor Entbindung, das heißt vor der Geschiedenheit vom Anderen, und organisiert durch die Imagination von Einheit die Bannung der Geschiedenheit: »Die erste Angstbedingung, die das Ich selbst einführt, ist also die des Wahrnehmungsverlustes, die der des Objektverlustes gleichgesetzt wird.«[518] Nach dieser Matrix sind alle Bindungen des Ichs gebildet in der Notwendigkeit, immer neue narzißtische Identifizierungen, Bindungen herzustellen, in denen sich die Entbindung von früheren ergibt aus der Benennung des Abwesenden. Durch diese Namensgebung setzt sich das Ich seine Geschichte als identische fort, und durch den Namen wird das Ich sich seiner Bindungen bewußt.

Der Name, die Benennung durch die Deutungen des Analytikers, ist die Zuerkennung des Triebschicksals, dessen not-

518 Freud, GW XIV, S. 203.

wendige Anerkennung durch den Analysanden erst die Freiheit einführt, sich mit diesem abfinden zu können, wie es Freud von seinen Analysanden verlangt hat. Das Freudsche Abfinden enthält die Intention, im verhängten Triebschicksal nichts mehr und nichts weiter suchen zu können, vielmehr sich für einen anderen Ort zu entscheiden, wo es noch etwas zu finden gilt.

9. Die Erzeugung von Vergangenheit im »nachträglichen Verständnis«: Der Analytiker als der »verspätete« Gast

Der Analytiker ist der »verspätete« Gast[519] am Tisch seines Analysanden, der »nachträglich« den einst für den Analysanden gedeckten Tisch rekonstruieren soll. Die Begriffe der »Verspätung« und der »Nachträglichkeit«, deren Bedeutung durch Lacan wieder zu Bewußtsein gebracht worden ist, enthalten die Freudsche Konzeption von Geschichtlichkeit, wie sie sich in der psychoanalytischen Situation herstellt durch die Deutungen des Analytikers. Freud mußte in der Analyse des »Wolfsmannes« die Erfahrung machen, daß »nachträglich« den frühkindlichen Beobachtungen, die zu jener Zeit noch nicht sexuell verstanden wurden, beim Erwachen der kindlichen Sexualität sexuelle Bedeutung übertragen wurde. Der »Wolfsmann« verstand die Urszene, die sexuelle Übermächtigung der Mutter durch den Vater, erst zur Zeit des Traums mit vier Jahren, aber nicht zur Zeit der Beobachtung: »Mit 1 ½ Jahren holte er sich die Eindrücke, deren nachträgliches Verständnis ihm zur Zeit des Traumes durch seine Entwicklung, seine sexuelle Erregung und seine Sexualforschung ermöglicht wurde.«[520] Der Traum mit vier Jahren bringt also die Koitusbeobachtung von eineinhalb Jahren zur »nachträglichen Wirkung«.[521]

Dem Begriff der Nachträglichkeit ist der psychoanalytische Begriff der Erinnerung inhärent, weil in der Analyse des »Wolfsmannes« dessen Erinnerungen sich als nachträglich

519 Siehe Morgenthaler, 1978.
520 Freud, GW XII, S. 64.
521 Vgl. Freud, GW XII, S. 144.

umgedeutete Szenen darstellten: danach war es immer die zweite Szene, die der ersten Szene ihren pathogenen Wert verleiht, so daß eine Erinnerung verdrängt wurde, die nur »nachträglich« zum Trauma geworden war. Diese Umdeutung von Erinnerungen, die ursprünglichen Beobachtungen, die keinen pathogenen Wert hatten, denen nachträglich jedoch pathogene Bedeutung übertragen wurde, haben sich in der Analyse als Übertragungsphänomene vollzogen, so daß die Klärung des Unterschieds zwischen Konstruktionen und Erinnerungen eine weitere Aufklärung der »als Übertragung wirkenden Suggestion« mit sich brächte. Die Analyse dieser Umarbeitung oder Umschreibung, die von Jung unter dem Begriff des »Zurückphantasierens« gefaßt wurde, ist von Freud in der Auseinandersetzung mit Jung zum Schibboleth der Glaubwürdigkeit der Analyse als Erinnerungsarbeit pathogener Ereignisse gemacht worden. Am Beispiel der Analyse des »Wolfsmannes« läßt sich aber aufzeigen, daß die Erinnerungen der Urszene nicht das Ergebnis einer Rekonstruktion sind, sondern als Übertragungsphänomene vom Analysanden wahrscheinlich selbst konstruiert worden sind. Freud war im Streit mit Jung verführt, gegen den umgekehrten linearen Determinismus Jungs im Begriff des »Zurückphantasierens« von Jetzt auf Früher einen linearen Determinismus von Früher auf Jetzt zu vertreten, dem er im Text dieses klinischen Falles dauernd selbst widersprochen hat. Dabei hat Freud aber von Anfang an beschrieben, daß das Subjekt »nachträglich« die früheren Ereignisse umdeutet, »daß der ursprüngliche Eindruck eine Überarbeitung erfahren hat. Es sieht aus, als wäre hier eine Kindheit-Erinnerungsspur zu einer späteren (Erweckungs-) Zeit ins Plastische und Visuelle rückübersetzt worden. Von einer Reproduktion aber des ursprünglichen Eindrucks ist uns niemals etwas zum Bewußtsein gekommen.«[522] Und so begreift Freud im Zuge der Entwicklung seiner klinischen Theorie, daß die sogenannten frühesten Kindheitserinnerungen nicht wirkliche Erinnerungsspuren sind, sondern eine spätere Bearbeitung derselben darstellen: die »Kindheitserinnerungen« des Subjekts gewin-

522 Freud, GW 1, S. 552f.

nen nun für Freud allgemein die Bedeutung von »Deckerinnerungen«, die für ihn in bemerkenswerter Analogie zu den im Mythos niedergelegten Kindheitserinnerungen der Völker gebildet sind.[523] Die spätere Fasssung der »Kindheitserinnerungen« als »Urphantasien« wird hier schon deutlich; und daß dem Umarbeiten der früheren Ereignisse selbst pathogene Wirksamkeit zukommt, hat Freud in seinem bedeutsamsten klinischen Beitrag, der Analyse des »Wolfsmannes«, aufgewiesen.

Das Thema des Umarbeitens hat Freud durch sein ganzes Werk hindurch beschäftigt: 1896 schreibt er an Wilhelm Fließ: »Du weißt, ich arbeite mit der Annahme, daß unser psychischer Mechanismus durch Aufeinanderschichtung entstanden ist, indem von Zeit zu Zeit das vorhandene Material von Erinnerungsspuren eine Umordnung nach neuen Beziehungen, eine Umschrift erfährt. Das wesentlich Neue an meiner Theorie ist also die Behauptung, daß das Gedächtnis nicht einfach, sondern mehrfach vorhanden ist, in verschiedenen Arten von Zeichen niedergelegt.«[524] Die Umschriften des vorhandenen Materials von Erinnerungsspuren sind aber nicht als einfache Übersetzungen des Originals von einem Ort zum anderen, als Übersetzungen von einem früheren Kapitel in ein späteres zu begreifen; Übersetzungen sind immer schon verbunden mit dem Verlust des Originals.
Freud hat diesen Übersetzungsverlust an der grundlegenden Unterscheidung von manifestem und latentem Trauminhalt aufgezeigt und den Verlust des Originals durch Übersetzungen am Beispiel des Palimpsests verdeutlicht: daß der Traum wie der Palimpsest neben seinen Oberflächenmerkmalen Spuren einer alten Mitteilung enthüllt.[525] Die Untersuchung von klösterlichen Handschriften zeigte, daß die Originale mehrfach und vielfältig mit neuen Texten überschrieben waren, wobei diese »Übersetzungen«, das sind Überschreibungen der alten Sätze, immer mit dem Verlust des Originals verbunden sind, das nur noch in Spuren kenntlich ist. Freud spricht im

523 Vgl. Freud, GW IV, S. 56.
524 Freud, Briefe an Wilhelm Fließ, 1986, S. 217.
525 Siehe Freud, GW II/III, S. 141.

zitierten Brief an Fließ davon, daß der psychische Mechanismus durch Aufeinanderschichtung entstanden ist, indem die Übersetzung von aufeinanderfolgenden Niederschriften entsprechend den sukzessiven Lebensepochen an der Grenze solcher Epochen erfolgte. Das vorhandene Material von Erinnerungsspuren erfährt demnach von Zeit zu Zeit eine Umschrift; freilich erfolgt eine derartige Übersetzung für gewisse Materien nicht: »Jede spätere Überschrift hemmt die frühere und leitet den Erregungsvorgang von ihr ab. Wo die spätere Überschrift fehlt, wird die Erregung nach den psychologischen Gesetzen erledigt, die für die frühere psychische Periode galten, und auf den Wegen, die damals zu Gebote standen. Es bleibt so ein Anachronismus bestehen, in einer gewissen Provinz gelten noch ›Fueros‹;[526] es kommen ›Überlebsel‹ zustande. Die Versagung der Übersetzung, das ist das, was klinisch ›Verdrängung‹ heißt.«[527] Der Urtext zeigt sich demnach nur in diesen »Überlebseln«, die Spuren auf dem Weg zum Original sind.
Unter der Herrschaft des phallischen Signifikanten ereignet sich die eigentliche Geschichtsschreibung des Subjekts im Ödipuskomplex: die der ödipalen Konstellation vorhergehenden »Komplexe« erhalten ihre definitive Geschichte erst aufgrund der Umschreibung nach dem Ödipus. Unter der Überschrift des ödipalen Kapitels erfahren die vorangegangenen Niederschriften eine grundlegende Umformung. Im Übergang von einem Triebkomplex zum anderen vollzieht sich jeweils eine Umarbeitung der Niederschrift durch eine neue Überschrift; solche Umordnungen, die von Zeit zu Zeit das vorhandene Material der Niederschriften (von Erinnerungsspuren) umarbeiten, sind aber Umschriften, die im ödipalen Kapitel erst ihre endgültige Gestalt annehmen. Und diese Umschreibungen, die je nach dem Stand der Triebkräfte die vorhandenen Niederschriften (vorangegangener Trieb- und Objektschicksale) umordnen, hat Freud im Begriff der »Nachträglichkeit« gefaßt. Allerdings sind diese Übersetzun-

526 *Fuero* (span.): älteres Lokal- oder Sonderrecht vor der Durchsetzung einer zentralen Gesetzgebung.
527 Freud, Briefe an Wilhelm Fließ, 1986, S. 219.

gen, die an der Grenze von zwei Epochen (Triebkomplexen) erfolgen, keine Umschreibungen als Neuschreibungen. Die Umschriften sind keine neuen psychischen Gebilde neben den alten, vielmehr wird der alte Text überschrieben bis auf Spuren wie im Palimpsest oder »Überlebseln«, denen die Übersetzung versagt ist, weil diese eine Unlustentbindung hervorrufen würde, die die Übersetzungsarbeit nicht gestattet[528]: »Wenn wir also sagen, ein unbewußter Gedanke strebe nach Übersetzung ins Vorbewußte, um dann zum Bewußtsein durchzudringen, so meinen wir nicht, daß ein zweiter, an neuer Stelle gelegener Gedanke gebildet werden soll, eine Umschrift gleichsam, neben welcher das Original fortbesteht; und auch vom Durchdringen zum Bewußtsein wollen wir jede Idee einer Ortsveränderung sorgfältig ablösen.«[529] Der topische Gesichtspunkt kann nämlich zu der Annahme verlocken, »daß wirklich in der einen psychischen Lokalität eine Anordnung aufgelöst und durch eine neue in der anderen Lokalität ersetzt wird«.[530] Jeder Text ist demnach immer schon eine Überschreibung; auch der unbewußte Text ist kein Urtext, ein im Unbewußten niedergelegtes Original, das in den anderen Systemen jeweils neue Umschriften unter Beibehaltung des Originals erfahren würde: der unbewußte Text ist nur eine Spur auf dem Weg zum Original. Und Freuds Suche nach dem Originalvorfall hatte ihn schließlich zu den Urphantasien und dem mythischen Original der Urgeschichte der menschlichen Urfamilie geführt. Das Rätsel des »ersten Mals« und der ursprünglichen Wiederholung offenbart jedoch eine Spur, die in die Ursprungslosigkeit führt, die das Ursprüngliche ist.[531]

Am Beispiel der Geschichte des »Wolfsmannes« lassen sich die Umschreibungen als jeweilige Überschreibungen des alten Textes analysieren. Im Traum des »Wolfsmannes« mit vier Jahren bringt sich die Koitusbeobachtung von eineinhalb Jah-

528 Siehe Freud, 1986, S. 219.
529 Freud, GW II/III, S. 615.
530 Freud, GW II/III, S. 615.
531 Siehe Derrida, 1972, S. 312. »Das Leben muß als Spur gedacht werden, ehe man das Sein als Präsenz bestimmt« (Derrida, 1972, S. 311).

ren zur nachträglichen Wirkung. Freud meint damit, daß der »Wolfsmann« den elterlichen Koitus zur Zeit des Traums mit vier Jahren verstand, nicht jedoch zur Zeit der Beobachtung: »Mit 1½ Jahren holte er sich die Eindrücke, deren nachträgliches Verständnis ihm zur Zeit des Traumes durch seine Entwicklung, seine sexuelle Erregung[532] und seine Sexualforschung ermöglicht wurde.«[533] Vermutlich stammten die Eindrücke, die sich mit eineinhalb Jahren einschrieben, aus einer Szene, in der der Wahrnehmungsverlust der Mutter den Angstanfall des Ichs ausgelöst haben könnte; während die Eindrücke, die sich mit vier Jahren niederschrieben, vermutlich aus einer Szene herrührten, in der die Entfernung der Mutter in der sexuellen Übermächtigung durch den Vater den Angstanfall ausgelöst haben könnte. In Anbetracht dessen, daß der »Wolfsmann« im Alter – nach 25 Jahren – Erinnerungen Worte verlieh, die er damals nicht gefunden hätte, macht seine Geschichte zu einem »zweiten Fall von Nachträglichkeit«. Das Kind empfängt mit eineinhalb Jahren einen Eindruck, versteht ihn mit vier Jahren und begreift zwei Jahrzehnte später, was damals in ihm vorgegangen: »Der Analysierte setzt sich dann mit Recht über die drei Zeitphasen hinweg und setzt sein gegenwärtiges Ich in die längst vergangene Situation ein.«[534] Die »Infantilszenen« werden also »nicht als Erinnerung reproduziert, sie sind Ergebnisse der Konstruktion«. Sie »müssen nicht einmal immer wahr sein; sie können es sein, aber sie sind oft gegen die Wahrheit entstellt, mit phantasierten Elementen durchsetzt, ganz ähnlich wie die spontan erhalten gebliebenen sogenannten Deckerinnerungen«.[535] Und die »Kindheitserinnerungen« haben für Freud, wie wir zitiert haben, die Bedeutung von Deckerinnerungen,

532 Heißt dies in der Sicht »nachträglicher« Sexualisierung, daß der Fisch nur in seiner sexuell-phallischen Bedeutung als Aal erkannt werden kann? Der Aal kann doch, je nachdem in welcher Szene er erscheint, in der Analyse wie im Leben, als Mittel unterschiedlicher Triebbedürfnisse und Objektbeziehungen (oral, anal, genital) Bedeutung haben.

533 Freud, GW XII, S. 64.

534 Freud, GW XII, S. 72.

535 Freud, GW XII, S. 79f.

die für ihn in Analogie zu den im Mythos niedergelegten Kindheitserinnerungen der Völker gebildet sind.
Die Begriffe der »Verspätung« und der »Nachträglichkeit« klären das Moment des Erinnerns in der Übertragungssituation: »Der Analysierte (›der Wolfsmann‹) setzt sich... über die... Zeitphasen hinweg und setzt sein gegenwärtiges Ich in die längst vergangene Situation ein.«[536] Die »Erinnerungen« des Analysanden sind Konstruktionen, die den Konstruktionen des Analytikers entsprechen. Denn durch die psychoanalytische Situation als Übertragung setzt sich das gegenwärtige Ich des Analysanden in die längst vergangene Situation ein, die sich gemäß der Konstruktion des Analytikers als Übertragung »nachträglich« und »verspätet« wiederholt.
Freud wiederholt in der Konstruktion der psychoanalytischen Situation als Wiederholungsfall die allgemeine geschichtliche Situation des Menschen, der »das Dunkel des gelebten Augenblicks« (Bloch) erhellt durch die Erzeugung von Vergangenheit; das heißt: Geschichte situiert sich jeweils immer schon als »nachträgliche« durch Wiederholung von Vergangenem, dem Bedeutung übertragen wird im Augenblick. Vergangenheit[537] wird nachträglich erzeugt: »Das Post-scriptum,

536 Freud, GW XII, S. 72.
537 Durch die Gestaltungs- und Einbildungskraft des Analytikers kann der Analysierte über die Zeitphasen hinweg sein gegenwärtiges Ich in die Vergangenheit einsetzen, eintreten in das Vergangene, das er sich durch imaginative Einsicht erzeugt. Die Freudsche Erkenntnisweise schließt an Vicos Begriff der *fantasia* (Vico, 1981) an, die das Vermögen zum »Eintreten« in den Geist und die Situation des Vergangenen bezeichnet, ohne die sich eine Einsicht in Früheres nicht bilden könnte. Diese *fantasia* vermittelt eine genetische Erkenntnisweise, die Vico der cartesianischen Deduktion entgegensetzt. Mit Hilfe der *fantasia* vergegenwärtigt sich das Vergangene im Jetzigen, so daß das Jetzige als Vergangenes erkannt, seine Entstehungsweise rekonstruiert werden kann. Die Vorstellung des Makrokosmos im Mikrokosmos, der Phylogenese in der Ontogenese, diese charakteristische Renaissanceidee der Wiederholung (*corsi* und *ricorsi*), ist auch ein das zyklische Geschichtsdenken Freuds bestimmendes Moment: die strukturierende Macht der in den infantilen Reminiszenzen wirkenden Urphantasien, die Ontogenese als Reinkarnation der Phylogenese.

das die vergangene Präsenz als solche konstituiert, begnügt sich nicht dabei, wie Platon, Hegel und Proust vielleicht gedacht haben, sie in ihrer Wahrheit zu erwecken oder zu enthüllen. Es erzeugt sie. ...Nur mit Verspätung wird die Wahrnehmung der Urszene – Wirklichkeit oder Phantasma, darauf kommt es nicht an – in ihrer Bedeutung erlebt; und die sexuelle Reifung ist nicht zufällig die Form dieser Verspätung.«[538] Die nicht zufällige, den Menschen auszeichnende Form der »Pubertätsverspätung« (Freud) überträgt »nachträglich« den Ereignissen der Kindheit sexuelle Bedeutung, »da die ältesten Kindererlebnisse nicht mehr als solche zu haben sind, sondern durch ›Übertragungen‹ in der Analyse ersetzt werden«.[539] Die infantilen Reminiszenzen bilden sich in ihrer sexuellen Bedeutung durch ein »nachträgliches Verständnis« aufgrund der »Pubertätsverspätung«: »Überall findet sich, daß eine Erinnerung verdrängt wird, die nur nachträglich zum Trauma geworden ist. Ursache dieses Sachverhaltes ist die Verspätung der Pubertät gegen die sonstige Entwicklung des Individuums.«[540]

In der psychoanalytischen Situation wiederholt sich also nicht ein ehemals präsenter Text als Erinnerung, der präsente Text erzeugt sich in der Übertragung als Wiederholung, die dem Früheren Bedeutung »verspätet« überträgt: Das »Später« kommt vor dem »Früher« – entgegen der aristotelischen Vorstellung der Zeit als Nacheinander. Psychoanalyse öffnet den Zugang zu einem ursprünglicheren Zeitverständnis. Wenn auch in der Freudschen Begrifflichkeit die Zeitlosigkeit des Unbewußten in Opposition zum geläufigen Zeitbegriff bestimmt wird, so ist dieser doch überwunden im Begriff des »Nachträglichen«.[541] Der Mensch leidet an seinen Reminiszenzen in der »nachträglichen« Sexualisierung einer Versa-

538 Derrida, 1972, S. 327.

539 Freud, GW II/III, S. 190.

540 Freud, Aus den Anfängen der Psychoanalyse, 1962, S. 356.

541 »Mehr denn sonst ist hier die Kluft zwischen Freudscher Intuition und Begrifflichkeit fühlbar... Vielleicht müßte Freud gelesen werden, wie Heidegger Kant gelesen hat: wie das *Ich denke* ist das Unbewußte zeitlos nur hinsichtlich eines gewissen vulgären Zeitbegriffs« (Derrida, 1972, S. 327).

gung (Verdrängung), das ist die Konstituierung der Latenzperiode, weil das Ich sich der Übersetzung versagte wegen einer traumatisierenden Unlustentbindung. Diese drohende Unlustentbindung, dem sich die Versagung des Ichs verdankt, bezieht sich auf das die menschliche Situation kennzeichnende narzißtische Trauma seiner biologischen Hilflosigkeit der ersten Lebensjahre, an der auch die Frühblüte der kindlichen Sexualität scheitert.

10. Die Artisten-Metaphysik Freuds: Von der »historischen Wahrheit« und dem dichtenden Geist des Freudschen Denkens – die Novellendichtung der Psychoanalyse

Der Analytiker ist der »verspätete« Gast, der »nachträglich« aus den »Resten« das Vergessene dem Analysanden in Erinnerung rufen soll; der Analysand ist der frühe und einzige Zeuge des Vergangenen, dem er in »nachträglicher Verspätung«, nachtragend durch seine Konstruktionen Bedeutung überträgt, das heißt Vergangenheit erzeugt als Erinnerung.

Die Konstruktionen des Analytikers entsprechen den Erinnerungen des Analysanden, die als Konstruktionen Übertragungsphänomene sind. Und allmählich bildet sich im psychoanalytischen Übertragungsprozeß eine sichere Überzeugung von der »historischen Wahrheit« der gefundenen Geschichte. Die psychoanalytische Situation ist konstruiert als Wiederholung in der Übertragung durch den Analytiker und läßt die historische Angelegenheit der Krankheit zu einer aktuellen Macht[542] werden, einer übertragungsbedingten Erweckungszeit des ursprünglichen Konflikts, der durch Rückübersetzung sogleich wieder zu einem historischen gemacht wird. Die Wahrheitsfrage gegenüber den Konstruktionen des Analytikers und gegenüber den Erinnerungen des Analysanden, die Freud als Übertragungsphänomene begreifen mußte, brachte ihn bei der Analyse des Wolfsmannes zu der Erkenntnis, daß es nicht um die materielle, sondern um eine »historische Wahr-

542 Freud, GW x, S. 131.

heit« geht. In der Urgeschichte der Neurose, die ein jedes Schicksal widerspiegelt, greift das Kind zum phylogenetischen Erleben, wo das eigene Erleben nicht ausreicht: »Es füllt die Lücken der individuellen Wahrheit mit prähistorischer Wahrheit aus, setzt die Erfahrung der Vorahnen an die Stelle der eigenen Erfahrung ein.«[543] Die Wiederholung dieser »archaischen Erbschaft«[544] über die Urphantasien als »phylogenetischen Besitz« hat Freud in der Analyse des Wolfsmannes in ihrer umfassenden Bedeutung für die Urgeschichte des Menschen erkannt. Die psychischen Niederschläge jener Urzeiten bedürfen in dieser Sicht nur der Erweckung in den je spezifischen Erweckungszeiten für den »Individual-« wie für den »Volkscharakter«, und das aus der Vergessenheit wiederkehrende Stück ursprünglicher Erinnerung verdankt seine überzeugende Kraft dem Anteil »historischer Wahrheit«.
Durch die Wiederholung in der Übertragung wird die historische Angelegenheit der Krankheit zu einer aktuellen Macht, und durch die Konstruktionen des Analytikers werden die Reminiszenzen, unter denen das Subjekt leidet, aus der »Entlegenheit der Zeit«,[545] aus der vergessenen Vorzeit in die Gegenwart oder in die Erwartung der Zukunft »verrückt«. Freud folgt der Verlockung einer Analogie, indem ihm die Wahnbildungen der Verrückten als Äquivalente der Konstruktionen erscheinen. Die psychoanalytische Arbeit vollzieht sich analog der Anerkennung des Wahrheitskerns des »Irrwahns«: »das Stück historischer Wahrheit von seinen Entstellungen und Anlehnungen an die reale Gegenwart zu befreien und es zurechtzurücken an die Stelle der Vergangenheit, der es zugehört«.[546] Und wie die Konstruktion nur dadurch wirkt, »daß sie ein Stück verlorengegangener Lebensgeschichte wiederbringt, so dankt auch der Wahn seine überzeugende Kraft dem Anteil historischer Wahrheit, den er an die Stelle der abgewiesenen Realität einsetzt«.[547] Glaubenssätze und Wahnideen, die Konstruktionen des Analytikers sind von

543 Freud, StA, VIII, S. 210.
544 Freud, StA, IX, S. 548f.
545 Freud, GW XVI, S. 55.
546 Freud, GW XVI, S. 55.
547 Freud, GW XVI, S. 55f.

zwanghafter Überzeugung. Sie verdanken ihre Stärke und die strukturierende Macht ihrer als Reminiszenzen wirkenden Urphantasien »dem Gehalt an historischer Wahrheit, die sie aus der Verdrängung vergessener Urzeiten heraufgeholt haben«.[548] Die sichere Überzeugung vom Wahrheitsgehalt der Konstruktionen rührt vom Anteil »historischer Wahrheit« in ihnen, sofern sie mit den als Reminiszenzen wirksamen Urphantasien zur Übereinstimmung kommen.

Die »historische Wahrheit« der Konstruktionen in der Analyse verweist im Kontext der Parabel vom Aal darauf, daß der Wahrheitsgehalt der Psychoanalyse ein artistischer ist. Der Analytiker folgt in der Schöpfung seiner Konstruktionen der Notwendigkeit der Interpretation und nicht der wissenschaftlichen Erfordernis logisch-begründeter Interventionen. In der Wahl seiner Deutungen folgt er aus poetischer Notwendigkeit kompositorischen Regeln, nach denen sich die Konstruktionen zusammensetzen müssen zum Aufbau einer Geschichte, die der unbewußten Wirklichkeit im Analysanden entspricht. Die kompositorischen Regeln sind wie in jeder Kunst Formgesetze, die eine Beliebigkeit in der Zusammensetzung der Konstruktionen ausschließen, da sich eine Gestalt mit sinngebender Bestimmtheit (Prägnanz) nur herstellt, wenn diesen Gesetzen gefolgt wird. Denn nur da, wo der Gehalt die ihm entsprechenden und ihn ausdrückenden Formen gefunden hat, gewinnt ein Werk Gestalt.

Die Parabel vom Aalschwindel führt auch vor Augen, daß es keine Differenz zwischen erfundenen und gefundenen Geschichten gibt, weil die gefundenen immer schon erfundene sind. Dichtungen, jedes Kunstwerk, sind je schon »Schwindel« (»Dichtung und Wahrheit«), da es eine erfundene Gestalt ist, die sich als »erträumte« dem Übersehen der »Realität« verdankt und von ihrer Bestimmung her den Sinn darin findet, den Wirklichkeitsstoff aus- und umzubilden. Freuds Krankengeschichten sind Novellen, die seinen literarischen Rang darin ausweisen, daß er den neurotischen Familienroman seiner Patienten zu klassischen Schicksalsdramen gestaltet. Goethe war ihm auch hierin das große Vorbild, und die Verleihung

548 Freud, GW XVI, S. 56.

des Goethe-Preises[549] entspricht diesem Rang Freuds als Künstler.

Wenn die Konstruktionen des Analytikers den unbewußten Figuren des Analysanden entsprechen, stellen sich die prägnanten Gestalten[550] her, die den Analysanden überzeugen und entsprechende Erinnerungen (Konstruktionen) bei ihm auslösen, die wiederum entsprechende Konstruktionen des Analytikers veranlassen, die weitere Gestalten entstehen lassen. Die Gestaltbestimmung in der psychoanalytischen Situation ergibt sich aus dem Prozeß der Übereinstimmung; und dieser wird getrieben vom sexuellen Wunsch, zur Deckung zu kommen mit dem Anderen, und vom narzißtischen Begehren, sich dem Anderen gleich und den Anderen gleich sich zu machen. Die Wahrheit gründet also in der Übereinstimmung, die ein »Schwindel« ist, ein trügerischer Schein; und aus dieser Erfindung schöpft sich die Wirklichkeit einer jeden Geschichte, die in dieser »Illusion« (Einspielung) für beide wahrscheinlich ist und darin fortwirksam über die analytische Situation hinaus; ähnlich wie das Kunstwerk, das seine Schöpfung auch einer idealen Imago verdankt, mit der der Künstler durch seine verschiedenen Objektgestaltungen hindurch im letzten Entwurf in Übereinstimmung zu gelangen sucht.

549 Die hämische Empfehlung Wagner-Jaureggs, Freud für den Nobelpreis für Literatur zu benennen, um ihn damit als Kandidaten für den medizinischen Nobelpreis zu erledigen, erweist sich »nachträglich« als die Freud eigentlich zukommende Bedeutung.

550 Freud beschreibt in der Analyse des »Wolfsmannes« diesen Gestaltungsprozeß, in dem Phantasien, Erinnerungen und Träume gleichwertig in der Analyse regelmäßig zu derselben Szene zurückführen, in unermüdlicher Umarbeitung jedes Stück des Inhalts dieser Szene reproduzieren: durch diese schrittweisen Konstruktionen, »aus einer Summe von Andeutungen erraten«, gewinnt der Patient selbst allmählich eine sichere Überzeugung von der »Realität« dieser Gestalt (Urszene); eine Überzeugung, die für Freud so glaubwürdig ist, daß sie der auf Erinnerung gegründeten in nichts nachsteht; eine Erinnerung, die für ihn im gleichen Text Ergebnis der Konstruktion ist (siehe Freud, GW XII, S. 80).

Daß Freud ein besonderes Verlangen hatte, sich mit dem Anderen in Übereinstimmung zu bringen, zeigt sich auch in jenem Brief an Fließ (vom 6. Dezember 1896), in dem er seine Theorie der Niederschriften als Umschreibung von Erinnerungsspuren entwickelte. Dahinter steckt das Freudsche Begehren, den ersten Niederschriften des Lebens auf die Spur zu kommen. Auf der Suche nach den frühesten Spuren scheute sich Freud nicht, seine Anschauungen mit der obskurantischen Periodenlehre von Fließ in Übereinstimmung zu bringen. In jenem Brief müssen wir auch den Höhepunkt dieses Bemühens sehen. Das Übereinstimmungsverlangen Freuds mag seine besondere Faszination für Fließ darin gefunden haben, daß jener dem Okkultismus nahestand, was Freud von jeher angezogen hat und auch zuinnerst mit Jung verband. In der Verbindung zu beiden Männern zeigt sich die dunkle, romantische Seite Freuds in dieser Anziehung durch das Okkulte, das für Freud identisch war mit dem religiösen Interesse.[551] Daß das Bedürfnis nach Mystik unausrottbar sei, diese Feststellung Freuds über die religiöse Sehnsucht des Menschen weist auf die spezifisch jüdische Natur[552] seiner Mystik zurück, deren chassidische Herkunft sich auch in Freuds Aberglaube und Numerologie[553] zeigte. Die Freudsche Zerrissenheit zwischen den »zwei Seelen in seiner Brust«, der Gegensatz zwischen düsterer Leidenschaftlichkeit, zarter, mit Humor gepaarter Sentimentalität, an denen Thomas Mann die Verwandtschaft mit der Brüderlichkeit der Romantik erkannte, und der anderen hellen, vernünftigen, fast vernünftelnden Seite, andere zu belehren und aus allem eine Lehre zu ziehen,[554] diese beiden Seiten spiegeln den Gegensatz zwischen Dionysischem und Apollinischem. Die Verbindung der deutsch-romantischen Kultur mit dem Gesetz Mose,[555] die apollinische Bändigung der dionysischen Erfahrung Freuds, wie sie auch Goethe eigen ist, kennzeichnet seinen psychoanalytischen Diskurs. Im Kontext dieser Faszination durch den mystischen Okkultismus steht die Suche nach der frühe-

551 Freud, GW xv, S. 475.
552 Brief an Jung, in Jung, 1961, S. 361.
553 Vgl. Schur, 1973, S. 38f.
554 Robert, 1976, S. 70.
555 Vgl. Chasseguet-Smirgel, 1989, S. 65.

sten Spur des Lebens, wie sie sich im Moment des Bisexuellen als elementarer Bestimmung des menschlichen Triebschicksals findet. Freud hat allerdings die von Fließ vertretene Idee einer bloß biologisch verstandenen Bisexualität transzendiert in das ursprüngliche, schöpferische Prinzip eines bisexuellen Eros, der ein Phantasma repräsentiert (die phallische Mutter).
Das besondere Übereinstimmungsverlangen Freuds wird getrieben von einer ungewöhnlichen Intuition (Anverwandlungsfähigkeit), die auf einer *fantasia* (Einbildungskraft) beruht, die auch das Rätsel des künstlerischen Schaffens und des Kunstwerks ist. Proteus, der Gott der Illusion, der Schwindelgeist, weist in seinem Namen Protogonos, der Erstgeborene, auf seine Bedeutung als Erstes Wesen, die eine Signatur der Großen (phallischen) Mutter ist. Die proteushafte Fähigkeit, sich in verschiedene Gestalten zu verwandeln, in die Haut anderer und früherer Kulturen zu schlüpfen, ist für Vico[556] das Zeichen schöpferischer Imagination. Von Proteus heißt es in der Sage, daß er sich durch endlose Verwandlungen jeder Feststellung entzog; nur derjenige, der ihn dennoch festzuhalten verstand, konnte die Wahrsagung von ihm erzwingen. Liegt der Schwindel im Entzug in den Fluß endloser Verwandlungen oder in der Festlegung, die die Wahrsagung ergeben soll? Die Wahrheit entzieht sich in dem Moment, wo sie als solche festgestellt wird. Die Sage von Proteus weist wie die Freudsche Parabel vom Aalschwindel auf eine Wahrheit, die nur im Fluß der Erzählung liegen kann. Und die Freudsche Deutung dieses Flusses aus der Perspektive des »Nachträglichen« überträgt dem Früheren im »nachträglichen Verständnis« sexuelle Bedeutung: der »Schwindel« Freuds liegt in der Illusion der Übereinstimmung, die er in jener Parabel vom Aalschwindel enthüllend aufhebt, und zugleich liegt der Freudsche »Schwindel« in seiner Sexualtheorie, die in »nachträglicher Verspätung« den früheren Eindrücken sexuelle Bedeutung überträgt. Das heißt, Freud erkennt die Wahrheit des Subjekts im Fluß seines Begehrens, die sich in der Geschichte seines Triebschicksals zeigt. Der Freudsche Schwindel in den von ihm entdeckten Wahrheiten liegt in der Verkehrung von Wahrheit und Lüge.
Der Schwindel seiner Patientinnen über die sexuelle Verführung enthüllte sich als die Wahrheit Freuds, derentwillen

556 Siehe Vico, 1981.

sie – ihm zuliebe – ihre Lügen erzählten: die Frauen konnten Freud verführen, daran zu glauben, daß sie verführt worden seien, und darin ihren Wunsch entstellen, Freud zu verführen.[557] Freud war davon überzeugt, daß die Frauen als Kind verführt worden waren, und konnte darin seinen Wunsch entstellen, sich verführen zu lassen. Ein großartiger Fall von gelungener Übertragung, in der sich beide Seiten um ihre Wünsche beschwindelten: Die Patientinnen hatten ihre aktuellen Verführungsgelüste in die Vergangenheit entfernt und sich zum Opfer fremder Lüste gemacht; Freud war dieser Entfernung und Verkehrung gefolgt und hat in einer spiegelbildlichen Bewegung seine aktuellen Gelüste ebenfalls in die Vergangenheit entfernt und sie ins Gegenteil verkehrt. In der theoretischen Reflexion Freuds stellt es sich so dar, daß diese Frauen Opfer der Verführung durch ihre Väter waren, wo es wahrscheinlich um Freuds eigenes Phantasma ging, als Kind von der Mutter, als Mann von der Frau verführt zu werden, verführt worden zu sein. Und der Schwindel der Verführung ist ein dreifacher, wenn wir sehen, daß Freud in seiner Selbst-

557 Die modische Aversion (z.B. Masson, 1984) gegenüber der Freudschen Theorie der infantilen Sexualität scheint ein zur Zeit vorherrschendes Ressentiment gegen Psychoanalyse zu sein, das auf eine narzißtische Kränkung verweist. Die kindliche Unschuld, die Reinheit der Seele, wird verderbt durch die Verführung verderbter Erwachsener, wo es unfaßbar zu sein scheint, daß der Mensch sich einer selbstverschuldeten Vertreibung aus dem Paradies ausgesetzt hat. Darin liegt die Frage nach der Herkunft des Bösen, die in diesem modernen Ressentiment in die Verderbnis der Erwachsenen projiziert wird, aber darin keine Antwort findet, da auch diese wiederum der Verderbnis der Verführung durch Erwachsene ausgeliefert waren. Und so schließt sich der Kreis der Projektion, der die Frage unabweisbar darauf zurückbringt, woher das Böse, psychoanalytisch gesprochen: der Trieb, in die Welt kommt, wieso das Böse unter dem Schein kindlicher Reinheit und Unschuld sein Unwesen treiben kann. Die Reaktion gegen Freuds Sexualtheorie ist ein Rückfall hinter die Freudschen Erkenntnisse. Die Präsentation tatsächlichen Kindesmißbrauchs ist weder ein Einwand gegen die Freudsche Sexualtheorie, noch kann sie die Verursachung von Neurosen erklären, weil wir durch psychoanalytische Untersuchungen wissen, daß gerade verdrängte sexuelle Phantasien zu Sexualneurosen führen und daß Sexualneurosen nicht das Ergebnis von tatsächlichen sexuellen Traumatisierungen sein müssen.

analyse zu der Ansicht kam, daß sein eigener Vater seine Geschwister verführt habe, bis er entdeckte, daß er wohl einem Analogieschluß von sich auf den Vater erlegen war.[558] Die Korrektur »jenes großen Irrtums« durch Freud, die Aufhebung dieser mehrfachen Übertragung, die jene Lügen der Patientinnen wie auch Freuds Erwartungen als Übertragung unbewußter Phantasien erkennen ließ, führte zur Entdeckung des Phantasmas als strukturierende Macht im Bildungsprozeß des Subjekts. Das heißt, die Aufhebung des Schwindels führte ihn dazu, die Wahrheit im alles verwandelnden Proteus-Strom des unbewußten Begehrens zu suchen: der »Schwindelgeist«, die verschwenderisch-schaffende, bildende Kraft der Libido ist die von Freud entdeckte Wahrheit.

Der Wahrheitsgehalt der Freudschen Entdeckungen ist wie der eines Kunstwerks und einer geisteswissenschaftlichen Interpretation nicht nach Kriterien von richtig oder falsch zu prüfen, vielmehr müssen die Freudschen Interpretationen danach beurteilt werden, ob sie scharfsinnig, einleuchtend und überzeugend sind und in welcher Weise sie Einsichten vermitteln, die individuell wie gesellschaftlich zu Aufklärung führen.

Die Texte Freuds, die er mit dem Analysanden entwirft, bilden sich als Legende in diesem Prozeß der Übereinstimmung, der seine Einstellung danach erfährt, welche Interpretation der Triebnatur des Subjekts dem Analytiker nahegelegt ist: Freud war eine umfassende sexuelle Interpretation der Lebenserscheinungen nahegelegt, die in ihrer Triebdialektik von Eros und Thanatos auch die Phänomene von Macht und tödlicher Gewalt einschloß; andere konnten sich damit begnügen, individualpsychologische Aspekte zur Grundlage einer allgemeinen psychologischen Theorie zu erklären. Alle psychoanalytischen Theorien, die Freud überwinden wollten, sind hinter seine Erkenntnisse zurückgefallen, letzten Endes immer einem verdeckt oder offen konfirmierenden Revisionismus erlegen. Und was die Wahrheitsfrage angeht, so hätte wohl kein anderer Analytiker als Freud die Parabel vom Aal erzählen können und wäre vermutlich, wenn er Nichtjude wäre, nicht

558 Freud, Aus den Anfängen der Psychoanalyse, 1962, S. 233.

zu einer solch radikalen Relativierung von Wahrheit vorgestoßen.

Die Radikalisierung des relativierten Wahrheitsbegriffes findet ihren Ausdruck in Freuds artistischer Handhabung des psychoanalytischen Verfahrens. Von welchem Standort Freud seine Interpretationen unternimmt, zeigt sich in der Vergleichung seiner Tätigkeit mit der Führung des Dichters durch den Dichter: Dante durch Vergil in der *Göttlichen Komödie*. Mit dieser Parabel[559] setzt Freud den Analytiker als Dichter in Szene und inszeniert das psychoanalytische Verfahren als Dichtung. Freud begreift den Menschen als das »künstlerisch-schaffende Subjekt« Nietzsches,[560] dessen Wahrheit in der Interaktion sich nicht nach logischen Kategorien im Urteilsschluß von richtig oder falsch ergibt; die Wahrheit stellt sich her im »ästhetischen Verhalten« zwischen Subjekt und Objekt, das die Gestaltung der Geschichten erwirkt: in der Einbildung erfundener Geschichten spielt sich die Ausbildung des Wirklichkeitsstoffes ab.

Freuds Wiederholung des Verhältnisses von Vergil zu Dante in der analytischen Situation als Parabel seiner Beziehung zum Analysanden wiederholt auch die innere Führung des Dichters durch seine ideale Imago. Dante hat im Incipit Vita Nova im geheimnisvollen Ton des Sehers erzählt, wie ihm zum ersten Mal »die glorreiche Herrin seiner Seele« vor Augen trat. Dante stand am Ende, sie am Anfang des neunten Lebensjahres; die Zahl neun wird nun für Dante zum heiligen Symbol im Leben dieses Mädchens und besonders in den Beziehungen zwischen ihnen beiden. Hier beginnt des Dichters wundersame Liebe zu Beatrice, die sich nicht mehr auf die Erscheinung der Geliebten richtet, sondern auf »den Adel ihrer Seele«, die dem Dichter in seiner Verklärung erscheint und ihn am Ende seiner Wanderung durch die Jenseitsreiche, als er des äußeren Führers, Vergils, nicht mehr bedurfte, zur Anschau-

559 Die bereits zitierte Niederschrift eines der letzten großen Analysanden Freuds enthält noch manche Parabel vom dichtenden Geist Freuds, von der Höhe seiner Sprache, die er mit dem Analysanden führte.

560 Nietzsche, ed. Schlechta, Bd. III, S. 316f.

ung Gottes führt.[561] Dantes Incipit Vita Nova ist »Dichtung und Wahrheit«, deren Erzählung die Andeutung der idealen Imago enthält, die sein Leben gestaltet und sich wiederfindet in der Gestaltung der *Göttlichen Komödie*. Die Wanderung des Dichters durch die drei Jenseitsreiche, geführt durch Vergil, dem über Maria und Lucia durch Beatrice der göttliche Auftrag zuteil geworden ist, den verirrten Dichter durch den Abgrund der Hölle auf die Höhe des Läuterungsberges zu geleiten. Von der Höhe des Läuterungsberges, wo Vergil den Dichter verläßt, beginnt Dante unter der Führung von Beatrice den Flug über die neun Sphären des Himmels zum zehnten, dem Lichthimmel in Gottes zeitloser Sabbaststille.

Von welchem Geist die Analyse Freuds geschlagen war und wohin es diesen Geist verschlägt, zeigt diese Parabel von Dante und Vergil, die Freud jenem Analysanden erzählte, immer wieder dann erzählte, wenn es um die Führung seiner Analyse ging, um die Aussicht dieser Analyse, daß nach dem Inferno und dem Purgatorium Freud/Vergil zurückzubleiben gedenkt und den Analysanden/Dante dann sich selbst überlassen muß, wenn er den letzten Teil seiner Wanderung zu unternehmen hat: die Einsicht in die ideale Imago ist für den Analysanden der Ausblick seiner Wanderung und offenbart ihm die innere Führung seines Lebens, das nun der äußeren Führung nicht mehr bedarf.

Freuds Einführung[562] in diese Analyse zeigt, wovon der Analytiker als Führer geführt ist: er vergleicht die Arbeit des Analytikers mit der des Künstlers, der zur Objektgestaltung sich über verschiedene Entwürfe mit dem letzten Entwurf in Übereinstimmung zu bringen sucht. Und der Künstler wird um so gestaltungsfähiger sein, je mehr Skizzen sich dieser idealen Gestalt nähern, so daß das Werk zur Vollendung kommen kann. Die Vergleichung der psychoanalytischen Arbeit mit der künstlerischen setzt Freud fort durch die Übertragung dieser Perspektive auf das Leben, das er unter die Optik der Kunst stellt: Leben als Kunstwerk in den verschiedenen Objektgestaltungen des Lebensvollzugs. Und Freuds Analogie des Lebensentwurfs, des Entwurfcharakters der Liebe mit der

561 Vgl. Rheinfelder, in Dante, 1978, S. 461 f.

562 Siehe die Nachkommentierung seines Analysanden.

Objektgestaltung in den einzelnen Entwürfen der psychoanalytischen Arbeit, definiert den Analytiker als Künstler, der mit seinem Analysanden aus den Entwürfen und ihren Wiederholungen in den einzelnen Objektgestaltungen die analytische Legende konstruiert. In dieser Sicht wird der Analysand selbst zum (Kunst-)Werk und der Analytiker zu dessen Konstrukteur (Erfinder). Die Arbeit des Analytikers setzt Freud mit der Arbeit des schöpferischen Eros[563] gleich, der aus dem Urbild des Liebesobjekts seine Entwürfe als vorläufige auf dem Weg zum endgültigen bildet. Freud sagt diesem Analysanden, der Schwierigkeiten hat, sich der früheren Lieben zu erinnern, das heißt, ihnen in der Arbeit mit Freud »nachträglich« Bedeutung zu übertragen und sie als vergangene zu erzeugen, daß er die früheren gleichsam ungeschehen machen möchte, weil seine gegenwärtige Verliebtheit so mächtig sei. Der Entzug von Bedeutung des Vergangenen bedingt, daß nur dem Gegenwärtigen Bedeutung übertragen wird. Und diese Überbesetzung des Gegenwärtigen ist gleichzeitig der Entzug der notwendig zu bildenden Liebesgeschichte, die nur in der Übertragung von Bedeutung auf das Frühere entstehen kann: »Wenn man sich stark verliebt, will man alles Frühere gleichsam ungeschehen machen. Diese Frauen stellen gleichsam Vorstufen dar zur aktuellen Liebe. Gleich wie man zu einem Kunstwerk verschiedene Entwürfe macht, die man nicht akzeptiert und schließlich den Entwurf findet, aus dem man das Werk gestaltet« (Freud).[564]

563 Siehe die Nachkommentierung des Analysanden zu Freuds Bemerkungen über die künstlerische Objektgestaltung in der Analyse.
564 Freud, zitiert nach den Protokollen seines Analysanden. Freuds Übersehen des Widerstandes des Analysanden in diesem Fall von Überbesetzung des gegenwärtigen Liebesobjekts zur Vermeidung des Zusammenhangs zwischen Früher und Jetzt, den der Analysand nicht wahrhaben möchte, ist bemerkenswert. Es bedarf nach den vorliegenden Protokollen einer Auseinandersetzung des Freudschen Umgangs mit Widerstand, um die Freud auszeichnende »Erledigung« des Widerstandsmoments zu klären und so die Freudsche Art der »Widerstandsanalyse« vor Augen zu führen – entgegen der traditionellen Widerstandsanalyse, die mehr vom Widerstand des Analytikers als von dem des Analysanden zeugt.

Hier wird eine andere Praxis der Psychoanalyse sichtbar, die Freud in einer Weise als Psychoanalytiker tätig zeigt, wie es in der Tradition der psychoanalytischen Bewegung gerade nicht überliefert wird. Die künstlerische Tätigkeit des Analytikers kann allzu bequem dem Genuis Freuds zugeschrieben werden, um für sich selbst den Status des Freudianers zu reklamieren, der regelrecht der Freudschen Lehre zu folgen glaubt und damit sich immunisieren kann gegen jede Auseinandersetzung des Denkens innerhalb der und über die Psychoanalyse. Diese Immunisierungsstrategie gegen das Denken ist ein weitverbreitetes Phänomen in der Psychoanalyse, da Denken als Intellektualisieren zum Abwehrmechanismus gemacht wird, so daß sich hinter dieser Pathologisierung jede Geist- und Wissenschaftsfeindlichkeit des Analytikers verbergen kann.

Freud steht in der Auffassung seiner Arbeit und in der Auffassung von Welt in unmittelbarer Nähe Nietzsches, der die Wissenschaft unter die Optik der Kunst und die Kunst unter die Optik des Lebens gestellt hat: es ist die Wiederholung der Renaissanceidee in der Anschauung des menschlichen Lebens als künstlerischer Schöpfungsprozeß, des Lebens als Kunstwerk. Freuds Psychologie ist eine »Artisten-Metaphysik« (Nietzsche), die in der Grundeinsicht besteht, die Phänomene der menschlichen Lebenswelt als künstlerische Schöpfungen anzusehen. Die Sublimationsidee einer »Metaphysik der Kunst«, nach der das Dasein und die Welt nur ästhetisch zu rechtfertigen sind, entspringt dem lebensnotwendigen Bedürfnis des Subjekts nach »Verklärungsschein« und »Schönheitsschleier« (Nietzsche) über dem Abgrund der Triebnatur. Nietzsches Dialektik von Dionysischem und Apollinischem und Freuds Dialektik von Trieb und Sublimation zeigen das Gegenspiel beider Kräfte als eine zusammengehörige Einheit. Die Ästhetisierung ist die Entstellung des Sinnlichen (*aistheton*): »Dabei darf von jedem Fundamente aller Existenz, von dem dionysischen Untergrunde der Welt, genau nur soviel dem menschlichen Individuum ins Bewußtsein treten, als von jener apollinischen Verklärungskraft wieder überwunden werden kann, so daß diese beiden Kunsttriebe ihre Kräfte in strenger wechselseitiger Proportion, nach dem Gesetze ewiger

Gerechtigkeit, zu entfalten genötigt sind.«[565] Und der Wert des Schönen und Vollkommenen (des Kunstwerks und der intellektuellen Arbeit) erhält seine Bedeutung nur durch die Vergänglichkeit in der Zeit: »Der Vergänglichkeitswert ist ein Seltensheitswert in der Zeit.«[566] Das Schöne rechtfertigt sich aus dem Vergehen durch die Gewalt der Triebnatur – und nicht aus einer romantischen Ästhetik.

Freuds Deutung der Analyse am Leitfaden der Kunst zeigt sich in seiner Einführung in den ersten Stunden der zitierten Analyse, die die Orientierung seiner Arbeit an ästhetischen Kategorien erweist. Die Einstellung des Analysanden auf die Kur wiederholt die Einstellung Freuds zur Kur, die eine Ausrichtung der analytischen Situation im Hinblick auf die Enträtselung der psychologischen als »künstlerische« Phänomene ist: die Enträtselung des Lebens als Enträtselung eines Kunstwerks. Unter dieser Optik der Kunst führt sich Freud ein, und darin ist die analytische Situation geordnet, in der sich Geschichte entfalten kann, indem sie dieser Anordnung folgt: »Die Lösung der Symptome geschieht nicht dadurch, daß das Symptom verschwindet, wenn der Zusammenhang zwischen ihm und dem verdrängten Trauma hergestellt ist; sondern daß man fähig ist, das Symptom zum Verschwinden zu bringen. Meistens wird der Betroffene es ja tun, da ihn das ja in die Analyse geführt hat. Wenn das Symptom aber ich-gerecht ist, kann er es beibehalten, zum Beispiel seine Liebe, diese als Symptom betrachtet. Wenn die Zusammenhänge hergestellt sind, kann man sich der Liebe entledigen; man kann sie beibehalten, wenn man sie ich-gerecht findet. Es wird aber immer eine Liebe sein. Ebenso verhält es sich mit der Kunstschöpfung: ein Hamlet, ein Moses usw. wird durch eine Analyse nicht, wie man ihr vorwirft, desillusioniert. Das Kunstwerk wird nicht zerstört, sondern das Verhältnis zu ihm vertieft. Das heißt: man entledigt sich seines Symptoms nach dessen Analyse nicht. Ebensowenig wird der unbewußt schaffende Künstler, wenn er analysiert ist, schaffensunfähig, er braucht sich dieses Symptoms nicht zu entledigen« (Freud).[567]

565 Nietzsche, ed. Schlechta, 1, S. 133.
566 Freud, GW x, S. 359.
567 Freud, zitiert nach den Protokollen seines Analysanden.

Freuds Einführung in die Analyse handelt von der Liebe als Symptom, die ein Kunstwerk ist. Man kann sich der Liebe entledigen, wenn sie nicht ich-gerecht ist, das heißt in der Perspektive der Analyse, wenn sie von der Inzest-Imago besetzt ist. Man kann sich ihrer als Inzest-Imago entledigen, indem man ihrer Ersetzung in eine exogame Imago folgt. Die Liebe wird aber immer eine Liebe sein als Symptom, gleichgültig ob ich-gerecht oder nicht, weil sie eine genötigte Liebe ist, das ist eine Liebe, die auf dem Umweg des Lebens in den vielfältigen Schöpfungen der Objektgestaltungen ihre Ersetzung für das ursprüngliche und unersetzliche, primäre Objekt der Liebe suchen muß.

Und das Kunstwerk ist konstruiert gleich einem Symptom; es ist ein Symptom, wie die gewöhnlichen Symptome künstlerische Schöpfungen, kunstfertige Erfindungen des von den primären Objekten genötigten kindlichen Subjekts sind. Die Abwehrmechanismen des erwachenden Subjekts sind die Antwort auf die Frage der Eltern, um deren Neurose willen das Kind erfinderisch tätig wird und in seinen symptomatischen Schöpfungen eine Kompromißbildung zwischen dem eigenen und dem Begehren der Eltern suchen muß. Das Kunstwerk als Symptom ist also ähnlich dem Kunstwerk des neurotischen Symptoms, das als Kompromiß zwischen Wunsch und Zensur entworfen ist: eine Ersatzbildung zur Ersetzung des »unersetzlichen« Objekts, eine Ersetzung des »unersetzlichen« Wunsches. Freud spricht zwar von der rätselhaften künstlerischen Begabung, aufgrund deren sich Phantasien anstatt in Symptome in künstlerische Schöpfungen umsetzen, um dem Schicksal der Neurose zu entgehen. Freud sagt dann an dieser Stelle,[568] daß dort, wo diese kostbare Begabung fehlt oder unzulänglich ist, es unvermeidlich ist, daß die Libido, der Herkunft der Phantasien folgend, auf dem Wege der Regression zur Wiederbelebung der infantilen Wünsche und damit zur Neurose gelangt. Freilich ist dies das Schicksal eines jeden Subjekts, das unter den Bedingungen der Kultur sich das »primäre Befriedigungserlebnis« versagen, verdrängen und dadurch seine Geschichte je schon als neuro-

568 Vgl. Freud, GW VIII, S. 54.

tische konstituieren muß: das menschliche Leben schafft sich Geschichte als künstlerische Schöpfung vielfältiger Symptome. Freud zufolge zeigen die Neurosen auffällige und tiefreichende Übereinstimmungen mit den großen Produktionen der Kunst, der Religion und der Philosophie; sie erscheinen aber auch als Verzerrungen derselben: Hysterie als Zerrbild einer Kunstschöpfung, Zwangsneurose als Zerrbild einer Religion, paranoischer Wahn als Zerrbild eines philosophischen Systems.[569] Freud folgt nicht der symptomorientierten Anschauung des medizinischen Blicks, er begreift vielmehr das Leben unter der Optik der Kunst und die Kunst unter der Optik des Lebens. In dieser Perspektive wird nicht die Kunst pathologisiert, wie es Freud oft unterstellt wird; die menschliche Lebenswelt ist als eine neurotische, pathologische an sich begriffen, die Symptomatik des einzelnen Lebensromans als Kunstschöpfung, die in Analogie zu den großen Kunstschöpfungen der Religion, Philosophie und Kunst im eigentlichen Sinne gesehen wird. Die Differenz zwischen krank und gesund ist eine Frage der Optik, der Bewertung, deren Kriterien in der Maßgabe dessen liegen, was für die jeweilige Gemeinschaft das zuträgliche Maß ist. Diese Relativierung von gesund und krank, deren Verhältnis sich für Freud auf einem Kontinuum abbildet, bestimmt sich insofern quantitativ, als der Umschlag in eine bestimmte Qualität nach den jeweils geltenden Normen geregelt wird. In dieser Sicht gewinnen alle menschlichen Lebenserscheinungen Sinn an sich. Freud hat gerade durch seine symptomorientierte Anschauung des Lebens, des menschlichen Lebens als Symptom, paradoxerweise den medizinisch-diagnostischen Blick gebrochen und der Gemeinschaft jede Bewertungsgrundlage für eine Wertbestimmung des Lebens entzogen. Der bürgerliche Krankheitsbegriff in der Opposition von normal und anormal mündet allemal in die Bestimmung von Anomalie als lebensunwertes, von der Gemeinschaft zu verwerfendes Leben – letztlich in die physische Vernichtung des Anormalen als »Ballastexistenz«.

Der Begriff der Übereinstimmung liefert den Schlüssel zur

569 Siehe Freud, GW IX, S. 91.

psychoanalytischen Situation. Freuds Aussagen zur Übereinstimmung sind von Grünbaum in die rationale Rede übersetzt worden (*tally argument*), während wir im Aufweis der Freudschen Texte gezeigt haben, daß die Übereinstimmung im Zusammenhang der Suggestion, der »als Übertragung wirkenden Suggestion«, zu sehen ist. In der rekonstruktiven Arbeit des Analytikers wird das Vergangene »nachträglich« erzeugt, indem dem Früheren »verspätet« durch die Deutungen des Analytikers Bedeutung übertragen wird, die den Analysanden überzeugen von seiner entgangenen, zu erinnernden Geschichte. Die Erinnerungen des Analysanden sind keine Reproduktionen sogenannter frühester Kindheitserinnerungen, vielmehr haben diese für Freud die Bedeutung von »Deckerinnerungen«, die von ihm schließlich in ihrem Charakter als »Urphantasien« entdeckt und in Analogie zu den im Mythos niedergelegten »Kindheitserinnerungen« der Völker gesetzt worden sind.

In der Darstellung des »Wolfsmannes«, seiner bedeutsamsten und letzten Fallgeschichte (1918), muß Freud einräumen, daß die Erinnerungen der Urszene eine »Konstruktion« des Analysanden im »nachträglichen Verständnis« sind. Und in seiner späten theoretischen Schrift über die »Konstruktionen in der Analyse« (1937) setzt er die Überzeugung des Analysanden von der Wahrheit der Konstruktionen gleich mit dessen wiedergewonnenen Erinnerungen – eine Wiederaufnhame seiner frühen Erkenntnisse (1892 bis 1899) über den Charakter der »Kindheitserinnerungen«, die keine Reproduktionen empirischer Vorkommnisse, sondern Bildungen »späterer Erwekkungszeiten« darstellen. Die späten Entdeckungen und Erkenntnisse Freuds sind Wiederholungen früherer, die aber im gesamten Werk aufzuweisen sind. In der begrifflichen Fassung der »Nachträglichkeit« wird die Problematik des Erinnerns ausdrücklicher zur Geltung gebracht. Und die Relativierung des Wahrheitsbegriffs findet in der Fassung von Wahrheit als Überzeugung eine Wendung in Kategorien der Ästhetik. In der Parabel vom Aal und im Gleichnis über das Verhältnis von Dante und Vergil ist die Ästhetisierung der Wahrheitsfrage radikalisiert: die analytische Arbeit wird zur Kunsttätigkeit, in der die Gestaltung der Geschichten sich in einem gespielten

Spiel inszeniert. Freuds Entwurf der analytischen Situation enthüllt sich in diesem Gleichnis vom Stück im Stück; und darin ist der Weg der Analyse markiert, in der sich das Verhältnis von Dante zu Vergil widerspiegelt. Freud, der große Bekenner und sorgsame Verhüller, der sich in der zitierten Analyse der Worte Mephistos wiederholt bediente: »Das Beste, was du wissen kannst, darfst du den Buben doch nicht sagen«, hat im Falle dieser Analyse vielleicht doch etwas von seiner religiösen Vision durchscheinen lassen: im Ausblick Dantes auf den Lichthimmel das Wahrhaftige zu schauen, nicht die Wahrheit in Gott, sondern das Wahrhaftige im Gott des Lichts, des Feuers der Natur, deren Gott sich in der Freudschen Übersetzung als die lebensentzündende Kraft der Libido[570] darstellt.

11. Das okkulte Problem der psychoanalytischen Bewegung: Die als Übertragung wirkende Suggestion Freuds, die Mythisierung Freuds und der Autoritarismus der Orthodoxie

In der Geschichte vom »Wolfsmann« bringt Freud seine analytischen Erzählungen zum Abschluß (1918). Freud scheint hier an die Grenze dessen gelangt zu sein, was ihm in der damaligen Situation vor der wissenschaftlichen Welt noch zu sagen möglich schien und im Rahmen seiner Begrifflichkeit noch faßbar war. Freud hat sich in kritischer Negativität gegenüber der eigenen Wissenschaft in diesen beiden Arbeiten (dem »Wolfsmann« und den »Konstruktionen«) so weit vorgewagt, daß hierin schon, wenn man in der Lektüre der Texte seinem Denken folgt, implizit der Status der psychoanalytischen Wissenschaft außerhalb des geltenden Wissenschaftskonsens definiert ist. Diesem Freudschen Denken, in dem der

570 Es ist die feurige Wahrheit der Materie Blochs. Das Wahrheitsverlangen Freuds transzendiert den gewöhnlichen Wahrheitsbegriff der Psychoanalyse, der einer Konsensideologie unterstellt ist. Die Wahrheitsfrage, sofern sie nicht in einem allgemeinen Relativismus aufgeht, gründet immer im »Religiösen«: es ist die Frage nach der Quelle des Sinns der Welt.

theoretische Zweifel immer enthalten ist, hat sich die psychoanalytische Tradition Nach Freud versagt. Im Gegenteil, Psychoanalyse hat sich der eigenen kritischen Befragung entzogen und der Befragung von außen mit affirmativen Bestrebungen geantwortet, die ihr eine fraglose Positivität einzuräumen scheinen. Diese Konformität trägt aber nur so weit, wie Psychoanalyse sich in dem zugewiesenen und zulässigen Rahmen bewegt, in dem bestallte Vertreter sie als bloße klinische Technik ausweisen möchten.
In der Analyse des »Wolfsmannes« hat Freud die Frage von Überzeugung und Wahrheit verknüpft in einem Denken, das wider das Geläufige in den herrschenden positiven Wissenschaften eine Relativierung von Wahrheit besorgt, die gegen das Grundbedürfnis nach Kausalität in der Moderne steht. In den »Konstruktionen« hat er die Wahrheitsfrage im Verhältnis zur Überzeugung noch einmal aufgegriffen und in dieser späten Arbeit, die noch gesättigter ist von Erfahrung, die Relativierung im Begriff der »historischen Wahrheit« radikal gefaßt. Freilich bleibt es bei Freud immer widersprüchlich, zu welchem Standort des Denkens er endgültig gelangt ist und ob ihm die Zweifel, die ihn in der bedeutsamsten und letzten Fallgeschichte heimsuchen, unausweichlich vor Augen geführt haben, daß er sich nicht mehr nach dem konventionellen Kanon der Wissenschaften legitimieren kann. Seine Skepsis gegenüber der Erkenntnismöglichkeit von Wahrheit und Wirklichkeit im psychoanalytischen Prozeß, der hier evident ist, scheint aber die Psychoanalytiker nicht nachdenklich zu machen. Die Kluft zwischen Freudscher Begrifflichkeit und Intuition könnte einen Hinweis dafür geben, daß er sich der Grenzsituation in der wissenschaftlichen Bestimmung von Psychoanalyse bewußt geworden ist. Seine zitierte Praxis zeigt, daß er über die theoretische Begrifflichkeit der von ihm erfundenen Wissenschaft hinausgegangen ist und fraglos mit ästhetischen Kategorien arbeitete. Allerdings haben wir aus seinen Texten aufgewiesen, daß es möglich ist, eine begriffliche Bestimmung der die psychoanalytische Situation konstituierenden Suggestion vorzunehmen, wenn man denn einen zusammenhängenden Text über die »als Übertragung wirkende Suggestion« herstellen will – entgegen allen widersprüchlichen Aussagen Freuds.

Freud hält einen Text bereit für die Klärung der die psychoanalytische Beziehung tragenden Suggestion. Daß aber die Psychoanalyse Nach Freud bis heute aus Berührungsscheu nicht imstande war, die konstitutiven Bedingungen der psychoanalytischen Situation aufzuklären, läßt fragen, warum Psychoanalytiker ihr essentielles Arbeitsfeld mit einem Tabu belegen lassen. Denn anders ist wohl kaum zu verstehen, daß man sich fünfzig Jahre nach Freud des Suggestionsvorwurfs immer noch mit denselben Ausflüchten – »jener krude Einwand« (Ricoeur) – zu entledigen sucht; und daß fünfzig Jahre nach Freud der Suggestionsvorwurf immer noch als ein existentiell bedrohliches Kriterium für den Wissenschaftscharakter der Psychoanalyse empfunden wird. Dabei dürfte es doch keine unüberwindlichen Schwierigkeiten bereiten, zu reflektieren, daß der Baum der Wissenschaft zwei Stämme zu haben scheint: der eine ist die logifizierte Rede als beweiserhebendes Verfahren, die immer eine »feststellende« ist und im syllogistischen Prozeß des Schließens vom Vorsatz zum Folgesatz auf den Schlußsatz einer Aussage abschließt; der andere, dem logifizierten aber unterlegte, ist die analogische Rede. Sie ist eine semantische, die hermeneutisch und zeigend ist, weil sie immer schon dem Vergangenen Bedeutung überträgt in rückblickender Vergegenwärtigung und darin der Gegenwart eine Prospektion unterstellt. Die analogische Rede ist eine metaphorierende, sie spricht in der Macht der Übertragung von Bedeutungsgehalten (Signaturen), sie ist eine mehr-und vieldeutige Rede, die nicht festzustellen und nie abzuschließen ist.

Der Baum der Wissenschaft hat also nur scheinbar zwei Stämme, denn die der logifizierten Rede unterlegte analogische Rede ist der Grund jeder Aussage. Das deduktive Verfahren wie das hermeneutische führen zum Glauben: es ist jener, der durch die beweisende Rede, durch das Angeben des Grundes zum Glauben führt; und es ist dieser, der durch Deuten und Zeigen im überzeugenden Bild zum Glauben fürt. Die beweisende Rede ist richtig oder falsch; die semantische ist einleuchtend, scharfsinnig und tief oder flach, leer und verschwommen. Psychoanalyse müßte sich ihrer Stellung als Fortsetzung der humanistischen Tradition der Rhetorik erinnern, um sich nicht als unwissenschaftlich und arational diskriminieren zu lassen. Erst durch die Anerkennung einer anderen Wissenschaftstradition, und Psychoanalyse geht in ihrem Wissenschaftscharakter über die Rhetorik hinaus, könnte Psychoanalyse zu einem Selbstbewußtsein ihrer Tätigkeit gelangen, eröffneten sich Reflexionsmöglichkeiten ihrer Praxis, die so lange im Dunkeln bleiben muß, als sie vor sich selber die Rechtfertigung ihres Tuns nach dem Kanon des gesellschaftlich herrschenden, positiven Wissenschaftsverständnisses nötig hat.

Diese Nötigung läßt sich erst unter der Bedingung aufheben, daß Analytiker das in ihrem Denken enthaltene Glaubensproblem reflektieren. Die Zweifelsfreiheit gegenüber der psychoanalytischen Theorie und Praxis läßt nämlich darauf schließen, daß man sich unbedenklich einem Glaubenssystem auszuliefern scheint. Wenn wir davon ausgehen, daß sich der Glaube auf dem Boden einer Dialektik zwischen Zweifel und Gewißheit konstituiert, dann muß die gewöhnliche Gewißheit des Analytikers, seine zweifelsfreie Überzeugtheit vom System der Psychoanalyse, nachdenklich machen. Hier gilt paradoxerweise, daß derjenige, der nicht zweifelt, das heißt sich nicht in der Polarität gegensätzlicher Ansichten zwischen Wahrheit oder Unwahrheit einer Lehre bewegt, zwischen Anerkennung oder Verwerfung von Wirklichkeitsgehalten einer Erfahrung, auch nicht zu Überzeugung und Gewißheit der Anschauung gelangen kann. Denn jede Gewißheit hat den Durchgang der Bezweifelbarkeit zur Voraussetzung – und zwar in jedem Glauben, dem religiösen Glauben wie den beiden wissenschaftlichen Glaubensformen, der beweisenden wie der semantischen (Aristoteles).

Die unbedenkliche, das ist zweifelsfreie Auslieferung an einen Glauben ist seit jeher als Aberglaube bezeichnet: es ist der Gegenglaube als verkehrter Glaube, dem es am Zweifel gebricht, am notwendigen Gang durch den Unglauben. Die Unbezweifelbarkeit des Denksystems, das sich für gewöhnlich bei Analytikern, ihrer fachlichen und institutionellen Repräsentation, als eine objektive in Erscheinung bringt, ist verbunden mit einer Darstellung psychoanalytischer Erkenntnisse, die die Freudschen Entdeckungen und Erfahrungen quasi naturwüchsig erscheinen lassen. Das Übersehen des Ausgangsortes Freudscher Erfahrung, der Konstruktion der psychoanalytischen Situation und die Vermeidung der Auseinandersetzung der die psychoanalytische Beziehung tragenden Suggestion, zeigt an, daß man sich Nach Freud nicht auf dessen Denken einlassen kann. Der gewöhnliche Umgang mit den Freudschen Texten ist der einer Modernisierung im Sinne der Synthetisierung und Harmonisierung, anstatt die Texte durch Auseinandersetzung ihrer Widersprüche für das psychoanalytische Denken wieder bedenkenswert zu machen. In dieser Hinsicht gibt es Nach Freud gerade in der psychoanalytischen Orthodoxie keine Auseinandersetzung der konstitutiven Begriffe der Psychoanalyse. Ein Freud gerechtes Denken würde zu der Erkenntnis führen, daß die Wahrheit der Psychoanalyse die Konstruktionen Freuds sind, daß die psychoanalytischen Wahrheiten Freuds Wahrheiten sind; einmal darauf eingelassen, würde auch der Zweifel einreißen und den Analytiker die Skepsis Freuds gegenüber den Erkenntnismöglichkeiten von Wahrheit und Wirklichkeit überkommen. Die innere Bedrohung der Psychoanalyse durch die Entleerung ihrer essentiellen Theoriebestandteile und die Verflachung ihrer Praxis im Zuge der durch ihre gesellschaftliche Integration bedingten Konfirmierung ist weitaus bedeutsamer für die Existenz der Psychoanalyse als die vermeintlich äußere Bedrohung durch wissenschaftliche Diskriminierung, wie sie sich beispielsweise im Suggestionsvorwurf niederschlägt. Dieser Grundeinwand kann doch nur erhoben werden, weil die Psychoanalyse mit den ihr eigenen Erkenntnismitteln nicht die jede pychotherapeutische Kommunikation tragende Suggestion aufklärt. Und daß sie die Suggestion, die essentiellen Wirkmechanismen der Übertragung nicht aufklärt und in solcher Weise sich in unbezweifelbarer Lehrmeinung darstellt, zeigt, daß Psychoanalytiker nicht glauben können, da sie sich an einen zweifelsfreien Glauben halten müssen. Psychoanalytiker treten nicht als Subjekt auf, dem unterstellt wird, daß es weiß (Lacan). Psychoanalytiker treten als das Subjekt auf, das sich selber unterstellt, daß es weiß: es ist das Subjekt der falschen Gewißheit, einer zweifelsfreien Gewißheit, die ihre Unerschütterlichkeit dem Mangel an Glauben verdankt. Denn der religiöse wie der wissenschaftliche Glaube bedarf seiner Erkenntniszweifel, um – vermittelt über Schlüsse oder über unmittelbare Einsichten – zu seiner Überzeugung zu gelangen, die Gewißheit in subjektiver oder objektiver Hinsicht ergibt. Gleichgültig ob methodischer oder theoretischer Zweifel, es geht um das In-Frage-Stellen, In-Zweifel-Ziehen des noch Ungeprüften um der Gewinnung der Wahrheit willen. Das Subjekt des religiösen Glaubens setzt sich genauso seinen Prüfungen aus und ist ihnen ausgesetzt, wie der Wissenschaftler sich der Prüfung seiner Aussagen aussetzen muß, ihnen ausgesetzt ist. Die Prüfung ist das Unterscheidungskriterium zwischen Glaube und Aberglaube. Der ungeprüfte Glaube der Analytiker könnte der Beweggrund sein für jene die psychoanalytische Bewegung kennzeichnenden Verfolgungsbeziehungen, von denen die menschlichen Beziehungen der Analytiker untereinander wie auch die fachlichen und institutionellen geschlagen sind. Die unerschütterliche Gewißheit des zweifelsfreien Glaubens zwingt zur Abwehr des Denkens, des In-Zweifel-Ziehens der Lehre, und bedingt, daß jedes Denken schon als Andersdenken zum Abweichen an sich wird und als existentiell-bedrohlich abgewehrt und verfolgt werden muß.

Freuds Denken gerecht zu werden heißt, mit den von Freud geschaffenen Erkenntnismitteln die Psychoanalyse zu analysieren, heißt auch, sich mit den Freudschen Widersprüchen auseinanderzusetzen, vor allem aber mit der unaufgeklärten Hinterlassenschaft Freuds, dem okkulten Problem der Suggestion. Denn dieses, unaufgeklärt gelassen, würde gerade das im dunkeln lassen, was das tragende Moment der psychoanalytischen Einflußnahme ist und was das treibende Moment in den Phänomenen der psychoanalytischen Organisationsform ist. Der Autoritarismus in der psychoanalytischen Bewegung, der sich nach ihrer Selbstbestimmung ausschließen müßte, da »Aufrichtigkeit« und »Emanzipation« ihre deklarierten Geltungsansprüche sind, verlangt nach Aufklärung der ihm zugrunde liegenden psychologischen Bedingungen. Die Struktur der Bewegung, wie sie von Freud ausgegangen ist, wird erst auf dem Hintergrund der Freudschen Übertragung auf seine Schüler begreiflich. Und diese Übertragung scheint auf zwei Komplexe Freuds zurückzugehen, daß ihn, wie er Eitingon gestand, zwei Themen immer aus der Fassung brächten: die Bacon-Shakespeare-Kontroverse und der Okkultismus.[571] In der Bacon-Shakespeare-Kontroverse, die Freud mit Besessenheit verfolgte, ging es um die Urheberschaft von Shakespeares Werken – ein anderer Schauplatz für Freuds Kampf um die Urheberrechte an seiner Schöpfung, der Psychoanalyse. Im Okkultismus stellt sich Freuds Kampf dar, dem mystischen Okkultismus oder dem religiösen Phänomen die Psychoanalyse als Wissenschaft abzuringen und die Mystik in Psychologie zu überführen.

Die Konstruktion der psychoanalytischen Bewegung entspricht der Konstruktion der psychoanalytischen Situation durch Freud. Die Deutung der psychoanalytischen Situation als Wiederholung in der Übertragung ist die Übertragung Freuds auf diese, und die Übertragung der Autorität Freuds auf die Analytiker gibt diesen die Bedeutung von Freuds Geschöpfen, die seine Schöpfung, die Psychoanalyse, in seinem Auftrag weiterzutragen haben. Die Konstruktion der psychoanalytischen Bewegung wird von denselben Wirkmechanismen unterhalten wie die psychoanalytische Situation und scheint auch denselben Gesetzmäßigkeiten zu folgen. Wenn wir nämlich Freuds Konstruktion der psychoanalytischen Bewegung als Wiederholung der Konstruktion der psychoanalytischen Situation betrachten, dann gehen wir davon aus, daß beide Prozesse denselben Wirkungsmechanismen unterliegen, »der als Übertragung wirkenden Suggestion«. Freuds Übertragung auf die Analytiker entspringt wie die Übertragung auf die Analysanden dem besonderen, persönlichen Einfluß, der sich der Herkunft des ärztlichen Ansehens aus der göttlichen Macht verdankt, da die Heilkunst in ihren Anfängen in den Händen der Priester lag.[572] Und die Übertragungsbereitschaft der Analytiker rührt an »die tief im unbewußten Elternkomplex begründete Gefügigkeit gegen den Arzt«,[573] der als Nachfahre in einer Reihe mit dem priesterlichen Zauberer steht. Die gläubige Erwartung der Analytiker an die Autorität Freuds,

571 Jones, 1962, III, S. 455.
572 Freud, GW V, S. 301.
573 Freud, GW XIII, S. 18.

die der Argumente nicht bedarf, sondern nur der »Gläubigkeit der Liebe«, wiederholt in der Übertragung auf Freud ihre eigene Entstehungsgeschichte: die »Gläubigkeit der Liebe« ist die »uranfängliche Quelle der Autorität«.[574]

Die Übertragung Freuds auf Jung ist *der* exemplarische Fall in der Konstruktion der psychoanalytischen Bewegung, in dem sich die als Übertragung wirkende Suggestion Freuds zeigt; und sie ist »ein großartiger Fall mißglückter Übertragung«, da sich Jung weigerte, die Autorität Freuds auf sich übertragen zu lassen.[575] Die Übertragung der psychoanalytischen Autorität auf Jung, der Freuds »Ersatz« und künftiges »Oberhaupt« werden sollte, hatte eine Person getroffen, die in Freuds nachträglicher Interpretation »unfähig (war), die Autorität eines anderen zu ertragen, noch weniger geeignet war, selbst eine Autorität zu bilden, und deren Energie in der rücksichtslosen Verfolgung der eigenen Interessen aufging«.[576] Freuds Blindheit gegenüber der eigenen Übertragung, die ihn zur Konstruktion der analytischen Situation wie der analytischen Bewegung geführt hatte, wird am Fall Jung exemplarisch, weil die zu dieser Beziehung nötigenden unbewußten Wünsche durch die Entfernung des Übertragungsobjekts nicht zu lösen war. Nicht der Schüler (Analysand) war zur Übertragung auf die psychoanalytische Autorität nicht fähig, der Lehrer (Analytiker) war nicht in der Lage, seine Übertragung des Führungsanspruchs auf den von ihm Auserwählten aufzuheben. Und so setzte sich diese Art von Übertragung ungebrochen in der psychoanalytischen Bewegung fort und führte zu jener Überlieferung von Ausschluß- und Verfolgungsbeziehungen, die die Tradition der psychoanalytischen Orthodoxie bis heute bestimmen. Freuds Naivität gegenüber der Übertragung seiner Autorität stellte gerade jene Situation her, in der der Andere durch die Verweigerung dieser Übertragung Freuds Autorität in Frage stellen mußte, wo Freud doch durch diese Übertragung seine Autorität im Anderen aufrichten und durch ihn als seinem Nachfolger bewahrt wissen wollte. Da aber für eine solche Übertragung nur Schüler (Analysanden)

574 Freud, GW v, S. 50.
575 Weber, 1979, S. 20.
576 Freud, GW x, S. 85.

in Frage kommen, die sich einer Autorität ungefragt unterordnen, konstituiert sich eine Tradition autoritärer Hierachie, die all jene ausschließen muß, die sich solcher Übertragung verweigern, weil sie ein eigenes Gesetz erfüllen müssen. So gemahnte Jungs Frau Freud daran, ihren Mann als einen Menschen zu nehmen, der gleich Freud sein eigenes Gesetz erfüllen muß.[577]

Freuds Blindheit gegenüber diesen ihn zur Autoritätsübertragung nötigenden unbewußten Wünsche kehren der psychoanalytischen Bewegung als Verblendung ihres Autoritarismus wieder, der sich in dem unbefragten Geltungsanspruch von »Aufrichtigkeit« und »Emanzipation« mystifiziert. Eine Wissenschaft, deren erklärtes Ziel es ist, Verblendungszusammenhänge aufzuklären, läßt den Standort ihrer Legitimität unaufgeklärt, so daß sich ihre Autorität nicht von irrationaler Macht emanzipieren kann, vielmehr irrationalen Wirkmechanismen ausgeliefert bleibt: was es für die Psychoanalyse aufzuklären gälte, das okkulte Problem, die suggestive Macht als »die uranfängliche Quelle der Autorität«, entzieht sie ihrem aufklärerischen Diskurs durch Ausschließung. Und der Ausschluß[578] derjenigen, die einem eigenen Gesetz nachkommen müssen, schließt das aufzuklärende Phänomen von der Aufklärung aus. Der »Grund« des Übertragungsgeschehens wird verklärt durch die Idealisierung der Autorität (Freud), deren Wirkungsweise der psychoanalytischen Erfahrung entrückt wird.

Die Übertragung des »Oberhaupts« der Psychoanalyse durch Freud auf die Internationale Psychoanalytische Vereinigung

577 Briefwechsel Freud-Jung, 1974, S. 505.

578 Mit Adler wurde der soziale Aspekt, mit Reich der gesellschaftspolitische, mit Jung der für die Psychoanalyse konstitutive Aspekt des Okkulten ausgeschlossen. Am Ausschluß Reichs, des Juden und Kommunisten, 1934 auf dem IPV-Kongreß in Luzern, zeigt sich darüberhinaus die Komplizenschaft, die innere Verwandtschaftsbeziehung zwischen einer totalitären politischen Bewegung und dem totalitären Charakter der psychoanalytischen Bewegung: die Ausschließung Reichs in diesem historischen Moment nach der Machtergreifung durch den Nationalsozialismus bedeutet Mittäterschaft durch Unterwerfung.

(IPV, IPA) als eine offizielle Vereinigung,[579] die als oberste Instanz über die Reinheit der Psychoanalyse zu wachen hatte, führte gerade zu jener verhängnisvollen Tradition sich endlos wiederholender Ausschließungen. Denn eine solche Instanz, nach dem Gesetz äußerlicher Identifizierung gebildet, nicht identisch mit dem inneren Prozeß des Freudschen Denkens, kann solche Übertragung nicht reflektieren und muß ihr blind folgen. In Wiederholung der Freud unbewußt nötigenden Wünsche kann sich die Zugehörigkeit zum Urheber durch Ergebung und Unterwerfung unter dessen Autorität bestätigen, indem sie die von der autorisierten Lehre Abweichenden in seinem Auftrag verfolgt. Die Mythisierung von Autorität, der autoritäre Charakter der psychoanalytischen Bewegung und ihre totalitären Tendenzen sind hier angelegt – »nicht unähnlich einer zentralistisch oder totalitär organisierten politischen Partei«.[580]

Freuds Urheberschaft, sein Anspruch auf die Psychoanalyse als seine »Schöpfung«, Freuds Urheberrecht auf Name und Benennung all dessen, »was mit ihrem Namen belegt werden soll oder besser anders zu benennen ist«,[581] gibt Freud die Legitimation, »Oberhaupt« und Entscheidungsinstanz zu sein, in dessen Namen sich der psychoanalytische Diskurs autorisiert. Die psychoanalytische Bewegung, auf die Freud aus Gründen der Bewahrung und Sicherung seiner Lehre seine Autorität übertrug, erlag aber den in dieser Übertragung liegenden unbewußten Wünschen, die sich aus der Mose-Position Freuds,[582] seinem gesetzgebenden Urheberrecht ergab.

579 Freud, GW x, S. 85.
580 Parin, 1983, S. 20.
581 Freud, GW x, S. 44.
582 Die Analogie, Erkenntnisprinzip der Psychoanalyse, läßt sich, was die Aufklärung der Freudschen Übertragung auf seine Bewegung angeht, besonders einleuchtend am »Mann Moses« darstellen: Freud schuf gleichwie Moses seine Bewegung und übertrug ähnlich wie Moses seinen Glauben seinem auserwählten Volk. Der »Mann Moses« kann als unbewußte Selbstdarstellung Freuds gelesen werden. Wir kommen der »historischen Wahrheit« der psychoanalytischen Bewegung nur näher, wenn wir Freuds Moses-Legende übersetzen als Freuds »Schöpfungslegende« über seine Schöpfung, die psychoanalytische Bewegung. Freud, der Sprachlehrer und Gesetzgeber der

Die Übertragung zur Absicherung und Tradierung seiner Schöpfung führte gerade zu dem Verhängnis, daß Freud, der dem mystischen Okkultismus oder dem religiösen Phänomen die Psychoanalyse als psychologische Wissenschaft entreißen wollte, zum Stifter einer autoritären Bewegung wurde. Denn jenes okkulte Problem der Psychoanalyse, die Macht der Suggestion, blieb unaufgeklärt und setzte jene Tradition der Verdrängung des Okkulten und des Anheimfallens ans Okkulte in Bewegung – im unbewußten religiösen Charakter psychoanalytischer Orthodoxie.

Dieser Komplex der Mythisierung von Autorität durch die unreflektiert »als Übertragung wirkende Suggestion« läßt sich exemplarisch an der Beziehung Freuds zu Jung ablesen. Freud adoptierte Jung »förmlich als ältesten Sohn«, salbte ihn zum »Nachfolger« und »Kronprinzen«[583]: »Dieser ist mein lieber

Psychoanalyse, zwang sein Volk, die Psychoanalytiker, in den Dienst einer neuen Religion, die seine eigene war (StA, IX, S. 469 f.); er ließ sich wie Moses zu den Juden herab, sie zu seinem auserwählten Volk zu machen, dem er sich zu seinem Gott erklärte (StA, IX, S. 494): »O Du einziger Gott, neben dem kein anderer ist«. Dieses Moment der Ausschließlichkeit macht nach Freud (StA, IX, S. 473) die Lehre vom universellen Gott erst zu jenem Monotheismus, den Moses dann in Fortsetzung der Aton-Religion den Juden übertrug. Die »historische Wahrheit« der psychoanalytischen Bewegung rührt an jene Urgeschichte Freuds, die aus der »prophetischen« Tradition des Gründers stammt: »Und wir stammen von dort…, unsere Vorfahren haben dort vielleicht durch ein halbes Jahrtausend, vielleicht ein ganzes, gelebt…, und es ist nicht zu sagen, was wir vom Leben in diesem Land als Erbschaft in Blut und Nerven (wie man fehlerhaft sagt) mitgenommen haben« (Brief an Arnold Zweig, Freud: Briefe 1873-1939, S. 404). Die Entstellung, die das Wiederkehrende im Vergleich zum Ursprünglichen bei der Übertragung Freuds auf seine Bewegung erfahren hat, zeigt sich in der zwanghaften Überzeugung des Analytikers von der Wahrheit der Psychoanalyse, gegen die logischer Einspruch machtlos bleibt (StA, IX, S. 533 f.) – ein Zeichen für das aus der Vergangenheit wiederkehrende Stück der Urgeschichte der einstmals geltenden, materiellen Wahrheit von der Herrschaft eines urväterlichen Schöpfers, dessen Geltungsanspruch heute der psychoanalytischen Bewegung wiederkehrt im zwanghaften Glauben an ihre Wahrheit, die doch eine historisch zu nennende ist.

583 Freud, in Jung, 1962, S. 370.

Sohn, an dem ich mein Wohlgefallen habe.«[584] Jung war zum Nachfolger Freuds auserwählt: »Sie werden als Joshua, wenn ich der Moses bin, das gelobte Land der Psychiatrie, das ich nur aus der Ferne erschauen darf, in Besitz nehmen.«[585] Joshua, hebräisch »Jahwe ist Hilfe«, ist die Hilfe Gottes als Nachfolge für Moses und Anführer der israelitischen Stämme bei der Landnahme in Palästina. Jung repräsentiert in dieser Übertragungsfiguration Freuds den auserwählten Nachfolger, der für den Stifter das gelobte Land in Besitz zu nehmen hatte. Jung repräsentierte zum anderen die dunkle Seite dieser Übertragung, die an das okkulte Problem Freuds rührt, an Freuds Identifikation mit Moses und den darin liegenden gesetzgebenden Anspruch, einzig legitimer Schöpfer zu sein. Freud-Moses wollte einen »Arier« als Joshua, der das Volk der Psychoanalytiker ins gelobte Land der gesellschaftlichen Anerkennung der psychoanalytischen Wissenschaft führen sollte; wie Moses nach der Auffassung Freuds ein Ägypter war, der das jüdische Volk einer fremden Religion, dem Monotheismus, unterwarf und dessen archaische Ausschweifung durch Heimführung in das Land seines Gesetzes bändigen wollte – Baal, hebräisch »Herr«, ist der ursprüngliche Gott in der dionysischen Gestalt des Stiergottes der Semiten, bevor das mosaische Gesetz zum Herrn der israelitischen Stämme wurde.

Jungs Verweigerung dieser Übertragung vernichtete Freuds Fortsetzung in Jung, diese projektive Identifikation, die Jung zu einem Doppelgänger gemacht haben würde, der kein Anrecht gehabt hätte, sein eigenes Gesetz zu erfüllen. Mit dem Ausscheiden Jungs war von der psychoanalytischen Bewegung das Joshua-Problem abgespalten und das okkulte Problem ausgeschlossen: an die Stelle der früheren projektiven Identifizierung Freuds mit Jung trat nun in der psychoanalytischen Bewegung die offene Projektion des Joshua-Komplexes und des religiösen Phänomens als mystischer Okkultismus auf Jung. Die haßerfüllte Verfolgung Jungs, die freilich ein reales Entgegenkommen in dessen faschistoiden Entgleisungen fand, ist aber daraus nicht zu erklären; sie weist vielmehr

584 Freud, in Wittels, 1924, S. 122.
585 Freud, in Briefwechsel Freud-Jung, 1974, S. 218.

auf das unaufgeklärte Problem des Okkulten in der psychoanalytischen Orthodoxie zurück, die diesen Ausgangsort ihrer Bewegung bis heute nicht aufgeklärt hat und weiter durch Projektion aufrecht erhält. Durch die Abspaltung des Okkulten kann sich nämlich psychoanalytische Orthodoxie als Aufklärungsinstanz für Andere selber ermächtigen und den Blick davon ablenken, daß sie ihre Erkenntnismittel nicht auf sich selbst anwendet, auf die Aufklärung ihres okkulten Problems, so daß sie zu einer emanzipatorischen Wissenschaft geworden ist, die sich selbst nicht emanzipiert hat. Die Idealisierung des Schöpfers und die Mystifizierung des von ihm hinterlassenen Problems der suggestiven Macht bedingen jene Mythisierung von Autorität, die vor allem die Ambivalenz zur Vaterautorität zum Verschwinden bringt. Die psychoanalytische Bewegung ist davon geschlagen, all jene zu verfolgen, die ein eigenes Gesetz gleich Freud erfüllen müssen und einem eigensinnigen Denken folgen. Und wie der Erfolg eines Symptoms auf sein unbewußtes Motiv verweist, so verweist die Aufhebung des eigenen Denkens in der psychoanalytischen Bewegung auf die Vernichtung des Freudschen Denkens, dessen Anspruch gerade darin bestünde, jene dunkle Hinterlassenschaft mit seinem Denken zu durchdenken, das heißt: jenes okkulte Problem der psychoanalytischen Bewegung als ihr religiöses zu analysieren und die Bewegung der Orthodoxie als eine religiöse zu begreifen. Der unversöhnliche, unaufhebbare Widerspruch zwischen dem von Freud eingeführten psychoanalytischen Denken und seiner Institutionalisierung würde offensichtlich und müßte ausgehalten werden.
Der Autoritarismus der Orthodoxie geht auf dieses okkulte Problem der Freudschen Übertragung zurück und speist sich daraus, daß die Übertragungsbeziehungen zwischen Freud und seiner Bewegung nicht aufgeklärt werden, so daß auch eine Befreiung von der Abhängigkeit dieser mythischen Macht, eine Emanzipation zum eigensinnigen Denken, sich nicht vollziehen konnte. Denn die Identifizierung mit dieser Autorität blieb äußerlich und suchte ihre Verbundenheit und Zugehörigkeit mit dem Gründer in der Aufgabe der Verfolgung des Andersdenkenden, um darin projektive Entlastung für die Versagung der Autorisierung des eigenen Denkens zu finden.

Die veräußerlichte Identifikation mit der Autorität der Psychoanalyse (Freud) zeigt sich in der Identifizierung mit Machtinsignien der Autorität und nicht mit ihrem Gehalt, dem Denken Freuds, so daß im Gefolge dieser Tradition die Freudschen Entdeckungen zu Dogmen geworden sind, mit denen sich die Freudianer in unbedingter Übereinstimmung halten müssen. Die psychoanalytische Vereinigung ist nach dieser Überlieferung zu einem Lehramt geworden, in dem bestallten Vertretern in Fortsetzung der Übertragung von Freud die veräußerlichte Machtbefugnis übertragen wird, das Denken der Psychoanalytiker auf die Vereinbarkeit mit den kanonisierten Texten zu überwachen. Die veräußerlichte Identifizierung zeigt sich auch darin, daß der Analytiker in der Tradition dieser Vereinigung seine psychoanalytische Identifikation – und nicht Identität – durch Zugehörigkeit zur Organisation bezieht und darauf angewiesen ist, sich durch die Verbindung (Übertragung) zum Apparat von diesem eine uniforme Übertragung zu sichern. In der gemeinsamen Identifizierung der Analytiker über diese Freudsche Uniform wird die Vereinigung gebildet, die durch Übertragung ihre Vertreter bestallt, die wiederum uniforme Kennkarten als Ausweis der psychoanalytischen Zugehörigkeit auf die Mitglieder übertragen. So wird der Kreislauf von Übertragung, in Fortsetzung der Freudschen Übertragung, als Übertragung von der Autorität auf die Vereinigung und von der Vereinigung auf die Autorität unterhalten und die Teilhabe aller Mitglieder an der Repräsentation der Freudschen Macht gesichert.
C. G. Jung, der exemplarische Fall für jede Ausschließung aus der Bewegung, ist ein prototypischer Fall mißglückter Übertragung auf jene, die ein eigenes Gesetz erfüllen müssen. Dieser Fall mißglückter Übertragung enthüllt die Bedingungen von Übertragungen in einem System autoritärer Hierarchie, in dem nur diejenigen eine solche Übertragung auf sich nehmen, die dem autoritären Charakter der Bewegung entsprechen. Adornos[586] Erkenntnisse aus seinen *Studien zum autoritären Charakter* lassen sich auf die Mechanismen dieses Autoritarismus der orthodoxen Bewegung übertragen.

586 Adorno et al., 1964.

Der blinde Gehorsam ans System der Psychoanalyse und die Tradition der Ausschließungs- und Verfolgungspraxis sind symptomatisch für das autoritäre Syndrom. Die Psychodynamik des autoritären Charakters stellt sich in einer umfassenden und alles durchdringenden Ambivalenz dar: dem blinden Glauben an die Autorität, dem masochistischen Gehorsam ihr gegenüber, entspricht die sadistische Angriffsbereitschaft auf das, was unterhalb und außerhalb des autoritären Systems liegt. Die autoritäre Disziplin erhält sich aufrecht durch masochistische Unterwerfung unter die eigene Gruppe und durch sadistische Verfolgung der Außengruppe: die klassische Aufspaltung des sado-masochistischen Charakters, der dadurch seine soziale Anpassung leistet und sich vor eigenen sadistischen Durchbrüchen sichert. Der leitende Mechanismus dieses Konflikttypus ist eine alles umgreifende, kategoriale Projektion, die dem Autoritären die sadistische Befriedigung legitimiert und damit seinen Ambivalenzkonflikt vorübergehend löst. Die Legitimation, das heißt die Schuldentlastung für die sadistische Verfolgung des Außenstehenden, muß in einer verstärkten Identifizierung mit der eigenen Gruppe gesucht werden, und die Unterwerfung unter deren autoritäre Disziplin verstärkt wiederum den Druck auf projektive Entlastung.
Dem autoritären Charakter eignet ein veräußerlichtes Über-Ich und Ich-Ideal, das von einer allgemeinen Fungibilität sein muß, um im Dienste der sozialen Anpassung das sado-masochistische System ohne Entgleisung aufrechterhalten zu können. Es ist der Typus des austauschbaren Gewissens, je nach den Werten der augenblicklich herrschenden Autorität, dem sich das sado-masochistische Subjekt unterwirft in unverhüllter, das heißt äußerlicher Identifizierung. Diese äußerliche Identifizierung beeindruckt als opportunistischer Charakter von Dressatgewissen und Dressatgehorsam im autoritären Syndrom. Freilich sind die Erkenntnisse aus den Untersuchungen zum autoritären Charakter bisher immer nur auf die Anderen und nie auf die psychoanalytische Orthodoxie selbst angewandt worden. Freuds Bemerkung, daß der Zwang ein Zerrbild der Religion ist, trifft in der Rückwendung auf das autoritäre Syndrom ein konstitutives Moment. Denn das Re-

ligiöse ist hier besonders zwanghaft ausgebildet in der Ausrichtung auf ein sado-masochistisches Strafbedürfnis.[587] In diesem Zusammenhang ist das nicht aufgeklärte, okkulte Problem der psychoanalytischen Orthodoxie, das ihr Freud übertragen hat, von besonderer Wirkung, weil dieses das Zwangssyndrom des Autoritären besonders auflädt. Der irrationale Zug[588] des autoritären Charakters liegt darin, daß er, indem er sich in blindem Gehorsam lustvoll unterwirft, diese Anpassungsleistung nur vollbringen kann, wenn er seinen Sadismus gegenüber der Außengruppe rationalisieren kann als notwendige Erfüllung von Gesetz und Ordnung – gleichgültig, wel-

587 Vgl. Adorno et al., 1964.

588 Dieser irrationale Mechanismus wurde symptomatisch in dem Augenblick, als die Freudsche Autorität der Orthodoxie entzogen war mit der Machtergreifung des Nazifaschismus: das Namhaftmachen (vgl. Psyche, 1984; Lohmann, 1984; Dahmer, 1989) von faschistischen oder faschistoiden Analytikern der Freudschen Bewegung ist eine Ablenkung von der notwendigen Konfrontation mit dem autoritären Charakter der Orthodoxie. Zur Struktur des autoritären Syndroms gehört die Projektion als kategorialer Mechanismus, und der Antisemitismus ist ein die Projektion des autoritären Charakters kennzeichnender Inhalt: der Jude ist kategoriale Projektionsfigur von Macht und Ohnmacht. Der unbewußten Auslieferung der orthodoxen Analytiker an die Macht Freuds entspricht die bewußte Verfolgung und Auslieferung der Abtrünnigen und ihre Denunziation an den Staatsapparat. Das universelle Ausmaß des autoritären Syndroms der psychoanalytischen Orthodoxie wird offenkundig beispielsweise am Verhalten der Psychoanalytischen Gesellschaft (Mitglied der IPA) bei der faschistischen Machtergreifung in Argentinien, die sich der Weisung des Regimes zum Verzicht auf jeden gesellschaftskritischen Anspruch demonstrativ fügte und die vom Regime verfolgten Mitglieder sogleich aus der Mitgliederliste strich und wieder aufnahm, sobald diese sich den Bedingungen unterworfen hatten (siehe Parin, 1983, S. 21). Die Mittäterschaft der psychoanalytischen Vereinigung an der Verfolgung und Ermordung von Analytikern wurde damals für die Zeit des Nazifaschismus und heute beispielsweise für den argentinischen Faschismus im Dunkeln gelassen.
Die Bewältigung der Vergangenheit wäre die Konfrontation mit der Gegenwart des Autoritarismus in der Psychoanalyse; aber nicht Antifaschismus als Verurteilung des Faschismus der Anderen, sondern Einsicht in die eigene, unbewußte Komplizenschaft.

chen Inhalt Gesetz und Ordnung repräsentieren. Der Autoritarismus des Systems zieht autoritäre Charaktere an, und die Verschulung der Psychoanalyse in ihrer Organisationsform bildet wiederum das autoritäre Syndrom aus, so daß sich ein verhängnisvoller Kreislauf in der Aufladung des Autoritarismus herstellt. Der autoritäre Charakter bedient sich zur Selbstsicherung und Selbstunterdrückung des autoritären Systems, das wiederum des zwanghaft-angepaßten Denkens der autoritären Persönlichkeit bedarf, um einen ungestörten Konformismus sicherzustellen. Denken als Widerstandsmoment, als Überschreiten des Gegebenen und Widerspruch zum Geläufigen wäre die existentielle Bedrohung für ein autoritäres System, das sich nur durch den Ausschluß von Denken frei von dieser Beunruhigung halten kann. Freisein vom unruhigen Geist zeichnet die Situation in der Orthodoxie. Unruhe ist nur dort zu verzeichnen, wo es gilt, intellektuelle Ruhestörer des Vereinsfriedens in totalitärer Weise zum Verstummen zu bringen. Die Abtötung des Denkens im autoritären Charakter gebiert jenen vernichtenden Neid auf die Lebendigkeit des Denkens und erzeugt dessen blinde Verfolgung.

Der Autoritarismus der psychoanalytischen Orthodoxie zeigt die Züge, die in hohem Maße typisch sind für eine Kleinbürgerbewegung, und zwar für ein aufstrebendes Kleinbürgertum: unabhängig von ihrem realen Status identifizieren sie sich mit dem ihnen überlegenen Status gesellschaftlichen Ansehens, der ihnen einen höheren Rang verspricht – daraus entspringt das pseudoelitäre Bewußtsein der orthodoxen Psychoanalyse. In diesem autoritären System geht es nicht um materielle Befriedigung, um den tatsächlichen Genuß von Gütern, die Ausfluß eines empirischen Machtstatus sind. Denn das veräußerlichte Über-Ich des Autoritären ist in seiner anonymen Restriktion weniger auf konkret-materielle Befriedigung[589] ausgerichtet als auf den sublimen Genuß an seelischer Bemächtigung: der autoritäre Charakter zieht seinen Genuß aus dem elitären Bewußtsein der Teilhabe an der Repräsentation von Macht durch die Unterwerfung unter die psychoanalytische Autorität, die ihm eine Legitimation überträgt, in

589 Vgl. Adorno et al., 1964.

deren Namen er den immateriellen Gewinn einer unangreifbaren Befriedigung an der repräsentativen Macht hat. Macht und Herrschaft im Auftrag der gesetzlichen Autorität über Ohnmächtige ist der prototypische Fall eines immateriellen, unangreifbaren Genusses von Machtprestige. Psychoanalytische Orthodoxie überträgt sich und läßt sich den säkularisierten Status des Priesters übertragen. Sie ist in diesem Fall eine religiöse Bewegung, die der Gemeinschaft die abhandengekommene religiöse Erfahrung ersetzt, indem sie dem aufstrebenden Kleinbürgertum, das ist die Massengesellschaft der westlichen Kultur, Hoffnung auf Erlösung und Selbstbefreiung durch psychologische Aufklärung verspricht – Psychoanalyse repräsentiert in dieser Hinsicht den irrationalen Zug der Moderne.

So gewiß die orthodoxe Psychoanalyse Freuds Symptom ist, so sicher ist auch, daß sie sich nicht befreit hat von der Abhängigkeit dieser okkulten Macht, die sich im Bewußtsein seiner Anhänger als idealisierende Nachfolge in Erinnerung hält, während die Unbewußtheit ihrer Ambivalenz zum Gründer sich im Vergessen seines Denkens niederschlägt. Was der Psychoanalytiker dem Analysanden zumutet, die Aufklärung des Unerträglichen, scheint für ihn selber eine unerträgliche Zumutung zu sein: Emanzipation von unbewußter Abhängigkeit und die Überwindung des Autoritarismus. Die Verdrängung des Freudschen Denkens, des triebbedingten Grundes der Phänomene des Geistes, und die strikte Weigerung, dieses Denken auf sich selber zu wenden, auf den Wissenschaftscharakter, die Organisationsform und die Stellung in der Gesellschaft, wie es jetzt gefordert ist, um Psychoanalyse über sich selbst aufzuklären, führt zu einer Aufklärungspsychologie, die selber ein Mythos ist. Die Anwendung psychoanalytischer Vindizierung auf sie selber verträte den Anspruch, das dem Psychoanalytiker Enteignete zurückzufordern, den eigenen Sinn seines Denkens zu entdecken und dem eigenen Gesetz zu folgen. Psychoanalytische Aufklärung, die den eigenen Standort und Anspruch unaufgeklärt läßt, ist Aufklärung für die Anderen: das drängende Begehren nach Aufklärung über Abhängigkeit von tradierten Mächten entspringt der eigenen, unbewußten, nicht emanzipierten Abhängigkeit, so daß in Wiederkehr des Verdrängten Unbewußtheit in der Aufklärung für die Anderen produziert wird, deren Aufklärung als Befreiung von alten Mächten die Unterstellung unter die moderne Macht der Aufklärungsinstanz verdunkelt. Und dieses im Diskurs der Moderne seit Descartes auftretende Richteramt des aufgeklärten Geistes schöpft seine Legitimation aus sich selbst, ist Macht eigener Setzung, da seit Descartes die Entledigung von tradierter Autorität sich durch deren Verdrängung ins Unbewußte vollzogen hat.

Die Unbewußtheit der Abhängigkeit von mythischer Macht läßt aber Psychoanalyse als Aufklärungspsychologie den Wirkmechanismen dieser verdrängten Macht anheimfallen. Der Schatten des Gründers fällt auf seine Schöpfung, die psychoanalytische Vereinigung, der er seine Autorität übertragen wollte zu ihrer Bewahrung. Aber der Konformismus der Vereinigung ihm gegenüber führt gerade zur »Aufhebung« seiner nicht konformen Autorität im Unbewußten seiner Anhänger und bewirkt, in Abwehr dessen, die Autorisierung eines konformistischen Bewußtseins der Freudianer.

Der Diskurs der psychoanalytischen Orthodoxie ist dem Diskurs der Moderne konform: er ist die Negation des Freudschen Gegendiskurses zur Moderne.

Nachtrag
Ein psychohistorischer Exkurs zur Moderne[590]

> Die Maßgabe für eine Auslegung kommt aus der Weite des Fragens, in der sie das er-mißt, wovon ihr Fragen angesprochen werden soll.[591]

Die Schöpfung der modernen Mentalität – Descartes' Instaurierung des Diskurses der Moderne

1. Historisches und mythisches Erbe: Vom Widerspruch analogischer und logifizierter Rede – Logos und Mythos bei den Griechen

Der Sprachgebrauch bei Homer und in der älteren griechischen Literatur legt nahe, daß Mythos und Logos für das »Wort« gebraucht wurden. Das Auseinandertreten und die Entgegensetzung von Mythos und Logos scheint aus einem langen Wandlungsprozeß in der Rede des Griechen hervorgegangen zu sein. Mythos wie Logos bedeuten ursprünglich Reden und Sprechen, die Rede und die Sprache, die Mitteilung als Erzählung und Unterredung. Die spätere Unterscheidung zwischen Mythos als den *hieroi logoi,* den heiligen Worten,

590 Der Nachtrag ist ein Buch im Anhang eines Buches, dessen nachträgliche Präsentation sich aus der Anlage eines Krankenjournals ergibt, dessen letzte Bestimmung in der Aufhebung als Ablage liegt: die Krankengeschichte der Moderne ist, indem sie aufbewahrt wird, eine abgelegte. Unser psychohistorischer Diskurs über Descartes entspringt dem psychoanalytischen Erkenntnisinteresse, die unbewußten Wurzeln der Moderne freizulegen und einen Schlüssel zu ihrem Verständnis zu haben, der auch den Blick freigibt auf die Grundlagen der modernisierten Psychoanalyse.
591 Heidegger, 1965, S. 130.

und Logos als dem profanen Sprechen, scheint ursprünglich aufgehoben in dem einen Wort Logos: Logos hatte die Bedeutung von Spruch als Ausspruch im sakralen Sinne und zugleich die der Rede im mitteilenden und unterredenden Sinne.

Ursprünglich ist Logos[592] die Bestimmung im Wort in zweierlei Hinsicht. »Es« spricht: »Du sollst« – das gebotene Wort für den Menschen. »Es« heißt: »So ist es« – das verheißene Wort. Der *logos hieros,* das mythische Wort, offenbart die Mächtigkeit des Sakralen, und aus den Verknüpfungen der *hieroi logoi* gehen die heiligen Geschichten, die Schöpfungsgeschichte der Welt, der Götter und des Menschen hervor. Im *hieros logos* wiederholt sich die Schöpfungsgeschichte im Augenblick ihrer Nacherzählung. *In illo tempore*: es ist (jetzt), wie es (einst) gewesen war. Diese Wiederholung des schöpferischen Wortes ereignet sich in der Aufführung des Kultus, dessen Ritus das Geschehene inszeniert als Geschehen des

592 Logos steht wie Mythos ursprünglich für die Sache selbst, als ausgesprochene für die Wirklichkeit des Geschehenen oder Geschehenden. Das Wort steht für die Sache selbst, ist das Wesen der Sache. Im »Wort« offenbart sich das, was ist, war und sein wird (*ton panta logon,* die ganze Geschichte; *ton eonta logon,* die Sache, wie sie war; *logos alaethaes,* die Wahrheit einer Geschichte; Logos ohne Zusatz, die Sache selbst). Die Rede zeigt sich hier als eine ana-logische, dem geheißenen und überlieferten Wort (*logos*) entlanggehende, entsprechende: sie ist im mythisch-analogisierenden Diskurs eine übertragende (metaphorierende) von Jetzt auf Früher und Später, das heißt eine geschichtliche. In der Wendung des *meta logon* zeichnet sich im Zeitlichen nach und hinter dem ursprünglichen Logos bereits die Reduktion des Logos auf die Bedeutung des metalogischen, des vernünftigen Denkens ab. Der traditionelle Begriff des Logischen erweist sich historisch als metalogisch. Das Wort (*logos*) gewinnt nun die Bedeutung von Rechenschaft ablegen und Bedenken als Berechnen, Berechnung als Erwägung und Überlegung im Sinne von bedachtem und vernunftgemäßem Reden, letztlich die Bedeutung des Rücksichtnehmens auf den Wert der Sache im Sinne des in Anschlag bringen eines Wertes. In diesem letzteren Sinne wird dann Reden zum Ausspruch der Vernunft, zum Ausweis des Vermögens, daß der Vermögende spricht und sich im Sprechen das Vermögen zeigt – das Verhältnis von Herr und Knecht ist instauriert.

Augenblicks – der Kultus ist je schon eine Wiederholung des Schöpfungsgeschehens. So ist das Sakrale seinem Wesen nach poetisch und alles Dichten seinem Wesen nach sakral (Hölderlin). Die Nacherzählung der Erzählung ist jeweils die schöpferische Wiederholung in der Nachdichtung der Dichtung.

Die begriffliche Entgegensetzung von Logos und Mythos, nach der Mythos eine »erdichtete« Geschichte ist und Logos die bedachte Rede, scheint eine späte Erwerbung im Wandlungsprozeß der Rede des Griechen zu sein. Mythos und Logos sind bei Homer in ihrer Bedeutung noch ungeschieden. Und die spätere Ableitung des Wortes Logos von *legein* und *legere* in der griechischen und lateinischen Sprache scheinen Rationalisierungen zu sein für die Reduktion der Vieldeutigkeit des Wortes zu der Eindeutigkeit von Logos als Sammeln im Sinne von auslesendem, bedenkendem Rücksichtnehmen. Gleichzeitig verbindet sich mit dieser Reduktion der Bedeutung von Logos die Diskriminierung des Logos als Rhetorik im Sinne von Unterhalten und Überreden, auch im betrügerischen Sinne.

Das Wort Logos bezeichnete schließlich von der subjektiven Seite des Sprechenden her das Bedachte und Berechnete. So wurde das Wort Logos allmählich identisch mit dem Folgerichtigen, Vernünftigen und Berechenbaren (im Sinne der lateinischen *ratio*, des Denkens als Rechnen), während das Wort Mythos immer mehr vom wahren, tieferen Gehalt einer Geschichte zum Fabelhaften, zur Bedeutung der erdichteten Geschichte übergeht. Die Begriffe Mythos und Logos zeigen nun kontradiktorische Formen des Diskurses, des logischen und des mythisch-analogischen. Am Ende der Geschichte stehen sich bei den Griechen zwei Formen des Diskurses gegenüber: die weisende, deutende Rede, die unbegründet und unbegründbar ist, und die beweisende, rational-deduktive Rede, die begründet und begründbar ist.[593] Das mythische Denken vollzieht sich als analogisches Denken in analogischer Sprache: es ist ein bildhaft-erfinderisches Denken. Das logische Denken vollzieht sich in rationaler Sprache, die von

593 Vgl. Grassi, 1979a.

Gründen ausgeht und davon ableitend zu Schlüssen kommt. Diesen zwei Formen des Diskurses entsprechen zwei Formen von Wissenschaft, das rational-deduktive Denken und das metaphorische Denken.[594]

Delphi: Der prophetische Dreifuß und der syllogistische Dreisatz

Der Unterschied zwischen der weisenden Rede und der begründenden Rede soll an einem klassischen Beispiel[595] verdeutlicht werden:
Auf delphischen Münzen ist die Frontansicht des großen Apollon-Tempels in Delphi dargestellt; zwischen dem mittleren Säulenpaar hing ein großer Buchstabe: ein Epsilon. Nach dem Text Plutarchs wurden folgende Deutungen vorgeschlagen.
Die erste Hypothese weist einen historischen Charakter auf. Der Buchstabe E sei einfach der 5. Buchstabe des Alphabets und als solcher das Zeichen für die Zahl der 5, die als Symbol für die fünf Weisen Griechenlands galt.
Die zweite Deutung ziele auf eine kosmogonische Bedeutung. Das E als der zweite Vokal symbolisiere den zweiten Planeten, nämlich die Sonne, die wesensgleich sei mit der leuchtenden Kraft des Apollon.
Die dritte Interpretation sei von sakraler Art. Sie deutet den Buchstaben E als Symbol für die offizielle delphische Formel der Bitte an Gott: das E (in altertümlicher Orthographie) stehe für das ei (ob), womit jede Anrufung des Orakels eingeleitet wird. Der Buchstabe E wird somit in Beziehung zur Quelle des Wissens gesetzt beziehungsweise zum Wissen als Entsprechung zu einer Frage, einem Problem.
Die vierte Deutung sei eine philosophische. Sie bildet das Zentrum der Erörterung des Dialogs und betrifft die Struktur des

594 Der hermeneutische Diskurs ist ein deutend-weisender von Jetzt auf Früher und Später in der Übertragung von Bedeutungen. Dieser mantische Charakter der Hermeneutik, der für sie konstitutiv ist, wird im Diskurs der Moderne übersehen. Die Mythophobie der Aufklärung läßt das Wesen der Hermeneutik, ihren weisenden Anspruch, im Dunkeln.
595 Zit. nach Grassi, 1979a, S. 3f.

Wissens. Es wird behauptet, das E sei die Sprachpartikel, die »wenn« bezeichne und eine prinzipielle Rolle im deduktiven Prozeß spielt: Wenn die Voraussetzung gültig sei, das heißt ihre Notwendigkeit und Allgemeingültigkeit vorausgesetzt sei, dann folgten die Schlüsse, die im rationalen Prozeß abgeleitet werden. Diese Deutung lege damit die schlechthin rationalistische Auffassung von Philosophie dar; sie weise ausdrücklich auf den Prozeß des Schließens, also auf das Wesen des rationalen Philosophierens und Erkennens hin. Der Text laute: »In der Dialektik... hat dieses Bindewort ei (wenn) die größte Bedeutung, da es ja den dem Denken gemäßesten Satz bildet. ... Daß es Tag und Licht sei, das nehmen doch wohl auch die Wölfe und die Hunde und die Vögel wahr. Aber den Satz »Wenn (ei) es Tag ist, ist Licht« versteht kein anderes Lebewesen als der Mensch, da nur er allein einen Begriff von Vordersatz und Schlußsatz, Bedeutung und Verbindung... hat, die die eigentlichen Elemente der Beweise bilden.« Weiter heißt es bei Plutarch: »Daher, wenn es auch bedenklich ist, es auszusprechen, werde ich es doch nicht unterlassen zu behaupten, daß der Dreifuß der Wahrheit eben diese Vernunft ist, welche erst im Vordersatz die Schlußfolge zieht und dann die Existenz der Sache dazunimmt und so zum Vollziehen des Beweisen schreitet.«[596]

Grassi bemerkt dazu: »Offenkundig wird hier der prophetische Dreifuß mit den drei Termini des syllogistischen Prozesses gleichgesetzt und damit eine Säkularisierung, Entmythisierung und Rationalisierung der prophetischen Fähigkeit bewirkt. Die Quelle des Wissens im apollinischen Bereich wird nicht mehr mit den mantischen, evangelischen, kündenden Phänomenen identifiziert, sondern mit einem rationalen Prozeß, der die Göttlichkeit ersetzt. Dies ist... eine rationale Legitimierung und Interpretation des Göttlichen, Rationalisierung der prophetischen Gabe der delphischen Sybille und ihre Gleichsetzung mit dem deduktiven rationalen Prozeß. Voraus-Sehen und Vor-Sehen reduzieren sich auf die Ableitung aus Prämissen. Aber, sind die Prämissen gültig, ist das *Wenn*, von dem der rationale Prozeß abhängt, gültig?«[597] Die Voraussetzungen des Systems sind nämlich durch es nicht begründbar, denn sie liegen ihm ja zugrunde.

Hier wird offenkundig, daß der prophetische Dreifuß, das

596 Grassi, 1979a, S. 4.
597 Grassi, 1979a, S. 4f.

unbegründete, nicht ableitbare Sprechen, das auf reiner Evidenz beruht, mit dem syllogistischen Prozeß, den logischen Gesetzen des Schließens gleichgesetzt wird. Das heißt auch, die Quelle des Wissens im Apollinischen wird nicht mehr mit der weisenden, bedeutenden Rede identisch gesetzt, mit dem unbegründeten Wissen jenseits der Kausalitäten, sondern mit dem rationalen Wissensprozeß. Diese Rationalität der Sprache als ihre Rationalisierung ist nach Grassi die Entmythisierung der Sprache: es ist die in der Entmythisierung vollzogene Enthistorisierung des Subjekts.[598] Das weisende, prophetische Sprechen wird hier entstellt auf den Dreifuß als Symbol des dreischlüssigen, syllogistischen Verfahrens. Darin wird deutlich, wie durch Entmythisierung der Sprache rationale Sprache sich »absondert«.

Die Reduktion des Denkens und des Wissenschaftsverständnisses in der Entwicklung der westlichen Tradition – figuriert im Mythologem der prometheisch-aktivistischen Lebensanschauung – hat nicht nur die einseitige Entwicklung der Naturwissenschaften als Wissenschaft befördert, sondern auch die Verarmung der Fülle des Denkens und der Weite der Sinnlichkeit in der westlichen Tradition bewirkt. Bei den Griechen werden noch alle Lebensformen und Lebenswelten in ihrer Widerspruchsfülle gleichzeitig und gleichrangig ausgehalten. Die Entmythisierung, die vollständige Profanisierung des Sakralen, ist der Grund für den progredienten, geschichtslosen Nihilismus des westlichen Denkens, der aus dem Verlust des sinnstiftenden, metaphorierenden Denkens zu begreifen ist.

Am Beispiel der Interpretation des Epsilon in Delphi zeigt sich, wie rationale und weisende Sprache sich voneinander scheiden; gleichzeitig wird daran grundsätzlich die Differenz zwischen weisendem und beweisendem Diskurs deutlich. Im Gegensatz zur syllogistischen, rational-deduktiven Tätigkeit besteht die weisende Rede in einer »ingeniösen«, »erfinderischen« Tätigkeit; und zwar im Erfinden von Ähnlichkeiten, das heißt, im Unähnlichen Ähnliches zu sehen, wie es die Deutungen Plutarchs des Epsilon in Delphi aufweisen. Die Übertragung von der Ebene konkreter Sinneswahrnehmung auf die Ebene der leuchtenden Kraft durch den zweiten Planeten bezeichnet die metaphorierende Tätigkeit, die unbegründbar und unbegründet ist. Das Erfinden von Ähnlichkei-

598 Vgl. auch Heidegger, 1967.

ten ist die Voraussetzung jeglicher Metaphorierung, Übertragung ist die Voraussetzung metaphorischer Sprache.
Differenz und Dependenz zwischen weisender und beweisender Rede sind an Kekulés Entdeckung der Benzolformel aufzuweisen: Kekulé suchte die Formel von Benzol, die er eines Tages im ringelnden Qualm von Abgasen als Bild vor Augen hatte: eine sich selbst in den Schwanz beißende Schlange, das antike Bild des Uroboros als Figur eines selbstgenügsamen Systems. Ein solches Bild drängte sich Kekulé in dieser archaisch-bildhaften Sprache bei seiner Suche auf; er hatte das gefunden, was er in seinem System nur noch zu suchen brauchte. Kekulé suchte also das, was er bereits in seinen Prämissen, in seiner Hypothese vom Uroboros gefunden hatte, und er stellte die Versuchsanordnung[599] her, die ihm die Möglichkeit gab, zu verifizieren, was er »unbegründet« vorhergesagt hatte.
Die Einsicht in diese Prämissen und die dazugehörige Bildersprache zeigen eine weisende, nicht begründete Rede. Die Struktur dieser Rede ist eine zeigende, deutende, in der bildhaften Sprache einer Metaphorierung. Und die Metaphorierung ist die Übertragungstätigkeit von der sinnlich wahrnehmbaren Ebene des ringelnden Rauchs auf die symbolische Ebene des Uroboros. Diese Bilder stützen sich auf eine theoretische Anschauung, auf ein Schauen im übertragenen Sinne, das sich im Bild zeigt als ein sinnliches, dem eine unsinnliche Bedeutung übertragen wird. Somit ist die weisende Sprache eine Rede, dem Nicht-Bedeutenden Bedeutung zu übertragen durch Metaphorierung; das heißt, Ähnlichkeit im Unähnlichen zu suchen. Und diese ursprüngliche Rede entwirft aufgrund ihres bildhaften Charakters den Rahmen der rationalen Betrachtung. So tritt die bildhafte Sprache immer vor dem rationalen Prozeß auf und hat in dieser Hinsicht je schon

599 Den Naturwissenschaften wird ein Verfahren unterstellt, das in dieser ideologisierten Form eine Fiktion von empirischer Forschungspraxis ist: ein umschriebenes Feld (von Naturphänomenen) wird beobachtet, und über dieses Feld werden Protokollaussagen über regelmäßige Vorkommnisse gemacht. Daraus werden im zweiten Schritt Hypothesen abgeleitet im Wenn/Dann-Verhältnis; wenn dieses auftritt, ergibt sich jenes. Diese Hypothesen werden im Experiment geprüft in bezug auf das, was Vorhersagbarkeit, Wiederholbarkeit und Nachprüfbarkeit impliziert, um zu gesetzmäßigen, regelhaften Aussagen zu gelangen.

vorhersagenden Charakter.[600] Die Hypothesenbildung in der Naturwissenschaft erfolgt als ungerechtfertigte Vorwegnahme (in der Phantasie)[601] auf der Dimension einer ihr zugrunde liegenden, aber gänzlich entgegengesetzten, archaischen Sprache.
Im naturwissenschaftlichen Experiment kann nur das gesucht werden, was bereits in den Prämissen, aus denen sich das Experiment ableitet, gefunden worden ist; im naturwissenschaftlichen Experiment wurden nur die Versuchsbedingungen hergestellt, um das zu beweisen, was schon längst gewußt ist. In diesem Sinne unterliegt auch die Naturwissenschaft einer hermeneutischen Vindizierung.

2. Die Schöpfung der rationalen Mentalität: Descartes' exemplarische Geschichte des modernen Denkens

2.1 Das Auftreten des Zweifels und der Verlust der körperlichen Selbstvergewisserung

Im griechischen Denken werden die weisende Rede und die beweisende Rede als gleichrangig anerkannt, wiewohl das Auftreten von Sokrates die Vorherrschaft des »wissenschaftlichen Menschen« ankündigt. Der entscheidende Schritt zur unumstößlichen Etablierung des rationalen Denkens vollzieht sich erst mit Descartes, seinem *Discours de la Méthode*, der Einführung eines Wahrheitskriteriums nach vorangegangenem methodischen Zweifel an allem, was das Subjekt zu wissen glaubte.
Die Schöpfung der modernen Mentalität erzählt Descartes in einer Legende, die er in der Gestalt einer Traumerzählung wiedergibt. Sein literarisches und philosophisches Werk kann als Nachkommentierung dieser umwerfend neuen Erfahrung, die er in seinen Träumen darstellt, begriffen werden. Es ist die neue und andere Beziehung des Menschen zu den Objekten der Welt. Die einzelnen Träume in ihrer Sukzession wie das Werk Descartes' folgen einer inneren Logik, die den Weg des Menschen in der Moderne kennzeichnet. Descartes repräsen-

600 Vgl. auch Grassi, 1979a.
601 Vgl. Pohlen, 1972.

tiert in seiner Geschichte exemplarisch den Aufbruch des Menschen ins Denken der Moderne. Und die Instaurierung der modernen Mentalität bringt sich mit Descartes in ihren endgültigen Geltungsanspruch: »Cogito ergo sum« ist das Schibboleth des Subjekts der Moderne. Allein der Satz: »Cogito ergo sum« – ich denke, also bin ich – kann als unbezweifelbar gelten. Alles, was so klar und rational unterscheidbar erkannt zu werden vermag wie jener Satz, gilt als wahr. Descartes repräsentiert die Bemächtigung einer bestimmten Wirklichkeitsweise, der allein Anerkennung zuerkannt wird. Descartes steht aber auch für die Monopolisierung des rationalen Diskurses, der zugleich ein rationalisierender ist, da er die anderen Wege zum Erkenntnisgegenstand verwirft und die Aufspaltung zwischen Körper und Geist, zwischen »res extensa« und »res cogitans«, endgültig macht. Folglich wird im Denken des »cogito ergo sum« der Akt des Zweifelns zur Grundlage jeder Erkenntnis. Aus dem Zweifel an der Wahrheit jeglicher durch die Sinne gegebener Wahrnehmung, ob im Schlafen oder Wachen, zieht Descartes den Schluß, daß das einzig Unbezweifelbare ist, daß ich denke, also bin: das einzig Unbezweifelbare ist das Denken als Zweifeln.[602]

Der Verlust der Selbstgewißheit, die Einführung einer Welt des Denkens, in der sich Wirklichkeit allein auf Ungewißheit gründet, zeigt das vom Körper isolierte Denken, dem der Zweifel zum Werkzeug wissenschaftlicher Forschung werden muß. Zweifeln als Denken entspringt dem Abstandnehmen vom Körper, Begreifen wird zum Begriffs-Abstand, Begriff ist Mittel zur Beherrschung der »Natur«, der Triebnatur. Diese Abstraktion wird um so zwingender, je weniger das Subjekt sich der Sicherheit des Körperlichen vergewissern kann. In der Not der Selbstvergewisserung, in dem quälenden Bewußtsein, nur ein »denkendes« und »nicht ein ausgedehntes Ding« zu sein, in der Gewißheit, »vom Körper wahrhaft verschieden« zu sein und »ohne ihn existieren« zu können,[603] findet Descartes nur im Bewußtsein seiner Seele als denkendes Ich einen Standort. Der Ort dieses Ichs ist ein vom Körper unabhängig

602 Siehe Descartes, Discours de la Méthode, S. 53.
603 Descartes, Meditationen, S. 67.

gedachter, der den Geist, das Denken, als ein Ganzes, absolut Unteilbares denken muß, während der Körper als das absolut Teilbare gedacht wird, dessen Teile man beliebig abschneiden kann, ohne daß überhaupt etwas vom Geiste weggenommen wäre.[604] Das von seinem Körper entfernte Ich ist in diesem Rationalisieren zu seiner »Einschränkung« (Freud) gekommen, die den Diskurs des Rationalismus bis heute unterhält. Und die Entfernung des Körpers, der von Descartes als Maschine gedacht ist, ist die Verwerfung und Absonderung des Pathischen, der Triebe und Leidenschaften als der Wahrheit nicht zugängliches Irrationales, dem das Denken als das einzig Wahre entgegengestellt wird.

»Sodann untersuchte ich aufmerksam, was ich denn bin, und beobachtete, daß ich mir einbilden könnte, ich hätte keinen Körper und es gäbe keine Welt noch einen Ort, an dem ich mich befinde, daß ich mir aber darum nicht einbilden könnte, daß ich selbst nicht wäre; ganz im Gegenteil sah ich, daß gerade aus meinem Bewußtsein, an der Wahrheit der anderen Dinge zu zweifeln, ganz augenscheinlich und gewiß folgte, daß ich bin, sobald ich dagegen nur aufgehört hätte zu denken, selbst wenn alles übrige, das ich mir jemals vorgestellt habe, wahr gewesen wäre, ich doch keinen Grund mehr zu der Überzeugung hätte, ich sei gewesen. Daraus erkannte ich, daß ich eine Substanz bin, deren ganzes Wesen oder deren Natur nur darin besteht, zu denken, und die zum Sein keines Ortes bedarf noch von irgendeinem materiellen Dinge abhängt, so daß dieses Ich, das heißt die Seele, durch die ich das bin, was ich bin, völlig verschieden ist vom Körper, ja, daß sie sogar leichter zu erkennen ist als er und daß sie, selbst wenn er nicht wäre, doch nicht aufhörte, alles das zu sein, was sie ist.«[605]

Zweifel ist in der Freudschen Sicht im letzten Grund der Zweifel des Zwanghaften, ob er wirklich liebt, und dies hätte die liebende Selbstvergewisserung des eigenen Körpers zur Voraussetzung. Das Ich ist eben ein körperliches, die Projektionsoberfläche der körperlichen Wahrnehmung (Freud), und auf dieser Projektionsfläche erscheint bei Descartes der Zwei-

604 Descartes, Meditationen, S. 74.
605 Descartes, Discours de la Méthode, S. 53f.

fel an der Selbstgewißheit des Wirklichen, der Zweifel an der Wirklichkeit des Körpers, der *materia*.
Der Zerreißung des Zusammenhangs zwischen der materiellen Basis, dem Körper, und dem Denken, entspricht bei Descartes die Erfahrung eines Lebens voll Zerrissenheit und Diskontinuität, ein rastloses Suchen nach einem ihm gemäßen Ort, an dem die gesuchte eine Wahrheit sich einstellt und das Zweifeln ein Ende findet. Descartes, der das Denken als Rechnen eingeführt hat und dessen Name Zeichen für Maß und Kalkül wurde, lebte im Widerspruch dazu ein Leben der Unbeständigkeit, ruhelos-fliehend.

Descartes: Leben und Deutungsklischees

Descartes entstammt einer Familie niederen Adels, wurde 1596 in der Touraine geboren, verlor seine Mutter im ersten Lebensjahr; in der Zeit vom 8. bis zum 16. Lebensjahr wurde er im Jesuitenkolleg La Flèche in Anjou erzogen. Der schwächliche und kränkliche Knabe fand bei den Jesuitenpatres eine außergewöhnliche intellektuelle Förderung und nachsichtige Pflege seiner anfälligen Konstitution. Er hatte den Vorzug, von den üblichen Verpflichtungen eines Seminars befreit zu sein, und es wurde ihm als Privileg ein eigenes Zimmer gewährt. Dadurch konnte er sich körperlich besonders pflegen und abseits vom Betrieb des Kollegiums seinen Studien nachgehen. Der Name »le chambriste« stammt daher, daß er immer bis mittags zu schlafen pflegte. Nach dem Ausscheiden aus dem Kollegium hielt sich Descartes für mehrere Jahre in Paris auf, führte auch hier ein abgeschiedenes Leben, ganz der diätetischen Pflege seines Körpers gewidmet und zurückgezogen auf seine Studien. In der Folgezeit ist Descartes ständig unterwegs: »In all den... folgenden Jahren reiste ich nur in der Welt herum mit der Absicht, in all den Komödien, die sich dort abspielten, lieber Zuschauer als Mitspieler zu sein.«[606] *Larvatus prodeo* hat Descartes von seinem Auftreten in der Welt gesagt: mit einer Maske trete ich auf, das heißt, der distanzierte Beobachter der Moderne, Subjekt des Doppellebens, tritt in Erscheinung.
Descartes nimmt am Feldzug gegen die Spanier in den Niederlanden teil, widmet sich dort physikalisch-mathematischen

606 Descartes, Discours de la Méthode, S. 47.

Studien. 1619 ist er bei der Kaiserkrönung in Frankfurt zugegen. Am 10. November 1619, dem Tag seiner Erleuchtung der *scientia mirabilis,* finden wir ihn im Winterquartier des Herzogs von Bayern zu Ulm, im November 1620 nimmt er als Beobachter an der Schlacht am Weißen Berg teil, 1623 unternimmt er eine Pilgerfahrt zur Madonna von Loreto bei Venedig, wie er es anläßlich seines Traums im Zusammenhang seiner »Erleuchtung« gelobt hatte. Dieses ruhelose Umherwandern am Rande der Schlachtfelder Europas, die er als stiller und distanzierter Beobachter verfolgte, währte bis 1628; danach wurde er über zwanzig Jahre in Holland scheinbar seßhaft. Im Süden war es ihm nämlich zu heiß, im Norden zu kalt, in Frankreich zu gefährlich, in Deutschland zu chaotisch, und so wählte er Holland als den für ihn ungestörtesten Ort. Während dieser Zeit, in der er wegen seiner Liebe zur Natur die Einsamkeit und Stille auf dem Lande suchte, wechselte er in zwanzig Jahren vierundzwanzigmal den Wohnort und war ängstlich darauf bedacht, seine Adresse geheimzuhalten. Die Verurteilung des Galilei in Italien mag keine Begründung für dieses Verhalten sein, da Descartes sich in den unabhängig-liberalen und prosperierenden Niederlanden hätte sicher fühlen können.
Das Leben Descartes war ein Leben im ständigen Wechsel, wie er sich auch familial nicht einrichtete, in unbürgerlichen Verhältnissen lebte. Eine intellektuelle Bleibe war ihm in schwierigen Zeiten das Kollegium der Jesuiten in La Flèche, die ihn lebenslang stützten; die letzte Bleibe war sein kurzfristiger halbjähriger Aufenthalt in Stockholm am schwedischen Hof. Descartes war 1649 einem Ruf der schwedischen Königin Christina gefolgt, am Hof Vortrag in Philosophie und Mathematik zu halten. Der ehrenvolle Antrag, die Entsendung eines Schiffes der Krone mit dem Admiral der Königin zu seinem Geleit, ließen diesen auf seine Ungebundenheit so bedachten Mann alle Vorsicht vergessen, mit der er sich bisher in seinem Leben vor Abhängigkeit zu schützen wußte.
Dem traditionellen Schema der Psychoanalyse entspräche hier die Deutung, daß sich Descartes in die Hände einer »phallischen« Frau begeben hat, die ihren Besitz um eine Trophäe bereichern mußte. In den üblichen Deutungen fehlt auch nicht der Hinweis, daß Descartes an der Aufspaltung zwischen zärtlich-geistiger Liebe und sinnlich-körperlicher Liebe gelitten habe, die ihn in die Beziehung zur Frau als einem erniedrigten Objekt getrieben habe – gemeint sind hier sein sexuelles Ver-

hältnis zu einer sogenannten Dienstmagd und seine geistigen Liebschaften zu hochgestellten Frauen seiner Zeit. Es ist eine Frage des jeweiligen Interpretationsstandpunktes, ob Descartes in das Netz einer kalten Frau gegangen ist, die ihn abtötete wie die Spinne die Fliege,[607] oder ob dieser umgetriebene Mensch daran zugrunde ging, eine endgültige Bleibe finden zu wollen, die er nur im Tode finden konnte. Die Interpretation, daß Descartes seinen Todeserwartungen gefolgt ist, ist genauso plausibel wie die Interpretation, daß er sich in die Arme einer tödlichen Frau begeben hat. Beides scheint seine Sehnsucht nach bleibender Ruhe auszudrücken, und der Analytiker, der die »phallische« Frau zur Ursache des Todes machen muß, übersieht, daß in der Gestalt der tödlichen Frau (Atropos) immer das Unabwendbare für den Menschen erscheint. Der Schoß der Frau als erster und letzter Ort des Menschen ist der »Grund« dieser ambivalenten Haltung zum mütterlichen Objekt. Und im Fall der Christina von Schweden scheint sich für den durchschnittlichen Analytiker die Figur der sogenannten »phallischen« Frau, der Verderberin des Mannes, prototypisch darzustellen. Descartes zum Opfer einer verderblichen Frau machen, heißt aus dem Blick verlieren, was die Beweggründe dieses Mannes sein könnten, nach zwanzig Jahren geschützten Lebens in den Niederlanden auf eine solche Reise zu gehen. Zur Zeit, als Descartes nach Schweden berufen wurde, plante Christina bereits ihren Übertritt zur katholischen Kirche. Psychoanalytische Autoren verweisen übereinstimmend darauf, daß Descartes wegen der ungewohnten Lebensverhältnisse am schwedischen Hof zugrunde gegangen ist, bedenken aber nicht, daß Christina Descartes mit einer Studien- und Universitätsreform beauftragt hatte, die eine umstürzende Gegenreformierung des protestantisch-schwedischen Bildungssytems verfolgte. Die Mission Descartes', dessen Philosophie zur Aufhebung der poetisch-sakralen Wirklichkeit führte und dessen Inthronisation des vernünftigen Denkens die Ersetzung Gottes eben durch diese Vergöttlichung der Vernunft bewirkte, hätte dazu dienen können, Schweden zur »alleinseligmachenden« Mutter-Kirche zurückzuführen. Wenn diese »phallische« Frau ihn zu einer unausgesprochenen katholischen Gegenreformierung Schwedens getrieben haben sollte, dann müßte man fragen, was diesen Mann getrieben haben muß, solche Fähr-

607 Siehe Stern, 1968.

nisse auf sich zu nehmen; wo er durch die Gespräche seines Freundes, des französischen Botschafters Chanut, mit Christina nicht im unklaren darüber sein konnte, welche Aufgabe ihm in dieser Mission zuteil werden würde. Die Deutung ist nahegelegt, daß sich für Descartes in Schweden der Kreis seines Lebens geschlossen hat. In den berühmten drei Träumen, die er nach seiner »Erleuchtung« der *scientia mirabilis* am 10. November 1619 hatte, konnte er in seiner Bedrängnis durch einen Wirbelsturm die Zuflucht in der Kirche nicht mehr erreichen; am schwedischen Hof, dreißig Jahre später, schien er gezwungen zu sein, einem Auftrag nachzukommen, der die Menschen in die Mutter-Kirche zurückgeführt hätte.

Der Weg Descartes' nach Schweden scheint mit der Rückkehr zu seiner »religiösen« Heimat vor der Zerreißung des Zusammenhangs zwischen Glauben und Denken zu tun zu haben. Der insgeheime Wunsch Christinas nach Restituierung des katholischen Denkens könnte dem unbewußten Wunsch Descartes' entsprochen haben, die Trennung und Zerreißung zwischen Denken und *materia* wieder rückgängig zu machen, die er durch die Erleuchtung seines Denkens vollzogen hatte. Nach seiner Erleuchtung gelobte Descartes eine Wallfahrt zu »Unserer Lieben Frau von Loreto«, weil ihm die Bedeutsamkeit seiner Träume unbezweifelbar war und er Zuflucht bei der Madonna suchte vor den bösen Wirkungen seines Traums. Der Bittgang zur Madonna von Loreto scheint analog dem Weg nach Stockholm zu sein, wo Descartes das mit Luther in die europäische Welt gekommene unbarmherzige Denken als das einer vom Bösen beherrschten Welt wieder ins gegenläufige Denken einer katholischen Gnadenlehre hätte wenden sollen. Auf beiden Wegen nimmt Descartes einen Anlauf der Wiedergutmachung, das heißt der Wiederherstellung des Zusammenhangs von Materie und Geist; aber wie im Traum, so gelang es ihm auch in der Wirklichkeit seines Lebens nicht, diese Wiedervereinigung zu erreichen.
Pascal als der andere große zeitgenössische Denker kam, obwohl er selbst ein erfindungsreicherer Naturwissenschaftler als Descartes war, durch seine Erleuchtung zur Wiedervereinigung von Denken und Glauben, wurde zum großen Gegenspieler des naturwissenschaftlichen Rationalismus und Optimismus und fand die Übersetzung des logischen Denkens in die »logique du cœur«, das »Herz« als das eigentliche und höchste Organ der Urteilskraft, die im Sakralen gründet.

Der Verweltlichung der Welt stellten Pascal und die Jansenisten von Port Royal in Wiederholung des augustinischen Grundes der katholischen Gnadenlehre eine erneuernde Spiritualisierung des Glaubens entgegen: die vom Glauben erzwungenen Paradoxien, die in der Absurdität des Glaubens liegen.

Der Diskurs Descartes' spricht dennoch immer aus unmittelbarer Erfahrung des Körpers. Die Entfernung des Körpers aus dem Denken zeigt bei Descartes ein Leiden am Bewußtsein, das den nachfolgenden Rationalisten abhandengekommen ist, wie Kant und den Nach- und Spätkantianern, die ihren Körper auf die vom machinalen Denken geforderte Präzision eingestellt zu haben scheinen. Descartes hat den Körper als Maschine entworfen, das Leben als Präzisionsuhr, und war doch ein ständig Getriebener, am Zwiespalt seines Denkens Leidender; im Gegensatz zur machinalen Regelmäßigkeit des Lebens Kants, das als Präzisionsuhr ablief, dem der verschwundene Körper keine Gedankenqual mehr bereitete – die Königsberger konnten nach dem präzis kalkulierten Tagesablauf Kants ihre Uhren einstellen, so heißt es.

Descartes mußte vorwegnehmend für den rationalisierenden Diskurs der Moderne exemplarisch am eigenen Körper die Entfremdung eines vom Körper abstrahierenden Denkens erleiden. Und er zeigte gerade in seiner zwanghaft-hypochondrischen Körperregulierung, daß ihm durch diese Verdinglichung der Körper als Ort der Lusterfahrung abhandengekommen war. Descartes hatte seinen Körper schon verloren, bevor er daran zugrunde gehen konnte, daß er, wie gedeutet wird, am Schwedischen Hof um 5.00 Uhr morgens Vortrag in Philosophie und Mathematik halten mußte, an endlosen Hofmahlzeiten teilzunehmen hatte, bei denen er sechs verschiedene Fleischspeisen schlucken mußte.[608] Die Falle lag für Descartes nicht in der erzwungenen Teilnahme an barocker Lebensfülle, die seiner hypochondrisch-anankastischen Lebensführung zuwiderlief; in dieser Hinsicht war er schon lange vor der Enthauptung des Souveräns ein Moderner, der Verschwendung bürgerlich verabscheute. Die Falle lag für Descartes in dem für ihn bedrohlichen und verführerischen Auftrag der Gegenreformation, welche die Konversion seines Lebens und Denkens mit sich gebracht hätte. Im Gegensatz zu den Verfechtern des rationalisierenden Diskurses der Mo-

608 Vgl. Stern, 1968, S. 72.

derne litt Descartes an dieser Zerrissenheit von Körper und Geist, an der Aufspaltung des Rational-Wissenschaftlichen und des Ästhetisch-Poetischen.

2.2 Die Träume Descartes': Die Legende von der modernen Mentalität

Descartes hat in der Hinterlassenschaft seiner Träume eine Legende überliefert, wie der Weg der Moderne zu begreifen ist: Die Erzählung eines verlorenen Textes – Descartes' Schrift »Olympica« über seine Träume, die Baillets 1691 in »Vie de Monsieur Descartes« wiedererzählt hat. Diese großartige Legende, die Erzählung einer Erzählung, handelt von dem verlorengegangenen Grund des Lebens: es ist die Erzählung von der Entfernung der *physis.* Descartes hielt seine Träume für so bemerkenswert, daß er sie in einer eigenen Schrift, »Olympica«, das ist »von oben kommend«, veröffentlichte. Die »Erleuchtung«, die diesen Träumen vorausging und in ihnen ihre Übersetzung fand, ereignete sich im »Exil« und nicht im Mutterland, auf seiner Irrfahrt im Deutschland der Reformation. Die Selbstaussagen Descartes' in diesen Träumen und in den Deutungen dieser Träume können im psychoanalytischen Sinne als sekundäre Bearbeitung Descartes' ausgelegt werden. Descartes' Lesart ist seine Übersetzung, und dieser Diskurs über Descartes ist unsere Übersetzung als eine andere Lesart. Unser Diskurs folgt dem Weg, den Descartes in seiner Erleuchtung nimmt, und kommt am Ende zum Grund der modernen Mentalität, wie sie sich als prototypischer Vorfall des cartesianischen Subjekts im ersten Traum zeigt. Dabei entdekken wir den in Verdrängung gehaltenen religiösen Untergrund der Moderne, deren Aufklärungsanspruch durch Vernunftherrschaft sich der unterdrückten Macht religiöser Erleuchtung verdankt. Und an der Legende vom Senatspräsidenten Schreber, in der das verdrängte religiöse Problem der Moderne exemplarisch wird, zeigen wir paradigmatisch den Restitutionsversuch des Subjekts in der Moderne als Fall von Verrücktheit. Die einzelnen Kapitel zur Schöpfung der modernen Mentalität wiederholen die drei Traumkapitel Descartes' und schreiben entlang seinen Träumen eine Geistesgeschichte der Moderne, die eine Geschichte der Totsagung des Gottes und der Totsagung seines Substitutes, der Natur, ist.

Descartes hat die Träume der einen Nacht in drei gegliedert und ihnen damit eine bestimmte Sukzession und innere Logik unterlegt. Im ersten Traum steht Descartes am Scheideweg des Subjekts in der Moderne: »Quod vitae sectabor iter?«, Welchen Lebensweg soll ich einschlagen?, wie es in der Nachkommentierung Descartes' im dritten Teil des Traumes heißt. Es ist die Welt der Moderne, die seit Luther in eine Welt des verderbten Fleisches, des Teufels, und in eine Welt des reinen Geistes, des Gottes, aufgespalten ist. Den ersten Teil des Traumes lesen wir als »Grund«, die beiden anderen als Rechtfertigung und Begründung der im ersten Traum dargestellten »Entscheidung«. In der Darstellung Baillets'[609] lesen sich die Träume so:

»Nachdem er eingeschlafen war, glaubte er irgendwelche Phantome zu sehen und fühlte sich durch diese Erscheinung erschreckt. Er glaubte durch Straßen zu gehen und war über die Erscheinung so entsetzt, daß er sich auf die linke Seite niederbeugen mußte, um an den Ort zu gelangen, wohin er zu gehen beabsichtigte. Denn an der rechten Seite fühlte er eine große Schwäche und konnte sich nicht aufrecht halten. Beschämt, auf diese Weise gehen zu müssen, machte er eine Anstrengung, um sich aufzurichten, doch da fühlte er einen heftigen Wind. Wie ein Wirbelsturm packte ihn der Wind, so daß er sich drei- oder viermal auf seinem linken Fuß im Kreise herumdrehte. Das war es eigentlich noch nicht, was ihn erschreckte. So schwierig war es vorwärtszukommen, daß er bei jedem Schritt glaubte hinzufallen. Endlich bemerkte er auf seinem Weg ein ›collège‹, das offen stand, und er trat ein, um dort Zuflucht zu finden und Hilfe gegen seine Bedrängnis. Er versuchte die Kirche des ›collège‹ zu erreichen, und sein erster Gedanke war, ein Gebet zu verrichten, aber er bemerkte, daß er an einem Bekannten, ohne zu grüßen, vorbeigegangen war, und wollte wieder umkehren, um sich gegen ihn höflich zu zeigen. Doch er wurde von dem Wind, der in der Richtung, wo sich die Kirche befand, wehte, mit Gewalt zurückgehalten.

609 Baillets, in von Franz, 1952.

Im selben Augenblick sah er inmitten des Schulhofes wiederum einen anderen Mann, dieser rief Descartes höflich und zuvorkommend beim Namen und sagte ihm, daß, wenn er Herrn N. aufsuchen wolle, er ihm etwas mitzugeben hätte. Descartes glaubte, daß es eine Melone war, die man aus irgendeinem exotischen Land gebracht hatte. Doch wie groß war sein Erstaunen, als er sah, daß die Leute, die sich mit diesem Manne um ihn versammelt hatten, um miteinander zu plaudern, aufrecht und fest auf ihren Füßen stehen konnten, mußte er doch an demselben Ort immer gekrümmt und schwankend gehen, obgleich der Wind, der ihn schon mehrmals umzuwerfen drohte, sehr nachgelassen hatte.
Er erwachte mit dieser Vorstellung und fühlte im selben Augenblick einen wirklichen Schmerz und befürchtete, dies könnte das Werk böser Geister sein, die ihn verführen wollten. Sogleich drehte er sich auf die rechte Seite, denn auf der linken Seite liegend war er eingeschlafen und hatte jenen Traum gehabt. Er betete zu Gott und flehte, er solle ihn vor den bösen Wirkungen seines Traumes schützen und ihn vor allem Unglück, das ihm als Strafe für seine Sünden drohen könnte, bewahren. Er sah ein, daß seine Sünden schwer genug waren, um den Blitz des Himmels auf sein Haupt zu ziehen, obgleich er bis jetzt in den Augen der Menschen ein makelloses Leben geführt hatte. Und nachdem er zwei Stunden lang über das Gute und Böse dieser Welt mancherlei Gedanken gehabt hatte, schlief er wieder ein.
Alsbald hatte er einen neuen Traum. Er glaubte ein heftiges, starkes Geräusch zu hören. Er hielt das Geräusch für einen Donnerschlag (*coup de foudre*). Darüber erschrak er und erwachte im selben Augenblick.
Als er die Augen öffnete, bemerkte er im Zimmer viele Feuerfunken. Schon öfters war ihm dies zu anderen Zeiten widerfahren, und es war für ihn nichts Außergewöhnliches, mitten in der Nacht zu erwachen und Sehkraft genug im Auge zu haben, um die nächsten Gegenstände wahrzunehmen. Aber jetzt endlich wollte er auf Erklärungen zurückgreifen, die er der Philosophie entnahm, und indem er abwechselnd die Augen öffnete und schloß und die Dinge, die sich ihm darboten, auf ihre Beschaffenheit hin beobachtete, zog er für seine Erkenntnis günstige Schlüsse. So schwand sein Schrekken, und ganz beruhigt schlief er wieder ein.
Bald darauf hatte er einen dritten Traum, der nicht so schrecklich war wie die beiden anderen.

In diesem Traum fand er auf seinem Tisch ein Buch, ohne zu wissen, wer es dorthin gelegt hatte. Er schlug es auf, und als er sah, daß es ein Lexikon (Dictionnaire) war, war er darüber entzückt; denn er hoffte, daß es ihm sehr nützlich sein könnte. Im selben Augenblick fand sich ein anderes Buch unter seiner Hand, und auch dies war ihm unbekannt, und er wußte nicht, woher er es hatte. Er sah, daß es eine Sammlung von Gedichten verschiedener Autoren war, betitelt ›Corpus Poetarum‹ usw. (Am Rande: eingeteilt in fünf Bücher, gedruckt in Lyon und Genf usw.) Er war neugierig, einiges in diesem Buche zu lesen, und beim Öffnen des Buches fiel sein Blick auf den Vers: ›Quod vitae sectabor iter?‹ usw. Im selben Augenblick bemerkte er einen Mann, den er nicht kannte und der ihm ein Gedicht überreichte, das mit ›Est et Non‹ anfing, und ihm dieses als ein ausgezeichnetes Stück rühmte. Descartes sagte ihm, daß er das Gedicht kenne, es sei eine der Idyllen des Ausonius, und diese Idylle sei in der großen Gedichtsammlung enthalten (sic!), die auf seinem Tische liege. Er wollte sie selbst dem Manne zeigen und fing an, in dem Buche zu blättern, dessen Ordnung und Einteilung er genau zu kennen sich rühmte. Während er die Stelle suchte, fragte ihn der Mann, woher er das Buch habe, und Descartes antwortete ihm, daß er ihm nicht sagen könnte, auf welche Weise er es bekommen hätte; aber einen Augenblick vorher hätte er noch ein anderes Buch in der Hand gehabt, das soeben verschwunden sei, ohne daß er wüßte, wer es ihm gebracht, noch wer es ihm genommen habe. Er hatte noch nicht zu Ende gesprochen, da sah er am anderen Ende des Tisches das Buch wieder zum Vorschein kommen. Aber er stellte fest, daß dieses Lexikon nicht mehr vollständig war, wie er es vorher gesehen hatte. Inzwischen fand er die Gedichte des Ausonius in der Dichteranthologie, die er durchblätterte, doch das Gedicht, das mit ›Est et Non‹ anfängt, konnte er nicht finden, und er sagte zu jenem Manne, daß er noch ein viel schöneres Gedicht als dieses von demselben Dichter kenne, welches mit ›Quod vitae sectabor iter‹ anfange. Der Mann bat ihn, ihm dieses Gedicht zu zeigen, und Descartes machte sich daran, es zu suchen, da fand er in dem Buche verschiedene kleine Porträts in Kupfer gestochen. Daraufhin sagte er, daß dieses Buch sehr schön sei, doch es sei nicht derselbe Druck, den er kenne. Er war noch bei dieser Beschäftigung, als die Bücher und der Mann verschwanden und in seiner Vorstellung erloschen, ohne daß er darüber erwachte. Bemerkenswert muß es erscheinen, daß, während er

noch im Zweifel war, ob das, was er soeben gesehen hatte, Traum oder Vision sei, er nicht nur im Schlaf entschied, daß es ein Traum war, sondern noch ehe der Schlaf ihn verließ, die Auslegung des Traumes machte. Er meinte, das Lexikon habe nichts anderes zu bedeuten als den Zusammenhang aller Wissenschaften, und daß die Gedichtssammlung, die ›Corpus Poetarum‹ betitelt war, insbesondere und auf deutliche Weise die innige Verbindung der Philosophie mit der Weisheit bezeichnete. Denn er glaubte, daß man sich nicht darüber wundern sollte, wenn man bei Dichtern und selbst bei solchen, die nur törichte Kurzweil treiben, viel ernstere, vernünftigere und besser ausgedrückte Gedanken findet als in den Schriften der Philosophen. Die Göttlichkeit des Enthusiasmus und die Kraft der Imagination brächten dies Wunder hervor. Sie lassen das Samenkorn der Weisheit (das sich im Geist eines jeden Menschen findet wie die Feuerfunken in Kieselsteinen) viel leichter und viel üppiger sprießen, als es die Vernunft der Philosophen vermag. Während Descartes fortfuhr, seinen Traum im Schlaf auszulegen, kam er zu dem Schluß, daß das Gedicht über ›welche Art des Lebens man wählen solle‹, das mit den Worten ›Quod vitae sectabor iter‹ anfängt, den guten Rat einer weisen Person oder die Moraltheologie selbst bedeute. Noch ungewiß, ob er träume oder meditiere, erwachte er ohne jede Erregung. Wachend setzte er die Auslegung seines Traumes und seinen Gedankengang fort.
Die in der Gedichtsammlung vereinten Dichter deutete er als die Offenbarung und den Enthusiasmus, die ihm zuteil geworden waren. Das Stück ›Est et Non‹, welches das ›Ja und Nein‹ des Pythagoras ist, verstand er als die Wahrheit und den Irrtum der menschlichen Kenntnisse und profanen Wissenschaften. Als er sah, daß die Anwendung all dieser Dinge so gut nach seinem Wunsche gelangen, wagte er zu glauben, daß es der Geist der Wahrheit gewesen sei, der ihm die Schätze aller Wissenschaften durch diesen Traum offenbaren wollte. Und da er nur noch die kleinen Kupferstichporträts erklären mußte, die er im zweiten Buch gefunden hatte, suchte er deren Erklärung nicht mehr, nachdem ihn am nächsten Tag ein italienischer Maler besucht hatte.«[610]

Die Träume Descartes' und seine Nachkommentierung sind bereits Übersetzungen; unsere Übersetzung stellt sie in einen

610 von Franz, 1952, S. 64f.

allgemeineren, den Rationalismus der Moderne kennzeichnenden Kontext und zeigt, daß Descartes den unaufhebbaren Widerspruch zwischen rationalem und poetischem Denken in sich aufgehoben und das tragische Lebensgefühl des vormodernen Menschen noch bewahrt hat.

Der erste Traum Descartes' ist eine Reflexion auf die psychische Verfassung und Gestimmheit des Subjekts im Aufbruch zur Moderne. Er zeigt die Abwendung des Menschen vom überlieferten Glauben, die Unerreichbarkeit des heiligen Ortes. Die Entsakralisierung des heiligen Ortes, auf der die Sakralisierung des Denkens in der Aufklärung gründet, ist das bezeichnende Moment der Moderne, essentiell für den Diskurs in den Träumen Descartes'. Wenn im dritten Traum das Subjekt fragt: »Quod vitae sectabor iter?« – welchen Lebensweg soll ich einschlagen –, dann ist die Antwort auf diese Frage schon im ersten Traum gegeben, der die Abwendung vom *lumen naturale,* dem göttlichen Licht, anzeigt. Im zweiten Traum, im Traum des *coup de foudre,* offenbart sich für Descartes die Übertragung des *lumen naturale* auf die Erleuchtung des menschlichen Verstandes. Der zweite Teil des Traumes ist also der Weg, auf dem der Mensch zum dritten Traum kommt, dem Porträt des Subjekts, dessen Verstand ohne Leitung eines Anderen seiner selbst gewiß ist.

Im ersten, dem grundlegenden Teil des Traums spricht Descartes noch in der Bildersprache, während er in der Sukzession der Träume, in logischer Konsequenz, immer literarischer und abstrahierender erzählt und sein Sprechen, in der Entfernung der *passiones,* zu einem rationalisierenden Diskurs wird. Der Traum beginnt mit dem Auftreten von Phantomen, den Geistern der Toten, und Descartes zeigt sich hier noch in Angst und Schrecken, körperlich hin- und hergerissen in dieser Bedrängnis durch das Auftreten der Ahnen. Er kann sich nicht mehr auf den Beinen halten und sucht in seiner Not Zuflucht und Hilfe im »collège«. Der erste Teil des Traums zeigt auch, daß er die Kirche des »collège« nicht mehr erreichen kann, während die Anderen dort, wo er den festen Boden verloren hat, aufrecht und fest auf ihren Füßen stehen können. In der Überleitung zum neuen Traum durchleidet Descartes in seinen wachen Phantasien den Widerspruch zwischen seiner makellosen Lebensführung und der spürbaren, für ihn nicht erkennbaren schweren Sünde, derentwegen er den Blitz des Himmels auf sein Haupt ziehen könnte.

Im zweiten Traum hört Descartes ein starkes Geräusch, das er für einen Donnerschlag (*coup de foudre*) hält, und erwacht erschreckt darüber. In diesem Moment wechselt er nicht nur vom metaphorierenden, analogisierenden Sprechen zum logifizierten Sprechen; er wechselt auch von der subjektiven Erfahrungsebene zur objektiven Erklärung. Der naturwissenschaftliche, distanzierte Beobachter tritt auf, der sich nicht mehr identifizierend mit den Objekten der Welt verwickelt, sondern sie projizierend vergegenständlicht von sich ablöst und diese, indem er sie von den *passiones* abtrennt, entsubjektiviert als Objekt sich gegenüberstellt. Descartes war schon zu anderen Zeiten widerfahren, Feuerfunken im Zimmer zu sehen und nichts Außergewöhnliches dabei zu finden, Ungewöhnliches zu sehen: »Aber jetzt endlich wollte er auf Erklärungen zurückgreifen, die er der Philosophie entnahm, und indem er abwechselnd die Augen öffnete und schloß und die Dinge, die sich ihm darboten, auf ihre Beschaffenheit hin beobachtete, zog er für seine Erkenntnis günstige Schlüsse.«[611] Das Außergewöhnliche, das zuvor für den Menschen nicht ungewöhnlich war, wird der Prüfung des wissenschaftlichen Blicks unterworfen. Die Welt der Erscheinungen scheidet sich nun in gewöhnliche und außergewöhnliche, in reale und irreale, in lebendige und unlebendige.
Diese Stelle im Traum markiert den Verlust der konaturalen Erfahrung des Menschen, der Erfahrung der Verbundenheit mit allem, was ist, die bis dahin die Erfahrung des Menschen in der Welt als einer verbindenden Körperbeseelung bestimmt hat. Es ist dieses tiefe Verwandtschaftsgefühl des *Hen kai Pan* des Parmenides in der Ausschließlichkeit des Welthaften, diese tiefe Einwohnung ins Diesseits: in Busch, Mond, Tal und Steinen werden Brüder erkannt.[612] Die tiefe Verwandtschaft, die Verschwisterung aller Kreaturen und ihre Einigung mit dem Schöpfer, zeigt sich bei Franz von Assisi in seinem Gesang an

611 Baillets, in von Franz, 1952.
612 Bloch, 1977, S. 192.

die Sonne: Schwester Sonne, Bruder Mond und Sterne, Bruder Wind und Wasser, Bruder Feuer und Schwester Mutter Erde. Die cartesianische Mentalität, nach der die menschliche Seele ihrer Natur nach vollkommen unabhängig vom Körper gedacht ist und die Seele wiederum identisch gemacht ist mit dem Denken, kann folglich die Materie nicht mehr beseelen, dem Tier keine Seele zubilligen. Denn die Tiere denken nicht, haben keinen Geist und verdanken es nur ihrer Natur, der Einrichtung ihrer Organe, daß sie zu Handlungen mit Geschicklichkeit fähig sind. Der tierische Körper, das ist für Descartes der Körper als Animalisches, wirkt je nach der Einrichtung seiner Organe als Automat »ebenso wie offensichtlich eine Uhr, die nur aus Rädern und Federn gebaut ist, genauer die Stunden zählen und die Zeit messen kann als wir mit all unserer Klugheit«.[613] Der Verlust der Erfahrung der Mitgeschöpflichkeit aller Lebewesen gründet in dieser cartesianischen Mentalität der endgültigen Trennung von Körper und Seele, im absoluten Vorrang des Menschen als Träger des Geistes, der zu seinem allgemeinen Besten und größtmöglichsten Nutzen die verschiedensten Techniken zu all jenem Zweck verwenden muß, um sich zum Herrn und Eigentümer der Natur machen zu können.[614] Auf diese Weise wird der Geist zum Kennzeichnenden der menschlichen Natur, wird Natur schlechthin zur Unnatur, zur Gegenwelt von unbeseelten Objekten, deren sich der Mensch kraft seiner »praktischen Philosophie«, der von ihm entwickelten Technik, zu seinem Nutzen beliebig bedienen darf. Diese »praktische Philosophie« Descartes', die von ihm her ihren Lauf nehmende technisch-instrumentelle Vernunft der Aufklärung, legitimiert jedwede Ausbeutung der Natur. Hier zeigt sich Descartes als Vollender sokratischer Vernünftigkeit. Der Inbesitz- und Indienstnahme der Natur liegt die sokratische gesunde Vernünftigkeit, die Selbstbeherrschung der eigenen Natur, die Unterdrückung aller schlechten Triebe[615] voran – »ich bin das Haus

613 Descartes, Discours de la Méthode, S. 97.

614 Descartes, Discours de la Méthode, S. 101.

615 Die Perfektionierung und Durchrationalisierung der cartesianischen Tradition besorgte Kant im Detail in der Regulierung der Leidenschaften durch verrechtlichte Besitzverhältnisse im Ehekon-

aller schlechten Triebe, aber ich wurde über alle Herr« (Sokrates).
Zu den Grundsätzen Descartes' gehört: »Mein dritter Grundsatz war,... eher mich selbst zu besiegen als das Schicksal, eher meine Wünsche zu ändern als die Weltordnung und überhaupt mich an den Gedanken zu gewöhnen, daß nichts völlig in unserer Macht steht außer unseren Gedanken.« »Denn unablässig mit den Gedanken an die Grenzen beschäftigt, die die Natur gesteckt hatte, überzeugten sie sich (jene Philosophen früherer Zeiten, die sich der Herrschaft des Schicksals entziehen konnten – d. Verf.) vollkommen, daß nur ihre Gedanken ganz in ihrer Macht ständen, so daß dies alleine hinreichte, ihnen jede Leidenschaft für andere Dinge fern zu halten. So vollkommen beherrschten sie ihre Leidenschaften, daß sie sich mit einem gewissen Recht für reicher, mächtiger, freier und glücklicher hielten als irgendeinen anderen Menschen, der ohne diese Philosophie... niemals alles, was er will, so in seiner Gewalt hat.«[616] Die Gewalt, die der Mensch sich in der moralischen Unterdrückung seiner Triebe, durch die Selbstkontrolle in der Beschränkung seiner Wünsche antut, diese Gewalt übt er gegen die äußere Natur durch die beliebige Verfügung über die Natur als Objekte seiner Vorstellung und als Mittel kontrollierter Produktion und Reproduktion je nach seinem Nutzen. Die Entseelung der Körperwelt, der inneren wie der äußeren Natur, ist die Grundlegung der Dienstbarmachung des Menschen wie der Natur. Die Aussonderung aller psychischen Gegebenheiten aus der Naturbetrachtung ist die vorangehende Bedingung objektiver Stellungnahme zur Natur.

trakt, der den wechselseitigen Gebrauch der Geschlechtsorgane im Dienste der Fortpflanzung legitimiert. Die Austrocknung und Verkümmerung der *passiones* findet durch die Rationalisierung Kants ihre gesellschaftliche Anerkennung. Der vorbürgerlichen, unnützen Verausgabung und unzweckmäßigen Vergeudung wird die Geltung entzogen. Der Verfügbarkeit und Beherrschbarkeit der Natur geht die Selbstbeherrschung und Selbstverfügung voraus, welche die Grundlage der Selbstgewißheit ist, die sich der Beherrschung durch ein Denken verdankt, dem die Leidenschaften ausgetrieben sind.
616 Descartes, Discours de la Méthode, S. 43f.

Diese Entseelung der Körperwelt als Voraussetzung des Objektiven tritt mit Descartes in Erscheinung: die Seele wird zu einem Individuell-Subjektiven; die Idee eines Objektiv-Psychischen, die Idee der *anima mundi*, tritt ab. Durch den Wechsel von der identifizierenden zur projizierenden Objektbeziehungsweise öffnet sich für Descartes, für die Moderne, die Möglichkeit der Rationalisierung der Naturerscheinungen. So konnte Descartes für seine »Erkenntnis« günstige Schlüsse ziehen, so schwand sein Schrecken, und beruhigt schlief er wieder ein. Die Moderne konnte beruhigt anheben, weil das vom Subjekt unabhängig gedachte, abgespaltene Objekt das Subjekt nicht mehr »beeinflussen« konnte, isoliertes Objekt nun geworden war, auf das sich die Akte des Subjekts richteten. Eine Rückwirkung des Objekts auf das Subjekt war nicht mehr zu befürchten, wie es noch die analogisierende und metaphorierende Wahrnehmung der Welt dem Subjekt nahelegte: wo das Erkennende sich im Erkannten wiederfand, das Ähnliche im Unähnlichen sich entdeckte, das Subjekt sich dem anderen Subjekt als Objekt gleichmachte oder das andere Subjekt als Objekt gleich dem Subjekt machte. In dieser narzißtischen Identifizierung der Subjekt-Objekt-Relation suchte der Mensch bis Descartes in der Welt dem Anderen zu entsprechen und das Entsprechen des Anderen bei sich selber zu finden. Erst die Feststellung des Anderen als vom Subjekt Geschiedenes, durch denkende Bearbeitung Ausgeschiedenes, stellte es durch diese Isolierungsarbeit als Objekt zur Verfügung, machte es verfügbar, beherrschbar durch die Entfernung der *passiones*, die ein von Leidenschaften gereinigtes Denken sicherstellte: es ist das vom Pathischen ungestörte, moderne Denken, das sich voller Kontrolle im Griff hat.

2.3 Die unbegründeten Einsichten der Offenbarung und der Glauben beanspruchende Charakter der Axiome – Prinzipien als Niederschlag souveräner Bemächtigung

Im ersten Teil des Traums zeigt sich Descartes noch in Angst und Schrecken, körperlich hin- und hergerissen zwischen den widerstreitenden Kräften, an denen er zu leiden hat. Im letzten Teil des Traums stellt sich dieser unaufhebbare Widerspruch als Antagonismus zwischen Poesie und Wissenschaft dar, und der Traum endet mit dem bürgerlichen Ausblick auf das Porträt, mit der Aussicht auf die bürgerliche Identität, die sich der Entfernung der *passiones* verdankt.

Die Trennung zwischen der Herrschaft der Vernunft und dem, was sich ihr entzieht, der Unvernunft der Leidenschaften, die Positivität von *ratio* in ihrer Polarisierung zur Negativität der *irratio* kommt bei Descartes zur radikalen Lösung. Die cartesische Zäsur ist die Trennung von Theologie und Philosophie und in Folge dieser Trennung – auf dem Grund der Spaltung von Denken und Sein – die Umwendung des Erkenntniszieles: statt des religiösen Verlangens, den einen »Leib« wiederherzustellen, nun der Zwang zur Sublimierung (Entsexualisierung), eine Einheitswissenschaft als Corpus aller Wissenschaften herzustellen. Diese enzyklopädische Vorstellung, der methodologische Gedanke einer Generalisierung durch Mathematisierung, wird in den Träumen offenkundig wie auch das Verlangen, die *sapientia universalis* über eine methodologische Universalwissenschaft zu besitzen. Die Wissenschaft sollte den Menschen zum »maître et possesseur de la nature« (Descartes) machen. Der Theologie wird in dieser als Philosophie verstandenen Einheitswissenschaft, der *scientia universalis,* kein Platz eingeräumt, weil sie nicht aus Axiomen, sondern aus Offenbarungsweisheiten entwickelt sei.

Descartes wie die späteren Rationalisten übersehen, daß die Offenbarungsweisheiten unmittelbar einleuchtende, nicht ableitbare Einsichten sind, wie auch die Axiome nicht zurückführbar, irreduzibel und unbegründbar, das heißt eines Beweisgrundes nicht fähig und als solche auch definiert sind, daß sie eines Beweisgrundes nicht bedürfen. Die rationale Welt wurzelt in einer nicht-rationalen, in einer Welt der Axiome und Prinzipien, der *archai,* deren nicht-rationaler Charakter in keiner Weise mit Irrationalität identisch ist. Und die »Notwendigkeit und Allgemeingültigkeit im nicht-rationalen Charakter der *archai* sind gleichfalls oder in noch höherem Grade dringlich als jene rationale Allgemeingültigkeit und Notwendigkeit, die im deduktiven Prozeß wirksam geworden sind und die auf dem Fundament der strengen Logik stehen«.[617] Es gibt also Sätze, die nicht Ergebnis eines rationalen Beweises sind, sondern sich »von sich aus zeigen«.[618] Dem semantischweisenden Charakter der Prinzipien, die dem Erkenntnisprozeß zugrunde liegen, ist notwendigerweise mehr Glauben zu schenken als dem abgeleiteten. Denn evidenterweise ist der Glaube an den Wahrheitsgehalt des Abgeleiteten an die Wahrheit der Axiome gebunden: den Axiomen ist es eigen, notwendig wahr zu sein und notwendig für wahr gehalten zu werden. Und dies verweist darauf, daß die Axiome oder Prinzipien der Sicherung der herrschenden Auslegung, der Anerkennung einer bestimmten Wirklichkeitsweise, mithin der Verfügung von Wirklichkeitserfahrung dienen.

Die Axiomatik dient also der Festsetzung eines widerspruchsfreien Systems von Sätzen, dient im identitätslogischen Sinne der Festlegung der für wahr gehaltenen, das sind die herrschenden Grundsätze. Sie ist Mittel zur Unterdrückung der Wahrheitsfrage und der Wahrheitssuche, ist Machtausübung im Herrschaftsanspruch auf das geltende Urteil. Der Herrschaftscharakter des Erkennens in der Verfügung der Bedeutungskategorien ist hier offenkundig. Erkenntnis als Gegenstandsbemächtigung, der Machtanspruch auf Geltungsweise eines bestimmten Wirklichkeitssinns, zeigt sich mit dem Auftreten der eigentlichen philosophischen Systeme im absolutistischen Sinne. Die aristotelische Auffassung, ein Axiom sei ein Satz, der eines Beweises weder fähig noch bedürftig sei, war zu seiner Zeit weder als allgemeingültig noch als notwendig anerkannt, sondern Ausdruck der Machtausübung der aristotelischen Schule. Ursprünglich – auch zur Zeit des Aristoteles – war das Axiom gerade nicht ein Satz, der des Beweises weder fähig noch bedürftig war, sondern im Gegenteil bezeichnete ein Axiom jene Behauptung, den nur der eine

617 Grassi, 1979a, S. 101. 618 Grassi, 1979a.

Dialogpartner als wahren Satz der Diskussion zugrundelegen wollte. Axiom ist ursprünglich ein dialektischer Terminus, der eine einseitige dialogische Forderung bezeichnet, deren Annahme oder Verwerfung Gegenstand des auszutragenden Dialogs darstellt. Aristoteles und seine Nachfolger haben den ursprünglichen Sachverhalt gerade in sein Gegenteil verkehrt, indem sie behaupteten, daß die Axiome von allen anerkannt und von niemandem in Zweifel gezogen werden.[619] Die aristotelische Auffassung, daß ein Axiom ein Satz sei, eines Beweisgrundes weder bedürftig noch fähig, in seiner Wahrheit unmittelbar einleuchtend, verweist auf das Einseitige einer souveränen Entscheidung, die sich aus der Dialektik des Dialogs herausstellt in den Ausnahmefall der Autorität, die aus ihrer Macht in einer entschlossenen Aktion den Geltungsanspruch ihrer Behauptung verfügt.

Die Entscheidung über die Behauptung, die allen einzuleuchten hat, ist, normativ betrachtet, aus dem Nichts der Macht geboren: souverän im Dialog ist derjenige, der über die Geltung eines Satzes zur Grundlegung des Konsens entscheidet durch Bemächtigung und Aneignung (Einverleibung) der Anderen. Der zwingende Charakter der Prinzipien ist nicht das Resultat einer rationalen Begründung und Anerkennung, er situiert sich aufgrund der Glauben beanspruchenden Macht der Autorität, deren Souveränität in der Geltung der einseitigen Forderung nach Anerkennung ihrer Behauptung liegt. Die Axiome sind Niederschlag des Geltungsanspruchs einer souveränen Aktion, deren triebhafter Grund in der Bemächtigung und Einverleibung des Anderen, in der Vermehrung und Bereicherung des eigenen Ichs liegt. Der dezisionistische Akt entspringt als menschliche Entscheidung aus einer Machtsituation, deren absoluter Eigenwert für den Souverän der Situation von ihm zugleich als Notwendigkeit für alle erklärt wird. Der Einfluß des Souveräns zeigt sich in der als Überzeugung wirkenden Macht seiner Rede, die in der Übermächtigung der Anderen gründet, deren gläubige Erwartung an die Autorität wiederum dem Begehren entspricht, mit den Anderen über die anzuerkennenden Sätze Gemeinsamkeit herzu-

619 Vgl. Ritter, 1971.

stellen. In dieser Hinsicht konstituiert sich Gemeinschaft immer schon über Konformität gegenüber dezisionistischen Akten der Autorität: die Idee des Konsenses und der darin theoretisch ausgearbeitete Relativismus im Diskurs der Moderne zeigt sich nun als eine Konsensideologie, die das zugrunde liegende triebhafte Geschehen von Macht und Unterwerfung verdeckt.

Die Feststellung der Selbstevidenz der Axiome, daß sie unmittelbar einleuchtend sind, wirft also weniger Licht auf diese Sätze, als daß sie diese verdunkelt, wie wenn die Feststellung des Einleuchtenden schon Licht in die Sache brächte. Auf den eingeebneten Gebrauch der Axiome hat Heidegger[620] hingewiesen und zu bedenken gegeben, daß dieser Gebrauch im Dienste der axiomatischen Sicherung des rechnenden Denkens zur Ausschaltung von Widersprüchen und zur Sicherung gegen sie steht. Heidegger gibt auch zu bedenken, daß man sich seit Jahrhunderten auf eine abgeschliffene Rede- und Denkweise geeinigt hat und nicht mehr darauf achtet, inwiefern und in welchem Sinne die Axiome – als die gewürdigten obersten Grundsätze – in sich Würdigungen sind, die ohne Rücksicht auf abgeleitete Sätze etwas würdigen. Heidegger fragt in Umkehrung der Denktradition danach, wie sich die gewürdigten obersten Grundsätze würdigen lassen in der Rücksicht auf die abgeleiteten Sätze.

In der Notwendigkeit, die Welt der Phänomene, denen wir ausgesetzt sind, zu deuten, situiert sich das menschliche Subjekt in der Welt durch Deutungen, konstruiert es seine Wirklichkeit. Dieser Aufgabencharakter der Prinzipien (des Denkens), das also, was den Menschen notwendigerweise in Anspruch nimmt, drängt ihn dazu, im Unbekannten das Bekannte wiederzufinden, aus der Unerträglichkeit des Nicht-Wissens, des Unbekannten, das Wissen, das Bekannte zu suchen und im Bekannten sich wiederzufinden. Die Macht der Prinzipien, aus der Überzeugung der Autorität geboren, hat ihre Geltung dadurch erlangt, daß diese Grundsätze in der Deutung der Welt den Subjekten in der Gemeinschaft den Konsens vermittelt, sich im Gleichen wiederzufinden – der

620 Heidegger, 1965, S. 39f.

Modus narzißtischer Identifizierung[621] in der Angleichung an den Anderen und des Anderen an sich zur Konstruktion von Gemeinsamkeit. Descartes Ausschließung der Theologie aus der als Einheitswissenschaft verstandenen Philosophie, da sie nicht aus Axiomen,[622] sondern aus Offenbarungsweisheiten

621 Das Subjekt erkennt sich immer wieder als Suchender im Suchen des Bekannten: »Er erkennt sich nämlich als Suchenden und Nicht-Wissenden, da er sich selbst sucht, um sich zu erkennen... Die Liebe der studierenden (drängenden) Seele bzw. derjenigen, die wissen will, ist nicht Liebe für das, was sie nicht kennt« (Augustinus, *De Trinitate*, x) – die Liebe drängt zu dem, was die Seele schon kennt (vgl. Grassi, 1979, S. 102). Jeglichen Erkenntnisakt treibt das Begehren nach Einverleibung des Entsprechenden zum Wiederfinden des gemeinsamen Grundes. Die Übertragung des körperlichen Erkenntnisaktes in die Abstraktion des allgemeinen Denkprozesses zeigt sich im »Erkenne dich selbst«. Dieser Anspruch des delphischen Orakels ist in der Denktradition gewöhnlich mit seiner rationalisierenden Übersetzung identisch gesetzt worden. Denn daß Erkennen Lieben ist, Liebe immer schon Selbstliebe und Selbstliebe das Wiederfinden des eigenen Fleisches im Fleisch des Anderen, das Werden von Zweien zu Einem Fleisch (Epheser, v), ist als Grund des Wissens zum Verschwinden gebracht worden. Die eigentlichen Bedeutungen von Worten sind demnach körperliche Bedeutungen, eigentliche Erkenntnis ist physische Erkenntnis.

622 Die Axiomatik, die Lehre von den Grundsätzen, hat die Frage nach dem Grund der Grundsätze durch die Feststellung ihrer Selbstevidenz zum Verschwinden gebracht. Heidegger zufolge bringt das Bedenken der Bedeutungsgeschichte des Wortes das Denken wieder zu seinem Grund, den es seit der »cartesischen Zäsur« durch die Vorherrschaft des rationalisierend-machinalen Denkens aus den Augen verloren hat. Im Aufweis des Satzes vom Grunde: »Nihil est sine ratione« – Nichts ist ohne Grund – zeigt er, daß dieser Satz neben und über alle anderen Sätze hinaus, den Satz der Identität, des Widerspruchs, des ausgeschlossenen Dritten, der Grund-Satz aller Grundsätze ist (Heidegger, 1965, S. 126f.). Der Mensch wird als ein Suchender gesehen, der immer unterwegs ist zu seinem Grund. Und im Zurückgehen hinter die Abstraktion der Bedeutungen, die weggezogen und losgelöst von dem Bereich sind, aus dem her das Wort Grund seine Bedeutung anfänglicher sagt, taucht *physis* auf: Grund spricht hier vom tragenden Bereich, worauf etwas ruht, woran etwas liegt, woraus etwas folgt. Es ist das Auf-den-Grund-Kommen des

Sprechens, das Heidegger hier mit Hegel als das Zum-Grunde-Gehen im wörtlichen Sinne meint. Die Rationalisierung des »Warum« in der Denktradition wird in diesem Diskurs grundsätzlich aufgewiesen und das gründende Denken, die Zuschreibung des Grundes, fahrengelassen. Denn Heidegger verweist hier, indem er auf Hegel und dessen Aussagen über Angelus Silesius zurückkommt, darauf, daß die Substanz des Denkens, das dem Denken Zugrundeliegende »die Vereinigung des Selbst mit Gott und Gottes mit der menschlichen Subjektivität (ist)« (Hegel). Denken geht auf Vereinigung als Vergöttlichung, das ist Wiederherstellung der ursprünglichen Einheit. Freilich ist dies ein Dichten als Denken, das nicht in das Denken gehört, aber vor das Denken, dem Denken vor- und zugrundeliegend – im Gegensatz zum rationalisierenden Denken, das auf die Herstellung eines einheitlichen Corpus von Wissenschaft gerichtet ist. Am Vers des Angelus Silesius: »Die Ros' ist ohne Warum; sie blühet, weil sie blühet« zeigt Heidegger, daß das Blühen in ihm selbst gründet, daß das Blühen reines Aufgehen aus ihm selbst ist, reines Scheinen; das heißt das reine Aus-sich-Aufgehen und Scheinen ist *physis* – Sein wird hier als der Grund erblickbar (Heidegger, 1965, S. 102). *Physis* ist begriffen als der »grundlos« ausgebärende Schoß der Materie (Bloch). Das Fahrenlassen des begründenden Denkens bringt das Subjekt vor seinen Abgrund, an dem es zu seinem Grunde kommt als Einblick in die Grundlosigkeit der *physis*. »Das Prinzip des zureichenden Grundes, das dazu aufruft, jedem Ding eine Ursache zuzuweisen, das heißt die Welt der Erfahrung als Zusammenhang (von Ursachen und Wirkungen, aber auch von Verweisungen und Bedeutungen aller Art) zu konstituieren, ist auch der Ruf eines Abgrundes, der uns am Grunde der Kontinuität von Erfahrung das Nichts und den Tod zeigt« (Vattimo, 1986, S. 107f.). Es ist der bodenlose Abgrund der Stille, in der sich das Wort verliert. Und dieses Schweigen hat im rationalisierenden Diskurs keinen Ort. Das Vergessen-Machen des Schweigens in der ununterbrochen in Gang gehaltenen Weiterrede dient zum Schutz vor der Stille, dem Einbruch des eigentlichen Wortes, das an der Grenze zum Verstummen seinen Ort hat.

Die Angst des Rationalisten vor dem Chaos, dem Aufklaffen des Grundes (*chainos* = der leere Raum, die klaffende Spalte), bezeichnet den irrationalen Zug der Moderne, ein jedes zum Irrationalen zu erklären, das sich dem rationalen Zugriff entzieht: es ist die narzißtische Kränkung der Ohnmacht angesichts der Nicht-Beherrschbarkeit der Triebkräfte der Natur. Hier gründet auch der irrationale Zug des Rationalisten gegen Nietzsche und Heidegger, die das Chaos als Wesen der *physis* wieder bedacht haben – in Wiederaufnahme der antiken Weltauffassung, die im Begriff des Chaos die zyklische Be-

hervorgegangen sei, lenkt den Blick vom Glaubensanspruch der Axiome ab und konstituiert einen irrationalen Zug des Denkens, dessen Grundlagen durch diese Verdrängungen zum Irrationalen gemacht werden – die Philosophie ist seit Descartes ein Substitut der Theologie.

2.4 Die Erfindung des reflexiven Bewußtseins: Von der Entstofflichung des Denkens, der Entseelung der Körperwelt und der Entledigung von Überzeugungen

Descartes hat zu wenig gezweifelt. Er suchte und fand den Grund des Seins im Denken – das rationalistische Axiom: Denknotwendigkeit ist Seinsbewußtsein. Er wollte alles menschliche Wissen dadurch auf einen unerschütterlichen Grund stellen, daß er zunächst an allem zweifelte und nur das als sichere Erkenntnis zuließ, was sich klar und deutlich darstellt. Dabei hat es Descartes unterlassen, auszumachen, worin die Klarheit und Deutlichkeit des Vorstellens, die ihm als Leitprinzipien galten, bestünden.[623]

Allerdings gibt uns Descartes im zweiten Teil seines Traumes einen Anhalt über die Bedingungen der Wahrnehmung, die ihn den Standpunkt des distanzierten Beobachters finden ließen. Descartes war es nämlich öfters »zu anderen Zeiten widerfahren, daß er im Zimmer viele Feuerfunken bemerkte, und es war für ihn nichts Außergewöhnliches, mitten in der Nacht zu erwachen und Sehkraft genug im Auge zu haben, um die nächsten Gegenstände wahrzunehmen. Aber jetzt endlich wollte er auf Erklärungen zurückgreifen, die er der Philoso-

wegung des endlosen Hervorgehens und Aufgehens von Welten und des aufgehenden In-sich-Zurückgehens, Untergehens gefaßt haben. Erstaunlich, daß die Freudsche Psychoanalyse, obwohl sie einen identischen *physis*-Begriff hat, bisher vor dem Glaubenskanon des Rationalismus bestehen konnte und der aufklärerischen Ideologie zugeschlagen wurde. Das »szientistische Mißverständnis« den Grundbegriffen der Psychoanalyse gegenüber im Diskurs der Moderne kann den mythischen Grund des Freudschen Denkens konsequent übersehen lassen, so daß Psychoanalyse noch weiter zugelassen ist als Bestand geltender Aufklärungspsychologie.

623 Leibniz, in Heidegger, 1965, S. 29.

phie entnahm; und indem er abwechselnd die Augen öffnete und schloß und die Dinge, die sich ihm darboten auf ihre Beschaffenheit hin beobachtete, zog er für seine Erkenntnisse günstige Schlüsse.«[624] Diese für seine Erkenntnis günstigen Schlüsse konnte er also finden, indem er auf Erklärungen zurückgriff, die er der Philosophie entnahm. Die Kommentierung dieses Erkenntnisprozesses und seine Nachkommentierung gibt Descartes im *Discours de la Méthode* und in den *Meditationen*. Danach gibt es keine Möglichkeit, die Wahrnehmung im Wachen und im Traum nach sicheren Kennzeichen zu unterscheiden: »Denn schließlich dürfen wir uns, ob wir nun schlafen oder wachen, immer nur von der Evidenz unserer Vernunft überzeugen lassen... und nicht von unserer Einbildungskraft oder unseren Sinnen.«[625] In der Nachkommentierung der *Meditationen* zeigt Descartes, daß dem Menschen genau dieselben Dinge im Traum wie im Wachen begegnen: »all jene gewöhnlichen Begebnisse, wie, daß ich hier bin, daß ich, mit meinem Winterrock angetan, am Kamin sitze, daß ich dieses Papier in der Hand halte, mir während der Nachtruhe einbilde – aber jetzt schaue ich doch sicher mit wachen Augen auf dieses Papier«.[626] Descartes erfährt durch diesen zweiten Teil seines Traums, daß er für gewiß erkenne, daß es nichts Gewisses gibt, und fragt sich, was als Wahres übrig bleibt; vielleicht nur dies eine, daß es nichts Gewisses gibt außer der unzweifelhaften, unerschütterlichen Gewißheit des Satzes: ich bin, ich existiere. »Ich bin also genau nur ein denkendes Ding, das heißt Geist; ich bin aber ein wahres und wahrhaftig existierendes Ding – ein denkendes.«[627] Der Satz: ich denke, also bin ich, »beweist... nicht die Existenz des Körpers, das heißt diejenige einer Natur, die Raum einnimmt usw., sondern allein die der Seele, das heißt einer Natur, die denkt. Und obgleich man zweifeln kann, ob es nicht ein- und dieselbe Natur ist, die denkt und Raum einnimmt, das heißt, die zusammen intellektuell und körperhaft ist, kennt man sie

624 Siehe Baillets, in von Franz, 1952.
625 Descartes, Discours de la Méthode, S. 65.
626 Descartes, Meditationen, S. 12f.
627 Descartes, Meditationen, S. 20.

auf dem Wege, den ich vorgeschlagen habe, indessen nur als intellektuelle«.[628]
Der Begriff eines Dings, einer Sache – Descartes handelt den Erkenntnisvorgang am Ding »Wachs« ab – kommt nicht durch die Einbildung und durch die von den Sinnen vermittelte Wahrnehmung, sondern aus dem Erfassen des Denkens selber. Der Begriff eines Dings, einer Sache, entsteht nicht aus dem Begreifen und Ergreifen, nicht aus Einbildung und Einfluß, also nicht über die Sinnlichkeit der Dinge und Sachen, sondern die Erkenntnis verdankt sich einzig und allein der Einsicht des Verstandes. Erkenntnis ist die dem Geist innewohnende Fähigkeit zu urteilen, und diese Fähigkeit führt zu wahren Aussagen, wenn der Urteilende die logischen Vorschriften befolgt, so daß wahr oder unwahr aus dem richtigen oder falschen Gebrauch der logischen Vorschriften erfolgt. Nur durch die Tatsache des reflexiven Bewußtseins sehe ich die Dinge und Sachen der Welt; aus der Tatsache, daß ich urteile, existiere ich. Und ich urteile nach klaren und deutlichen Vorstellungen, wenn ich den logischen Regeln folge. Indem ich also urteile, daß ein Ding, eine Sache, existiert, folgt daraus: ich bin, ich denke, ich bin (als) ein Denkender. Die Erkenntnis eines Dings, einer Sache, beweist die Natur meines Geistes: »Denn da ich jetzt weiß, daß ja selbst die Körper nicht eigentlich durch die Sinne oder durch die Fähigkeit der Einbildung, sondern einzig und allein durch den Verstand erfaßt werden, auch nicht dadurch, daß man sie betastet oder sieht, sondern daß man sie denkt: so erkenne ich ganz offenbar, daß ich nichts leichter und augenscheinlicher erfassen kann – als meinen Geist.«[629] Und der Garant meiner Fähigkeit zu urteilen ist Gott, weil ich von Gott diese Fähigkeit empfangen habe: »und da er mich nicht täuschen will, so wird diese Fähigkeit doch gewiß nicht derart sein, daß ich mich bei ihrem rechten Gebrauch jemals irren könnte«.[630]
Gott ist hier identisch gesetzt mit der Kategorie der reinen Vernunft. Und diese Vergöttlichung der Vernunft oder die Rationalisierung Gottes, die Gott mit dem Kausalitätsprinzip

628 Descartes, Briefe, S. 113.
629 Descartes, Meditationen, S. 26.
630 Descartes, Meditationen, S. 45.

gleichsetzt, ist die Idee einer Vollkommenheit, die sich denkt in der Einheit oder Untrennbarkeit von allem in Gott Vorhandenem, wie sie sich im denkenden Ich repräsentiert als dem einzig Nicht-Getrennten. Letztlich ist also die im denkenden Ich waltende Vollkommenheit des göttlichen Urteils Garant für die klaren und deutlichen Vorstellungen unseres Geistes. »Gottes Willensakte decken sich mit den Gesetzen des reinen Naturbegriffs; sie fallen zusammen mit der intellektuellen Gesetzmäßigkeit.«[631] Das reflexive Bewußtsein des modernen Diskurses, das heißt das Bewußtsein eines auf sich selbst gewandten Denkens als unbezweifelbare, letzte Wirklichkeit der menschlichen Existenz im reinen Geist, nimmt hier ihren Lauf. Der a-kausale, a-rationale Gott, der grundlos schaffende Geist der Materie, die tatsächlich letzte Wirklichkeit des Stofflichen ist dem reinen Denken als der eingebildeten Wirklichkeit zum Opfer gebracht.
Descartes' Denken ist gezeichnet durch eine radikale Entstofflichung. Diese Entmaterialisierung weist der Materie nur eine geometrisch faßbare, räumliche Ausdehnung zu. Materie wird als bloße Raumerfüllung begriffen, der keine selbständige Bewegungskraft innewohnt, vielmehr wird der Naturprozeß durch Übertragung der göttlichen Kraft von Raumteilen zu Raumteilen in Gang gehalten. Das pure Geometricum der Descartesschen Materie bricht ihr zur Welt des Lebens jede denkbare Verbindung ab. Dieser Riß zwischen Leib und Seele, Materie und Bewußtsein, ist das konstitutive Moment des Diskurses der Moderne, der in seinem Rationalismus ein extremer Spiritualismus ist, ein insgeheimer Idealismus durch die aus dem Materiellen ausscherende Bewußtseinssubstanz.[632] Und diese von der Materie abgetrennte Bewußtseinssubstanz ist seit Descartes das Problem der Mechanisten und Idealisten geblieben, wie es der Diskurs der Moderne offenlegt, indem das Descartes'sche Unverhältnis von Geist und Materie beibehalten wurde. »... aber jener (nämlich Descartes) hat auf zweifache Weise gefehlt, dadurch, daß er allzuleicht vom Zweifel Abstand nahm.«[633] Und dies ist ein

631 Barth, 1913, S. 87.
632 Bloch, 1972, S. 167.
633 Leibniz, in Heidegger, 1965.

kennzeichnender Zug des Rationalismus, allzusehr zu zweifeln und allzuleicht vom Zweifel Abstand zu nehmen, weil man sich des Grundes seines Denkens, des Denkens als Grund, so sicher zu sein glaubt durch die unreflektierte Gleichsetzung des Denkens mit der Denkfunktion. Dieses Selbstbewußtsein gründet in der Selbstgewißheit der Reflexion: der Akt der Reflexion, das auf sich selbst zurückgewandte Denken im Innewerden des eigenen Denkaktes, scheint die Gewißheit unmittelbarer Gegebenheit seiner selbst als eines Denkenden, das ist Selbstbewußtsein, zu garantieren.[634] Und zur Ausschließung des trügerischen Urteils der äußeren und inneren Sinne der Körperwelt setzt Descartes das für ihn einzig Unabtrennbare, das Denken: »Das Denken ist's, es allein kann von mir nicht getrennt werden: ich bin, ich existiere, das ist gewiß.«[635]

Das cartesianische Subjekt kann sich von allem trennen, von seinem Körper, überhaupt von der *physis* Abstand nehmen – nur nicht von seinem Denken. Denken wird zum Begriffsabstand vom Körper, von der *physis.* Das Ich ist ein denkendes Ich, das seine Kohärenz und Identität der Identität des Denkens verdankt, die ihren unerschütterlichen Grund in der Klarheit und Deutlichkeit des Vorstellens besitzt (!). Denken ist demnach identisch mit dem denkenden Ich, und das denkende Ich wiederum mit dem Subjekt. »Cogito ergo sum« ist die Theorie des Existenzbeweises aus dem Zweifel: wenn ich an allem zweifle, so existiert wenigstens ein zweifelndes, das heißt denkendes Wesen, ich selbst, dessen unerschütterlicher Grund im identitätslogischen Denken über jeden Zweifel erhaben ist.

Das Subjekt gründet seit Descartes in der Selbstgewißheit eines Denkens, das auf dem Glauben einer Gleichsetzung des physikalischen Geschehens mit der Logik des Denkprozesses beruht. Und die Kausalketten dieser parallelisierten Abläufe werden auf Gott als *causa prima* zurückgeführt, der jetzt mit dem Kausalitätsprinzip identisch wird.[636] Diese Kausalität ist eine Kategorie der reinen Vernunft und als solche erst denk-

634 Vgl. von Franz, 1952. S. 107.
635 Descartes, Meditationen, S. 20.
636 Vgl. von Franz, 1952.

bar, wenn das Denken zur Isolierungsfunktion geworden ist, wenn der Akt der Erkenntnis sich von der Entsprechung zum Anderen abgetrennt hat in der Ausschließlichkeit des isolierten, distanzierten Beobachters, der sich in seinem Denken in die Klarheit und Deutlichkeit seiner Vorstellungen einschließt und damit die Korrespondenz von Beobachter und Beobachtetem ausschließt. Die alte Korrespondenzlehre gründete dagegen in der konaturalen Erfahrung und begriff für den Erkenntnisakt das Einbezogensein der Gegebenheiten des Beobachters mit ein, faßte die Korrespondenz zwischen Beobachter und Beobachtetem als Suchen und Wiederfinden der Entsprechung im Anderen – heute wieder aufgenommen in der Verhaltensforschung durch Devereux[637] als Beobachtung des Beobachters in der Beobachtungssituation. Diese Wiedereinführung des teilnehmenden Beobachters in die Sozialwissenschaften war für die Psychoanalyse Freuds von Anfang an die bestimmende Methode der Wahrnehmung.

Der Wechsel der Objektbeziehungsweise von der narzißtischen Identifizierung gegenüber den Objekten der Welt zur projizierenden, absondernden, hinausstellenden Objektbeziehungsweise ist die Bedingung der Möglichkeit der Entwicklung der technisch-instrumentellen Vernunft, die es dem Subjekt offenstellt, sich die Phänomene der Welt als Objekt vor- und entgegenzustellen und sich ihrer als vom Subjekt unabhängige Objekte zu bemächtigen – in letzter Konsequenz die totale Verfügbarkeit der Natur als eine vom Menschen unabhängig gedachte Objektwelt beziehungsweise die Auffassung des Menschen als ein von der Naturwelt unabhängig gedachtes Subjekt. Im Zuge des Verlustes der Korrespondenzerfahrung liegt die Entsinnlichung der Welt, die Entseelung der Körperwelt, die Entmaterialisierung der Materie. Die verhängnisvolle Verkettung verläuft also vom Wechsel der Objektbeziehungsweise, dem Wechsel in der Interpretation der Objekte der Welt – das ist zugleich der Wechsel in der Bewertung der Objekte – zum Wechsel in der Ansicht der Phänomene der Welt. Durch den Wechsel in der Bewertung ist alles unter das Prinzip der Zweckdienlichkeit gestellt und dem ra-

637 Vgl. Devereux, 1967.

tionalisierenden Zugriff optimaler Verwertung beliebig verfügbar.

In der Zusammenschau der Träume Descartes vertritt der erste Teil die Grundlegung des Gesamttraums in der Zerreißung von Körper und Seele, in der bedrohlichen Unerreichbarkeit des existentiellen, des heiligen Ortes – der Kirche des *collège*. Im zweiten Teil des Traums wiederholt sich die Erleuchtung (*coup de foudre*) der *scientia mirabilis,* die er am Vorabend des Traums in seinen Wachphantasien erfahren hatte und in der Nachkommentierung des *Discours de la Méthode* und der *Meditationen* ausarbeitete. Denn im zweiten Teil des Traums ging es nicht um eine bloß empirisch zu begreifende Überprüfung der Gegenstandswelt, sondern um die philosophische Begründung des Erkennens, indem er zur Erhellung des Wahrnehmungs- und Erkenntnisgrundes auf Erklärungen zurückgriff, die er der Philosophie entnahm; und nur so konnte er für seine Erkenntnis günstige Schlüsse ziehen.
Das Augen öffnen und schließen gegenüber den Objekten der Welt steht für das Suchen nach einem Kriterium der Unterscheidung zwischen der Wahrnehmung im Wachen und Schlafen, zwischen real und irreal. Descartes kommt zu der einzig unzweifelbaren Gewißheit, daß es allein das Denken ist, was zweifellos ist. Der Donnerschlag (*coup de foudre*), dem Descartes in der Nachkommentierung das Licht des Blitzes aus der Vielheit der Feuerfunken erfolgen läßt, wurde von ihm selber als ein Herabkommen des »esprit de la vérite« gedeutet: das eingebungshafte Offenbarwerden seiner *scientia mirabilis,* die Offenbarung der *res cogitans* als *lumen naturale,* als Erleuchtung durch Gott. Denn obwohl immer der Zweifel bestehen kann, ob nicht ein böser Geist den Gegenstand unserer intellektuellen Einsicht macht und wir anhand dieser diabolischen Illusion eine Scheinwelt aufbauen, so ist die Wahrheit, das Sich-selbst-Wahrnehmen als Denkender, davon ausgenommen. Der Akt der Reflexion als die einzige Wirklichkeitsbasis der menschlichen Selbstgewißheit gründet für Descartes in dem alles umfassenden Selbstbewußtsein Gottes, das als Substanz dem menschlichen Denken zugrunde liegt. Daß der Mensch noch Trugbildern und Illusionen der Sinne

und der Einbildung unterliegen kann, verdankt er der List böser Geister, die unseren Gedanken Fallen stellen. Und solche Täuschungen sind für Descartes Ausweis des Unvollkommenen als Mangel an Vollkommenheit, die jedoch als Idee Gottes im Menschen ist und die der Mensch »in gewisser Weise in Gedanken erreichen kann, und (die) durchaus keinen Mängeln unterliegt. Hieraus erhellt zur Genüge, daß er (Gott) kein Betrüger sein kann, denn es ist mir doch durch die natürliche Einsicht offenbar, daß aller Trug, alle Täuschung durch irgendeinen Mangel bedingt ist«.[638] »Hätte ich aber mein Dasein von mir, so würde ich nicht zweifeln, keine Wünsche haben, es würde mir überhaupt nichts mangeln; denn ich hätte mir alle Vollkommenheiten gegeben, von denen irgendeine Idee in mir vorhanden ist, und so wäre ich selbst Gott.«[639]

Der Mensch erhält seit Descartes die Omnipotenz seines Denkens, das ist das absolute Wesen in den Gedanken, indem er von der Unvollkommenheit und Mangelhaftigkeit, von der Anfälligkeit all dessen, was von seinen Sinnen kommt, absieht, sich trennt von den *passiones animae*, der Sinnenwelt des Körpers, die die Quelle aller Täuschungen sind. Die magisch-religiöse Dimension des Denkens, die Allmacht der Gedanken, wie sie sich im Anspruch eines unfehlbaren Denkens absolut setzt, wenn nur der rechte Gebrauch von den logischen Vorschriften gemacht wird, konstituiert das moderne Subjekt, das sich seines Verstandes ohne Leitung eines Anderen bedient. Der von der Vernunft geleitete Verstand bringt sich in den Besitz der wahren Sätze, die nach den Regeln der formalen Logik zur Auffindung aller anderen wahren Sätze führen, so daß sich alle Probleme denkend lösen lassen.[640] Des Menschen Gott ist die dem Ich einwohnende absolute Vernunft, deren methodisch richtiger Gebrauch das Subjekt zu richtigem Denken und folgerichtig zu vernunftgemäßem Handeln anleitet.

Aus der Vervollkommnung des Denkens, die in der Idee der Vollkommenheit des Denkens gründet, entspringt die Idee der

638 Descartes, Meditationen, S. 43.
639 Descartes, Meditationen, S. 39.
640 Descartes, Discours de la Méthode, S. 31f.

Vervollkommnung des Menschen, die Idee des vollkommenen Menschen und der vollkommenen Gesellschaft. Die bürgerliche Idee des einheitlichen Denkens, des einheitlichen Menschen ist hier geboren, der Geltungsanspruch des westlichen Denkens im universellen Maßstab: es ist die Säkularisierung der christlichen Entwicklungsidee in der profanen Fassung rationalistischen Fortschrittsdenkens. Eine unendliche Akkumulation von Wissen und Erfahrung sieht Descartes auf den Weg gebracht, indem die Letzten dort anfangen, wo ihre Vorgänger mit den Entdeckungen aufgehört haben, und indem auf diese Weise Leben und Arbeiten der Vielen vereinigt ist, wird der Erkenntnisprozeß zum allgemeinen Besten der Menschen ins Endlose angehäuft zur Entdeckung des Letzten, was noch zu beobachten übrig ist.[641] Grund und Voraussetzung dieser Entwicklung ist die Entledigung von tradierter Autorität, ist der Verstand ohne Leitung eines Anderen, der die Normativität aus sich selber schöpft, da das Subjekt seit Descartes weiß, daß keine Überzeugung mehr Glauben verdient, und so »fand (ich) mich gleichsam gezwungen, es selbst zu übernehmen, mich zu leiten«.[642]

Die Prinzipien, die Descartes geleitet haben und ihn, wie er im zweiten Teil des Traumes sagt, zu günstigen Schlüssen kommen ließen, beruhen im Vorrang der mathematischen Erkenntnisse, die Descartes noch für absolute Wahrheiten hielt. Das eigentliche Leitprinzip seiner Gedanken scheint die Gleichsetzung des Denkens mit dem Kalkulieren, der Idee mit der Zahl, die Anwendung der Grundbegriffe der Mathematik auf die Phänomene der Welt, um ihr Geheimnis mathematisch durch eine universelle wissenschaftliche Methode zu erfassen und sich damit in den Besitz des absoluten Wissens über die Schöpfung zu bringen. Diese Gleichsetzung der Idee mit der Zahl hat eine endlose mythologische Tradition. Das demiurgische Ideal dieses Denkens ist ein System, aus dem alles folgerichtig abgeleitet werden kann für die Berechenbarkeit der Welt, deren Erscheinungen nur darin Wirklichkeit zuerkannt wird, als sie durch ein Einheitsschema erfaßbar sind. Der mythische Grund des Ra-

641 Descartes, Discours de la Méthode, S. 107.
642 Descartes, Discours de la Méthode, S. 27.

tionalismus wird in diesem weltschöpferischen Entwurf kalkulierenden Denkens offenbar. In der expliziten Erklärung entledigt sich Descartes aller tradierten Autoritäten, wie es für das emanzipatorische Erkenntnisinteresse leitend ist, sich aus der Abhängigkeit von »hypostasierten Gewalten« (Habermas) zu lösen und durch den Kampf gegen äußere Mächte zu verleugnen, daß die Befreiung von der äußeren Gewalt das Anheimfallen an nicht reflektierte innere Mächte verdeckt. Und vor diesen implizit unbewußten Gewalten scheint das cartesianische Subjekt in der Obsession rationalisierenden Denkens ständig auf der Flucht zu sein.

Descartes ist der prototypische Vorfall bürgerlicher Aufklärung, die in diesem reflexiven Bewußtsein, sich seines Verstandes ohne Leitung eines Anderen zu bedienen, den Anspruch auf subjektive Gewißheit der Erkenntnis garantiert sieht. Und in den sich daraus ergebenden individuellen Urteilswahrheiten sieht sie zugleich den Anspruch auf Selbstbestimmung des Denkens durch Emanzipation von Überzeugungen tradierter Gewalten realisiert. Aufgrund des vernünftigen Gebrauchs des eigenen Verstandes in der Befolgung der logischen Regeln wird das Subjekt in den Besitz der Wahrheit gebracht und folgerichtig zum vernunftgemäßen Handeln geführt (!). Die Befreiung von der Überzeugung durch fremde Gewalt scheint dem aufklärerischen Ich die Gewißheit zu vermitteln, in klaren und deutlichen Vorstellungen zu denken und, da dieses Denken gelöst ist von den Trugschlüssen der Sinne und der Einbildungskraft, frei zu sein von Bindungen an Überzeugungen. Das Ich des reflexiven Bewußtseins ist ein entmythologisiertes und fällt, da es die Herkunft seines Denkens aus dem Grund des A-Rationalen ins Unbewußte verweist, dieser Entmythologisierung zum Opfer. Aufklärung wird im Sinne des emanzipatorischen Erkenntnisinteresses als Verneinung der Überzeugungen durch tradierte Mächte festgelegt, und Urteilsfreiheit wird als subjektive Freiheit zum Gegenbegriff von Autorität. Das Urteil des Subjekts ist als Akt der verneinenden Stellungnahme mit der Lösung von Bindungen gleichgesetzt.

In der Reflexion auf die erste Autorität, das primäre Objekt, das dem Einzelnen zu schmecken gibt, was ihm als Urteilen bekommt, ist dies jedoch eine fragwürdige Urteilsfreiheit. Sie verdankt ihre Freiheit nur der Verleugnung der Abhängigkeit des Urteils von der bekömmlichen beziehungsweise unbekömmlichen Kost ursprünglicher Erfahrung. Und die erste Autorität flößt dem werdenden Subjekt eine sinnliche Erfahrung ein, deren Einfluß das Leben des Menschen unabänderlich zu prägen[643] scheint. Das Bedürfnis, sich der Verwurzelung jeder Erfahrung im Körperlichen zu entledigen, zeugt die sublimierte Vorstellung von der Urteilsfreiheit, und die darin liegende Selbstbefreiung erscheint als Selbsterlösung aus dieser Gewalt der die »Natur« des Subjekts bestimmenden Autoritäten. Das Zusammentreffen der Autorität der ersten Natur (der biologischen Ausstattung) mit dem auf sie reagierenden Formwillen der Autorität der primären Objekte könnte ein Triebschicksal prägen, das so unabänderlich wie die Prägung im Tierreich zu sehen wäre: es ist die Freudsche Ergänzungsreihe zwischen dem erbgenetischen Dispositiv und der Disposition der Lebensumstände. Die narzißtische Kränkung angesichts solcher Einsichten, daß die Entfernung der konaturalen Erfahrung den Menschen nicht entfernen konnte aus den allgemeinen Bedingungen der Kreatur, treibt die Verleugnung der möglichen Unabänderlichkeit des Triebschicksals, nährt die Illusion des modernen Menschen von Entwicklung und Veränderung.

Die magische Manipulation des Menschen den Dingen und Sachen der Welt gegenüber hat sich seit Descartes zurückgezogen auf die magische Selbstmanipulation; denn das Urteil als ein Akt von Verneinung oder Bejahung wird hier im magischen Sinne als Zuerkennung oder Aberkennung von Wirklichkeit oder Nicht-Wirklichkeit gebraucht. In dieser Zuschreibung von Wirklichkeit für das Rationale und Unwirklichkeit für das Nicht-Rationale wird die Welt der Erfahrung endgültig aufgespalten in eine der Vernunft und eine der Unvernunft, in Bewußt und Unbewußt – und von dieser Zerreißung zehrt auch die Psychoanalyse. Durch die im Urteil

643 Auch die empirischen Untersuchungen über intrauterine auditive Wahrnehmung und ihre verhaltensprägende Wirkung scheinen zu erweisen, daß das Triebschicksal schon pränatal in wesentlichen Zügen bestimmt ist.

vorgenommene Lösung von Bindungen sind freilich diese Bindungen an Überzeugungen durch die Überlieferung zwar nicht mehr im Bewußtsein gegenwärtig, aber »Gott« ist nicht tot, »Gott« ist unbewußt geworden in der Moderne (Lacan). Der »Grund« des Denkens ist ins Unbewußte verbannt. Entmythologisierung ist zugleich Enthistorisierung, da die Verweisung des mythischen Wissens ins Unbewußte das Denken und Sprechen außerhalb rationaler Bewußtheit zu einem mystisch-pathologischen Vorfall macht.

2.5 Die verdrängte Tradition des rationalen Diskurses: Die Lichtmetaphysik der Aufklärung als Wiederkehr des Verdrängten

Um zu erfahren, worauf die cartesianische Reflexion, die bürgerliche Aufklärung ruht, was der tragende Grund der Urteilsfreiheit ist, müssen wir klären, was Descartes als das vor dem Urteil liegende, als Vor-Urteil festgelegt hat: es ist die Festlegung von Überzeugungen durch fremde Gewalt, das heißt ein Urteil, das nicht durch eigene Überzeugung zustande gekommen ist und nicht durch eigene Entscheidung Geltung erlangt. Denn nach der ersten der vier logischen Grundregeln fordert Descartes, »niemals eine Sache als wahr anzuerkennen, von der ich nicht evidentermaßen erkenne, daß sie wahr ist: das heißt Übereilung und Vorurteile sorgfältig zu vermeiden und über nichts zu urteilen, was sich meinem Denken nicht so klar und deutlich darstellte, daß ich keinen Anlaß hätte, daran zu zweifeln«.[644] Denn der vernünftige Gebrauch des eigenen Verstandes, dieser Verstand ohne Leitung eines Anderen, kommt zu seinem Denken eigener Überzeugung durch die Befreiung von Überzeugung durch Andere: »und daß ich daraus lernte, nichts allzu fest zu glauben, wovon man mich nur durch Beispiel und Herkommen überzeugt hatte; so befreite ich mich nach und nach von vielen Irrtümern, die das natürliche Licht unseres Verstandes verdunkeln und uns unfähiger machen können, Vernunft anzunehmen.«[645]

644 Descartes, Discours de la Méthode, S. 31.
645 Descartes, Discours de la Méthode, S. 17.

Descartes lernte, sich aller Meinungen zu entledigen, die er ehemals unter seine Überzeugungen aufgenommen hatte, und nichts gelten zu lassen an den Urteilen durch Erziehung und Gewohnheit, was nicht durch eigene Prüfung, gemessen am vernünftigen Gebrauch des eigenen Verstandes, bestehen konnte; das heißt vor der Autorität des individuellen, mündigen Ichs. An die Stelle von Überzeugungen durch fremde Gewalt ist die Überzeugung eigener Macht getreten. Und diese Überzeugung von der eigenen Macht zur Freiheit und Unabhängigkeit eines angemessenen, das heißt wahren Urteils hat seine Maßgabe in der Selbstbefreiung von allen Überzeugungen, die das Subjekt nicht aus eigener Ansicht anerkannt hat. Das Vorurteil Descartes' liegt darin, zu glauben, daß jene Emanzipation von Überzeugungen durch fremde Autorität die subjektive Urteilsfreiheit herstelle, Urteilsfähigkeit sich einstelle, wenn nur vom eigenen Verstand vernünftig Gebrauch gemacht werde. Eigensinn wird hier Maßstab des Urteils, Grund der Entscheidung für oder gegen etwas, wenn sich der Gebrauch des eigenen Verstandes im Rahmen des gesunden Menschenverstandes hält, von dem Descartes sagt, daß der gesunde Verstand oder die Vernunft die Kraft ist, gesund zu urteilen und Wahres von Falschem zu unterscheiden; und daß diese gesunden Geisteskräfte von Natur aus bei allen Menschen gleich seien und die Hauptsache wäre, sie gesund zu gebrauchen.[646] Es geht also bei Descartes nicht mehr um Wahrheit an sich, sondern einzig und allein um individuelle Gewißheit der Erkenntnis durch den vernünftigen Gebrauch des eigenen Verstandes, darum, durch den richtigen Gebrauch logischer Vorschriften das Wahre vom Falschen zu unterscheiden, um zum richtigen Handeln zu kommen, falsches Handeln zu unterlassen. Der rechte Gebrauch des Verstandes führt immer schon zu den rechten Wahrheiten, und so wird auch der Geltungsanspruch des Cartesianers im modernen Diskurs begreiflich, je schon unfehlbar zu denken, das Wahre vom Falschen zu scheiden. Die kritische Instanz, vor der sich Vernunft selbst verantworten muß als Kritik der Vernunft, ist der Gerichtshof eines identitätslogischen Ichs, das

646 Siehe Descartes, Discours de la Méthode, S. 4f.

über seine eigene Identitätslogik selber zu Gericht sitzt – siehe Kants Vergleich der Vernunftkritik mit einem Gerichtsverfahren in der *Kritik der reinen Vernunft.*[647] Es ist die Geschichte vom Richter in Kleists *Zerbrochnem Krug,* der als dieselbe Instanz, die für den Bruch verantwortlich ist, zu Gericht sitzt. Wenn auch Kant der Freiheit dieser Vernunft kein diktatorisches Ansehen zuschreibt, sondern deren Ausspruch jederzeit als Einstimmung freier Bürger[648] bezeichnet, deren jeglicher seine Bedenklichkeiten, ja sogar sein Veto ohne Zurückhaltung müsse äußern können, so beruht gerade diese Einstimmung freier Bürger auf der Übereinstimmung in der Anschauung eines einheitlichen, identitätslogischen Ichs, in dessen Rahmen sich der vernünftige, angemessene Gebrauch des Verstandes zu halten hat. Und hier sind wir wieder auf den gesunden Menschenverstand verwiesen, »die Kraft, gesund zu urteilen und Wahres vom Falschen zu unterscheiden«,[649] als Quelle der Urteilsfreiheit des aufgeklärten Subjekts: das Zirkelverfahren der Aufklärung, das bei rechtem Gebrauch des Verstandes zu richtigen Schlüssen führt, die wiederum ihre Voraussetzung haben in eben diesem gesunden Menschenverstand, der kraft seines gesunden Geistes das Wahre vom Falschen zu unterscheiden vermag. Der Maßstab für den Gebrauch des gesunden Menschenverstandes, eingeebnet bei Voltaire, dem »Bankier der Aufklärung« (Meinecke), zum *bon sens,* dem gesunden Sinn einer alltäglichen Vernünftigkeit, scheint letzten Endes der Konsens der Vielen mit den Vielen zu sein, das ist die Konsensfähigkeit des Subjekts in der Sprachgemeinschaft der Moderne. Diese Konsensideologie, nach der sich die Ordnung der Gemeinschaft in der Konsensfähigkeit repräsentiert, legitimiert im Konsens der vielen Gleichen die Gewalt an den Ungleichen und macht den Konsens zum Wahrheitskriterium und das Wahrheitsverlangen jenseits dieses Relativismus zum Glaubensproblem: Konsenswahrheit dient so der Unterdrückung von Wahrheitsverlangen.

647 Siehe Kant, Kritik der reinen Vernunft, A XI.
648 Siehe Kant, Kritik der reinen Vernunft, B 766.
649 Descartes, Discours de la Méthode, S. 3.

Descartes' Vorurteilsbegriff, daß ein Vorurteil die Festlegung von Überzeugungen durch fremde Gewalt sei, an dessen Geltung der Urteilende selbst nicht teilhat, hat uns zur eigentlichen Überzeugung Descartes' geführt, daß der Urteilsakt in der individuellen Gewißheit der Erkenntnis zu sehen ist und auf dem gesunden (Menschen-) Verstand ruht. Diese Selbstüberzeugung Descartes', daß sein Denken in der gesunden Geisteskraft gründe, ist das Axiom seines Denkens, Ausgangspunkt seines philosophisch-methodischen Diskurses, das den Begriff des *lumen naturale,* den im Menschen leuchtenden Verstand, mit der göttlichen Vernunft gleichsetzt. In dieser Gleichsetzung des *lumen naturale* mit der göttlichen Vernunft zeigt sich die Selbstevidenz des Descartesschen Axioms »von der gesunden Geisteskraft«. Die Selbstüberzeugung Descartes', die auf diesem Axiom gründet, macht ihn zur Autorität seiner selbst, scheinbar unabhängig von fremder Gewalt, solange kein Licht auf den Glauben geworfen wird, daß ein Axiom eines Beweises weder bedürftig noch fähig, sondern unmittelbar einleuchtend sei. Die Festlegung des Urteils, als Gegenbegriff zum Vorurteil gebildet, ruht auf der Selbstevidenz des *lumen naturale,* des leuchtenden Verstandes. Und diese Metapher des *lumen naturale* führt uns in den Bereich von Metaphern, die vor dem rationalen Denken der Aufklärung liegen und eine Tradition beleuchten könnten, deren sich der aufgeklärte Geist durch die Setzung seiner Autorität gegen fremde Überzeugung entledigt hat.
Die Lichtmetapher, die in der Tradition des modernen Reflexionsbegriffes allegorisch gebraucht und auf dem Niveau der Optik abgehandelt ist, indem das Bewußtsein zum Sinnbild des Lichts wird, das, auf sich selbst zurückgeworfen, sich selbst erleuchtet, das heißt seiner selbst bewußt wird, zeigt in dieser allegorischen Verwendung die Verflachung der ursprünglichen Metapher. Der Verlust des metaphorischen Denkens und die Ersetzung der Lichtmetapher durch eine Allegorie steht für die Zerreißung des Zusammenhangs in der Tradition der Aufklärung, steht für die Unbewußtheit von fremden Gewalten, denen der Cartesianer seine Überzeugungen verdankt. Die Befreiung des Urteils von Herkunft und Gewohnheit hat zur Verdrängung der Quellen geführt, das sind die unbewußt gewordenen,

uralten Abhängigkeiten, die jetzt als fremde Gewalt fortwirken im Unbewußten des Rationalisten.
Der leuchtende Verstand, die Erleuchtung (*lumen naturale*), ist in der Tradition der Naturphilosophie und Metaphysik über alle anderen Elemente hinaus das Grundprinzip aller Bewegung und alles Lebens, die Quelle jeder Erkenntnis. Gott ist das Urlicht, an dem das irdische Licht durch dessen Emanation teilhat. Gott ist das ungeschaffene Licht, das leuchtet und durch das alles erleuchtet wird (Augustinus). In Augustinus hat sich die manichäisch-gnostische Tradition bewahrt, die Lehre vom Dunkel und Licht, vom Kampf des Dunkels mit dem Licht. Vor der Bekehrung zum Christentum kreuzen sich im frühen Augustinus manichäisch-gnostische Tradition, das ist der Anspruch der Erkenntnis Gottes durch Erleuchtung im Gegensatz zu dem auf Autoritätsglauben gegründeten, durch den Priester vermittelten christlichen Erkenntnis- und Erlösungsweg. Im Gnostizismus ist Erlösung von der Erkenntnis des Gottes und seines Heilplans abhängig gemacht, und der Erlösungsprozeß ist ritualisiert im mystischen Kultus eines aufsteigenden Prozesses von niederen zu höheren Graden der Vollkommenheit, in der die individuelle Erleuchtung stufenweise zu ihrer Vollendung aufsteigt. Die manichäische Lehre (von Mani) führt die Tradition der Gnosis fort, ist zugleich die Erneuerung der uralten persischen Lehre des Zoroaster (Zarathustra) vom Kampf zwischen Ormuzd, dem Lichtgott, und Ahriman, dem Gott der Finsternis, an dem der Mensch teilhat. In der Wiederholung dieses Geschehens im mystischen Kultus vollziehen sich Rettung und Erlösung, indem die Lichtkeime dem Reich des Lichts zurückgegeben werden und das Dunkle, Materielle, durch den Entzug aller Lichtkeime der Welt der Finsternis anheimfällt, die am Ende der Zeit im Feuer des Lichts untergeht. Materie steht in der gnostischen Tradition für das Böse schlechthin, und Erleuchtung ist Reinigung von aller ahrimanischen Dunkelheit und Schwere. Die Verbindung der manichäisch-gnostischen Lehre mit der Illuminationslehre bei Augustinus, fortgeführt in der Mystik Jakob Böhmes und Meister Eckharts, den alten Sinn von Aufklärung als Erleuchtung und das Illuminatentum, das eng mit beginnender Aufklärung zusammengeht, diese Tradi-

tion ruft Bloch[650] wieder wach und hält sie in lebendiger Erinnerung. Der Lichtmythos, die Lichtmetaphysik der Aufklärung, hat ihre uralten Abhängigkeiten, der gnostische Haß auf die Materie eine endlose Tradition, die Erleuchtung in der Erkenntnis Gottes gegen den an die Auslegung durch Priester gebundenen Autoritätsglauben eine tief zurückreichende Überlieferung. Die Verdrängung der uralten Autoritäten der Aufklärung hat die Tradition der Aufklärung, die Herkunft ihrer Überzeugungen vergessen gemacht. Der gnostische Haß auf die Materie, die Ersetzung des Autoritätsglaubens durch die Selbsterleuchtung, die Absonderung der Körperwelt und die Selbsterlösung in der Urteilsfreiheit sind die bestimmenden Momente der aufklärerischen Tradition seit Descartes, die eine Gnosis ohne Finsternis, eine Illuminationslehre ohne göttliche Erleuchtung geworden ist. Die Verdrängung der religiösen Tradition der Aufklärung hat den rationalen Diskurs der Aufklärung zum Opfer der Wiederkehr des Verdrängten gemacht. In der Unfehlbarkeit eines absolutistischen Richteramtes über das richtige und falsche Denken zeigt sich die Verkehrung eines säkularisierten Lichtmythos, dem die Verbindung mit dem göttlichen *lumen naturale* ins Unbewußte abhanden gekommen ist. In der Entledigung der Körperwelt vollzieht sich der Durchbruch des unbewußten gnostischen Hasses auf die Materie, deren bewegende Kräfte als irrationaldunkle Gewalten obsessiv verfolgt werden. Und in der Obsession der Verfolgung holt den Rationalisten das Verdrängte ein: der Gegenstand seines Hasses entstammt der Projektion seines Unbewußten, die das für den Cartesianer Unheimliche als sein Verdrängt-Heimisches ausweist. Und dieses Unheimliche im Rationalismus, in der Unheimlichkeit der Obsession wie in der Unheimlichkeit des Verfolgten, zeigt sich in jenem zwingenden Mechanismus, das dem eigenen, rationalen Zugriff Entzogene obsessiv dem Anderen zu entziehen, indem all jenes verfolgt wird, was sich in der Vorstellung des Aufklärers dem rationalen Zugriff, der Herrschaft der Vernunft, entziehen möchte. So wird alles dem Irrationalen zugewiesen, was rational nicht (be-)greifbar ist. Diese Metapher der Greifbar-

650 Vgl. Bloch, 1977.

keit ist ein den Rationalismus kennzeichnendes Moment, enthüllt sie doch den despotischen Anspruch, ein jegliches unter seine Kontrolle bringen zu müssen. Die Metapher der Greifbarkeit intendiert die Rede vom In-den-Griff-Nehmen und In-den-Griff-Bekommen, intendiert zugleich die Bewegung des Übergreifens und des Übergriffs. Denn die Projektion der eigenen unbewußten Strebungen auf den Anderen, in dem sie als unerwünscht niedergehalten und verfolgt werden, ist der Übergriff auf den Anderen und zugleich Schutz vor dem Übergreifen der eigenen unbewußten Wünsche auf das Bewußtsein. So unterliegt der Rationalist der Gewalt der finsteren Mächte, von denen er sich frei wähnt, indem er mit Gewalt diese Mächte im Anderen unterdrücken muß, damit er sich vor ihrer Übermächtigung gesichert weiß bei sich und durch den Anderen. Der Gebrauch der Metapher der Greifbarkeit im Sinne rationaler Vereinnahmung ist eine radikale Entstellung der sich darin aussprechenden Übertragung: das »Greifbare« ist in der hermetischen alchimistischen Philosophie das Feste, der Stoff, und er repräsentiert sich im Salz (der Erde) als Grundelement – in der Entstellung der rationalen Rede kehrt ihr der »Daimon« zurück.
Die Abseite des Rationalismus ist die verlorene religiöse Tradition, und mit deren Verlust ist der Aufklärung die Tradition des Aufständischen abhanden gekommen: das Aufständische aller Ketzerbewegungen, der Gnostiker, der Katharer, der Wiedertäufer, der Bauernrebellen, der religiösen Dissidenten von heute, die sich immer schon aufgelehnt haben gegen den Imperialismus eines Absolutheitsanspruchs, wie er in der Verweltlichung religiöser Macht oder in der Sakralisierung weltlicher Gewalt das Subjekt dem Dogma unfehlbarer Autorität, unantastbarer Legitimität zu unterwerfen sucht. So ist Aufklärung, die sich ihrer religiösen Tradition entzogen hat, zur herrschenden Ideologie im westlichen Denken geworden, zu einer Macht der Re-Aktion. Aufklärung, die sich von der Dialektik des Kampfes zwischen Licht und Finsternis dadurch emanzipiert hat, daß ihr die eine Seite unbewußt geworden ist, unterliegt einem totalitären Kreislauf, da das Verdrängte, je mächtiger seine Unterdrückung in der alles durchwaltenden Rationalisierung des Lebens gehandhabt wird, desto gewalt-

tätiger sich in seiner Wiederkehr, im Durchbruch des Unbewußten, entladen muß: so sind die totalitären Bewegungen der Moderne, auch wenn sie sich anscheinend so grundverschieden legitimieren (Stalinismus wie Faschismus),[651] die *ratio* dieser *irratio* der Aufklärung, das heißt notwendigerweise der Durchbruch der durch die Aufklärung unterschlagenen Gewalt des Religiösen.

2.6 Die Legende des Senatspräsidenten Schreber: Das Experiment eines Restitutionsversuches in der Moderne

Freuds Analyse eines autobiographisch beschriebenen Falles von Paranoia erzählt die Legende eines Mannes, dessen Geschichte auch das Schicksal des Menschen in der Moderne reflektiert, die Restitution eines Ichs unter der Bedingung der Verrücktheit exemplarisch vor Augen führt. Diese Lesart der Schreber-Analyse liegt jenseits einer Diskussion über die klinische Relevanz unbewußter Homosexualität; der Frage, ob Freuds Ätiologie der Paranoia, wonach verdrängte homosexuelle Strebungen kausal notwendig für das Leiden an paranoiden Wahnvorstellungen sind, extraklinisch verifizierbar ist.[652] Freud kommt in der Schreber-Analyse zu grundlegenden Ansichten über allgemeinpsychologische Vorgänge (das Denken, die Wahrnehmung, die Affekte), die konstitutive Momente der Moderne sind. Am Schicksal des Senatspräsidenten Schreber läßt sich das Geschick des modernen Menschen ablesen.

Der Senatspräsident war vor seiner Erkrankung eine sittenstrenge Persönlichkeit, ein Mann sexueller Askese und Agnostiker, ein Zweifler in religiösen Dingen, ein Zweifler an Gott, und nach Ablauf der Krankheit wurde er ein Gottesgläubiger und der Wollust Beflissener.[653] Im Zusammenbruch dieses aufgeklärten Ichs eines für das Bürgertum um die Jahrhundertwende typischen Repräsentanten erschien dem früheren

651 Es ist die Frage, ob der Stalinismus der dunkle Zwillingsbruder des Faschismus ist oder der Faschismus der des Stalinismus.
652 Vgl. Grünbaum, 1988.
653 Freud, GW VIII, S. 239f.

Agnostiker Gott in der eigentümlichen Zweiteilung eines oberen Gottes (Ormuzd) und eines niederen Gottes (Ahriman). Und dieser zweigeteilte Gott unterwarf den Senatspräsidenten, da er ihn für »blödsinnig« hielt und »blödsinnig« machen wollte, beschwerlichsten Prüfungen, die dieser mit einem Denkzwang beantwortete, um nicht durch Einstellung seiner Denktätigkeit die Zerstörung seines Verstandes (den Blödsinn) eintreten zu lassen und damit Gott die Möglichkeit des Rückzugs zu geben.

Die beschwerlichste Prüfung geschah dem Senatspräsidenten im Anwundern des Ausleerungsbedürfnisses immer in den Momenten, wo er gerade durch Besetzung des Abtritts am Ausleeren verhindert war. Mit dem Anwundern des Scheißdranges war für den Senatspräsidenten das Ziel der Zerstörung des Verstandes erreicht, weil es doch keinen Menschen gebe, der vor Dummheit nicht scheißen könnte. Die Ausscheidung, das Ausleerungsbedürfnis des Senatspräsidenten, wurde jeweils zu einer Prüfung und Bewährung seines Verhältnisses zu Gott, die Entleerung zugleich zu einer Prüfung seiner Verstandeskraft, sich einen Ort zu schaffen, an dem er sich der Entleerung mit einer überaus kräftigen Entwicklung der Seelenwollust hingeben konnte. Diese Überlistung Gottes steckt im Entzug des Senatspräsidenten von Gott, im Entzug Gottes, um mit aller Gewalt und intensiver Wollust ungehindert von den anwundernden Eingriffen Gottes sich zu entleeren.

Das gegen Schreber gerichtete Komplott, ihn einem Menschen in der Weise auszuliefern, daß seine Seele demselben überlassen, sein Körper aber, in einen weiblichen Körper verwandelt, als solcher dem betreffenden Menschen zum geschlechtlichen Mißbrauch überlassen werden sollte, dieser Seelenmord verwandelt sich später in die Gewißheit der von Gott erwünschten Verwandlung in ein Weib. Der Senatspräsident kommt zu der Überzeugung, daß Gott selbst zu seiner eigenen Befriedigung diese Weiblichkeit von ihm verlange. So wurde es für Schreber eine Notwendigkeit, daß Gott von ihm den Eindruck eines in wollüstigen Empfindungen schwelgenden Weibes empfange; und zugleich, da es den weltordnungsgemäßen Daseinsbedingungen der Seele entspräche, das Verlangen Gottes nach beständigem Genießen zu befriedigen. Und so wurde es die Aufgabe des Senatspräsidenten, ihm dasselbe in der Form ausgiebigster Entwicklung der Seelenwollust zu bieten und ohne jedes Widerstreben in dauernder Gleichmäßigkeit der Anziehung zu folgen, wenn es möglich wäre, »immer das in geschlechtlicher Umarmung mit mir selbst daliegende Weib zu spielen«.[654]

Im Zusammenbruch des bürgerlichen Ichs kommt der verdrängte, dunkel-ahrimanische Aspekt ans Licht, taucht in der dialektischen Einheit von oben und unten, gut und böse das konstitutiv-antipodische Bisexuelle des Gottes wie des Menschen wieder auf, zeigt sich in der Selbstumarmung des Senatspräsidenten Schreber das narzißtische Bild des hermaphroditischen Körpers – über den isolierten Aspekt feminin-homosexueller Einstellung hinaus. So kehrt dem Senatspräsidenten in seiner Verrücktheit das wieder, was die Moderne ins Unbewußte verdrängt hat. Die Legende Schrebers läßt unter den besonderen Bedingungen eines schwachen und fragmentierten Ichs und seiner Restitutionsbemühungen zum Vorschein kommen, was die konstitutiven Elemente des Wahrnehmens, Denkens, der Affektbildung in der Moderne sind. Denn was wir für die Krankheitsproduktion halten, die Wahnbildung – sagt Freud – ist in Wirklichkeit der Heilungsversuch, die Rekonstruktion, ist die Wiederaneignung des Verdrängten als Heilungsvorgang.

Am Heilungsvorgang, der die Verdrängung rückgängig macht, läßt sich im Fall Schreber erhellen, in welcher Weise das Bewußtsein des Menschen in der Moderne enteignet ist. Im Wahn Schrebers kehrt dem Menschen der dialektische Doppelaspekt der Triebkräfte von Eros und Thanatos, von oben und unten, männlich und weiblich, zurück. Der heilige Eros in seiner reinen oberen und in seiner unreinen unteren Gestalt gelangt wieder zur Erfahrung, die Inbrunst religiösen Erlebens, die erotische Wirklichkeit seliger Wollust im Angesicht Gottes, ist aus der Verdrängung zurückgeholt im Bewußtsein ununterbrochenen Selbstgenießens – gegen die Agnosis der Aufklärung, die eine Anbetung und Verherrlichung des Lichts ohne Finsternis ist. »Im Ausgang des Schreber'schen Wahns

654 Freud, GW VIII, S. 268.

feiert die infantile Sexualstrebung« – das ist die polymorph-perverse – »einen großartigen Triumph; die Wollust wird gottesfürchtig, Gott selbst (der Vater) läßt nicht ab, sie von dem Kranken zu fordern«.[655]

Das Auftauchen der Einheit des gegensätzlichen Gottes, des narzißtischen, hermaphroditischen Körpers, ereignet sich freilich auch bei Schreber in einer zerlegenden Bewegung; wenn auch die Einheit nicht mehr zerlegt ist in der Zerreißung von bewußt und unbewußt, so zeichnet doch das Denken von Schreber der Grundzug des modernen Denkens in der unaufhörlichen Zerlegung und Aussonderung einheitlicher Gestalten; denn »die Paranoia zerlegt, so wie die Hysterie verdichtet«.[656] Freud spricht zwar hier noch von paranoischen Abwehrmechanismen als pathologischem Vorfall, grenzt sie jedoch zugleich wieder ein und begreift später die Rolle der Projektion als allgemeinen psychologischen Vorfall. An dieser Stelle spricht er noch davon, daß die Paranoia die in der unbewußten Phantasie vorgenommenen Verdichtungen und Identifizierungen (durch Zerlegung im Bewußtsein) wieder zur Auflösung bringt.[657] Freud versteht diese Zerlegung und Zergliederung als paranoide Reaktion auf eine vorhanden gewesene Identifizierung zweier zusammengehöriger Gestalten der nämlichen Bedeutungsreihe.

Der entscheidende Mechanismus der Projektion als Affektverwandlung (Umkehrung) wird Freud im Fall Schreber klar: »Eine innere Wahrnehmung wird unterdrückt, und zum Ersatz für sie kommt ihr Inhalt, nachdem er eine gewisse Entstellung erfahren hat, als Wahrnehmung von außen zum Bewußtsein. Die Entstellung besteht beim Verfolgungswahn in einer Affektverwandlung; was als Liebe innen verspürt werden soll, wird als Haß von außen wahrgenommen.«[658] Freud verweist in diesem Kontext darauf, daß der Projektion ein regelmäßiger Anteil an unserer Einstellung zur Außenwelt zugewiesen ist. Die Projektion wird hier zu einem allgemeinen psychologischen Mechanismus, mit dem das Subjekt dem An-

655 Freud, GW VIII, S. 292.
656 Freud, GW VIII, S. 285.
657 Freud, GW VIII, S. 285.
658 Freud, GW VIII, S. 302f.

deren Wünsche und Gefühle, die es bei sich sebst verwirft, unterstellt; in der Projektion kehrt das innerlich Aufgehobene dem Subjekt von außen wieder.[659] Es sind auch die Dämonen der modernen Zeit, welche die zurückkommenden, unbewußten Wünsche des Aufklärers verkörpern. Und den projektiven Mechanismus der Paranoia Schrebers erkennt Freud als Widerspruch gegen den einen Satz: Ich (ein Mann) liebe ihn (einen Mann). Diesem Satz: »Ich liebe ihn (den Mann)« widerspricht der Verfolgungswahn, indem er proklamiert: »Ich liebe ihn nicht – ich hasse ihn ja.« Und der Satz: »Ich hasse ihn ja« verwandelt sich durch Projektion in den anderen: »Er haßt (verfolgt) mich, was mich dann berechtigen wird, ihn zu hassen«… »ich liebe ihn ja nicht – ich hasse ihn ja – weil er mich verfolgt.«[660] Der Satz der Verneinung: »Ich liebe ihn nicht« verkehrt sich durch Affektumwandlung – das Wesen der Projektion – in den Satz: »Er haßt mich.«

Freud zeigt, daß der Verfolger kein Anderer ist als der einstmals Geliebte, und der Haß gegen das einstmals Geliebte legitimiert sich aus der Erwartung der Verfolgung, so daß Verfolgung allemal gerechtfertigt ist gegen den Verfolger. Die Projektion geht allerdings nicht ins Blaue, vielmehr wendet der Projizierende die Aufmerksamkeit von seinem eigenen Unbewußten ab, verschiebt sie auf das Unbewußte des Anderen. Die Projizierenden »projizieren sozusagen nicht ins Blaue hinaus, nicht dorthin, wo sich nichts Ähnliches findet, sondern sie lassen sich von ihrer Kenntnis des Unbewußten leiten und verschieben auf das Unbewußte der Anderen die Aufmerksamkeit, die sie dem eigenen Unbewußten entziehen«,[661] so daß die Projizierenden eine außerordentliche Aufmerksamkeit und ungewöhnlichen Scharfsinn für die Äußerungen des Unbewußten des Anderen, der ihnen ähnlich ist, entfalten und dessen Äußerungen immer richtig zu deuten verstehen. So wird auch der ungewöhnliche Scharfblick, mit dem Rationalisten Irrationalisten diagnostizieren, begreiflich.

659 Freud, GW VIII, S. 308.
660 Freud, GW VIII, S. 199.
661 Freud, GW VIII, S. 199.

Freud stellt in seiner Triebkonzeption zwei kategoriale Urteilsfunktionen gegeneinander: die projizierende und die introjizierende. »In der Sprache der ältesten, oralen Triebregungen ausgedrückt: das will ich essen oder will es ausspucken, und in weitergehender Übertragung: das will ich in mich einführen und das aus mir ausschließen. Also: es soll in mir oder außer mir sein. Das ursprüngliche Lust-Ich will, wie ich an anderer Stelle ausgeführt habe, alles Gute sich introjizieren, alles Schlechte von sich werfen. Das Schlechte, das dem Ich Fremde, das Außenbefindliche ist ihm zunächst identisch.«[662] Im Kontext dieses purifizierten Lust-Ichs Freuds ist der Schluß nahegelegt, daß diese früh-oralen Mechanismen die Differenzierung von Innen und Außen konstituieren und sie eben nicht voraussetzen – der Streit zwischen orthodoxen Freudianern und Kleinianern um diese Frage will einem außerordentlich müßig erscheinen. Von weittragender Bedeutung scheint doch zu sein, daß sich in der Moderne eine Verschiebung in der Besetzung, Bewertung der kategorialen Urteilsfunktionen vollzogen hat. Der projizierende Urteilsmodus, die aussondernde, zerlegende und zergliedernde Objektbeziehungsweise, ist zum vorherrschenden Modus geworden und kennzeichnet den analytischen, projektiven Typus vom Menschen der Moderne – die Figur des Yahoo von Swift als Bild von anal-sadistischer Weltbemächtigung des Bürgers. Demgegenüber steht der vorbürgerliche Typus mit der Neigung zur Identifizierung und hysterischer Grenzüberschreitung – die Figur des Gargantua von Rabelais als Bild des grenzenlosen Überschwangs feudaler Gesinnung. Dem introjizierenden Urteilsmodus in der identifizierenden Objektbeziehungsweise ist in der Moderne die Geltung abgesprochen; der projizierende Typus ist zur vorherrschenden Geltung gelangt. Im Kontext der Vorherrschaft des analytischen, projizierenden Typus ist auch die Überbesetzung der Analfunktion, die hohe Bedeutsamkeit der analen Ausscheidung als Gegenpol zur oralen Aussonderung, zu sehen.
Der Senatspräsident Schreber ist auf zwei Ebenen einem Komplott Gottes oder den Versuchungen Gottes ausgesetzt:

662 Freud, GW XIV, S. 13.

auf der Denkebene ist er der beschwerlichsten Prüfung unterworfen, daß Gott ihn für »blödsinnig« hält, sobald er seine Denktätigkeit einstellt, so daß die von Gott erhoffte Zerstörung des Verstandes (der Blödsinn) des Senatspräsidenten eingetreten und damit Gott die Möglichkeit des Rückzugs von ihm gegeben wäre. Auf der Ebene dieser Körpermetaphorik antwortet Schreber mit einem Denkzwang. Er zeigt, daß er nicht kopflos, das heißt ohne Verstand im Sinne des behauptenden Denkens ist. Und in dieser Abwehr von Kopflosigkeit durch ununterbrochenes Denken erweist sich zugleich für den Senatspräsidenten, daß er den Kopf immer oben behält, das heißt sich nicht blind, »blödsinnig« den leidenschaftlichen Angriffen Gottes hingibt und seinen Körper ausliefert, wie er sich später, im ausgebildeten Zustand seines Wahns, als Geliebte Gottes, seines Herrn, mit Wollust »kopflos« unterwirft. Die Angst vor dem Rückzug Gottes in dem Moment, in dem der Senatspräsident »blödsinnig« geworden ist, erweist sich jetzt als Projektion und Affektumwandlung des Wunsches, »blödsinnig« geliebt zu werden, ein »Blödsinniger« des Anderen zu sein. Auf der Ebene dieser Erfahrung muten die beschwerlichen Prüfungen und Versuchungen des Senatspräsidenten modern an, da, wie wir gesehen haben, der Diskurs der Moderne sich in einem ständigen Denkzwang[663] bewegt, um sich nicht »blödsinnig« zu zeigen in der Hingabe an Leidenschaft; denn dies scheint die schlimmste aller Versuchungen für den Rationalisten zu sein, »blödsinnig« zu werden. Der Denkzwang dient demnach der Abwehr der Auslieferung an den Körper, die mit dem Verlust des Kopfes, mit Kastration gleichgesetzt wird: Denkzwang wäre in dieser Hinsicht Abwehr von Kastrationsangst.

Auf anderer Ebene zeigt sich diese Beziehung zwischen Denkzwang und Kastrationsangst elementarer und unverstellter. Der Senatspräsident ist von heftiger Empörung durch das Be-

663 Dieser ununterbrochen in Gang gehaltene Denkzwang unterhält eine Kulturindustrie, die in ihrem Aufklärungsbetrieb eine endlose Ausstoßung von Literatur zur zwingenden Erhellung des Bewußtseins betreibt; das Dazwischenkommen der Reflexion über den Beweggrund des Denkzwangs muß durch diese obsessive Wortproduktion unterbunden werden.

nehmen Gottes in der Sache des Entleerungs- oder Scheißdrangs erfüllt, weil Gott mit dem Anwundern des Scheißdrangs das Ziel der Zerstörung des Verstandes erreichen will und weil damit für Gott die Möglichkeit eines endgültigen Rückzugs gegeben wäre. In diesem Zusammenhang kann es Schreber nicht unterlassen, ausdrücklich darauf hinzuweisen, daß derjenige, der zu göttlichen Strahlen (das heißt zu Gott) »in ein dem meinigen entsprechendes Verhältnis gekommen ist, gewissermaßen berechtigt sei, auf alle Welt zu scheißen«.[664] Im Reisebericht Swifts über die absonderlichen exkrementellen Gewohnheiten der Yahoos ist desgleichen zu lesen.
Der Senatspräsident, dem Gott jedesmal den Entleerungs- oder Scheißdrang anwundert, wenn gerade der Abtritt besetzt ist, könnte sich doch gerade darin als »blödsinnig« erweisen, vor Dummheit nicht scheißen zu können. In der volkstümlichen Wendung, jemand sei »zu blöd zum Scheißen«, drückt sich dasselbe aus wie im Vorwurf gegen den Senatspräsidenten: »Es könne einen Menschen geben, der, was doch jedes Tier zu tun vermag, vor Dummheit nicht scheißen könne.«[665] Die Dummheit des Menschen scheint doch in der Verfehlung zu liegen, der »gottgegebenen Naturordnung« nicht zu folgen, nämlich so zu scheißen, wie es die animalische Notdurft gebietet, sich der Exkremente als Exkremente zu entledigen, Abfall loszuwerden und sich nicht des Scheißens in besonderer Weise und in besonderer Bedeutung als Seelenwollust zu bedienen. Die Verfehlung scheint also darin zu liegen, die Entleerung zu erotisieren und die Ausscheidungsprodukte narzißtisch zu besetzen im Sinne magischer Manipulation, die aus wertlosen Exkrementen wertvollsten Besitz, magisches Instrument macht. Diese narzißtische Dimension ist wohl die »Verblödung« des Menschen in der Moderne, aus toten, ungenießbaren Produkten »Aliment« (Freud) der Kommunikation zu machen, und die Legende des Senatspräsidenten Schreber ist der prototypische Vorfall dessen.
Jede Zeit schafft sich ihre Helden, produziert ihren Typus, in dem sich die Gemeinschaft repräsentiert sieht und der für die Gemeinschaft notwendig zu sein scheint. Das Subjekt im Dis-

664 Freud, GW VIII, S. 259.
665 Freud, GW VIII, S. 260.

kurs der Moderne ist das des Denkzwangs, des analytisch-projektiven Typus, dem sich die Welt der Objekte endlos zerlegt und zerstückelt. Zugleich ist dieses Subjekt ein Souverän, dessen Ich ohne Herkunft und Gewohnheit ist, ein Ich aus dem Nichts magischer Selbstmanipulation, identisch dem Souverän einer dezisionistischen Setzung: es ist der Souverän, der aus der Allmacht seines Denkens, die auch tatsächliche Gewalt ist, die normative Willkür aus sich selbst legitimiert – eine totalitäre Tendenz der Moderne in der Maßstablosigkeit des allgemeinen Konsenses aller mit allen.

2.7 Die verdrängte Tradition des rationalen Diskurses: Die Zahlenmetaphysik der Aufklärung als Wiederkehr des Verdrängten

Der *coup de foudre,* die Erleuchtung im zweiten Traum Descartes, die Herabkunft des *esprit de la vérité* in der Nacht vom 11. November 1619, ist im Zusammenhang mit seiner Erleuchtung am 10. November 1619, am Vorabend des Traums, zu sehen. Descartes war am Vortage voll des Enthusiasmus, den ihm der Geist eingeflößt hatte, derselbe Geist, der ihn schon beim Zubettgehen den Traum vorausgekündet und ihm offenbart hatte, daß der menschliche Geist an diesem Traum nicht teilhabe. Die Inspiration der wunderbaren Wissenschaft, der *scientia mirabilis,* die Descartes am Vorabend seines Traums hatte, begann er ein Jahr später, am 11. November 1620, als Grundlage seiner herrlichen Erfindung zu verstehen und anzuwenden.
Diese Zeitrhythmen im Erkenntnisprozeß wurden von Descartes selber für so bedeutsam gehalten, daß er sie am Rand seiner Aufzeichnungen des Traums besonders vermerkte. In die Bedeutsamkeit der Zeitrhythmen gehört auch die Begegnung Descartes' mit dem von ihm so bezeichneten »geistigen Erwecker« Isaak Beeckmann ein Jahr vor seiner Erleuchtung, am 10. November 1618, mit dem er schon die universelle Anwendung der Mathematik auf die Wissenschaften reflektierte. Zeitrhythmen waren für Descartes deshalb so von Bedeutung, weil er einer astrologischen Tradition verhaftet war und der pythagoreisch-alchimistisch-kabbalistischen Zahlenmystik na-

hestand. Die wunderbare Wissenschaft, deren herrliche Erfindung er am Vorabend des Traums machte, ist nicht sicher identifizierbar, könnte aber in folgenden Entdeckungen bestanden haben: erstens, daß die vier Fächer des Quadriviums – Mathematik, Geometrie, Arithmetik und Astronomie – mit der Musik alle auf eine »mathématique universelle«, deren Grundprinzipien die Serialität der Zahl und ihre proportionalen Relationen sind, reduziert werden können; zweitens, daß die Algebra durch die Buchstaben des Alphabets und die Quadrat- und Kubikzahlen usw. durch darübergeschriebene kleine Zahlen statt der sogenannten cossischen Zeichen ausgedrückt werden können; drittens, daß Quantitäten in Linien ausdrückbar seien und umgekehrt, wodurch Geometrie, Algebra und Mathematik zu einer Wissenschaft, der analytischen Geometrie, verschmelzen.[666]

In der Zeit seiner Erleuchtungen stand Descartes mit dem Rosenkreutzer Johann Faulhaber in Verbindung und war von dieser Bewegung ebenso beeindruckt wie später Leibniz, der Sekretär einer Rosenkreutzer-Sozietät war. Die Bruderschaft der Rosenkreutzer war eine kultische Geheimgesellschaft in der Tradition der Alchimie, später rationalisierend fortgeführt in den Logen der Freimaurer. Die Lehre der Rosenkreutzer steht in der mystischen Tradition der Pythagoreer, Alchimisten und Kabbalisten und zeigt eine durchgängige Gleichheit der Symbolik der Zahl:[667] den Kultus der heiligen Zahl. Im *Discours de la Méthode* bekennt Descartes noch, daß er vertraut war mit der alchimistisch-gnostischen Tradition und die Schriften von Agrippa, Athanasius, Porta, Pseudo-Demokritos, Raimundus Lullus gekannt habe. Er versucht sich aber von dieser Tradition zu distanzieren und leugnet diese Autoritäten für sich, besonders die des Raimundus Lullus, dessen astrologische und mathematische Schriften ihn lange beschäftigt hatten. Descartes' Leugnung der Autorität von Raimundus Lullus ist um so bemerkenswerter, da Lullus in seinen Visionen die Ansätze des Descartesschen Denkens vorweggenommen hatte. Lullus glaubte in seiner »Ars magna«, alle Wahrheiten durch Vereinigung der obersten sachlichen und

666 Siehe von Franz, 1952, S. 59.
667 Vgl. Silberer, 1961.

methodischen Begriffe ableitbar gemacht zu haben. Diese sollte ein mechanisches Verfahren zur Auffindung aller gültigen syllogistischen Schlüsse sein, indem er, ähnlich der modernen formalisierenden Logik, als deren Vorläufer er galt, verstellbare, konzentrisch angeordnete Ringe, Scheiben und ähnliche Vorrichtungen für seine Darstellung allgemeiner Zahlenverhältnisse verwendete. In gleicher Weise war Descartes davon fasziniert, aus der Gegebenheit der Zahlen allgemeine Denkprinzipien abzuleiten. Diese Mentalität steht in der pythagoreisch-alchimistischen Tradition der Rosenkreutzer. Die geheimen, von Descartes geleugneten Autoritäten seiner Tradition verweisen auf einen großen Strom dunkler Überlieferung im Denken Descartes'. Im Gegensatz zu seinen Epigonen in der Aufklärung schien sich Descartes des magischen Untergrundes seines Denkens immer bewußt gewesen zu sein. Seine Briefe, vor allem an Elisabeth von der Pfalz, zeigen dies ausdrücklich, auch wenn er im *Discours de la Méthode* und in den *Meditationen* persönliche und begriffliche Distanzierung suchte.

Die cartesische Dualität, die Zerteilung der Welt in Geist und Materie, geht auf die Überlieferung der Pythagoreer zurück, die diesen Gegensatz als Weltprinzip annahmen und in Zahlen und Zahlenverhältnissen das Wesen der Dinge, die Ordnung der Welt, als die Ordnung der Zahl bestimmten. In der mathematischen Philosophie des Pythagoras stellte sich die Ganzheit der Welt in einer Zahlenlehre dar; allerdings nicht wie in den modernen mathematischen Naturwissenschaften ausschließlich auf quantitative Verhältnisse bezogen, sondern es werden auch Qualitäten durch Zahlen ausgedrückt, indem alle Dinge mit Zahlen in Beziehung gebracht werden, die »verdichtete« Zahlen sind. Die Zahlen erlangen über ihr Numerisches hinaus eine qualitative Bedeutung, nicht nur als arithmetische Größe, vielmehr als geometrische Figuren. Die pythagoreische Welt ist von unten nach oben und von oben nach unten mit harmonischen, zahlenmäßig auszudrückenden Beziehungen, mit einem Zahlenleben gedacht, und ihr »Kosmos folgt einer mythischen Mechanik in genauen Zeitabständen, in harmonischen Verhältnissen zwischen seinen Orten, wobei die darin befindlichen Dinge nur Knotenbildungen von Zahlen und Zahlenverhältnissen darstellen«.[668] Und die Zahlen sind qualitative Wertbestimmungen des Geraden und Ungeraden, des Guten und des Bösen, des Männlichen und des Weiblichen. Die darin enthaltene Kategorienbildung entfaltet sich nach dem Prinzip der Komplementarität, nicht nur als bloßer Gegensatzbildung, vielmehr als gegensätzlich sich bedingende Wertbestimmung, die in der Gnosis in vielfältiger Variation dieses pythagoreischen Kategoriensystems mythischer Bedeutungszusammenhänge weiter ausgebildet wurde. Die Eins ist im Pythagoreischen die Einheit, auch Monas genannt; sie steht für den hermaphroditischen Gott und die Form aller Dinge. Die Zwei, auch Dyas genannt, steht für die Materie, das Erzeugend-Weibliche. Die Trias[669] ist die Vereinigung von Monas und Dyas, von Männlichem und Weiblichen, von Form und Materie, von unendlichem Gott und endlicher Materie: das Zerteilte kehrt also durch die Dreiheit zur Einheit zurück;[670] aus dem Dritten wird das Eine als Viertes. Die Vier steht als Quadrat (in der geometrischen Figur der Vereinigung der zwei Dreiecke als Dreiheiten) für die Ausgewogenheit und Vollendung. Sie ist als Verdopplung der Zwei, des Gegensatzes, der sich in der Vier aufhebt, die höhere Einheit, in der sich das kosmische Prinzip der Ausrichtung der Welt nach den vier Himmelsrichtungen in der rechtwinkligen Kreuzung zweier Geraden ausdrückt. In der Einheit der Vier erfüllt sich die Zahl der Elemente von Feuer und Wasser, Erde und Luft. Und diese qualitative, mythische Bestimmung der Zahlen, in deren Verhältnissen zueinander sich der Weltprozeß in einer Zahlensymbolik bewegt, durchwaltet die ganze

668 Bloch, 1977, S. 28.

669 Die christliche Lehre setzt die Eins als absolute Einheit Gottes, stellt ihr die Zwei als Gottes Sohn entgegen und bringt sie in der Drei, dem heiligen Geist, wieder zu einer neuen übergreifenden Einheit zusammen. Im Gegensatz zur gnostischen Tradition verdrängt die christliche Lehre die Zwei in ihrer Bedeutung als chthonisch-weibliches, erzeugendes Element; aber in der Gestalt der Mutter Gottes als Mutter des Herrn und der Erde kehrt der christlich-katholischen Lehre die uralte, Eine, Große, mediterrane Muttergottheit zurück.

670 Vgl. Silberer, 1961.

manichäisch-gnostische Tradition der Aufklärung, deren Sinn als Illuminationslehre lebendig blieb bis ins 18. Jahrhundert.[671]

Mit der Vorherrschaft des rationalistischen Diskurses der Aufklärung wird aus dem Kanon der heiligen Zahl der gnostischen Tradition der Kanon einer bloß numerischen Zahl quantitativer Verhältnisse, die aus der Entsakralisierung und Entsinnlichung der Zahl herrührt. Gegen diesen Reduktionismus, gegen die Perfektionierung der kanonisierten Zahl in der technischen Rationalität der Aufklärung steht das subversive Moment der Wiederbesinnung im Denken wider das Geläufige. Eine andere Aufklärung gegen diese aufgeklärte, durchrationalisiert-entsinnlichte Welt findet sich im Wiederbedenken der *physis* bei Freud, Bloch, Heidegger und in deren Wiedererinnerung der Überzeugung von uralten Autoritäten, im Wiedererkennen eines Sinns von Welt, der vor dem rationalen Denken liegt. Der Wiedererinnerung einer über das Rationale hinausweisenden Bedeutsamkeit von Welt ist die Freilegung der Metaphorik der Zahl verbunden. Zahl erweist sich als mythisch wie das mythische Wort, das eine Geschichte ausspricht, wie sie ist, gewesen war und sein wird, oder struktural ausgedrückt: Es ist im mythischen Wort eine Erzählung, die jeweils wiederholt, was einst (im mythischen Vorfall) gewesen war, einst (immer wieder) sein wird. Im mythischen Wort wiederholt sich eine Geschichte immer wieder aufs Neue, situiert sich jeweils in der »circumstantia«, eingebettet in die Umstände der historischen Zeit, die die mythische Zeit in die lebendige Erinnerung ruft – wenn im Bewußtsein einer Zeit die Verbindung zum mythischen Wort nicht abreißt.

Freud bringt in seiner Deutung des Unheimlichen als Verdrängt-Heimisches[672] der Moderne den Mythos der Zahl wieder zu Bewußtsein.[673] Die eine Figur der Moira oder der Ananke als Inbegriff des Naturmythos, »der naturnotwendigen Ordnung im Menschenleben«,[674] zeigt er in ihren verschiedenen Entfaltungen, die aus der Einheit in die Zweiheit

671 Siehe auch Bloch, 1977.
672 Freud, GW XII, S. 227.
673 Freud, GW X, S. 24f.
674 Freud, GW XII, S. 24f.

und aus der Zweiheit in die Dreiheit auseinandertreten. Diese Zerlegung der verdichteten Einheit der einen Ananke in die drei Moiren (Lachesis, Klotho, Atropos) verdeckt die gegensätzlich gefügte Figur der einen, ursprünglichen Gottheit, in der Zeugung und Vernichtung, Befruchtung und Tod, zusammenfallen. Es ist der erste und letzte Ort des Menschen, vor den Freud das Subjekt stößt; es ist der ausgebärende Schoß der *materia,* die ein jedes zurücknimmt (Bloch). Und die Entstellung der einen Gottheit in die drei Gestalten verdichtet sich im vierten Element wieder in die ursprüngliche Einheit: das Weibliche als Erzeugerin, Geliebte und Verderberin (Todesbringerin) des Menschen; die mütterliche Erde als Heimat des ersten und letzten Aufenthaltes.[675] Psychoanalyse entreißt das mythische Wort dem Vergessen, ist subversiv in der Wiederbesinnung des Entzogenen, des im entsinnlichenden Diskurs der Moderne Verschwundenen. Und in der Philosophie Heideggers wird diese »Sagekraft« des Wortes immer wiedererinnert. Heidegger bedenkt die Einheit in der Vierheit als das »Geviert«: »Aus einer ursprünglichen Einheit gehören die Vier: Erde und Himmel, die Göttlichen und die Sterblichen in eins.«[676] Diese »Einfalt der Vier« ist die aus der Entstellung in die Vielfalt zurückgeholte Einfalt des einen Gottes, der Aufgang und Untergang, Leben und Tod in sich birgt.

2.8 Die Tradition des rationalen Diskurses: Die Entfernung der *physis* – die Entsakralisierung des heiligen Ortes und die Sakralisierung des Denkens in der Aufklärung

Im ersten Teil von Descartes' Traum stellt sich die Entscheidung seines Lebens dar, der zweite und dritte Teil sind Ausarbeitungen des ersten, Ausdruck von Legitimation und Begründung dieses existentiellen Akts. Der dritte Teil des Traums enthält zugleich den unaufhebbaren Widerspruch zwischen poetischer Wahrscheinlichkeit und wissenschaftlicher Wahrheit; er stellt aber auch den unauflösbaren Wider-

675 Siehe Freud, GW X, S. 37 und GW XII, S. 259.
676 Heidegger, 1967, II, S. 23.

spruch zwischen dem skeptischen und tragischen Denken der Antike und dem rationalen Diskurs Descartes' im Umbruch zur Moderne dar.
Im Mittelpunkt des ersten Traums steht die Unerreichbarkeit des heiligen Ortes, der Kirche des *collège,* in der Descartes in seiner Bedrängnis Zuflucht und Hilfe zu finden hoffte. Der erste Gedanke in seiner Not war, ein Gebet dort zu verrichten. Die Anrufung des Gottes konnte Descartes in der Erfahrung der traumhaften Rede nicht mehr gelingen. Im Wachzustand betete er aber flehentlich zu Gott, ihn vor der Strafe für seine Sünden zu bewahren. In der bewußten Rede konnte er darüber reflektieren, daß der ihm beim Übergang vom Schlafen zum Wachen spürbar gewordene Schmerz das Werk böser Geister sein könnte, die ihn verführen wollten. Der Zweifel Descartes', ob es das Werk böser Geister war, was ihm schmerzhaft beim Aufwachen widerfuhr, könnte auch der grundlegende Zweifel Descartes' in der Verschiebung auf dieses Detail sein, ob es nicht das Werk böser Geister war, die ihn nicht mehr zur Kirche des *collège,* zur Anrufung des Gottes kommen ließen. Die Anderen konnten sich nämlich an demselben Ort auf den Beinen halten, an dem er nicht mehr auf den Füßen stehen konnte. Die Sünde Descartes', derentwegen er befürchtete, den Blitz des Himmels auf sich zu ziehen, scheint gerade im Hinblick auf diese Vernichtungsangst eine existentielle Verfehlung auszudrücken. Die Entscheidung Descartes' im Traum, den Weg zur Kirche nicht mehr zu nehmen, verbirgt sich in einer lärmenden Symptomatik von Bewegungsstörungen, einer phobischen Vermeidung, welche die Exposition des Wunsches an diesem Ort unterbindet. Das phobische Vermeidungsritual lähmt die Bewegung in der Angst vor jenem Ort, an dem sich die Wünsche zeigen könnten, die das Subjekt in solche Angst versetzen. Die gewaltsame Entfernung Descartes' von jenem Ort scheint der Gewalttätigkeit zu entsprechen, die an jenem Ort zum Vorschein kommen könnte. Descartes hatte also guten Grund, sich der Kirche des *collège* fernzuhalten, den Ort nicht zu betreten, an dem sich das Maß seiner Verfehlung hätte offenbaren können im Vergessen des Gebotenen: die Macht seines Gegenwillens gegen den Heilswillen Gottes, die Macht seines (Selbst-)Schöp-

fungsplans gegen den göttlichen Heilsplan. Und diese narzißtische Thematik der Entsakralisierung des heiligen Ortes und der Sakralisierung des menschlichen Denkens – ein Jahrhundert vor Swift und de Sade – weist in die eigentliche Dimension dieser Auseinandersetzung am Beginn der Moderne.
Die Entfernung des heiligen Ortes ist im Subjekt- wie im Objektverhältnis zu lesen: es ist die Entfernung des Ortes durch Descartes als Subjekt des Handelns, und es ist die Entfernung von Descartes als Objekt des Geschehens. Auf dem Niveau einer stereotypen Konkretion[677] von Symboldeutungen wird diese Doppelbödigkeit von Entfernung in der Weise gedeutet, daß Descartes nicht zur Kirche gelangen konnte, weil er sich aus Potenzangst in infantil-regressiver Weise entfernen muß, um das inzestuöse Begehren gegenüber der Mutter zu vermeiden. Durch diese naive Identifizierung von Kirche und Mutter wird die ganze Dimension der religiös-narzißtischen Thematik entfernt, der eigentliche kulturgeschichtliche Vorfall eines revolutionären Umbruchs in der Denktradition übersehen und eingeebnet auf ein biographi-

677 Die vorliegenden orthodox-stereotypen Deutungen dieses Traums (Schönberger, 1939; Wisdom, 1947 u.a.), ihre naive Beschränkung der Konfliktkonstellation auf den Ödipuskomplex Descartes' können in solch banaler Schematisierung der kulturgeschichtlichen Dimension dieses Vorfalls nicht gerecht werden. Luise von Franz (1952) hat von psychoanalytischer Seite als einzige eine tiefreichende Interpretation der Träume Descartes' vorgelegt, zeigt sich aber darin begrenzt, daß sie dem System der kollektiven Psychologie verhaftet bleibt, obwohl sie alle Ansatzpunkte einer umfassenden kulturgeschichtlichen Bedeutung im psychoanalytischen Sinne aufweist. Diese Jungsche Sicht läßt sie durch eine sublimierte Anschauung an der zugrundeliegenden, aus der Triebnatur hervorgehenden psychologischen Problematik vorbeisehen; das heißt, der Blick auf das eigentliche Materieproblem, den stofflichen Triebgrund, bleibt versperrt. So wird die Sicht auf das Elementar-Mütterliche eines sexuellen Stoffbegriffes nicht freigelegt, weil das Mütterliche (die *materia*) nur in der Symbolisierung, in vergeistigter Form, interpretiert wird. Dadurch wird übersehen, daß Sublimierung die Entfernung des Körpers ist. Die Jungsche Sicht spiritualisiert den Körper in gnostischer Weise, »verbrennt« ihn im Feuer des Geistes – wie Descartes.

sches Moment ödipal gestörter Objektbeziehungen. Indem die Dialektik der Entfernung nicht aufgenommen wird, bleibt unbegriffen, daß die Entfernung Descartes' zugleich die Entfernung des heiligen Orts dialektisch verwickelt. Descartes war sich bewußt, daß er, der in den Augen der Menschen ein makelloses Leben geführt hatte, vor den Augen des Gottes nicht bestehen konnte und daß seine Sünde eine Verfehlung von einem Ausmaß war, die die Vernichtung durch den Gott auf sich ziehen mußte. Die Verfehlung scheint von solcher Unbotmäßigkeit gegenüber dem von Gott Gebotenen gewesen zu sein, daß die Vermutung nahegelegt ist, Descartes hätte an jenem Ort, von dem er sich entfernen mußte, versucht sein können, den Gott zu entfernen. Der Göttersturz war von jeher der schlimmste Frevel, und die Ersetzung des alten Gottes durch einen neuen war immer das Werk von gottgesandten Auserwählten, menschgewordenen Göttern. Und im Traum Descartes' gibt es Zeichen für diese Auserwähltheit, einzigartige Größe und für die Vision eines neuen Glaubens (im Traumelement der Melone).

In der Analyse des ersten Traums, der den Kern des gesamten Traums darzustellen scheint, enthüllt sich dessen tieferer Gehalt, wenn die innere Beziehung zwischen Wind und Kirche geklärt wird.
Auf seinem Weg zur Kirche geht Descartes an einem Bekannten vorbei, ohne ihn zu grüßen. Als er wieder umkehren wollte, um sich gegen ihn höflich zu zeigen, wurde er von dem Wind, der in die Richtung wehte, wo sich die Kirche befand, mit Gewalt zurückgehalten. Descartes wurde von dem Wind fortgerissen, der gegen die Kirche wehte, so daß er nicht umkehren konnte, um den Anderen, der gegen den Wind vorankam, einzuholen und ihm Ehre zu erweisen. Descartes konnte also im Gegensatz zu diesem Anderen nicht gegen den Wind angehen, so daß eine Begegnung verhindert war. Die Vermeidung dieser Begegnung scheint einen inneren Konflikt von Descartes zu repräsentieren, sich mitreißen zu lassen von der Strömung der Zeit oder dagegen anzugehen. Es ist unwahrscheinlich, daß Descartes diese Symbolik des Traums, der einem Wachtraum nahekommt, nicht verstanden hat; vor al-

lem, da er bemüht war, für die meisten Szenen seines Traums Erklärungen abzugeben. So sind seine Auslassungen gerade dort von besonderer Bedeutung, wo die Szenen die zugrundeliegende Konfliktkonstellation andeuten. Descartes stand, wie überhaupt die Menschen seiner Zeit und seiner Bildung, in der Tradition eines Symbolverständnisses, wie wir es heute, am Ende eines kulturhistorischen Verdrängungsprozesses, nur durch mühsame Rückübersetzung wieder begreifen können. In der Erfahrung dieser Überlieferung mythisch-religiöser Anschauung werden Descartes wahrscheinlich die von der Interpretation ausgelassenen Stellen bewußt gewesen sein. So sind die Lücken als tendenziös anzusehen. Descartes' innerer Konflikt scheint sich in der Ambivalenz der Entscheidung zu situieren, sich vom Sturm der Zeit mitreißen zu lassen, der gegen die Kirche wehte, oder umzukehren, wie jener Herr, der es verstand, sich gegen die Zeit-Strömung zu wenden – wie Pascal.

Die Zensur, die zu Auslassungen im Text Descartes' geführt hat, ist vermutlich eine bewußt-kalkulierte Aussparung, da Descartes, wie es seinen Lebensgang auszeichnet, sich weder bekennen noch behaupten wollte; und dies nicht aus äußerer Not möglicher Verfolgung, vielmehr aus der inneren Not unaufhebbar anankastischer Ambivalenz: »Larvatus prodeo« – nur mit Maske trete ich auf. Durch diese bewußt offengelassenen Lücken in der Selbstschilderung des Traums war der eigentliche Konflikt in der Auseinandersetzung mit den tradierten Autoritäten ausgesetzt, deren er sich in der Nachkommentierung seines Traums im *Discours de la Méthode* auf dem Wege eines zwangsläufigen Ausgangs seines Denkprozesses entledigte. Descartes beschränkte sich in seiner Legendenbildung über die Auslegung des Traums auf die Legitimation seines Erkenntnisweges zur *scientia mirabilis.* Die Nähe zum Wachtraum und die rationalisierende Kommentierung seiner Träume ließen Freud zögern, der Aufforderung von Leroy[678] nachzukommen, auf die Träume Descartes' einzugehen. Freud äußerte sich in einer kurzen Erwiderung an Leroy bemerkenswert zurückhaltend, obwohl das von Descartes um-

678 Freud, GW XIV, S. 558.

fassend dargestellte, anankastische Material – und dies ist im Freudschen Sinne die vorliegende Rationalisierung – Freuds unbedingtes Interesse hätte finden müssen. Freuds Zurückhaltung ist um so bemerkenswerter, als er sonst aus der Interpretation von Texten, selbst wenn diese nur aus der kurzen Notiz einer Kindheitserinnerung wie im Falle Leonardo da Vincis bestanden, weitreichende Schlußfolgerungen über das Triebschicksal der betroffenen Personen sich zu ziehen erlaubte.[679] Im Falle von Descartes versagte er sich dies unter Hinweis auf fehlende Assoziationen Descartes' zu seinen Träumen, wo ihn gerade hier die Überfülle des Materials als Abwehrphänomen hätte stutzig machen und seinen Blick darauf lenken müssen, was die Auslassungen im Text Descartes' bedeuten. Die Wahrnehmung Freuds ist als psychoanalytische Methode dadurch ausgezeichnet, sich auf die Lücken des Textes zu richten. Freuds Argument der fehlenden Assoziationen scheint eine Rationalisierung zu sein und auf die eigenen Auslassungen rückzuverweisen, da Freud es auslassen wollte, die Konfliktkonstellation Descartes', des Begründers des rationalen Diskurses, zu analysieren. Hätte es ein Licht auf Freud und den rationalisierenden Diskurs der Psychoanalyse, die auch zur Tradition der Moderne gehört, geworfen, wenn er die Konflikte dieses ersten und großen Rationalisten beleuchtet haben würde?

Descartes scheint in seinem Ambivalenzkonflikt gewußt zu haben, daß der Sturm, der in Richtung zur Kirche hin wehte und ihn mitriß, das Werk »böser Geister« und nicht das Werk des göttlichen Geistes war – wie er beim Erwachen befürchtete. Der Geist der Zeit wehte gegen und nicht mit der Kirche, der Wind ging nicht mehr von der Kirche aus, und Descartes wußte, daß dieser Geist ihn gegen die überlieferte Autorität treiben würde. Deshalb löste es auch bei Descartes nach dem Aufwachen kein Befremden aus, daß er den Ort seines Begehrens, an dem er Zuflucht und Hilfe zu finden hoffte, nicht erreichen konnte; wo ihn der Wind, wenn er nicht des bösen Geistes gewesen wäre, doch von selber hingetrieben hätte. So wird im Widerspruch des szenischen Vorfalls deutlich, daß Descartes

679 Siehe auch Stern, 1968.

aufgrund innerer Angsthemmung diesen Ort nicht erreichen durfte, an dem er, vom bösen Geist getrieben, einen anderen Gott hätte anrufen können. Solche Deutungen sind um so näher gelegt, wenn wir bedenken, daß Descartes die Symbolik des Windes als Pneuma in seiner widersprüchlichen Gestalt kannte: das christliche wie das ihm zugrunde liegende gnostische Pneuma waren ihm aber auch durch sein Studium der philosophischen Schriften des Augustinus besonders vertraut.

Der gnostische Untergrund des cartesianischen Denkens

In der christlichen Trinität des Göttlichen entfaltet sich der eine Gott in die Dreifaltigkeit: Gott ist der Vater, Gott ist der Sohn und Gott ist der heilige Geist. Die Figur des heiligen Geistes zeigt sich im Zeichen der Taube, welche die Herabkunft des göttlichen Geistes auf den Menschen zum Ausdruck bringt, Gott und Mensch in unendlicher Liebe verbindet. Im Bild der christlichen Taube hat sich die phallisch-sinnliche Anschauung der Taube als erotisches Symbol, das Attribut der Aphrodite-Venus, sublimiert zu einem Attribut unsinnlicher Geistigkeit in der Verschiebung des irdisch-endlichen Eros auf eine unendliche geistige Liebe. Die Ausgießung des heiligen Geistes an Pfingsten, die Verzückung der vom Feuer des Geistes Erfüllten, über deren Häuptern die Flammen züngelten, offenbarte sich im Sprachwunder (Glossolalie) der Verzückten, die ekstatisch jeder Sprache mächtig waren, das heißt der Verkündung des göttlichen Wortes als Wort aller Worte fähig waren.

In der Entsexualisierung des christlichen Pfingsten ist die zugrundeliegende gnostische Anschauung nicht zu übersehen. Das Wort Gottes ist in der Gnosis der Samen, der als Ergießung von oben in die Welt kommt und auf der Erde die Schöpfung »kreißen« läßt – nach der Anschauung des Gnostikers Basilides.[680] Das symbolische Verständnis des Pneuma als *pneuma spermatikos* enthält in der gnostischen Anschauung sowohl seine unmittelbare sinnliche Erfahrung wie seine spirituelle Bedeutung. Das Pneuma als *logos spermatikos* macht die Mundhöhle in Analogie zu und in Verschiebung von der Gebärmutter zu den »eigentlichen Gefilden der Entstehung«.[681] In der Buchstäblichkeit des Wortes ist die Zunge der

680 Basilides, in Schultz, Dok. der Gnosis, 1986, S. 148.
681 Simon Magnus, in Schultz, Dok. der Gnosis, 1986, S. 69.

Phallus in diesem »Gefilde«; zugleich, in der Komplementarität der Symbolbildung, überträgt sich die sinnliche Anschauung in die allgemeine Bedeutung der Zunge als Schöpferkraft. Im Kontext dieser Komplementarität wird es begreiflich, daß der *coitus per os* als sinnliche Erfahrung sexueller Befriedigung zugleich auch in der Bedeutung der Herabkunft des Ergusses von oben als Sakrament bei den Gnostikern gefeiert wurde.[682]

Die Symbolik der Feuerzunge stellt die Zeugung dar in der Wortschöpfung, die sexuell erfahren wird. Die Zunge drückt die Zeugungskraft aus, und sie bedeutet schließlich (als Gehalt) Schöpferkraft und Schöpfermacht, wie es sich im Symbol des Phallus ausspricht. Die in der Höhle züngelnde Zunge ist in der Verschiebung von unten nach oben wie in der von oben nach unten ein Ursymbol hermaphroditischer Anschauung, das Bild der Vereinigung der polaren Grundelemente des Männlich-Weiblichen, des Geistes und der Materie, des Phallus und der Vulva. Und die Übertragung der in der Zungensymbolik enthaltenen Anschauung auf die züngelnde Schlange als Inbegriff der Symbolik des Bisexuellen steht in einer uralten Tradition. Der Feuervogel (Phönix) und die geflügelte Schlange, die geflügelten Phalli der Antike, sind zusammengehörige Gestalten derselben Bedeutungsreihe: die magischen Figuren der Gnostiker, Mischwesen aus Hahnenköpfen mit Phallusschnäbeln (der Hahn, das dem Hermes geweihte Tier), Menschenkörpern und Schlangenbeinen oder Schlangenkörpern mit Menschenbeinen, entsprechen dem antiken Mischwesen der geflügelten Schlangen, die sich in der Sphinxgestalt mit menschlichem Kopf, weiblichem Gesicht, dem Leib eines Löwen, dem Schwanz eines Stieres und den Flügeln eines Adlers darstellen und in der Bedeutungsreihe der feuerspeienden Vogel-Schlangen, Drachen-Vögel stehen. Es sind die mythischen Gestalten animalischer Sexualität, in der sich die kosmische widerspiegelt: im Bild vom Vogel Phönix wie im Bild der lernäischen Schlange Hydra zeigt sich die Unbezwingbarkeit des sexuellen Begehrens, das aus jeder Vernichtung (Kastration) seiner Potenz in der Befriedigung verjüngt hervorgeht;[683] und die Unermeßlichkeit der Wünsche, die Omnipotenz der Libido, wird sichtbar im steten Nachwachsen der züngelnden Schlangenköpfe. Der unsterbliche

682 Schultz, Dok. der Gnosis, 1986, S. 69.
683 Freud, GW XVI, S. 7f.

Kopf ist der Phallus selbst, in dem sich die Allmacht der Triebnatur, das mythische Wesen des Triebes in großartiger Unbestimmtheit kundtut.[684]
Die Lehre von der Gebärmutter, dem Gefilde der Entstehung in der oberen und unteren Bedeutung, ist die Lehre von der Schlange, die in sie eindringt und sie befruchtet; der Mund als die obere Urhöhle[685] repräsentiert die wahren Gefilde der Entstehung. Das Sperma galt dem Gnostiker als Schlange, die ihre eigentliche Bedeutung im Zusammenhang des größeren Geheimnisses der Urzeugung gewinnt, in der Zeugung des Menschen aus dem Menschen. Der erste Mensch ist der göttliche Zwitter (der Kugelmensch Platons) am Anfang des Weltgeschehens. Und dieser Hermaphrodit ist der vollkommene Mensch der Gnostiker, die dieses Mann-Weibliche auch als Jungfrau, Mutter und Hure gesehen haben, als Sophia-Achamoth (kabbalistisch) und Weltseele.
Am Anfang ist der Mensch, der Gott der Götter, und der zweite Mensch ist die Emanation des Menschen, der »Gedanke« des Menschen, der Sohn des Menschen. Und zwischen dem Licht, in dem Vater und Sohn sind, und der Finsternis ist Pneuma, der weibliche »Grund«, zu dem Vater und Sohn in gemeinsamer Liebe entbrennen und durch Bestrahlung (Besamung) den Gesalbten und seine Schwester Sophia zeugen. Das erste Weibliche, das die Gnostiker als Pneuma oder auch als heiligen Geist zeichneten, hat gehurt, da es zwei männlichen Wesen zugleich zu Willen war: »Sie war zuerst Jungfrau, dann Hure, dann Mutter, nämlich des Gesalbten, den sie zur Rechten, der Weisheit (Sophia), die sie zur Linken aus sich entließ. Während dieser Gesalbte mit seiner Mutter zugleich zum oberen Licht und zur Urgottheit zurückkehrte, versank die Weisheit auf der Suche nach ihrem Vater in die Finsternis, und aus ihr wurde... die Welt gebildet.«[686] Die versunkene Sophia ist Urmaterie ohne Licht, ohne Logos; sie ist der niedersinkende Grundstoff, der nur Stoff ist. Und diese »Natur« aus den abgesunkenen Elementen ist ohne Licht, das heißt ohne Logos, und bringt daher nur unvernünftige Wesen hervor. Sophia, das Pneuma, ist mit Eva und Maria oder der anderen

684 Freud, GW XVI, S. 8 und GW XV, S. 101.
685 Die Entsprechung dieser mythischen Vorstellung findet sich in der psychoanalytischen Theorie von Spitz (1956) über die Entstehung der Wahrnehmung in der Urhöhle des Mundes.
686 Schultz, Dok. der Gnosis, 1986, S. 64.

Gestalt beider, der Schlange, identisch, »der Mutter aller Lebendigen«, die von Adam als dem zweiten Menschen getrennt wurde.

Die dunklen Texte der Gnosis hellen sich auf, wenn wir ihnen in die Tiefe ihres Geheimnisses folgen. Die Gestalt des Pneuma in den drei Figuren von Jungfrau, Hure und Mutter bringt die Urzeugung, die Zeugung des Menschen der Menschen, zur Darstellung und drückt aus, daß die Ur-Materia mann-weiblich ist. Der Vater wie der Sohn sind einst die in diesem hermaphroditischen Körper und Kreislauf die ihr selbst gegenübergestellte Männlichkeit gewesen, mit der sie sich selbst begattet: das Geheimnis der Urzeugung ist diese Selbstvereinigung – es ist das in ewiger Selbstumarmung daliegende Weibliche (die Wahnbildung des Senatspräsidenten Schreber), die in immerwährender Selbstbegattung sich selbst genießende Jungfrau, Hure und Mutter. Und diese Entzweiung des einen Leibes, des ersten, mit Gott vereinigten Menschen, der Beginn der Weltschöpfung, führt zur Trennung von Licht und Finsternis, Materie und Geist, zur Herrschaft des dunklen und bösen Prinzips über die Welt.

Eine Analogie dieser gnostischen Lehre finden wir im Mythos von Adam, Eva und der Schlange. Das Geheimnis der Gnosis ist das Geheimnis der Schöpfung, ist die Urzeugung als absolute Entzweiung zwischen Licht und Finsternis, und ihre Erlösung ereignet sich in der Befreiung von der Körperwelt. Die Rückführung und Versammlung des in der materiellen Welt verstreuten Lichts, das in den Körpern der geschaffenen Welt durch den Geist der Schwere, die versunkene Sophia, abgesunken und zurückgehalten ist, vollzieht sich über die Reinigung der verderbten Materie, der schließlichen Erlösung des von seinem Körper befreiten Geistes in der ewigen Vereinigung mit dem Ur-Licht.

Das Geheimnis der Zeugung des Menschen aus dem Menschen, dem Gott der Götter, verweist auf das Geheimnis der Urzeugung: die mann-weibliche Mutter (Pneuma), der sich in Gestalt von Vater und Sohn ihre eigene Männlichkeit gegenüberstellt, mit der sie selbstgenießend in ständiger sexueller Vereinigung liegt, ist im Symbol der in ewiger Paarung zusammenliegenden, göttlichen Schlangen aufgehoben. Teiresias wurde geblendet und damit ein Seher, ein Erleuchteter, weil er den göttlichen Schlangen bei der Paarung zugesehen hatte. Die Strafe der Blendung durch Hera zog Teiresias sicherlich nicht auf sich, weil er, wie es die bürgerliche Nacherzählung des

Mythos[687] zu berichten weiß, die göttlichen Schlangen bei der Paarung gesehen hatte; nein: Teiresias hatte das Göttliche der Paarung, das Geheimnis des Gottes, die Urzeugung, erblickt. Auch der andere Aspekt des Mythos um Teiresias, daß er von Hera mit Blendung bestraft worden sei, weil er die Frage nach der größeren sexuellen Lust für die Frau entschieden habe, führt zur gleichen Ansicht zurück: der Einzigartigkeit einer weiblichen (urstofflichen) Lust, die sich in ewiger Selbstbegattung selbstgenießt.
Hermes, der vom Gott gezeugte Gott, der Sohn der Nymphe Maia, ist der Gott des Schlangenstabs, der miteinander verknüpften Doppelschlange, die diesen Doppelaspekt der göttlichen Paarung symbolisiert. Die Nymphen sind die weiblichen Naturgottheiten, Spenderinnen der Fruchtbarkeit, die Personifizierung der Vulva (griech.: nymphaion = die Grotte; nymphaios = das Brautgemach; lat.: nymphae = die Schamlippen, die zugleich das Mädchen, die Frau, symbolisieren). Die Nymphen und Sylven waren für den Alchimisten Paracelsus die »elementischen Wesen« in Luft und Erde, Feuer und Wasser. Für seinen Zeitgenossen Luther waren es verdammenswerte Geschöpfe: die Nymphen und Wechselbälge fürchtete und haßte er wie den Teufel. Hermes als Sohn der Nymphe Maia ist deshalb auch zu seiner besonderen Bedeutung in der Gnostik und Alchimie gelangt, weil sich in seiner Gestalt die Verbindung der oberen mit den unteren Regionen darstellt, durch das Attribut des Hermesstabs sich seine Zauberkraft ausdrückt und er durch die Zeugung des Sohnes Hermaphroditos mit seiner Zwillingsschwester Aphrodite für den Gnostiker und Alchimisten den Schöpfer des wahrhaft vollkommenen Menschen bedeutete. Nach ihm erhielt auch die gnostisch-alchimistische Philosophie den Namen des Hermetischen, und die Berührung mit seiner Insignie, dem Schlangenstab, der als Attribut großmächtigen Zaubers im Aronstab des Moses wiederkehrt, bewirkt Träume, Segen, Reichtum, Glanz und Anmut des menschlichen Werkes. Hermes, der Herold der Götter (griech.: hermeneus = der Herold, Verkünder, Ausleger und Erklärer, der einer privilegierten Klasse angehörte), war der Vielzüngige, der listige und schlaue Täuscher, der Falschzüngige und göttliche Dieb, in allen Dingen gewandt, mit allen Wegen vertraut, eignete er sich als Mittler zwischen Gott und Mensch. Und in dieser Eigenschaft

687 Vgl. Kerényi, 1984.

als Wegegeleiter war er auch Seelengeleiter (Psychopompos), als Todesbote ein Gefährte der schwarzen Nacht, der mit seinem Zauberstab die Menschen wecken konnte zu ihrem Segen und Gedeihen, aber sie auch »einschläferte« und zu den abgeschiedenen Seelen führte. Hermes wird in der gnostischen Entfaltung zum Hermes Trismegistos, zum Dreimal-Größten, das ist der Allergrößte: er ist eine Deckfigur des ägyptischen Hermes, des Gottes Thot (griech.: deud), des Gottes aller Zauberei und Täuschung, der Erfinder von Maß, Zahl und Schrift, der Affengott der Schreiber und Schriftgelehrten – er ist der Gott der Hermeneuten. In der gnostischen Anschauung wurde Hermes vor allem zum Erlöser der Seele, die er mit der Wunderkraft seines magischen Stabes aus dem Verlies der Materie befreite und sie dadurch dem Geist des Lichts zurückgab. In dieser Sicht wird Hermes mit Logos identisch, mit dem mythischen Wort, das erzählt, wie es war, ist und sein wird. In weiterer Übersetzung: Der Mensch, so wie er ist, im Kerker seines Körpers, wird durch den Zauberstab des Hermes wieder sein, was er gewesen war, der mit dem Urlicht vereinigte Mensch, der Mensch des Menschen.

Die Rückübersetzung aus der Philosophie des befreiten oder versöhnten Subjekts in die theologische Anschauung von Wiederaneignung als Wiedervereinigung mit dem ursprünglichen Selbst eines egokosmischen Ichs (Federn), in dem Schöpfer und Geschöpf identisch sind, erweist, daß Philosophie je schon eine Übersetzung religiöser Anschauung ist. Das Ideal eines befreiten Subjekts, das in Wiederaneignung seiner selbst aus der Entfremdung zum versöhnten Selbstbewußtsein gelangt, treibt die philosophische Tradition bis Hegel und Marx; ausgehend von der religiösen Vorstellung des Sündenfalls als Entfremdung von Gott, ersetzt im philosophischen Term der Enteignung, in die das europäische Subjekt durch die Vorherrschaft der »platonischen« Wertauffassung, der Trennung von Ideal und Realität, gedrängt wurde.[688]
Im Marxschen Idealismus tritt an die Stelle des erleuchteten Bewußtseins des Subjekts das Proletariat als revolutionäre Klasse, das die Vorwegnahme der befreiten Menschheit in der Erleuchtung durch die Avantgarde der Partei darstellt. Im

688 Siehe Vattimo, 1986, S. 29.

Diskurs der Moderne, die sich als Vollender der Aufklärung begreift, zeigt sich das Begehren nach Wiederaneignung des Enteigneten in der Vorstellung einer apriorischen Kommunikationsgemeinschaft, die unbegrenzt, das heißt idealiter total und widerspruchsfrei gedacht ist.[689] Hier wird deutlich, daß das religiöse Moment der Erleuchtung beziehungsweise der Wiedervereinigung mit dem göttlichen Urlicht – Hegels absolutem Geist – seine Übersetzung in endlose Ersetzungen philosophischer, heute soziologischer Abstraktionen, das ist die Entfernung der sinnlich-religiösen Anschauung, gefunden hat.

Seit Nietzsches, vor allem Heideggers Aufhebung des gründenden Denkens ist offenbar, daß die Philosophie als Methode der Reflexion keine Sätze beweisen, keinen Wahrheitsbeweis führen kann, daß sie vielmehr eine Methode der Entbergung des Verborgenen, eine Reflexion der Bedingungen der Erfahrung ist, denen das Subjekt ausgesetzt ist aufgrund der »Überlieferung« einer wandelbaren Welterfahrung. In diesem Sinne ist Philosophie eher ein »erbaulicher« oder »ästhetischer« Diskurs, »insofern er keine Schlüsse zieht, sondern unsere dingliche Erfahrung verdichtet und bereichert und mit erweiternden und ›überwindenden‹ Verweisungen kompliziert«.[690]

Die Frage nach der Sinnhaftigkeit führt immer auf das »religiöse Problem« zurück und ist auch nur im Bereich des Sakralen beantwortbar. Sinnstiftung bedarf immer des religiösen Moments. Psychoanalyse ist in ihrer Praxis wie in ihrer Theoriebildung dem Mythos unverstellter näherliegend, da sie aufgrund ihrer notwendigen Konfrontation mit der Triebnatur vom Begehren des Subjekts nicht absehen kann und ihr die Entfernung in die Abstraktion des Denkens versperrt bleibt; auch wenn Psychoanalyse heute in ihren vielfältigen Rationalisierungen, die sich als jeweils neue Theorien einführen möchten, der Auseinandersetzung mit den Trieben zu entziehen versucht. Der Denkzwang ist hier zwar nicht in derselben Besetzung wie dort im rationalistischen Diskurs am Werke, die grundlegende Tendenz teilen jedoch beide Methoden der Reflexion: der Transzendierung zu entgehen und den notwen-

689 Vgl. Vattimo, 1986.
690 Vattimo, 1986, S. 28.

digen Rückgang auf die in unserer Sprache und kulturellen Tradition eingeschriebene Bedingung von Erfahrung zu überwinden durch Rückgriff auf apriorische Gegebenheiten – heute das Apriori der Sprachgemeinschaft. Die Verwerfung der Tradition, in deren Netz wir »gefangen« sind und in deren Netz »uns gegeben« ist, was uns in der Sprache überliefert ist und Welterfahrung bedingt,[691] ist die Auslieferung des Subjekts an das herrschende Jetzt. Und die Aussetzung jeder vom Subjekt noch auszuschöpfenden Sinnmöglichkeit des Überlieferten durch die Entschlagung des Tradierten ist die Beschränkung auf das aktuell Gegebene – in der Selbstlegitimation eines aufgeklärten Standortes bloßer Selbstgewißheit des Denkens. Wenn auch die Ersetzung von der Abhängigkeit überlieferter Mächte mystifiziert wird in purer immanenzphilosophischer, rationalistischer Auslegung von Welt, so ist die Unbedingtheit des aufklärerischen Glaubens in der totalitären Tendenz der Entfernung einer jeden anderen Autorität als der rationalistischen unabweisbar und kennzeichnend für die Tendenz der Moderne.

Diese totalitäre Tendenz eignet auch der Psychoanalyse, wenn sie sich als rationalistische Aufklärungspsychologie verstehen möchte und davon absieht, daß sie ein System von Überzeugungen darstellt. Ihr Glaubensanspruch wird um so totalitärer, je mehr die Psychoanalytiker von ihrer Überlieferung durch Freud absehen möchten und je zwingender sie ihre Überzeugungen als ein rationales Erklärungssystem mit dem Anspruch auf zu beweisende Sätze legitimieren möchten. Die totalitäre Tendenz der Psychoanalyse entstammt ihren verleugneten »Glaubensgrundsätzen« und bewirkt die Glaubenskämpfe in der Geschichte ihrer Bewegung zwischen den Anhängern des richtigen Glaubens gegen die vom wahren Glauben Abtrünnigen. Dem entspricht der irrationale Zug einer Psychoanalyse, die auf dem Wege ihrer Rationalisierung ständig einer Produktion von Unbewußtheit ihres Begehrens unterliegt. In Art einer anal-sadistischen Reaktionsbildung kann sie die Übermächtigung des anderen Denkens mit gutem Grund und Gewissen betreiben aufgrund eines Richteramtes

691 Vgl. Vattimo, 1986.

der aufgeklärten Vernunft, das sich seit Descartes auf der Selbstgewißheit eines Verstandes ohne Leitung eines Anderen gründet.

Im Diskurs der Moderne, von der Psychoanalyse ein Teil geworden ist, geht zwar der Streit um die zu beweisenden Sätze, aber der lärmende Kampf um die Wahrheiten ist eine Verschiebung anderen Orts; in »Wahrheit« geht es um das Bekenntnis zum wahren Glauben, und der Irrglaube ist immer schon die Abweichung vom rechten Glauben. Die Moderne trägt eben ihre Glaubenskriege im rationalisierenden Diskurs aus, aber der Ungläubige erleidet heute nicht das Schicksal physischer Vernichtung, er wird dem sozialen Tod durch Aussonderung aus der Glaubensgemeinschaft der Wissenden überantwortet. Die Aufklärung der Abhängigkeit von den mythischen Mächten wird zur Mythologie. Die Erzählung von der Entledigung der Tradition wird zur Überlieferung der Macht der Aufklärung, deren mythische Bedeutung sich in der verkündenden Rede eines sakralen Richteramtes der aufgeklärten Vernunft offenbart. Dieses Priesteramt wird von ihren Repräsentanten heute unbewußt gehandhabt, wie die Inquisition von den Vertretern des Heiligen Offiziums bewußt gehandhabt wurde: aufgrund der Autorität des Richteramtes legitimiert sich für den Aufklärer das Urteil über Orthodoxie oder Häresie. Die Verleugnung dieser religiösen Tradition läßt ihn gerade diesem irrationalen Geist anheimfallen, den er rational austreiben möchte.

Die Analyse der Tradition unbewußter Abhängigkeiten des Ichs von den überlieferten Mächten, die im Über-Ich fortwirksam sind, hat aber Freud zurückverfolgt bis zu den Uranfängen der Menschwerdung. Und die Entdeckung dieses mythischen Niederschlags, der in jedem historischen Ich als Reinkarnation im Ödipusgeschick wiederkehrt, hat die verdrängten uralten Mächte und die unbewußte Abhängigkeit des Menschen von ihnen als das bestimmende Moment der Kultur- und Subjektwerdung des Menschen zu Bewußtsein gebracht. Die Analyse der Abhängigkeit von den überlieferten Mächten zeigt, daß die Bedürfnisse nach Weltauslegung, das heißt Sinnstiftung, immer schon sakral sind und nur sakral befriedigt werden können und daß Philosophie wie Psycho-

analyse nur Übersetzungen, Ersetzungen sakraler Weltinterpretation darstellen. Seit Descartes besteht durch die Einführung des Verstandes ohne Leitung eines Anderen die Aufspaltung des im Denken selbstgewissen Subjekts, des philosophischen Subjekts und des davon geschiedenen, religiösen Subjekts. Und gerade diese Aufspaltung steht in der Tradition des manichäischen Denkens, der Zerreißung von Stoff und Geist, der Zerlegung der Welt in reinen Geist und unreine Materie.
In der gnostischen Anschauung bildete sich die Welt durch Entzweiung des hermaphroditischen Körpers, in dem das Pneuma (das Weibliche) sich mit der eigenen Männlichkeit in Gestalt von Vater und Sohn vereinigte. Aus dieser Vereinigung schied das Pneuma zur Rechten den Gesalbten und zur Linken die Sophia aus. Der Gesalbte kehrte mit seiner Mutter zugleich zum oberen Licht, zur Urgottheit zurück. Sophia versank in die Finsternis und aus ihr bildete sich die Welt der Materie: die versunkene Sophia ist Urmaterie, der niedergesunkene Grundstoff. In der Doppelgestalt des Gesalbten, der mit seiner Mutter zum oberen Licht aufsteigt, und der Sophia, die auf der Suche nach ihrem Vater in der Finsternis versinkt, scheiden sich die beiden Weltprinzipien des aufgestiegenen, hinter der Schöpfung ruhenden Lichtgottes und des abgestiegenen, dunklen Gottes der Materie.
In der christlichen Mythologie wird die Herkunft des Bösen durch die *privatio boni*, durch den Abfall Luzifers von Gott begriffen, in dessen Allmächtigkeit die Schöpfung der Welt gestellt ist, deren Böses seinen Ursprung nur im Teufel, im Abfall von Gott hat. So bewahrt sich die christliche Theologie die Anschauung eines allmächtigen und guten Gottes der Schöpfung, entgeht aber nicht dem mit dieser göttlichen Allmacht unvereinbaren Widerspruch der Wirklichkeit des Bösen. Dieser unlösbare Widerspruch der christlichen Theologie und der absolute Dualismus gnostischer Anschauung löst sich in der Dialektik Jakob Böhmes, der ersten objektiven Dialektik seit Heraklit, daß das Helle des Dunklen bedarf, um offenbar zu werden, daß kein Ding sein kann ohne Widerwärtigkeit, daß es ohne Nein kein Ja gibt: »überall eins gegen das andere, nicht daß sich's feinde, sondern damit es dasselbe

bewege und offenbare«.[692] In der Aufklärung der Herkunft des Bösen entdeckt Böhme das Böse, das Teuflische in Gott selber: Gottes Gesicht ist das des Teufels, Gott ist »ein holder Teufel, der an der Grenzscheide lebt«, Gott und Teufel sind damit nicht mehr voneinander unabhängige Prinzipien. So wie Gott trägt auch die Natur und der Mensch das Zerstörerische und zugleich Schöpferische in sich – die Wirklichkeit des Gegensätzlichen. Es gibt keine Bewegung ohne Widerwärtiges, das Dunkle ist das Vehikel zum Sichtbarwerden des Hellen. Der Weltprozeß ist ein gebärendes Weib, und »die Schöpfung ist die Herausschaffung des centrum naturae in das corpus naturale, die Herausschaffung des Zentrums der Natur in das Korpus, in den Leib, in die Materialität der Natur, und dann, zuhöchst in das Corpus Christi«.[693] Diese Überwindung des christlichen Dualismus, nach dem das Gute um die Herrschaft über das Böse kämpft, hat eine Aufklärung der Herkunft des Bösen jenseits der christlichen Moral besorgt, wo das Zerstörerische die Möglichkeit des Schöpferischen und umgekehrt das Schöpferische die des Zerstörerischen in sich trägt.

Für die Freudsche Psychoanalyse ist eine solche dialektische Weltauslegung grundlegend; auch wenn Freud vom Dualismus seiner Triebtheorie spricht, so ist sie dennoch als dialektisches Prinzip seiner naturphilosophischen Anschauung zu begreifen. Die Rückbesinnung auf Empedokles dient der Legitimation seines Denkens, aber zugleich zeigt sich darin auch das Freudsche Naturverständnis in seiner vorsokratischen Bestimmung, im Bedenken des Wesens der Natur als *natura naturans*, Natur als schöpferisches Subjekt – vor der Entstofflichung des bei Sokrates anhebenden Begriffsdenkens. Im Gegensatzpaar von *philia* und *neikos* (Liebe und Streit) stellen sich für Freud die Grundprinzipien des Naturgeschehens dar, die er in Eros und Thanatos als bewegende Grundkräfte des Naturprozesses in der Natur des Menschen wie in der Natur der Welt wiederentdeckt. Durch Mischung und Entmischung dieser Triebe gehen die Erscheinungen der Natur hervor, aus dem Untergang des einen erzeugt sich der Aufgang des anderen. Die einigende Kraft des einen ist die auflösende und

692 Böhme, 1978.
693 Bloch, 1977, S. 239.

sondernde Kraft des anderen. Die Einheit stammt aus der Liebe, die Vielheit aus dem Haß, und der Naturprozeß der Welt und des Menschen ist ein ewiger Kampf zwischen diesen Grundtrieben, von denen jeweils die eine oder die andere sich durchsetzt und beherrschend wird.[694] Die Wechselseitigkeit im Ineinanderwirken polarisierender Kräfte, aus deren Wechselspiel die Lebens- und Welterscheinungen hervorgehen, ist ein Grundzug naturphilosophischen Denkens. Die Tradition dieses *physis*-Denkens ist von den Vorsokratikern über die Mystiker (Jakob Böhme) fortwirkend in den Denkern der Neuzeit (Nietzsche, Freud) und zeichnet eine Subversion in der Anschauung vom Wesen der Natur, die sich gegen die Entgeistigung der rationalisierenden Stoffauffassung der Moderne seit Descartes wendet.

Ein Jahrzehnt nach dem Auftreten Jakob Böhmes wird von Descartes im *Discours de la Méthode* wieder der Dualismus in der unversöhnlichen Aufspaltung von Stoff und Geist, in der Wiederaufnahme der manichäisch-christlichen Tradition – der Dualität von Körper und Seele – fortgeführt und zur Grundlegung des Denkens der Moderne. Die gnostische Philosophie der bösen Materie und des reinen Geistes findet ihre Wiederauferstehung im modernen Denken der unüberwindlichen Differenz zwischen der *res extensa*, der seelenlosen Materie, und der *res cogitans*, dem beseelten Geist. Die Entstofflichung des Denkens in der Moderne entspricht dem gnostischen Haß auf den verderbten Körper, des vom eigentlichen Ich oder der wahren Person unterschiedenen Gegenstandes, dem für den Gnostiker fremden und unpersönlichen Ding seines Körpers. Das Ich ist bei Descartes ein denkendes Ding und der Körper ein von der Wesenheit seines Ichs abgetrenntes, ausgedehntes Ding, eine »Gliedermaschine«, »die man auch an einem Leichnam wahrnimmt und die ich als Körper bezeichnete«.[695] Das *cogito* des Descartes ist die Verneinung eines Körpers, dessen Wirklichkeit nur als Trugbild dämonischer Sinnestäuschung in Erscheinung tritt. Das körperliche Ding ist eine Chimäre, vor dem sich Descartes entschlossenen Sinns in acht zu nehmen hat, um nicht von jenem Betrüger hintergangen zu

694 Siehe Freud, GW XVI, S. 92.
695 Descartes, Meditationen, S. 19.

werden, so mächtig und so verschlagen er auch sein möge.[696] Descartes ist der Philosoph des lutherischen Teufels, der den Körper zum betörenden Trugbild macht. Der Exorzismus der verderbten Materie im cartesianischen Rationalismus ist – über diese Maskulinisierung des Denkens hinaus – eine grundlegende Verneinung der schöpferischen Kraft der materialen Elemente, des materialen analogischen Denkens.

Die Descartessche Isolierung der Körperwelt vom Geist, die Entseelung der Materie, ist die Voraussetzung ihrer totalen Vergegenständlichung, indem sich der Beobachter aus der konaturalen Erfahrung mit dem zu Beobachtenden herausstellt und das Beobachtete reduziert wird auf seine machinale Funktion. Unter der Bedingung der Betrachtung des menschlichen Körpers als Maschine, »die aus Knochen, Nerven, Muskeln, Adern, Blut und Haut so eingerichtet und zusammengesetzt ist, daß, auch wenn gar kein Geist in ihr existiere, sie doch genau dieselben Bewegungen hätte, die jetzt in ihm nicht durch die Herrschaft des Willens und also nicht durch den Geist erfolgen«,[697] lassen sich die Beobachtungen machen, die die methodologischen Ansprüche auf Allgemeingültigkeit, Notwendigkeit und Nachprüfbarkeit erfüllen und durch die Reproduzierbarkeit der Naturvorgänge diese verfügbar und beherrschbar machen. Der Absolutismus der Methode, der seit Descartes herrschend geworden ist und für Wissenschaft schlechthin steht, hat sich an die Stelle des wissenschaftlichen Denkens gesetzt. Dieser »Vereinfachung« des Denkens, der Vereinheitlichung der Methode als Grundlage einer Einheitswissenschaft, verdanken sich der ungeheure Erfolg der Naturwissenschaften und die damit verbundene Entwicklungsverheißung und das materielle Glücksversprechen. Die Einlösung materieller Wohlfahrt gründet sich auf diese bürgerliche Wissensmacht. Unter der Bedingung einer *materia* als Leichnam, von dem man keine Antwort erwartet, konnte diese ungeheuerliche Entwicklung vor sich gehen, die den Menschen die Antwort der Natur solange übersehen ließ, wie es keine Grenze des Machbaren zu geben schien. Die Vorannahme einer toten Natur hat in Art einer »self-fulfilling-

696 Descartes, Meditationen, S. 16.
697 Descartes, Meditationen, S. 73.

prophecy« ihre Bestätigung gefunden in einer Wirklichkeit, die die Natur am Ende eines totalen Ausbeutungsprozesses als vernichtete antworten läßt.
Die Natur ist in der Anschauung der Gnostiker eine zu vernichtende: die Ausmerzung des Körpers ist das Ziel des Lebens. Und bei Descartes ist die Entfernung des heiligen Ortes – dargestellt im ersten Traum – ein Topos, der sich bei de Sade und den Dichtern der Moderne im Bild von der Entleerung des mütterlichen Körpers immer aufs Neue wiederholt. Der heilige Ort des mütterlichen Körpers wird zum Abort – der Schoß eine Latrine.

Der gnostische Körper als Kadaver

In der Einstellung zu den Grundphänomenen des Lebens – Zeugung, Geburt, Tod – kommt der gnostische Haß auf die Materie zum Ausdruck. Der Körper ist Kadaver, Grab und Gefängnis eines zeitlosen Ichs, dem durch das Fleisch Gewalt angetan wird. Der Leib lastet auf der Seele und drückt das Ich in die Niederungen des Daseins. Er ist ein Werkzeug der Erniedrigung, des Leidens und des Vergessens, er stürzt die Seele in Verkommenheit. Und so ist der Leib grundsätzlich von Übel, Fleischlichkeit eine Erfindung Satans, das Böse selber, und kann deshalb nur Gegenstand eines unversöhnlichen Hasses sein. Und die Zeit, in der der Körper sein Leben auf der Welt auszuhalten hat, ist gleichfalls ein Werk des Bösen, von dem man sich befreien muß wie von seinem verderbten Fleisch.
Die Welt bietet sich dem Gnostiker als Ort des Verfalls dar, als Kloake, und die Hinfälligkeit alles Lebendigen wird ihm zum Signum allgemeiner Schlechtigkeit der materiellen Welt. Die Welt ist böse und verdammt, eine Schöpfung des Bösen, und der Mensch ist ein Fremder auf der Welt, die ihm fremd ist. Die Befreiung von dieser Welt sucht der Gnostiker durch Absonderung und Trennung; das Verlassen des Kosmos und die Rückkehr zur Wiedervereinigung mit dem Urlicht vollzieht er durch ein System des Sterbens und Hinscheidens, durch viele Tode in seinem Leben. Auf dem Weg ständig erneuerter ritueller Trennungen von seinem Körper sucht der Gnostiker die Erlösung in der Wiederaneignung des wahren Selbst jenseits

der Verliese seines Körpers zu finden. Die rituelle Vernichtung des Körpers wird entweder in totaler Askese (der unbedingten Abtötung jeder Fleischeslust, der sexuellen wie der alimentären) oder in totaler Ausschweifung (der orgiastischen Entledigung des Körpers) vollzogen. Ausschweifung wie Enthaltsamkeit dienen demselben Prinzip: der Vernichtung der Materie. Die weltbildende Macht des bösen Engels ist zugleich die Macht über jede Materie; es steht in der Macht des Bösen, die Rückkehr der Seele zum Licht aufzuhalten und die Seele nach jedem Sterben des Körpers in einem anderen zu reinkarnieren, solange die Seele ihr Maß an Verfehlung noch nicht erreicht hat, um der Gnade der Wiedervereinigung mit dem Guten würdig zu sein: »Deshalb droht notwendig der Seele die Verpflanzung, wenn sie nicht schon im ersten Verkehre dieses Lebens allen Verlockungen nachgibt. Denn die Verbrechen sind ein Tribut an das Leben. Und sooft muß die Seele in den Körper zurückkehren, sooft sie etwas ungetan gelassen hat, durch dessen Unterlassung sie in ihrer Freiheit behindert wurde.«[698] Die untergegangenen Seelen aus der Welt werden zu dem Fürsten, dem ersten unter den Weltbildnern, geführt, und er gibt solche Seelen einem anderen Engel, auf daß er sie in neue Körper einschließe; denn die Seele verläßt diesen Ort, die Welt, nicht, bis sie nicht den letzten Tribut gezahlt hat. »Keiner vermag der Macht der Engel, welche diese Welt gebildet haben, zu entgehen, und jeder wird von ihnen in neue Körper verpflanzt; es sei denn, daß er das Maß seiner Verfehlungen erfüllt hat. Und wenn nichts mehr davon fehlt, dann zieht die Seele befreit zu jenem Gotte, der über den weltbildenden Engeln ist; und derart werden alle Seelen gerettet. Wenn aber einige dem zuvorkommen und schon in einer Verkörperung in alle Verfehlungen aufgehen, dann kommen sie nicht nochmals in einen Körper; sondern da sie alle Verfehlungen erfüllt haben, werden sie von der Verkörperung befreit.«[699]
Die Verpflichtung zur Sünde, die sich in Orgien und beliebigen Delikten niederschlug, war auf die Vernichtung des Einzelnen und der Gattung gerichtet, auf die Entmaterialisierung der Welt und die Aufhebung der Schöpfung – eine Tendenz der Moderne, die sich aus ihrer Latenz bei Descartes jetzt herausgebracht hat zu ihrer Endgültigkeit.
Der Grund für die Verfolgung der essentiellen Phänomene des

698 Karpokrates, in Schultz, Dok. der Gnosis, 1986, S. 158.
699 Karpokrates, in Schultz, Dok. der Gnosis, 1986, S. 159.

Lebens (Zeugung und Geburt) durch die Gnostiker ist im Zusammenhang zu sehen mit der Bedeutung des Namens der Materie. *Materia* heißt Quelle, Stoff und Ursache, *mater* heißt Quelle, Schöpferin und Mutter. Materie bezeichnet Schwangerschaft oder Geburtsraum, indem etwas entsteht, was vordem nicht war; Materie bezeichnet etwas, das im Schwange ist. Sie ist die »Maßgabe des Möglichen« (*to dynaton*), in weiterer Bestimmung faßt sie Aristoteles als *dynamei on*, als dauerndes In-Möglichkeit-Sein.[700] Diese aristotelische Auffassung des Materie-Begriffs setzt sich in der Gnosis fort, aber Materie ist hier buchstäblich genommen in ihrer substantiellen Bestimmung – fern der leblos-mechanisch gedachten »bürgerlichen« Materie. Die Austreibung der Materie wird hier zur Verhinderung der Befruchtung und zur Abtreibung der Frucht. Die rituellen, orgiastischen Praktiken dienten dem Verzehr der Materie: die Gnostiker verzehrten bei der Begattung, die sie als heilige *communio* feierten, den geflossenen Samen; sie verzehrten das Monatsblut der Frauen, aßen die abgetriebene Frucht, die sie unter sakramentaler Vorstellung als Erguß des Bruders zu sich nahmen. Die Gnostiker vernichteten die Materie durch Verzehr ihrer Absonderungen, deren sie sich durch Auszehrung aller Lebenssäfte orgiastisch zu entledigen suchten.[701] Der traditionelle Verzehr des Ahnen (im rituellen Opfer) zur Einverleibung seines Geistes findet seine absolute Negation in der paradoxen heiligen *communio* der Gnostiker, die den Samen bei der Begattung verzehren, um die Schöpfung zu verhindern, oder die Frucht verzehren, um den Kreislauf der Schöpfung aufzuheben. Die Unterbrechung der Verkettung des Lebens ist die Austreibung des Bösen, die Auslöschung der Urschuld: die Wiederaneignung absoluter Reinheit des Geistes verdankt sich der absoluten Vernichtung des unreinen Körpers. Die Erlösung der Seele aus der Finsternis endlicher *materia* ist ihre Befreiung in der ewig andauernden Wiedervereinigung mit dem absoluten Ur-Geist: dieses Ideal eines selbstgewissen Geistes ist das Moment des Rationalismus. Und das befreite und versöhnte Subjekt der Aufklärung – am Ende eines als Wiederaneignung des Entfremdeten gedachten Prozesses – entspringt dem entsakralisierten, manichäischen Denken der Moderne.

700 Bloch, 1977, S. 142.
701 Epiphanius, in Schultz, Dok. der Gnosis, 1986, S. 62f.

Mit der Auffassung von *materia* als Leichnam vollzieht sich durch Descartes eine grundlegende Umwertung der Beziehung des Menschen zu den Objekten der Welt: insofern *materia* seelenloses oder totes Objekt ist, erhält der wissenschaftliche Mensch die Legitimation, sich durch Isolierung von dieser niederen Körperwelt zu befreien zum Zwecke der Gesunderhaltung der Geisteskraft, zum Nutzen eines gesunden Verstandes (Descartes), dessen Erleuchtung in der Gleichsetzung des *lumen naturale* mit der göttlichen Vernunft die endgültige Trennung vom niederen Körper anzeigt, das ist die Wiedervereinigung mit dem erhabenen Urlicht. Und diese »Erhaltung der Gesundheit« ist in der »Praktischen Philosophie« Descartes', die vom Nutzen für das Leben des Menschen gezeichnet ist, das bestimmende Moment: statt der spekulativen Philosophie die praktische, welche die Kraft und Wirkungsweise der Natur kennen lehrt, so daß der Mensch mit Hilfe geeigneter Techniken für den jeweiligen Zweck zum Herrn und Eigentümer der Natur werden kann. Ohne Zweifel ist die »Erhaltung der Gesundheit das erste Gut und die Grundlage aller anderen Güter des Lebens«.[702] Und Descartes verweist schon auf die Medizin, in der nach Möglichkeit ein Mittel zu suchen sei, das die Menschen ganz allgemein weiser und geschickter mache, als sie bisher gewesen sind.
Die Medizinalisierung des Denkens, die Gesunderhaltung der Vernunft, setzt Vernunft als gesunde Vernünftigkeit gegen den Körper als Unvernünftig-Animalisches, als den Ort ungesunder Triebe. Die Scheidung von *ratio* und *irratio*, von bewußt und unbewußt, wird hier begründet. Descartes' Bemühung um die Differenzierung von Wach- und Traumbewußtsein zeigt an, daß nun die Phänomene, die für gewöhnlich dem logifizierten Denken zugänglich sind, zum Maß der herrschenden Rationalität werden, während alle anderen Phänomene der menschlichen Geistestätigkeit als ungewöhnliche zum Gegenstand der Forschung werden. Und dies führt zur wissenschaftlichen Legitimation der Ausschließung der ungewöhnlichen Phänomene, indem das wissenschaftliche Bemühen darauf gerichtet ist, das noch Ungewöhnliche in die

702 Descartes, Discours de la Méthode, S. 101 f.

gewöhnliche Rationalität einzuschließen, um jede Störung der gesunden Vernünftigkeit auszuschließen.
Der Medizinalisierung des Denkens verdankt die Psychoanalyse auch ihr öffentliches Interesse, weniger ihrem klinischen Pragmatismus, der von den internen Kritikern der Psychoanalyse allzuleicht identisch gesetzt wird mit Medizinalisierung, um die Täuschung über die grundsätzliche Funktion der Psychoanalyse für die Gesellschaft – die Unterwerfung der Libido unter die *ratio* – aufrecht erhalten zu können. Diese Tradition der Medizinalisierung des Denkens in der Aufklärung finden wir auch bei Freud in seiner Anschauung von der psychoanalytischen Arbeit als Trockenlegung der Zuidersee, als Eindämmung der Fluten und als Bewußtmachung des Unbewußten, um es der intellektuellen Verwerfung auszusetzen. Und diese Medizinalisierung ist zur bestimmenden Tradition der psychoanalytischen Bewegung geworden. Durch den Angriff auf die klinische Pragmatik kann bequem davon abgesehen werden, daß die eigentliche Medizinalisierung im Aufklärungsmoment des Bewußtmachungsprozesses liegt, wenn nicht über den Standort entschieden ist, von dem aus Aufklärung geschieht. Heißt, »Wo Es war, soll Ich werden« die Herstellung eines selbstgewissen Subjekts im identitätslogischen Sinne, indem der Analytiker als Sprachlehrer der gesellschaftlichen Anpassung jedes Begehren des Subjekts dem Gesetz der Vereinheitlichung, der Integration unterwirft, um die erwünschte trügerische Einheit und Beständigkeit des Ichs zu wahren; oder heißt, »Wo Es war, soll Ich werden« die Bereicherung des Ichs um das Es durch die Aufhebung der Selbstbeherrschung in der Aneignung des unterdrückten Begehrens, in der Enteignung der uniformen Ich-Identität Bereicherung durch verschiedene Identitäten. Darin läge die Aufhebung identischer Individualität und die Erfahrung multipler Individualitäten. Entgegen dem bürgerlichen Prinzip des Ein-für-allemal, nach dem das Ich mit seiner Maske identisch ist, konnte sich das Ich feudaler Mentalität in verschiedenen Identitätsmasken – und nicht Rollen – inszenieren. Das Ich feudaler Mentalität meint aber nicht das feudale Subjekt; sie hat die Möglichkeitsform eines Ichs vorbürgerlicher Mentalität im Auge. Das feudale Ritual des Spiels wechselnder Masken

mit Tausch der Identitäten gehört zum vorbürgerlichen Ich, so daß das aktuelle Ich sich seiner trügerischen Kohärenz jeweils bewußt bleiben mußte. Die Einheit des Charakters ist eine »Erfindung« des bürgerlichen Ichs: dagegen steht die Potentialität vielfältiger Ich-Individualitäten, die nicht mit dem empirischen Ich bestimmter Epochen und herrschender gesellschaftlicher Verhältnisse gleichgesetzt werden dürfen. Das Ich unter dem Aspekt feudaler Mentalität vermittelt noch eine Ahnung von dem, was das Ich sein könnte; wie das Ich des Freudschen Subjekts heute nur noch eine Ahnung von dem vermittelt, was menschliche Souveränität sein könnte. Erinnert man sich der feudalen Verkleidungsrituale des Ichs, so wird besonders fragwürdig, von welchem erkenntniskritischen (auch gesellschaftskritischen) Standort dem Analytiker das Subjekt seiner Erfahrung begegnet: in der Perspektive eines fiktiven Normal-Ichs, das immer schon auf Uniformität der Empfindung ausgerichtet ist und das unter der Fiktion von Einheit des Ichs eine Kohärenz im Anderen verfolgt, die der Kohärenz des Analytikers mit den herrschenden Werten der Sprachgemeinschaft entspricht.

Freud hat sich jedenfalls – entgegen der eindimensionalen Übersetzung der Erziehungsarbeit der Psychoanalyse durch die psychoanalytische Bewegung – immer in Widerspruch zum eigenen Diskurs gesetzt. Er ging davon aus, daß sich die Gesellschaft im Widerstand gegen Psychoanalyse befinde, denn sie kann »die rücksichtslose Bloßlegung ihrer Schäden und Unzulänglichkeiten nicht mit sympathischem Entgegenkommen beantworten«.[703] Das Ich des Analytikers kann sich bei der Aufklärungsarbeit potentiell immer im Widerspruch zur sozial geforderten Kohärenz bewegen. Das Ich des Analytikers bewegt sich darüber hinaus zu sich selbst in einem doppelten Widerspruch: der Analysand soll nicht über das kohärente Ich des Analytikers zur Kohärenz mit der Sprachgemeinschaft erzogen werden, auch nicht zur Kohärenz mit dem möglicherweise zur Gesellschaft inkohärent stehenden Ich des Analytikers. Der Analysand soll nicht zur Ähnlichkeit mit dem Analytiker oder mit der Gemeinschaft, sondern zur

703 Freud, GW VIII, S. 111.

Befreiung seines eigenen Wesens erzogen werden.[704] Das heißt, von der Perspektive des Analytikers ist es abhängig, ob das Es dem Ich zu eigen gegeben wird oder das Ich dem Es zu eigen gemacht wird. Und in diesem Zusammenhang ist es von essentieller Bedeutung, ob der Analytiker von der Realität eines fiktiven Normal-Ichs ausgeht oder das Normal-Ich als eine »Idealfiktion« begreift, der die Realität eines wesensgemäß abnormen Ichs entgegensteht.[705] Im Normalfall folgt der Analytiker bei seiner Erziehungsarbeit der Realität eines fiktiven Normal-Ichs, wie es die Kohärenz mit den herrschenden Werten der Sprachgemeinschaft ihm zu gebieten scheint. In dieser Hinsicht diente die »Aufklärungsarbeit« der Psychoanalyse der rettenden Selbstbewahrung des Bewußtseinslichts und der Erlösung von den Mächten der Finsternis – das Es wird dem Ich zu eigen gegeben. Die manichäische Idee von der Rettung der Lichtkeime, die in der Finsternis gefangen sind und der ursprünglichen Lichtwelt wieder zurückgegeben werden sollen,[706] ist die religiöse Kraft der Aufklärung, das sakrale Moment der Psychoanalyse. Diesem Moment verdankt Psychoanalyse unter anderem ihre gesellschaftliche Anerkennung, weil sie für das Leben der Gemeinschaft die Funktion erfüllt, die Abwesenheit des Religiösen zu verdecken und die Heilserwartungen der Gemeinschaft durch den Glauben an psychologische Selbsterlösung über Selbstaufklärung zu ersetzen.

Das gesellschaftliche Leben ist durchherrscht vom Jargon einer zu Klischees erniedrigten psychoanalytischen Interpretationsweise, die alles erklärt und zum Verstehen bringt, so daß nichts mehr begriffen wird: die Enthüllung von allem und jedem ist die letzte Verhüllung. Die unablässig waltende Selbstreflexion produziert den letzten trügerischen Schein einer Selbstbegegnung des Menschen, wo in Wahrheit diese Selbstreflexion nur eine übermächtigende Selbstbezogenheit darstellt, alles und jedes seiner Verfügung zu unterstellen, also auch sein eigenes Wesen, das heißt seine Natur. Selbstreflexion verdeckt die abhanden gekommene Besinnung auf die Natur

704 Vgl. Freud, GW XII, S. 190.
705 Vgl. Freud, GW XVI, S. 80.
706 Siehe auch von Franz, 1952, S. 89.

des Menschen und die Besinnung auf das Verhältnis dieser Natur zur Natur der Welt. Und die Freudsche Erinnerung an diese Natur, das Triebschicksal des Menschen, eröffnete dem modernen Subjekt wieder einen Zugang zur Seins- und Wirkweise der menschlichen Triebe als seiner Wesensbestimmung, die heute bereits wieder im Gerede der Selbstreflexion verlorengegangen ist.

Descartes, ein electus der bürgerlichen Religion der Aufklärung

Der manichäische Dualismus der Rettung des Lichts durch die Erlösung des Dunklen im Gegensatz zur dialektischen Anschauung, daß das Helle des Dunklen bedarf, um offenbar zu werden, findet im ersten Traum Descartes' seinen prägnanten Ausdruck in der Geschichte von der Melone.

Nachdem Descartes durch den Wind, der in Richtung der Kirche wehte, mit Gewalt daran gehindert wurde, einen vorübergehenden Bekannten zu grüßen, sah er im selben Augenblick wiederum einen anderen Mann, der Descartes sagte, daß er, wenn er Herrn N. aufsuchen wolle, ihm etwas mitzugeben hätte. Descartes glaubte, daß es eine Melone wahr, die man aus irgendeinem exotischen Land gebracht hatte. Descartes, der vom Wind, der gegen die Kirche wehte, mitgerissen wurde, begegnete einem Unbekannten, der ihm einen Auftrag übergab, einem anonymen Anderen eine Melone mitzubringen, die aus einem exotischen Land stammte. Diese exotisch-fremdartige Frucht kann die Erinnerung an ein ehemaliges inneres Land sein, dem sich Descartes entfremdet hat und das ihm nun zum Ausland geworden ist, dessen Territorium ihm unzugänglich wurde für eine Begegnung mit jenem Anderen. Das Andere, das Descartes nun im Traum erscheint, schien früher seinem Bewußtsein zugänglich gewesen zu sein. Die manichäische Bedeutung der Melone muß Descartes sicher gewußt haben, denn die Schriften des Augustinus über die Manichäer waren ihm wohlbekannt.[707] Die Melone war die

707 Augustinus, De moribus manichaeorum, De genesi contra manichaeos.

rituelle Speise der *electi,* das sind die höheren Eingeweihten in der Hierarchie der Manichäer, die Auserwählten, die dazu berufen sind, die in der Finsternis gefangenen Lichtkeime zu retten und der ursprünglichen Lichtwelt wieder zurückzugeben. Der sakramentale Verzehr der Melone bei den Manichäern ist die Fortsetzung des altägyptischen Ritus, bei dem die Melone Tribut und Opfergabe für die Toten war. Diese Bedeutung der Melone entstammt ihrer Analogie mit einem Samengefäß, das durch seine Samenfülle als immerwährende Speise für die Toten nahegelegt war.[708] Die *electi,* die Auserwählten, mußten streng vegetarisch leben und verzehrten die Früchte, die potentiell das höchste Maß an Zerstreuung der Lichtkeime in sich bargen. Die Melone mit ihrer Samenfülle bot sich zur Übertragung für diesen rituellen Verzehr an, da sie durch die besondere Anreicherung von Samen mit einem unendlichen Maß von Materie, in der sich die Lichtkeime aufzehren, schwanger gehen kann. Der rituelle Verzehr dieser Frucht speichert die Lichtsubstanz in den *electi,* die asketisch lebten, so daß sie dadurch den Kreislauf der Natur von Werden und Vergehen aufheben konnten.[709] Die manichäische Idee von der Rettung der Lichtkeime entspringt dem Gedanken des in der Materie verlorenen Lichts, das die Auserwählten dieser Lichtreligion aus der Zerstreuung zu sammeln und dem Urlicht wieder zurückzugeben hatten. Die Analogie zu den *electi* der bürgerlichen Aufklärung, denen die erotische Inbrunst der Erleuchtung abhanden gekommen ist, wie Descartes die Sinnlichkeit der Körperwelt ins Unbewußte verlorengegangen ist, läßt Aufklärung als entsakralisierte Lichtmetaphysik erscheinen.

Das Traumelement der Melone offenbart den unbewußten Grund der Entfernung Descartes' von der Kirche oder der Entfernung des heiligen Ortes. Denn Descartes zeigt sich als *electus,* der die Botschaft eines neuen Glaubens überbringt. Er bringt das Licht der Aufklärung, um das in der Finsternis vor dem Anbruch der Moderne versunkene Licht dem Lichtgott der Vernunft zurückzugeben und die Welt zu retten durch die

708 Vgl. auch griech.: *to maelon* = Apfel, Wangen, Brüste; und Brüste als Symbol der Lebensquelle.
709 Siehe von Franz, 1952.

Sammlung der Lichtkeime in diesem einen Urlicht, in dessen Feuer alles Dunkle verbrennt. Descartes' Idee der rationalen Weltauslegung ist die Nacherzählung eines uralten Textes in rationalisierender Entstellung. Der großmächtige Mythos der Rationalität, der die Moderne auszeichnet, hebt an mit dem Aufruhr Descartes' gegen die überlieferten Geltungsansprüche sakraler Weltauslegung und mit der Verwerfung des göttlichen Ursprungs aller Geschöpflichkeit und, darin verwikkelt, der Seinsweise der Mitgeschöpflichkeit. Dem Subjekt der Moderne hat sich das »egokosmische Ich« entzogen; das Vermögen zur narzißtischen Identifizierung mit allem, was ist, ist unbewußt geworden und kann nur noch unter der Bedingung eines »ver-rückten Daseins« gelebt werden. Die sogenannte kopernikanische Wende, die Ablösung des religiösen, anthropozentrischen Weltbildes durch die Moderne, verkehrt die deklarierte Entfernung des Menschen aus dem Mittelpunkt des Schöpfungsgeschehens ins Gegenteil eines vom Menschen gesetzten Primats wissenschaftlicher Wirklichkeit. Das Subjekt der Moderne ist der Mensch des absoluten Kalküldenkens, der seine planende Vernunft zum Zentrum der Schöpfung macht. Hier enthüllt sich der tiefere Sinn der Dialektik der Entfernung des heiligen Ortes, von dem sich Descartes entfernt hat und der durch Descartes entfernt worden ist: an die Stelle des alten Gottes tritt der neue Gott, an die Stelle des göttlichen Heilsplans tritt die planende Vernunft. Die Entsakralisierung des heiligen Ortes (der *materia*) ist die Sakralisierung des Denkens in der Moderne. Aufklärung, Entmythologisierung der sakralen Schöpfungsgeschichte, schlägt in den Mythos der Rationalität zurück, in dem der Mensch die Welt aus seinem Geist schöpft. Die Paradoxie der Moderne: die *materia* des mythischen Denkens hat sich in den Geist der Aufklärung entstellt, das ursprüngliche Primat der *materia* hat sich durch Aufklärung in den Primat des Geistes verkehrt.

Die religiöse Inbrunst hat sich von der Stätte kultischer Erfahrung der Gemeinschaft, an der sich die Sinnbestimmung des ganzen Lebens ereignete, verschoben auf das Kalküldenken im Kopf des bürgerlichen Subjekts. Diese Sexualisierung des Denkens verdankt sich einer Aufwärtsverschiebung von dem unreinen Heiligen der unteren Region zum reinen Heiligen der oberen Region und der strikten Sonderung beider Bezirke. Durch die Isolierung zwischen oben und unten kommt auch die subversive Potenz des jedem Sakralen innewohnenden, unreinen Triebhaften zum Verschwinden. Der Umbruch zur Moderne vollzieht sich in der Umlenkung (Sublimation) der Libidoströme zum Kopf als Organ von Herrschaftsausübung durch Denkkontrolle, und die Entleerung von unsublimierter Libido des ganzen Körpers zeigt sich zugleich in der phallozentrischen Entwicklung einer Akkumulation von Libido im Fortpflanzungsorgan, unter dessen Suprematie sich der sexuelle Trieb der Zweckmäßigkeit einer puren Fortpflanzung zu beugen hat. Das Denken der Moderne hat die Libido der Materie entzogen. Die Konzentration sublimierter Libido im Kopf bedingt ein Libidokapital für die Denkproduktion, die jede unnütze Verausgabung außerhalb des Kopfes unter Kontrolle hält und zugleich durch diese Rationalisierung der Libidoströme alle Köpfe einem Einheitsprinzip unterstellt, aus dem alles und jedes zu folgen hat. Das Zwangsmoment dieses sexualisierten Denkens erweist seine Nützlichkeit in der totalen Integration von allem Ungleichnamigen – das sind die abweichenden Libidoströme der Partialtriebe – unter der Herrschaft eines alles durchwaltenden Kalküldenkens: die unbewußte Sakralität dessen findet ihre Entsprechung im universellen Schöpferwillen planender Vernunft. Die Wollust der Körper hat sich entstellt in die Wollust des Denkens.

Literatur

Adorno, Theodor W. (1970), *Negative Dialektik*, Frankfurt am Main: Suhrkamp

Adorno, Theodor W. (1973), *Minima Moralia*, Frankfurt am Main: Suhrkamp

Adorno, Theodor W., Frenkel- Brunswick, E., Levinson, D. J., Sanford, R. N. (1964), *The authoritarian personality*, Part 1 and 2, New York: Wiley & Sons

Apollinaire, Guillaume (1985), *Die elftausend Ruten*, München: Matthes u. Seitz

Bachtin, Michail (1987), *Rabelais und seine Welt*, Frankfurt am Main: Suhrkamp

Bahr, Hans-Dieter (o. J.), *Sätze ins Nichts. Versuch über den Schrekken*, Tübingen: Konkursbuchverlag Claudia Gehrke

Barth, Heinrich (1913), *Descartes' Begründung der Erkenntnis*, Diss. Bern

Barthes, Roland (1974), *Sade Fourier Loyola*, Frankfurt am Main: Suhrkamp

Barthes, Roland (1986), *Fragmente einer Sprache der Liebe*, Frankfurt am Main: Suhrkamp

Bataille, Georges (1963), *Der heilige Eros*, Darmstadt und Neuwied: Luchterhand

Bellak, Leopold (1961), »Research in Psycho-Analysis«, in: *Psychoanalytic Quarterly* 30

Berlin, Isaiah (1981), *Wider das Geläufige. Aufsätze zur Ideengeschichte*, Frankfurt am Main: Europäische Verlagsanstalt

Binswanger, Ludwig (1957), *Der Mensch in der Psychiatrie*, Pfullingen: Neske

Bloch, Karola und Adelbert Reif (Hg.) (1978), *Denken heißt Überschreiten. In memoriam Ernst Bloch 1885*-1977, Frankfurt am Main: Europäische Verlagsanstalt

Bloch, Ernst (1977), *Zwischenwelten in der Philosophiegeschichte*, Frankfurt am Main: Suhrkamp

Bloch, Ernst (1972), *Das Materialismusproblem, seine Geschichte und Substanz*, Frankfurt am Main: Suhrkamp

Böhme, Jakob (1978), *Aurora oder Morgenröte im Aufgang*, hg. von Gerhard Wehr, Freiburg im Breisgau: Aurum

Brosin, Henry Walter (1955), »Panel Report: Validation of Psychoanalytic Theory«, in: *Journal of the American Psychoanalytic Association*, Bd. 3

Brown, Norman O. (1962), *Zukunft im Zeichen des Eros, (Life Against Death*, Pfullingen: Neske
Brown, Norman O. (1977), *Love's Body. Wider die Trennung von Geist und Körper, Wort und Tat, Rede und Schweigen.* Mit einer Kritik von Herbert Marcuse, München: Hanser
Capelle, Wilhelm (1968), *Die Vorsokratiker,* Stuttgart: Kröner
Carter, Angela (1981), *Sexualität ist Macht. Die Frau bei de Sade,* Reinbek: Rowohlt
Chasseguet-Smirgel, Janine (Hg.) (1974), *Psychoanalyse der weiblichen Sexualität,* Frankfurt am Main: Suhrkamp
Claussen, Detlev (1988), *Unterm Konformitätszwang. Zum Verhältnis von kritischer Theorie und Psychoanalyse,* Bremen: Bettina Wassmann
Codignola, Enzo (1986), *Das Wahre und das Falsche. Essay über die logische Struktur der psychoanalytischen Deutung,* Frankfurt am Main: Fischer
Dahmer, Helmut (1989), *Psychoanalyse ohne Grenzen,* Freiburg im Breisgau: Kore
Dante, Alighieri (1978), *Die göttliche Komödie,* München: Winkler
Deleuze, Gilles und Félix Guattari (1964), *Anti-Ödipus,* Winterthur: Suhrbier
Derrida, Jacques (1972), *Die Schrift und die Differenz,* Frankfurt am Main: Suhrkamp 1972, 1976[1], 1985[2]
Derrida, Jacques (1988), *Vom Geist. Heidegger und die Frage,* Frankfurt am Main: Suhrkamp
Descartes, René (1949), *Briefe,* Köln/Krefeld: Staufen
Descartes, René (1960), *Discours de la Méthode – Von der Methode des richtigen Vernunftgebrauchs und der wissenschaftlichen Forschung,* Hamburg: Meiner
Descartes, René (1972), *Meditationen über die Grundlagen der Philosophie mit sämtlichen Einwänden und Erwiderungen,* Hamburg: Meiner
Devereux, Georges (1967), *Angst und Methode in den Verhaltenswissenschaften,* München: Hanser
Devereux, Georges (1981), *Baubo. Die mythische Vulva,* Frankfurt am Main: Syndikat
Duerr, Hans-Peter (1988), *Nacktheit und Scham. Der Mythos vom Zivilisationsprozeß,* Frankfurt am Main: Suhrkamp
Eissler, Kurt (1958), »Variationen in der psychoanalytischen Technik«, in: *Psyche* 13
Eliade, Mircea (1954), *Die Religionen,* Salzburg: Otto Müller

Escalona, S. (1959), »Problems in Psychoanalytic Research«, in: *International Journal of Psychoanalysis*

Faulkner, William (1961), *Der Strom*, Frankfurt am Main: Fischer

Foucault, Michel (1969), *Wahnsinn und Gesellschaft. Eine Geschichte des Wahns im Zeitalter der Vernunft*, Frankfurt am Main: Suhrkamp

Franz, Marie-Luise von (1952), »Der Traum des Descartes«, in: *Zeitlose Dokumente der Seele. Studien aus dem C. G. Jung-Institut Zürich III*, Zürich: Rascher

Freud, Sigmund, *Gesammelte Werke*, Bde. I-XVII, London, 1940 bis 1952: Gesamtedition 18 Bde. Frankfurt am Main: Fischer; 1960, Bd. XVIII, Frankfurt am Main: Fischer

Freud, Sigmund, *Studienausgabe*, Bde. I-X, Frankfurt am Main: Fischer 1974

Freud, Sigmund (1960), *Briefe 1873-1939*, Frankfurt am Main: Fischer

Freud, Sigmund (1962), *Aus den Anfängen der Psychoanalyse 1887-1902. Briefe an Wilhelm Fliess*, Frankfurt am Main: Fischer

Freud, Sigmund, C.G. Jung (1974), *Briefwechsel*, Frankfurt am Main: Fischer

Freud, Sigmund (1986), *Briefe an Wilhelm Fliess (1887-1940)*, hg. von J.M. Masson, Frankfurt am Main: Fischer

Goethe, Johann Wolfgang von (1965), *Werke*, Bd. 1-6, Frankfurt am Main: Insel

Grassi, Ernesto (1979a), *Die Macht der Phantasie*, Königstein: Athenäum

Grassi, Ernesto (1979b), *Die Macht des Bildes. Ohnmacht der rationalen Sprache*, München: Fink

Grassi, Ernesto und Hugo Schmale (1982), *Das Gespräch als Ereignis. Ein semiotisches Problem*, München: Fink

Grünbaum, Adolf (1987), *Psychoanalyse in wissenschaftstheoretischer Sicht*, Konstanz: Universitätsverlag

Grünbaum, Adolf (1988), *Die Grundlagen der Psychoanalyse. Eine philosophische Kritik*, Stuttgart: Reclam

Habermas, Jürgen (1973), *Erkenntnis und Interesse*, Frankfurt am Main: Suhrkamp

Habermas, Jürgen (1985), *Der philosophische Diskurs der Moderne. Zwölf Vorlesungen*, Frankfurt am Main: Suhrkamp

Heidegger, Martin (1965), *Der Satz vom Grund*, Pfullingen: Neske

Heidegger, Martin (1967), *Vorträge und Aufsätze*, Bd. 1, Pfullingen: Neske

Heidegger, Martin (1967), *Vorträge und Aufsätze*, Bd. II, Pfullingen: Neske
Heidegger, Martin (1967), *Vorträge und Aufsätze*, Bd. III, Pfullingen: Neske
Henrich, Dieter (1987), *Konzepte*, Frankfurt am Main: Suhrkamp
Hook, Sidney (1960), *Psychoanalysis, Scientific Method and Philosophy. A Symposium*, New York/London
Horkheimer, Max und Theodor W. Adorno (1969), *Dialektik der Aufklärung. Philosophische Fragmente*, Frankfurt am Main: Fischer
Isaacs, Susan (1939), »Criteria for Interpretaion«, in: *International Journal of Psychoanalysis*, 20
Irigaray, Luce (1979), *Speculum*, Frankfurt am Main: Suhrkamp
Irigaray, Luce (1987), *Zur Geschlechterdifferenz* (Frauenforschung Bd. 5), Wien: Wiener Frauenverlag
Jones, Ernest (1912), »Einige Fälle von Zwangsneurose«, in: *Jahrbuch für psychoanalytische und psychopathologische Forschung* 4, S. 563-606
Jones, Ernest (1960), *Das Leben und Werk von Sigmund Freud*, Bd. I, Bern/Stuttgart: Huber
Jones, Ernest (1962), *Das Leben und Werk von Sigmund Freud*, Bd. II, III, Bern/Stuttgart: Huber
Jones, Ernest (1970), »Die Empfängnis der Jungfrau Maria durch das Ohr«, in: Ernest Jones, *Zur Psychoanalyse der christlichen Religion*, Frankfurt am Main: Suhrkamp
Kardiner, Abram (1979), *Meine Analyse bei Freud*, München: Kindler
Kerényi, Karl (1984), *Die Mythologie der Griechen*, Bd. I und II, München: dtv
Klein, Melanie (1962), *Das Seelenleben des Kleinkindes*, Stuttgart: Klett
Klossowski, Pierre (1986), *Nietzsche und der Circulus vitiosus deus*, München: Matthes und Seitz
Kluge, Friedrich (1963), *Etymologisches Wörterbuch der deutschen Sprache*, 19. Auflage, Berlin: de Gruyter
Lacan, Jacques (1973), *Schriften I*, Olten: Walter
Lacan, Jacques (1975), *Schriften II*, Olten: Walter
Lacan, Jacques (1978a), *Freuds technische Schriften*, Olten: Walter
Lacan, Jacques (1978b), *Die vier Grundbegriffe der Psychoanalyse*, Olten: Walter
Lacan, Jacques (1980), *Schriften III*, Olten: Walter

Lacan, Jacques (1980), *Das Ich in der Theorie Freuds und in der Technik der Psychoanalyse*, Olten: Walter

Laplanche, J. und J.-B. Pontalis (1972), *Das Vokabular der Psychoanalyse*, Frankfurt am Main: Suhrkamp

Lévi-Strauss, Claude (1981), *Die elementaren Strukturen der Verwandtschaft*, Frankfurt am Main: Suhrkamp

Loch, Wolfgang (1965), *Voraussetzungen, Mechanismen und Grenzen des psychoanalytischen Prozesses*, Bern/Stuttgart: Huber

Loch, Wolfgang (1974), »Der Analytiker als Gesetzgeber und Lehrer«, in: *Psyche* 28, S. 431-460

Loch, Wolfgang (1979), »Tiefenpsychologisch fundierte Psychotherapie – Analytische Psychotherapie«, in: *Wege zum Menschen* 31, S. 177-193

Lorenzer, Alfred (1970), *Sprachzerstörung und Rekonstruktion. Vorarbeiten zu einer Metatheorie der Psychoanalyse*, Frankfurt am Main: Suhrkamp

Lorenzer, Alfred (1973), *Über den Gegenstand der Psychoanalyse oder Sprache und Interaktion*, Frankfurt am Main: Suhrkamp

Lyotard, Jean-François (1989), *Der Widerstreit*, München: Wilhelm Fink

Marcuse, Herbert (1968), »Das Veralten der Psychoanalyse«, in: *Kultur und Gesellschaft* 2, Frankfurt am Main: Suhrkamp

Marmor, Judd (1955), »Panel Discussion: Validation of Psychoanalytic Theory«, in: *Journal of the American Psychoanalytic Association*, Bd. 3

Masson, Jeffrey M. (1984), *Was hat man dir, du armes Kind, getan. Sigmund Freuds Unterdrückung der Verführungstheorie*, Reinbek: Rowohlt

Mauss, Marcel (1984), *Die Gabe. Über Formen und Funktionen in archaischen Gesellschaften*, Frankfurt am Main: Suhrkamp

Morgenthaler, Fritz (1978), *Technik. Zur Dialektik der psychoanalytischen Praxis*, Frankfurt am Main: Syndikat/EVA

Nägele, Rainer (1982), »Freud, Habermas und die Dialektik der Aufklärung. Über reale und ideale Diskurse«, in: *Der Wunderblock* 9, S. 35-60

Nestle, Wilhelm (1956), *Die Vorsokratiker*, Düsseldorf/Köln: Eugen Diederichs

Nietzsche, Friedrich (1954-1956), Werke in drei Bänden, hg. von Karl Schlechta, München: Hanser

Nietzsche, Friedrich (1967 ff.), *Nietzsches Werke. Kritische Gesamtausgabe*, hg. von Giorgio Colli und Mazzimo Montinari, Bd. I-VIII, 3, Berlin/New York: de Gruyter (zitiert als CM)

Otto, Walter F. (1960), *Dionysos. Mythos und Kultus,* Darmstadt: Wissenschaftliche Buchgesellschaft

Parin, Paul und Goldy Parin-Matthey (1983), »Das obligat unglückliche Verhältnis der Psychoanalytiker zur Macht«, in: Lohmann, Hans-Martin (Hg.), *Das Unbehagen in der Psychoanalyse. Eine Streitschrift,* Frankfurt am Main: Qumran

Pohlen, Manfred (1967), »Über die Beziehung zwischen rhythmischer Einstimmung und frühzeitiger Differenzierung des Gehörsinns bei der Entstehung des Ichs und der Sprache«, in: *Zeitschrift für Psychotherapie und Psychosomatik* 15, S. 407-445

Pohlen, Manfred (1969), »Einige Überlegungen zu Freuds Todestrieblehre«, in: *Jahrbuch für Psychologie, Psychotherapie und Medizinische Anthropologie* 17, 3-4, S. 185-205

Pohlen, Manfred (1972), *Gruppenanalyse,* Göttingen: Vandenhoeck & Ruprecht

Pohlen, Manfred, u.a. (1980), *Die Unterwelt bewegen. Versuch über Wahrnehmung und Phantasie in der Psychoanalyse,* Frankfurt am Main: Syndikat

Pohlen, Manfred (1983), »Zu den Wurzeln der Gewalt. Ein psychoanalytischer Beitrag zur Genealogie der Gewalt in der Familie und zur Genealogie des Faszinosums des Faschismus«, in: P. Passet und E. Modena (Hg.) (1983), *Krieg und Frieden aus psychoanalytischer Sicht,* Basel: Stroemfeld/Roter Stern

Pohlen, Manfred (1984), »Psychoanalyse als Mantik«, in: *Psychoanalyse auf der Couch,* hg. von Hans-Martin Lohmann, Frankfurt am Main: Qumran

Pohlen, Manfred und Margarethe Bautz (1973): »Neue Forschungsaspekte sozialpsychiatrischer Epidemiologie als Konsequenz psychotherapeutischer Prozeßforschung. Teil II«, in: *Zeitschrift für Psychotherapie und medizinische Psychologie* 23, S. 41-50.

Prognos-Studie der DGPPT (1988), *Psychoanalytische Tätigkeit in der Bundesrepublik Deutschland,* hg. von der DGPPT.

Ranke-Graves, Robert von (1968), *Griechische Mythologie,* Bd. I/II, Reinbek: Rowohlt

Rapaport, David (1961), *Die Struktur der psychoanalytischen Theorie,* Stuttgart: Klett

Ricœur, Paul (1969), *Die Interpretation. Ein Versuch über Freud,* Frankfurt am Main: Suhrkamp

Ricœur, Paul (1974), *Hermeneutik und Psychoanalyse,* München: Kösel

Ritter, Joachim (Hg.) (1971), *Historisches Wörterbuch der Philosophie,* Bd. 1, Basel/Stuttgart: Schwabe & Co

Robert, Marthe (1967), *Die Revolution der Psychoanalyse*, Frankfurt am Main: Fischer

Sade, D. A. F. Marquis de (1962), *Auswahl. Die 120 Tage von Sodom*, Hamburg: Merlin

Sade, D. A. F. Marquis de (1970), *Die Philosophie im Boudoir*, Hamburg: Merlin

Sade, D. A. F. Marquis de (1983), *Verbrechen der Liebe*, Hamburg: Merlin

Sade, D. A. F. Marquis de (1987), *Justine oder Die Leiden der Tugend gefolgt von Juliette oder Die Wonnen des Lasters*, Nördlingen: Greno

Schmidl, Fritz (1955), »The Problem of Scientific Validation in Psychoanalytic Interpretation«, in: *International Journal of Psychoanalysis* 36

Schönberger, Stephen (1939), »A dream of Descartes: Reflections on the unconscious determinants of the sciences«, in: *International Journal of Psychoanalysis* 20, S. 43-57

Schulte, Günter (1982): *»Ich impfe euch mit dem Wahnsinn«, Nietzsches Philosophie der verdrängten Weiblichkeit des Mannes*, Frankfurt am Main: Qumran

Schultz, Wolfgang (1986), *Dokumente der Gnosis*, München: Matthes und Seitz

Schur, Max (1973), *Sigmund Freud. Leben und Sterben*, Frankfurt am Main: Suhrkamp

Silberer, Herbert (1961), *Probleme der Mystik und ihrer Symbolik*, Darmstadt: Wissenschaftliche Buchgesellschaft

Sloane, R.B., F.R. Stables, A.H. Cristol, N.J. Yorkston und K. Whipple (1975), *Psychotherapy versus behavior therapy*, Cambridge (Mass.): Harvard University Press

Spitz, René Arpad (1956), »Die Urhöhle. Die Genese der Wahrnehmung und ihre Rolle in der psychoanalytischen Theorie«, in: *Psyche* 9, S. 641-667

Spitz, René A. (1957), *Nein und Ja. Die Ursprünge der menschlichen Kommunikation*, Stuttgart: Klett (Supplement der *Psyche*)

Spitz, René A. (1960), *Die Entstehung der ersten Objektbeziehungen*, Stuttgart: Klett

Stern, Karl (1968), *Die Flucht vor dem Weib*, Salzburg: Otto Müller

Strasser, Siegfried (1984), »Was ist Handlungsrationalität? Nachdenkliches im Zusammenhang mit Habermas' Theorie des kommunikativen Handelns«, in: *Wiener Jahrbuch für Philosophie* 16, S. 133-172

Swift, Jonathan (1731), *Das im Menschen-Koth gefundene Gold –*

oder das große Geheimnis aus des Menschen Unflath und Urin... nebst einem curieusen Entwurff, wie die Secreter bequem und nützlich anzulegen, Hamburg: Auf Kosten guter Freunde

Swift, Jonathan (1962), *A Tale of a Tub.* (Das Märchen von der Tonne), zitiert nach: Norman O. Brown (1962), *Zukunft im Zeichen des Eros,* Pfullingen: Neske

Swift, Jonathan (1985), *Gullivers Reisen,* 4. Teil: Reisen in das Land der Houmyhnhms, Darmstadt: Wissenschaftliche Buchgesellschaft, S. 409ff.

Thomä, Helmut und Horst Kächele (1973), »Wissenschaftstheoretische und methodische Probleme der klinisch-psychoanalytischen Forschung«, Teil I und II, in: *Psyche* 27 und 28

Thomä, Helmut und Horst Kächele (1985), *Lehrbuch der psychoanalytischen Therapie,* Bd. I: *Grundlagen,* Heidelberg: Springer

Vattimo, Gianni (1986), *Jenseits vom Subjekt,* Wien: Edition Passagen

Verrecchia, Anacleto (1986), *Zarathustras Ende. Die Katastrophe Nietzsches in Turin,* Wien, Köln, Graz: Böhlau

Vico, Giambattista (1965), *Die neue Wissenschaft über die gemeinschaftliche Natur der Völker,* Berlin: de Gruyter

Vico, Giambattista (1981), *Die neue Wissenschaft von der gemeinschaftlichen Natur der Nationen,* Frankfurt am Main: Klostermann

Vogt, Rolf (1986), *Psychoanalyse zwischen Mythos und Aufklärung oder das Rätsel der Sphinx,* Frankfurt am Main: Edition Qumran im Campus-Verlag

Waelder, Robert (1939), »Kriterien der Deutung«, in: *International Journal of Psychoanalysis* 24

Weber, Samuel (1979), *Freud-Legende,* Freiburg im Breisgau: Walter

Wisdom, John O. (1947), »Three dreams of Descartes«, in: *International Journal of Psychoanalysis* 28, S. 11-18

Wittels, Fritz (1924), *Sigmund Freud,* Leipzig/Wien/Zürich: E.P. Tal & Co. Verlag

Wurmser, Léon (1989), »Either-Or: Some Comments on Professor Grünbaums Critique of Psychoanalysis«, in: *Psychoanalytic Inquiry,* 9, 2

Namenregister

Sachregister